MANUEL

DU DOCTEUR

DEHAUT

MANUEL

DE MÉDECINE, D'HYGIÈNE, DE CHIRURGIE ET DE PHARMACIE DOMESTIQUES

PAR

DEHAUT

Docteur en Médecine de la Faculté de Paris
Pharmacien de première classe

OUVRAGE A LA PORTÉE DE TOUT LE MONDE

et

INDISPENSABLE DANS TOUTES LES FAMILLES

enseignant

ce qu'il faut éviter pour conserver la santé
ce qu'il faut faire pour guérir les maladies chroniques
les moyens de remédier aux accidents les plus communs
la composition et les propriétés des remèdes usuels
les plus efficaces.

Vingtième Édition

PARIS

CHEZ L'AUTEUR, RUE DU FAUBOURG-SAINT-DENIS, 147

ET CHEZ TOUS LES LIBRAIRES

1893

AVERTISSEMENT

La médecine est la plus utile de toutes les sciences. C'est aussi celle qu'il est le plus difficile de posséder à fond, dans toutes ses parties. Mais, tout ce qui constitue la médecine n'est pas également difficile, et si certaines parties de l'art exigent des études longues, pénibles et coûteuses, d'autres parties sont susceptibles d'être mises à la portée de tout le monde, sans études spéciales, et on peut ajouter que ces parties faciles sont précisément celles dont on a le plus fréquemment besoin. Les grandes difficultés de l'art, heureusement, se rapportent aux cas les moins communs.

Presque tout ce qui concerne l'*hygiène*, c'est-à-dire l'art de *conserver* la santé, en évitant les causes capables de l'altérer, est susceptible d'être enseigné à tout le monde. Il suffit, pour cela, qu'on s'adresse au simple bon sens de chacun, en parlant le langage qui lui convient.

Quant à la médecine proprement dite, qui a pour objet, non plus de prévenir les maladies, mais de les guérir, lorsqu'elles sont déclarées, la difficulté est plus grande; mais elle n'est pas insurmontable, si l'on sait borner son ambition, en ne s'attaquant pas aux maladies dont la connaissance repose sur l'anatomie ou sur des principes qu'il est impossible d'enseigner dans des livres. Que l'on partage les maladies et les indispositions en deux classes: celles qui exigent impérieusement les soins d'un médecin, et celles dont le traitement peut être enseigné à tout individu n'ayant fait aucune étude médicale, mais jouissant du bon sens ordinaire, et l'on sera surpris de voir que cette seconde classe est plus nombreuse que la première.

Il arrive, dans le cours de la vie, des accidents de toutes sortes. L'*apoplexie*, les *coups de sang*, les *blessures*, les *em-*

poisonnements, les *brûlures*, les *asphyxies* et bien d'autres accidents, ont souvent des suites funestes, parce que le médecin n'arrive pas assez vite, et que personne n'a la moindre idée de ce qu'il faudrait faire immédiatement. Combien de malheurs pourraient être évités, si chacun possédait une petite somme de connaissances élémentaires bien simples et qui suffisent, soit pour guérir, soit pour attendre, sans danger, l'arrivée d'un médecin !

La pharmacie n'est pas non plus à la portée de tout le monde; mais il y a un grand nombre de préparations que chacun devrait connaître et savoir préparer. Les diverses sortes de tisanes, les cataplasmes, les sinapismes, les bains et bien d'autres remèdes qui sont d'un usage journalier, rentrent dans cette catégorie.

En montrant qu'il y a des notions de médecine que tout le monde pourrait et devrait posséder, ces considérations font voir aussi que toutes les personnes intelligentes, tous les chefs de maison, mais surtout les mères de famille et ceux qui aiment à rendre service à leurs semblables, ont besoin d'un guide qui les mette en état de surveiller la santé de ceux qui leur sont confiés. Aussi, il n'est pas surprenant que plusieurs médecins instruits aient eu l'idée de s'occuper d'un semblable travail.

Mais, comment expliquer l'insuccès ou l'abandon de ces ouvrages de médecine populaire, dont tout le monde a cependant besoin ?

Cela provient, selon nous, de ce que leurs auteurs n'ont pas compris la distinction que nous venons d'indiquer, entre les choses faciles et les choses difficiles de l'art de guérir. Ils ont cru pouvoir expliquer *toute* la médecine aux personnes qui en ignorent les premiers éléments. Mais, le lecteur sent bien vite qu'il ne saurait tout comprendre, et comme, de lui-même, il ne distingue pas ce qui est à sa portée de ce qui la dépasse, il renonce, faute de confiance, à un livre qui lui devient inutile, parce qu'il ne peut en saisir les détails trop savants.

Nous avons tenté de faire mieux que nos devanciers, en suivant un plan différent, et le succès des nombreuses éditions de notre *Manuel* prouve que nous avons réussi. Exercé, depuis longtemps, à expliquer notre méthode à des malades de tous les degrés d'intelligence et d'instruction, nous avons ainsi appris à nous faire comprendre de chacun, à l'aide de comparaisons et d'explications d'une grande simplicité. En lisant notre ouvrage, on est forcé de reconnaitre qu'il est vraiment le fruit de l'expérience, et que nous avons bien compris la marche qu'il faut suivre pour inculquer, dans l'esprit des lecteurs peu instruits, des notions qu'ils considèrent, à tort, comme étant trop savantes.

Notre ouvrage n'est pas un traité régulier de médecine, commençant par l'anatomie, et continuant par la physiologie, la pathologie, l'étiologie, la matière médicale, la botanique, la pharmacie. Cet arrangement, très méthodique, conviendrait pour des personnes déjà très instruites, qui peuvent consacrer des années de leur vie à l'étude de la médecine. Mais, les personnes pour lesquelles nous écrivons ne sont pas dans ce cas, il s'en faut beaucoup, et si nous voulons faire un travail qui leur soit utile, il faut savoir nous borner aux seules choses qui sont susceptibles d'être comprises par tout le monde. Si donc beaucoup de bonnes choses ne s'y trouvent pas, c'est que la difficulté de les rendre intelligibles nous a empêché de les y mettre.

Pour éviter l'écueil où sont tombés tous les auteurs d'ouvrages de médecine populaire, nous mettons la plus grande attention à ne pas dépasser le but. Ainsi, qu'il s'agisse d'accidents, d'empoisonnements, de maladies aiguës à marche rapide, notre description et nos conseils s'arrêtent, rigoureusement, au point où le lecteur cesserait de comprendre ou de pouvoir exécuter les prescriptions sans danger. Dès que l'expérience du médecin devient indispensable, la sécurité du malade nous commande de l'indiquer, et c'est ce que nous faisons toujours. Pour que nos avis profitent, il faut que le public soit bien persuadé qu'ils ne dépassent pas sa portée, et que tout individu, simplement intelligent, peut les comprendre et les suivre.

Après une simple lecture, chacun est déjà en état de comprendre comment la mauvaise santé se produit, et quelles sont les choses qu'il faut savoir éviter. Il voit clairement pourquoi, dans un grand nombre de maladies, une purgation bien raisonnée est un moyen si commode et si souvent efficace pour amener la guérison, et il apprécie quels sont les remèdes sûrs et d'un emploi facile que l'expérience nous a fait connaître.

Veut-on entreprendre le traitement d'une de ces affections chroniques si fréquentes et si rebelles à la médecine ordinaire? On lit une seconde fois, avec plus d'attention, et lorsqu'on a bien saisi nos explications, on a acquis une confiance éclairée et inébranlable, qui assure le succès.

Quant aux accidents, tels que brûlures, asphyxies, morsures, empoisonnements, fractures, hémorragies, etc., qui exigent des secours *immédiats*, tout le monde devrait se graver dans la mémoire les conseils que nous donnons, parce que c'est toujours à l'improviste qu'on est appelé à en faire l'application. Il ne faut pas compter qu'un accident arrivera, tout juste, au moment où l'on a le *Manuel* dans les mains.

Quelques médecins repoussent notre ouvrage, pensant qu'il n'est pas bon que le public soit trop instruit des choses relatives à la santé; mais d'autres, en plus grand nombre, partagent notre manière de voir. Ces confrères reconnaissent qu'un livre *honnête*, et véritablement à la portée de tout le monde, peut rendre de nombreux services, non seulement au public, mais encore aux médecins eux-mêmes. N'est-il pas commun de voir les meilleures prescriptions demeurer sans résultat, parce que les intentions du médecin n'ont pas été comprises? Nos articles *Cataplasmes*, *Sinapismes*, *Sangsues*, *Délire*, etc., sont destinés à prévenir ce genre de difficultés. N'est-ce pas rendre service au médecin que de faire connaître aux familles le moment où son intervention est absolument nécessaire, soit au début des affections aiguës, soit dans les cas d'accidents?

La purgation est le plus puissant de tous les moyens employés pour conserver et rétablir la santé; mais là ne se borne pas son mérite. Il faut ajouter que, seul, entre tous les systèmes de médecine, le système purgatif est susceptible d'être compris par tout le monde, sans aucune étude spéciale. C'est pour cela que nous l'avons adopté, comme base de ce *Manuel*.

Mais nous ne sommes pas exclusif. Le système purgatif n'est pas toujours le meilleur ; il est quelquefois inutile ou même contraire. On verra, dans la seconde partie, que nous avons eu soin d'indiquer ces circonstances, dans un grand nombre d'articles très importants, où il n'est pas question de purgation.

Parmi les médecins, quelques-uns acceptent nos explications théoriques ; d'autres, en plus grand nombre, s'en tiennent à l'emploi de nos moyens, réservant leur opinion sur la manière d'interpréter les faits. A ce propos, nous ferons remarquer à nos confrères que notre médication n'a pas été engendrée par une théorie quelconque, *a priori*. Si nous utilisons la doctrine humorale, comme explication des faits heureux de notre pratique, c'est parce que cette explication est accessible aux lecteurs pour lesquels nous écrivons ; mais, il est clair que si nous nous adressions aux médecins eux-mêmes, nous saurions revêtir notre langage de formes plus techniques : selon les cas, nous ferions d'importants emprunts aux doctrines classiques de la *dérivation*, de la *révulsion*, de la *substitution*, etc.

Mais, qu'importe la théorie, si la pratique est excellente? Or, en s'attachant au fond et non à la forme, tout médecin impartial reconnaîtra que nous avons réellement doté la thérapeutique d'un moyen des plus puissants qu'elle puisse opposer à la généralité des affections chroniques, à une multitude de maux qui, jusqu'ici, étaient le plus souvent incurables.

Il nous semble qu'aucun praticien, assez expérimenté pour connaître l'impuissance de l'art dans ces cas, ne saurait voir, avec indifférence, une méthode qui, au besoin, permet de purger des centaines de fois, d'une manière active, continue, et cela sans diminuer les forces, sans nuire aux occupations habituelles et sans causer aucun dommage aux organes digestifs, ce qui permet de rétablir les constitutions les plus détériorées, de guérir les maladies invétérées, qui désespèrent les malades en même temps qu'elles déconsidèrent la médecine.

1.

AVERTISSEMENT SPÉCIAL

DE LA QUINZIÈME ÉDITION

Ainsi que nous le disions dans la préface des trois dernières éditions de ce *Manuel*, l'immense succès de notre ouvrage, la faveur toute spéciale avec laquelle il a été accueilli par le public, en nous récompensant amplement de nos peines, nous engagent à poursuivre, avec constance, le perfectionnement de cette œuvre, commencée il y a plus de trente ans déjà. Faire en sorte que chacun soit en garde contre la plupart des maux qui peuvent lui arriver ; mettre entre les mains de tous le plus grand nombre possible de moyens de soulager ou de guérir ; faire comprendre une foule de choses utiles et intéressantes relatives à l'organisation du corps humain, voilà le but vers lequel nos efforts ont toujours tendu.

Cette **quinzième** édition réalise plus d'un progrès considérable, sur les précédentes ; d'abord, ce nouveau volume renferme plus de **300** pages de plus que le dernier. Grâce à cette augmentation considérable, des centaines d'articles ont pu être ajoutés ou allongés, ce qui donne à l'ouvrage toute l'utilité possible.

Les caractères sont plus beaux et plus lisibles ; le papier est plus beau et plus fort, et, enfin, tous les exemplaires sont *reliés solidement*, ce qui en assure la conservation et en rend le maniement plus facile.

Ensuite, nous considérons comme une amélioration **très** grande le soin que nous avons pris, toutes les fois que la chose nous a paru utile et possible, d'indiquer l'emploi des médicaments spéciaux dont la valeur est sérieuse et dont l'emploi est général. A l'avenir, nos lecteurs sauront ce que c'est que telles spécialités dont on leur parle. Quant aux notices explicatives qui forment la troisième partie de notre ouvrage, on peut voir, au n° 597, les raisons qui nous ont déterminé à traiter ce sujet avec détail.

EXPLICATIONS

SUR LA MANIÈRE D'ÉTUDIER CE LIVRE.

L'ouvrage est divisé en trois parties. La première explique tout ce qui regarde la production des maladies et le système qui convient le mieux, en général, pour les traiter. La seconde partie, beaucoup plus étendue que la première, se compose d'articles nombreux sur tous les cas d'accidents, de maladie, d'hygiène et de pharmacie qui peuvent être expliqués utilement à des personnes peu instruites.

La troisième se compose de notices explicatives sur les médicaments spéciaux les plus universellement connus.

Il faut, d'abord, lire l'ouvrage tout entier, du commencement à la fin, sans s'arrêter aux renvois, afin d'en avoir une idée générale complète.

La première partie offrant un intérêt plus spécial, il faut la lire plusieurs fois.

Quant à la deuxième partie, qui est de beaucoup plus considérable, elle forme un véritable dictionnaire où tous les articles sont rangés selon l'ordre alphabétique. Cette disposition rend les recherches très faciles, et dispense d'une table des matières.

Un grand nombre d'articles sont précédés d'un numéro d'ordre; ces numéros ont pour but de permettre des renvois fréquents, grâce auxquels nous pouvons compléter un sujet sans répéter plusieurs fois les mêmes choses. Lorsque, dans le cours d'un article, on rencontre des numéros placés entre parenthèses ( ), il faut, tout de suite, chercher les articles portant ces numéros et les lire, ainsi que les autres renvois auxquels ce second article pourrait reporter. Il faut avoir la patience de s'exercer, ainsi, à étudier un article quelconque, afin de n'être pas embarrassé, lorsque le besoin réel de cette recherche se présentera.

Nous engageons les malades qui veulent se guérir, et les personnes bienveillantes qui sont en position de leur donner des avis, à se bien pénétrer des principes exposés dans ce livre, qu'on ne saurait avoir trop souvent dans les mains. Chaque lecture nouvelle apprend quelque chose d'utile qui avait échappé à l'attention.

Lisez attentivement les avertissements spéciaux de la deuxième partie, page 87, et de la troisième partie, page 685.

TABLE DES MATIÈRES.

DEUXIÈME PARTIE.

Cette seconde partie n'a pas besoin de table, parce que les articles y sont disposés dans l'ordre *alphabétique*, ce qui rend les recherches on ne peut plus faciles. La série de ces articles commence à la page 87, et elle continue jusqu'à la page 684, occupant près de 600 pages.

TROISIÈME PARTIE.

Cette troisième partie se compose d'une série de notices explicatives sur les spécialités pharmaceutiques les plus importantes. Elle commence à la page 685.

PREMIÈRE PARTIE

**Origine des organes. — Comment la vie et la santé
se conservent.**

1. — Le but de ce Manuel est d'enseigner aux personnes qui n'ont pas étudié la médecine le moyen de conserver la santé et de guérir les maladies chroniques. Pour comprendre la possibilité de guérir les maladies, il est nécessaire d'avoir, tout d'abord, une idée nette de la manière dont elles se produisent, ce qui n'est possible qu'à la condition de connaître, avant tout, certaines particularités essentielles de l'organisation humaine. Si vous vous rendez compte de la manière dont vos organes se produisent, si vous savez comment la vie et la santé se conservent, vous n'aurez pas de peine à comprendre par quel mécanisme la santé se perd et comment il faut procéder pour la rétablir.

Que le lecteur le moins instruit ne craigne pas d'entreprendre cette étude ; elle n'a rien de difficile, grâce au soin que nous prenons d'éviter les mots trop savants.

2. — Il s'agit d'abord de prouver, d'une façon évidente, que le *sang* est la substance la plus importante de toute notre économie ; que ce fluide précieux est la source de la *vie*, de la *chaleur* vitale et de la *force* ; que tout ce que notre corps renferme provient de *lui*, aussi bien les parties *solides* (les os, les dents, les cheveux)

que les parties *molles* (la peau, la chair), et les parties liquides (la bile, la lymphe, etc.).

Voici quelques observations qui ne permettront pas de douter qu'il en est bien ainsi.

Considérez un enfant qui vient de naître. Jusqu'à ce moment, il n'est entré dans son corps aucune espèce d'aliment, solide ou liquide, et cependant il a des *os*, de la *chair*, des vaisseaux remplis de *sang*; en un mot, tous ses organes sont parfaitement constitués. Où se trouvaient les *matériaux* de cette merveilleuse construction, quelques mois seulement avant sa naissance? Evidemment, *ils étaient dans le sang de la mère*, ils ne pouvaient être que là, et c'est bien de là qu'ils proviennent.

Ce jeune enfant peut vivre un an et davantage sans prendre aucune autre nourriture que le *lait* de sa nourrice. Mais, ce lait, qu'est-ce que c'est? Ce n'est pas autre chose que *le sang même de la nourrice*, qui a subi, dans les glandes mammaires, une transformation particulière en vertu de laquelle il est devenu un *aliment approprié* à la délicatesse des organes digestifs du jeune enfant. C'est donc encore, en réalité, le sang de la nourrice qui fournit au nourrisson tous les matériaux avec lesquels son corps se développe, ses os durcissent, etc. Admirez cette succession de phénomènes : les *aliments* digérés par la nourrice deviennent du *sang*, qui va bientôt se transformer en lait, et, dans le corps de l'enfant, ce lait *redevient du sang*, au moyen duquel tous ses organes se conservent et s'accroissent!

3. — Peut-être comprendra-t-on plus aisément ce changement du sang, *substance liquide*, en des organes si variés et si dissemblables, si l'on considère ce qui a lieu dans un *œuf*, qu'on voit se transformer en un *oiseau*, sans autre intermédiaire qu'une douce chaleur.

En effet, le contenu d'un œuf est entièrement *liquide*,

et cependant, quelques jours suffisent pour que toutes les particules dont ce liquide est composé se mettent en mouvement, se rangent chacune à la place qui lui est assignée par la nature, et s'organisent pour former un oiseau dont la structure n'est pas moins merveilleuse que la nôtre.

Or, remarquez-le bien, la *composition chimique* d'un œuf est absolument la même que celle du lait, et, vous venez de le voir, la composition du lait est la même que celle du *sang*. Si l'aspect de ces trois choses diffère beaucoup, il n'y a aucune différence au fond : tout dépend de l'*arrangement* des matériaux.

Mais, est-il besoin de tant de preuves pour démontrer que le sang est le véritable soutien de la vie ? Est-ce qu'il ne suffit pas d'ouvrir la veine à un animal quelconque pour le voir bientôt s'affaiblir, mourir et devenir *froid* ?

Vous savez, maintenant, que tout ce qui forme le corps d'un enfant provient du sang maternel, non seulement jusqu'à sa naissance, mais même jusqu'au sevrage, puisque le lait n'est que du sang modifié. Mais, cela ne suffit pas, et vous avez besoin de savoir aussi comment notre petit être continue à vivre et à s'accroître, *une fois qu'il est privé de cet aliment primitif.*

4. — Tout ce qui est en mouvement s'use. Les mécaniques les mieux faites s'usent en fonctionnant, fussent-elles en acier le plus dur. Or, est-il surprenant que la machine humaine, qui est moins dure que l'acier ; qui est, en outre, si compliquée, et dans laquelle tout est sans cesse en mouvement, est-il surprenant qu'*elle s'use aussi ?* Heureusement, la machine humaine diffère des mécaniques d'acier par une propriété bien merveilleuse : c'est que son usure *se répare sans cesse*, ce que l'expérience suivante fera comprendre.

Faites une marque sur l'*ongle*, près de sa racine, et observez ce qui arrivera. Vous verrez cette marque s'avancer, peu à peu, vers l'extrémité, et y disparaître, au bout d'un certain laps de temps, par l'accroissement de l'ongle. A ce moment, la *totalité* de l'organe a été entièrement renouvelée, cela est évident. La réparation a donc été égale à l'usure.

Voici comment s'accomplit ce phénomène intéressant : la substance destinée à former l'ongle se trouve disséminée dans la masse du sang, exactement comme le serait un *grain de sel* dissous dans un verre de vin. Eh bien ! à mesure que le sang circule dans les petits vaisseaux de la racine de l'ongle, il y *dépose* cette substance, laquelle s'*organise* et remplace ce qui disparaît à l'autre extrémité, par suite de l'usure.

C'est de la même manière que le sang qui passe dans la racine des *cheveux* y dépose les matériaux qui les font pousser.

Or, ce phénomène, qu'on observe si facilement dans les ongles et dans les cheveux, se produit également *dans toutes les autres parties du corps*, aussi bien dans les plus dures que dans les plus molles. S'il était possible d'observer en détail chacune de ces parties, si petite qu'on puisse l'imaginer, on verrait, comme on le voit dans l'ongle, *qu'elle s'use continuellement*, et que, continuellement aussi, le sang lui apporte, en circulant, des particules *neuves* pour remplacer celles qui, ayant servi assez longtemps, et ayant perdu ainsi leurs qualités, doivent être rejetées du corps, parce qu'elles ne sauraient y demeurer sans devenir nuisibles.

Maintenant, supposez la quantité de matériaux *neufs*, déposés par le sang dans tous les points de l'économie, *plus grande* que celle des parties usées dans le même temps, et vous comprendrez pourquoi l'enfant *grandit*.

Qu'il y ait *équilibre* entre la *dépense* et l'*acquisition*, le corps conservera son volume. Enfin, si la maigreur et le dépérissement se produisent, soyez assuré que les particules réparatrices sont *insuffisantes* pour compenser l'usure *journalière*.

5. — C'est ici le lieu de faire remarquer que la richesse du sang n'est pas inépuisable. En effet, il ne saurait continuer à fournir aux os de la matière osseuse, aux muscles de la matière charnue, aux nerfs de la matière nerveuse, etc., s'il n'avait pas le moyen de réparer ses pertes, en puisant quelque part des substances semblables à celles qu'il a déposées dans les organes, *et cela en quantité équivalente*.

Ceci nous amène à parler des *aliments* et de la *digestion*.

On appelle *aliment* toute substance, solide ou liquide, susceptible d'être employée comme *nourriture*. C'est dans les aliments que sont renfermées les substances qui doivent conserver la richesse du sang; mais, comme ces substances *utiles* sont combinées avec des parties *inutiles*, il est indispensables que les aliments soient *digérés*.

La *digestion* s'accomplit dans l'*estomac* et dans les *intestins;* elle consiste en une *décomposition particulière* des aliments, en vertu de laquelle tout ce qui est semblable aux matériaux du sang *devient liquide* et se *sépare* de la portion inutile (1).

C'est donc dans les organes digestifs que le sang va puiser les matériaux que, *sans cesse*, il porte jusqu'aux racines des ongles et des cheveux. Comprend-on, à présent, la nécessité où nous sommes de *manger plusieurs fois par jour* ?

(1) Dans plusieurs articles de la 2ᵉ partie de ce Manuel, on trouvera des explications très détaillées sur les diverses phases de la digestion.

Ce qui précède ne démontre-t-il pas, avec la plus grande évidence, que tous les matériaux destinés à former nos organes *se trouvent réunis dans le sang?* Et ne voit-on pas pourquoi il est si important que ce fluide *soit toujours pur*, pour que les organes soient sains et bien constitués? N'est-il pas clair que si le sang ne contenait pas, en *quantité suffisante* ou en *qualité convenable*, les parties destinées, par exemple, à former les os, ceux-ci n'auraient ni la force ni la consistance requises, et qu'ils pourraient se courber, se déformer, comme chez les *bossus* ou les *bancals;* ou bien, devenir malades, *cariés*, comme chez certains *scrofuleux*.

6. — Pour terminer ce chapitre, il reste à expliquer comment les parties usées, et par cela même devenues nuisibles, *sortent du corps;* car, il faut bien qu'*elles fassent place* aux parties neuves.

Vous comprendrez cela sans peine, si vous observez que les enfants *nouveau-nés* ont toujours la vessie pleine d'*urine*, et les intestins garnis de *matières fécales*, qui ne sont pas le résultat des aliments, puisqu'ils n'en ont pas encore pris, et que leur peau est recouverte d'une *crasse* très épaisse ;

Que certains malades *qui ne mangent pas du tout* rendent cependant des matières fécales, comme dans l'état de santé, mais seulement en moindre quantité ;

Que la *transpiration insensible* et la sueur abandonnent toujours, sur notre peau, une crasse particulière ;

Que l'*urine* et la *bile* sont toujours chargées d'une grande variété de principes *qu'elles entraînent au dehors*. Voir les articles 287 et 568.

Remarquez encore les différentes *odeurs* qui accompagnent la sueur des pieds, de la tête, etc.

D'où proviennent toutes ces matières *sortant naturellement* du corps, par toutes les voies et sous toutes les formes ? Ce sont là, précisément, les parties usées dont nous nous occupons. Avant de sortir du corps, sous les apparences diverses qu'elles nous présentent, ces matières ont fait partie de nos organes.

7. — Tous ces phénomènes s'expliqueront d'eux-mêmes, si vous comparez le sang à un *pourvoyeur*, à un *messager*, qui serait chargé de *porter* dans tous les points de l'économie les matériaux d'*entretien* et de *réparation* provenant de la digestion des aliments, mais qui aurait aussi pour mission de *rapporter* tous les principes *usés*, *inutiles* ou *nuisibles*, et de les rejeter *hors de l'économie*.

N'oubliez donc pas que le sang naturel est constamment chargé de principes *utiles*, *neufs*, qui serviront à leur tour, et de principes *usés*, *ayant fini leur service*, et qui n'ont plus qu'à sortir du corps. Mais, ces principes, n'ayant pas les mêmes propriétés, ne peuvent sortir tous par la même voie ; c'est pourquoi les choses sont disposées de manière que chaque espèce de résidu soit séparée par un organe particulier.

C'est ainsi que certaines de ces substances sont déposées dans les *intestins*, d'autres dans la *vessie*, d'autres dans le *foie*, pour former la *bile*, d'autres sur la *peau*, etc.

8. — Ce chapitre tout entier peut se résumer en quelques lignes :

1° *Tout* ce qui constitue le corps humain *provient du sang ;*

2° Toutes les parties du corps se renouvellent sans cesse, par suite de l'*usure naturelle ;*

3° Le sang rejette au dehors les parties usées, en les déposant dans les intestins, dans la vessie, à la peau, etc.;

4° Le sang remplace les parties usées par de la substance neuve ;

5° Les aliments digérés sont la source où le sang s'approvisionne des matériaux qu'il distribue aux organes.

Comment le sang perd sa pureté.

9. — Vous connaissez, à présent, toute l'importance du sang, et vous concevez sans peine qu'un liquide remplissant des fonctions si nombreuses et si diverses doive être extrêmement *compliqué* dans sa composition. Une conséquence de cette complication, c'est que le sang est aussi excessivement *délicat* et facile à altérer, à décomposer. Nous allons essayer de faire comprendre les causes qui contribuent le plus à favoriser cette altération.

10. — Examinez du sang nouvellement répandu. En peu de temps son apparence change ; il se décompose et finit par devenir un foyer de putréfaction. Cette expérience fait voir que le sang peut se décomposer *par lui-même*.

Or, toutes les fois que la circulation est plus ou moins entravée, cette décomposition spontanée du sang ne manque pas de se produire, quoique moins rapidement et moins complètement. L'eau croupissante se putréfie ; il en est de même du sang, qui ne peut rester pur qu'à la condition de *circuler* toujours, sans interruption. La portion du sang qui ne circule pas bien se gâte et demeure mélangée avec la masse, qui perd ainsi une partie de sa vitalité.

Supposez qu'une partie du *résidu vital* qui doit sortir par la peau soit *retenue* dans la masse du sang ; supposez, par exemple, que la *sueur* naturellement fétide des *pieds* soit *arrêtée* par l'action du froid ; n'est-il pas évident que le sang va se trouver *encombré* de la matière nuisible qui sortait ainsi, *et qu'il ne sera plus aussi pur qu'auparavant?*

Mais, ce qui arrive aux pieds peut aussi arriver dans toutes les parties du corps, d'une manière plus ou moins prononcée, selon la force et la durée de l'influence du froid ou de l'humidité.

Si des causes analogues produisent le même effet sur le *foie*, sur les *bronches*, sur le *tube intestinal*, etc., elles s'opposeront au passage d'autres portions du résidu vital qui doivent sortir par ces diverses voies, et il est aisé de comprendre qu'il y a là une grande source d'altération du sang.

11. — On n'a pas oublié que la *richesse* du sang est entretenue *par les aliments*. Mais, les aliments ne sont pas toujours irréprochables. *S'il n'y en a pas assez,* ou s'ils sont de *mauvaise nature*, le sang ne trouvera pas dans les organes digestifs tout ce qu'il a besoin d'y rencontrer. Voilà une nouvelle cause bien manifeste d'appauvrissement du sang. Voyez le n° 5.

Si une pareille alimentation est continuée pendant un certain temps, il arrive que toute la masse du sang, reproduite ainsi par de mauvais aliments, n'a plus que de mauvais matériaux à fournir pour la réparation des organes, lesquels, à leur tour, perdent peu à peu leur solidité. Ne voit-on pas souvent des individus doués d'embonpoint et de toutes les apparences de la santé, et qui pourtant n'ont pas plus de force que des enfants?

12. — Les excès, *de quelque genre qu'on les suppose,* sont aussi une source d'appauvrissement du sang, et voici comment : l'usure intime des organes est d'autant plus *rapide*, qu'ils sont soumis à un exercice plus actif. Si cet exercice va jusqu'à l'*excès*, le sang est obligé de fournir des éléments réparateurs *en si grande quantité* que les organes digestifs *ne peuvent suffire* à les remplacer, quelles que soient la quantité et la qualité des aliments.

13. — On peut encore concevoir que l'estomac *fonctionne mal*, semblable à un ouvrier distrait, qui emploierait mal les meilleurs matériaux. De bons aliments, *mal digérés*, ne sauraient fournir au sang des principes de bonne qualité; cela est incontestable. Lorsqu'on prend des aliments ou des boissons en excès, la surcharge de l'estomac ne lui permet pas d'opérer une digestion régulière.

14. — Un grand nombre de *substances malsaines* ou *vénéneuses* sont susceptibles de pénétrer dans l'estomac, et de là dans le sang, peu à peu, sans qu'on s'en aperçoive, soit avec les aliments, soit dans des *boissons falsifiées*, etc. N'est-ce pas là une cause plus fréquente qu'on ne le croit d'altération du sang?

Il y a même des substances malsaines qui peuvent arriver dans le sang et le vicier, en pénétrant par les pores de la peau.

Mais, les poisons qui agissent le plus fréquemment sur notre sang sont les *miasmes*, poisons *invisibles* et *gazeux*, qui se développent dans les lieux insalubres, tels que les *marécages*, les habitations humides ou *privées d'air* et de *lumière*, les lieux *encombrés* de malades, etc. Mélangés avec l'air, ces miasmes vénéneux s'introduisent dans le sang par la voie des *poumons*. Ceci n'a pas besoin de preuve; qui ne connaît l'influence pernicieuse du *mauvais air* pour détruire la santé, quelquefois très rapidement?

15. — Faut-il parler des *causes morales*? Si l'ennui, le chagrin prolongés font perdre la santé, n'est-ce pas en appauvrissant peu à peu le sang?

On pourrait allonger cette énumération des causes d'altération du sang, entrer dans des détails plus minutieux et faire voir que les humeurs naturelles autres que le sang peuvent aussi se gâter et se mélanger avec lui. Mais, ce qu'on vient de voir suffira pour montrer combien il est difficile de conserver la santé.

Des Humeurs (1).

16. — Si, par des procédés convenables, on extrayait tout ce qui est liquide dans le corps d'un homme, vous verriez avec surprise que le poids des parties liquides l'emporte considérablement sur le poids des parties solides. Les liquides naturels, qu'on appelle aussi *humeurs*, jouent donc un rôle extrêmement important dans notre économie. Il y a plusieurs espèces d'humeurs naturelles, dont les principales sont le sang, la lymphe, etc. Mais c'est le sang qui est la source des bonnes humeurs aussi bien que de toutes les autres parties du mécanisme humain.

Les bonnes humeurs remplissent leurs utiles fonctions sans que le médecin ait besoin d'intervenir, et, puisqu'elles ne sont jamais la cause directe d'aucune maladie, nous n'avons pas besoin de nous en occuper dans la suite de ce Manuel.

Mais, les humeurs naturelles peuvent cesser d'être bonnes, et nous avons vu, dans le chapitre précédent, combien il est facile que ces liquides compliqués perdent la pureté indispensable au bon accomplissement de leurs fonctions.

Que deviennent les humeurs *qui ont cessé d'être pures?*

Quand le *vin* s'est changé en *vinaigre*, on ne le nomme plus *vin*. Nos humeurs devraient aussi changer

---

(1) Le mot *humeur* n'est plus à la mode; il a été remplacé, dans le langage médical, par diverses expressions trop savantes pour les lecteurs de cet ouvrage. Mais, en changeant les noms, on n'a pas changé la nature des choses.

de nom quand elles changent de nature ; la clarté du langage, et même celle du raisonnement, y gagneraient beaucoup ; malheureusement, c'est ce qui n'a pas lieu, et il est à regretter que nous n'ayons pas de mots particuliers pour distinguer le *mauvais sang* du *bon*, la mauvaise *bile* de la bonne, etc. Il résulte de là une confusion de langage dont les adversaires de la doctrine humorale ont profité pour embrouiller les idées du public. Par exemple, lorsqu'on dit que les humeurs sont nécessaires à l'existence, on oublie d'expliquer qu'il s'agit des *bonnes* et non des *mauvaises*. Ceux qui soutiennent que le sang peut faire du mal ne disent pas, ou peut-être ne comprennent pas qu'il s'agit du *mauvais* et non du *bon*.

17. — Pour éviter toute confusion, nous dirons tout de suite ce qu'il faut entendre par le mot *humeurs*, au point de vue qui nous intéresse, c'est-à-dire des maladies et de leur traitement.

Le mot *humeur*, que nous emploierons souvent seul à l'avenir, signifie *toute substance nuisible existant dans le corps*, soit qu'elle provienne de l'altération même du sang, ou d'une autre bonne humeur, soit qu'elle y ait pénétré par l'une ou par l'autre des voies que nous avons signalées dans le chapitre précédent.

Ceci posé, donnons maintenant quelques détails sur les principales humeurs. Tout d'abord, nous ferons remarquer que les humeurs ne se trouvent pas dans le sang sous la forme et dans l'état où nous les voyons sortir du corps. En examinant du sang, on ne saurait deviner s'il contient des humeurs, ni quelles sont ces humeurs. Mettez dans du vin un morceau de *sucre*, substance dure et facile à reconnaître, il y deviendra invisible ; c'est à la *saveur* du vin que vous y reconnaîtrez la présence du sucre ; c'est par les *effets des humeurs* que l'on constate leur présence dans le sang, et on ne peut les reconnaître que lorsqu'elles en sont séparées, soit naturellement, soit par l'effet des remèdes. Ainsi, par exemple, dans les hydropisies, elles ont l'aspect de l'eau plus ou moins salie par quelque substance qui s'y trouverait dissoute ; dans les tumeurs, elles ressemblent tantôt à une sorte de bouillie, tantôt à de la *gelée* de fruits, ou bien à de la graisse. D'autrefois, elles s'organisent de manière à imiter des tissus naturels. Les humeurs qui sortent du corps par des voies non naturelles ont aussi des apparences très variées ; le pus d'un abcès ne ressemble pas à la sanie infecte qui s'écoule d'un cancer ou d'un ulcère. Dans les maladies de la peau, les humeurs prennent la forme de poussière, de pellicules semblables à du son, de croûte imitant le miel ; ou bien, elles restent liquides et semblables à de l'eau, tantôt claire et limpide, tantôt colorée, rousse et âcre.

Si l'on considère les humeurs sortant des intestins, on y observe une variété non moins grande. Outre la bile et les glaires pures, on rencontre des mélanges très variés de ces deux humeurs. Certaines évacuations ressemblent à du blanc d'œuf pur, cru ou cuit ; dans ce dernier cas, la matière s'étant moulée, en quelque sorte, dans l'intestin, en forme de membrane, on croirait qu'une portion de cet organe s'est détachée ; mais il s'agit seulement de *glaires recuites*, qui ne doivent pas plus effrayer que les prétendues *raclures d'intestins*, qui sont aussi des glaires recuites. Quelquefois, les dernières selles ressemblent à de la gelée de pomme ou de groseilles ; d'autres fois, la ressemblance avec de l'huile est frappante. Ajoutons que si les selles sont parfois excessivement fétides, bien souvent aussi elles n'ont aucune odeur.

18. Des Glaires. — On appelle *mucus* l'humeur

naturelle dont la fonction consiste à entretenir la *souplesse* de la membrane qui tapisse la bouche, l'estomac et les intestins, l'intérieur des bronches, de l'oreille, de la vessie, de l'utérus. Lorsque les parties du sang destinées à former cette substance onctueuse sont *mauvaises* ou en *excès*, elle se trouve produite *mauvaise* aussi ou surabondante ; alors, elle constitue ce qu'on appelle *glaires*. Cette humeur est extrêmement commune ; aussi est-elle bien connue de tout le monde. Ce sont les glaires qui prédominent dans les *rhumes*, dans la *bronchite*, la *coqueluche*, la poitrine *grasse*. On les voit souvent prendre leur cours par le nez, par les oreilles, par la vessie. Elles constituent encore bon nombre de ces écoulements qu'on appelle *flueurs blanches*. On emploie habituellement le mot *catarrhe* pour désigner les maladies caractérisées par un écoulement continuel d'humeur glaireuse. C'est ainsi qu'on dit : *catarrhe bronchique, nasal, intestinal, utérin*, de la *vessie*, de l'*oreille*, selon la partie sur laquelle le sang dépose les glaires. Quelquefois, cette humeur est presque claire comme de l'eau de gomme, d'autres fois elle est épaisse, collante et difficile à expulser.

C'est dans les pays *froids* et *humides* ou dans les saisons froides et humides que les *glaires* se produisent le plus abondamment.

19. De la Pituite. — Cette humeur est assez compliquée. Elle se compose de plusieurs des liquides qui se produisent naturellement dans l'estomac, pour servir à la digestion, *lorsque ces liquides ne sont pas bien élaborés ;* à son tour, cette mauvaise élaboration provient de ce que le sang ne renferme pas en quantité ou en qualité convenable les matériaux qui doivent servir à la préparation de ces liquides *digestifs*, lesquels, étant de mauvaise nature, fatiguent l'estomac et l'irritent quel-

quefois assez fortement pour y déterminer une sensation très pénible ; cette sensation se dissipe aussitôt
que l'organe a pu se *débarrasser* de l'humeur en la faisant monter jusque dans la bouche.

20. De la Bile. — La bile (la mauvaise, bien èn-
tendu) est l'humeur la plus connue de tout le monde.
La couleur jaune ou verte, sa saveur amère la font aisément reconnaître par les moins exercés. Elle se produit
quelquefois avec une abondance tellement extraordinaire qu'on en rend, par le haut ou par le bas, comme
un vrai débordement. Néanmoins, la quantité de cette
humeur paraît souvent plus considérable qu'elle ne
l'est en réalité, parce que, se mélangeant avec toutes
les matières qu'elle rencontre dans l'intestin, elle leur
communique sa couleur et son goût amer particulier.

La bile est l'humeur qui se produit le plus abondamment dans les pays chauds et pendant les saisons
chaudes.

Sous le nom de *bile*, on confond toute humeur sortant
par les voies digestives, quand elle n'est pas glaireuse ;
mais, cette confusion ne présente aucun inconvénient ;
l'important, c'est que ces *mauvaises* matières *ne demeurent pas dans le corps*, où elles remplissent le rôle de
poisons véritables, ce qu'on s'explique en considérant
l'intolérable *fétidité* qu'elles présentent quelquefois.

21. — Il y a aussi des humeurs *volatiles* et *gazeuses*,
qui sortent par les poumons et constituent les diverses
sortes de *mauvaise haleine;* ou par la peau, en donnant
une *odeur particulière* à diverses parties du corps.

Nous pourrions encore parler des humeurs *cancé-
reuse, tuberculeuse, séreuse, scrofuleuse,* du *pus,* de la
sanie, etc., mais ce serait grossir notre ouvrage sans
grande utilité pour le lecteur.

Comment les maladies se produisent.

22. — Nous avons fait voir que tout ce qui se trouve dans le sang provient des aliments ; que le sang est la source de tout ce qui existe de bon et d'utile dans le corps humain ; que les nombreux principes réunis dans le sang sont susceptibles de *perdre leur qualité ;* enfin, que tout ce qui *a cessé d'être pur* constitue ce que nous sommes convenus d'appeler mauvaises humeurs, ou simplement *humeurs.*

Nous allons montrer comment ces humeurs se comportent pour donner naissance à la mauvaise santé et aux maladies.

Supposez que les matériaux servant à alimenter la racine des *ongles* ou des *cheveux*, soient précisément ceux qui se trouvent viciés. Ne voyez-vous pas qu'alors, ne recevant plus la nourriture qui leur convient, ces organes seront malades, pousseront avec irrégularité, changeront de couleur et pourront même *tomber* tout à fait ? C'est ce qu'on peut vérifier souvent, chez les sujets qui relèvent d'une maladie aiguë *très grave*, dans laquelle le sang a été profondément vicié, telle que la *fièvre typhoïde*, par exemple.

Eh bien ! ce qui a lieu d'une manière quelquefois visible dans les ongles et dans les cheveux, arrive aussi toujours *dans toutes les autres parties du corps*, quoique sans frapper les yeux.

Dans l'exemple que nous venons de présenter, l'altération même des parties solides du corps devient apparente, parce qu'il s'agit d'affections dans lesquelles la décomposition du sang est poussée à l'extrême ; mais, le plus souvent, l'altération du sang est beaucoup moins prononcée et elle se prolonge pendant plus longtemps. Alors, les principes mauvais ou seulement imparfaits qui se trouvent dans le sang se condensent dans les organes, en même temps que les bons, et servent aussi à réparer leur usure ou à les accroître. Or, pensez-vous que des organes fabriqués avec une proportion plus ou moins forte de tels matériaux puissent être parfaitement solides ? Si le mauvais état du sang dure seulement pendant quelques semaines, la proportion des organes mal restaurés n'est pas très considérable ; mais il est clair que si le sang reste impur *pendant un temps suffisamment long*, la totalité même du corps aura été renouvelée par des matériaux *moins bons* que ceux qui constituent l'état de force et de santé *parfaites*. Est-il possible que l'individu qui se trouve dans de telles conditions soit réellement en *bonne santé?* Assurément non. Ses forces ont diminué, tout l'organisme est tourmenté, il a le teint mauvais. Si, alors, il refuse encore de se considérer comme malade, c'est *par la raison que le mal n'est visible nulle part*, ce qui provient de l'espèce d'équilibre résultant de ce que tout le corps est affecté également.

Quel *nom* faut-il donner à cet état du corps qui n'est plus la santé parfaite ? Dites tout simplement *mauvaise santé*, et vous aurez nommé la maladie la plus commune.

23.—La *bonne* santé n'a qu'*un* degré ; mais la *mauvaise* a tous les degrés imaginables, selon la *qualité* et la *quantité* d'humeurs que le sang renferme, et selon le temps depuis lequel cette situation dure. N'oubliez pas cette remarque ; plus tard, elle vous aidera à comprendre pourquoi il faut quelquefois longtemps pour obtenir une guérison *radicale*.

On peut dire, d'après ce qui précède, que la simple *mauvaise santé* est la maladie de tout le corps, aucune partie n'étant guère plus affectée que les autres. C'est à peu près ce que l'on entend par le mot *Anémie*, dans le langage médical moderne. Voyez le n° 111.

24. — Pour expliquer la manière dont se produisent la plupart des maladies *locales*, c'est-à-dire des maladies qui, étant fixées dans un lieu particulier, sont susceptibles, à cause de cela, de recevoir des noms particuliers, nous comparons le sang pur à l'*eau claire*, et le sang vicié à l'*eau trouble*.

Si vous faites passer de l'eau trouble au travers d'un tissu propre, *vous le salirez*, plus ou moins, selon le degré de saleté de l'eau ; traversé par une grande quantité de liquide sale, le tissu finira même par être chargé d'un *dépôt* considérable : voyez plutôt le *filtre* d'une fontaine. Eh bien ! il se passe quelque chose d'analogue quand le sang est plus ou moins chargé d'humeurs. Supposez que les *pores* d'un organe se trouvent *resserrés* par une cause quelconque, telle que l'action du froid, une compression, une foulure, une contraction spasmodique amenée par une vive émotion ; en un mot, supposez que le sang rencontre une certaine difficulté pour traverser un tissu ; aussitôt, il y abandonnera une portion des impuretés qu'il porte avec lui. *Ainsi commencé*, le dépôt tend à augmenter sans cesse, plus ou moins vite, selon la quantité de sang qui passe et selon son degré d'impureté.

Lorsque les humeurs s'amassent ainsi dans un organe, les fonctions de cet organe sont troublées plus ou moins, on le conçoit, et de là résultent des symptômes variables *qui permettent de donner un nom particulier à la maladie*. L'effet du dépôt des humeurs est extrêmement variable, selon l'espèce d'humeurs, selon la quantité, selon le rôle et la sensibilité des organes, et enfin, selon la *rapidité* avec laquelle le dépôt se produit. C'est ainsi qu'on se rend compte de la production des *enflures*, des *inflammations*, des *dépôts*, des *engorge-ments*, des *glandes*, des *tumeurs*, etc.

25. — Il y a encore une catégorie importante de maladies dont la production et la persistance sont très faciles à comprendre ; nous voulons parler des *fistules*, des *ulcères*, des plaies *suppurantes*, dés affections *dartreuses* et même des *catarrhes*, pulmonaires ou autres.

En effet, ne voit-on pas que toutes ces affections sont constituées par des humeurs *qui sortent du corps ?* Mais, s'il sort des humeurs, c'est évidemment parce qu'elles existent à l'intérieur : il en sort plus ou moins, selon que le sang en renferme plus ou moins. On s'expliquera la persistance de ces sortes de maladies, si on considère que le sang a une *tendance* naturelle *à se débarrasser* de tout ce qui le trouble. Partout où il peut déposer des humeurs, il le fait ; or, comme les parties les plus faibles sont toujours les plus disposées à subir cet envahissement du mal, il est tout simple que les humeurs *continuent* à sortir par une voie qu'elles trouvent tout *ouverte*.

Ceux qui portent de ces maladies caractérisées par une *sortie* continuelle d'humeurs s'en chagrinent beaucoup, mais c'est à tort, car ils devraient s'estimer heureux comparativement. Préféreraient-ils le sort de ces malheureux qui ont la *peau* la plus *nette*, mais qui succombent à une *tumeur* du foie, à une *hydropisie*, à une *paralysie*, etc.?

26. — La présence des humeurs n'occasionne pas toujours de la souffrance. Certaines tumeurs volumineuses sont indolentes, tandis que des souffrances excessives se font ressentir dans les parties où aucune augmentation de volume n'annonce la présence d'humeurs : preuve évidente que l'*intensité* de la douleur n'est pas en rapport avec la *quantité* d'humeurs, mais plutôt avec leur *qualité* plus ou moins corrosive et avec la sensibilité naturelle des parties attaquées.

Comment la nature opère pour guérir les maladies.

27. — Dans les chapitres précédents, nous avons voulu faire comprendre comment la santé se perd, comment les maladies se produisent. Il nous reste, maintenant, à chercher *comment il faut s'y prendre pour les guérir*. C'est encore par des exemples à la portée de tout le monde que nous tâcherons d'expliquer des choses que le langage scientifique rend inintelligibles à ceux qui n'ont pas fait des études spéciales. Mais, le lecteur ne saurait comprendre *pourquoi* les moyens que nous exposerons plus loin sont *les meilleurs*, si, auparavant, nous ne faisons voir que ces moyens sont l'*imitation* de ceux que la *nature* elle-même emploie, pour rétablir la santé. En effet, il arrive bien souvent que tout le mérite de la guérison revient de droit à la nature. Ne voit-on pas tous les jours des médecins s'en tenir au *repos* et à des *infusions* ou à des *sirops insignifiants*, confessant hautement, *et avec raison*, qu'il faut laisser la nature libre d'agir ? La *rougeole*, la *scarlatine*, la *petite vérole*, l'*érysipèle* et bien d'autres affections sont des exemples fréquents que chacun a eu l'occasion de remarquer. Croit-on qu'une tisane de *bourrache*, de *violette* ou de *mauve*, soit un remède assez énergique pour guérir de telles maladies ? N'est-il pas évident, au contraire, que c'est l'*éruption* qui est la cause de la guérison ? Ne voit-on pas toujours que le mal devient moins grave quand l'éruption se produit; tandis que le danger est extrême, aussitôt que cette éruption *rentre*, par suite d'un refroidissement, ou lorsqu'elle ne se fait pas régulièrement ?

Qu'est-ce donc que cette éruption dont l'importance

est si grande? Il ne faut pas de longues études pour comprendre qu'elle consiste précisément dans la *sortie* des humeurs viciées qui causaient la *fièvre* par leur *fermentation* dans la masse du sang. Tout se calme, comme par enchantement, aussitôt que le *virus* s'est fait jour à la peau, sous la forme de myriades de *boutons*, de *taches*, de *plaques*, de *croûtes* ou de *farines*.

Que signifient ces *boutons de fièvre* survenant autour de la bouche et du nez, après une indisposition de quelques jours? Si la fièvre et la courbature disparaissent alors, n'est-ce pas la preuve que la matière contenue dans ces boutons *en était la vraie cause?*

Ce qui se *passe* dans les cas que nous venons de citer met hors de doute que la nature opère la guérison en faisant *sortir* les humeurs par la peau, sous formes de *sueurs*, de *boutons*, de *plaques*, de *farines*, etc. Le danger se montre dès que la *sortie* des humeurs est *empêchée* par des causes qu'on ne découvre pas toujours aisément.

28. — Il y a une multitude de cas dans lesquels la nature nous guérit sans que les humeurs sortent par la peau ; *c'est qu'alors elles sortent par une autre voie.* En effet, comment expliquer ces *débordements de bile* suivis d'un si grand soulagement ? Combien ne voiton pas d'individus souffrant, pendant quelques jours, de douleurs dans les membres et dans les reins, de perte d'appétit, de fièvre, se trouver *guéris, après avoir éprouvé quelques coliques, suivies d'évacuations glaireuses ou bilieuses*, et cela, sans avoir fait aucun traitement ? Ces faits, très communs aux changements de saisons, démontrent que la nature nous débarrasse aussi des humeurs par la voie des vomissements, ou par des *évacuations intestinales.*

Assez souvent, on voit des indispositions du même

genre se terminer *sans éruption ni diarrhée*, les humeurs prenant leur cours par les *urines*, qui alors se chargent d'un dépôt inaccoutumé, ou par des sueurs.

Bien souvent, les *abcès*, les *fistules*, les *plaies suppurantes* sont encore des moyens employés par la nature pour faire sortir du corps des humeurs qui *seraient bien plus dangereuses en s'amassant dans les organes profonds.*

29. — La conclusion de ce chapitre, c'est que la nature guérit souvent les maladies, et que, lorsqu'elle y parvient, *c'est toujours en faisant sortir, par un moyen quelconque, les humeurs qui en étaient cause.* Pour que la santé se rétablisse, il faut, de toute nécessité, que la cause du mal *sorte du corps*, n'importe par quelle voie.

Origine et supériorité de la méthode purgative.

30. — Une multitude de circonstances, qu'il serait trop long d'exposer ici, *s'opposent* à ce que la nature se suffise dans tous les cas de maladie. D'un autre côté, il est évident que l'exemple de la nature est le meilleur que le médecin puisse suivre, dans la recherche des moyens de l'*aider* ou de la *remplacer*. Or, la nature nous montre qu'il *faut chasser du corps ce qui cause le mal*. N'est-ce pas là ce que le simple bon sens nous enseignerait ?

Cherchons donc quelle est la voie à la fois *la plus commode, la plus efficace* et *la moins désagréable*, par laquelle il nous sera possible d'expulser les humeurs qui font tout le mal.

Mais, la méthode que nous cherchons ne se présente-t-elle pas d'elle-même à l'observation ? La nature n'a-t-elle pas pris le soin de nous placer sur la trace de la découverte ? Ne dirait-on pas qu'elle a voulu nous faire trouver les remèdes les plus convenables pour imiter son exemple, en nous donnant l'exemple de plusieurs animaux ?

En effet, quand ils sont *libres*, les animaux savent très bien trouver les *herbes* qui doivent sûrement les *guérir* des rares maladies auxquelles ils sont assujettis. Or, les voit-on jamais manger de ces plantes *vénéneuses* qui forment en partie l'arsenal de la médecine classique ? N'est-ce pas, au contraire, toujours à des *plantes purgatives* qu'ils ont recours ? Pour ne citer qu'un exemple connu de tout le monde, qui n'a eu cent fois l'occasion d'observer que le *chien,* lorsqu'il est indisposé, *mange certaines herbes* qui lui procurent sa guérison, *en le faisant vomir et en le purgeant?* Mais, si les animaux se guérissent *en se purgeant,* guidés en cela par le seul instinct, *qui est le langage même de la nature,* c'est sans aucun doute, parce que la purgation est la manière la plus naturelle de débarrasser le corps des impuretés qui s'y produisent si facilement.

Il est certain que cet exemple des animaux n'a pas échappé à l'observation des hommes primitifs, *qui vivaient sans cesse au milieu de leurs troupeaux.* Aussi, les propriétés des plantes purgatives sont connues depuis la plus haute antiquité, à ce point même que les noms de ceux qui les ont découvertes sont absolument inconnus, ce qui permet de dire que l'usage de la purgation est *aussi ancien que le monde.*

Les purgatifs étaient employés bien avant qu'il y eût des médecins. Ce ne sont donc pas les médecins qui les ont découverts.

31. — Si l'on rencontre, sur tous les points du globe, des hommes qui connaissent et pratiquent les moyens de se guérir *en se purgeant,* bien que sauvages et dépourvus des moyens d'études que la civilisation nous

donne, on est bien obligé d'admettre qu'*ils les ont découverts eux-mêmes*. Et comment auraient-ils été conduits à ces remarquables découvertes, s'ils n'avaient eu
pour guide ces deux observations essentielles, savoir :
1° la disparition de certaines maladies ou indispositions, lorsqu'il survenait, par les intestins, quelque *évacuation extraordinaire* ; 2° et, d'autre part, l'exemple
de certains animaux *qui se procuraient des évacuations
analogues*, en mangeant certaines *herbes* dont ils ne
faisaient pas leur nourriture habituelle ? Le raisonnement a fait le reste ; mais on ne saurait dire par quels
essais ils durent passer, avant de trouver les remèdes
sur la trace desquels ils se trouvaient placés ainsi.
L'inspiration de la nature nous semble ici bien évidente.

32. — Voulez-vous une preuve remarquable que la
méthode purgative est bien la plus conforme à notre
nature ? Considérez que c'est la *seule* qui soit susceptible d'être *comprise* par tout le monde, à peu près,
sans études particulières. Quelques bonnes explications
suffisent pour la mettre à la portée de tout individu doué
du simple bon sens. Trouvez, au contraire, un villa-
geois ou un ouvrier qui comprenne ce que c'est que la
médecine *homœopathique*, la médecine *chimique*, la médecine *hydropathique* et tant d'autres systèmes !

33. — Voici encore une simple remarque qui démontre que l'*idée* de la purgation est *naturelle* dans
l'esprit de tous les hommes. Est-ce que le *nom même* de
médecine n'est pas donné partout aux remèdes purgatifs?
Partout, on dit : *prendre une médecine*, pour dire *se
purger*. Ouvrez tous les dictionnaires, dans quelque
langue que ce soit, et vous y verrez que, dans tous les
pays, le mot *médecine* signifie à la fois *purgation* et
art de guérir.

N'est-ce pas là un témoignage éclatant et *universel*

que la purgation est considérée, par la masse des hommes, comme *la médecine par excellence* ?

34.—Enfin, l'histoire nous apprend qu'à de nombreuses époques, dans le but de faire mieux ou pour s'attirer un renom plus facile, des médecins ingénieux et hardis ont *inventé* des systèmes nouveaux, pour expliquer l'origine et la guérison des maladies. Adopté par la majorité des médecins, chaque système régnait pendant une période plus ou moins longue, suivant le talent de ceux qui le soutenaient, et finissait par faire place à des idées nouvelles ou renouvelées, plus en rapport avec le caprice de la mode. S'il n'était pas trop long de rapporter ici en détail l'histoire des systèmes qui se sont ainsi partagé le monde médical, on verrait sans peine que, s'ils étaient si faciles à renverser et si difficiles à soutenir, c'est parce qu'ils étaient *faux et contraires à la nature.*

Pourrait-on en dire autant du système purgatif? Est-on jamais parvenu à le renverser? Non. Inventé, ou plutôt *trouvé le premier*, c'est toujours à lui qu'il a fallu en revenir. Lorsque l'éloquence de quelque novateur entraînait la masse des médecins, la méthode que nous appelons naturelle, les *recettes* de purgatifs demeuraient comme *des secrets de famille*, et conservaient toute la confiance des populations, qui ne prenaient aucune part aux disputes des prétendus princes de la science.

C'est donc à bon droit que nous considérons le système purgatif comme *la médecine naturelle*, et les purgatifs comme les remèdes *les plus utiles* de toute la matière médicale.

Comment les purgatifs opèrent pour purifier le sang.

35. — C'est un grand point que de savoir que les purgatifs sont les remèdes les plus utiles, mais cette connaissance devient bien plus avantageuse, lorsqu'on se rend aussi compte de la manière d'opérer de ces remèdes. Ceux de nos malades qui savent *comment le purgatif s'y prend pour purifier le sang*, sont bien plus assurés de leur guérison, parce qu'ils voient plus clairement comment il convient de diriger le traitement. Les personnes curieuses et intelligentes nous sauront donc gré d'avoir essayé de mettre à leur portée un sujet aussi intéressant.

36. — Lorsqu'une dose convenable d'un bon purgatif a été *digérée, elle pénètre dans toute la masse du sang*, ce qui exige plusieurs heures, pendant lesquelles on ne ressent *aucun effet*.

Aussitôt que le sang est *imprégné* de la substance purgative, il commence à déposer des matériaux mauvais dans tous les organes qui aboutissent aux intestins, *et c'est de là que proviennent la bile, les glaires et toutes les autres humeurs qu'on observe dans la matière des garde-robes*. Il n'est pas difficile de comprendre que ce travail d'*expulsion* soit accompagné de *malaises*, qui sont variables ou plus ou moins prononcés, selon la *qualité* et la *quantité* d'humeurs mises en mouvement.

37. — Ce qui prouve que les malaises, les maux de cœur, les coliques, etc., ne sont pas causés par le purgatif, mais bien *par les humeurs qu'il fait sortir*, c'est que tous ceux qui prennent le même remède ne ressentent pas les mêmes indispositions, lesquelles, d'ailleurs, varient souvent d'un jour à l'autre. Il suffit que les humeurs *sortent des intestins* pour que tout malaise disparaisse à l'instant. Ce sont donc bien les humeurs qui causent les malaises, et non le remède.

38. — On remarquera encore que le même purgatif ne fait pas toujours sortir les mêmes humeurs : tantôt ce sont des *glaires*, tantôt de la *bile*, etc. On ne fera pas de glaires, si le sang ne renferme pas ce qui peut sortir sous cette apparence, et il en est de même pour toute espèce d'humeur, d'où il résulte qu'en définitive, un bon purgatif ne fait sortir *que ce qu'il y a de mauvais*.

Ajoutons que, très souvent, les bons purgatifs opèrent aussi par la voie des *urines*, qu'on observe alors *plus chargées que de coutume*.

39. — Ce qu'on vient de voir montre bien qu'après une bonne purgation le sang doit être *un peu plus pur qu'auparavant*; mais, cette amélioration ne persiste qu'à la condition que ce qui est sorti de mauvais soit *remplacé par quelque chose de meilleur*; or, ce quelque chose de meilleur ne peut provenir que de la digestion de *bons aliments*; car, il est à remarquer que le malade ne se sent mieux que lorsque le vide opéré dans ses veines a été rempli par du sang *nouveau et meilleur* que ce qui est sorti sous forme d'humeurs.

Maintenant, n'est-il pas évident que la masse du sang *tout entière* finira par être *renouvelée*, si, au moyen de purgations régulières, on continue tous les jours à expulser une certaine portion d'humeurs, avec la précaution de les remplacer, *tout de suite*, par le produit d'une alimentation convenable ?

40. — Ce qui précède explique comment une purgation réitérée *purifie le sang*, le renouvelle et rétablit la santé, *quand les humeurs sont simplement mélangées avec la masse circulante*. Voici, maintenant, une comparaison qui fera comprendre aussi comment les choses se passent, dans la guérison des *engorgements*, des *dépôts*, des *glandes*, etc.

Si vous faites passer de l'eau *sale* au travers d'un tissu quelconque, vous le *salirez*; mais, vous savez bien aussi qu'en faisant passer de l'*eau claire* sur ce tissu sali, vous le *nettoierez*. Or, ne voyez-vous pas que le sang *nettoiera* aussi les tissus engorgés d'humeurs, *s'il les traverse après avoir été purifié par une bonne purgation* ? Il est vrai que, comme l'eau, le sang se salit en nettoyant ; que, s'il est pur *en entrant*, dans un organe malade, il ne saurait l'être encore *après l'avoir traversé*, puisqu'il y aura pris une certaine quantité des humeurs qui font la maladie ; mais, qu'à ce moment une nouvelle purgation le purifie encore, en conduisant dans les intestins ce qu'il vient de prendre de mauvais dans les organes malades, n'est-il pas certain qu'en les traversant de nouveau, il en emportera encore une portion d'humeurs ? Ne voit-on pas dès lors, que la purgation étant réitérée un nombre de fois *suffisant*, des amas d'humeurs de toutes sortes pourront disparaître ? La guérison sera plus ou moins longue à obtenir, selon la nature, la disposition et l'arrangement des humeurs, mais ce ne sera qu'une affaire de temps. C'est ainsi que, journellement, nous voyons disparaître, peu à peu, des engorgements du *foie*, des *glandes*, et même de volumineuses *hydropisies*.

41. — Voulez-vous vous rendre compte de la manière dont se guérissent les affections de la *peau*, telles que les *dartres*, etc., les *ulcères*, les *plaies suppurantes*, les *fistules* (lacrymales ou autres)? Rappelez-vous que s'il sort de l'humeur, c'est parce que le sang en renferme, et qu'il s'en *débarrasse* en la *rejetant* vers la partie par laquelle on la voit *sortir*. Dans ces cas, si on emploie le purgatif pendant un certain temps, le sang devient plus pur. Renfermant moins d'humeur, il en dépose moins, ce qui explique la diminution du mal. Que l'on continue assez longtemps la purgation, il arrivera un moment où, étant *tout à fait pur*, le sang ne déposera plus absolument rien ; le mal sera guéri. On remarquera que cette manière de guérir les maladies dont nous parlons ne peut jamais présenter d'inconvénients *pour la suite*, puisque le mal cesse uniquement parce qu'il n'existe plus *rien* pour l'entretenir. Du reste, ces maladies sont ordinairement fort tenaces, et le traitement en est quelquefois long ; mais cela ne doit pas faire hésiter à l'entreprendre, puisqu'il est le plus capable de guérir sans danger pour l'avenir. Voyez le n° 25.

Cette explication s'applique, avec la même justesse, aux écoulements de toutes sortes, tels que *flueurs blanches, suintements* d'oreilles *et autres ;* aux *catarrhes*, à la *diarrhée* chronique. Dans tous ces cas, en effet, les humeurs sortent plus ou moins abondamment, parce que le sang, qui en est surchargé, *s'en débarrasse comme il peut*. Une purgation constante et méthodique guérira presque toujours, si rien ne s'oppose à ce qu'elle soit continuée. Voyez le n° 76.

42. — Quand le sang est purifié, rien n'empêche qu'il reprenne des humeurs viciées *dans plusieurs organes à la fois ;* cela est évident, puisqu'il circule partout. Ceci explique pourquoi la purgation, bien employée, suffit pour guérir, *en même temps, plusieurs maladies différentes* chez le même individu. Si ce traitement guérit parfaitement plusieurs maladies différentes chez des individus différents, pourquoi ne les guérirait-il pas également, quand elles se trouvent réunies ? Ce cas se présente très fréquemment.

Nous continuerons ce chapitre par quelques remarques générales sur la manière dont la purgation doit être dirigée.

43. — Lorsqu'un architecte veut restaurer un vieux monument, le remettre *à neuf*, comment s'y prend-il ? A partir des fondations, chaque pierre est sondée. Dès qu'il s'en trouve une dont la solidité est suspecte, on l'enlève avec précaution, et on la remplace *tout de suite* par une pierre neuve. On continue ainsi jusqu'au sommet, en remplaçant, *une à une*, toutes les pierres que le temps avait rongées. Ce travail est lent; mais, à la fin, l'édifice a retrouvé sa solidité primitive, et cela, sans avoir perdu sa forme un seul instant. Sans doute, une pierre est bien peu de chose dans un pont, dans une église qu'on veut réparer; mais, à force de remplacer une *pierre usée* par une *pierre neuve*, on arrive à la fin, sans avoir couru aucun danger. En serait-il de même, *si*, *pour aller plus vite*, le maçon creusait de trop grandes brèches? Non, car il risquerait de faire tout écrouler.

Cette comparaison est très bonne pour faire comprendre la manière dont les choses se passent lorsque, *détérioré* par une longue maladie, le corps se rétablit peu à peu, sous l'influence de la purgation et d'une bonne nourriture. Le purgatif, c'est l'ouvrier commençant par enlever une parcelle de la substance détériorée qu'il s'agit de remplacer; vient ensuite la bonne nourriture, qui fournit les matériaux *neufs* destinés à prendre la place de ce que le purgatif a d'abord entraîné. On voit clairement qu'*avant tout*, il faut faire de la place; mais, on voit aussi qu'il importe de n'en pas faire *trop à la fois*. Il faut que le vide soit rempli *à mesure qu'il est opéré*. Si les matériaux de réparation n'arrivent pas assez vite, le corps perd un peu de force. Enfin, on comprend encore pourquoi il ne faut pas interrompre le traitement; car, faisant peu de besogne à la fois, on risquerait de ne pas en voir la fin, si on faisait des interruptions trop fréquentes et trop prolongées.

44. — Rappelons ici que, dans les maladies chroniques, la bonne alimentation n'est pas moins indispensable que la purgation. On aura beau purger, si l'alimentation n'est pas suffisamment réparatrice, on ne guérira pas. Il arrive, très souvent, que le retard ou la difficulté de la guérison proviennent de l'insuffisance de l'alimentation, ce qui oblige à purger moins activement, moins fréquemment, c'est-à-dire *à marcher moins vite.*

Il y a même des malades dont la guérison est rendue impossible par la difficulté de digérer des aliments en quantité suffisante pour augmenter, peu à peu, la somme de ce qui leur reste de bon sang. Sans aucun doute, ce genre de difficulté est le plus grave qu'on puisse rencontrer, soit qu'il provienne d'un *dégoût* invincible pour la nourriture ; soit que le passage même des aliments soit *intercepté,* comme dans l'obstruction du pylore ; soit, enfin parce que, *faute de ressources,* le malade manque de l'alimentation indispensable. Dans ces circonstances malheureuses, il est clair que ce n'est pas au système purgatif qu'il faut imputer l'insuccès.

45. — Nous ne saurions donc prétendre que tous les malades, sans exception, guériront par le traitement purgatif.

D'ailleurs, on reconnaîtra avec nous que souvent on commence lorsqu'il est *trop tard* pour que la guérison soit encore possible.

Ajoutons qu'heureusement, parmi les personnes ainsi affectées de maux incurables, il s'en trouve *beaucoup* qui peuvent prolonger leur existence *pendant fort longtemps,* au moyen du traitement purgatif, suivi avec régularité d'une manière convenable. Elles obtiennent ce résultat en conservant leur sang dans un état de pureté telle que le mal local cesse de faire des progrès. Quelques-uns de ces malades, bien loin de se plaindre, s'estiment, au contraire, fort heureux de pouvoir *vivre* et conserver un reste de santé en se purgeant, les uns tous les jours, les autres deux ou trois fois par semaine, ou seulement tous les mois, selon la *rapidité* avec laquelle leur sang se *gâte*, par suite de l'imperfection du jeu des organes affectés. Ceux de ces malades qui refuseraient de prendre le remède, sous le prétexte faux que le corps *s'y habitue*, ou parce qu'il semble ennuyeux de se purger si souvent, reconnaîtraient bien vite leur tort ; leur sang n'*étant plus débarrassé* de ce qui se produit chaque jour de mauvais, le mal ferait de nouveaux progrès, ce qui les obligerait à recommencer, bien heureux s'ils n'avaient pas à regretter une trop longue interruption.

46. — Ce long chapitre peut être résumé ainsi :

1° Les purgatifs *véritables* ne produisent pas leurs effets en *irritant* les intestins, comme beaucoup de médecins le croient encore ;

2° Ils sont *digérés*, comme les aliments, et leurs parties actives circulent dans toutes les parties du corps, avec le sang ;

3° Stimulé par la vertu purgative, le sang dépose les impuretés qu'il renferme dans des organes communiquant avec les intestins ;

4° Réitérée pendant un temps proportionné au mal, la purgation peut *purifier et renouveler en totalité la masse du sang*, si les organes digestifs fournissent assez de matériaux pour combler le vide produit chaque jour.

Examen et mode d'emploi des principaux purgatifs.

47. — Après ce que nous venons de dire sur le mode d'action des purgatifs, il semblerait qu'il n'y a qu'à prendre le premier venu de ces remèdes pour se guérir ;

mais, malheureusement, la chose n'est pas aussi simple qu'elle le paraît, et il s'en faut bien que tous les purgatifs soient également capables de produire le résultat cherché. Nous allons passer rapidement en revue les remèdes employés le plus généralement, comme purgatifs, en faisant remarquer leurs principaux avantages et les principaux inconvénients qui font souvent renoncer à leur usage. Dans un autre chapitre, nous expliquerons les causes qui ont empêché les médecins de tirer de cette classe de remèdes tout le parti qu'on est en droit d'en attendre.

48. — Les *purgatifs salins* les plus employés sont : le sulfate de magnésie (sel d'*Epsom*, sel de *Sedlitz*), le sulfate de soude (sel de *Glauber*), le sel de *Seignette*, les eaux minérales purgatives, etc. Ils ont l'avantage d'être des purgatifs doux, qu'on peut employer dans tous les cas, même dans les maladies aiguës des organes digestifs ; mais, ils ont l'inconvénient de n'expulser que des matières qui se trouvent dans les intestins, ou des humeurs aqueuses ; ils font difficilement évacuer les glaires et les humeurs bilieuses, et il est rare qu'ils suffisent pour guérir des maladies chroniques. Ils ne peuvent guère servir que pour dissiper des indispositions dépendant de l'embarras des voies digestives. Ils présentent, de plus, le grave défaut de ne pouvoir être pris que dans une grande quantité de liquide, et d'avoir, presque toujours, une saveur très désagréable, ce qui fait que beaucoup de personnes ne peuvent les avaler.

Le *Citrate de magnésie* est le moins désagréable de tous les purgatifs salins. On en prépare la limonade de *Rogé*, très facile à prendre. Néanmoins, ce sel a l'inconvénient d'exiger une grande quantité de liquide, et, en outre, il détermine souvent, dans les intestins, une production considérable de gaz se prolongeant plusieurs jours. Ce remède ne pourrait être supporté longtemps comme purgatif, mais on doit le considérer comme très bon pour les personnes excessivement dégoûtées qui ont besoin de vider ou de nettoyer leurs intestins.

Le plus grand mérite des purgatifs salins, c'est de pouvoir être employés dans les maladies aiguës, affections dans lesquelles la fièvre commande une diète plus ou moins sévère.

Le sulfate de soude a un goût *salé* ; le sulfate de magnésie est à la fois salé et amer ; le citrate et le tartrate de magnésie sont très peu salés et amers. L'eau de Sedlitz se prépare avec le sulfate de magnésie ; la limonade purgative est faite avec le citrate ou avec le tartrate de magnésie. **Voir l'article 607.**

Les sels purgatifs ont à peu près le même degré d'activité, et on peut les employer indifféremment l'un pour l'autre et aux mêmes doses. Cette dose varie entre 20 et 60 grammes, selon la force ou l'âge des individus, et selon qu'ils sont plus ou moins difficiles à purger.

Lorsqu'on veut prendre un de ces médicaments, on fait fondre la dose dans un grand verre d'eau que l'on prend le matin, à jeun, en une seule fois, si on a *le cœur bon*, ou en plusieurs fois, à quelques minutes d'intervalle, si on craint de le rendre. La veille, on a dû se préparer en mangeant peu ou point, et en buvant plusieurs tasses de bouillon aux herbes. Ce bouillon sert encore de boisson pendant la durée de l'effet. Lorsque l'effet est terminé, on peut prendre un repas léger.

49. — Le *Calomel* est le purgatif que les médecins prescrivent le plus fréquemment. N'ayant ni odeur, ni saveur, et agissant sous un très petit volume, ce remède est facile à faire prendre aux enfants et aux personnes très difficiles. Mais, le calomel est un composé de *mercure* qui, mal employé, pourrait avoir tous les inconvénients si justement reprochés à ce métal. Dans plusieurs circonstances, ce purgatif peut se transformer, *dans l'estomac même*, en un des plus violents poisons que le mercure est capable de former. La prudence veut donc que ce dangereux remède ne soit administré que sur l'ordre d'un médecin, soit qu'il s'agisse de purger, soit qu'on veuille expulser les vers intestinaux.

50. — La *Manne* possède l'avantage d'avoir une saveur sucrée ; c'est pour cela qu'elle est utile aux enfants et aux personnes difficiles. Mais ce purgatif est trop faible pour servir dans les maladies exigeant une purgation sérieuse et prolongée ; il n'agit pas sur la masse du sang, mais seulement sur les matières qui salissent les intestins, et encore agit-il moins bien que les purgatifs salins.

La dose de la manne varie entre 20 et 60 grammes, comme la dose des sels dont nous venons de parler. A partir de l'âge de trois ans, on peut en donner 20 grammes aux enfants et augmenter ce poids, selon l'âge et la force des individus. Pour la manne comme pour les autres purgatifs, on ne connaît bien les doses qu'après avoir essayé. Lorsque cela est possible, on fait bien de se préparer, pour ce remède comme pour ceux dont nous parlions tout à l'heure, en jeûnant un peu la veille et en buvant du bouillon rafraîchissant. Si cette précaution n'est pas indispensable, elle a cependant le mérite de rendre l'effet plus satisfaisant. On peut employer, indifféremment, les deux sortes de manne ; pour cela, voici comment on procède : on fait fondre le médicament dans une petite casserole avec très peu d'eau, et on passe le liquide au travers d'un linge, pour en séparer les impuretés qu'il renferme toujours. On mélange ce liquide avec un verre de lait, et on le prend en une ou deux fois. Si la dose est convenable, l'effet se produira environ quatre heures après.

50 bis. — L'*Huile de ricin* opère mieux que les substances que nous venons de nommer ; mais, c'est un remède trop désagréable pour qu'on puisse le prendre pendant quelque temps ; d'ailleurs, il ne sert guère que pour débarrasser les intestins.

Pour une personne ordinaire, la dose d'huile de ricin est de 30 à 45 grammes ; on peut aller jusqu'à 60. Pour les enfants de quatre à cinq ans, 8 à 10 grammes suffisent. Voici un procédé qui permet de faire avaler ce remède sans trop de répugnance : on prépare un verre d'eau *très sucrée* ; on en met une partie dans un second verre dont on a soin de bien mouiller les parois, et on y verse l'huile. Alors, on boit une bonne gorgée d'eau sucrée et, pendant que la bouche et la gorge sont encore mouillées, on vide d'un seul trait le verre contenant le médicament ; on boit ensuite le reste de l'eau sucrée, et on attend l'effet, qu'on facilite avec du bouillon d'herbes.

50 ter. — L'*Aloès* est un bon purgatif ; il est assez facile à prendre ; mais il a le défaut de concentrer son action sur une seule partie du canal intestinal, ce qui est cause qu'on ne peut l'employer à doses suffisamment fortes et pendant assez longtemps pour guérir des maladies chroniques. Pris à petite dose, il est utile pour combattre la constipation. La dose nécessaire pour bien purger est très variable ; on peut débuter par 20 centigrammes, mais on est quelquefois obligé d'aller jusqu'à un gramme et même davantage.

51. — Les *feuilles* et les *follicules* de *Séné* sont souvent employés avec avantage. Ce remède est assez énergique, et on peut y avoir recours, quand on n'a pas besoin d'une purgation fréquemment réitérée. Il sert, le plus souvent, pour préparer des médecines composées très utiles, mais désagréables à prendre. On en fait aussi des lavements purgatifs efficaces, et c'est même là son emploi le plus fréquent. Il provoque, presque toujours, des coliques très vives.

Comme purgatif, le séné mondé ou les follicules de séné se prennent à la dose de 10 à 20 grammes pour les grandes personnes ; 4 grammes suffisent pour les jeunes enfants. On le fait infuser, et non bouillir, pendant un quart d'heure, dans la quantité d'eau nécessaire. On peut le sucrer. Pour un lavement, on en met 10 grammes dans la quantité d'eau voulue.

52. — La *Rhubarbe* est un des meilleurs purgatifs simples, et c'est à tort qu'on en a négligé l'usage : autrefois, c'était la rhubarbe qui, comme purgatif, rendait les services les plus nombreux aux médecins qui savaient bien l'employer. Cependant, on aurait de la peine à la faire supporter, à doses actives, pendant assez longtemps pour guérir des maladies chroniques un peu longues.

Pour obtenir un effet purgatif, il faut prendre la rhubarbe à la dose de 4 à 6 grammes, en poudre très fine. On peut délayer cette poudre dans un verre d'eau, mais il est plus commode de l'envelopper dans du miel ou dans une confiture quelconque. Le régime préparatoire est le même que pour les purgatifs dont nous venons de parler.

La rhubarbe en poudre est particulièrement utile aux personnes *constipées*, qui la prennent *à petites doses*, dans le but de fortifier l'estomac et d'obtenir une ou deux garde-robes tous les deux jours. Dans ces conditions, on peut l'employer pendant longtemps.

L'odeur et la saveur de la rhubarbe sont loin d'être agréables et bien des personnes s'en dégoûtent vite.

Cet inconvénient se trouve annulé dans la *rhubarbe granulée* de Mentel ; celle-ci est très facile à prendre. Voyez au n° 605.

Parmi les plantes indigènes, nous citerons la *Bryone*, la *Gratiole*, l'écorce de *Sureau*, l'*Esule*, comme des purgatifs efficaces ; mais ces remèdes sont désagréables à prendre, et, à cause de leur excessive énergie, il faut une grande prudence et une grande habitude pour les manier avec succès. C'est pour cela que nous ne donnons ici aucune explication sur la manière de les employer.

Il en est de même de la *Coloquinte*, de la racine de *Jalap*, de la *Gomme-Gutte*, de la *Scammonée* et de plusieurs autres substances exotiques jouissant chacune de quelques propriétés spéciales très importantes, mais qui ne peuvent être employées qu'avec de grandes précautions et jamais pendant longtemps.

Les médecins ont souvent cherché à corriger les inconvénients de ces différents médicaments, en les combinant ensemble, en plus ou moins grand nombre et de diverses manières. C'est ainsi qu'on est parvenu à composer des purgatifs plus faciles à employer que ceux que nous venons d'énumérer. Les *pilules de Morison*, les *pilules Ecossaises*, les *Grains de santé* du docteur Franck, sont universellement connus, et leur renommée est bien méritée ; mais ces remèdes n'ont pas une grande énergie, et ils sont, en général, insuffisants pour guérir les maladies chroniques un peu graves ; ils conviennent mieux pour conserver la santé, l'entretenir, que pour la rétablir lorsqu'elle est perdue ou détériorée.

Les *Pilules de Cauvin*, connues depuis longtemps, sont un purgatif composé d'une assez grande efficacité, et au moyen duquel on a souvent réussi à guérir les maladies contre lesquelles les remèdes cités plus haut seraient demeurés impuissants.

Nous en dirons autant des pilules du docteur Golvin et de la poudre d'*Ailhaud,* qui, pendant le siècle dernier, a été le purgatif le plus employé.

53. — Enfin, tout le monde connaît l'immense réputation de la *médecine Leroy* et de l'*élixir anti-glaireux*. Ces remèdes jouissent, en effet, d'une très haute efficacité, et, dans un grand nombre de cas, ils ont procuré des guérisons qui paraissaient impossibles. Sans aucun doute, ces deux purgatifs doivent être placés au-dessus des précédents, surtout lorsqu'ils sont employés *avec intelligence*. — Malheureusement, ces excellents purgatifs sont si difficiles à prendre, qu'il faut un vrai courage pour en continuer l'emploi, lorsque la maladie est un peu longue et exige des doses souvent répétées. Il en résulte que beaucoup de malades renoncent au traitement avant d'avoir pu compléter leur guérison. L'*élixir anti-glaireux* du docteur Guillé et le *purgatif de Leroy*, sont plutôt indiqués dans les affections aiguës, dont le traitement est toujours moins long que celui des maladies chroniques.

Nous ne dirons rien ici de la manière d'employer ces purgatifs composés, parce que, étant des propriétés particulières, ils sont toujours accompagnés d'*instructions* plus détaillées que celles que nous pourrions leur consacrer ici.

Il existe beaucoup d'autres recettes de purgatifs dont l'emploi est plus ou moins fréquent, suivant les pays. Il serait trop long de les passer toutes en revue.

Notre méthode.

54. — Lorsque nous commençâmes à pratiquer la médecine, il y a plus de quarante ans, nous pensions déjà que les purgatifs étaient capables de guérir la plupart des affections chroniques abandonnées comme incurables par les médecins. A cette époque, on avait complètement délaissé l'usage de ces remèdes, en les remplaçant, au grand détriment des malades, par les sangsues, la diète, etc. Nos recherches avaient surtout pour objet la connaissance des divers médicaments de cette classe, et des précautions que les anciens médecins avaient reconnues les plus utiles pour en bien diriger l'emploi.

C'est en essayant de guérir nos malades par la purgation que nous fûmes conduit à expérimenter, tour à tour, les purgatifs dont nous avons parlé dans le chapitre précédent, et beaucoup d'autres encore dont nous ne pourrions faire ici l'examen, faute d'espace. Les inconvénients que nous observions dans un remède nous conduisaient, tout naturellement, à en essayer un autre. Ainsi, tel malade, après avoir pris une médecine liquide dont le résultat était des plus favorables, refusait de continuer, parce que son cœur se soulevait à la seule pensée d'un breuvage repoussant autant qu'il pouvait être utile ; il fallait donc chercher quelque *poudre* ou quelque *bol* plus facile à prendre ; mais il arrivait parfois que le résultat n'était pas également satisfaisant. D'autres fois, moins dégoûtés ou plus courageux, les malades avalaient bien le remède, mais les organes digestifs le supportaient mal ou même se refusaient à le garder, et il fallait essayer de quelque autre plus facile à supporter. Très souvent, le purgatif qui opérait le mieux se trouvait aussi être celui qui inspirait le plus de répugnance; tandis que, d'autres fois, nous ne retirions que peu d'avantages de remèdes pris avec facilité.

Les difficultés, on le sent, étaient d'autant plus grandes qu'il s'agissait de maladies plus graves, plus invétérées, exigeant un traitement de plus longue durée. En effet, quand nous n'avions affaire qu'à des cas peu graves, pouvant céder à quelques doses de purgatif, l'habitude que nous avions assez rapidement acquise nous permettait de trouver promptement le remède le mieux approprié au caractère ou à l'état du malade, pour qu'il pût être pris ou supporté le nombre de fois voulu : il n'y avait pas là de grandes difficultés. Souvent, alors, les malades étaient émerveillés de la rapidité avec laquelle ils étaient débarrassés de maladies qui n'étaient sérieuses que parce qu'on ne pensait pas à recourir à la purgation. Mais, trop souvent aussi, malgré notre conviction profonde que certains malades étaient guérissables, il fallait renoncer à l'espoir de les sauver, *par suite de l'impossibilité de leur faire prendre ou supporter le purgatif qui pouvait les rétablir !*

Néanmoins, malgré les tâtonnements auxquels nous étions obligé de nous livrer, nous parvenions à rétablir la plus forte proportion de nos malades, et ce résultat, comparé à ceux qu'obtenaient nos confrères, *qui n'osaient pas purger*, était si frappant, que notre clientèle ne tarda pas à prendre une grande extension. Cette circonstance nous mit, de bonne heure, en position d'observer les cas les plus variés, tant sous le rapport des difficultés que présentait le choix des remèdes purgatifs, que sous celui des obstacles dépendant des diverses maladies.

Les médecins qui, avant nous, avaient aussi observé ces difficultés, en avaient conclu que la purgation ne convenait pas dans les cas où elles se présentaient;

mais, bien loin de nous conduire à partager cette opinion, l'examen sévère de tous les faits nous donna la conviction que ces obstacles dépendaient moins encore de l'imperfection des remèdes, que d'une mauvaise manière de les administrer.

On peut comparer les remèdes purgatifs à des instruments de travail. Or, dans toute espèce d'art, les outils les mieux conçus, les plus commodes et les plus faciles à manier, sont ceux qui donnent à l'ouvrier le moyen d'exécuter son travail avec le plus de rapidité et de perfection. Mais, si parfait qu'il soit, un outil ne saurait agir seul, et il faut encore qu'on connaisse la manière de s'en servir. Les purgatifs ordinaires étaient, pour nous, des instruments de guérison moins défectueux que les autres moyens employés généralement; mais il nous semblait que la *manière de s'en servir* était imparfaite, et que, en procédant autrement qu'on ne l'avait fait jusque-là, on obtiendrait des résultats bien supérieurs.

Voici comment nous raisonnions :

Les vaisseaux des personnes bien portantes sont exactement remplis de sang parfaitement pur ; mais, ceux des personnes malades ne renferment qu'un mélange de bon sang et de mauvaises humeurs. *Plus il y a d'humeurs, moins il y reste de sang.* Souvent, l'abondance des humeurs est telle, qu'il ne subsiste plus que la quantité de sang strictement nécessaire pour empêcher le malade de succomber. Dans ce cas, ce n'est pas seulement parce que le malade a beaucoup d'humeurs que sa vie est en danger, c'est aussi parce qu'il n'a plus assez de sang pour que l'existence se soutienne. Pour que la santé se rétablisse, il ne suffit pas que les humeurs mauvaises soient expulsées du corps, il faut encore qu'une quantité égale de bon sang soit produite *en même temps*, pour remplir les vaisseaux qui ne peuvent rester vides. Or, c'est précisément cette reproduction du sang qui est la chose la plus difficile, et cette difficulté est d'autant plus grande, que la quantité de sang à reproduire est plus considérable. Lorsque les organes de la digestion fonctionnent bien et que, par suite, le sang se produit rapidement, le vide occasionné dans les vaisseaux par un purgatif est presque aussitôt rempli par du sang nouveau, qui apporte de la force au malade. Mais, si les organes digestifs fonctionnent très mal et très lentement, ce qui arrive presque toujours, lorsque le sang est fort appauvri, le vide produit chaque jour par une dose purgative ne peut pas être rempli *assez vite* par une quantité suffisante de sang. Alors, les vaisseaux se remplissent d'eau ou de mauvaises humeurs, qui se reproduisent, dans ces circonstances, avec une malheureuse facilité, et les malades ne marchent vers la guérison que très lentement, ou restent stationnaires, quand ils ne vont pas en dépérissant de plus en plus.

D'un autre côté, on remarque souvent que la nourriture ne profite pas aux malades ; parfois, même, leurs souffrances augmentent après qu'ils ont pris des aliments. Cela peut dépendre de ce que toute la place destinée au bon sang étant occupée par les mauvaises humeurs qui remplissent les vaisseaux, le sang que les aliments pourraient fournir ne se produit pas ; ou, s'il s'en produit une certaine quantité, il augmente encore la plénitude, par sa tendance à pénétrer dans des vaisseaux déjà engorgés.

Ainsi, voilà deux circonstances qui expliquent la difficulté de guérir certaines maladies : ou bien, les vaisseaux ne peuvent recevoir le sang que les aliments pourraient produire, *parce qu'ils sont remplis d'humeurs ;* ou bien, le vide que la purgation opère dans les vaisseaux est occupé aussitôt, soit par de nouvelles humeurs, soit par l'eau des boissons, *parce que le nouveau sang ne se fait pas assez vite.*

55. — De ces observations, chacun peut conclure que, pour rétablir la santé, il ne suffit pas toujours de prendre des aliments capables de faire du bon sang, et qu'il ne suffit pas non plus d'expulser les humeurs gâtées pour que les forces reviennent.

Que faut-il donc ?

Il faut que les choses soient combinées de telle sorte que le moindre vide opéré dans les vaisseaux par l'action du purgatif soit *immédiatement* rempli par une égale quantité de sang nouveau. Or, il existe un bon moyen d'arriver à ce résultat, c'est de faire en sorte *que la substance purgative soit digérée en même temps que la substance alimentaire.* Le chyle produit par la digestion simultanée de la nourriture et du médicament, s'il est bien choisi, pourra s'introduire dans le torrent de la circulation sans y occasionner la moindre plénitude, *parce que la vertu purgative, qui y pénétrera en même temps, opérera aussitôt la séparation d'une certaine quantité d'humeurs.* Il est évident qu'alors, quelque petite que soit la mesure de sang produite chaque jour, elle profitera au rétablissement du malade. En procédant ainsi, on doit donc renouveler la masse du sang, et cela d'une manière complète et souvent très rapide.

Le problème ainsi posé, la question était assurément bien simplifiée ; mais, elle n'était qu'à moitié résolue ; il ne suffisait pas de dire : *Ne prenez plus le purgatif à jeun, prenez-le en mangeant.* En effet, ce n'était pas sans raison que les médecins de toutes les époques avaient recommandé la *diète* pendant l'action de leurs purgatifs. L'incompatibilité de ces remèdes avec la fonction digestive était manifeste, et c'était à bon droit qu'on avait admis la théorie qui a régné jusqu'à présent.

Nous fûmes donc bientôt arrêté par l'absence d'une combinaison purgative qui pût être administrée sans inconvénient, *en même temps qu'une bonne nourriture*, tous les purgatifs connus devant être pris à jeun.

Ce fut là l'objet d'une nouvelle série de recherches bien longues et bien pénibles ; car ici, on le conçoit, il ne suffisait pas de bien raisonner, il fallait *expérimenter*, et ce fut sur nous-même que nous dûmes faire la plupart de nos essais. Nous ferons remarquer que, dans cette matière, l'*expérimentation n'est pas facile*. En effet, le médecin le plus savant ne possède pas une connaissance suffisante des drogues simples, et surtout de l'art de les combiner. De son côté, le pharmacien le plus habile est privé de l'expérience médicale indispensable pour apprécier la bonté de ces combinaisons.

Réunissant la double qualité de médecin et de pharmacien ; appliquant toute notre aptitude à la pratique de ces deux professions, qu'on ne devrait jamais séparer ; pénétré, en outre, de la supériorité incontestable du système purgatif, que nous appliquions le plus fréquemment possible, sera-t-on surpris que nous ayons réussi, mieux que nos devanciers, dans la composition d'une préparation purgative que nous pouvions expérimenter *par nous-même* de toutes les manières ?

Nous ne fatiguerons pas le lecteur du détail de tous les tâtonnements par lesquels nous avons dû passer ; nous dirons seulement que, de progrès en progrès, nous sommes arrivé à composer un purgatif qui ne nous laisse rien à désirer.

Cette combinaison nouvelle, basée sur des principes *non connus* des médecins anciens, remplit avec un bonheur remarquable les conditions du problème. Ainsi, la forme de *pilules*, que nous avons pu lui donner, la rend infiniment plus facile à prendre que les médecines en *liqueurs* ou en *poudres*. Contrairement à ce qui a lieu pour les autres purgatifs, *le nôtre n'opère bien que lorsqu'il est pris avec de très bons aliments et des boissons fortifiantes.* Il purge parfaitement, sans manquer son effet, comme cela arrive à l'eau de Sedlitz et à d'autres purgatifs. La dose en est facile à régler, selon l'âge ou la force des individus. Les enfants et les vieillards le supportent sans difficulté. Chacun choisit, pour se purger avec ce remède, le repas et l'heure qui lui conviennent le mieux, suivant ses occupations. Ainsi, l'un préfère le repas du matin, l'autre celui du milieu de la journée ou bien celui du soir ; ceux qui se couchent très tard peuvent le prendre en faisant un souper ; ils n'en dorment pas moins très bien, sont purgés le matin de bonne heure, et peuvent consacrer la journée à leurs occupations habituelles. La fatigue de la purgation étant compensée par l'effet de la bonne alimentation prescrite, on se décide facilement à recommencer aussi souvent que cela est nécessaire pour remettre la santé en bon état. La répugnance qu'on éprouve naturellement pour les purgatifs ne peut guère exister pour le nôtre, car le souvenir en est bientôt effacé par la nourriture qu'on prend à la suite.

Les différences que notre purgatif présente, par rapport aux autres, peuvent être résumées dans une phrase : « *La manière de l'employer est diamétralement l'opposé de celle qui convient à tout autre purgatif.* »

Malgré leurs inconvénients, les purgatifs ordinaires nous avaient déjà permis de guérir bien des maladies réputées incurables ; mais un remède amené à un tel degré de perfectionnement devait nous fournir le moyen de réussir bien plus fréquemment, et surtout avec plus de facilité.

C'est ce que l'expérience a confirmé. Depuis que nous employons ce moyen, nous ne rencontrons plus de malades hésitant à se purger *sous prétexte de mauvais goût ou par crainte de s'affaiblir*. La longueur du traitement n'est plus un obstacle, et lorsque le mal exige, par exemple, qu'on se purge *vingt fois de suite*, on n'est pas retenu par la crainte d'être obligé de renoncer avant la fin. Plus d'une personne qui n'avait jamais pu prendre une médecine ordinaire, a accueilli nos pilules avec empressement, déterminée surtout par cette particularité essentielle : « *Qu'il ne faut pas jeûner, mais, au contraire, prendre les choses dont la privation est le plus pénible avec les autres médecines.* »

Lorsqu'il s'agit d'une simple purgation de quelques jours seulement, il est déjà fort agréable de ne pas se *préparer* par des tisanes, la diète et des bouillons aux herbes, et de pouvoir prendre, avec son meilleur repas, un purgatif facile à dissimuler; mais, ces avantages sont plus précieux encore lorsqu'on a affaire aux maladies les plus sérieuses, les plus longues à guérir, comme certaines *tumeurs*, certains *engorgements*, les *paralysies*, les affections *cutanées*, les *catarrhes* et bien d'autres maladies incurables même pour les médecins le plus justement renommés. Ces maladies, *qui ne sauraient céder qu'à une purgation régulièrement et longtemps réitérée*, étaient celles que nous avions principalement en vue, dans nos recherches sur le choix d'un purgatif; car, c'est dans les cas difficiles et longs que les malades manquent le plus souvent du courage et de la force nécessaires avec des médecines qu'il faut prendre *à jeun*. Avec notre remède, ce n'est plus que par une rare exception et dans des cas difficiles qu'on a parfois besoin de cette force et de ce courage : il suffit seulement d'une certaine constance qu'on est en droit d'attendre de tout malade raisonnable.

56. — Ce serait peut-être ici le lieu de rapporter, à l'appui de ce que nous avançons, des *observations* de malades guéris, des *certificats*, des *attestations* de toute sorte ; c'est ce qu'on fait dans tous les ouvrages du genre de celui-ci. Mais, quel serait le but de pareilles publications ? De donner de la confiance dans nos paroles, d'établir notre sincérité. Nous ne comprenons pas que des attestations *publiées par nous* soient plus capables d'inspirer de la confiance que nos propres affirmations, que l'appel que nous faisons *au raisonnement et à l'intelligence de chacun*. La critique ne pourrait-elle pas objecter que nous avons *inventé* des certificats dont les auteurs ne sauraient être connus du public ? A la rigueur, nous admettrions ce genre de justification pour des choses où une certaine *foi* est nécessaire, à cause de l'impossibilité de les faire *comprendre* à tout le monde ; mais, nous croyons n'être pas dans ce cas. Nous avons si souvent vérifié que les malades qui nous font le plus d'honneur sont ceux qui nous comprennent le mieux, que ce que nous avons surtout à cœur, c'est de mettre le plus grand nombre de nos lecteurs en état de *se rendre compte* des causes auxquelles la médication purgative doit sa supériorité. Nous ne craignons pas, pour atteindre ce but, de sacrifier l'élégance et la richesse du style à la *clarté*. Ce n'est point une confiance aveugle et sur parole que nous demandons, mais une confiance *éclairée*. Après cela, s'il se trouve des personnes que nous n'ayons pas réussi à convaincre, nous renonçons à l'espoir de leur être utile. Ne nous occupant, dans ce livre, que des affections *chroniques*, dans lesquelles la *fièvre* ne trouble pas l'intelligence des malades, nous croirions les offenser en cherchant à obtenir leur confiance à l'aide de certificats dont rien ne peut garantir l'authenticité.

Résumé du chapitre précédent.

57. — 1° Les meilleurs purgatifs ne peuvent pas être employés par tous les malades auxquels la purgation est utile ;

2° La cause principale de cette impossibilité dépend de ce que ces remèdes *doivent être pris à jeun* ;

3° Nos études et une pratique très étendue nous ont démontré que la nourriture la plus confortable peut s'allier avec un purgatif convenablement composé ;

4° La médication que nous avons fondée sur cette base s'applique, avec une facilité surprenante, à la plupart des maladies chroniques. Elle peut être supportée pendant des semaines, pendant des mois, et, au besoin, pendant des années, de manière à renouveler la masse du sang, et même l'économie tout entière ;

5° Cette médication ne s'applique pas aux maladies aiguës avec forte *fièvre*, dans lesquelles on ne peut pas prendre une alimentation fortifiante, comme dans les maladies chroniques.

Nota. — Le lecteur outrepasserait notre pensée si, de ce que nous venons d'expliquer, il concluait que la médication purgative soit toujours seule capable de guérir les maladies. Dans beaucoup de cas, au contraire, nous reconnaissons qu'il est possible de guérir également, par des moyens différents, et c'est ce qu'on reconnaîtra sans peine, en lisant les nombreux articles qui forment la seconde et la troisième partie de ce *Manuel.* Lorsqu'une maladie peut être guérie ou traitée par des moyens plus commodes que la purgation, nous nous faisons un devoir d'indiquer ces moyens, d'une manière aussi précise et aussi détaillée que possible.

L'EMPLOI DU NOUVEAU PURGATIF

58. — La manière d'employer les purgatifs ordinaires est généralement connue, et il n'a pas été nécessaire d'entrer, à ce sujet, dans de longs détails; mais, il n'en est pas de même du nouveau purgatif.

Ce remède constitue un instrument de guérison bien supérieur à tout autre, cela est incontestable; mais, nous l'avons déjà dit, le meilleur instrument est inutile, si on ne sait pas le manier. Rien ne démontre mieux cette vérité que le peu de succès d'un certain nombre de médecins qui, sur la bonne réputation de nos pilules, en ont essayé l'usage sans se rendre compte, d'abord, des particularités de leur mode d'emploi. Si les résultats obtenus par ces praticiens ne sont pas toujours comparables à ceux que nous obtenons nous-même avec ce remède, cela dépend, évidemment, de ce qu'ils ne savent pas l'employer comme nous.

Cette observation justifie les détails très minutieux que nous allons donner dans ce chapitre. L'*Instruction abrégée* suffit, dans le plus grand nombre des cas. L'*Instruction très détaillée* est indispensable, dans les affections un peu longues, et toutes les fois qu'il se présente quelque difficulté. Ajoutons que la seconde partie de ce Manuel renferme de nombreux articles qui achèveront de faire comprendre tout ce qui peut intéresser un malade en traitement.

INSTRUCTION ABRÉGÉE

59. — Le régime à suivre, pour l'emploi des *Pilules* du DOCTEUR DEHAUT, est positivement l'*opposé* de celui qu'exigent les autres purgatifs.

Elles n'exigent aucune préparation.

Il faut toujours les prendre *en mangeant*, et elles opèrent d'autant mieux que les aliments et les boissons pris en même temps sont plus confortables.

On les prend à l'heure et au repas qui conviennent le mieux, pour que l'effet se produise au moment où on est le plus libre, et de manière à ne pas nuire aux occupations ordinaires. Beaucoup de personnes choisissent le repas du soir, pour que l'effet ait lieu le matin.

On n'est pas obligé de les prendre tous les jours à la même heure ; au contraire, on peut changer, suivant les circonstances.

On les avale facilement en les mettant dans une cuillerée de soupe, dans des confitures, du fromage, un pruneau, une pomme cuite, ou de toute autre manière qu'on juge convenable.

On doit préférer les meilleurs aliments, tels que le pain, les viandes de bœuf, de mouton, de porc frais ; les viandes blanches et les légumes sont moins favorables au rétablissement des forces et de la santé.

Le vin est la meilleure boisson; pur, si on le supporte bien; plus ou moins coupé, dans le cas contraire. Pendant l'action des Pilules, on peut aussi prendre, *comme boisson*, de l'eau miellée ou sucrée, additionnée d'un cinquième d'eau-de-vie ; du café, fort ou faible ; du thé ou du bouillon gras.

Pendant que les Pilules sont dans le corps, on doit s'abstenir de laitage, de légumes froids, tels qu'épinards, oseille, chicorée cuite, et de toutes les boissons rafraîchissantes. Mais cette précaution n'est plus nécessaire, lorsque l'effet purgatif est terminé : on peut alors prendre tout ce que l'on veut, en fait de nourriture et de boisson.

Lorsqu'il s'agit d'une purgation réitérée pendant un certain temps, il est nécessaire que le vide opéré soit constamment réparé par le produit d'une bonne alimentation ; si donc l'appétit est nul ou trop faible, il faut employer tous les moyens possibles pour l'exciter. Les salades, les fromages, les viandes salées, les épices, etc., quoique insuffisants pour bien nourrir, sont utiles alors, pour stimuler l'appétit et permettre, ensuite, de prendre des aliments plus convenables.

Si on éprouve des coliques ou des maux de cœur, on peut les calmer en prenant, soit un peu d'eau-de-vie pure ou coupée avec de l'eau sucrée chaude ; soit du vin chaud sucré ; soit du café à l'eau. Le bouillon gras bien chaud et le thé sont également très bons. Au reste, ces malaises, qui n'existent que rarement, se présentent seulement dans les premiers jours. Pour peu que l'on continue à prendre les Pilules, on ne tarde pas à les voir disparaître, quelque prononcés qu'ils aient pu être en commençant.

La dose de ces *Pilules* ne peut pas être fixée d'avance, pour tout le monde. C'est la première dose qui sert à déterminer les suivantes. Pour les enfants au-dessous de dix ans, on commence par *une*, ou par la moitié d'une ; au-dessus de dix ans et jusqu'à l'âge le plus avancé, on commence par *deux* ou *trois*. Si elles provoquent *trois*, *quatre*, *cinq* ou *six selles*, on continue *tous les jours* par le même nombre. Si elles n'opèrent pas assez, on augmente la dose de jour en jour, jusqu'à ce qu'on soit satisfait du résultat. Si l'effet est trop abondant ou cause trop de fatigue, on diminue la dose. Si une seule pilule produit trop d'effet, on n'en prend qu'une *moitié*.

Assez souvent, dans les premiers jours du traitement, on éprouve une fatigue prononcée, *pendant que l'effet se produit*. Si un bon repas suffit pour la faire disparaître, c'est la preuve que le remède opère bien ; mais, si la fatigue persiste, on en conclut que la dose était trop forte, et on prend une pilule de moins.

Ordinairement, l'effet se produit environ cinq ou six heures après la prise des pilules ; mais, quelquefois, il commence beaucoup plus tard ou plus tôt.

On n'est pas obligé d'attendre que l'effet soit terminé pour faire un nouveau repas ; au contraire, pour peu qu'il tarde à se produire, on se trouve très bien de manger ou de prendre quelque boisson fortifiante, telle que vin sucré, bouillon gras, café.

Le temps pendant lequel on peut continuer l'emploi de ces pilules varie depuis quelques jours, s'il s'agit d'une simple purgation, jusqu'à plusieurs semaines et même plusieurs mois, s'il s'agit d'un traitement purgatif proprement dit.

On doit prendre les *Pilules* tous les jours, consécutivement, jusqu'à ce que le traitement soit fini. Mais, il n'y a pas d'inconvénient à rester, de temps en temps, *un jour* sans en prendre, lorsqu'on se trouve fatigué ou lorsque l'appétit fait défaut.

Quel que soit le nombre de Pilules nécessaire pour produire l'effet voulu, on le prend *dans un seul repas.* On n'en prend qu'une fois dans un même jour.

Enfin, quand les malades sont *débilités* par des affections chroniques graves ou anciennes, on ne doit pas perdre de vue que le succès du traitement dépend, en grande partie, de l'alimentation confortable prescrite.

En résumé, lorsqu'on veut se traiter avec ces Pilules, il faut : les prendre tous les jours consécutivement, ou du moins le plus régulièrement possible ; — n'en prendre qu'une fois par jour ; — toujours en faisant un repas solide ; — à l'heure qui convient le mieux, selon les occupations, — et en réglant les doses de manière à obtenir des garde-robes *autant qu'on peut en supporter sans fatigue.*

Les personnes qui se traitent pour une constipation habituelle n'ont besoin de prendre, *tous les deux jours seulement*, que la minime quantité de pilules nécessaire pour provoquer une selle ou deux au plus, sans rien changer à leur régime ordinaire. Voir le n°ˢ 203 et suivants.

A cause de la bonne nourriture qu'elles exigent, ces *pilules* ne conviennent pas dans les affections fébriles. Voir le n° 98.

Nota. — L'instruction qu'on vient de lire suffit au plus grand nombre des personnes qui se purgent avec ces pilules ; mais, lorsqu'il s'agit de guérir, par la purgation, des maladies nécessitant un traitement plus ou moins long, il se présente quelquefois des difficultés qui exigent des explications plus détaillées. On trouvera ces explications dans l'*Instruction générale très détaillée* qui va suivre. On fera bien de lire cette instruction plusieurs fois et de la relire chaque fois qu'on éprouvera quelque embarras.

On trouvera, dans la seconde partie de ce Manuel, un grand nombre d'articles remplis de détails utiles.

INSTRUCTION TRÈS DÉTAILLÉE

60. Manière de prendre les Pilules. — Ces *Pilules* se prennent *en mangeant*, et, autant que possible, en faisant un repas plus confortable que d'habitude. On peut les prendre à la fin du repas, mais il convient mieux de choisir le commencement ou le milieu, parce qu'elles sont alors plus faciles à avaler. On évite la saveur amère des substances *végétales* dont elles sont composées, en ne leur laissant pas le temps de se dissoudre dans la bouche. On peut les prendre avec un liquide quelconque, les envelopper dans de la gelée de groseilles, dans des confitures, dans du fromage, dans un pruneau cuit, dans un fruit, dans du pain azyme, etc.

On peut aussi les avaler dans du vin, dans une cuillerée de potage ; mais, comme il arrive parfois qu'on se dégoûte de ce qui sert à les faire passer, il convient de ne pas employer, pour cela, ce qui doit former la nourriture principale.

Quelques personnes ont de la difficulté à prendre les pilules, *qui semblent rester dans la gorge*. On peut, dans ce cas, les réduire en poudre, ou même, *si on ne redoute pas trop l'amertume*, les dissoudre dans de l'eau-de-vie : prises de cette manière, elles opèrent ordinairement plus vite.

61. Aliments. — Pendant ce traitement purgatif, les aliments qui conviennent le mieux sont : d'abord, le *pain* et les viandes de *bœuf* et de *mouton*, principalement rôties et peu cuites, quoiqu'il n'y ait pas d'inconvénient à les manger de toute autre manière qui plairait davantage. La viande de *porc*, fraîche ou même salée, quand elle est bien supportée, peut être placée au même rang que les précédentes, surtout dans les campagnes, où elle tient souvent lieu de bœuf et de mouton.

Les *volailles*, le *veau* rôti, quoique moins convenables que les viandes qui précèdent, sont également bons pour les personnes dont l'appétit est difficile à satisfaire.

Le *poisson* de mer, frais ou salé, est assez bon ; celui d'eau douce ne convient guère qu'aux personnes qui n'ont pas assez de force ou d'appétit pour prendre des aliments plus substantiels.

Les *légumes* conviennent moins que les viandes ; cependant, on n'est pas obligé de s'en priver. On doit préférer ceux qui sont *mûrs*. Ainsi, par exemple, les petits pois et les haricots *verts* peuvent, quelquefois, nuire à l'effet des pilules. Les pommes de terre ne sont pas contraires.

Les *herbes cuites*, comme oseilles, épinards, etc., ne conviennent pas du tout au repas choisi pour prendre les pilules.

Le *pot-au-feu* au bœuf, au mouton ou au porc frais, est un aliment très convenable ; mais, quand on continue la purgation pendant plusieurs jours, il est bon d'y ajouter quelque mets substantiel. Voir le n° 648.

Les *soupes maigres*, surtout celles aux herbes, conviennent peu. *La soupe au lait est très nuisible*, quand elle est digérée avec le purgatif.

Les *fruits*, même bien mûrs, ne conviennent pas, si ce n'est comme dessert, après un bon repas.

Les *salades* et les acides doivent être évités, mais seulement au repas dans lequel on prend les pilules.

Les personnes qui ont l'habitude de prendre, pour

déjeuner, du *café au lait* ou du *chocolat*, peuvent continuer, *si elles s'en trouvent bien.*

62. Boissons conseillées. — Au repas, le *vin pur* est la boisson qui convient le mieux, lorsqu'il est bien supporté et que la soif n'est pas grande. Quand on boit beaucoup, on peut y ajouter de l'eau, ou bien de l'eau de Seltz, surtout si l'appétit est faible. Le vin convient également, dans l'intervalle des repas, soit pur, soit coupé en cas de soif.

Vient ensuite le *bouillon gras :* pris froid et comme boisson seulement, il désaltère et nourrit à la fois.

L'eau miellée ou sucrée, à laquelle on ajoute *une* partie d'eau-de-vie sur *quatre* parties d'eau, est la boisson qui convient le mieux, *quand la soif est ardente et difficile à éteindre.* On la prend par très petite quantité et très fréquemment. Cette boisson fort agréable se prend *froide ;* mais, il importe qu'elle arrive *tiède* dans l'estomac. Pour cela, on conserve chaque gorgée dans la bouche assez longtemps pour qu'elle s'y échauffe.

Le *café noir,* coupé avec beaucoup d'eau, est très bon pour calmer la soif occasionnée par la chaleur, surtout pris froid et lentement, comme nous venons de le dire pour l'eau miellée.

Le *thé* est utile pour *remettre le cœur,* quand l'effet des pilules est terminé, et même pendant que cet effet se produit.

Lorsqu'elle est très spiritueuse, la bière peut servir de boisson, pendant le traitement, et remplacer le vin ; mais la bière faible et acide ne convient que lorsque l'effet est terminé.

Dans les localités où l'on en fait la boisson ordinaire, et pour ceux qui y sont habitués, le *bon cidre* peut aussi servir de boisson, à défaut de vin ou de bonne bière.

C'est ainsi que, dans chaque pays, on doit s'attacher à prendre la boisson la plus usitée, pourvu qu'elle ne soit pas *acide*, mais, au contraire, analogue au vin, c'est-à-dire *alcoolique, spiritueuse.*

63. Boissons contraires. — Pendant que les pilules sont dans le corps, on s'abstient de toute espèce de boisson *rafraîchissante.* L'orgeat, la limonade, les sirops rafraîchissants de groseille, etc., quoique très agréables au palais, doivent être évités avec soin, parce que la nature *froide* de ces boissons empêche l'action du purgatif, retarde les évacuations et occasionne des *coliques* et autres malaises plus ou moins forts. Il en est de même du lait.

64. Observations sur le régime. — Au reste, les fruits, les crudités, le laitage et les boissons rafraîchissantes sont interdits seulement *pendant que le purgatif est dans le corps ;* car, avant de prendre le remède et après que les effets sont tout à fait terminés, on n'est astreint à *aucune* précaution gênante, sous le rapport des aliments et des boissons.

Cependant, il est bon qu'on évite de prendre beaucoup de boisson *froide* pendant les premières heures qui succèdent à l'effet du purgatif, à cause des coliques que ces boissons causent quelquefois.

Nous faisons aussi remarquer que les personnes fortes, sanguines, *dont l'estomac est très bon,* ne doivent pas s'attacher à suivre le régime confortable avec autant de soin que celles qui ont besoin d'être fortifiées. Par exemple, ceux qui se traitent pour la goutte ou pour une âcreté de sang à la peau, et qui se portent très bien, à part cela, doivent prendre notre purgatif *sans rien changer à leur genre de vie.*

En un mot, le régime alimentaire doit être d'autant plus soigné que le sang est plus pauvre et les malades moins forts ; à mesure que la santé se rapproche de l'état normal, on est moins attentif sur le choix de la nourriture.

L'appétit est presque toujours augmenté dès les premiers jours du traitement; mais, le contraire a lieu quelquefois. Il peut exister un dégoût invincible pour les aliments les plus utiles. Dans ces cas difficiles, on s'écarte de la règle générale : alors, on choisit les aliments, *quels qu'ils soient*, qui flattent le plus le palais. Ainsi, par exemple, les mets épicés, les viandes salées, les fromages, les salades, sont encore utiles, *si l'on ne peut faire mieux*.

Dans ce cas, il peut être avantageux de prendre quelques tasses d'une infusion amère de *Quassia amara*, de *Gentiane* ou de *petite Centaurée*. Voir n° 551.

66. Heures auxquelles on prend les pilules. — D'après sa composition, ce purgatif devant toujours être *pris et digéré* en même temps que des aliments, il suit de là que l'on peut aussi le prendre à *toute heure du jour*. C'est là un des grands avantages de ce remède ; car, en effet, quelle que soit la position ou la profession de la personne qui veut en faire usage, elle peut toujours s'arranger de manière à obtenir les évacuations *au moment où elle sera le plus libre*. Ainsi, par exemple, si, en prenant les pilules le matin, l'effet se produisait dans la journée, à une heure où l'on tiendrait à n'être pas dérangé, on pourrait les prendre au second repas, vers midi ou deux heures ; l'effet aurait lieu plus tard, dans la soirée.

On peut prendre les pilules en dînant, vers cinq ou six heures ; si, dans ce cas, l'effet survenait le même soir, avant le coucher, ou le lendemain matin, ce serait l'heure la plus convenable et celle qu'on devrait adopter; mais, s'il se produisait au milieu de la nuit, il serait préférable de prendre les pilules en faisant un léger souper, au moment de se coucher, afin de ne pas troubler le sommeil.

Néanmoins, pendant l'hiver, si on habite un appartement bien chauffé, on pourra aussi prendre les pilules en dînant ou en soupant, afin que l'effet ait lieu la nuit ou le matin, le sommeil et la chaleur du lit diminuant beaucoup les malaises et les coliques. Mais, quand on n'est pas logé convenablement, il vaut mieux s'arranger pour que l'effet se produise pendant le jour ou dans la soirée. On évite, ainsi, avec plus de facilité, des refroidissements qui pourraient occasionner des rhumes ou des coliques.

Pendant les fortes chaleurs de l'été et dans les pays chauds, on fait bien de s'arranger pour que les effets arrivent pendant la nuit ou le matin.

Enfin, on n'est pas obligé de prendre ces pilules tous les jours à la même heure; on peut, au contraire, les prendre tous les jours à des heures différentes, suivant ses occupations, et comme on le juge convenable *pour être dérangé le moins possible.*

67. Effet des pilules. — L'effet des pilules ne se produit pas de la même manière chez tout le monde. Les garde-robes viennent quelquefois au bout de deux heures; mais, il peut arriver qu'elles tardent beaucoup plus longtemps: dix, quinze et même vingt-quatre heures. Le plus souvent, les garde-robes se succèdent rapidement, et, à partir de la première, l'effet se termine dans l'espace d'une heure ou deux : mais, quelquefois, les selles se suivent à d'assez longs intervalles.

Dans tous les cas, on n'est pas obligé d'attendre que l'effet soit terminé pour faire un nouveau repas. Il est même préférable, lorsqu'il commence à s'annoncer, **de** manger, ou du moins, de prendre quelque chose **de** tonique, comme du vin chaud sucré, du bouillon **gras**, du café à l'eau. Par ces moyens, en accélérant les évacuations, on abrège de beaucoup la durée de l'effet, en même temps qu'on remédie à la fatigue qui peut l'accompagner.

68. Coliques, Malaises. — Lorsque l'effet se produit, quelques personnes éprouvent des malaises, des coliques, des maux de cœur ou envies de vomir. Ces *malaises ne se montrent presque jamais que dans les premiers jours du traitement, ils vont toujours en diminuant d'intensité*, et pour peu que l'on continue à prendre les pilules, on ne tarde pas à les voir disparaître, quelque prononcés qu'ils aient pu être au début.

Du reste, on peut toujours diminuer ces malaises, ou les calmer entièrement, en prenant, au moment où ils commencent à se manifester, soit du bouillon gras, chaud, soit du café à l'eau ou du vin chaud sucré, et même de l'eau-de-vie pure. Le café à l'eau, ou l'eau-de-vie prise goutte à goutte, *même lorsqu'on les prend sansplaisir*, suffisent, presque toujours, pour dissiper les nausées et empêcher les vomissements qui en sont quelquefois la suite, en donnant à l'estomac la force de se débarrasser, par le bas, des matières qui s'y étaient amassées.

On peut encore calmer les plus fortes coliques en appliquant sur le ventre des linges fortement chauffés, soit devant le feu, soit au moyen d'un *fer à repasser chaud*, ce qui est plus commode.

Quelquefois, après que les évacuations sont terminées, il reste, dans les intestins, un malaise vague, une sorte de colique sourde, gênant plus par sa persistance que par son intensité ; d'autres fois, c'est un besoin d'aller à la selle non suivi de résultat. Ces sortes de malaises sont occasionnés par quelques matières glaireuses qui restent en trop petite quantité pour fournir une garde-robe. Dans ce cas, un lavement simple suffit pour entraîner au dehors la cause du malaise.

Enfin, dans quelques cas, des humeurs très âcres donnent lieu à des évacuations fréquentes et très peu abondantes de matières glaireuses et parfois sanguinolentes, en petite quantité. Ces humeurs causent des douleurs très vives dans le bas-ventre. Cette circonstance, qui, du reste, se présente fort rarement, ne doit donner aucune inquiétude ; il suffit, pour y remédier, de suspendre l'emploi des pilules pendant quelques jours, et de prendre, *très fréquemment*, de tout petits lavements d'*huile pure* (trois ou quatre cuillerées seulement à la fois.)

69. Dose des Pilules. — Il n'est pas possible de fixer, d'avance, le nombre de pilules qu'il faut prendre chaque jour ; il est très variable d'une personne à une autre, et cela ne dépend ni de la force des sujets, ni de leur tempérament. En effet, il n'est pas rare que des enfants aient besoin d'une dose plus forte que certains hommes robustes ; d'un autre côté, des personnes qui, en commençant, ne sont purgées qu'à l'aide d'un grand nombre de pilules, finissent, presque toujours, par l'être aisément *avec une* ou *deux*.

On se tromperait souvent, si, pour estimer le nombre de pilules qu'on doit prendre la première fois, on considérait ce qu'il en faut à une autre personne, puisque, de deux individus de force égale, l'un peut être facile à émouvoir, et l'autre difficile. Dans la même famille, on remarque parfois que la personne la plus délicate est aussi la plus difficile à purger. Il n'est pas possible de savoir à l'avance si on sera facile à purger. On ne peut donc être fixé, sur ce point, qu'après avoir *essayé :* deux ou trois jours de tâtonnement suffisent, habituellement, pour qu'on sache bien le nombre de pilules le plus convenable à prendre chaque fois.

Le nombre d'évacuations obtenues la veille sert de base pour déterminer la dose à prendre.

Pour être suffisante, il faut que chaque dose produise de *deux* à *six selles* par jour, selon qu'on veut se purger plus ou moins activement.

Le premier jour, on commence par un nombre de pilules qui peut varier de *une* à *trois*, selon qu'on se croit plus ou moins facile à purger. On examine bien le nombre d'évacuations provoquées par cette première dose ; s'il est suffisant, on continue tous les jours à prendre le même nombre de pilules. Si l'on n'obtient pas assez de garde-robes, on augmente le lendemain d'une ou de deux pilules, et, dans le cas contraire, on prend une pilule de moins.

On est quelquefois obligé d'élever, peu à peu, la dose jusqu'à dix pilules, pour obtenir des selles en nombre suffisant. D'autres fois, une seule pilule suffit pour produire des effets abondants, et même certaines personnes sont obligées de couper une pilule en deux, pour n'en prendre que la moitié.

Ajoutons que certains individus sont tantôt faciles à purger et tantôt difficiles, tout en employant le même remède. Ces variations s'expliquent par des changements dans la disposition, soit du corps, soit de la maladie, soit du temps ou de la manière de vivre.

Il arrive, parfois, que les pilules n'opèrent pas, ou qu'elles opèrent très peu, *parce qu'elles passent non digérées.* Cela peut dépendre d'une disposition de l'estomac, ou bien de ce que les pilules sont *trop dures.* On remédie à ce dernier inconvénient en les cassant en morceaux.

Quand une dose de pilules a produit un effet trop abondant, huit à dix selles ou davantage, on peut se reposer le lendemain, *si l'on se trouve fatigué*, et continuer par une dose plus faible.

En général, il faut prendre les pilules *une seule fois* par jour, et *autant que possible*, en prendre tous les jours, sans exception, *jusqu'à ce que la santé soit complètement rétablie*.

Pourtant, quand le défaut d'appétit ou le mauvais état de l'estomac ne permettent pas de prendre une alimentation proportionnée au nombre d'évacuations obtenues, on doit, de temps en temps, se reposer *un jour ou deux*.

Quant une seule pilule produit plus de cinq ou six évacuations, si on éprouve une fatigue trop prononcée, on n'en prend qu'une moitié; ou bien, on met un jour d'intervalle entre la prise de chaque pilule.

Il ne faut pas avoir égard au nombre total de pilules employées pour un traitement, mais seulement au nombre de fois qu'on doit en prendre, au nombre de jours que dure ce traitement : par exemple, cent pilules suffiront pour un traitement de cent jours, s'il n'en faut qu'*une* chaque fois; tandis que cette quantité ne durera que vingt jours si, étant difficile à purger, le malade est obligé d'en prendre cinq par jour.

S'il est utile de se reposer *un jour*, aussi souvent qu'on le croit nécessaire, ce serait nuire au succès du traitement que de mettre trop souvent des intervalles de plusieurs jours : se reposer deux ou trois jours de suite, c'est presque toujours faire un pas en arrière. Il vaut mieux prendre des doses *plus faibles* et s'arrêter moins chaque fois, à moins que ce ne soit pour achever un traitement et lorsqu'on est à peu près guéri. Dans ce dernier cas, en effet, on fait bien de ne pas cesser brusquement.

70. — En résumé, ce qu'il importe surtout de bien comprendre, en qui touche la dose du purgatif, et lorsqu'il s'agit de traitements longs, c'est qu'il *ne faut pas vouloir aller trop vite*. Le succès de notre médication *purgative* et *alimentaire* est bien plus dans la régularité que dans l'énergie des effets. Si l'on se purge trop activement, on se fatigue, et la fatigue exige du repos ; mais, si on repose, le mal peut regagner ce que le remède lui avait fait perdre. Il est bien plus sage de consulter chaque jour ses forces, de faire tout ce qui est possible, mais de ne pas faire plus qu'il n'est possible. Il ne faut pas oublier que le temps est nécessaire pour défaire ce que le temps a contribué à produire.

Pour les enfants, les doses se règlent absolument de la même manière ; seulement, il faut commencer par une plus petite quantité, par exemple : *le quart* ou *la moitié* pour ceux de deux à cinq ans ; *une pilule* entière pour ceux de cinq à dix ans. Après dix ans, il n'y a plus de différence entre les enfants et les personnes de tous les âges, jusqu'à l'âge le plus avancé.

Nota. — Les personnes qui se traitent pour une constipation habituelle n'ont besoin de prendre, *tous les deux jours seulement,* que la minime quantité de pilules nécessaire pour provoquer une selle ou deux au plus, sans rien changer à leur régime ordinaire. Voyez l'article 169.

71. Durée du traitement purgatif. — Le temps pendant lequel on peut continuer l'emploi de ces pilules varie depuis quelques jours, s'il s'agit d'une simple purgation, jusqu'à plusieurs semaines et même plusieurs mois, s'il s'agit d'un traitement purgatif proprement dit. Mais cette durée de l'*emploi régulier* des pilules ne saurait être déterminée d'avance. Elle peut varier à l'infini, suivant l'espèce et l'ancienneté de la maladie, suivant l'exactitude avec laquelle le traitement est suivi, et, aussi, suivant un grand nombre d'autres circonstances, telles que le travail ou le repos forcé, une alimentation plus ou moins imparfaite, les fatigues de l'esprit, les tourments de toute nature, etc.

Ceux qui se traitent pour des indispositions, pour des malaises généraux ne correspondant pas à des affections organiques, se trouvent, très souvent, bien rétablis dans l'espace d'*une* à *trois* semaines. Mais, quand la maladie est invétérée, le traitement est nécessairement beaucoup plus long. Les affections de la peau, celles qui ont leur siège dans les viscères importants, comme le *foie*, les *poumons*, le *cerveau*, et beaucoup d'autres affections chroniques, exigent, presque toujours, un traitement de plusieurs mois, quelquefois même d'une ou plusieurs années.

Il y a des personnes qui font usage de ces pilules depuis dix ans et plus, heureuses encore d'entretenir, par ce moyen, une santé passable, qu'elles n'avaient plus lieu d'espérer.

Un point sur lequel il est nécessaire d'insister beaucoup, c'est la disposition de la plupart des malades à se croire *guéris*, dès qu'ils éprouvent une amélioration notable. Cette tendance fâcheuse conduit à cesser le traitement avant que la guérison soit *radicale*, ce qui expose à des rechutes : *Ne confondez pas le soulagement avec la guérison.*

En général, quelle que soit la maladie pour laquelle on se met à l'usage de notre purgatif, on ne tarde pas à ressentir de l'amélioration, sinon dans le point où le mal est spécialement fixé, du moins dans l'*état général.* Il est rare que, dès les deux ou trois premiers jours, quelquefois même *dès le premier jour*, on ne se sente pas le corps plus dégagé, les mouvements plus libres, nonobstant la lassitude qui peut résulter des évacuations. Presque toujours, les malades ont le *teint* visiblement amélioré dès la première semaine ; or, si le *teint* devient *plus clair*, c'est bien évidemment parce que le sang se purifie. Ceux que la maladie empêche de dormir retrouvent souvent le sommeil dès la première nuit.

Le traitement purgatif a donc pour effet ordinaire de procurer *d'abord du soulagement*. Ce premier soulagement est un encouragement à persister, et si, de jour en jour, ou de semaine en semaine, on peut constater qu'on a gagné quelque chose, on serait inexcusable de ne pas poursuivre le traitement jusqu'à ce que, la santé *étant redevenue parfaite*, il ne soit plus possible d'obtenir mieux.

L'amélioration ne se fait pas toujours sentir dans tous les endroits malades à la fois. Ceux qui ont plusieurs maladies en même temps commencent à éprouver les bons effets du traitement dans le lieu où le mal est le moins gravement fixé.

Mais tous les malades ne sont pas également favorisés, et quelques-uns sont loin d'éprouver du soulagement dès le principe. Il s'en trouve, parfois, qui ont besoin de constance, non seulement pour ne pas se décourager trop tôt, quand l'amélioration se fait attendre, mais aussi, pour supporter des malaises quelquefois pénibles, au moment de l'action du purgatif. Ces cas difficiles sont heureusement rares, si on les compare à ceux où les choses se passent pour le mieux.

72. — C'est surtout lorsqu'il s'agit de maladies *périodiques*, ou *à accès*, qu'il est important de ne pas confondre le soulagement avec la guérison. Les principales maladies à accès sont : la *fièvre intermittente*, la *migraine*, certaines *névralgies*, l'*asthme*, le mal *caduc*, etc. Lorsque le traitement est conduit avec une certaine vigueur, son effet ordinaire est de faire *manquer les crises ;* elles ne se produisent pas à l'époque habituelle. Si on se croyait guéri et qu'on suspendît la purgation, on ne tarderait pas à voir les accès se reproduire. Lorsque les premiers accès se trouvent ainsi modifiés, on doit s'estimer très heureux ; car, c'est une *présomption* qu'on pourra se guérir en *continuant;* mais, qu'on se garde bien de s'arrêter : ce serait risquer de perdre l'amélioration déjà acquise.

Ces observations s'appliquent à la *goutte* et à toutes espèces de maladies présentant *des intervalles de calme plus ou moins longs :* il ne faut pas que le traitement soit abandonné immédiatement après la disparition des crises ou accès, si on ne veut pas s'exposer à les voir reparaître.

Il ne faut pas se baser sur la *gravité*, sur le *danger* des maladies chroniques, pour apprécier la *longueur* du traitement qu'elles pourront exiger. Il y a des maladies dangereuses qui guérissent très rapidement, tandis que d'autres, qui sont exemptes de tout danger, comme, par exemple, certaines maladies de la peau, certaines douleurs, sont tout à fait difficiles à guérir.

Il semble tout naturel que la durée du traitement soit *proportionnée* à l'ancienneté des maladies ; cependant, il faut ordinairement beaucoup moins de temps pour les guérir qu'il ne s'en est écoulé depuis leur commencement. On peut dire, en général, qu'un *traitement chronique* est nécessaire à une *maladie chronique.*

Le plus souvent, lorsqu'une maladie est dissipée *aux trois quarts*, à peu près, on ne ressent plus rien ; on peut se croire guéri. Cependant, si l'on s'en rapporte à cette *apparence*, il est évident que le mal pourra reprendre le dessus, puisqu'on en aura laissé un germe encore assez considérable.

Nous ne saurions affirmer que tous ceux qui se traitent pour les maladies désignées sous le nom d'*organiques* pourront guérir : il y a malheureusement des impossibilités ; mais, nous assurons que, si les malades peuvent *se nourrir*, les progrès du mal local seront plus lents, et il arrivera souvent que les malades se conserveront de nombreuses années. Le mal suspendra ses progrès, si l'action régulière et constante du purgatif fait sortir du corps, jour par jour, à mesure qu'elles se produisent, les humeurs qui, sans cela, s'ajouteraient à celles qui constituent la maladie organique.

Notre purgatif diffère encore de tous les autres remèdes en général par une particularité bien remarquable, *c'est que le corps ne s'y habitue pas.* Dans les commencements du traitement, il est vrai, on est quelquefois obligé d'augmenter les doses ; mais, si l'on en continue suffisamment l'usage, on arrive, presque *toujours*, à obtenir l'effet désiré *avec une ou deux pilules*, quel qu'ait pu être le nombre nécessaire au début. On ne pourrait obtenir ce résultat si le corps *s'habituait* à ce remède, comme il s'habitue à l'opium et à d'autres poisons.

Cependant, il y a des personnes qui éprouvent de la constipation quand elles interrompent la purgation. Mais, ordinairement, cette constipation accidentelle ne persiste pas et les intestins ne tardent pas à reprendre leur fonctionnement ordinaire. Dans le cas contraire, il faudrait, tous les deux jours, au moment de se coucher, prendre une pilule ou seulement une moitié, dans le but de provoquer une selle le matin, et cela sans rien changer au régime habituel, jusqu'à ce que l'intestin ait repris ses habitudes.

74. Précautions diverses. — Quoique le mode d'administration du remède en rende l'emploi extrêmement commode, il y a cependant quelques précautions à observer. Ainsi, par exemple, on doit éviter avec soin de s'exposer au froid, pendant son action. — Il ne faut pas tenir les pieds ou les mains dans l'eau froide (ce qui, du reste, n'a plus d'inconvénient quand l'effet est fini depuis quelques heures). Si, par un motif quelconque, on ne peut pas se soustraire entièrement à l'influence du froid, on prend les pilules à une heure calculée pour que l'effet arrive au moment où l'on y est le moins exposé.

Les bains de toute espèce sont permis, et même recommandés, quand on s'en trouve bien ; mais il faut les prendre *avant* le repas choisi pour prendre les pilules.

Pendant l'hiver, et surtout lorsqu'il gèle, le purgatif agit moins efficacement, et les personnes qui se traitent pour des maladies chroniques non dangereuses peuvent interrompre l'usage des pilules, pour le reprendre dès que le temps devient plus doux.

Mais, dans les maladies graves, ce motif ne suffit pas pour interrompre le traitement pendant le temps froid ; seulement, il est alors un peu moins commode, à cause des précautions qu'il faut prendre pour ne point s'enrhumer.

Pendant la grossesse, pendant l'allaitement, et même pendant la durée du flux menstruel, il n'est pas nécessaire de suspendre l'usage des pilules ; employées à doses *modérées*, elles n'occasionnent pas d'accidents.

75. Moyens de savoir quand on peut cesser le traitement. — Il est rationnel de ne cesser un traitement que lorsqu'il a produit tous les effets qu'on peut en espérer. Quand il s'agit de maladies guérissables par ce moyen, le traitement purgatif doit durer, non seulement jusqu'à ce que les symptômes du mal aient disparu, mais, bien mieux, jusqu'à ce que la santé soit devenue parfaite, sous tous les rapports. C'est alors seulement qu'on peut croire à une guérison radicale. Interrompre le traitement avant d'être arrivé à ce point, c'est s'exposer à des rechutes et à la nécessité de recommencer.

L'usage prolongé du purgatif, lors même qu'on n'en a plus besoin, n'a pas d'inconvénient, et il vaut mieux le prendre au delà de ce qui est rigoureusement nécessaire, que de s'arrêter trop tôt ; en effet, il peut rester encore un germe de maladie assez faible pour ne pas produire des effets apparents, mais suffisant pour faire renaître le mal, dans un temps plus ou moins éloigné.

S'il s'agit de maladies dont la guérison radicale n'est pas possible, le traitement n'a, pour ainsi dire, pas de fin. On le considère, alors, comme un moyen, soit de retarder les progrès du mal, soit de rendre l'existence aussi peu pénible que possible. Les personnes qui sont dans ce cas s'aperçoivent bientôt de l'utilité d'employer la purgation, plus ou moins régulièrement, à ce qu'elles sont plus mal portantes lorsqu'elles l'interrompent trop souvent ou trop longtemps.

76. Difficultés de la purgation. — Nous réunissons ici quelques observations sur les principales difficultés qui se rencontrent dans l'emploi de la purgation suivant notre méthode :

Fièvre. — Les maladies dans lesquelles il existe une fièvre un peu forte ne sont pas faciles à traiter par notre méthode, à cause de la *diète* qui convient à la fièvre, mais qui ne convient pas à notre purgatif. Il est préférable, alors, d'avoir recours aux anciens purgatifs tels que : les *sels*, la *manne*, l'huile de *ricin*, etc., et il est sage de se faire diriger par un médecin en position de visiter le malade.

Mauvaise nourriture. — Une nourriture insuffisante ou de mauvaise qualité est trop souvent un obstacle à la guérison du malade pauvre. Pour que les forces se conservent dans de telles conditions, il importe que le malade ait le soin de ne pas outrepasser la dose compatible avec son alimentation imparfaite. Il serait injuste d'accuser la purgation de la lenteur d'une guérison à laquelle la nourriture doit prendre part autant que le remède. On ne saurait trop insister sur cette observation et combattre la tendance des personnes peu réfléchies qui croient pouvoir tout attendre du remède seul. La purgation n'est pas avantageuse si elle n'est équilibrée par une alimentation suffisante.

Répugnance. — Chez certains malades, la répugnance à prendre les remèdes est telle qu'elle constitue une véritable difficulté, et même un obstacle insurmontable à l'emploi de toute médication. Si l'on considère que notre remède est un des plus faciles à prendre et à dissimuler, on concevra que cette difficulté doit se présenter rarement, et que, dans ce cas, c'est plutôt au moral qu'il y a lieu de s'adresser qu'à des changements dans la forme ou dans l'emploi du remède. Nous engageons ceux qui éprouvent un dégoût violent pour le remède à ne pas insister, à interrompre tout net le traitement, et à *n'y plus penser*. Il n'est pas rare qu'après une interruption d'une ou plusieurs semaines, on soit tout surpris d'avoir été aussi difficile.

Faiblesse. — Beaucoup de personnes hésitent à entreprendre le traitement purgatif, parce qu'elles se croient trop faibles. C'est là une erreur. La faiblesse n'est que rarement un obstacle, attendu qu'on est libre de proportionner la dose à ce que l'on croit avoir de force.

Tout dépend de l'alimentation. Dès que le malade mange, il peut se purger, ne fût-ce que pour obtenir une ou deux garde-robes. On purge bien de très jeunes enfants malades ; or, il faudrait qu'un homme fût bien épuisé pour ne pas supporter un remède qui ne serait pas trop fort pour un enfant. Si le malade se croit réellement trop faible, il n'est toujours pas dangereux qu'il essaye, avec précaution, sauf à cesser bientôt. Le plus souvent, en procédant ainsi, on s'apercevra que la crainte était chimérique, et on gagnera beaucoup de temps pour la guérison.

Fatigue. — Les malades confondent souvent la fatigue avec la *faiblesse*. On évitera cette erreur en considérant que la fatigue cède toujours au simple repos, tandis que la faiblesse persiste autant que la maladie. La purgation n'*affaiblit pas* ; mais, lorsqu'elle est trop active, elle cause une fatigue à laquelle on remédie aisément, en se reposant un jour ou deux. Le malade qui se plaint d'être affaibli par la purgation n'est que fatigué, et, d'ailleurs, il est dans son tort, car il dépend de lui de proportionner la purgation au degré de ses forces. Une personne faible est plus facile à fatiguer qu'une personne forte, et, à cause de cela, il lui faut une purgation plus modérée.

Irritabilité nerveuse. — L'état nerveux de certains individus devient quelquefois une cause de difficulté du traitement purgatif. Le moindre mouvement des humeurs les irrite et leur fait craindre une aggravation de leur mal ; l'inquiétude qui en résulte nuit beaucoup au succès de la médication, et il est parfois préférable qu'ils interrompent, au moins momentanément. Les personnes qui se trouvent dans ces conditions doivent faire profit de leur expérience, sous le rapport de l'alimentation, pour ne pas passer brusquement au régime que nous conseillons. Il faut procéder sans précipitation et avec mesure, tant dans le dosage du remède que dans le changement de la nourriture et des boissons. Peu à peu, cet état d'irritabilité excessive se modère, et on parvient à s'accommoder du régime de tout le monde.

Hémorroïdes. — Lorsque les évacuations font éprouver des douleurs par trop vives; ou bien encore, dans le cas où il existerait, à chaque selle, une perte de sang assez abondante pour affaiblir le malade, on interrompt le traitement pendant une ou deux semaines. Des hémorroïdes excessivement développées et douloureuses sont quelquefois un obstacle à l'emploi de la purgation; mais, le plus souvent, si on procède avec mesure, le traitement peut être continué. On voit même des hémorroïdes se faner et guérir en même temps qu'une autre maladie contre laquelle le traitement était dirigé.

Cuissons à l'anus. — L'âcreté des humeurs est quelquefois tellement prononcée qu'elles occasionnent une cuisson très gênante, au moment de l'évacuation; il semble qu'on rend du feu. Si cette difficulté persistait pendant toute la durée du traitement, plus d'un malade renoncerait à se guérir; mais, heureusement, elle n'est que passagère. Pour calmer cette cuisson, il suffit d'empêcher le contact de la matière irritante de se prolonger, en lavant l'anus avec un mélange d'une partie d'eau-de-vie et quatre parties d'eau. Cette lotion doit être faite avec soin, immédiatement après chaque évacuation, et avant que le fondement soit rentré.

Coliques. — Les coliques que l'on ressent assez souvent, le premier jour du traitement, sont ordinairement très supportables et diminuent vite; ces premières coliques ne doivent pas décourager, puisqu'il est à peu près certain qu'on n'en éprouvera que peu ou point du tout le second jour. Quelquefois, cependant, ce genre de malaise persiste plus longtemps, et il faut un certain courage pour continuer de prendre le purgatif. Enfin, quelques personnes ont les intestins tellement impressionnables qu'il leur serait impossible de persister à se purger. Lorsque de telles difficultés se présentent, il ne faut pas renoncer pour cela à la purgation d'une manière définitive, mais rester quelque temps sans prendre le remède, l'expérience ayant appris que cette susceptibilité ne dure pas toujours. Pourtant, si les douleurs intestinales se reproduisaient constamment après plusieurs interruptions, il faudrait bien abandonner la médication purgative. Ajoutons. toutefois, que si la persistance des coliques n'empêchait pas de constater une amélioration générale de la santé, ce serait un puissant motif pour tenir bon.

Vomissements. — Il arrive à certains malades, la première fois qu'ils prennent des pilules, de vomir au moment de l'effet. Ce vomissement se compose d'aliments, et comme il n'est guère pénible, il ne faut pas s'en inquiéter. Nous avons observé quelques cas dans lesquels ces vomissements se répétaient fort souvent sans que la guérison en fut retardée; mais, plusieurs personnes ont dû renoncer au traitement à cause de cet inconvénient. Dans ces circonstances, comme dans le cas de coliques persistantes, on fera bien de ne pas renoncer à la purgation pour toujours, parce que le même genre d'indisposition peut ne pas se reproduire après un certain temps d'interruption. Nous avons rencontré quelques personnes qui évitaient ces vomissements en prenant les pilules *sans manger*, soit dans le courant de la journée, soit plutôt en se couchant et avec un bon verre de vin sucré. Il est sage d'obéir à ce caprice de l'estomac, lorsqu'on s'en trouve bien.

Manque d'appétit. — Dans les affections d'une certaine gravité, et même parfois sans qu'il y ait de danger, le manque d'appétit constitue souvent une des plus grandes difficultés de la médication évacuante. Comme il n'y a aucun profit à continuer une purgation qui n'est pas équilibrée par une alimentation correspondante, si on ne parvient à éveiller l'appétit par aucun moyen, il faut interrompre la purgation ; ou, du moins, ne lui demander que des effets tellement modérés que la faiblesse du malade ne puisse lui être imputée. Nous ferons encore remarquer que la nourriture qu'on prend de force, sans appétit et sans plaisir, ne profite pas beaucoup.

Échauffement général. — Chez quelques personnes, il existe parfois un état particulier de malaise que les malades caractérisent fort bien par le nom d'*échauffement général de tout le corps :* le sang est comme bouillant. Dans ce cas, il peut arriver que l'effet de la purgation soit très pénible, laborieux, et ne soulage pas, parce que le corps est mal disposé à l'action du remède. Dans cette circonstance, il est bon d'interrompre la purgation pendant une ou deux semaines et de se soumettre à un régime rafraîchissant.

Lisez attentivement les pages 92, 684 et 810 ainsi que la table spéciale pages 807 et suivantes.

DEUXIÈME PARTIE

DICTIONNAIRE

DES REMÈDES, DES MALADIES EN PARTICULIER,

DES ACCIDENTS ET DE LEUR TRAITEMENT

AVERTISSEMENT

77. — Le but que nous nous proposions, dans la première partie de cet ouvrage, était de faire comprendre à tout le monde, d'une manière générale, comment la santé se perd et, par un enchaînement logique d'observations justes, comment on peut parvenir à la rétablir, au moyen de la médication purgative perfectionnée. Tous nos lecteurs reconnaîtront que nous avons atteint ce but, nous en avons la confiance.

Mais, selon les différents cas, il y a des nuances à observer, dans la manière d'employer la purgation, pour en obtenir promptement le meilleur résultat possible. De plus, il existe un certain nombre de remèdes simples et efficaces dont l'emploi peut se combiner avantageusement avec celui des purgatifs, et enfin, dans le cours de la vie, il se présente une multitude de circonstances qui sont bien du ressort de la médecine, mais qui n'ont aucun rapport avec la médication purgative. Tels sont, par exemple, les accidents de toutes sortes, les empoisonnements, les moyens hygiéniques d'éviter certains maux, etc., etc.

De là, la nécessité de faire des articles séparés et nombreux dans lesquels chaque cas particulier de *médecine*, d'*hygiène*, de *chirurgie* et de *pharmacie* soit traité avec des détails suffisants pour mettre cha-

cun en état de faire, avec succès, tout ce qui n'exige
pas impérieusement la présence d'un médecin.

Afin d'éviter des répétitions qui grossiraient ce livre
sans nécessité, un grand nombre de nos articles sont
disposés de manière à se compléter l'un par l'autre,
au moyen de *renvois* multipliés. Pour avoir une idée
complète de chaque sujet, il est donc indispensable
qu'on lise *immédiatement* tous les passages auxquels
on est renvoyé par des numéros. Si, quelquefois, on
ne trouve aucun rapport entre le renvoi et l'article
qu'on étudie, c'est qu'en effet ce rapport n'existe pas
pour le lecteur ; mais, il peut très bien exister pour
d'autres personnes. Il faut que chacun cherche ce qui
s'applique à sa position, et, pour cela, il est utile de
lire, à plusieurs reprises, tous les passages auxquels
on est renvoyé, ce qui conduit, parfois, à parcourir le
livre dans tous les sens. Nous n'ignorons pas que la
plupart des personnes qui nous liront n'ont guère l'habitude d'étudier, et c'est pour cela que nous recommandons plusieurs lectures.

78. — Les méthodes purgatives préconisées jusqu'à
présent auraient obtenu un succès bien plus complet
et plus durable, si leurs auteurs n'avaient eu la prétention de guérir, par l'usage *seul* de leur purgatif,
toutes les maladies guérissables. Cette grave erreur
a été funeste à bien des malades, qui n'ont pu être
guéris par l'usage de remèdes auxquels il ne manquait,
pour produire l'effet le plus salutaire, que quelque moyen
auxiliaire facile à employer. Une partie importante
du succès de notre méthode provient, bien certainement, de ce que nous avons su éviter cet écueil, en nous
attachant, constamment, à rechercher les médicaments
capables de modifier l'action du purgatif, de la seconder et de la rendre plus sûre, plus prompte, et même
de la remplacer.

Dans cette seconde partie, nous faisons connaître,
avec tous les détails nécessaires, les principaux médicaments ou moyens que nous avons l'habitude d'em-

ployer comme auxiliaire de notre médication purgative. Quoique assez rarement indispensables, ces moyens accessoires sont fréquemment utiles, et nous ne saurions trop engager les malades à lire, avec une attention particulière, les articles consacrés à ces médicaments. Lorsque leur maladie l'exigera, ils y trouveront, sans peine, le remède accessoire qui peut les intéresser. Nous apportons le plus grand soin à n'indiquer que des moyens ou des remèdes simples, peu dispendieux, faciles à préparer ou à trouver en tous lieux, et comme nous avons eu le soin de n'adopter aucun moyen qui fût capable de nuire, dans le cas où il ne serait pas choisi avec un discernement convenable, on ne se laissera pas arrêter par la crainte de mal choisir, puisque, en supposant que, par erreur, on ne trouve pas immédiatement le remède le mieux approprié, il ne pourrait en résulter aucun danger.

79. — Ce Manuel ayant pour objet principal le traitement des *maladies chroniques*, il importe que le lecteur soit fixé, dès maintenant, sur le sens attaché à cette expression.

Les maladies peuvent être partagées en deux grandes catégories : celles qui sont accompagnées d'une fièvre forte et continue, et celles dans lesquelles il n'existe que très peu ou point de fièvre. Les premières sont nommées *maladies aiguës*, même lorsqu'elles font peu souffrir ; les secondes sont appelées *maladies chroniques*, même lorsqu'elles ne sont pas dangereuses.

La fièvre typhoïde, la fluxion de poitrine, la fièvre cérébrale, la rougeole, l'érysipèle, etc., sont des exemples de maladies aiguës.

Les dartres, les douleurs rhumatismales et névralgiques sans fièvre, la cataracte, la surdité, les catarrhes, les engorgements, etc., sont des exemples de maladies chroniques.

80. — Ce qui distingue principalement les maladies

aiguës, c'est l'existence d'*une fièvre continue* ; c'est la rapidité avec laquelle elles parcourent leurs périodes, et la promptitude avec laquelle les malades guérissent ou succombent. Si la peste, le choléra, certaines fièvres pernicieuses peuvent emporter les malades en quelques jours, et même en quelques heures, on voit, souvent, le danger se dissiper en tout aussi peu de temps. Le plus grand nombre des maladies aiguës se termine, *en bien ou en mal*, dans l'espace de dix à quarante jours.

81. — Ce qui caractérise surtout les maladies chroniques, c'est la lenteur de leurs marches. Le mot *chronique* veut dire *qui dure longtemps*. On voit des affections de cette classe se prolonger pendant un grand nombre d'années : les maladies nerveuses, les catarrhes, les dartres sont dans ce cas. Les maladies chroniques ne compromettent l'existence que très lentement. Il en est même, comme les dartres, la surdité qui ne la compromettent nullement. Lorsque les engorgements, les tumeurs internes finissent par amener la mort, c'est toujours lentement. Nombre d'individus traînent une vie languissante sans pouvoir se dire malades ; n'étant fixé nulle part, le mal ne saurait recevoir de nom particulier, mais l'état de ces personnes mérite réellement le nom de maladie chronique.

Dans les maladies aiguës, il est toujours urgent que le médecin visite les malades, soit afin d'agir, soit pour s'assurer que la marche du mal est régulière et qu'il faut laisser agir la nature. Le mal étant susceptible de changer beaucoup en moins d'un jour, quelquefois d'une heure à l'autre, il importe que le médecin soit sans cesse sur ses gardes, et ses visites doivent être d'autant plus fréquemment répétées que la marche de la maladie paraît moins franche.

La cause générale des maladies aiguës est la même que celle des maladies chroniques, l'impureté du sang. Ce qui fait que la maladie est aiguë, c'est la violence avec laquelle les humeurs entrent dans une sorte de fermentation et la rapidité avec laquelle le sang, cherchant à se débarrasser de ces humeurs, les dépose dans quelque organe. Le danger est en rapport avec l'importance de l'organe affecté : ainsi, par exemple, si c'est le cœur, le cerveau, le poumon, la gravité de la maladie peut devenir extrême, parce que les humeurs arrêtées dans ces organes les empêchent d'accomplir leurs fonctions particulières, qui sont de la plus haute importance, pour la conservation de la vie.

Tout le monde sait qu'en général les malades qui ont de la fièvre n'ont pas d'appétit, et que, d'ailleurs, les aliments augmentent la fièvre. Or, notre purgatif est composé pour être pris en même temps que de bons aliments et des boissons fortifiantes qui ne sauraient convenir, par exemple, dans la *fièvre typhoïde*, dans la *fluxion de poitrine*, etc. Si l'on veut purger dans ces maladies fébriles, il est évident qu'il faut employer des purgatifs qui se prennent à jeun. Mais, autant il est facile d'indiquer la marche à suivre dans le traitement des maux chroniques, autant il est difficile de le faire, avec clarté, pour les maladies aiguës. Pour mettre chacun en état de traiter ces affections, il faudrait entrer dans des explications qui dépasseraient la portée des malades, aussi bien que les limites de cet ouvrage.

Si l'on tient compte de ces explications, on comprendra que c'est dans l'intérêt même des malades que nous avons dû renoncer à parler des affections aiguës. Donner, sur ce point, des conseils qu'on ne saurait ni comprendre ni suivre, sans danger d'erreur, ce serait nous exposer à perdre la confiance que notre ouvrage mérite, en ce qui concerne les maladies chroniques et les nombreux accidents auxquels tout le monde est exposé.

Nous prévenons, ici, que toutes les fois que la purgation est conseillée *sans explications particulières*, c'est qu'il faut suivre l'*Instruction générale*, depuis le n° 58 jusqu'au n° 76.

Comme les personnes qui n'auraient pas lu la première partie de ce Manuel avec assez d'attention, ou qui n'en auraient pas un souvenir suffisant, seraient exposées à ne pas comprendre un certain nombre des articles fort abrégés de la seconde partie, nous insistons, de nouveau, sur l'importance de cette première étude.

Pharmacie. — Dans un Manuel comme celui-ci, il n'est pas plus possible d'enseigner la pharmacie tout entière qu'il n'est possible d'enseigner toute la médecine elle-même. Le but serait manqué, si nous donnions des formules et des préparations qui exigent les connaissances que les pharmaciens ont tant de peine à acquérir. Lors donc que l'on ne trouvera pas la manière de préparer un médicament, on en concluera que cette préparation exige, ou les instruments, ou la science du pharmacien. Mais, aussi, toutes les fois que les capacités d'une bonne ménagère suffisent, nous donnons des explications suffisantes pour arriver, avec un peu d'attention, à bien préparer un certain nombre de remèdes économiques, autant qu'efficaces. Voir l'article 638.

A la suite des principaux articles de pharmacie, nous indiquons le prix des substances ou des préparations. On remarquera, cependant, que ces prix pourront varier, dans une certaine mesure, en plus ou en moins, les tarifs étant eux-mêmes variables, selon les pays et les pharmacies. Ces indications de prix ne peuvent être que des *à peu près*, mais nous croyons que nos lecteurs nous sauront gré de cette innovation, qui n'existait pas dans nos premières éditions.

Nous devons prévenir le public qu'il y a des *contrefaçons* de nos pilules, comme il en existe de tous les remèdes jouissant d'une grande célébrité, et que le meilleur moyen de n'être pas trompé consiste à ne s'approvisionner que chez des pharmaciens dont l'honorabilité soit bien reconnue. On trouve ces pilules, connues sous le nom de *Pilules purgatives du docteur* Dehaut, dans les principales pharmacies de tous les pays, par boîtes de 5 fr. et par 1/2 boîtes de 2 fr. 50 c.

Lisez souvent les articles qui vous intéressent, sans négliger ceux qui vous sont signalés par des nᵒˢ de renvois. Lisez aussi ceux qui ne vous intéressent pas actuellement ; car, demain, peut-être, vous en aurez besoin, soit pour vous, soit pour d'autres. Après chaque lecture, vous aurez la satisfaction de savoir, en plus, quelque chose d'utile ou d'intéressant.

DICTIONNAIRE

82. ABCÈS CHAUD. — Lorsqu'une partie du corps devient douloureuse, gonflée, chaude et rouge, il y a une inflammation ; si, après avoir augmenté pendant plusieurs jours, cet état s'améliore et va en diminuant, il y a ce qu'on appelle résolution (n° 489) ; la guérison s'opère. Mais, si le mal continue ; s'il devient plus pénible ; s'il se produit des élancements, des battements ; si le malade éprouve de petits frissons et perd l'appétit, c'est que le sang arrêté au centre de la partie enflammée se change en *pus* ; c'est qu'il se forme un abcès. L'abcès est donc un amas de pus qui se forme dans une partie enflammée. Ordinairement, on connaît la cause déterminante des abcès : c'est un coup, une foulure, un froissement, une piqûre, l'action du froid, un effort, etc. D'autres fois, cette cause est interne et on ne l'aperçoit pas. Toutes les parties du corps où le sang peut s'arrêter peuvent être le siège d'inflammation et d'abcès ; mais, nous ne devons parler ici que de ceux qui naissent dans des points peu éloignés de la peau. Lisez l'article *Inflammation*, n° 340.

Lorsque les signes de l'inflammation font connaître la menace d'un abcès, on met la partie dans le repos le plus complet, et on la tient, sans interruption, couverte de cataplasmes émollients (voyez n° 158), renouvelés toutes les quatre heures. Si, malgré cela, l'abcès se forme, on a deux partis à prendre : ou bien, on attend que l'amas d'humeur, grossissant de plus en plus, finisse par percer la peau ; ou bien, on s'adresse à un médecin qui ouvre l'abcès, à l'aide d'une lancette ou d'un bistouri, aussitôt qu'il reconnaît le moment opportun. Le premier de ces deux partis est le moins bon, et on ne doit s'y arrêter que devant l'impossibilité d'avoir l'aide d'un médecin. En effet, entre le moment où le médecin ouvrirait l'abcès et le moment où celui-ci s'ouvre tout seul, il s'écoule plusieurs jours pendant lesquels on endure des souffrances quelquefois terribles. De plus, et c'est là l'important, il peut arriver que le pus ne fasse pas son chemin vers la peau, mais se dirige vers des parties profondes, ce qui peut avoir les conséquences les plus graves.

Quand on ouvre un abcès, les souffrances cessent immédiatement ; mais, il y a encore un autre avantage à faire cette ouverture de bonne heure, c'est que la cicatrice se fait bien plus régulièrement, ce qui n'est pas sans importance, quand il s'agit de parties visibles comme le visage, le cou, les mains.

Lorsqu'un abcès s'est ouvert ou a été ouvert, on continue à le panser avec les mêmes cataplasmes, et en ayant le soin de répandre dessus un peu de poudre phénique (n° 93), jusqu'à ce que le gonflement et la suppuration soient très diminués ; alors, on remplace les cataplasmes par un des remèdes indiqués au n° 457.

Il peut arriver que l'ouverture d'un abcès se ferme trop tôt, avant que le fond de la plaie soit guéri. Le pus, ne pouvant plus sortir, s'amasse de nouveau. Dans ce cas, il faut empêcher l'ouverture de se fermer, en y faisant pénétrer une mèche de charpie, un bout de ficelle qu'on retire à chaque pansement.

83. ABCÈS FROID. — Les abcès froids sont des amas de pus qui se forment lentement, presque sans douleur et sans fièvre. Quelquefois, c'est une glande ayant duré longtemps qui se ramollit et se change en pus ; celui-ci se fraye un chemin en amincissant la peau qui finit par se percer. D'autres fois, un os ou une partie d'os située plus ou moins profondément étant malade ou ulcérée, le pus qui se forme se fraye un chemin au travers des tissus et va s'amasser sous la peau, quelquefois bien loin du point réellement malade. Les abcès froids ne se produisent guère que chez les sujets dont la constitution très lymphatique est fort détériorée. Pour cette raison, le traitement de ces maux est toujours fort long, et il doit surtout avoir pour but d'améliorer la constitution du malade. Lisez le n° 378.

Une purgation douce et constante doit être secondée par l'alimentation la plus riche possible, aidée elle-même par l'emploi de remèdes fortifiants et reconstituants tels que *quinquina* (n° 589), *iodure de fer* (n° 346), *huile de foie de morue* (n° 325) *hypophosphite de chaux* (n° 612). Il faut encore : ne pas négliger les moyens hygiéniques ; rechercher l'air et la lumière ; éviter le froid et la fatigue. Lire l'article *Hygiène*, n° 332.

Pour le pansement des plaies, une fois que les abcès sont ouverts, voyez les n°s 415, 457 et suivants.

Il n'est pas rare de voir des fistules succéder à des abcès froids. Voyez *Fistules*, n° 282.

Abdomen, Cavité abdominale, Ventre. — Cette grande cavité renferme plusieurs organes très importants, qui sont : à droite, sous les dernières côtes, le *foie*, organe très volumineux ; à gauche, et aussi sous les dernières côtes, la *rate* ; en arrière, des deux côtés, les *reins* ; en bas et en avant, la *vessie* (et l'utérus chez la femme) ; tout le reste de la cavité est occupé par l'estomac et les intestins.

La partie de l'abdomen située au niveau du creux de l'estomac s'appelle *région épigastrique* ; celle qui correspond à l'ombilic est la *région ombilicale*, et on nomme *région hypogastrique* la plus inférieure. On appelle encore *hypochondre*, la partie située un peu en arrière, sous les fausses côtes, et *flanc*, l'espace compris entre ces dernières côtes et l'os de la hanche.

Pour les maladies qui ont leur siège dans le ventre, il faut voir les articles consacrés aux différents organes contenus dans cette grande région, tels que : *Estomac, Intestins, Foie, Coliques, Diarrhée, Constipation*, etc.

84. ABSINTHE. — Dans ces derniers temps, des savants distingués ont fait des recherches de toutes sortes pour expliquer l'entraînement presque irrésistible qui porte les buveurs d'absinthe à en boire toujours de plus en plus. Tout ce qu'on a pu découvrir, c'est que le poison contenu dans cette liqueur exerce, sur le cerveau, une action analogue à celle que produisent l'opium et le tabac. L'excitation spéciale produite incessamment sur le système nerveux amène, peu à peu, certains changements dans la structure intime de la substance du cerveau. Il résulte de ces altérations profondes des modifications dans le fonctionnement des organes, et c'est là ce qui rend compte des changements qu'on observe dans le caractère et dans les facultés intellectuelles des buveurs endurcis.

Mais, ce n'est pas seulemennt sur le cerveau que la liqueur d'absinthe produit des effets funestes. L'estomac et le foie subissent aussi, avec le temps, des changements qui ont pour effet de rendre beaucoup plus graves les maladies qui surviennent chez les buveurs, et il serait presque vrai de dire que ces malheureux n'ont qu'une maladie, la première étant aussi la dernière, à cause de l'impuissance de tous les remèdes sur cette économie détériorée.

La perte successive de toutes les facultés, le tremblement des membres, l'abrutissement, la paralysie progressive sont les suites fréquentes de l'usage abusif de l'absinthe, quand les victimes n'ont pas succombé à une affection aiguë devant laquelle la médecine s'est trouvée désarmée.

Que ceux qui commencent à prendre goût à cette funeste et malfaisante liqueur méditent ce qui précède, et il leur sera facile de rompre avec une habitude qui n'est pas encore enracinée. Quant à ceux qui sont déjà sous le joug du poison, ils pourraient aussi s'en affranchir, si le trouble de leur cerveau n'est pas assez profond pour leur ôter toute faculté de *vouloir*.

Dans ce cas, voici comment il faut procéder : ne pas tenter de rompre brusquement avec la mauvaise habitude, mais se borner à diminuer de moitié la quantité d'absinthe absorbée chaque jour, en en prenant aussi souvent, mais en ne prenant que demi-mesure. Au bout de trois ou quatre semaines, diminuer encore de moitié ; mais, cette fois, en supprimant une fois sur deux la ration déjà réduite. Après quelques semaines encore, il n'en coûtera plus pour renoncer tout à fait au breuvage meurtrier.

En même temps que l'on diminue ainsi, peu à peu, l'usage du poison, on fera bien de suivre le régime lacté comme étant le meilleur moyen de remédier aux désordres déjà produits, lorsque ces désordres ne sont pas trop profonds. Voyez les articles *Régime*, n° 484. *Aliénés*, n° 102 et *Delirium tremens*.

85. ABSORPTION. — Lorsqu'on applique un liquide médicamenteux sur la peau, ce liquide ne tarde pas à pénétrer dans l'intérieur ; il semble que la surface *boive* le remède. Le mot absorption exprime cette action d'attirer à l'intérieur toute espèce de liquide. L'absorption n'est pas produite seulement par la peau extérieure ; les muqueuses et toutes les surfaces internes ont aussi la faculté d'absorber, de boire les substances liquides qui les touchent. Un verre d'eau introduit dans l'estomac n'y reste pas longtemps ; il est absorbé par toute la surface de l'organe, et le sentiment de la soif apaisée montre que le verre d'eau a passé dans les vaisseaux et s'est mélangé à la masse du sang.

Acarus. — Très petit animal qui est la cause de la *gale*. Il y en a plusieurs espèces, qui occasionnent diverses sortes de gales chez les animaux. Voyez le n° 294.

86. ACCIDENTS (Premiers soins en cas d'). — La promptitude des secours étant une condition essentielle du succès, et l'arrivée d'un médecin étant, presque toujours, retardée par différentes causes, il importe de mettre toute personne intelligente en état de donner les premiers secours. C'est ce que nous tâchons de faire, dans les articles de ce *Manuel* consacrés aux principales catégories d'accidents. Tout le monde, sans exception, est exposé à devenir *victime* ou *témoin* de quelque accident grave, et, pour ce motif, nous engageons tous nos lecteurs à se familiariser avec les articles *Asphyxies, Blessures, Empoisonnements, Fractures, Morsures, Piqûres, Syncope, Transport*, etc.; car, au moment d'un accident, on n'aura pas souvent ce *Manuel* à la main.

Lorsqu'on est victime ou témoin d'un accident, il faut faire les plus grands efforts pour conserver son sang-froid. Il importe aussi que les assistants ne découragent pas le blessé ou le malade par des signes d'inquiétude.

Les accidents (coups, frayeur, chute, etc.) sont souvent le point de départ de maladies dont la gravité est en rapport avec l'état de pureté plus ou moins parfaite du sang. Il peut donc être très utile d'employer la purgation, en cas d'accident quelconque, pour détourner les humeurs des parties où l'accident tendrait à les fixer. Si la chirurgie avise à ce qu'il faut faire *extérieurement*, la médecine et l'hygiène contribuent à assurer le succès des moyens extérieurs. Voyez les articles 24, 429 et 638.

87. ACCOUCHEMENT. — Il arrive, assez souvent, que l'accouchement se déclare au moment où l'on ne s'y attend pas. Quand le médecin ou la sage-femme sont trop éloignés pour arriver à temps, on peut se trouver dans le plus pénible embarras. Si les femmes enceintes et les personnes appelées à les secourir se pénètrent bien des conseils que nous allons donner, elles seront bien moins exposées à commettre des imprudences graves, en cas d'accident. Ce sera, certainement, le moyen de conserver la vie à beaucoup d'enfants qui périraient, faute de soins que chacun, à la rigueur, peut donner avec succès, sinon toujours, du moins dans le plus grand nombre de cas.

Lorsque la grossesse est arrivée au septième mois, il est du devoir de la mère de commencer à préparer les objets qui seront nécessaires à l'enfant nouveau-né. Il faut que la layette soit entièrement prête à la fin du septième mois, par la raison que, si l'accouchement se fait avant terme, c'est à partir de ce moment que l'enfant est viable.

Dans les conditions ordinaires, lorsque la grossesse a duré neuf mois, la femme est *à terme*, c'est-à-dire, elle doit s'attendre à accoucher à tout instant. Le travail de l'accouchement s'annonce par des douleurs que la femme reconnaît parfaitement pour n'être pas des coliques ordinaires. Ces douleurs commencent faiblement, s'accroissent un peu, et cessent dans l'espace d'une minute. Puis, au bout d'un temps qui est d'abord de plus d'un quart d'heure, il en revient une seconde et ainsi de suite. Peu à peu, les douleurs se rapprochent et deviennent plus considérables.

Lorsque la femme est ainsi avertie que le travail de l'accouchement commence, la première chose à faire, c'est d'envoyer à la recherche du médecin ou de la sage-femme ; mais, en attendant, on doit, tout de suite, s'occuper de réunir les objets qui vont être nécessaires à la mère et à l'enfant.

On établira, dans la chambre, une température douce, et on apprêtera des draps et des serviettes en assez grande quantité. De plus, on préparera :

1° *Pour la mère*, un lit de sangle placé de manière que la tête touche le mur et qu'on puisse circuler des deux côtés. A défaut d'un lit de sangle, on prendrait un lit ordinaire, le plus étroit possible. On placera, sous le milieu du matelas, quelque tissu assez épais, pour élever le siège, et on étendra une toile cirée, entre le drap et le matelas, pour préserver celui-ci des liquides qui pourraient le salir. Si on n'a pas de toile cirée, on la remplacera par plusieurs grandes feuilles de papier, telle que des journaux. On ajoutera un drap et une couverture, comme pour un lit ordinaire. Le lit habituel de la patiente est réservé pour qu'elle puisse y reposer proprement, après sa délivrance.

2° *Pour l'enfant.* Près d'une fenêtre qui puisse s'ouvrir au besoin, on mettra une table, et sur cette table, un oreiller recouvert d'un drap plié en six ou huit. Ce sera le petit lit sur lequel l'enfant recevra les premiers soins. On mettra, auprès, deux ou trois bouts de fil fort et une paire de ciseaux. On fera tout préparer pour avoir un feu flambant, en cas de besoin. On aura, à portée, de l'eau froide et de l'eau chaude, des linges fins, un jaune d'œuf dans une tasse et, enfin, une grande terrine qui puisse servir de baignoire pour laver l'enfant.

Tout cela étant disposé, la femme ne doit conserver, sur elle, que des vêtements légers qui ne la serrent pas. On aura soin de lui natter les cheveux solidement, pour qu'ils puissent rester quelques jours sans être touchés. Si la femme dont l'accouchement commence n'a pas été à la selle le jour même, elle devra prendre un lavement d'eau tiède.

Pendant tout le temps que dure le travail, il faut manger et boire peu, et se contenter d'eau sucrée avec de l'eau de fleur d'oranger, de bouillons et de potages. Mais, si le travail dure longtemps et affaiblit la femme, on lui donnera quelques cuillerées de bon vin. La patiente doit se promener doucement, jusqu'à ce que les douleurs deviennent très fortes. Lorsque leur violence ne lui permet plus de rester debout, elle se couche.

Lorsque les choses en sont là, si on n'a ni médecin ni sage-femme, on tâchera, du moins, de trouver une femme ayant déjà eu des enfants ; le souvenir de ce qu'on a fait pour elle la mettra à même de rendre plus de services.

Quoi qu'il en soit, la personne qui assiste la patiente devra se rendre compte, de temps en temps, *par le toucher*, au moment des grandes douleurs, du degré d'avancement du travail, afin d'être prête à soutenir la tête de l'enfant, lorsque la grande et dernière douleur arrivera.

Une fois que la tête est sortie, on la soulève, pour que les liquides qui s'écoulent n'entrent pas dans la bouche ou dans le nez de l'enfant. On la soutient encore, pendant quelques minutes, jusqu'à ce qu'une nouvelle douleur fasse tourner l'enfant, pour présenter ses épaules. Alors, on soutient la tête de la main gauche, pendant que de la main droite, on soutient le corps, en ayant bien soin de ne pas tirer. Dès que l'enfant est sorti, on le couche entre les jambes de sa mère.

Alors, on lie fortement le cordon avec un fil, à quatre travers de doigt de distance du nombril, et on coupe ce cordon un peu plus loin. Si du sang continuait à sortir par le bout du cordon de l'enfant, il faudrait mettre un second fil plus serré que le premier. Ensuite, on frotte l'enfant avec de l'huile, avec du beurre frais ; ou plutôt, avec du jaune d'œuf, qui est préférable. On l'en frotte avec la main, partout, de la tête aux pieds, de manière que le jaune d'œuf se mélange à la matière grasse qui recouvre la peau de l'enfant, que l'on place alors dans un bain chaud, pour le bien laver, après quoi on l'essuie et on l'habille. On dispose le cordon dans un petit linge carré graissé avec du beurre, ou de préférence avec du cérat (n° 171) et on le maintient avec une bande de linge qui fait deux fois le tour du corps.

Une fois que l'enfant est habillé et couché, on s'occupe de nouveau de la mère. On essaye de faire sortir le délivre, en tirant légèrement sur le cordon ; mais, pour peu qu'il résiste, on ne se presse pas et on attend. Après avoir essayé, à plusieurs reprises, à dix minutes d'intervalle, s'il ne se laisse pas attirer, on se décide à nettoyer la patiente et à la porter dans son lit bien bassiné ; car, à ce moment, la femme est très sensible au froid. On pourra attendre, sans inquiétude, l'arrivée d'une personne capable d'achever la délivrance.

Il faut que la chambre où est une femme qui vient d'accoucher ne soit ni trop chaude, ni trop froide. Quand on ouvrira les portes ou les fenêtres, pour changer l'air de la chambre, on fermera les rideaux du lit. On enlèvera, le plus tôt possible, les urines, les excréments et le linge sale. On lavera les parties douloureuses avec de l'eau tiède, plusieurs fois par jour. Ces lavages seraient plus efficaces si l'eau contenait deux grammes d'acide phénique par litre (n° 89) ou deux cuillerées de goudron de Guyot (n° 603), ou de coaltar (n° 616).

Une fois l'accouchement fini, la femme doit rester dans un repos absolu. On pourra faire le lit le lendemain, si elle est bien ; sinon, on attendrait que la fièvre de lait fût passée. Une fois cette fièvre passée, on peut faire le lit tous les jours, en *portant* la femme provisoirement sur un autre lit, pendant ce temps-là. Lisez les articles suivants : *Allaitement*, n° 103 ; *Asphyxie des nouveau-nés*, n° 126 ; *Hygiène des femmes en couches*, n° 274 ; *Suites de couches*, n° 218 ; *Pertes de sang*, n° 447 ; *Nouveau-né*, n° 420 ; *Ergotine*, n°s 618, 286.

88. ACIDES (Empoisonnements par les). — Les acides qui donnent le plus communément lieu à des empoisonnements sont les acides *sulfurique, nitrique, chlorhydrique*, et quelques préparations industrielles qui en renferment, telles que *l'eau de cuivre, l'eau-forte*, etc.

Tous les acides dangereux sont *liquides ;* l'acide oxalique et l'acide arsénieux font exception ; ceux-ci sont solides, et plusieurs fois l'acide oxalique ou sel d'oseille a été donné, par erreur, pour un sel purgatif. Les acides liquides sont faciles à reconnaître, sans connaissances chimiques. Il suffit, pour cela, de plonger dans le liquide soupçonné un petit morceau de pierre à bâtir, de craie, de marbre. On voit, aussitôt, l'objet se couvrir d'une grande quantité de petites bulles d'air, qui se détachent et montent à la surface du liquide. Une pincée de cendres, une petite motte de terre non argileuse produisent le même effet. Si on verse l'acide sur une pierre, sur le sol, sur du marbre, on entend un bruissement et on voit une sorte d'ébullition.

Les acides dangereux le sont plus ou moins, selon qu'ils sont plus ou moins affaiblis par leur mélange avec de l'eau. S'ils sont concentrés, leur action destructive est très rapide; ils brûlent la bouche, la gorge et l'estomac. Dans un cas aussi urgent, il ne faut pas attendre les secours d'un médecin; les ravages du poison seraient accomplis avant son arrivée. Il faut que le patient avale de l'eau, aussi rapidement et en aussi grande quantité qu'il pourra; puis, aussitôt que l'estomac est rempli, qu'il se fasse vomir en enfonçant les doigts jusqu'au fond de la gorge. Il faut recommencer cette manœuvre plusieurs fois de suite, avec courage et sans crainte de fatiguer l'estomac. Si le malade n'est pas seul, une personne ira, en toute hâte, chercher une poignée de *cendre*, ou, à défaut de cendre, une poignée de *terre*, n'importe laquelle; on la délayera dans de l'eau que le patient avalera *toute trouble*, la terre et la cendre étant les contre-poisons des acides les plus faciles à rencontrer; il faudra aussi vomir cette eau trouble, après l'avoir laissée séjourner quelques instants dans l'estomac. Mais, surtout, que le malade ne cesse pas de boire et de vomir de l'eau pure, en attendant la préparation de l'eau trouble. De l'eau de savon produirait le même effet que l'eau troublée par de la terre, par de la cendre ou par de la magnésie.

Lorsqu'on suppose que l'estomac a été suffisamment *lavé*, on cesse de faire vomir, et on donne des boissons destinées à être conservées. Le lait mélangé à de l'eau est ce qu'il y a de meilleur; mais, si l'on n'en a pas, on se servira de sirop de gomme, d'infusion de graine de lin, de guimauve.

Pour la suite du traitement, il serait utile qu'elle fût confiée à un médecin, les moyens à employer variant selon la gravité des brûlures produites dans le gosier et dans l'estomac. Voir l'article *Contre-poisons*, nº 207.

Acide chlorhydrique, *Esprit de sel.*—En cas d'empoisonnement, voyez les articles 88 et 207.

Acide nitrique, *Eau-forte*, *Acide azotique*. — En cas d'empoisonnement, voyez les articles 88 et 207.

89. ACIDE PHÉNIQUE. — Découverte depuis peu d'années, dans le goudron de houille, cette substance a été reconnue comme le plus puissant des agents désinfectants. On l'emploie avec le plus grand succès pour détruire les miasmes qui se produisent dans les maladies infectieuses. L'acide phénique possède une odeur qui rappelle son origine, mais on est parvenu à le purifier assez parfaitement pour que cette odeur soit très supportable. A l'état *pur*, l'acide phénique n'est pas maniable, et ce n'est pas sous cette forme qu'on doit se le procurer. Voici une formule qui permettra de l'employer sans danger et avec la plus grande facilité. Pour éviter toute erreur, on priera le pharmacien de mettre une étiquette portant :

90. *Solution mère d'acide phénique qui ne doit pas être employée pure, et contenant un gramme d'acide par cuillerée à bouche.*

Prenez : Acide phénique très pur . . . . . . 30 gr.
       Alcool . . . . 60 —
       Eau simple . . . . 400 —

Cette préparation coûtera environ 2 fr. 50 c.

Cette solution mère est une *réserve* dans laquelle on puisera, pour faire les diverses préparations que l'on doit employer. Chaque cuillerée à bouche renferme *un* gramme d'acide phénique pur. Si on habite loin d'une pharmacie, on fera bien de faire préparer un litre, ou même davantage, de cette solution mère, afin de n'en pas manquer en cas de besoin prolongé.

91. *Eau phénique au centième.* — Mettez une cuillerée à bouche de *solution mère* dans cent grammes d'eau.

Cette préparation peut être employée pour faire des *cautérisations*, dans les cas de morsures ou piqûres venimeuses. Elle servira aussi pour désinfecter les chambres de malades. Il suffit, pour cela, d'en répandre sur les planchers, sur les tapis, et surtout dans les *recoins* où séjournent les poussières et où l'air est le moins renouvelé. Pour cet emploi, il faut préparer un litre d'eau à la fois, en y versant dix cuillerées à bouche d'eau mère.

92. *Eau phénique au millième.* — Mettez une cuillerée à bouche de *solution mère* dans un litre d'eau ordinaire.

Cette eau peut être employée pour laver toutes les parties du corps et, surtout, pour le pansement des *plaies* de toute nature, anciennes ou nouvelles ; pour gargariser la bouche et la gorge, dans les angines couenneuses et dans les inflammations des gencives. Ces gargarismes doivent être renouvelés toutes les heures. Cette eau convient aussi pour faire des injections, vaginales ou autres, surtout lorsqu'il existe une mauvaise odeur. Voir le n° 341.

L'eau phénique au millième peut être prise à l'intérieur, en guise de tisane. On peut en consommer un litre par vingt-quatre heures, ce qui correspond à un gramme d'acide *pur*. On peut même aller jusqu'à deux litres ; mais, cette dose ne doit pas être dépassée, et il ne faut pas en prendre plus d'un verre à la fois.

Au lieu de prendre ainsi l'acide phénique dans de l'eau pure, on peut, tout aussi bien, mettre la cuillerée à bouche de *solution mère* dans un litre de tisane quelconque, telle que : eau d'orge ou de gruau, infusion pectorale, eau de gomme. L'acide phénique étant *volatil*, on ne doit pas chauffer les boissons qui en contiennent, mais seulement les tiédir.

C'est surtout dans les maladies du poumon avec expectoration abondante, que cette eau ou tisane phénique est favorable, et plus spécialement encore, si l'haleine est mauvaise. Elle nous a toujours paru bien plus efficace que l'eau de goudron ordinaire. Ajoutons que son emploi accompagne très bien la médication purgative, dans les maladies sans fièvre.

Si une personne qui veut prendre deux grammes d'acide phénique par 24 heures n'a pas assez soif pour absorber deux litres de liquide, on peut mettre les deux cuillerées d'eau-mère dans un seul litre de boisson.

Dans les maladies aiguës infectieuses, telles que la variole, la scarlatine, la fièvre typhoïde, le choléra, et toutes les fois que le malade produit une mauvaise odeur, on peut faire prendre un litre de boisson phénique au millième, indépendamment de l'emploi qu'on fera de cette eau à l'extérieur. Cette boisson n'a pas d'effet nuisible sur les autres médicaments que le médecin pourrait ordonner en même temps.

93. *Poudre phénique.*

Prenez : Acide phénique . . . . 10 gr.
    Alcool. . . . . 20 —
    Amidon . . . . 200 —

Mettez dans un mortier l'alcool et l'acide phénique, pour dissoudre celui-ci ; ajoutez l'amidon et triturez pour obtenir un mélange parfait, que vous conserverez dans un flacon bien bouché. Dans une pharmacie, cette quantité coûtera environ 2 francs.

Cette poudre est très commode à employer. Elle sert particulièrement pour la désinfection des objets de literie, dans les maladies infectieuses comme la rougeole, la scarlatine, la variole, la fièvre typhoïde, la dysenterie. Plusieurs fois par jour, on en sème quelques pincées dans les draps mêmes, autour du malade. On en répand entre les matelas ; on en jette une pincée dans le vase de nuit, après chaque déjection du malade ; on en sème sous le lit, dans les recoins, pour entretenir l'odeur préservative de l'acide phénique ; on en répand une petite quantité sur les cataplasmes, avant de les appliquer sur les surfaces irritées ou ulcérées. On s'habitue vite à cette odeur, qui n'est pas salutaire pour les malades seulement, mais qui préserve les assistants de tout danger de contagion. Lisez l'article *Coaltar*, n° 616.

Les préparations contenant de l'acide phénique *se conservent toujours ;* il suffit, pour cela, qu'elles soient contenues dans des vases bien bouchés.

Acide salicylique. — C'est une substance chimique dans la composition de laquelle il entre de l'acide *phénique* et qui, à cause de cela, possède des propriétés antiseptiques remarquables. Dans certains cas, l'acide salicylique est préféré à l'acide phénique, parce qu'il est *sans odeur;* mais, de son côté, l'acide phénique vaut mieux précisément à cause de sa volatilité, qui lui permet d'aller à la rencontre des miasmes volatiles que l'air transporte. Lisez l'article *Acide phénique*, n° 89.

94. ACNÉ. — C'est une maladie de la peau assez fréquente. Il en existe plusieurs espèces ; mais nous ne parlerons que de la *couperose* et de *l'acné sébacé*, qui sont les deux plus fréquentes.

Dans le but de conserver la souplesse de l'épiderme, et peut-être aussi pour empêcher qu'il se *mouille* trop facilement, la nature a distribué, dans l'épaisseur de la peau, un grand nombre de très petits organes ayant pour fonction de fabriquer une matière grasse, une sorte de suif. Ces petits organes, qui s'appellent *follicules* ou *glandes sébacés*, ont un petit orifice par lequel leur produit sort pour s'étendre sur l'épiderme, d'une manière presque insensible. Lisez l'article 302.

Par suite de quelque disposition maladive, la fonction de ces petites glandules peut être troublée de plusieurs manières : ou le produit gras et onctueux est *trop épais* et ne peut se faire jour par le petit orifice ; ou cet orifice peut se trouver *fermé*. Alors, la matière s'amasse dans l'intérieur du petit organe, l'emplit, le distend et y fait naître une *inflammation*, d'où résulte un bouton plus ou moins gros, lequel, peu à peu, se vide et se cicatrise. Ces boutons, quelquefois rares, peuvent devenir très nombreux, à la figure, sur le nez, au front. On les observe, surtout, chez les jeunes gens des deux sexes, de 15 à 25 ans.

Cet acné simple ou sébacé n'a aucune gravité pour la santé, mais il est difficile à guérir et cause beaucoup d'ennui à ceux qui en sont affectés, parce qu'il dépare la figure. Le plus souvent, le mieux est de ne pas s'en occuper du tout. Pourtant, si les boutons sont gros et très nombreux, on peut les *modérer*, en faisant le traitement purgatif pendant quelque temps.

Un bon traitement local consiste à mouiller la peau avec un mélange d'*une* partie de glycérine avec *trois* parties d'eau de roses. Il faut faire cette application au moins quatre ou cinq fois par jour, et ne pas essuyer, mais laisser l'eau s'évaporer d'elle-même. On peut aussi se servir, avec avantage, du vinaigre à la glycérine de Bruère-Perin (n° 609).

Si l'*acné sébacé* est l'espèce de la jeunesse, la couperose, ou acné rosacé, est le fâcheux apanage d'un âge plus avancé. On l'observe plus souvent chez la femme que chez l'homme. Dans la couperose, les boutons sont beaucoup plus petits, mais leur inflammation prolongée a déterminé la dilatation des vaisseaux capillaires lesquels, contenant beaucoup plus de sang, deviennent visibles et donnent à la peau cette coloration rouge si désobligeante, parce qu'elle fait croire, faussement, à des habitudes d'intempérance qui sont loin d'exister, du moins ordinairement.

La guérison radicale de la couperose s'obtient difficilement ; mais, une purgation fréquente peut la modérer beaucoup, quand elle est très développée, et rendre le mal supportable. Voici une des meilleures pommades que l'on puisse employer, comme traitement local; il faut en renouveler l'application au moins quatre fois par jour. (Prix : 1 fr. 50 c. environ.)

Prenez : Magistère de soufre (soufre précipité). 4 gr.
         Tannin pur . . . . 2 —
         Glycéré d'amidon . . . . 50 —
         Eau de Cologne pour parfumeur, quelques gouttes.

95. AÉRATION.—Nous avons expliqué, à l'article 6, qu'une partie du résidu vital s'échappe du corps, par la respiration et par les pores de la peau, d'une manière imperceptible, sous forme de gaz, de vapeurs, odorantes ou privées d'odeur. Ces matières invisibles se répandent dans l'air, lequel perd sa pureté, en proportion de la quantité qu'il en renferme. Si l'air circule librement, il emporte au loin ces *miasmes humains*; mais, s'il ne circule pas, s'il n'est pas renouvelé, il devient impur jusqu'à pouvoir empoisonner les individus qui le respirent. Plus il y a de personnes respirant à la fois le même air, plus cet air devient rapidement malsain, alors même que ces personnes sont en bonne santé, ce qui explique la production de ces terribles épidémies qui se développent sur les grands navires et dans les armées. Pourquoi le paysan se porte-t-il mieux que l'habitant des villes, quoique moins bien nourri, plus mal vêtu et soumis à un travail plus rude ? C'est que l'air des villes est moins pur que celui des champs, à cause du nombre de personnes qui vivent dans le même espace ; c'est que l'air des logements est plus vicié encore, parce qu'il circule plus mal, dans des appartements trop petits et trop bien clos.

Mais, si l'homme sain engendre, lui-même, un poison qui peut le tuer, en l'affaiblissant et en le disposant à contracter les plus graves maladies, que ne doit-on pas redouter d'un malade, dont les exhalaisons sont nécessairement plus malsaines encore ? Et si le malade est forcé de respirer l'air qu'il a vicié par ses propres émanations, n'est-il pas évident que sa guérison sera retardée, et, peut-être, rendue impossible ? Et, enfin, s'il s'agit d'une maladie contagieuse, comme la rougeole, la scarlatine, la variole, la coqueluche, l'angine couenneuse, etc., ne voit-on pas que le danger de prendre ces maladies sera d'autant plus grand que l'air de la chambre où est le malade sera plus chargé de l'émanation qui s'échappe de tout son corps ?

Ces courtes explications suffiront, sans doute, pour faire comprendre à *tout le monde*, mais surtout aux habitants des villes, que l'air des appartements doit être renouvelé souvent, et d'autant plus souvent que les chambres sont plus petites et qu'il s'y tient un plus grand nombre de personnes; que les salles d'écoles, les ateliers et tous les endroits *clos*, où se trouvent, à la fois, beaucoup de personnes, sont malsains, si l'air n'y circule pas très grandement ; que la chambre d'un malade exige un grand renouvellement de l'air, plus impérieusement encore, dans l'intérêt du malade et dans celui de ceux qui le soignent ; que, dans les affections contagieuses et épidémiques, l'air doit être renouvelé assez fréquemment et assez complètement pour que la chambre n'ait pas la moindre *odeur de malade*, même le matin ; car, il est certain que, dans beaucoup de cas, cette précaution suffirait pour assurer la guérison du malade et empêcher la propagation de la maladie aux autres personnes.

Si un malade vicie rapidement l'air de sa chambre, il vicie bien autrement l'air emprisonné dans son lit et dans le tissu de ses couvertures. Il faut donc changer les draps, faire le lit souvent, et, quand on le peut, mettre à l'air des couvertures et des matelas de rechange. L'importance de ces précautions est plus grande encore, lorsqu'il s'agit de maladies graves, comme la fièvre *typhoïde ;* d'affections épidémiques et contagieuses, comme la *rougeole*, la *scarlatine*, la *petite vérole*, la *suette*. Voyez les n°s 89 et 476.

Ces grands renouvellements d'air, si nécessaires aux malades alités, quelle que soit leur maladie, ne doivent pas être une cause de *refroidissement ;* car le froid n'est pas moins pernicieux que le mauvais air. Ce danger signalé, c'est aux *gardes-malades* à s'arranger pour concilier ces deux recommandations: renouveler l'air ; ne pas refroidir. Lisez l'article *Gardes-malades*, n° 295 *bis*.

Agacement des dents. — Voyez le n° 237.

96. AGE CRITIQUE, retour d'âge. — La suppression naturelle des règles ne survient pas à un âge parfaitement déterminé ; elle peut varier, suivant les climats et suivant diverses circonstances difficiles à expliquer ici. Dans la plupart des cas, ce changement se produit entre la quarante-cinquième et la cinquantième année ; mais, par exception, on voit des femmes qui perdent beaucoup plus tôt ou plus tard. Les femmes redoutent, en général, cette période de leur existence, parce que, pour certaines d'entre elles, elle est le point de départ de maladies très graves ; mais, cette crainte est certainement exagérée. Évidemment, la suppression d'une fonction si importante ne peut guère se produire sans amener des troubles dans l'organisme, mais ces troubles sont plutôt gênants que dangereux, lorsque, d'ailleurs, la femme est parfaitement saine. C'est pourquoi on ne saurait trop recommander aux personnes qui approchent de cet âge de bien surveiller leur santé. L'utilité de notre médication est, ici, bien démontrée, et les femmes prudentes feront bien d'y recourir, dès qu'elles remarqueront le moindre dérangement dans leur santé. Grâce à ces précautions, il y a lieu d'espérer qu'elles traverseront sans péril cette période difficile de leur existence.

Agonie. — Voyez le n° 411.

97. AIGREURS D'ESTOMAC, renvois, rapports acides.—La cause humorale de ces malaises est évidente, et quelques jours de purgation suffisent en général pour débarrasser l'estomac. Si le mal persiste, on peut ajouter aux pilules, soit la *magnésie granulée* de Mentel (n° 605) ; soit le *charbon de Belloc* (n° 598). Ces remèdes sont employés avec un succès rapide et presque constant, par les personnes chez lesquelles l'indisposition se reproduit souvent ; ils soulagent vite, mais seuls, ils ne suffisent pas toujours pour amener une guérison définitive que l'on obtient plus sûrement en y joignant une purgation modérée. L'eau de Vichy, naturelle ou artificielle, peut aussi servir de complément aux pilules. Voyez le n° 141 et l'art. 649.

Les personnes qui seraient dans l'impossibilité de se procurer les remèdes indiqués dans cet article pourront faire cesser des aigreurs pénibles en prenant de la *craie* ordinaire ; un morceau de la grosseur d'une noisette suffit pour une prise, bien écrasé et délayé dans un peu d'eau sucrée. On peut aussi prendre cette craie écrasée dans du pain à chanter ou de toute autre manière jugée plus commode.

Le lavage de l'estomac, à l'aide d'un bon vomitif, est quelquefois le meilleur moyen de faire cesser les aigreurs. Voyez le n° 594.

98. AIGUË (maladie). — Ce terme ne signifie pas maladie violente, douloureuse; il sert pour désigner toute affection accompagnée de *fièvre*, même lorsque la maladie ne présente aucune gravité. Une maladie aiguë qui dure longtemps passe à l'état chronique. Voyez les articles 79, 187, et 277.

99. ALBUMINURIE. — Lorsque l'urine *mousse* beaucoup, en tombant dans le vase, il y a lieu de soupçonner qu'elle contient de l'albumine, substance semblable au blanc d'œuf, laquelle existe dans le sang, mais ne doit pas en sortir par la voie des urines. Pour s'en assurer, on fait bouillir un peu de cette urine; s'il se produit un trouble, un dépôt blanc plus ou moins épais, il faut en prévenir le médecin, alors même qu'on ne se sentirait pas malade. En faisant cette épreuve de temps en temps, on vérifie l'augmentation ou la diminution de l'affection, d'après l'importance du dépôt. Les médecins ont encore d'autres moyens pour constater la présence de l'albumine dans l'urine.

On fait souvent disparaître l'albuminurie, en se tenant très chaudement, en se purgeant souvent, en buvant une tisane forte de feuilles de noyer ou d'écorce de chêne, en faisant un régime doux, composé principalement de laitage et d'œufs. Mais, il y a des cas dans lesquels l'albuminurie augmente tous les jours, malgré tout ce qu'on peut faire; l'hydropisie se développe, en commençant par la figure, par les mains, et la mort peut arriver en quelques semaines. C'est pour cela qu'on doit avertir le médecin, dès qu'on s'aperçoit que l'urine est mousseuse. Lisez les articles 484 et 486.

100. ALCALI VOLATIL *ou ammoniaque. Eau sédative.*
— Dans le cas d'empoisonnement par l'une ou l'autre
de ces substances, on donnera, à plusieurs reprises, de
l'eau froide contenant une cuillerée à café de *vinaigre*
par verre, et on fera rendre cette eau vinaigrée presque aussitôt. Si l'on n'avait pas de vinaigre, on le remplacerait par du jus de citron, d'orange, ou par du
sirop de groseille. Mais, comme il faut toujours perdre
dre un certain temps pour préparer ou se procurer ces
moyens, il importe, *sans perdre un instant*, de faire
avaler de l'eau pure, en grande quantité, et de la faire
vomir aussitôt. Pendant ce temps-là, on se procurera
des boissons *légèrement* acides. Après les vomissements, on fera boire de l'eau de guimauve, de graine
de lin, ou du lait coupé. Voyez *Contrepoisons*,
n° 207.

L'*alcali volatil* est recommandé à l'intérieur, contre
l'ivresse, contre les morsures de vipères, de scorpions
et d'autres animaux malfaisants. Voyez ces différents
mots. Mais, il faut l'employer avec précaution. On ne
doit en faire prendre que *cinq* ou *six* gouttes par verre
d'eau *froide*.

Alcalins (Bains). — Voyez le numéro 138.

101. ALCOOL. — L'alcool pur s'appelle esprit de
vin. Quand il est mélangé avec de l'eau, en quantité
variable, il constitue les liqueurs fortes, telles que
l'eau-de-vie, le rhum ; si, à ce mélange d'alcool et
d'eau, on ajoute diverses substances aromatiques ou
amères, on a l'absinthe, le vermouth, la chartreuse, la
bénédictine ; les élixirs et les liqueurs de table contiennent moins d'alcool que les liqueurs fortes proprement dites, et elles sont sucrées et aromatisées de diverses manières.

L'alcool est aussi l'élément le plus important des
boissons fermentées. Le vin, la bière, le cidre, en renferment des quantités variables, mais toujours inférieures à celles qui se trouvent dans les liqueurs.

L'alcool est une substance des plus utiles à l'économie humaine ; mais, s'il est vrai que l'excès en tout est un défaut, cela doit se dire surtout de l'alcool. Quelle que soit la forme sous laquelle il est introduit dans le corps, toutes les fois que la quantité absorbée dépasse la proportion utile, il devient nuisible. Lorsque l'excès est passager, il n'en résulte que l'inconvénient d'une ivresse passagère aussi ; mais, lorsque, tous les jours et pendant longtemps, on prend une quantité d'alcool dépassant la mesure, il se produit, peu à peu, des changements plus ou moins considérables dans la composition du sang et dans la structure intime du système nerveux. On nomme *alcoolisme*, l'état des individus qui sont sous l'influence d'un excès persistant d'alcool. L'alcoolisme se produit d'autant plus vite que la boisson dont on abuse contient plus d'alcool. On l'observe plus rarement chez ceux qui ne boivent que de la bière, à cause de la quantité de cette boisson peu alcoolique qu'il faudrait absorber. Certaines liqueurs fortes produisent un alcoolisme plus rapide et plus dangereux que d'autres.

Toutes les maladies, tous les accidents survenant chez des sujets dont le sang renferme, depuis longtemps, un excès d'alcool ont une gravité exceptionnelle. Beaucoup de buveurs présentent l'apparence d'une santé florissante ; mais, quand ils ne succombent pas à la première maladie qui les atteint, ils finissent par tomber dans un état de dégradation, d'abrutissement, de folie, de paralysie qui ne s'observent pas chez ceux qui vivent sobrement et ne boivent que de l'eau.

Voyez, à l'article *Absinthe*, n° 84, comment il faut procéder pour se déshabituer de la passion des liqueurs fortes.

Alcool camphré. — Voyez le n° 154.

Algie. — Beaucoup de noms de maladies se terminent en *algie*, comme : névralgie, céphalalgie, coxalgie, etc. Cette fin de mot signifie *douleur* ; ainsi, céphalalgie veut dire douleur de tête ; odontalgie, mal de dents ; otalgie, douleur d'oreilles ; névralgie, douleur dans un nerf ; gastralgie, douleur d'estomac. Presque tous les noms terminés ainsi se rapportent à des maux *nerveux*, sans fièvre, plus pénibles que dangereux. Voyez n° 352.

102. ALIÉNÉS. — Les gens qui ont perdu la raison et, par conséquent, la responsabilité de leurs actes, doivent être mis sous la plus grande surveillance, parce qu'ils peuvent employer la liberté qu'on leur laisse à des actes dangereux, soit pour eux-mêmes, soit pour les autres.

Nous ne cherchons pas à mettre nos lecteurs au courant de tout ce qui concerne les aliénés, tâche beaucoup trop longue et trop délicate pour être tentée dans un semblable ouvrage, mais nous voudrions donner quelques conseils pratiques les plus immédiatement utiles. Tout d'abord, nous dirons que l'on se fait, en général, une idée très fausse de ce que c'est qu'un fou. On croit, le plus souvent, qu'un fou n'est qu'un extravagant exagéré, une personne faisant scandale partout. Il est des fous de cette sorte, cela est vrai ; mais, le plus souvent, au contraire, le fou est sombre, silencieux, retiré.

Parmi les fous, les uns entendent, voient ou sentent des objets ou des êtres qui n'existent pas (hallucinations). D'autres font, dans leurs réponses, des *quiproquos* qui prouvent qu'ils n'ont pas compris (démence), ou, s'ils ont compris, ils n'ont trouvé, dans tout ce qu'on leur a dit, qu'un encouragement ou un obstacle à leur penchant (maniaques). Enfin, ils commettent, dans leur vie privée ou publique, les actes les plus étranges.

La première précaution à prendre, envers les aliénés, c'est d'être très circonspect, de ne pas les brusquer ou les exciter, en s'opposant ouvertement à leurs volontés. Il faut les entourer de soins continus, jour et nuit. Il faut les surveiller dans leurs moindres actes, ne laisser à leur portée aucun instrument avec lequel ils pourraient nuire à eux-mêmes ou aux autres (manie suicide ou homicide). Il faut s'occuper de la manière dont ils boivent ou mangent, parce que certains aliénés, ou se laissent mourir de faim, ou mangent avec une gloutonnerie dangereuse ; ou encore, si on les laisse faire, ils s'adonnent à l'ivrognerie et peuvent devenir furieux pendant l'ivresse, alors même que leur folie est ordinairement douce. Il faut les accompagner, quand ils vont satisfaire des besoins naturels ; les forcer à se couvrir, de manière à ne pas les laisser sans défense devant les intempéries des saisons. Il faut, enfin, les entourer de la plus grande sollicitude dans tous les actes de la vie privée ou publique ; car, on sait qu'ils sont souvent la cause de malheurs, soit en mettant le feu à leurs propriétés ou à celles d'autrui, soit en faisant un mauvais usage de leur fortune. Il faut les empêcher de s'occuper de politique ou de religion, parce qu'ils causent les plus grands scandales et entraînent dans leur voie des têtes faibles.

On ne doit recourir à la violence, contre les aliénés, que s'ils deviennent furieux, parce que les moyens de ce genre, quand on est forcé de les employer, les excitent encore davantage.

La surveillance que les fous exigent est donc des plus pénibles ; aussi, quand on ne se sent pas en mesure de l'exercer complètement, il faut demander l'*interdiction* de l'aliéné, dans le cas où l'on craint qu'il n'abuse de ses droits civils, de manière à protéger ses propres biens et ceux de sa famille ; enfin, si l'on craint pour sa sûreté ou celle des autres, il faudra demander sa séquestration dans un établissement spécial.

Il y a des fous qui recouvrent la raison, par intervalles plus ou moins longs ; d'autres guérissent complètement ; mais, il faut bien le dire, le plus grand nombre est incurable. C'est surtout dans les établissements bien dirigés qu'on obtient des guérisons et des améliorations satisfaisantes. Dans les localités privées de ces sortes d'établissements, nous engageons les parents des personnes qui commencent à donner des signes d'aliénation mentale, à essayer de la médication purgative. Cela ne présente aucun danger, en cas d'insuccès, et il y a quelques chances d'obtenir un bon résultat, dans certaines conditions qu'il serait difficile d'expliquer, ici, d'une manière intelligible pour tout le monde.

Disons, en finissant, que si la folie est devenue beaucoup plus fréquente qu'elle ne l'était autrefois, il faut l'attribuer, en très grande partie, à l'abus de plus en plus fréquent du tabac et des boissons alcooliques, et notamment de l'absinthe. Voyez ce mot, n° 84.

103. ALLAITEMENT.—Pour obéir au vœu de la nature, une mère devrait toujours allaiter son enfant elle-même ; mais, comme malgré son désir, elle est souvent obligée de renoncer à cette douce obligation, nous examinerons les différents modes d'allaitement en usage, en ajoutant les conseils pratiques que nous croyons nécessaires.

Les différents moyens d'allaiter les enfants sont :

1° L'allaitement exclusivement par le sein de la mère ;

2° L'allaitement exclusivement par le sein d'une nourrice ;

3° L'allaitement artificiel au biberon ;

4° L'allaitement mixte au sein et au biberon ;

5° L'allaitement par le pis d'un animal.

Allaitement par le sein de la mère. — Ce mode est celui que nous préconisons par-dessus tout, et une mère ne doit y renoncer que dans le cas où il est démontré que la fatigue de l'allaitement compromettrait gravement sa santé ; ou bien, lorsque son lait vicié ne convient pas à l'enfant. La meilleure manière de reconnaître que le lait n'est pas bon ou qu'il est insuffisant consiste à peser l'enfant tous les huit jours, comme il est expliqué au n° 420. Le poids d'un enfant bien nourri et non malade doit toujours aller en augmentant. Si on reconnaît que ce poids reste stationnaire , et à plus forte raison s'il y a diminution, il fau-

dra en conclure que le lait de la nourrice est insuffisant, alors même qu'il paraîtrait abondant, et on devra aviser au moyen de le remplacer.

Etant donc bien admis que le lait maternel constitue,
pour le nourrisson, le meilleur des aliments et que ce
lait possède bien les qualités voulues, nous conseillons
de présenter le sein à l'enfant deux ou trois heures après
sa naissance. Si l'enfant ne trouve pas immédiatement
de quoi se satisfaire, on lui donnera, à la cuiller, de
petites quantités d'eau sucrée en attendant que le lait
arrive dans les seins.

La position assise, avec le dos bien appuyé, est la
plus commode pour donner à teter ; mais, pendant les
premiers jours qui suivent l'accouchement, la mère
doit éviter de prendre cette position, qui a des inconvénients pour elle. Elle se contentera de se mettre doucement sur le côté.

Un point essentiel qu'une mère nourrice ne doit jamais oublier, c'est, dès le début, de régulariser les
tetées de l'enfant. Pendant les premières semaines, il
doit teter toutes les deux heures, et on ne doit pas le
laisser au sein plus de dix à douze minutes. Comme
il est très avantageux, pour la mère et pour l'enfant,
de s'habituer de bonne heure à avoir les nuits tran-
quilles, on tentera, et souvent avec succès, de donner
une bonne tetée vers dix heures du soir, pour ne re-
présenter le sein que le lendemain au matin.

Il arrive, souvent, que des crevasses se produisent
sur le mamelon ou à sa base et viennent rendre l'allaitement difficile et parfois très douloureux. Pour éviter cet inconvénient, on fera bien, après chaque tetée,
d'essuyer le mamelon avec le plus grand soin, à l'aide
d'un linge bien doux. Si, malgré cette précaution, les
crevasses commencent à apparaître quand même, nous
conseillons, après chaque tetée, de mouiller le mamelon avec un peu d'eau-de-vie ordinaire. Ce moyen
réussit souvent à arrêter le progrès des crevasses commencées. Voyez le n° 262.

Allaitement par une nourrice. — Les conseils que

nous venons de donner pour les nourrices-mères s'appliquent exactement à toute nourrice étrangère. Nous ajouterons quelques explications qui concernent spécialement cette dernière. Quel que soit le motif qui oblige une mère à prendre une nourrice, il faut, au moins, qu'elle la choisisse très bien portante. Voici les principales conditions que doit présenter une bonne nourrice : avoir déjà nourri, pour posséder tout de suite l'expérience ; être âgée de 20 à 35 ans ; avoir des seins assez forts, les mamelons bien développés ; avoir de bonnes dents ; n'être pas réglée ; ne présenter aucune cicatrice rappelant une mauvaise constitution ; n'être pas maigre ; avoir les poumons sains. Il faudrait encore qu'elle fût douce, patiente, gaie ; qu'elle ne fût pas trop impressionnable. Mais, n'est-ce pas trop demander, et ne doit-on pas s'estimer heureux, si on rencontre le plus grand nombre de ces qualités ?

Une nourrice ne doit pas être réglée ; mais, si les règles reparaissent avant le sevrage et que l'enfant ne paraisse pas en souffrir, on continue l'allaitement. Si l'enfant semble souffrir seulement pendant le cours des règles, on lui donne moins à teter pendant ce temps-là, et on y supplée par du bon lait de vache. Mais, si l'on remarque que l'enfant dépérit sensiblement, au lieu de continuer à se développer, il faut changer de nourrice, sans hésiter ; car, il n'est jamais nuisible ni dangereux de changer une nourrice mauvaise contre une bonne.

Qu'une femme soit ou non la mère de l'enfant qu'elle allaite, son rôle de nourrice lui fait une obligation morale de surveiller sa propre santé. Elle n'a pas le droit de se négliger et de s'exposer à devenir malade par sa faute. Perdre la santé et la vie par négligence ou imprudence, c'est presque un suicide. Exposer un enfant innocent à la maladie et à la mort, en le nourrissant d'un lait puisé dans le sein d'une nourrice mal portante, c'est presque un meurtre.

Ce n'est donc pas assez qu'elle donne les meilleurs soins à son nourrisson ; il faut encore qu'une nourrice intelligente se surveille elle-même. Il faut que son alimentation soit saine et abondante, qu'elle évite les acides et les crudités, du moins en excès ; qu'elle ne fasse pas de travaux exténuants ; qu'elle fuie les grandes émotions, la colère ; qu'elle ait toujours le corps libre. Sa santé vient-elle à se déranger, elle doit, aussitôt, chercher à la rétablir, par les moyens appropriés.

Il faut bien se garder de donner à la nourrice une alimentation particulière ; on s'attachera, au contraire, à lui donner la nourriture qu'elle a l'habitude de prendre, et qui se compose de viandes et de légumes. Il ne faut pas céder au préjugé qui veut qu'une nourrice prenne beaucoup de vin ; qu'on lui donne de l'eau rougie, selon la soif, ou de la bière, si c'est la boisson habituelle du pays. Comme pour la mère, nous conseillons d'éviter les veilles et la fatigue ainsi que les émotions trop vives, qui peuvent avoir une mauvaise influence sur la quantité et la qualité du lait, et par suite sur la santé de l'enfant.

Allaitement au biberon. — L'allaitement au biberon est assurément le moins bon de tous, et les enfants ainsi nourris ont bien plus de chances de mourir dans la première année de leur existence. A Paris, notamment, tout enfant élevé au biberon est à peu près sûr de mourir, et si, par hasard, il survit, c'est avec une constitution débile qui mettra constamment sa vie en péril.

Mais, dans bien des cas, ce mode d'allaitement est le seul que l'on puisse employer. D'ailleurs, il faut bien le reconnaître, si l'allaitement au biberon donne de si mauvais résultats, c'est surtout parce qu'il est mal pratiqué. En effet, lorsqu'on se sert d'un biberon toujours très propre ; lorsque le lait est toujours bien récent ; lorsqu'on a soin de ne le donner à l'enfant qu'à la température du sein maternel ; si, en outre, tous les autres soins sont donnés avec zèle et intelligence, un enfant peut prospérer presque aussi bien qu'avec une nourrice.

Le lait de vache étant plus fort que celui de femme, il est nécessaire de ne pas le donner pur pendant les trois ou quatre premiers mois. La première semaine, on le coupe avec trois quarts d'eau ; ensuite, jusqu'au quatrième mois, on met autant d'eau que de lait. Vers le quatrième ou cinquième mois, on ne met plus qu'un quart d'eau, et, à partir de six mois. on le donne pur. On peut faire bouillir un peu de gruau dans l'eau destinée à couper le lait.

Il faut tâcher d'avoir toujours du lait de la même vache et ne pas oublier que ce liquide s'altérant très vite, il faut le renouveler très souvent et le conserver dans des vases très propres et dans un lieu bien frais.

Comme pour l'allaitement au sein, on donnera le biberon toutes les deux heures, pendant les premiers mois, et on tâchera de régler l'enfant de manière à ce qu'il dorme pendant la plus grande partie de la nuit. Si l'enfant laisse du lait dans le biberon, il faut *jeter* ce lait, et, pour la propreté de l'instrument, faire ce qui est indiqué au n° 420.

Allaitement mixte, au sein et au biberon. — Pour diverses raisons, une mère ou une nourrice ne peuvent quelquefois pas nourrir complètement avec leur lait. Tantôt, c'est à cause d'occupations qui les attirent au dehors ; tantôt, c'est la quantité ou la qualité du lait qui est insuffisante. Dans ces conditions, la nourrice fera bien de s'aider du biberon, en tenant compte des précautions que nous avons indiquées plus haut. Il sera quelquefois bon, et même nécessaire. d'alterner régulièrement le sein et le biberon ; mais, dans aucun cas, la nourrice ne devra donner le biberon tout de suite après le sein ; si le nourrisson ne trouvait pas dans le sein assez de lait pour faire une tetée complète, il vaudrait mieux donner le biberon deux fois, trois fois, contre une fois le sein. Si, malgré cette précaution, l'enfant ne trouvait pas encore dans le sein assez de lait pour emplir son estomac, c'est que la nourrice serait tout à fait insuffisante, et il vaudrait mieux qu'elle s'en tînt au biberon.

Nous recommandons vivement cet allaitement mixte au sein et au biberon. Lorsqu'il est pratiqué avec soin et intelligence, il donne des résultats excellents. C'est un précieux moyen d'éviter la fatigue à une mère délicate ou trop occupée. Elle peut, de cette manière, se ménager complètement le repos de la nuit, en donnant le sein pendant le jour et le biberon pendant la nuit. Ce mode est surtout applicable lorsque l'enfant est déjà âgé de quelques mois.

Allaitement par le pis d'un animal. — Peu de personnes sont en position d'employer ce mode d'allaitement qui, parfois, présente de réels avantages.

La chèvre est l'animal que l'on emploie le plus généralement pour cette méthode d'allaitement. Comme nous l'avons fait pour les autres modes, nous recommandons de bien régulariser les tetées et d'éviter aussi, pour cette chèvre nourrice, les trop grandes fatigues. On aura grand soin de mettre la chèvre dehors, au moins pendant plusieurs heures chaque jour, sans toutefois lui laisser brouter trop de verdures tendres.

Aux heures déterminées, on fera coucher la bête, qui s'y prête généralement avec la plus grande facilité ; on mettra un coussin entre ses jambes et l'enfant sera posé sur ce coussin de telle façon que le pis lui entre facilement dans la bouche. Lorsqu'on juge que l'enfant a pris assez de lait, on le retire et on lave doucement le pis avec un linge fin et un peu d'eau tiède. Lisez les articles *Nouveau-né*, n° 419 ; *Nourrice*, n° 420.

Allumettes chimiques. — Voyez *Phosphore*, n° 419,

Aloès. — Voyez le n° 50 *ter*.

104. ALUN. — Ce sel astringent, efficace et non dangereux est surtout employé dans les maladies de la bouche et de la gorge (voyez les n°s 296 et 297) ; c'est aussi une des meilleures substances à employer en injections (n° 341).

Un moyen très commode d'employer l'alun comme gargarisme, dans les maux de la bouche, consiste à en tenir dans la bouche un petit morceau de la grosseur d'un pois ; à l'aide de la langue, on le promène dans la bouche jusqu'à ce que celle-ci soit remplie d'une salive épaisse que l'on crache. Un autre moyen excellent, pour employer l'alun dans les maladies des amygdales et de la gorge, consiste à avoir la substance en poudre très fine et à se servir d'un tout petit pinceau à manche long pour porter cette poudre sur les parties malades qui sont visibles. Lisez l'article *Gorge* n° 308.

Amadou. — Tout le monde sait que cette substance est bonne pour arrêter le sang des blessures qui n'atteignent pas des vaisseaux trop gros ; mais, l'amadou qui sert à faire du feu renfermant certains sels, ce n'est pas celui-là que l'on emploie pour arrêter le sang ; c'est dans les pharmacies que l'on trouve l'amadou médicinal. Voyez *Hémorragies*, n° 318.

105. AMAUROSE. — L'amaurose est la perte de la vue, sans qu'il y ait aucune lésion apparente dans la partie visible de l'œil ; c'est ordinairement la paralysie du nerf optique. Cette affection n'a pas une cause unique ; elle peut être amenée par l'action du plomb absorbé dans certains travaux ; par l'albuminurie ; par le diabète ; par un grand appauvrissement du sang. Chez certaines femmes nerveuses, l'amaurose peut être un effet de l'hystérie. La syphilis constitutionnelle est assez souvent une cause de l'amaurose, mais l'abus de l'alcool et du tabac sont les causes les plus fréquentes de l'affaiblissement de la vue qui conduit peu à peu à cette maladie.

Certains cas d'amaurose sont absolument incurables ; mais, assez souvent, on la voit disparaître, lorsqu'on parvient à guérir la maladie de laquelle elle dépend.

Dès qu'un fumeur ou un buveur s'aperçoit que sa vue faiblit, il doit, sans retard, renoncer à sa mauvaise habitude, s'il ne veut pas perdre la vue dans un délai rapproché.

Si on peut croire qu'une amaurose plus ou moins complète est amenée par la syphilis ou par l'absorption du plomb, il faut prendre l'iodure de potassium, à la dose de deux grammes environ, par vingt-quatre heures, de la manière indiquée au n° 348.

Si la personne qui sent que sa vue se perd rend des

urines mousseuses ou sucrées, elle doit faire ce qui est indiqué aux articles *Albuminurie*, n° 99 et *Diabète*, n° 240.

Si, ce qui peut fort bien arriver, l'amaurose survient chez une personne simplement anémique, ayant le sang très appauvri, il faut faire le traitement indiqué au n° 111.

Si l'amaurose est subite et complète, on peut croire qu'elle est le résultat d'un épanchement de sang dans le cerveau, à la racine des nerfs optiques, et il est fort à craindre que la vue ne puisse être rétablie par aucun moyen.

Dans tous les cas d'amaurose et quels que soient les remèdes employés, une purgation méthodique est de la plus grande utilité. Dans nombre de cas, la médication purgative suffirait, si elle pouvait être complétée par le régime confortable si souvent recommandé dans ce livre.

Amblyopie. — Ce mot est fréquemment employé, par les médecins et surtout par les oculistes, pour désigner un affaiblissement de la vue, sans qu'il y ait de lésions apparentes dans les yeux. Cet affaiblissement de la vue provient des mêmes causes qui amènent l'amaurose, dont il n'est souvent que le commencement. Voyez l'article *Amaurose*, n° 105.

106. AMÉNORRHÉE. — Ce mot signifie *absence des règles*. Il y a des femmes qui ne sont jamais réglées et qui n'éprouvent, dans leur santé, aucune atteinte provenant de ce fait : ces femmes ont une stérilité irrémédiable. La grossesse est la cause la plus naturelle de l'absence des règles. Si cette absence dépend d'une grande pauvreté du sang, d'une longue maladie, de la chlorose, de l'anémie, il ne faut pas chercher à provoquer le retour des règles par des remèdes *excitants*. Dans ces cas, la fonction se rétablit d'elle-même, dès que la santé est ramenée par un traitement convenable. Voyez les n°ˢ 184, 247 et 485; l'article *Anémie*, n° 111, et le n° 628.

107. AMERS. — On donne ce nom à une catégorie nombreuse de substances végétales ayant toutes, plus ou moins, la propriété de fortifier l'estomac et les intestins, et, par suite, toute l'économie. On les emploie surtout en tisanes. La gentiane, le quassia amara, le houblon sont simplement amers ; l'absinthe, la camomille. sont des exemples d'amers qui sont en même temps aromatiques (voyez les n°s 542 et 587). Le quinquina est le meilleur de tous les remèdes toniques et amers, et le *vin de quinium* représente la meilleure manière d'administrer ce remède. Voyez à l'appendice, n° 604.

108. AMIDON. — En poudre fine et sèche, on s'en sert avec avantage pour saupoudrer les parties de la peau qui sont le siège d'irritation, de rougeurs, de démangeaisons ; sur les dartres humides. Chez les jeunes enfants et chez les personnes grasses qui n'ont pas l'épiderme solide, on en met entre les parties qui se touchent, pour empêcher qu'il se produise des écorchures (voyez les n°s 234, et 344). Contre la diarrhée récente, les lavements d'amidon sont très utiles (voyez le n° 371). La farine de riz remplace très bien l'amidon dans tous ses emplois.

Amidon au tannin. — Faites faire par le pharmacien la préparation suivante (prix, environ : un franc) :

Tannin pur	1 gramme
Amidon	100 —

Faites un mélange très intime.

Ainsi préparé, l'amidon est un moyen excellent pour guérir les rougeurs, les écorchures qui se produisent chez les personnes grasses qui se *coupent* en marchant (voyez le mot *intertrigo*, n° 344). Cet amidon astringent est extrêmement efficace et commode à employer chez les jeunes enfants dont la peau est irritée par le contact de l'urine. Voyez les articles *Allaitement*, n° 103, et *Nouveau-né*, n° 420.

Ammoniaque. — Voyez, *Alcali volatil*, n° 100.

109. AMPOULES, cloches, bulles, phlyctène. — Ces mots désignent un soulèvement de l'épiderme par quelques gouttes d'un liquide incolore ou légèrement sanguinolent, liquide ayant pris naissance sous l'influence d'une marche trop prolongée, de chaussures mal ajustées, ou du maniement d'objets durs. La brûlure au second degré produit aussi des ampoules plus ou moins grandes. Dans tous les cas, il faut percer l'épiderme avec une épingle et se garder de l'enlever. On applique ensuite des compresses imbibées d'eau blanche, d'eau alcoolisée ou d'eau phénique (n° 89) et on laisse la partie en repos, jusqu'à ce qu'un nouvel épiderme ait eu le temps de se reproduire.

110. AMYGDALES. — Ce sont deux glandes ayant à peu près la forme et le volume d'une amande. Elles sont placées à l'entrée du gosier, et leur fonction consiste à fabriquer un liquide muqueux très glissant, lequel sert à faciliter le passage des aliments solides, L'inflammation d'une amygdale s'appelle *amygdalite* ou *esquinancie*. Ce mal est très douloureux et occasionne une fièvre très intense. Les amygdales deviennent quelquefois assez grosses pour boucher le gosier et gêner la respiration. Souvent le mal se termine par suppuration, et le soulagement est instantané, dès que le pus trouve une issue. Pendant la durée de l'inflammation, on emploie des gargarismes à la guimauve et au pavot ; on prend des bains de pieds sinapisés (n° 132) ; on prend un ou plusieurs vomitifs à l'ipécacuanha (n° 595). Lisez les articles *Bouche* et *Gorge*.

Chez quelques personnes, les amygdales s'enflamment très facilement et finissent par acquérir un volume gênant pour la parole, en même temps que ce développement les dispose à l'enflammer encore plus facilement. Dans ce cas, si on se décide à recourir à l'extirpation de ces petits organes, on est délivré pour toujours de ces esquinancies répétées.

Nous avons des exemples de guérisons complètes de cette disposition inflammatoire des amygdales par l'usage suffisamment prolongé de notre médication purgative. Pendant ce traitement, il peut survenir encore une ou plusieurs attaques, mais elles sont moins intenses, elles s'éloignent de plus en plus et finissent par ne plus se renouveler.

Anasarque. — Hydropisie dans laquelle l'eau est amassée dans les chairs. Voyez n° 329.

Anatomie. — C'est la description détaillée de toutes les parties dont le corps est composé. Cette science est très difficile à acquérir, et il est impossible de l'enseigner dans des livres destinés au public. Si, dans beaucoup d'articles de ce *Manuel*, nous essayons d'expliquer certains détails anatomiques, on remarquera que nous ne faisons pas des descriptions précises, mais que nos efforts tendent seulement à faire comprendre, *à peu près*, comment les choses se passent dans l'organisation et dans le fonctionnement des organes. Quelques personnes déjà très instruites pourraient désirer davantage, mais la très grande majorité de nos lecteurs serait arrêtée par l'impossibilité de saisir des détails plus savants.

111. ANÉMIE. — Très employé dans le langage médical, ce mot veut dire : *absence de sang, pauvreté du sang*. Ce n'est pas toujours une maladie proprement dite, mais une disposition qui se rencontre dans la plupart des maladies chroniques. En effet, dans presque toutes ces maladies, on peut constater que le sang est appauvri, à un degré plus ou moins marqué. Mais, on voit des individus qui ont perdu de leurs forces, qui ont pâli, maigri, sans qu'on puisse constater chez eux aucune maladie particulière : on peut admettre que ces individus sont simplement anémiques, c'est-à-dire, ont le sang appauvri pour toute maladie. On peut être anémique, même à un degré déjà important, sans avoir perdu l'apparence de la santé, sans avoir maigri. Qu'il s'agisse de cette anémie simple ou d'anémie compliquant quelque maladie chronique, son signe le plus frappant est une pâleur plus ou moins appréciable; pourtant, il y a des individus dont la mine est satisfaisante, et qui sont déjà anémiques. Parmi les personnes dont la santé n'est pas parfaite, il y en a très peu qui n'aient pas le sang appauvri à un degré quelconque et qui, par conséquent, ne soient pas plus ou moins anémiques. Par prudence, ces personnes feront bien d'employer les remèdes indiqués ci-dessous, pour ne pas laisser à l'anémie le temps de devenir une maladie déclarée.

L'anémie, la pauvreté du sang est la cause d'un nombre infini de maux, de troubles, de souffrances qui sont signalés dans le cours de ce *Manuel*.

Le traitement ordinaire de l'anémie consiste dans l'emploi de tous les fortifiants : ferrugineux, quinquina, amers, vin, grand air, soleil, absence de fatigue et d'*excès* de toutes sortes. A toutes ces bonnes choses, nous ajoutons une purgation très régulière et en même temps très modérée, qui en assure les bons effets. Nous dirons même que le seul emploi de nos pilules, quand les malades peuvent le compléter par l'alimentation confortable recommandée dans l'instruction générale (n°s 60 et suivants), suffirait le plus souvent pour rétablir la vigueur du sang. Voyez les articles *Fer*, n° 275 ; *Vins* ; n°s 587 à 589, *Quinium*, n° 604 ; *Hypophosphite*, n° 612, et l'article 648.

Anesthésie. — Privation de la sensibilité, soit par suite de paralysie du sentiment, soit par l'emploi de l'éther ou du chloroforme, lorsqu'on veut pratiquer une opération chirurgicale.

112. ANÉVRYSMES. — Pour que le sang puisse avancer dans les artères, traverser les capillaires qui sont extrêmement fins et revenir par les veines, il faut que le cœur exerce une pression considérable sur ce liquide. Si, par suite d'une cause quelconque, une partie du cœur ou d'une artère se trouve moins forte, moins résistante, cette partie faible ne supportera pas aussi bien la pression intérieure du sang, elle se laissera distendre plus que les autres, et il se produira, à cet endroit, une sorte de poche ayant une tendance à s'agrandir peu à peu. C'est à cette partie faible du cœur ou des artères que s'applique le nom d'anévrysme. A mesure qu'un anévrysme se développe, la paroi du vaisseau ou du cœur s'amincit, et il arrive un moment où elle se rompt, ce qui détermine la mort subite, s'il s'agit du cœur ou d'une grosse artère. Les remèdes n'ont pas d'action sur ce mal, mais la chirurgie possède aujourd'hui des moyens de le guérir dans un assez grand nombre de cas.

Chez les personnes affaiblies par la pauvreté du sang, les parois des vaisseaux sont également affaiblies. Il faut donc que ceux qui sont affectés d'anévrysmes surveillent leur santé et ne se laissent pas tomber dans l'anémie (n° 111); elles doivent éviter la fatigue, les efforts, les mouvements violents et surtout la constipation (n°s 203, 257).

La dilatation des artères forme les **anévrysmes**; la dilatation des veines forme les varices (n° 571).

Angine. — Voyez *Maux de gorge*, n° 308.

Angine couenneuse.—Lisez l'article *Croup*, n° 229.

113. ANIS.—Dans une petite tasse à thé, mettez une pincée d'anis vert; emplissez d'eau bouillante; couvrez avec une feuille de papier; laissez infuser pendant *cinq* minutes; sucrez et buvez bien chaud. L'anis est l'ami bien connu des estomacs paresseux. Il est d'un grand secours aux personnes âgées sujettes aux indispositions venteuses.

Ankylose. — Lisez l'article *Jointures*, n° 355.

Anorexie. — Ce mot signifie *manque d'appétit*. Voyez le n° 115.

Anthelminthique. — Ce mot signifie la même chose que *vermifuge*. Voyez ce mot, n° 577.

Anthrax. — Espèce de furoncle beaucoup plus développé que les clous ordinaires. Il est fort douloureux, il provoque de la fièvre et demande les soins d'un médecin. Voyez le n° 192.

Antidote. — Ce mot signifie *contrepoison* (n° 207).

Antiputride. — Il s'applique aux substances qui ont la propriété d'empêcher ou de détruire la fermentation putride. Voyez les n°s 89 et 476.

Antiseptiques. — Ce mot signifie la même chose que *antiputride* (n°s 89 et 476).

Antispasmodique. — Nom donné aux médicaments capables de calmer les *spasmes*, les maux de *nerfs* passagers. Les plus utiles de ces remèdes sont l'éther (n° 268), l'eau de fleurs d'oranger, l'eau de mélisse, l'alcool de menthe, les fleurs de tilleul, les feuilles d'oranger, la valériane, le bromure de potassium, etc. Voyez n°s 150 et 400.

Anus. — Voyez *Fissure*, n° 281; *Fistule*, n° 283; *Chute du fondement*, n° 288; *Hémorroïdes*, n° 319.

Apéritifs. — Ce mot veut dire : qui a la propriété d'ouvrir. On l'emploie seulement pour désigner les substances, médicamenteuses ou non, qui sont employées pour ouvrir l'appétit. Beaucoup de liqueurs ou d'élixirs amers produisent cet effet, avec plus ou moins d'efficacité. Il en est de même d'une infusion amère de camomille, d'absinthe, de quassia amara et de beaucoup d'autres plantes à la fois amères et aromatiques. Bien souvent, une bonne purgation est le meilleur des apéritifs. L'action prolongée et habituelle de l'absinthe et d'autres liqueurs fortes, que l'on prend dans les cafés, finit souvent par détruire l'estomac (voyez *Absinthe*, n° 84). Une ou deux cuillerées de *Vin de Quinium*, dans un verre d'eau, constituent un apéritif excellent et tout à fait inoffensif (voir au n° 604).

Aphonie. — Ce mot signifie perte de la voix, extinction de voix. Voyez le mot *Larynx*, n° 362.

Aphthes. — Ce sont de petites ulcérations douloureuses qui se produisent dans la bouche et sur la langue ; leur durée est de quatre ou cinq jours. Employer l'un ou l'autre des gargarismes indiqués aux n°s 296, 297 et 413 ; ou bien des pastilles au chlorate de potasse. Si cette petite indisposition se répète souvent, on changera la mauvaise disposition du corps en prenant nos pilules pendant une ou deux semaines.

114. APOPLEXIE (Attaque d').—Elle consiste dans une perte subite de la connaissance, du sentiment et du mouvement, pendant que la respiration et la circulation continuent. Le malade a l'air d'être plongé dans un sommeil de plomb et peut mourir au bout de quelques instants. Cependant, nous dirons que, contrairement à l'idée que s'en font les gens du monde, l'apoplexie n'amène presque jamais la mort subite, et qu'on a presque toujours le temps de porter secours à ceux qui en sont atteints. En général, les malades restent pendant plusieurs heures dans cet état de torpeur qui peut les conduire au tombeau, mais dont, fort heureusement, ils se réveillent le plus souvent. Quelques-uns n'en conservent qu'une courbature très forte ; mais, le plus grand nombre, à leur réveil, se trouvent *paralysés* du côté droit ou du côté gauche du corps, depuis la figure jusqu'au pied. Voyez l'article *Paralysie*, n° 441.

La manière brusque dont se développe l'attaque d'apoplexie, et la gravité extrême de la maladie font qu'elle réclame, plus que toute autre, des soins urgents ; on devra donc chercher, au plus vite, un médecin. Mais, en attendant son arrivée, qui peut tarder beaucoup, il est des soins qui sont d'une grande utilité et que nous indiquerons ici :

Il faut, d'abord, placer le malade sur un lit ou sur un matelas, en ayant soin de prendre toutes les précautions pour que le sang soit détourné de la tête. On y parviendra de la manière suivante :

Le malade devra être disposé, dans son lit, de manière que sa tête soit très élevée ; qu'il y soit presque assis et les jambes pendantes. On desserrera tous les vêtements qui entourent le cou et la poitrine, pour rendre libre le cours du sang et faciliter la respiration.

On aura soin de placer le malade au frais, s'il est en plein air ; ou, s'il est dans une chambre, de donner à l'air un accès facile ; on cherchera, en même temps, à rafraîchir l'air de la pièce.

On fera respirer au malade des corps volatils stimulants, comme du vinaigre, de l'eau de Cologne, de l'eau de mélisse ou de l'ammoniaque. Si le malade peut avaler, on lui donnera à boire quelques gouttes d'eau acidulée avec un peu de vinaigre.

En même temps, dans le but d'attirer le sang vers les extrémités inférieures, on frottera les jambes avec de l'eau-de-vie ; on les entourera avec des bouteilles pleines d'eau chaude ; ou, mieux encore, on fera tremper les pieds dans un bain sinapisé ou, à défaut de moutarde, contenant une livre de sel de cuisine ou un litre de vinaigre. On pourra remplacer le bain de pieds par des sinapismes. Voyez *Bains de pieds*, n° 132, et *Sinapismes*, n° 163.

Mais on réussira encore plus efficacement et plus facilement à diminuer la pression du sang dans le cerveau, en faisant, au-dessus des mollets et des coudes, des *ligatures* assez serrées pour déterminer un fort gonflement des extrémités. L'emploi de ce moyen a une grande valeur, et il est sans danger. Voyez le n° 372.

Si le malade frappé d'apoplexie sort de table depuis peu de temps, on essaiera de le faire vomir, en lui chatouillant le fond de la gorge avec une barbe de plume, ou avec le bout du doigt. Voyez l'article 207.

Aussitôt que le malade sera déshabillé, on lui administrera un lavement d'eau fortement salée avec du sel de cuisine. Si ce lavement est rendu trop vite, on en donnera un second. Si le médecin doit tarder à arriver, on tâchera de faire prendre au malade une forte dose d'un purgatif quelconque, de celui qu'on pourra se procurer le plus promptement. Si ce sont des pilules, il faudra les écraser, pour qu'elles agissent avec plus de rapidité. Qu'on ne craigne pas de donner une forte dose, parce que, quand le cerveau est pris, les intestins sont plus paresseux. Bien entendu, dans ce cas, le purgatif ne doit pas être pris avec des aliments.

Voilà tout ce que nous pouvons indiquer, c'est-à-dire, tout ce que peut faire une personne qui n'est pas médecin. Nous y ajouterons un mot. Il règne dans le monde une idée fausse qu'il importe de signaler : On croit, généralement, que, quand un malade est atteint d'apoplexie, il faut absolument le saigner, si bien que, quand on demande du secours, c'est bien plutôt une lancette qu'on va chercher qu'un médecin, et que, si le médecin ne saigne pas, on est tenté de le prendre pour un ignorant qui ne sait même pas ce que l'on croit su et connu de tout le monde. Eh bien ! c'est là une erreur des plus graves ; car, il est des cas où la saignée peut être nuisible et remplacée, avec succès, par d'autres moyens. Le médecin pourra seul savoir s'il y a opportunité à saigner. Voyez *Congestions*, n° 202, et *Syncope*, n° 532.

115. APPÉTIT PERDU. Anorexie, dégoût des aliments. — Toutes les fois qu'il existe une affection aiguë, c'est-à-dire, accompagnée de *fièvre*, l'appétit se perd, et le seul moyen de le ramener consiste à guérir la maladie inflammatoire. On verra, à l'article *Maladies aiguës*, pourquoi nous ne conseillons pas notre méthode dans ces circonstances (voyez n° 98). Mais, il en est autrement, lorsque la diminution ou la perte de l'appétit ne coïncide pas avec la fièvre. Le plus souvent, dans ce cas, quelques jours de purgation suffisent pour faire renaître le goût des aliments. Si le résultat n'est pas promptement satisfaisant, on se demandera si cela ne provient pas de ce que l'estomac est trop embarrassé d'humeurs, ce qui se reconnaît à ce que la langue est chargée, la bouche pâteuse, amère, avec ou sans accompagnement de mal de tête ; alors, il est utile d'employer un vomitif. Voyez n° 258.

D'autrefois, l'estomac est seulement faible, paresseux ; il n'a pas la force de désirer des aliments ; la langue est propre. Dans ce cas, une purgation *modérée*, doit être aidée par quelque boisson amère et tonique, telle que l'infusion de gentiane, de quassia amara (n° 551); le vin amer, (n° 587), et principalement le vin de quinium (n° 604). Lisez l'article 128.

Certains malades, plongés dans le chagrin ou accablés d'affaires, n'ont perdu l'appétit que par la négligence avec laquelle ils ont réglé leurs repas. Il faut, alors, *forcer* l'estomac à reprendre de bonnes habitudes, en mangeant à heures réglées ; prendre une boisson amère, et ne se purger que très doucement.

Dans ce qui précède, nous n'avons en vue que la perte simple de l'appétit, sans complication de maladie plus ou moins sérieuse. En effet, s'il s'agit de malades affaiblis par la phtisie, par une décomposition profonde du sang, une hydropisie, un cancer, etc., etc., le retour de l'appétit sera bien plus lent, plus douteux.

Le défaut d'appétit constitue souvent une des plus grandes difficultés du traitement des maladies chroniques par la médication purgative. Bien des malades ne doivent l'insuccès de leur traitement qu'à l'impossibilité où ils se trouvent de prendre des aliments en quantité suffisante. Quelquefois, par suite d'un dégoût profond, les malades ne peuvent prendre aucun des aliments qui leur sont le plus recommandés. Pourtant, il faut le dire, souvent ces difficultés pourraient être surmontées, si les malades avaient plus de raison, moins de mollesse, s'ils ne se persuadaient pas qu'il leur est absolument impossible de surmonter leur dégoût.

Nous ne saurions trop insister, ici, pour faire comprendre à ceux qui sont dans ce cas qu'un peu de courage, un peu d'habileté, un peu d'aide de la part des personnes qui les entourent, et surtout le secours d'une cuisinière intelligente, triomphent sans trop de peine de cette difficulté.

Dans ces circonstances difficiles, il n'est pas du tout nécessaire de faire des repas complets et bien réglés. Il ne faut pas non plus attendre que l'appétit ou le besoin de manger se fasse sentir pour se décider à prendre quelque chose de nourrissant : ce serait, souvent, le moyen de passer la journée sans rien absorber.

Voici la marche la plus convenable pour conserver ce qui reste de forces et en acquérir de nouvelles :

On s'arrangera pour avoir constamment à sa disposition la plus grande variété possible de choses plus ou moins nourrissantes, soit solides, soit liquides ; par exemple : du bouillon gras froid, du consommé, du jus de viande rôtie, un œuf frais, une tartine de beurre frais, des confitures, du vin sucré, une tablette de chocolat, du fromage quelconque, quelque fruit avec du pain, une pomme cuite.

Ce sont les personnes les plus faibles, les plus dégoûtées qui doivent s'attacher le plus à avoir sous la main quelques-uns de ces aliments, qu'on fera bien de varier souvent pour ne pas s'en fatiguer.

Est-il donc bien difficile d'avaler deux gorgées de bouillon froid, quelques cuillerées de vin sucré ? De sucer ou même d'avaler quelques bouchées de viande ?

Plus le malade est faible et dégoûté, plus il doit obéir à la nécessité de prendre, souvent, une petite quantité de l'une ou de l'autre des choses nourrissantes qui lui sembleront les plus faciles à avaler.

Il est quelquefois nécessaire de ne point passer une demi-heure ou une heure sans prendre quelque aliment, soit solide, soit liquide.

Il est clair que ce régime sera plus ou moins rigoureux, suivant le degré de faiblesse, et que chaque malade doit faire un appel à sa raison et à celle des personnes qui l'entourent. Il ne faut pas consulter le *désir* de manger, mais la *nécessité* de se nourrir.

Quand on prend ainsi des aliments à doses très minimes et souvent répétées, c'est toujours *sans plaisir*, et cela se conçoit, puisqu'on n'attend pas qu'on ait *faim* pour recommencer. C'est lorsque les forces se rétablissent décidément qu'on met des intervalles plus ou moins longs entre chaque petit repas ; il est alors possible de les faire plus copieux, jusqu'à ce qu'enfin on soit en état de boire et de manger comme tout le monde.

Dans ce qui précède, nous supposons le cas le plus

difficile ; mais, on comprend que souvent la difficulté de se nourrir est beaucoup moindre. Au lieu de prendre à vingt reprises, par vingt-quatre heures, soit du bouillon, soit un biscuit, un œuf à l'eau ou au vin, une bouchée de viande, etc., il suffira, parfois, qu'on fasse, chaque jour, cinq à six petits repas d'une certaine importance. Le plus souvent, dans ce cas encore, on ne mange pas *avec plaisir*, mais il s'agit moins ici d'un *régal* que de faire reprendre à l'estomac l'habitude de bien fonctionner ; alors, on jouira tout à son aise du plaisir de faire seulement trois ou quatre repas agréables. Lisez les articles *Peptone* et *Liebig,* n°s 645, 648.

Les malades ainsi privés d'appétit feront bien, autant que possible, de chercher les occasions de manger en compagnie de personnes dont la société leur soit agréable : rien n'étant plus nuisible que l'ennui d'être seul en présence de sa mauvaise santé ; rien n'étant plus utile, au contraire, qu'une distraction agréable, pour aider à surmonter ce dégoût de nourriture.

116. — Nous appelons la plus sérieuse attention sur les œufs crus, comme constituant une des plus précieuses ressources du régime alimentaire, dans les cas difficiles où les malades ne peuvent prendre ou supporter une nourriture solide. Comme il importe beaucoup que le malade ne s'en dégoûte pas, on doit varier, autant que possible, la manière de les prendre. Le procédé le plus simple et le plus primitif consiste à pratiquer un petit trou à chaque extrémité de l'œuf bien lavé, et à le sucer lentement. Un autre procédé consiste à battre un œuf dans un verre d'eau, avec addition de sucre et, si l'on veut, de fleur d'oranger. On peut remplacer l'eau par du vin sucré ; c'est un moyen excellent. On peut encore séparer le jaune des œufs, pour le prendre délayé dans du café au lait ou dans un bouillon gras, réservant les blancs pour les battre avec de l'eau, dans la proportion de quatre à six blancs d'œufs pour un litre d'eau, à prendre en guise de tisane. De jeunes enfants épuisés par la diarrhée ont pu consommer ainsi jusqu'à cinq ou six œufs par jour. Il est bon que ces diverses préparations des œufs crus soient faites loin des yeux des malades, pour que la vue de ces mélanges ne leur en inspire pas le dégoût.

Si l'on se rappelle qu'un poulet sort d'un œuf, on ne sera pas surpris que ces œufs, quoique pris à l'état liquide, constituent néanmoins un aliment des plus réparateurs, en même temps qu'il se trouve, en quelque sorte, tout digéré. Relisez le n° 3.

117. — Ce que nous venons de dire des œufs, on peut le dire aussi du *lait*, quel que soit l'animal qui le fournisse. Pris en quantité suffisante, le lait pourrait sauver la vie à nombre d'individus qui dépérissent, faute de pouvoir se nourrir suffisamment. La répugnance pour les aliments solides peut être absolument insurmontable ; mais, dans ce cas même, il est presque toujours possible de *boire*. Or, le lait est à la fois une boisson et un aliment. C'est de tous les liquides celui qui contient le plus de substances alimentaires. Un verre de lait vaut plus que dix verres du meilleur bouillon. On peut prendre le lait de toutes les manières imaginables; l'essentiel est qu'on en prenne assez. On le prend comme on l'aime le mieux ; on y ajoute, pour en changer le goût, soit du café, soit du sucre, soit du sel ou toute autre chose capable de flatter le palais. Le malade qui absorberait, tous les jours, deux ou trois litres de lait verrait bientôt ses forces et son embonpoint revenir. Voyez l'article *Lait*, n° 358.

Il faut remarquer qu'à mesure que les forces reviennent, sous l'influence des moyens recommandés dans cet article, l'appétit se réveille, et il devient bientôt possible de vivre comme tout le monde. Lisez les articles *Assaisonnement*, n° 128, et *Régime*, n° 484.

Enfin, il est clair que le contenu de cet article ne s'applique pas aux malades dont l'appétit est supprimé ou diminué *par la fièvre*. Voyez les n°s 242 et 277.

Armoise. — Cette plante possède, à un degré modéré, des propriétés toniques et excitantes. On en fait infuser environ *quinze* grammes dans un litre d'eau bouillante, que l'on prend froide et par verre. Cette tisane est surtout conseillée aux femmes anémiques dont les règles ont besoin d'être excitées.

118. ARNICA. — La fleur d'arnica est d'un emploi tout à fait populaire, comme *vulnéraire*, dans les cas d'accidents, de commotions, de secousses, de contusions, de foulures. A l'intérieur, on en prend l'infusion, à la dose de *cinq* grammes par litre. On prend aussi la *teinture d'arnica*, à la dose de dix à quinze *gouttes*, dans un verre d'eau sucrée. A l'extérieur, c'est seulement la teinture qui est employée, en compresses, mélangée à l'eau, à raison de 30 grammes par litre. Voyez le n° 597.

119. ARSENIC. — Les préparations arsenicales sont à la mode, depuis quelques années; elles produisent assez souvent des résultats satisfaisants, mais l'emploi de ces remèdes est entouré de tant de dangers qu'il exige la surveillance constante et attentive du médecin qui les prescrit.

Empoisonnement. — Par empoisonnement par l'arsenic, il ne faut pas comprendre seulement l'empoisonnement par cette substance pure, et nous devons aussi prémunir le public contre le danger de substances *usuelles* qui renferment de l'arsenic et qui, avalées par mégarde, donnent lieu à des empoisonnements. Nous voulons parler de la *mort aux rats*, de la *poudre aux mouches*, de certaines couleurs vertes, jaunes et rouges (*vert* de *Sheele*, de *Schweinfurt*, *réalgar*, *orpiment*), ainsi que de poudres servant à l'empaillage et à la conservation des animaux.

Quand on a pris de fortes doses d'un composé arsenical, les symptômes de l'empoisonnement ne se manifestent pas tout de suite; ils commencent, au plus tôt, une demi-heure et souvent trois ou quatre heures après. Cela tient, en partie, à ce que, le plus souvent, c'est dans des aliments qu'on prend le poison, et que ce poison n'opère que quand l'aliment est digéré. Alors apparaissent la chaleur âcre de la gorge, les vomissements, les crampes.

Dans le cas d'empoisonnement, on fera vomir en employant les moyens indiqués à l'article *Contrepoisons*, n° 207. Pendant ce temps, une personne se hâtera d'aller chercher un médecin, tandis qu'une autre courra chez un pharmacien demander les contrepoisons de l'arsenic, qui sont : le *peroxyde de fer hydraté* ou la *magnésie hydratée en gelée.*

120. ARTÈRES. — C'est le nom qu'on donne aux vaisseaux qui conduisent le sang du cœur vers toutes les parties du corps. Le sang contenu dans les artères est d'un rouge vermeil. Les battements du cœur se font sentir dans les artères jusqu'au bout des doigts.

Les artères sont très grosses près du cœur, et, à mesure qu'elles s'en éloignent, elles deviennent de plus en plus petites, en se ramifiant comme les branches d'un arbre. Entre les plus petites artères et les plus petites veines, il y a les vaisseaux *capillaires.* Voyez ce mot, n° 156 et le n° 318.

Arthrite. — On donne ce nom à l'inflammation d'une jointure. Voyez ce mot, n° 355.

Articulations. — Voyez *Jointures*, n° 355.

121. — ASCARIDES VERMICULAIRES. — Ce sont de très petits vers semblables à des bouts de fil blanc. Ils existent souvent en très grand nombre. Ils ne vivent que dans le *rectum*, au voisinage de l'anus, et, à cause de cela, les remèdes vermifuges pris par la bouche restent sans effet, étant décomposés par la digestion avant d'arriver jusqu'aux vers qu'il s'agit de tuer. Un remède excellent consiste, tout simplement, à faire prendre, en lavement, un ou deux verres d'eau pure *très froide*, que l'on rend après l'avoir gardée quelques minutes. Saisis et raidis par le froid, les petits vers se laissent entraîner par l'eau. Une infusion très forte de semen-contra, d'absinthe ou de toute autre plante vermifuge, donnée de la même manière, c'est-à-dire, très froide, réussirait sans doute encore mieux. Rien n'est plus facile que de revenir à l'emploi de ce remède, si les vers se reproduisent plus tard. Voyez le n° 581.

Ascite, *hydropisie du ventre*. — Voyez le n° 328.

Asperges. — L'odeur détestable qu'elle communique à l'urine a fait croire que l'asperge possède des propriétés diurétiques; mais, c'est une erreur, et il ne faut voir dans cette plante qu'un légume agréable dépourvu de toute propriété médicale. Si on avale une seule perle d'essence de térébenthine de Clertan, avant, pendant ou après avoir mangé des asperges, un parfum très agréable de violette remplacera l'odeur si repoussante que ce légume donne à l'urine.

122. ASPHYXIES. — On entend, par ce mot, la suspension des phénomènes de la respiration et les troubles qui en proviennent. Il y a un très grand nombre de causes qui peuvent déterminer l'asphyxie; mais nous ne pouvons traiter, dans ce chapitre, que des asphyxies causées par des accidents, telles que : l'asphyxie des nouveau-nés, des noyés, des pendus, des étranglés; l'asphyxie que produisent le charbon, le gaz des égouts, des fosses d'aisances; l'asphyxie amenée par le froid, par la chaleur, etc.

Nous allons donner quelques détails sur les cas d'asphyxie les plus communs, en avertissant nos lecteurs que les secours d'un médecin sont toujours trop précieux pour qu'on hésite à en envoyer chercher un, pendant que les personnes les plus intelligentes mettront en œuvre les conseils que nous donnons.

Dans toutes les asphyxies, le premier de tous les moyens, celui qui le plus souvent suffirait, consiste à respirer *rapidement* et *profondément*. Si le malade n'a pas perdu connaissance entièrement, on l'obligera avec la plus grande autorité possible, à faire de grandes inspirations.

Une autre recommandation de la plus grande importance et qui s'applique à tous les genres d'asphyxie, c'est de faire, sans retard, tout ce qui est humainement possible pour empêcher le sujet de se refroidir et pour le réchauffer.

123. Asphyxie par le charbon. — Il faut, tout d'abord, soustraire le malade à la cause de l'asphyxie, en le portant au grand air. Si la température est trop froide ou que le temps soit mauvais, on le portera dans une chambre bien aérée. On le déshabillera promptement et on le couchera sur un lit, la tête très élevée. On tâchera de ramener sa connaissance en jetant au visage, à plusieurs reprises, de l'eau pure, froide ou vinaigrée ; en faisant respirer du vinaigre, de l'éther, de l'alcali volatil, ou, simplement, une allumette soufrée, en train de brûler. On fera des frictions avec une flanelle imbibée d'eau vinaigrée, d'eau-de-vie ou d'eau de Cologne, et on essuiera rapidement avec des serviettes chaudes. On fera ces frictions surtout aux pieds, aux mains et sur le dos. Enfin, on mettra des sinapismes aux pieds aux mains et entre les épaules. Quand cela devient possible, on fait prendre au patient quelques cuillerées de vin généreux ou d'une liqueur cordiale quelconque.

Pour les autres soins, ils ne pourraient être administrés avec succès et sécurité que par un médecin.

124. Asphyxie par le froid. — Quand le froid a mis une personne dans un état de mort apparente, les secours à donner exigent les plus grandes précautions ; car, un réchauffement trop brusque, ou une secousse quelconque achèverait de la tuer. Il faut donc la réchauffer d'abord sur place, et ne la transporter dans une chambre chauffée que quand la chaleur naturelle commencera déjà à revenir.

On commencera par la déshabiller, et on la frottera avec de la neige ou de l'eau froide ; puis, avec des linges secs chauds ou des morceaux de laine. On lui fera des aspersions sur le visage ; on essayera de lui faire respirer du vinaigre, de l'eau de Cologne ou tout autre spiritueux dont on disposera. Quand on la verra se déraidir, ce sera un signe favorable, et elle ne tardera pas à se réchauffer.

On couchera alors le patient dans des couvertures, sans chauffer la chambre, en laissant les fenêtres ouvertes. On lui donnera à boire du vin, du bouillon ou un cordial quelconque. Il faut que l'asphyxié se réchauffe par une réaction venant de lui-même, et non pas des corps chauds qu'on approche de lui.

Ici, comme dans les autres asphyxies, il ne faut pas se décourager, car l'asphyxié peut revenir à la vie, même après quinze heures de mort apparente.

125. Asphyxie par les gaz méphitiques. — Quand une personne est atteinte par le gaz des fosses d'aisances, des égouts, puits, puisards, citernes, cuves, etc., on la retire avec précaution et on l'expose au grand air. On lui penche un instant la tête, pour l'aider à rendre les eaux qu'elle aurait pu avaler, et, si elle a envie de vomir, on lui met deux doigts dans le fond de la bouche, pour l'aider à se débarrasser. On essaye de ramener la respiration, la circulation et la chaleur, comme dans les autres cas d'asphyxie, en jetant de l'eau fraîche sur le visage, en faisant respirer du vinaigre ou de l'eau de Cologne. Ensuite, on la couche dans un lit chauffé et on lui fait boire un peu d'eau de mélisse, dans de l'eau sucrée. Si les symptômes de l'asphyxie avaient une apparence de gravité, on irait chercher un médecin.

Personne ne devrait ignorer que l'homme et les animaux ne sauraient vivre dans un lieu où une lumière s'éteint d'elle-même. Toutes les fois qu'il s'agit de pénétrer dans un espace *clos* ou profond, tel que fosse d'aisances, égout, citerne, puits, cuve à fermentation, il faut y descendre une chandelle allumée. Si elle s'éteint, aucun motif ne doit déterminer un homme à y chercher une mort certaine et rapide. Pour purifier ces lieux, il faut en renouveler l'air, soit par l'agitation, soit en y déterminant un courant, à l'aide de chaudrons remplis de charbon bien allumé que l'on y descend, pour échauffer l'air, soit de toute autre manière qu'on imaginera, selon la disposition du lieu à purifier.

126. Asphyxie, mort apparente des nouveau-nés. — Il arrive, assez souvent, que l'enfant qui vient au monde est bleu violacé, a les lèvres gonflées, les yeux saillants, la langue collée au palais, et que la respiration s'établit mal ou ne s'établit pas. Dans ce cas, comme dans les autres asphyxies, il faut toujours tenter de ranimer l'enfant, quand même il semblerait n'y avoir aucun espoir. Une demi-heure, ou même une heure écoulée depuis l'accouchement, n'est pas un motif pour désespérer ; on a vu, souvent, des enfants être rappelés à la vie après une heure d'asphyxie. Il ne faut pas abandonner l'enfant, même quand les chairs sont devenues flasques et molles, et que la face et le corps sont refroidis.

La première chose à faire est de couper le cordon et de laisser écouler quelques cuillerées de sang, *avant de le lier*. Le plus souvent, la respiration s'établit aussitôt après, s'il n'y a pas dans la bouche ou dans le tube aérien des *glaires* qui bouchent l'entrée de l'air. Si l'on voyait des glaires semblables, il faudrait les ôter avec le petit doigt ou avec une plume.

Si le cordon ne donne pas de sang, on mettra l'enfant dans un bain *très chaud*, et il en viendra presque certainement.

Si les moyens précédents n'ont rien amené de satisfaisant, on fera, sur le corps, des frictions sèches avec la main, avec une brosse ou de la flanelle sèche ; ou bien avec des liqueurs irritantes, comme du vinaigre ou de l'eau-de-vie. Un bon moyen consiste à donner, sur les épaules ou sur les fesses, de petites claques qui font rougir la peau.

Si tous ces moyens ne réussissent pas, il faut souffler dans la bouche de l'enfant, en lui bouchant les narines, et essayer, en appuyant sur les côtés de la poitrine, de le faire respirer, comme nous l'expliquons pour les noyés (voyez n° 127), mais avec la précaution de ne pas souffler trop fort.

L'emploi de ces moyens permettra d'attendre utilement l'arrivée d'un médecin.

Si l'enfant qui vient en état de mort apparente est, au contraire, pâle et décoloré, on aura soin de lier d'abord le cordon, pour qu'il ne perde pas une goutte de sang ; puis, on essayera les moyens cités plus haut. Voyez l'article *Accouchement*, n° 87.

127. Asphyxie par submersion. — Règles à suivre quand on a repêché un noyé :

Quand un noyé vient d'être retiré de l'eau, privé de sentiment et de mouvement, on le laisse sur la berge, si le temps est beau ; ou, du moins, si la température n'est pas trop basse. Dans le cas contraire, on le transportera dans une habitation, si cette habitation est très voisine. Si, au contraire, l'habitation est très éloignée, il vaudrait mieux donner les premiers secours sur place, jusqu'à ce que le noyé eût repris connaissance ; on le transporterait ensuite.

Plusieurs indications se présentent à remplir : il faut débarrasser les voies aériennes des mucosités qui les obstruent ; puis, rétablir la respiration, la circulation, et enfin ramener la chaleur.

On commencera par débarrasser le nez et la bouche, en inclinant un peu la tête en bas, pour faire couler les glaires, et on y aidera en les arrachant avec un doigt, ou mieux avec un linge. On déshabillera le noyé promptement, en coupant les vêtements ou en les déchirant, pour ne pas perdre de temps ; on l'enveloppera dans des linges secs et chauds, si cela est possible, ou dans des couvertures de laine. Les témoins de l'accident ne doivent pas hésiter à prêter leurs vêtements.

On cherchera, alors, à rétablir la respiration.

Le premier moyen à employer est de presser sur les

côtés de la poitrine et de la laisser revenir ensuite, afin de produire, avec les mains, les mouvements que fait la poitrine quand elle respire ; on continuera ce mouvement, avec force et régularité, de façon à imiter la fréquence d'une respiration agitée. Si l'on voit que, par ce moyen, il sort, puis rentre, chaque fois, un peu d'air par la bouche ou par les narines, ce sera un bon signe ; mais, si l'on ne voyait pas l'air rentrer et sortir, il faudrait renoncer à ce moyen et employer, tout de suite, le plus certain, lequel consiste à pratiquer la respiration *bouche à bouche*. Pour cela, mettant de côté toute répugnance, une personne dévouée applique sa bouche sur celle du noyé et souffle fortement, pour tâcher de dilater sa poitrine ; puis, on laisse sortir l'air insufflé et on recommence avec la régularité d'une respiration forte et lente. Pendant l'insufflation, il faut pincer les narines du noyé, sans quoi l'air sortirait par là, au lieu d'aller dans les poumons. Cette respiration artificielle doit être continuée avec courage et persévérance, dans le cas où le malade ne donne pas signe de vie ; car, il faut quelquefois longtemps pour le ranimer.

Pendant ce temps, une autre personne doit chercher à ranimer la circulation des extrémités et la chaleur des mêmes parties, par des frictions. On peut frictionner avec la main seule, avec une brosse, avec une flanelle chaude, sèche ou imbibée d'un liquide spiritueux.

En outre, on réchauffera le noyé, en l'entourant avec des bouteilles d'eau chaude, ou d'autres corps qui pourront lui communiquer de la chaleur, tels que du sable chaud, de la cendre chaude, des étoffes de laine chauffées. Ce moyen, toutefois, ne doit être employé qu'avec beaucoup de ménagement, si le noyé était resté dans de l'eau glacée. Dans ce cas, on ne réchaufferait que lentement. Voyez *Asphyxie par le froid*, n° 124.

Les secours qu'on donne aux noyés sont, comme dans les autres asphyxies, de ceux qu'il faut continuer avec le plus de persévérance, et il ne faut se laisser décourager ni par la longueur très grande du temps que le noyé sera resté sous l'eau, ni par le temps qu'on aura déjà passé dans des manœuvres infructueuses ; car, on a vu, dans ces circonstances, de véritables résurrections. On a pu rappeler à la vie des gens restés plusieurs heures sous l'eau, de même qu'on a vu des manœuvres persévérantes ne commencer à donner de succès qu'au bout de six heures.

Une fois que le noyé aura repris connaissance, on lui donnera quelques gouttes d'un liquide spiritueux, et l'on ne continuera à lui en donner que s'il l'avale facilement.

Il est d'autres moyens plus puissants encore, pour rappeler les noyés à la vie ; mais, ces moyens ne pouvant être employés efficacement et sans danger que par un médecin, nous ne les indiquerons pas ici.

128. ASSAISONNEMENTS, condiments, épices. — Ces mots désignent toute espèce d'accessoires ajoutés aux aliments, soit pour les rendre plus agréables au goût, soit pour en faciliter la digestion. Le vinaigre, le sel, les divers cressons, le jus de citrons sont des exemples d'assaisonnements frais, destinés surtout à éveiller l'appétit, à aider à manger. La moutarde, le poivre, les piments ont plutôt pour objet de faciliter la digestion. Ces substances piquantes excitent la surface interne de l'estomac, la font rougir comme elles feraient rougir la surface de la peau, en y faisant arriver le sang en plus grande abondance. Cet afflux de sang augmente la chaleur et fait fonctionner les petits organes qui fabriquent le suc gastrique (n° 526).

Les personnes en bonne santé et douées d'un bon appétit n'ont pas besoin d'épices. Combien cependant, sans y être forcées, prennent l'habitude d'en ajouter à tous leurs mets, par pure gourmandise, et sans songer qu'il n'est pas bon de tourmenter l'estomac par une excitation épicée ! Ceux qui mangent trop sont obligés d'employer beaucoup d'épices fortes, pour forcer l'action de leur estomac ; mais celui-ci, excité sans cesse, perd sa sensibilité et finit par fonctionner de plus en plus mal.

Les assaisonnements frais, les salades, les radis, les cressons et autres choses analogues sont très recommandables ; mais, les épices fortes ne doivent être employées qu'avec mesure. Lisez l'article *Estomac*, n° 267 et l'article 648.

Asthénie. — Ce mot signifie *manque de force, faiblesse.*

Asthme. — Voyez n° 391.

Astringent. — Nom donné aux substances qui ont la propriété de *resserrer* les tissus, et d'arrêter les écoulements de sang ou autres. Ces remèdes sont très nombreux, mais l'écorce de *chêne*, la noix de *galle*, l'*alun*, sont les astringents le plus souvent utilisés parmi ceux dont l'emploi est inoffensif.

Ataxie. — Ce mot signifie *désordre, irrégularité*, et s'applique à des accidents nerveux qui se produisent dans certaines maladies aiguës.

Atonie. — Ce mot signifie *manque de ton, faiblesse.*

Atrophie.—Ce mot veut dire *manque de nourriture*, et s'applique aux organes dont le volume *diminue*, qui ne se nourrissent pas assez ; par exemple, *atrophie musculaire* signifie diminution du nombre des fibres charnues qui constituent les muscles.

Attaque d'apoplexie. — Voyez n° 114.

129. ATTAQUES DE NERFS.— Nous ne dirons rien, ici, des attaques nerveuses qui se produisent dans certaines affections aiguës avec *fièvre*, ainsi que de celles qui surprennent quelquefois les femmes enceintes ou en couches, parce que, dans ces circonstances *toujours sérieuses*, il faut être dirigé par un médecin ; mais, nous parlerons des attaques de nerfs ordinaires, de celles auxquelles sont sujettes les personnes très nerveuses. Ces attaques sont plus effrayantes que dangereuses et, quelle que soit leur gravité apparente, elles ne menacent pas la vie ; mais, par le trouble qu'elles occasionnent, elles peuvent devenir la cause d'autres accidents, et, du reste, elles sont souvent si pénibles qu'elles excitent, chez les personnes qui entourent ces malades, une vive impatience d'apporter un prompt soulagement.

La connaissance du peu de danger qu'il y a pour la vie, et la certitude de voir se terminer, en général, promptement ces phénomènes si effrayants, font que, souvent, on ne croit pas nécessaire d'appeler un médecin ; d'ailleurs, la brusquerie de ces attaques et leur durée assez courte font que le médecin arrive, presque toujours, quand le malade va mieux.

Nous croyons utile de donner ici quelques conseils qui permettront de mettre la personne malade dans les meilleures conditions, pour sortir de cette attaque avec le moins d'inconvénient possible.

Les moyens qu'on devra employer consisteront, tout d'abord, à éloigner de la personne malade toutes les causes d'excitation. Il faut la coucher sur un lit autour duquel on puisse tourner et la déshabiller, ou, tout au moins, retirer tous les vêtements qui pourraient gêner la respiration et la circulation ; ne pas trop l'empêcher de se débattre, mais veiller à ce qu'elle ne se blesse pas, dans ses mouvements désordonnés ; ne pas la tourmenter de questions ni la forcer à prendre quoi que ce soit contre son gré.

On s'arrangera pour qu'il y ait une aération facile, peu de bruit, peu de lumière, pas d'odeur.

Lorsque l'attaque se compose surtout de convulsions, on aura soin d'entourer la personne d'oreillers ou de coussins, pour la protéger et l'empêcher de se frapper contre les corps durs environnants.

C'est seulement lorsque la crise de nerfs est terminée qu'il est utile de donner à la personne malade de l'eau sucrée pure ou additionnée d'eau de fleur d'oranger, d'éther ou d'autre cordial que l'on pourra se procurer.

Nous devons dire qu'il y a des attaques qu'il faut respecter, c'est-à-dire, laisser se développer et s'éteindre d'elles-mêmes. Les femmes sujettes à ces sortes d'attaques savent très bien qu'elles sont précédées, pendant un temps souvent long, par des *spasmes* de toute nature fort pénibles et qui ne cessent que par une attaque, comme le ciel nébuleux qui ne s'éclaircit que par un orage. Dans ces conditions, si on vient à empêcher ou à arrêter l'attaque, l'on fait revenir l'état spasmodique et, pour tout résultat, on n'a fait que prolonger cette pénible période, sans exempter la malade de la crise qui la terminera.

Si l'attaque est calme et consiste en spasmes internes; s'il n'y a qu'une perte de connaissance, on cherchera à ranimer le malade par les moyens qui sont indiqués au mot *Syncope*. Voyez ce mot, n° 532.

Lorsqu'une personne très nerveuse et sujette à des attaques de nerfs, se trouve, en même temps, avoir le sang pauvre, elle doit chercher à l'enrichir par tous les moyens possibles. Voyez, pour cela, le n° 111 et les articles auxquels il renvoie. Voyez aussi les n°ˢ 233 et 400.

Lorsqu'une personne impressionnable et très facile à surexciter se trouve sous le coup de contrariétés, de fatigue de tête, d'émotions répétées, elle peut trouver promptement un grand calme en prenant un ou deux grammes de bromure de potassium de Mentel dans un verre d'eau. Voyez le n° 150 et l'article 626.

130. AUSCULTATION. — Si on place une oreille sur la poitrine d'une personne bien portante, en appuyant un peu, et qu'on écoute attentivement, on entend un bruit particulier qui est le souffle de la respiration. En écoutant ainsi sur tous les points de la poitrine, en haut, en bas, devant, derrière, sous les bras, on reconnaît que le même bruit se fait entendre. Si la personne auscultée parle à voix haute et distincte, on entend la voix d'une certaine manière. En appuyant l'oreille sur les différents points de la région du cœur, on entend le bruit de cet organe, avec une netteté variable, selon qu'on s'éloigne plus ou moins du point où le bruit se produit.

C'est là ce que l'on appelle *auscultation*, mot qui veut dire *action d'écouter*.

Lorsqu'il se produit une maladie dans la poitrine, comme, par exemple, une bronchite, une pleurésie, une fluxion de poitrine, une maladie du cœur, les bruits naturels de la respiration et de la voix ne s'entendent plus de la même manière, et les changements que l'on y remarque correspondent aux changements que la maladie produit dans les organes. Lorsqu'un médecin a l'oreille bien exercée, il voit, pour ainsi dire, les parties malades ; il se rend compte des variations qui s'y développent, en bien ou en mal, et il peut faire agir les remèdes avec une grande sûreté. Les médecins anciens, qui ignoraient l'auscultation, étaient bien moins avancés dans la connaissance des maladies nombreuses dont la poitrine est le siège.

Nous engageons les jeunes mères de famille à faire ce qu'elles voient faire aux médecins. Qu'elles appliquent souvent une oreille sur tous les points de la poitrine de leurs enfants et des autres personnes de la famille, pour apprendre à reconnaître les bruits naturels qui sont produits, pendant l'état de santé, par la respiration et par la parole. Une telle étude les intéressera beaucoup, quoique la signification de ces bruits leur échappe. En effet, si, par malheur, il survient une maladie affectant ces organes, elles seront frappées de la différence des bruits de la respiration, de la voix ou du cœur, et elles pourront en avertir le médecin ; celui-ci comprendra ce que cela signifie, et il gagnera un temps précieux pour le traitement. Bien souvent, le médecin ne parvient pas à ausculter utilement un jeune enfant, parce que, effrayé par une figure inconnue, le petit malade ne cesse de pleurer et de se défendre ; dans ce cas, on voit combien le concours d'une mère, garde-malade exercée, devient précieux pour le médecin.

Souvent encore, le médecin ne peut pas venir aussi souvent qu'on le voudrait, soit parce qu'il n'en a pas le temps, soit parce qu'il demeure trop loin ; alors, une garde-malade qui sait écouter pourra noter les changements qui se produiront et l'en informer, prenant ainsi une part utile à la direction du traitement.

Les bruits de la respiration et les bruits du cœur sont quelquefois assez forts pour qu'on les entende au travers d'une couche épaisse de vêtements ; mais, il est bien préférable d'ausculter en appuyant l'oreille sur la peau nue, ou seulement recouverte de la chemise, pour ne pas confondre des bruits très faibles avec ceux qui résultent du frottement même des vêtements. Lisez l'article *Gardes-malades* n° 295 *bis*.

Avortement. — Voyez *Fausse couche*, n° 273.

Axonge. — C'est le nom qu'on donne à la graisse de porc fondue, qui sert de base à presque toutes les pommades.

Bâillement. — Le plus souvent, il indique le besoin de dormir ; souvent aussi, il marque l'ennui ; mais, d'autres fois, il provient du besoin de manger ou d'un sentiment de faiblesse et de malaise. Le bâillement non motivé et fréquent annonce, parfois, une indisposition ou une maladie plus ou moins sérieuse.

On peut faire cesser des bâillements fatigants en prenant deux ou trois perles d'éther ou de chloroforme de Clertan. Voyez n° 601.

131. BAINS. — Dans les pays chauds et dans la saison chaude, les bains sont très utiles à tout le monde, mais surtout aux personnes prédisposées aux maladies du foie ou des voies urinaires, et, en général, à tous ceux qui se plaignent d'un grand échauffement intérieur. S'il n'y a pas de maladie déclarée, ils servent comme préservatif. Dans le cas contraire, ils sont encore plus utiles, en apportant un grand soulagement et en facilitant l'action du purgatif. Dans ces conditions, il importe de prendre les bains à une température douce et plutôt un peu froide que chaude (puisqu'il s'agit de combattre l'effet d'une trop forte chaleur).

Plus on y demeure longtemps, et plus on s'en trouve bien, et quand on y reste deux heures, la deuxième heure profite plus que la première. On peut prendre ces bains aussi souvent qu'on le veut, sans crainte d'en être affaibli. Si on fait usage des pilules, on les prend avec le repas que l'on fait *après* le bain.

Les bains sont particulièrement utiles aux personnes nerveuses, à celles qui sont incommodées par la chaleur, à celles qui viennent d'éprouver une grande fatigue.

Parmi les personnes qui prennent des bains, les unes s'en trouvent bien ; d'autres n'en éprouvent ni bons ni mauvais effets ; d'autres, enfin, en sont incommodéés.

Mais, dans ce dernier cas, il est important de faire observer que ce n'est pas toujours au bain qu'il faut imputer le mal, mais à une mauvaise manière de le prendre. Un bain ne doit être pris ni trop chaud ni trop froid, et chacun doit chercher à se rendre compte de la température la mieux appropriée à son tempérament et à son genre de mal.

132. BAINS DE PIEDS. — Les bains de pieds, soit simples, soit avec addition de *cendre*, de *sel*, de farine de *moutarde*, ne peuvent jamais faire de mal. Nous engageons ceux de nos lecteurs qui se trouvent soulagés par leur emploi à en prendre, quand ils en sentent l'utilité. Ce n'est pas un moyen de guérison, mais c'est un moyen de soulagement qu'on aurait tort de négliger.

Les bains de pieds de propreté se prennent tièdes ; mais ceux qu'on prend dans le but d'amener le sang aux pieds, pour dégager les parties supérieures du corps, doivent être pris chauds. Si l'on se sert d'eau simple, on commence par de l'eau modérément chaude, pour que les pieds s'y placent sans douleur ; puis, on ajoute de l'eau bouillante, lentement et sans secousse, pour rendre, peu à peu, le bain aussi chaud que le malade pourra le supporter, pendant quinze à vingt minutes.

Si on veut rendre le bain de pieds plus *mordant*, on peut y ajouter deux poignées de sel de cuisine ; ou bien, deux verres de vinaigre ; ou encore, et de préférence, de la farine de moutarde. Dans ce cas, voici comment il faut procéder :

Bain de pieds sinapisé. — On commence comme il vient d'être dit pour le bain de pieds simple et, *lorsque les pieds sont dans l'eau*, on ajoute une ou deux poignées de farine de moutarde, et l'on recouvre les jambes et le vase avec une couverture, pour que le piquant de la moutarde ne gêne pas les yeux. On ne retire les pieds que lorsqu'ils sont bien rouges. Lorsqu'on se sert d'eau trop chaude ou lorsqu'on y ajoute du vinaigre, on *empêche* le développement du principe irritant et utile de la moutarde.

Avec un bain de pieds qui ne monte qu'à la cheville, on peut faire rougir toute la jambe, jusqu'aux genoux. Pour cela, il suffit, quand la moutarde est infusée et que l'eau est piquante, de tremper une serviette dans le liquide et de l'enrouler autour de la jambe. Si l'action de ce linge n'est pas suffisante, on le replonge dans l'eau à plusieurs reprises. On comprend que la révulsion (voyez ce mot) est bien plus efficace, si elle s'exerce sur toute la jambe, que si elle agit seulement sur le pied, et on fera bien d'employer ce moyen.

133. BAINS DE VAPEUR. — Les bains de vapeur sont utiles, dans certains cas, et souvent c'est avec raison qu'on en essaye l'emploi contre les *rhumatismes*, les *douleurs* et les affections attribuées au *froid*, à *l'humidité* ou à la suppression de la transpiration, lorsque ces maux ne sont pas accompagnés de fièvre (voyez n° 79). Ils sont utiles, également, dans les maladies dartreuses que le froid aggrave.

Les personnes qui s'en trouvent bien peuvent continuer d'en faire usage. Si on a le soin de ne pas les prendre à une température *exagérée*, comme on le fait trop souvent, les bains de vapeur s'accordent avec le traitement purgatif, et rendent quelquefois aussi la guérison plus rapide.

Dans les villes, on trouve ordinairement des établissements bien organisés où chacun peut aller prendre des bains de vapeur. Partout ailleurs, on doit s'arranger pour que le malade prenne ces bains dans sa chambre ou dans son lit.

On trouve, chez les ferblantiers, des lampes à alcool à plusieurs mèches fabriquées spécialement pour donner des bains de vapeur.

Voici comment on procède pour s'en servir :

Au moyen de ficelles et de tringles, ou de grosses baguettes et d'un cerceau, on établit, autour d'une chaise, une sorte de charpente légère capable de supporter des couvertures. On dispose ces couvertures, qui seront de préférence en laine, de manière à former une espèce de boîte dans laquelle le malade est enfermé, *moins la tête*, qui doit rester à l'air. On place la lampe sous la chaise, et on allume une ou plusieurs mèches, selon la chaleur que l'on veut obtenir, et en ayant bien soin de ne pas produire une flamme trop longue, pour ne pas s'exposer à mettre le feu. Quand le malade est en pleine transpiration, et que sa figure ruisselle de sueur, on lui donne, de temps en temps, à boire une boisson *fortifiante*, telle que de l'eau rougie, de la tisane de genièvre ou de bourgeons de sapin (nᵒˢ 545 et 553). Cette boisson, qui n'a pas besoin d'être chaude, permet de faire supporter l'action de la chaleur pendant longtemps, une ou deux heures, sans que le malade soit fatigué. Lorsque le bain de vapeur a duré assez longtemps, le malade se met dans son lit, où il peut continuer à suer et s'endormir.

Bains de briques. — Si le malade ne peut pas se tenir assis; ou bien, si on ne possède aucun appareil approprié, on peut encore faire un bain de vapeur en se servant de briques, le malade restant couché dans son lit.

Pour cela, on se procure huit ou dix briques de bonne qualité ; on les frotte les unes contre les autres pour les adoucir et faire disparaître les aspérités de toutes leurs faces et de leurs angles. Ainsi préparées, ces briques constituent un *instrument* que l'on conserve pour le besoin.

Pour se servir de ces briques, on les place près d'un feu modéré ; on les retourne à l'aide de pincettes, de manière à les chauffer également, mais pas trop, afin qu'elles ne puissent pas brûler le linge dans lequel on va les mettre, ce qu'on vérifie en faisant tomber dessus, avec les doigts, une petite pluie d'eau, jusqu'à ce que les gouttes ne fassent plus entendre ce bruit particulier qui indique une trop forte chaleur. Alors, on enveloppe chaque brique dans un linge (torchon ou serviette) que l'on a trempé dans l'eau et *tordu*, pour qu'il ne soit pas trop mouillé, et on les place près du malade. On en met deux au niveau des épaules, deux au niveau des hanches et deux au niveau des genoux. Lorsque les premières briques placées commencent à se refroidir, on les remplace par d'autres et on continue ainsi pendant une heure au moins. La chaleur des briques transforme l'eau du linge en vapeur, laquelle se répand autour du malade. On approche ou on éloigne les briques, pour ne pas brûler le patient. Tout cela demande un certain tâtonnement ; on ne réussit pas toujours la première fois, mais une personne attentive a bientôt fait l'apprentissage nécessaire.

Employées comme on vient de le voir, les briques permettent de donner le bain de vapeur à une partie limitée, comme un genou, un pied, un bras, sans fatiguer le corps tout entier.

En général, lorsqu'on fait usage de bains de vapeur en même temps qu'on suit notre médication purgative, il est bon d'alterner, c'est-à-dire, de prendre le bain un jour, et le purgatif le lendemain, pour éviter une trop grande fatigue. Toutefois, si l'on ne prend qu'un bain *local* peu fatigant, il est avantageux de ne pas suspendre la purgation, même ce jour-là : c'est au malade à tenir compte de l'affaiblissement qu'il éprouve, pour ne pas se reposer plus que cela n'est utile.

Remarque. — Les bains de vapeur, comme tout ce qui excite la transpiration, sont *nuisibles* aux personnes qui se traitent pour des affections des voies urinaires et pour les maladies bilieuses ou du foie. Voyez les nᵒˢ 527, 553 et 557.

134. BAINS DE RIVIÈRE. — Les bains de rivière sont quelquefois très utiles aux personnes faibles et débilitées depuis longtemps. L'action d'un froid *modéré* et pas trop prolongé, combinée avec l'exercice qu'on fait dans l'eau, fortifie le système nerveux et peut contribuer à hâter la guérison. Les personnes qui supportent bien ces sortes de bains peuvent donc les employer, même celles qui font, en même temps, le traitement purgatif, en évitant toujours l'action du froid pendant l'effet.

135. BAINS DE MER. — Les personnes qui sont à même de prendre les bains de mer ou d'eaux minérales naturelles, et qui s'en trouvent bien, ne sont pas non plus obligées de cesser, pour cela, le traitement purgatif. Ces bains n'affaiblissent pas, et ils ne contrarient pas l'action des pilules, qui, comme dans tous les autres cas, ne doivent être prises qu'après le bain.

136. BAINS SULFUREUX, ALCALINS. — Dans les maladies chroniques de la peau, on ordonne souvent des bains alcalins ou sulfureux. N'agissant qu'à la surface du corps et non sur la masse du sang, ces bains sont incapables de guérir radicalement ; mais, quelquefois, ils procurent un grand soulagement et ils font disparaître plus vite la partie visible de la maladie. A cause de cela, ceux qui s'en trouvent bien peuvent en continuer l'emploi, en même temps que celui des pilules. Dans ces cas, on peut considérer ces bains comme des auxiliaires du traitement purgatif.

Les bains sulfureux sont aussi quelquefois conseillés, en dehors des maladies de la peau, comme stimulant chez les personnes affaiblies. Quant aux bains alcalins, on les conseille aussi, en dehors des maladies de la peau, non pour stimuler, mais pour rafraîchir, aux personnes qui souffrent de la chaleur, du foie ou des voies urinaires.

Voici des formules qui permettent de préparer ces sortes de bains :

137. *Bains sulfureux ou bains de barèges artificiels.*

Prenez : Foie de soufre (polysulfure de potasse) 100 grammes.
Eau. . . . . 200 litres.

Faites fondre le foie de soufre dans une petite quantité d'eau, dans un vase en terre, et versez ensuite dans une baignoire en bois. L'odorat s'habitue vite à l'odeur d'œuf pourri qui caractérise ce bain.

Si la baignoire contient plus de 200 litres d'eau, ajoutez autant de grammes de foie de soufre qu'il y a de fois deux litres. En d'autres termes, le bain sulfureux doit contenir un demi-gramme de médicament par litre d'eau. On trouve ce sel chez les pharmaciens.

138. *Bain alcalin.*

Prenez : Carbonate de soude (cristaux de soude) 250 grammes.
Eau . . . . — . . . . 250 litres.

Faites fondre le sel dans un peu d'eau et versez dans la baignoire. Chaque litre d'eau devant contenir un gramme de carbonate de soude, si la baignoire contient plus ou moins que 250 litres, on fera varier la quantité de sel dans la proportion voulue.

139. BAIN DE SON. — Prenez deux ou trois kilogrammes de son de blé, mettez-les dans un sac en toile un peu claire, assez grand pour que le son ne soit pas trop serré ; plongez ce sac dans l'eau du bain et froissez avec les mains, pour en faire sortir toute la substance farineuse, qui se répandra dans la baignoire et donnera à l'eau la propriété adoucissante du son. Le bain de son est bon aux personnes nerveuses, irritables, et à celles qui ont la peau malade.

Bardane. — La racine de cette plante est employée comme dépuratif, mais elle ne mérite pas la réputationqu'elle a eue autrefois. Voyez le n° 238.

Bas élastique *en caoutchouc*. Voyez *Varices*, n° 571.

140. BAUMES. — Plusieurs substances végétales résineuses portent le nom de *Baume*, comme le baume de *Tolu*, le baume de *Copahu*, le *Benjoin*, etc. Il existe aussi un certain nombre de préparations plus ou moins compliquées auxquelles ce nom a été donné. Nous placerons ici quelques explications sur celles de ces préparations dont l'emploi est le plus fréquent.

Baume du commandeur. — C'est un liquide balsamique souvent employé, et très efficace pour le pansement des blessures superficielles et des contusions accompagnées d'épanchement de sang dans les tissus. On l'emploie en compresses légères, soit pur, soit mélangé avec une ou deux parties d'eau.

Baume de Fioravanti. — Liqueur transparente aromatique et stimulante, employée avec avantage pour faire des frictions sur les parties endolories par des rhumatismes.

Baume nerval. — Sorte de pommade très aromatique et très stimulante, utile en frictions prolongées contre les douleurs rhumatismales et névralgiques.

Baume Opodeldoch. — Espèce de savon ammoniacal et aromatique d'un emploi fréquent contre les rhumatismes.

Baume tranquille. — C'est une huile verte dans laquelle on a fait infuser des plantes calmantes. On l'emploie souvent avec succès pour calmer des douleurs non rhumatismales, soit en frictions, soit plutôt étendu sur des cataplasmes. On s'en sert le plus souvent de cette manière pour calmer la douleur causée par des hémorroïdes enflammées (n° 319.)

Pour l'emploi des diverses sortes de baumes, lisez l'article *Frictions*, n° 291.

Belloc (docteur). — C'est à ce médecin célèbre que nous devons la découverte des propriétés du charbon de bois, préparé d'une certaine manière, dans les maladies de l'estomac et des intestins. Dans l'appendice, au n° 598, on trouvera des renseignements intéressants sur le charbon de Belloc.

Berthé. — Encore un nom de pharmacien qu'il ne faut pas oublier. Dans un mémoire adressé à l'Académie de médecine, ce savant a fait connaître un procédé de purification de l'huile de foie de morue, auquel cette Académie n'a pas hésité à donner son approbation. Voyez le n° 600.

Biberon. Voyez au n° 420.

141. BICARBONATE DE SOUDE. — Les eaux minérales de Vichy et celles de Vals doivent leurs principales propriétés au *bicarbonate de soude*, qui s'y trouve dans la proportion de cinq grammes environ par litre. Ces eaux sont très souvent conseillées, particulièrement dans les affections du foie, dans celles des voies urinaires, contre les affections goutteuses. Mais il arrive souvent qu'on se trouve dans l'impossibilité de se les procurer, soit parce qu'il n'y en a pas dans la localité, soit à cause de leur prix, qui les rend inaccessibles aux petites bourses.

Dans ce cas, on les remplace assez bien en mettant *cinq* grammes de bicarbonate de soude pur des pharmacies dans un litre soit d'eau pure, si on veut l'employer aux repas; soit de tisane de *saponaire*, s'il s'agit de coliques hépatiques ou d'engorgement du foie; soit d'une tisane *diurétique*, s'il s'agit de la gravelle ou d'une affection des voies urinaires. Voyez les n°ˢ 556 et 557.

L'emploi du bicarbonate de soude, ou des eaux minérales qui en contiennent, s'accorde très bien avec la médication purgative. Il rend les effets des pilules plus faciles et la guérison est obtenue plus rapidement.

On peut faire préparer, par le pharmacien, des paquets de cinq grammes ; mais, si l'on vise à l'économie, on achète à la fois *cent* grammes de bicarbonate de soude (prix : cinquante centimes environ), et on en met une cuillerée à café un peu comble dans chaque litre de boisson. Une grande précision dans le poids n'est pas nécessaire, le remède étant inoffensif. Voyez le n° 252 et aussi l'article 647.

Ne pas confondre le *bi*-carbonate de soude avec le carbonate de soude ou sel de soude, cristaux de soude. Ce dernier sel ne peut être pris à l'intérieur et ne doit servir que pour les bains *alcalins*. Voyez le n° 138.

Bière. — Asphyxie par le gaz des cuves. Voyez le n° 125.

Bile. — Voyez les n°s 28, 287 et 354.

142. BISMUTH. — Le sous-nitrate de bismuth est très souvent employé dans les affections intestinales, et on peut dire que ce remède est l'ami des intestins délicats. Ce remède s'emploie en poudre. La dose varie entre un quart de gramme et deux grammes par 24 heures. Pour les jeunes enfants, on fait préparer des paquets de 15 centigrammes, et on choisit, pour les donner, les moments où l'estomac est vide, le matin, une heure avant chaque repas et le soir en se couchant. Pour les adultes, on fait faire les paquets de 25 centigrammes. Pour l'avaler, on délaie chaque prise dans une cuillerée d'eau sucrée. Si l'on veut doubler la dose, on prend deux paquets entre chaque repas.

On remarquera que les personnes qui ont besoin de bismuth ont aussi besoin de surveiller leur alimentation, qui doit toujours être choisie et d'une digestion facile.

Dans les meilleures pharmacies, on trouve souvent du bismuth très pur et qui, malgré cela, ne possède pas toutes les propriétés bienfaisantes de ce remède. Cela provient d'un défaut dans la fabrication assez compliquée de ce produit délicat ; lorsque la substance est desséchée trop rapidement, et à une température trop élevée, les particules se soudent entre elles, se contractent et perdent ainsi leurs propriétés, plus ou moins complètement. Dans le procédé imaginé par le docteur Mentel, sur lequel nous donnons des explications au n° 605, cet inconvénient ne se produit pas, et c'est une des raisons pour lesquelles nous recommandons d'employer le bismuth granulé de Mentel, de préférence à celui des pharmaciens. Voir aussi n° 649.

Blennorrhagie. — Lisez l'article 533 et le n° 624.

Blessures. — Voyez l'article *Plaies*, n° 457.

Bleu liquide des blanchisseuses, poison dangereux contenant de l'acide sulfurique. En cas d'empoisonnement, voyez *Acides*, n° 88.

Bluet. — Est-ce parce que sa belle couleur bleue repose agréablement la vue que cette plante passe pour avoir la propriété de fortifier les yeux ? Cette réputation n'est guère méritée, car l'eau distillée du bluet n'a aucune vertu réelle.

Boissons. — Les liquides que l'on absorbe pour étancher la soif, dans l'état de santé, sont désignés sous le nom de *boissons*. On appelle *tisanes* les boissons préparées spécialement pour les malades. Pour ce qui concerne les boissons, lisez les articles *Eaux potables*, n° 253 ; *Crème de tartre*, n° 227 ; *Soif*, n° 519. Quant aux tisanes, voyez les articles 542 et suivants.

Comme boissons hygiéniques, pendant les grandes chaleurs, les ouvriers des champs qui boivent de l'eau eront toujours bien d'ajouter à cette eau une cuillerée de liqueur de goudron par litre.

Dans les fermes, dans les grands ateliers de terrassement, dans les grandes exploitations agricoles, on peut préparer une boisson très salubre et agréable en faisant infuser, du soir au matin, 250 grammes de racine de réglisse écrasée dans 25 ou 30 litres d'eau froide, auxquels on ajoute un flacon de liqueur de goudron de Guyot (n° 603). Voir aussi l'article 648.

143. BOUCHE. — Lorsqu'il se produit, dans la bouche, une inflammation avec douleur, chaleur et sécheresse, il convient d'employer fréquemment le gargarisme indiqué au n° 444.

Contre la plupart des maux qui surviennent dans la bouche. et qui ont une tendance à se prolonger, on peut employer le gargarisme indiqué au n° 296.

Lisez les articles *Dents*, n° 237; *Gencives*, n° 300, et le mot *Aphthe*, ainsi que le n° 616 et l'article 632.

Si, malgré le bon emploi des moyens indiqués dans ces articles, le mal persiste ou se reproduit sans cesse, il y a lieu de suivre, en même temps, la médication purgative, selon l'*Instruction générale*, n° 60 et suivants.

Bouche amère, *pâteuse*. — Voyez le n° 258.

144. BOUFFISSURE. — La bouffissure est parfois un signe que les fonctions de quelque organe important sont profondément troublées ; mais, souvent, elle indique que le sang est fortement vicié, très appauvri. On réussira généralement à rétablir la santé à l'aide de notre médication purgative soutenue par une bonne alimentation, aidée encore par l'emploi du vin amer (n° 587) et de tous les accessoires fortifiants possibles.

145. BOUILLONS. — Nous ne voulons pas parler du *pot-au-feu*, mais de certains bouillons médicinaux qui s'emploient fréquemment, soit comme boisson, pour faciliter l'effet des purgatifs ordinaires, soit comme tisane, dans les maladies aiguës, principalement quand il y a échauffement des intestins.

Bouillon d'herbes. — On le prépare en faisant bouillir dans de l'eau de la laitue, de l'oseille et un peu de cerfeuil, auxquels on ajoute du beurre et du sel. Il n'y a pas de proportion absolue; c'est aux cuisinières à se distinguer en tâchant de satisfaire le goût des malades.

Bouillon de veau, bouillon de poulet. — Ces bouillons se préparent comme le pot-au-feu ordinaire, mais en remplaçant la viande de bœuf par du jarret de veau, ou par un jeune poulet. Lisez l'article 648.

146. BOURDONNEMENTS, bruits dans les oreilles.
— Si l'examen de l'oreille montre que le conduit auditif
est encombré par du *cérumen* épaissi, servez-vous, avec
précaution et patience, d'un cure-oreille et d'eau de
guimauve. Les bruits cesseront lorsque l'air pourra arriver jusqu'au tympan. Lisez les articles *Trompe d'Eustache*, n° 563, et *Cérumen*, n° 172.

Si les bruits d'oreille se montrent chez une personne
affaiblie, pâle, facile à essouffler, ils dépendent de la
pauvreté du sang, et ils disparaîtront par l'emploi des
moyens indiqués au n° 111.

Si ces bruits et bourdonnements se montrent chez
une personne forte, bien colorée, en même temps que
des lourdeurs de tête, avec des étourdissements et des
troubles de la vue, on est fondé à craindre une *congestion cérébrale*. Voyez les n°ˢ 132, 163 et 202.

Il y a des bruits d'oreilles très pénibles dont la
guérison est extrêmement difficile à obtenir, parce qu'ils
dépendent de ce que quelqu'un des petits organes
situés dans l'oreille interne a été lésé par une cause
quelconque. Lisez l'article *Oreille*, n° 433.

147. BOURGEONS CHARNUS. — Lorsqu'une plaie
suppure depuis quelque temps, on voit se former de
petites saillies très rouges et saignant aisément. Ces
petites élévations grenues augmentent de jour en jour,
comme des végétations. C'est là ce qu'on nomme bourgeons charnus. Dans les plaies avec perte de substance,
ces bourgeons sont utiles ; ils s'affermissent, se condensent, finissent par combler le creux et se recouvrent
d'un épiderme de cicatrice. Mais, quelquefois, ils se
développent plus qu'on ne le désire, donnant l'idée de
framboise ou de mûres irrégulières. On remédie à cet
inconvénient, peu grave d'ailleurs, en les recouvrant
d'une petite couche d'alun en poudre fine. On renouvelle cette application d'alun chaque fois que le bour-
geonnement semble prendre une activité trop grande.
Lisez l'article *Plaies*, n° 457.

148. BOURRACHE. — L'usage de cette plante est tout à fait populaire, quand il s'agit d'amener une légère transpiration, soit après un refroidissement, soit au début des fièvres éruptives (rougeole, scarlatine, variole). On emploie généralement la fleur, mais la plante entière est également bonne. L'infusion doit être assez forte (15 à 20 grammes de plante sèche par litre d'eau bouillante). On prend cette infusion par petites tasses et très chaude. Ajoutons que si elle était prise froide, au lieu de faire transpirer, elle porterait aux urines. Voyez les n⁰ˢ 278, 527 et 545.

149. BOUTON. — Si quelqu'un des petits organes dont le tissu de la peau est rempli vient à s'enflammer, par une cause quelconque, il augmente de volume; il devient rouge et forme une saillie sur la peau. C'est là ce qu'on appelle un bouton. Ce bouton peut rester très petit, comme une tête d'épingle, ou devenir gros comme un pois, ou même plus gros; il peut être accompagné de cuisson, de démangeaison; puis, au bout de quelques jours, se dessécher et disparaître. Certains boutons renferment du pus, et, à cause de cela, on les nomme *pustules;* d'autres ressemblent à de petites vessies remplies d'eau un peu jaunâtre et sont appelées *vésicules,* mot qui signifie *petite vessie.*

Il n'y a pas lieu de faire grande attention à quelques boutons isolés qui se passent d'eux-mêmes, en quelques jours; mais, si leur nombre est très considérable, ils constituent des éruptions (n⁰ 265), ou des maladies de la peau (n⁰ 385). Les boutons de la variole sont des pustules; ceux de la gale, des vésicules. On nomme boutons de fièvre, herpès labial, des vésicules qui se produisent aux lèvres, à la suite de certaines indispositions (voyez le n⁰ 27). Le bouton charbonneux est aussi une vésicule dont l'explication est donnée au n⁰ 176. Si des boutons pustuleux, gros, rouges, naissent exclusivement dans la barbe et sont très difficiles à guérir, c'est la *mentagre,* maladie contagieuse expliquée au n⁰ 403.

150. BROMURE DE POTASSIUM. — Cette substance ressemble au sel de cuisine; elle provient aussi des eaux de la mer, où elle existe en très petite proportion, ce qui en explique le prix assez élevé.

Depuis quelques années, on a découvert que le bromure de potassium possède des propriétés *calmantes* très précieuses dans les maladies nerveuses. Ne pouvant citer ici toutes les circonstances dans lesquelles un médecin peut donner ce remède avec avantage, nous indiquerons, du moins, les cas les plus communs parmi ceux que le bromure de potassium peut guérir ou améliorer considérablement, employé comme auxiliaire de notre médication. Ces cas sont : l'épilepsie (n° 264), l'hystérie (n° 400), l'excitation maladive de l'appareil génital (n° 465), l'incontinence d'urine des jeunes sujets (n° 336), la coqueluche (n° 211), la dysménorrhée (n° 247) les convulsions des enfants (n° 209), la migraine (n° 406), la disposition aux attaques de nerfs (n° 129).

Voici la manière de préparer le bromure de potassium, pour que son emploi soit aussi économique et aussi commode que possible, lorsqu'il doit être employé pendant longtemps et à doses élevées.

On achète chez le pharmacien, par exemple, quinze grammes de bromure et on les met fondre, dans une bouteille, avec quinze cuillerées à bouche d'eau simple. Il est évident que chaque fois qu'on prendra une cuillerée de cette solution, on prendra un gramme du médicament. Comme il y a quatre cuillerées à café dans une cuillerée à bouche, si on veut donner à un enfant un quart ou un demi-gramme de bromure, on n'aura qu'à prendre une ou deux cuillerées à café de la solution. S'il s'agit d'une maladie dans laquelle le médicament doit être employé à doses assez élevées et pendant longtemps, on fera bien d'en préparer, à la fois une plus grande quantité. En mettant soixante grammes de sel dans un litre d'eau, qui renferme précisément soixante cuillerées à bouche, on s'épargnera la peine de recommencer aussi souvent.

Dans les névroses très chroniques, comme l'épi-

lepsie, l'hystérie, l'emploi du bromure doit être continué pendant fort longtemps, quelquefois pendant plusieurs années, et il en faut une dose assez forte, quatre, cinq et six grammes par jour; or, les pharmaciens vendent cette substance à raison de *dix* à *quinze* centimes le gramme, ce qui conduit à une dépense journalière que bien des gens ne pourraient supporter. Dans les cas de ce genre, lorsque, après quelques semaines d'essai, on aura acquis la certitude que le bromure de potassium agit favorablement sur la maladie, on pourra réaliser une grande économie en s'adressant à un *droguiste* honnête et en achetant, à la fois, un demi-kilogramme de bromure, dont le prix ne doit pas dépasser 12 à 13 francs. On le fera diviser en paquets de soixante grammes, qu'il faudra conserver dans un lieu très sec et bien enveloppés. Si, par exemple, le malade a besoin de prendre cinq grammes par jour, cette quantité de cinq cent grammes durera cent jours, ce qui portera la dépense à douze ou treize centimes seulement par jour.

De même que tous les produits un peu chers, le bromure de potassium peut être plus ou moins falsifié, et c'est pour cela que nous recommandons de l'acheter dans une maison *sérieuse*, car ce médicament n'agit bien qu'à la condition d'être *très pur*.

Bien entendu, on ne fera pas cette acquisition en gros lorsqu'on aura besoin d'employer le bromure que pendant peu de temps et d'une manière passagère.

Dans ces cas, qui sont très fréquents, il est très commode de se servir du bromure de potassium granulé de Mentel. Le flacon est muni d'une mesure qui renferme un *demi-gramme* de bromure, ce qui permet, d'en régler les doses avec facilité. Dans les familles où se trouvent des personnes nerveuses, surtout des enfants, on ferait bien d'avoir toujours un flacon de réserve; même lorsqu'il est entamé il se conserve parfaitement. Voyez le n° 605 et aussi l'article 626.

Bronches. — C'est le nom qu'on donne à l'ensemble des tuyaux qui conduisent l'air jusque dans les parties les plus profondes des poumons. La surface interne de ces petits tuyaux est tapissée par une menbrane très fine, appelée muqueuse bronchique, laquelle *s'enflamme* souvent. C'est cette inflammation qui s'appelle *bronchite*. Voyez le n° 388, et lisez le n° 471.

151. BRULURES. — Les brûlures peuvent être plus ou moins profondes. Les unes, qu'on appelle brûlures du premier degré, se bornent à rougir la peau : ce sont les plus légères ; elles sont très douloureuses, mais rarement dangereuses. A un second degré, les brûlures produisent sur la peau des cloches, comme le ferait un vésicatoire ; elles deviennent plus douloureuses si l'épiderme est enlevé et que la peau se trouve à nu. Ce genre de brûlure n'est grave que si la lésion est très étendue ; en général, elle ne laisse pas de cicatrice ; une fois que l'épiderme s'est reproduit, il n'y a qu'un peu de changement de couleur, qui disparaît avec le temps. Au delà de ce second degré, la brûlure entame la peau ou même la détruit tout entière, et peut même détruire les chairs jusqu'aux os. Ce sont les plus graves, comme on le pense bien ; elles laissent toujours des cicatrices qui peuvent rendre infirme, si elles sont profondes. Ces brûlures peuvent faire perdre une partie ou même la totalité d'un membre, et, si elles sont très étendues, elles peuvent amener la mort.

La première chose à faire près d'une personne brûlée, c'est de voir l'étendue et la gravité de la brûlure. Si cette brûlure est cachée par des vêtements, on les retire avec la plus grande précaution, et surtout, on évite la précipitation : si l'on croit ne pouvoir déshabiller la personne brûlée sans inconvénient, il vaut mieux découdre les vêtements, ou les couper avec des ciseaux. Lorsqu'on a la brûlure sous les yeux, il faut commencer par la laver, s'il y a lieu, avec de l'eau fraîche, pour la nettoyer, et retirer des substances qui y seraient restées attachées et deviendraient une cause d'irritation.

Dès que cela est fait, le meilleur moyen de faire cesser la douleur consiste à mettre la plaie dans l'eau froide, soit en plaçant la partie dans l'eau, si cela est possible, soit en versant dessus un filet d'eau d'une manière continue ; soit, enfin, en recouvrant la partie brûlée de linges trempés dans l'eau froide et pure et qu'on renouvelle toutes les fois que le retour de la douleur avertit que ce linge s'est échauffé. Ce moyen est réellement héroïque, et il est d'un emploi facile partout ; mais il faut que l'on *continue sans relâche* l'action de l'eau froide, jusqu'à ce que la douleur *soit passée complètement*, ce qui exige quelquefois plusieurs heures. Si l'on avait le tort de ne pas continuer jusqu'au bout, il se ferait une *réaction* très vive, et la douleur augmenterait aussitôt de beaucoup.

Dans la brûlure au second degré, où il se fait des cloches et où l'épiderme est soulevé par de l'eau, il faut mettre le plus grand soin à éviter qu'on arrache cet épiderme, parce que mise à nu, la peau deviendrait le siège de douleurs plus violentes encore.

Pour éviter cet inconvénient, il faut, comme nous l'avons dit, commencer par enlever les vêtements avec la plus grande précaution ; puis, avec une aiguille, percer les cloches en plusieurs points pour que l'eau sorte ; on calmera la douleur avec l'eau froide, comme il a été dit tout à l'heure.

Une fois la douleur bien calmée, on peut panser les brûlures de la manière suivante : pour la brûlure au premier degré, c'est-à-dire, sans cloche, on mettra dessus du linge fin trempé dans une décoction de racine de guimauve ou de fleurs de sureau. Pour les brûlures au second degré, une fois le liquide des cloches écoulé par les piqûres, on pansera avec du cérat (n° 171), du beurre frais appliqués sur du papier brouillard, ou sur du linge troué derrière lequel sera de la charpie. Pour celles du troisième degré, on emploiera, sans ménagement, l'onguent n° 458 ou bien l'eau cicatrisante (n° 459), ou mieux encore, le coaltar (n° 616).

N'oubliez pas qu'il ne faut panser une brûlure qu'après avoir éteint la douleur complètement, par l'emploi de l'eau froide suffisamment continué.

Si la brûlure paraissait très grave, soit par son étendue, soit par sa profondeur, soit par l'importance de la partie atteinte, on devrait appeler un médecin. Il en serait de même si, dans les brûlures moins profondes, il survenait de la fièvre.

Nous indiquerons ici, en passant, une précaution particulière pour la brûlure par l'explosion de la poudre : lorsqu'il est entré des grains dans la peau, ces grains resteraient emprisonnés et formeraient des taches ou même pourraient développer, dans ces parties, des inflammations dangereuses, si l'on n'avait le soin de retirer chaque grain de poudre avec une aiguille. Pour les enlever plus facilement, on fera bien de détremper la peau avec un cataplasme.

Bubon. — Il existe, dans les aînes, des ganglions lymphatiques (voyez n° 295). Lorsque, pendant l'existence d'une maladie contagieuse, on voit un ou plusieurs de ces ganglions devenir volumineux, douloureux et enflammés, ce sont des bubons, affection dont il faut confier le traitement à un médecin, à cause des conséquences qu'elle peut avoir pour l'avenir.

Cachexie. — On se sert de ce mot pour indiquer une altération profonde, grave, de toute l'économie, survenant à la suite de certaines maladies, telles que : scorbut, cancer, syphilis, fièvres intermittentes, etc. Les malades arrivés à l'état cachectique sont bien difficiles à rétablir. C'est alors, surtout, que la médication purgative employée avec une grande modération doit être secondée par tous les accessoires *fortifiants* indiqués dans ce Manuel. Voyez les n°s 116, 275, 551, 586, 588, 645, 648.

152. CAFÉ. — Le café noir n'est pas seulement agréable, c'est aussi, à notre point de vue, une boisson des plus utiles, et notre médication lui doit une partie de son succès ; cependant, il en est de cette boisson comme des meilleures choses, il ne faut pas en abuser. Dans les temps chauds et dans les pays chauds, on doit le prendre plus léger que dans les circonstances contraires. Il y a des personnes auxquelles le café ne convient pas, soit pendant toute leur vie, soit passagèrement et par rapport à certaines maladies, telles. par exemple, qu'une irritation des voies urinaires. Ces personnes s'aperçoivent bien elles-mêmes que le café leur est contraire, et elles ne doivent pas avoir besoin d'avis pour comprendre qu'il y a lieu de s'en priver momentanément, tant que cette boisson leur est contraire.

Le café a deux actions bien distinctes : l'une sur l'estomac, qu'il stimule agréablement, en favorisant la digestion ; l'autre sur le cerveau, qu'il excite, en rendant le travail intellectuel plus facile et en éloignant le sommeil. L'action sur l'estomac est immédiate, et on la ressent, pour ainsi dire, en prenant la liqueur. L'action sur le cerveau est moins rapide ; elle ne se produit, ordinairement, qu'après plusieurs heures. Le cerveau et le système nerveux s'habituent très vite à l'effet du café, lequel, alors, se borne à stimuler l'estomac, n'agissant plus guère sur le cerveau : mais ce résultat n'arrive qu'à la condition que le café soit pris à la même heure et à la même dose, tous les jours régulièrement. Il suffit d'une quinzaine de jours pour que le cerveau s'habitue ainsi au café ; mais, une interruption de quinze jours suffit aussi pour que l'organe retrouve toute son impressionnabilité et que le café reprenne tous ses droits. Parmi les personnes que cette liqueur agite d'une manière incommode, il en est beaucoup qui pourront profiter de cette explication, pour se procurer la satisfaction de prendre leur demi-tasse tous les jours, sans inconvénient. Il suffira qu'elles choisissent, tous les jours, la même heure pour prendre la même quantité de café, en commençant par une dose légère. Il est bon que les personnes disposées aux congestions du cerveau s'habituent à prendre du café tous les jours, mais en évitant d'y ajouter de l'eau-de-vie.

Quant au café au lait, c'est certainement un des meilleurs aliments pour le premier déjeuner. On lui reproche, il est vrai, d'occasionner des flueurs blanches ; mais, si ce reproche est fondé pour quelques femmes, il faut reconnaître que l'immense majorité se trouve bien du café au lait. Nous conseillons aux rares personnes qui ne s'en trouvent pas bien de le remplacer par le chocolat ou par un bon potage. Voyez les articles *Thé*, n° 541 et *Soif*, n° 519.

Calculs biliaires. — Voyez *Coliques hépatiques*, n° 195.

Calculs des reins. — Voyez *Gravelle*, n° 312.

Calomel. — Pour son emploi comme purgatif, voyez le n° 49 ; comme vermifuge, nous lui préférons de beaucoup la *santonine* (n° 506).

153. CAMOMILLE. — Lorsque, dans un cas de digestion pénible, ou pour quelque autre malaise d'estomac, on veut prendre une infusion de camomille, voici comment il faut préparer cette infusion : mettre trois ou quatre fleurs dans une tasse à thé ou à café ; emplir celle-ci d'eau bouillante ; couvrir avec une feuille de papier ; laisser infuser pendant cinq ou six minutes ; sucrer cette infusion et la boire très chaude. Si une seule tasse ne suffit pas, en préparer une seconde de la même manière.

154. CAMPHRE. — Voici la série des principales préparations dont le camphre est l'agent dominant. Elles sont toutes d'une exécution très facile. Le prix du camphre est de 1 franc environ les 100 grammes.

Eau-de-vie camphrée. Mettez dans une bouteille :

Camphre en petits morceaux.   15 grammes ;
Eau-de-vie ordinaire. . . . .   1/2 litre.

Alcool camphré. Mettez dans une bouteille :

Camphre en petits morceaux.   50 grammes ;
Esprit de vin. . . . .   1/2 litre.

L'alcool camphré, comme on le voit, est beaucoup plus fort que l'eau-de-vie camphrée.

Huile camphrée. Mêlez ensemble :

Camphre en petits morceaux.   1 partie;
Huile à manger. . . . .   9 parties.

Pommade camphrée. Mélangez ensemble :

Camphre en petits morceaux.   30 grammes;
Axonge.   100   —

Chauffez très doucement, en remuant, jusqu'à ce que le camphre ait disparu. Retirez du feu et remuez encore, jusqu'à refroidissement. Pendant les grandes chaleurs, cette pommade se fond et devient peu commode à manier. Il faut alors remplacer, en tout ou en partie, la graisse de porc par de la graisse plus ferme de bœuf, de veau ou de mouton.

Eau sédative. Faites préparer dans une pharmacie le mélange suivant, dose pour un litre d'eau sédative forte :

Prenez : Ammoniaque liquide. . . . .   80 grammes;
Alcool camphré   10   —

Pour obtenir l'eau sédative, mettez deux ou trois cuillerées de *sel gris* dans un litre d'eau, et ajoutez-y le contenu du petit flacon, dont le prix sera de 50 centimes environ.

155. CANCERS. — Si, dans un organe quelconque, vous prenez une parcelle aussi petite qu'il est possible de l'apercevoir à l'œil nu, le microscope vous montrera que cette parcelle, si simple en apparence, est composée de plusieurs éléments beaucoup plus petits et très différents les uns des autres. Voyez combien de matériaux divers il faut pour composer une maison; il en est de même du plus petit de nos organes visibles. Dans chaque espèce de nos tissus, les petits matériaux qui les constituent sont toujours les mêmes, arrangés de la même manière et dans les mêmes proportions. Cette explication, un peu délicate à saisir, va vous aider à comprendre ce que c'est qu'un *cancer*. Supposez que, par une erreur de la nature dont nous ne comprenons pas la cause, certains petits matériaux entrant dans la structure du tissu osseux, par exemple, se *trompant de place*, viennent à se grouper dans un organe différent de l'os, et à s'y multiplier en très grand nombre; il en résultera la production d'un tissu qui ne sera pas os, puisqu'il ne renfermera pas tous les éléments dont l'arrangement régulier constitue un os, et qui ne sera pas non plus semblable à un autre tissu naturel. Il y a plusieurs de ces petits matériaux propres aux divers tissus dont notre corps est formé qui ont une tendance funeste à s'égarer ainsi, à se multiplier en dehors de leur situation normale. Eh bien ! ce sont ces tissus dévoyés qui constituent les diverses sortes de cancers.

Comme vous le voyez, les tumeurs cancéreuses ne sont pas semblables aux autres engorgements formés par des humeurs épaissies; ce sont des tissus analogues aux tissus naturels, mais dont le développement se fait sans ordre et sans limite, d'une manière anarchique.

Les tissus cancéreux s'insinuent, peu à peu, dans les autres tissus et finissent par en prendre la place.

Les médicaments proprement dits n'ont pas plus d'action sur le tissu du cancer qu'ils n'en ont sur les autres tissus naturels, et c'est pour cela qu'on ne peut les atteindre que par des moyens chirurgicaux; par le fer et par les caustiques.

La médication purgative ne guérit pas le cancer; mais elle peut être employée utilement par les cancéreux, pour aider à conserver l'état général de la santé le plus longtemps possible. Voyez les n⁰ˢ 45, 346, 429, 458.

Lorsque les douleurs atroces causées si souvent par les cancers ont épuisé l'action calmante des remèdes indiqués à l'article douleur, n° 244, il faut avoir recours à la *Morphine* de la manière indiquée au n° 408 et enfin au sirop de *Chloral* (n° 517), qui con-

serve son pouvoir calmant pendant le plus longtemps. Lisez l'article 616.

156. CAPILLAIRES (vaisseaux.) — Ce sont des
vaisseaux extrêmement fins et extrêmement nombreux qui font pénétrer le sang dans l'intimité des
organes. Les capillaires reçoivent le sang des *artères*
et le rendent aux *veines* (voyez ces deux mots). La
plus légère blessure atteint toujours un grand nombre
de vaisseaux capillaires, qui laissent *suinter* un sang
très rouge, par toute la surface de la plaie.

Si vous regardez à contre jour une large feuille
verte, comme une feuille de vigne, ou mieux encore,
une feuille de chêne, vous verrez une grosse ligne
blanche partant de la queue et se subdivisant successivement en lignes semblables et de plus en plus petites. L'espace qui sépare ces petites lignes est rempli par un réseau élégant de traits plus fins et trans-
parents aussi, qui partent de toutes les lignes et
communiquent tous ensemble, sans aucune interruption, donnant l'idée d'une fine dentelle. Or, ces lignes
blanches, qui correspondent aux nervures de la
feuille, et le réseau dentelle qui existe dans tout le
parenchyme de cette feuille représentent exactement
les vaisseaux capillaires, avec cette différence que nos
vaisseaux capillaires, à nous, sont beaucoup plus
fins que ceux de la feuille.

La comparaison de la feuille vous montre comment
les artères portent le sang jusque dans les vaisseaux
capillaires. Vous comprendrez comment le sang revient des capillaires vers le cœur, si vous supposez
un ensemble de vaisseaux semblables, placé tout près
des artères, et dans lequel le liquide marche en sens
contraire, naissant dans les capillaires, comme les
petits ruisseaux naissent dans la terre. Lisez les articles *artères*, n° 120, *veines* n° 574, et *circulation* n° 191.

Capsules de goudron. — Voyez n° 603.

Capsules d'apiol. — Voyez n° 628.

Carbonate de soude, appelé aussi *sel de soude, cristaux de soude*. — Ne pas confondre ce sel avec le *Bicarbonate* de soude; ce dernier *seul* peut être employé *à l'intérieur*. Voyez les nᵒˢ 136 à 138.

Carie des os. — Voyez le nᵒ 415.

Carie des dents. — Voyez l'article *Dents*, nᵒ 237.

157. CATAPLASMES. — Les cataplasmes sont des remèdes externes d'un emploi extrêmement fréquent. On en distingue plusieurs espèces : 1º cataplasmes émollients simples ; émollients calmants au pavot, au laudanum ; 2º cataplasmes stimulants à la moutarde, au poivre, à l'essence de térébenthine. Nous donnerons quelques explications sur chacune de ces espèces de cataplasmes.

158. *Cataplasme émollient simple.* — Le cataplasme émollient le plus employé et le plus facile à préparer est celui-ci : on délaye de la farine de graines de lin dans l'eau bouillante, et, quand la pâte est assez épaisse, on l'étend sur un linge fin qu'on replie, de manière à former une espèce de gâteau de l'épaisseur d'un doigt environ, et de la grandeur de la partie malade.

Mais, à défaut de farine de lin, on peut aussi faire des cataplasmes émollients en remplaçant cette farine par toute espèce de farine ou de fécule. Les racines et les feuilles de plantes mucilagineuses, la mie de pain, les carottes râpées, la racine de guimauve, les pommes de terre cuites, l'oignon ordinaire, l'oignon de lis, l'ail cuit, les feuilles de guimauve, de mauve, et enfin la pomme cuite peuvent être aussi employés avec avantage, sous forme de cataplasmes. On peut encore remplacer l'eau par du lait.

159. *Cataplasme émollient calmant au pavot.* — On fait bouillir quatre grosses têtes de pavot dans un litre d'eau, pendant un quart d'heure, et on se sert de cette eau de pavot pour préparer des cataplasmes, en employant l'une ou l'autre des substances émollientes indiquées plus haut. Lisez l'article 444.

160. *Cataplasme calmant au laudanum*. — C'est un cataplasme ordinaire, sur lequel on étend du laudanum à raison de *dix* gouttes environ pour chaque surface égale à celle de la main. Il faudrait donc *vingt* gouttes pour un cataplasme de la grandeur des deux mains entières. Voici une observation importante que les médecins négligent de faire, quand ils prescrivent le laudanum sur des cataplasmes : lorsqu'on dépose dix, vingt gouttes de laudanum sur un cataplasme, on est loin d'obtenir tout l'effet calmant que cette quantité de médicament pourrait produire ; cela tient à ce que ces gouttes ne recouvrent qu'une minime partie de la surface du cataplasme. Or, l'absorption étant en raison de la surface de la peau qui absorbe, il en résulte que toutes les parties du cataplasme qui ne sont pas recouvertes de laudanum ne fournissent rien à cette absorption. Pour remédier à cet inconvénient, et agir d'une façon rationnelle, il faut compter les gouttes prescrites dans une cuiller et y ajouter assez d'eau pour que, ce petit mélange étant versé sur le cataplasme et étendu avec le bout des doigts, toute la surface puisse être recouverte également du médicament. Lisez le n° 363, les articles *Pavot*, n° 444, et *Absorption*, n° 85.

161. *Cataplasme de fécule*. — Dans les inflammations ou irritations superficielles de la peau, le cataplasme de fécule de pomme de terre est préférable à celui de farine de lin. Voici la manière de la préparer : prenez un litre d'eau, mettez-en les trois quarts environ dans une casserole, sur le feu. D'autre part, mettez dans le restant de l'eau froide environ cent grammes de fécule, délayez-la, en agitant avec une cuiller, versez dans l'eau bouillante de la casserole et continuez d'agiter jusqu'à ce que la fécule soit prise. Si on n'avait pas de fécule, on procéderait de la même façon avec de la farine d'orge, de gruau, de blé ou de seigle. Il faut que la pâte des cataplasmes ne soit pas trop épaisse, ce qui dépendra de la proportion d'eau. Comme les cataplasmes de fécule sèchent très vite, il faut avoir soin de les couvrir d'une feuille de taffetas gommé de même grandeur.

Il est bon que les cataplasmes émollients soient appliqués chauds. Le renouvellement des cataplasmes doit avoir lieu toutes les six heures. Si on ne les renouvelle pas assez souvent, ou si la farine de lin est trop vieille, ils produisent des éruptions de petits boutons pointus qui causent beaucoup de démangeaisons, mais qui ne sont pas dangereuses.

Si la partie est trop sensible pour supporter le poids d'un cataplasme, on le remplace par des compresses trempées dans de l'eau de pavot et de mauve épaisse (n° 159). On empêche cette compresse de sécher trop vite en la recouvrant d'un taffetas gommé recouvert lui-même d'une plaque de ouate destinée à conserver la chaleur.

Les cataplasmes dont il vient d'être question ne sont presque jamais nécessaires, dans les maladies chroniques ; ce sont des moyens de calmer, de soulager, qui trouvent plus souvent leur utilité dans les affections aiguës, dont nous ne nous occupons point ici. Mais, si on ne doit pas compter sur ces moyens pour guérir les maladies chroniques, il n'est pas à craindre qu'ils les aggravent, et, sans indiquer les cas dans lesquels ils peuvent être utiles, nous dirons que les cataplasmes ne sont jamais contraires à notre médication, pas plus qu'aux malades qui s'en serviraient sans en avoir besoin. Ces remèdes étant destinés à soulager, on en continue l'application tant qu'ils produisent cet effet facile à constater ; mais du moment qu'un cataplasme ne soulage pas, n'adoucit pas, il n'est pas utile, et il convient de ne point persister à faire cette application toujours gênante.

162. — Lorsqu'il s'agit de tumeurs, de glandes ou d'engorgements chroniques siégeant dans des parties voisines de la peau, une compresse très mince en vieux linge ou en ouate, imprégnée de pommade à l'iodure de potassium (voyez n° 347), est le meilleur cataplasme à employer. Ce genre d'application a l'avantage de ne pas se refroidir, de n'être ni lourd, ni gênant, et, par conséquent, de pouvoir demeurer constamment en place, avantage important, lorsqu'il s'agit de maux dont la marche est très lente.

Comme cette compresse absorbe une assez grande quantité de pommade, on peut s'épargner une dépense inutile en la faisant servir une huitaine de jours sans la renouveler. Il suffit, soir et matin, d'appliquer la pommade sur la peau et d'y replacer la même compresse. Pour que cette compresse grasse ne salisse pas les vêtements, on la fixe, au moyen de quelques points de fil, sur un morceau de taffetas gommé de grandeur égale.

Quelquefois, sous l'influence de cette compresse, la peau s'irrite et devient le siège d'une éruption de très petits boutons qui n'a d'ailleurs aucun inconvénient. Il suffit, pendant quelque jours, de remplacer la compresse par un cataplasme de fécule (n°161) ; après quoi on recommence, en mettant moins de pommade, ou bien en rendant celle-ci moins forte, par l'addition de partie égale d'axonge. Lisez l'article 646.

Les *baumes* et les *liniments* indiqués aux n°s 140 et 373 peuvent très bien s'employer de cette façon, grâce au taffetas gommé qui empêche ces remèdes de s'évaporer, de se sécher ou d'être absorbés par les vêtements.

163. CATAPLASME STIMULANT à la farine de moutarde, sinapisme, cataplasme sinapisé. — On prépare un cataplasme émollient ordinaire et, au moment de l'application, on le saupoudre de farine de moutarde, en quantité plus ou moins grande. Si le malade a la peau fine et facile à irriter, une petite quantité de moutarde suffira ; si, au contraire, la peau est rude, épaisse, peu sensible, une plus grande quantité de moutarde sera nécessaire. Si le sinapisme est assez fort, le malade s'en aperçoit vite à la force de la cuisson qui ne tarde pas à se produire. Si on

n'a pas mis assez de moutarde, cette cuisson douloureuse, mais nécessaire, ne se produit pas avec assez
de force, et, pour ne pas perdre de temps, on relève
le cataplasme et on y ajoute de la moutarde. Une
fois l'expérience acquise, on réussit chaque fois sans
difficulté. Lisez l'article 629.

On applique le sinapisme sur une partie du corps
vers laquelle on veut faire affluer le sang, dans le
but de dégager une autre partie engorgée. Le plus
souvent, c'est aux pieds, aux jambes, pour dégager
la tête ou la poitrine. D'autres fois, on les pose en
haut des cuisses et sur le bas-ventre, dans l'espoir
d'amener, de ramener ou d'activer les règles. On les
place encore sur tous les points de la poitrine, pour
attirer à la peau l'irritation existant à l'intérieur. Enfin, dans les rhumatismes et les névralgies, on réussit
parfois à faire cesser la douleur, pour quelque temps,
en couvrant la partie malade d'un sinapisme.

Il ne faut pas appliquer de sinapisme sur une partie
enflammée.

S'il s'agit d'enfants ou de malades paralysés, qui ne
peuvent rendre compte de la douleur, on surveillera
le sinapisme, pour ne pas le laisser trop longtemps,
parce qu'il se produirait un *vésicatoire;* pour cela, on
regarde, de temps en temps, si la peau est assez rouge.
Les malades trop *douillets,* qui ne veulent pas supporter la douleur jusqu'à rougeur suffisante, ne retirent aucun bénéfice du remède. Si un sinapisme doit
être renouvelé le même jour, on place le second à
côté du lieu où le premier a déjà rougi la peau. Le
même sinapisme, changé de place, peut servir à rougir la peau sur plusieurs points successivement.

Dans un cas pressé, si on n'a pas de quoi faire un
cataplasme pour supporter la moutarde, on obtiendra
encore un résultat satisfaisant en semant la poudre
sur un linge épais trempé dans de l'eau chaude.

164. *Cataplasme stimulant au poivre.* — Dans les
irritations chroniques de la poitrine et aussi dans les

douleurs névralgiques de cette région, le sinapisme à la moutarde est trop brutal, il agit trop vite. On obtient un résultat plus avantageux en saupoudrant le cataplasme émollient d'une couche suffisante de poivre en poudre très fine. L'action modérée de ce cataplasme permet de le garder longtemps ; du soir au matin, ou du matin au soir. L'irritation qu'il produit consiste en une chaleur, une cuisson, une démangeaison et même en une éruption de très petits boutons pouvant durer plusieurs jours. Il est rare que ce remède ne produise pas le soulagement désiré, au moins pour un certain temps. Il ne faut pas craindre de recommencer aussi souvent qu'on le croit utile.

165. *Cataplasme stimulant à l'essence de térébenthine.* — Le cataplasme au poivre peut n'être pas assez fort, soit parce que la peau ne se laisse pas suffisamment impressionner par ce remède, soit parce que les douleurs ne lui cèdent pas. Dans beaucoup de cas, il y a beaucoup de probabilité que l'on réussira en remplaçant le poivre par l'essence de térébenthine ordinaire. Pour cette essence comme pour la moutarde, il faut un tâtonnement pour savoir la quantité qui sera bien supportée, ce qui dépend de la finesse et de la sensibilité de la peau. Pour commencer, on distribue sur le cataplasme émollient prêt à appliquer un certain nombre de gouttes d'essence, et on les étale avec le bout des doigts. Si ce cataplasme produit une chaleur forte, un peu pénible, mais pourtant capable d'être supportée pendant plusieurs heures, c'est que la dose d'essence était la bonne, et on s'en souviendra pour une autre fois. Si la dose d'essence est trop forte, la cuisson sera trop forte pour être supportée longtemps ; alors, on enlève le cataplasme, après avoir tenu bon pendant quelque temps. Il se pourrait que la douleur névralgique fût déjà passée et, dans ce cas, au lieu de remettre un nouveau cataplasme plus faible, on demeurerait tranquille. Un cataplasme térébenthiné trop fort et gardé trop longtemps pourrait agir comme un vésicatoire ; il n'y aurait pas à le regretter, car, sûrement, la douleur serait enlevée. Dans ce cas, on panserait en conséquence. Voyez *Vésicatoire*, n° 583.

Nous ne saurions trop engager les personnes très sujettes aux douleurs à s'habituer à l'emploi de ces cataplasmes stimulants, soit au poivre, soit à l'essence de térébenthine. Ces remèdes sont souvent efficaces, et il n'y en a pas de plus économiques. Généralement, une seule application suffit pour enlever une douleur. Il est vrai que cette douleur reviendra tôt ou tard; mais, le remède n'est pas responsable de ces rechutes : il ne saurait, à lui seul, remplacer le traitement purgatif et fortifiant qui seul peut amener une guérison durable. Voir l'article 491.

Il ne faut pas oublier que les remèdes stimulants, tels que la moutarde, le poivre, et d'autres analogues ne doivent pas être appliqués sur des parties où existe une douleur causée par l'*inflammation*, cas dans lesquels on emploie des applications émollientes et calmantes.

166. *Observation importante.* — Lorsqu'un cataplasme quelconque est mis en place, si on le recouvre d'une feuille imperméable de toile cirée, de taffetas gommé ou de caoutchouc, et que, sur ce tissu imperméable, on place une certaine épaisseur de flanelle ou de ouate, le cataplasme conserve indéfiniment la température du corps; il ne sèche pas et ne se refroidit pas. Ces avantages sont si importants que dans toutes les familles où l'on est exposé à avoir besoin de cataplasmes, il devrait y avoir, en prévision de ce besoin, un assortiment de plusieurs grandeurs de tissu imperméable destiné à cet usage.

167. CATARACTE. — Il arrive, assez souvent, que la partie interne de l'œil appelée cristallin, qui se trouve précisément derrière la pupille, se trouble et devient blanche : c'est là ce qu'on appelle *cataracte*. Les parties blanchies du cristallin ne laissent pas passer les rayons lumineux, et la vue diminue peu à peu, jusqu'à ce que le cristallin étant devenu tout à fait blanc, l'œil est tout à fait aveugle. Le développement de la cataracte se fait lentement, et il faut habituellement plusieurs années pour qu'elle soit complète.

Les médicaments n'ont pas d'action sur cette maladie, mais les oculistes parviennent à rétablir la vision en extrayant le corps blanc, à l'aide d'une incision pratiquée sur la cornée. Les bons opérateurs obtiennent des succès nombreux.

Il ne faut pas songer à faire disparaître la cataracte à l'aide de nos pilules ; mais, avant de se faire opérer, on fera bien d'agir suivant l'indication donnée au n° 429.

Catarrhes en général. — Voyez le **n° 18.**

Catarrhes bronchiques, vieux rhumes. — Voyez le n° 390.

Catarrhe de la vessie. — Voyez *Vessie*, n° 584.

Cathartiques. — On donne ce nom à la catégorie des substances purgatives dont la force est moyenne, entre les laxatifs et les drastiques. Les sels purgatifs, le séné, la rhubarbe, l'huile de ricin sont des exemples de cathartiques.

168. CAUCHEMAR. — Si des cauchemars se produisent chez une personne très bien portante, c'est que cette personne est sous l'impression de très vives contrariétés ; s'ils ont lieu chez une personne très nerveuse, très impressionnable, on les évitera en prenant deux ou trois grammes de bromure de potassium, au moment de se coucher (n° 150). Beaucoup de personnes n'ont le sommeil troublé par le cauchemar que parce que leur sang est pauvre ; qu'elles fassent le traitement de l'anémie (n° 111) et en redevenant fortes, elles retrouveront un sommeil paisible. Chez quelques personnes, le cauchemar est causé par quelque maladie chronique grave, telle que anévrismes, obstacle à la circulation du sang, qui les empêchent de dormir autrement que dans certaine position.

169. CAUTÈRES ou FONTICULES. — Nous ne dirons point par quels moyens on établit un cautère ;

c'est l'affaire du médecin. Mais, nous indiqueronsles soins nécessaires pour le penser, l'entretenir ou le supprimer.

Pour entretenir un cautère, on met dans la plaie un *pois* ou des morceaux de racine d'iris qu'on vend sous le nom de *pois à cautères*. Quand le cautère est profond et qu'on a de la peine à retirer chaque jour le *pois*, on passe un fil par le trou, ce qui permet, le lendemain, de le retirer facilement. Si le cautère a de la tendance à descendre, on colle le fil à la peau, avec le pansement, et la lourdeur du pois ne fait plus gagner le cautère vers le bas.

Par-dessus ce pois, on met un morceau de diachylon, ou mieux, une feuille de lierre couverte d'un corps gras ; puis un linge pour recevoir l'humeur, et enfin une bande, pour maintenir tout en place.

Quand le cautère est grand, il vaut mieux mettre plusieurs pois à côté les uns des autres que d'en mettre un seul plus gros. Lisez l'article 635.

Si un cautère ne jette pas assez, il faut graisser le pois avec de la *pommade épispastique*, pour le faire tirer. Mais il n'en faut jamais graisser la feuille de lierre, parce qu'alors on irriterait la peau autour du cautère, bien plus que le cautère lui-même.

Lorsque le cautère est trop douloureux, on le panse deux fois par jour ; ou, si cela ne suffit pas, on le recouvre d'un cataplasme émollient. Voyez n° 158.

Quand on veut supprimer un cautère, on ne met plus de pois, et on panse simplement avec un linge ou avec du papier brouillard enduit de cérat. Voir le n° 171.

170. — Lorsqu'il s'agit de supprimer un *cautère*, un *vésicatoire*, un *séton*, il faut se rappeler que ces exutoires peuvent être comparés à une *porte* par laquelle des humeurs *sortent* du corps. Les supprimer, c'est fermer la porte, c'est souvent obliger ces humeurs à se fixer dans quelque organe interne plus délicat que la peau. L'usage de purger, dans ces circonstances, montre bien que cela est compris de tout le monde ; mais, que peut-on attendre d'une purgation ordinairement très faible, répétée au plus deux ou trois fois ? Rien, absolument. On doit continuer la purgation jusqu'à ce que le sang soit purifié entièrement, c'est le seul moyen d'éviter toute suite fâcheuse. Nous ne saurions dire combien il faut continuer de temps ; cela est aussi variable que les degrés d'impureté du sang pour lesquels on a eu recours au vésicatoire, au séton ou au cautère ; mais on serait inexcusable de s'arrêter trop tôt, puisque le purgatif que nous proposons est extrèmement facile à supporter pendant tout le temps nécessaire.

Nous répéterons, au sujet des vésicatoires et autres suppurations artificielles, le conseil que nous donnons aux dartreux (n° 385). « Si vous n'avez pas la possibilité ou le courage de suivre le traitement purgatif jusqu'à ce que votre sang soit purifié entièrement, gardez la suppuration artificielle, qui l'empêche de se salir de plus en plus, de s'encombrer d'humeurs qui pourraient amener quelque maladie grave. »

Cavernes. — Lorsqu'une portion du tissu pulmonaire a été détruite par la suppuration, il reste un espace vide qui a reçu le nom de caverne. C'est l'existence de cavernes creuses plus ou moins nombreuses qui caractérise la troisième période de la phtisie pulmonaire. Dans quelques cas, chez des personnes plus heureuses, ou mieux traitées que les autres, on voit les cavernes se cicatriser et la maladie de poitrine arriver à une guérison complète. Voyez l'article *Phtisie*, n° 393.

Céphalalgie. — Ce mot veut dire mal de tête. Voyez n° 382.

171. CÉRAT. — Mettez, dans un vase bien propre, une partie en poids de cire et trois parties d'huile à manger ; chauffez doucement, jusqu'à ce que la cire soit bien fondue ; mélangez et laissez refroidir. Avec de la cire blanche, on obtient du cérat blanc ; avec de la cire jaune, on obtient du cérat jaune, qui est moins beau, mais qui est meilleur que le blanc.

Dans les pharmacies, on rend le cérat plus blanc et plus léger en le battant avec de l'eau de roses ; mais cette addition n'est pas nécessaire. En y mélangeant, avant qu'il soit refroidi, un peu d'acide phénique, (n° 90), ou de coaltar saponiné, on communique au cérat les propriétés antiseptiques de ces substances. En y mélangeant de l'eau de Cologne, on lui communique une odeur très agréable. Voir le n° 616.

172. CÉRUMEN. — Le conduit auditif externe, le tuyau de l'oreille, au fond duquel se trouve le tympan, est tapissé par une peau fine dont la surface a besoin d'être toujours humide ; pour cela, une humeur particulière est fabriquée par de très petits organes glandulaires cachés dans son épaisseur. Le conduit auditif n'étant jamais fermé, l'air qui y pénètre emporte la partie aqueuse de ce liquide, lequel finit, peu à peu, par devenir épais comme de la *cire* molle ; c'est cette ressemblance avec la cire que l'on a voulu exprimer par le mot *cérumen*.

La production du cérumen étant continuelle, cette matière épaisse finirait par obstruer le commencement du tube auditif, si, avec l'ongle du petit doigt, ou mieux, avec un cure-oreille, on ne l'enlevait de temps en temps.

Chez quelques personnes négligentes, le conduit auditif arrive à être complètement bouché par le cérumen durci, ce qui occasionne une dureté de l'ouïe qui va presque à la surdité. Pour guérir cette sorte de surdité, qui n'est pas rare, il suffit de nettoyer à fond le tuyau obstrué. Pour cela, il faut se servir d'un cure-oreille bien doux, manié avec précaution pour ne pas blesser le tympan. Si le cérumen est très dur, on le ramollira en tenant la tête penchée sur le côté et en emplissant l'oreille d'eau de guimauve tiède, ou mieux de glycérine. Il faut garder cette position pendant assez longtemps, pour que le ramollissement du cérumen puisse se faire, et si une séance ne suffit pas, on recommencera plusieurs jours de suite, en laissant à l'entrée de l'oreille, dans l'intervalle, un tampon d'ouate imbibé d'eau de guimauve ou de glycérine. Voyez les articles *Oreille*, n° 433; *Surdité*, n° 531, et *Corps étrangers*, n° 214.

173. CERVEAU. — Les fonctions si délicates, si variées et si rapides du cerveau ne pourraient pas être accomplies par des organes fermes et rigides; il fallait, pour cela, un organe à texture très molle. Pour qu'un organe d'une texture aussi peu solide ne fût pas détruit par les moindres chocs extérieurs, il était nécessaire qu'il fût enfermé dans une boîte capable de résister à une multitude d'accidents; c'est là ce qui a motivé la construction de la boîte du crâne. Cette solidité si nécessaire de l'enveloppe osseuse du cerveau a pourtant un inconvénient grave: c'est que, s'il se produit une inflammation ou une congestion ayant pour effet d'augmenter le volume de l'organe, cette augmentation de volume n'a pas où se loger; il en résulte une compression qui est la vraie cause de la gravité exceptionnelle des maladies du cerveau.

Le cerveau est le plus merveilleux et le plus incompréhensible de tous nos organes; il est le siège de la pensée, de l'intelligence, de la mémoire, de toutes nos facultés intellectuelles et morales. C'est lui qui commande à tous les organes dont le corps est composé, par l'intermédiaire des nerfs. Il faut plusieurs gros volumes pour décrire ce que l'on sait du cerveau, mais, ce que l'on en sait n'est rien, à côté de ce qui reste à comprendre. Nous ne tenterons pas l'impossible, en essayant d'expliquer ici la multitude de dérangements qui peuvent se produire dans cet organe. Nous dirons seulement qu'à cause de la solidité inextensible du crâne, il y a un intérêt majeur à empêcher le sang de s'y fixer par des congestions, et nous engageons les personnes qui se sentent menacées de ce côté à faire un usage fréquent de la purgation, ce moyen étant reconnu par tous les médecins, comme un des meilleurs dérivatifs du cerveau. Lisez les articles *Muscles*, n° 414, et *Paralysie*, n° 441 et le mot *Nerfs*.

Cerveau (Ramollissement du). — Voyez le n° 480.

174. CHALEUR NATURELLE. — Chez les malades alités, il se produit souvent, dans la température du corps, des variations que le médecin a besoin de connaître. Il importe donc que les personnes chargées de soigner ces malades s'exercent à palper la peau du corps, afin de pouvoir indiquer au médecin, lors de sa visite, s'il y a eu de ces changements ; quelle en a été l'importance ; à quelle heure ils se sont produits et pendant combien de temps ils ont duré. Avant de palper un malade, pour constater la chaleur, le froid, la sécheresse ou la moiteur de la peau, il faut que la garde-malade s'assure qu'elle-même n'a pas la main trop froide ou trop chaude, ce qui fausserait la sensation et l'induirait en erreur. Lorsqu'on peut se servir d'un bon thermomètre, les indications ont une précision bien plus grande et plus sûre pour guider le médecin. Lisez l'article *Gardes-malades*, n° 295 *bis*.

175. CHAMPIGNONS. — Les empoisonnements par les champignons sont très fréquents, et il est à remarquer que, presque toujours, les victimes avaient la prétention de savoir distinguer les bonnes espèces des mauvaises. Dans les contrées où certaines espèces de champignons sont usitées et très connues, on peut en manger ; mais, toujours avec précaution. Si l'on vient à changer de contrée, il faut se défier d'une espèce qu'on croirait reconnaître commme bonne, parce que certains champignons bons dans un endroit, deviennent vénéneux dans un autre, et parce que la forme de chaque espèce est variable, plus ou moins, selon les lieux. Il est complètement impossible, dans un ouvrage comme celui-ci, d'indiquer les caractères des espèces qu'on peut manger sans danger ; cela est tellement difficile que des botanistes habiles se sont empoisonnés en mangeant des champignons récoltés par eux-mêmes.

Ajoutons que tous les signes qu'on vante comme certains, pour faire reconnaître les champignons dangereux, sont *absolument faux*, et que bon nombre de ceux qui succombent ont été trompés par ces prétendus signes, auxquels ils ont eu trop de confiance.

Aussitôt qu'une personne qui a mangé des champignons ressent des douleurs d'entrailles, elle doit supposer qu'elle est empoisonnée, et, sans perdre une minute, sans attendre le médecin qui tardera peut-être beaucoup à arriver, elle doit s'efforcer de débarrasser son estomac de tout ce qu'il contient encore. Pour cela, il faut boire de l'eau tiède, à plein estomac, puis, en chatouillant le fond de la gorge avec deux doigts, se faire vomir à plusieurs reprises. Une seconde fois, ou emplit l'estomac d'eau tiède et on provoque de nouveaux vomissements, jusqu'à ce que le liquide revienne de l'estomac tel qu'il a été avalé. Mais, le vomissement ne fait pas sortir les portions de poison qui sont déjà arrivées dans l'intestin, et pour obtenir cette expulsion le plus vite possible, il faut prendre une forte dose d'un purgatif quelconque, de celui que l'on pourra se procurer le plus rapidement ; le sulfate de soude, le sulfate de magnésie, l'huile de ricin, seraient les meilleurs. Si on ne peut trouver que des pilules purgatives, il faut les employer, quelles qu'elles soient, en ayant soin de les mettre en poudre, pour qu'elles agissent plus vite. Si le purgatif était vomi peu de temps après avoir été pris, il faudrait le renouveler, en ayant soin de le faire avaler en plusieurs fois, avec de petits intervalles.

Le lait, pur ou coupé d'eau, sera la boisson la plus utile pour remettre l'estomac des secousses qu'il vient d'éprouver. On pourra aussi donner de l'éther, de l'eau de mélisse ; on tâchera d'empêcher le malade de se refroidir, en l'entourant de bouteilles d'eau chaude, en lui tenant le ventre recouvert d'un grand cataplasme émollient au pavot ou au laudanum (n° 160).

Bien entendu, pendant que l'on fera tout cela, une personne diligente ira à la recherche d'un médecin, qui complétera le traitement.

Il ne faut pas oublier qu'il n'y a pas de contrepoison des champignons et que le seul moyen d'empêcher qu'ils ne produisent rapidement une mort affreuse, c'est de les faire sortir du corps avant qu'ils soient digérés. Voyez l'article *Contrepoisons*, n° 207.

Chancre. — Voyez *Syphilis*, n° 533.

Charbon de bois. — Lorsque le charbon est fabriqué d'une certaine manière, avec certains bois choisis avec soin, il possède des propriétés spéciales qui le rendent utile dans beaucoup de maladies de l'estomac et des intestins. C'est un remède inoffensif, que l'on peut toujours essayer sans crainte. Il ne suffit pas toujours pour guérir tout à fait, mais il soulage souvent. Lisez, au n° 598, les détails que nous donnons sur ce produit.

Charbon de bois (Asphyxie par le). Voyez le n° 123.

176. CHARBON, Pustule maligne, Puce maligne, Bouton malin. — Négligée ou mal traitée, cette maladie est presque *toujours* mortelle; mais la guérison en est presque toujours certaine, lorsqu'elle est traitée *à temps*. En donnant ici des détails un peu développés sur cette terrible maladie, nous avons l'espérance de mettre les plus intelligents et les plus charitables de nos lecteurs en état d'arracher à une mort certaine des personnes que l'ignorance du danger laisse dans une sécurité funeste.

Cette maladie commence par une petite tache qui ressemble à une piqûre de *puce*. Cette tache est peu colorée, rarement plus grosse qu'une tête d'épingle et démange peu; aussi, elle passe souvent inaperçue. Puis, sur cette tache, il se fait un petit bouton, une petite vésicule qui le recouvre et s'agrandit. Cette vésicule, d'abord grise, devient bientôt noire. Elle démange vivement, et, si on la perce, il en sort une goutte d'eau

jaune capable de transmettre la maladie à une autre
personne. En même temps, la partie commence à gonfler. Le petit bouton humide ne se voit pas toujours,
parce que, le plus souvent, on l'a gratté, sans se douter de la gravité du mal. Bientôt, la maladie se caractérise tout à fait, et le bouton est remplacé par un
petit point noir de gangrène qui grandit et peut arriver
jusqu'à deux centimètres de largeur. A mesure que le

al s'accroît, il se fait parfois autour du bouton,
d'autres boutons semblables à ce que le premier était
au commencement; la peau se gonfle davantage, et,
dès le second jour, elle peut déjà former une grosseur
enflammée et d'un rouge foncé. Enfin, l'enflure s'étend,
et, au bout de deux jours, le membre ou la partie affectée devient extrêmement gonflé et dur dans toute
son étendue.

Un des caractères les plus pernicieux de cette maladie et qui lui a fait donner le nom de *maligne*, c'est
qu'il n'y a pas de douleur ; mais seulement un engourdissement, c'est-à-dire, une souffrance qui n'est
pas en rapport avec le gonflement et surtout avec le danger. Cette absence de douleur rassure les malades,
leur fait croire qu'ils ne sont atteints que d'une affection légère, et devient ainsi la cause de leur perte : ils
ne se font pas soigner, et la maladie marche et les emporte bientôt.

En effet, au bout de *trente-six* heures environ, le
mal prend une apparence plus grave ; il survient des
malaises, de la courbature, une fièvre froide, c'est-à-
dire que le pouls bat plus fréquemment, mais que la
peau s'échauffe peu. Le malade vomit ; puis la fièvre
augmente, tout en devenant plus froide ; la peau devient glacée ; on ne sent plus le pouls dans les membres, et le malade s'en va rapidement à la mort, en
conservant toute sa connaissance.

Le charbon peut se développer sur toutes les parties du corps : mais on l'observe plus souvent sur les
parties découvertes, à la figure, au cou, aux mains, aux
bras et aux pieds.

Les hommes gagnent cette maladie des animaux, et il est bon de connaître ceux qui y sont sujets ; ce sont : le bœuf, le mouton, la chèvre, le cheval, l'âne, et rarement le lapin, le lièvre et le porc. Elle n'atteint pas le chien et le chat. Outre la pustule charbonneuse de cause externe, on observe, chez les animaux, des maladies presque toujours mortelles qu'on appelle *Sang de rate*, *Sang*, *Maladie de sang*, *Fièvre charbonneuse*.

Presque toutes les parties des animaux morts du charbon peuvent le donner à l'homme, et les personnes qui manient des débris d'animaux, tels que crin, peau, cornes, os, y sont plus exposées que toutes les autres. Il n'est pas nécessaire qu'on touche soi-même les animaux charbonneux pour être atteint ; il suffit que leurs débris aient laissé des parcelles contagieuses sur un objet quelconque, pour que cet objet devienne capable de transmettre le charbon, et on pense que, très souvent, la maladie est apportée par des *mouches* ou par d'autres insectes, comme le *tiquet* du mouton. Ajoutons que, lorsqu'on mange de la viande d'un animal charbonneux, on ne contracte pas la maladie, ce qui doit être attribué à la *cuisson*.

Quand on soigne une personne atteinte du charbon, il faut prendre des précautions, parce qu'on pourrait le gagner ; mais, avec un peu d'attention, il est facile de s'en garder, de sorte que cette crainte ne doit empêcher personne de soigner généreusement ces malades ; les médecins en donnent eux-mêmes l'exemple, quoiqu'ils y soient exposés comme les autres.

Si les animaux meurent presque infailliblement de cette maladie, les hommes peuvent en guérir d'une manière presque *certaine*, pourvu que le traitement soit appliqué *sans retard ;* car, dans une affection aussi rapide, les heures sont précieuses. Il faudra donc, aussitôt qu'on verra un bouton noirâtre, d'un mauvais aspect, peu douloureux et accompagné d'un gonflement de la partie, s'empresser d'appeler un médecin, ou, plutôt, se rendre chez lui, pour gagner du temps.

Si l'on est *bien persuadé* qu'il s'agit du charbon, et qu'on soit dans l'*impossibilité absolue* de trouver un médecin, il faut, sans hésiter, cautériser le bouton, en se servant d'un fer un peu pointu et *rougi au feu*. Il faut abolument que le feu détruise tout ce qui est déjà malade et *insensible*, et, pour cela, on appuie le fer rouge dans tous les sens, jusqu'à ce qu'on sente très vivement la brûlure. Il vaut mieux brûler un peu trop que pas assez ; car une brûlure insuffisante ne préserverait pas. On recouvre, alors, toute la partie gonflée avec des feuilles vertes de betterave, de choux, de salade ou de noyer, en guise de cataplasmes, et on attend le médecin qui verra si la cautérisation a été suffisante. On emploie, quelquefois, d'autres moyens fournis par la chimie ; mais on ne saurait ici faire bien comprendre la manière de s'en servir, et, d'ailleurs, le fer rouge est le plus certain, quoique le plus effrayant pour les gens peu courageux. Si l'on attend, pour cautériser, que le malade ait déjà la fièvre, il sera souvent trop tard. Comme traitement intérieur, on donne des boissons fortement aromatiques, de l'eau de Cologne dans de l'eau sucrée chaude, du vin chaud. On tâche de réchauffer le malade avec des bouteilles d'eau chaude et de bonnes couvertures.

Pour finir cet article, nous indiquerons quelques moyens de se préserver du charbon : C'est, d'abord, de mettre les animaux domestiques dans les conditions qui les préservent eux-mêmes de la maladie ; d'aérer les étables et les bergeries, de les blanchir à la chaux ; quand un animal est malade, de le séparer des autres ; quand il y en a un de mort du charbon, de l'enfouir *tout entier* dans la terre, à une grande profondeur, pour que les mouches ne puissent aller dessus.

Il est démontré que les vers de terre, qui s'enfoncent jusqu'à la rencontre des cadavres, remontent à la surface du sol, où ils déposent des germes du charbon ; ces germes s'attachent aux herbes que les animaux viennent brouter, en contractant ainsi la maladie. Il faut donc avoir le soin de couvrir le cadavre d'une bonne couche de *chaux vive*, avant de remplir les fosses et de n'établir ces fosses que dans des endroits où des animaux n'iront jamais paître, et où il ne sera récolté aucun fourrage.

Au lieu d'enfouir les cadavres, on ferait bien mieux de les brûler, sans en conserver quoi que ce soit.

Quand on doit toucher aux animaux morts ou mourants de cette maladie, il faut se graisser les·mains avec du suif. Enfin, on ne devra se servir des effets ayant été en contact avec les personnes ou avec les animaux morts, qu'après les avoir purifiés par les moyens indiqués aux articles *Purification*, n° 476 et *Acide phénique*, n° 89.

Charpie. — Lisez l'article *Pansements*, n° 440.

Chassie. — Humeur épaisse, jaunâtre, qui se forme sur le bord des paupières, par suite d'une maladie siégeant à la racine des *cils*. Voyez les n°ˢ 426 et 443.

177. CHÊNE. — A cause de sa richesse en tannin, l'écorce de chêne est souvent employée, à l'extérieur, comme tonique astringent. Pour préparer la décoction d'écorce de chêne, on écrase celle-ci avec un marteau et on la fait bouillir pendant une heure, à raison de 50 grammes environ par litre d'eau. Cette décoction s'emploie froide, en *injections*, dans les maladies de la matrice caractérisées par des flueurs blanches laiteuses (voyez l'article *Injections*, n° 341). Elle est également utile, en compresses appliquées sur les parties distendues par une enflure sans inflammation. Voyez ces deux mots.

178. CHEVEUX. — La chevelure protège la tête et surtout le cerveau, qui y est contenu, contre les températures extrêmes, soit en chaud, soit en froid, ainsi que contre les chocs extérieurs. On ne doit donc pas trop couper les cheveux, en hiver, sous peine de contracter plus facilement les maladies que cause le refroidissement.

Si les cheveux tombent par l'effet de l'âge, le cuir chevelu étant sain, rien ne peut en arrêter la chute.

Si la chute des cheveux est causée par une grande maladie, telle que la variole, la fièvre typhoïde, ils repoussent d'eux-mêmes, après la convalescence.

Si les cheveux tombent par suite d'une maladie de la peau siégeant à leur racine, telle que pellicules, démangeaisons, teigne, gourme, dartre, en guérissant ces maladies on fait repousser les cheveux dont la racine n'est pas tout à fait morte.

179. *Pommade pour la conservation des cheveux.*

Prenez : Moelle de bœuf purifiée . . . . 60 grammes.
   Huile de ricin. . . . . 30 —
   Teinture de benjoin. . . . . . 10 —

Mettez les trois substances, ensemble, dans un vase quelconque ; chauffez *très peu*, pour fondre la moelle, retirez du feu et remuez jusqu'à refroidissement.

Si, pendant les chaleurs de l'été, on trouve cette pommade trop *molle*, on la rend plus ferme en mettant moins d'huile de ricin.

Pour purifier la moelle de bœuf, il faut la couper par très petits morceaux, la bien laver à l'eau, la faire fondre à une douce chaleur et la faire passer au travers d'un linge serré.

L'emploi habituel de cette pommade suffit ordinairement, pour empêcher la production des pellicules et des démangeaisons qui font tomber les cheveux ; mais, dans quelques cas, la maladie qui cause les pellicules est si intense que cela ne suffit pas. Alors, on se servira de la pommade suivante :

180. *Pommade contre les pellicules de la tête.*

Prenez : Axonge (graisse de porc). . . 50 grammes.
   Huile de ricin. . . . . 30 —
   Pommade *citrine*. . . . . . . 20 —
   Essence de girofle. . . . . . 20 gouttes.
   — de mirbane. . . . . 10 —

Mettez ensemble toutes ces substances dans un flacon à large goulot de cent vingt grammes, muni d'un bouchon de liège ; tenez ce flacon dans de l'eau chaude, pendant quelques instants, jusqu'à ce que les graisses soient fondues ; agitez alors vivement, pendant le refroidissement, pour effectuer le mélange. Préparée dans une pharmacie, cette quantité coûtera environ *deux francs.*

L'application de cette pommade se fait le soir. On en mettra assez pour bien graisser le cuir chevelu, à la racine des cheveux. Si les cheveux sont longs, on les écartera à l'aide d'un peigne, en faisant des raies.

Après la guérison, on remplace cette pommade par la précédente.

Voici encore un remède qui plaira peut-être mieux que les précédents : si l'on se sert du vinaigre de Bruère Périn, à la glycérine, pour mouiller le cuir chevelu deux fois par semaines, les pellicules disparaissent, ainsi que les demangeaisons, et on empêche le mal de se reproduire, en continuant à se servir de ce cosmétique agréable, qui se trouve chez les pharmaciens et chez les parfumeurs bien assortis. Voyez le n° 609, et aussi le n° 616.

Si la maladie qui fait tomber les cheveux est de nature dartreuse, les pommades ne suffisent pas pour la guérir, et il faut agir comme pour des dartres proprement dites. Voyez le n° 385.

La perte des cheveux, momentanée ou définitive, peut être la cause déterminante de maux de tête, de névralgies, de maux d'yeux, de dents, de gorge, etc., à cause des refroidissements qui peuvent en être la conséquence. Il est bon, alors, de porter une perruque, et c'est même, dans ce cas, le premier moyen à employer pour guérir les maladies ainsi produites, et empêcher qu'elles ne reviennent.

Le meilleur entretien de la chevelure est de la tenir propre. On ne doit employer de pommade que lorsque les cheveux sont naturellement secs, et encore faut-il avoir soin de ne pas prendre de pommade irritante. Défiez-vous plus encore des drogues préparées pour *teindre* les cheveux ; presque toujours, elles contiennent des poisons capables d'amener des maladies plus ou moins graves.

Chez les enfants, la propreté de la tête est plus importante encore que chez les grandes personnes. Il faut la débarrasser des poux et des gourmes.

Chicorée sauvage. — Cette plante, légèrement amère, convient aux personnes échauffées, soit en salade, soit en tisane. Voyez le n° 356.

Chiendent. — Une décoction forte et prolongée de cette racine forme une tisane douce et rafraichissante très utile aux personnes qui se sentent échauffées.

181. CHIENS et autres animaux enragés. — Puisqu'on ne connaît encore aucun moyen de guérir la rage confirmée, il faut que l'on s'attache à prévenir le développement de cette maladie par une surveillance attentive des chiens. Si *tout le monde* était bien pénétré des vérités renfermées dans cet article, les cas de rage deviendraient extrêmement rares, et on n'aurait plus guère lieu de déplorer notre ignorance touchant la guérison de cette terrible maladie. On verra que la rage du chien n'est pas caractérisée par un état de *fureur* continuelle, comme on se le figure dans le vulgaire; que cet état de fureur n'existe qu'à la fin de la maladie, et que, l'animal demeurant inoffensif pendant les premiers jours, c'est dans cette période qu'il est possible de prévenir le mal, en mettant le malade hors d'état de nuire, avant qu'il soit devenu dangereux.

Tout d'abord, commençons par combattre un préjugé déplorable. On a eu le tort de donner à la rage le nom d'*hydrophobie*. Ce mot veut dire : horreur de l'eau, et fait croire que tout animal qui *boit*, ou n'a pas horreur de l'eau, *n'est pas enragé*. Or, cela est absolument faux, et cette erreur a été la cause de nombreux malheurs. Le chien enragé n'est pas hydrophobe. Quand on lui offre à boire, il ne recule pas épouvanté; loin de là, il essaye de boire, et il avale encore le liquide, lorsque la maladie est à son début.

Mais, bientôt, un mal de gorge particulier s'oppose au passage de tout liquide, et le malheureux animal souffre d'une soif horrible qu'il ne peut satisfaire.

Sachez-le donc bien, et répétez cela partout : l'horreur de l'eau n'est pas un signe de la rage, et il ne faut pas se croire en sûreté près d'un chien malade, parce qu'on le voit lapper de l'eau.

La prudence veut que tout chien qui commence à être malade soit considéré comme suspect. Méfiez-vous du chien qui devient triste, morose, qui ne sait où reposer, qui sans cesse va. vient, rôde, *happe dans l'air*, aboie tout à coup sans motif ; qui cherche et fouille sans cesse, sans rien trouver.

Méfiez-vous du chien qui devient pour vous *trop affectueux*, qui semble vous implorer par ses lèchements continuels.

Défiez-vous d'un chien lorsque, contrairement à son caractère et à ses habitudes, vous le voyez tout à coup devenir hargneux, méchant, agressif pour les autres chiens ; car, alors même qu'il ne paraît pas encore malade, ce changement de caractère est presque une preuve que l'animal est déjà enragé. Un jour ou deux plus tard, il ne se bornera peut-être plus à menacer ou à mordre ses semblables ; il attaquera les personnes et causera des malheurs irréparables.

Il faut se tenir en grande défiance quand la voix connue d'un chien familier vient à changer, à se modifier tout à coup, et à s'exprimer par des sons qui, n'ayant plus rien d'accoutumé, frappent l'attention par leur étrangeté. C'est là un des meilleurs signes de la rage ; car, *toujours*, la voix du chien enragé change de timbre ; *toujours*, son aboiement se fait autrement que d'habitude, et cela, avant qu'il ait déjà des accès de fureur.

Il faut détromper les personnes qui croient qu'une bave très abondante est un signe de la rage. En effet, s'il est des chiens enragés dont la gueule est remplie d'une bave écumeuse, surtout pendant les accès, chez d'autres, au contraire, l'intérieur de la gueule est sec, et présente une coloration *violacée*, surtout à la fin de la maladie.

A la première période de sa maladie, le chien perd l'appétit et se dégoûte promptement de sa nourriture ; mais, chose tout à fait caractéristique, on le voit alors saisir avec ses dents, déchirer, broyer et avaler enfin une foule de choses étrangères à l'alimentation : la litière sur laquelle il repose ; la laine des coussins, dans les appartements ; les couvertures des lits, quand il se couche avec ses maîtres ; les tapis, le bas des rideaux, les pantoufles, le bois, le gazon, la terre, les pierres, la fiente des chevaux, la sienne même, tout y passe, et dans l'estomac d'un chien mort de la rage, on trouve souvent les corps les plus disparates.

D'après cela, on doit se mettre fortement en garde contre un chien qui, dans les appartements, déchire avec obstination les tapis, les couvertures, qui ronge le bois de sa niche, mange la terre, dévore sa litière, etc., etc.

Il arrive, très souvent, que le chien qui ressent les premières atteintes de la rage s'échappe de la maison et disparaît ; il abandonne ses maîtres et on ne le revoit plus, soit qu'il aille mourir dans quelque endroit retiré, soit que, reconnu pour ce qu'il est, il trouve la mort en route. Mais, dans quelques cas, le malheureux animal, après avoir erré un jour ou deux et échappé aux poursuites, revient vers la maison de ses maîtres, obéissant à une attraction fatale. C'est dans ces circonstances surtout que les malheurs arrivent. En effet, au retour du *pauvre égaré*, on s'empresse vers lui ; le premier mouvement est de le secourir ; car, le plus souvent, il est misérable à l'excès, réduit à rien, couvert de boue.

Mais, malheur à qui l'approche ! A la période où il en est de sa maladie, la propension à *mordre* est devenue impérieuse ; elle domine le sentiment affectueux, si vivace qu'il soit encore, et, trop souvent, elle le porte à répondre par des morsures aux caresses qu'on lui fait, aux soins qu'on veut lui donner.

Tenez donc pour suspect un chien qui revient dans cet état de misère après avoir quitté le toit domestique pendant un jour ou deux.

Quand la maladie est arrivée à la période *rabique*, caractérisée par des accès de fureur, la physionomie du chien est terrible. Son œil brille d'une lueur sombre et qui inspire l'effroi, même lorsqu'on observe l'animal à travers la grille de la cage où on le tient enfermé. Là, il s'agite sans cesse ; à la moindre excitation, il s'élance vers vous, poussant son hurlement caractéristique. Furieux, il mord les barreaux de sa niche. Si on lui présente une tige de bois ou de fer, il se jette sur elle, la saisit à pleine mâchoire et y mord à coups répétés.

A cet état d'excitation succède bientôt une profonde lassitude ; l'animal se retire au fond de sa niche, demeure quelque temps insensible à tout ce qu'on peut lui faire pour l'exciter ; puis, tout à coup, il se réveille, bondit en avant et entre dans un nouvel accès.

Lorsqu'il est libre, le chien tout à fait enragé se lance devant lui et s'attaque à tous les êtres vivants qu'il rencontre ; mais, de préférence, aux chiens plutôt qu'à tous les autres. Il ne conserve pas longtemps une démarche libre. Epuisé par la fatigue de ses courses, par ses accès de fureur, par la faim, par la soif, par ses souffrances, il ne tarde pas à faiblir sur ses membres. Alors, il ralentit son allure et marche en vacillant. Sa queue pendante, sa tête inclinée, sa gueule béante, d'où pend une langue bleuâtre et souillée de poussière lui donnent une physionomie caractéristique.

Dans cet état, il est moins redoutable qu'au moment de ses premières fureurs ; son épuisement finit par devenir tel, qu'il est forcé de s'arrêter. Alors, il s'accroupit dans quelque fossé et y reste somnolent, pendant de longues heures. Malheur à l'imprudent qui ne respecte pas son sommeil ! Réveillé de sa torpeur, l'animal peut récupérer assez de forces pour faire une morsure.

La paralysie est la terminaison constante de la rage du chien.

Lorsque, éclairé par les explications qu'on vient de lire, on est amené à soupçonner un chien d'être menacé de la rage, il n'est pas permis d'hésiter à prendre les mesures que la prudence commande.

La plus efficace de toutes les précautions serait de tuer l'animal, tout de suite. Mais, il serait cruel d'ôter la vie à une pauvre bête qui, après tout, n'est peut-être pas enragée, et on conciliera la prudence avec l'humanité en le mettant hors d'état de nuire. On peut l'attacher solidement, à l'aide d'une chaîne et d'un bon collier. Une corde ne vaudrait rien ; car, s'il est enragé, il parviendra à la couper avec ses dents.

Mais, le mieux serait de l'enfermer dans un espace d'où il ne puisse s'échapper. Une fois mis en sûreté, on laisse le malade en observation, pendant le temps nécessaire. Si c'est vraiment la rage, on sera bientôt fixé. Peu de jours suffiront pour que les symptômes les plus graves se manifestent. Si ce n'est pas la rage, il y aura des chances que l'animal recouvre la santé promptement, ce que l'on reconnaîtra au retour de l'appétit et de la *gaieté*.

Dans tous les cas, il sera bon de faire venir un vétérinaire pour visiter le prisonnier.

Chez le chat, le loup, le renard, le porc, la rage a la plus grande analogie avec celle du chien, mais les accès de fureur seront d'autant plus terribles que l'animal sera d'un caractère plus féroce. Le cheval peut devenir enragé ; il mord, mais ses morsures ne sont pas souvent dangereuses, à cause de la forme des dents, qui n'entament pas la peau. Les moutons et tous les animaux de la race bovine, une fois pris de rage, attaquent de la tête.

Quand un animal est enragé, on se hâte de le tuer, pour éviter qu'il ne fasse des malheurs ; c'est là une habitude que la prudence recommande. Cependant, près des grandes villes, où l'on a des moyens plus faciles pour séquestrer un animal, il vaut mieux l'enfermer, pour que les hommes de l'art puissent l'observer et faire des expériences qui conduiront aux moyens de préserver les hommes des atteintes de la rage, ou de les en guérir. Voyez *Rage*, n°479.

(Cet article est l'abrégé d'une belle leçon faite à l'école vétérinaire d'Alfort, par le professeur Bouley.)

Chirurgie. — Ce mot signifie *travail avec les mains;* il s'applique à toute espèce d'opération pratiquée sur le corps, en vue de guérir ou de soulager. L'extraction d'une poussière tombée dans l'œil est un acte de chirurgie, aussi bien que le pansement d'une plaie ou l'amputation d'un membre. Il existe, actuellement, un nombre considérable d'individus qui doivent la vie aux progrès admirables que la chirurgie a accompli depuis un quart de siècle.

La chirurgie complète exige une connaissance parfaite de l'anatomie, ainsi qu'une adresse rare pour bien manier les nombreux instruments nécessaires dans les opérations de toute espèce. Nos lecteurs ne sauraient être surpris de ne pas trouver, dans ce manuel, des descriptions d'opérations qu'aucun d'entre eux ne pourrait exécuter. Tout ce qu'il est possible d'enseigner ici, en fait de chirurgie, doit nécessairement se borner aux pansements et aux premiers soins à donner en cas d'accidents.

Clertan. — Voir à l'Appendice, n° 601, une notice sur les inventions utiles de ce médecin célèbre.

Chloral. — Voyez *Sirop de chloral*, n° 517.

Chlorate de potasse. — Les propriétés de ce sel ne sont connues que depuis environ 25 ans. On l'emploie avec un très grand avantage, principalement dans les maladies de la bouche et de la gorge, que ces affections soient aiguës ou chroniques. Voyez les n°s 296 et 297, ainsi que l'article 632.

183. CHLOROFORME. — Lorsque l'on respire la vapeur de ce liquide, on tombe dans un état de sommeil et d'insensibilité qui fait cesser les plus violentes douleurs, et qui permet aux chirurgiens de pratiquer les opérations les plus graves, sans que les sujets opérés s'en aperçoivent ; mais, le chloroforme ne peut être employé ainsi que par les médecins eux-mêmes.

Si on introduit un petit tampon de coton imbibé de chloroforme dans la cavité d'une dent cariée, on fait cesser immédiatement une rage de dents.

Le liniment au chloroforme indiqué au n° 373 est un des meilleurs moyens à employer pour calmer une douleur violente de rhumatisme ou de névralgie.

En faisant dissoudre un gramme de chloroforme dans cent grammes d'eau, on obtient une potion dont le goût est très agréable, et qui est très efficace pour calmer certains maux d'estomac violents, et pour faire cesser un hoquet persistant ; cette potion se prend par cuillerées à bouche, à intervalles rapprochés. Absorbé de cette manière, le chloroforme ne fait pas dormir.

Les perles de chloroforme de Clertan permettent d'employer cette substance à l'intérieur de la manière la plus commode. Il suffit d'avaler une ou deux de ces perles, et de boire, par-dessus, un verre d'eau, sucrée ou non. Il y a des personnes qui réussissent à calmer immédiatement leurs crampes d'estomac, en employant ce moyen. Voyez au n° 601.

184. CHLOROSE, ou pâles couleurs. — Cette maladie, spéciale au sexe féminin, atteint surtout les jeunes filles. Elle peut se produire sans cause appréciable ; mais, souvent, elle est provoquée par des influences morales.

Quand la maladie est très prononcée, on remarque une pâleur jaune verdâtre de la peau, avec décoloration des lèvres et des ongles ; de la nonchalance physique et morale ; de la tristesse ; des pleurs sans sujet ; du mal de tête ; des névralgies dans les côtés, dans les flancs, au cœur ; des étouffements ; des palpitations. Il y a des goûts dépravés. La constipation est fréquente. Le plus souvent, les règles manquent, mais elles peuvent exister, avec du sang pâle, et même être excessives.

Voici le traitement que nous employons et qui réussit toujours, lorsqu'il n'y a pas de complication :

1° Pilules purgatives, tous les deux jours, à la dose la plus minime, en vue d'obtenir seulement une ou deux garde-robes, pas davantage ; 2°Deux pilules ferrugineuses de *Vallet*, à chaque repas ; ou bien, sirop de *citrate de fer* de Béral, deux cuillerées à café dans un verre d'eau, une heure avant chaque repas (voyez au n° 275) ; 3° En s'éveillant, en se couchant et une fois au milieu du jour, prendre l'une ou l'autre des trois préparations suivantes : vin amer, n° 587 ; vin cordial, n° 588 ; vin de quinium, n° 604.

Dans le cas où l'amélioration ne se ferait pas sentir promptement, il faudrait remplacer le fer par l'*hypophosphite de soude*, expliqué au n° 612.

Si l'on ne peut pas se procurer l'une ou l'autre des préparations de fer indiquées ici, on en choisira une autre, parmi celles qui sont mentionnées à l'article 275.

Alors même que l'amélioration est très rapide, il faut toujours que le traitement de la chlorose soit continué pendant plusieurs mois, jusqu'à ce que le sang paraisse très beau, à cause de la possibilité de la récidive. Si la maladie reparaît, par suite d'une interruption trop prompte du traitement, il suffit de recommencer celui-ci et d'aller, cette fois, jusqu'au bout.

Le régime alimentaire doit être confortable, mais il importe de tenir compte de l'observation suivante :

Chez quelques jeunes personnes affectées de pâles couleurs, l'estomac manifeste une répulsion extraordinaire pour les aliments et les boissons auxquels les médecins paraissent attacher le plus d'importance. Les viandes rouges, les rôtis, le vin de quinquina, les préparations de fer, toutes ces choses si rationnelles, sont l'objet d'un dégoût insurmontable ; tandis que les pauvres malades réclament avec instance des aliments doux, des salades et des sauces acides, des oranges, des radis, du cresson et autres crudités, de la bière ou de l'eau pure. Dans ces circonstances, il faut tout simplement faire droit aux exigences de l'estomac, qui commande en maître. Donnez à la malade tout ce que son instinct de conservation réclame, et ne craignez rien ; vous ne tarderez pas à constater une grande amélioration ; le sirop de fer sera parfaitement supporté, et il s'écoulera peu de semaines avant que la malade vienne d'elle-même demander les aliments confortables dont elle n'aura plus de dégoût. Lisez l'article *Instinct*, n° 343 et les articles 628, 631 et 640.

185. CHOCOLAT. — L'usage du chocolat est hygiénique, et son extension doit être encouragée ; mais, il faut savoir que ce produit alimentaire est un des plus exposés aux sophistications. Le chocolat consciencieusement fabriqué ne doit pas *épaissir* à la cuisson. Celui qui épaissit ; qui, au moment de l'ébullition, exhale une odeur de colle ; qui acquiert, en refroidissant, une consistance pâteuse ou qui, sans être épais, tient en suspension une poudre ressemblant au marc de café, est falsifié.

Choléra. — Voyez *Maladies épidémiques*, n° 384.

186. CHORÉE, Danse de Saint-Guy. — Dans cette maladie, l'utilité des purgatifs est reconnue par la plupart des médecins ; mais, ils n'en retirent qu'une amélioration passagère, à cause de l'impossibilité de faire supporter ces remèdes pendant le temps nécessaire, la maladie étant souvent longue à guérir. Dans les cas de cette nature, l'avantage de notre méthode est facile à apprécier. On fera bien d'employer, en même temps, une *forte* infusion de racine de valériane (voyez le n° 555.) Si le sang est pauvre, si les lèvres sont pâles, on ajoute un ferrugineux (voyez le n° 275) et du *vin cordial*, ou du vin de quinium (n° 604). En cas de faiblesse d'estomac, voyez le n° 588. On fera bien de mettre de deux à quatre grammes de bromure de potassium, selon l'âge, dans la quantité de tisane de valériane que la personne malade prendra chaque jour. Voyez le n° 150.

187. CHRONIQUE. — Nous rappelons ici que le mot *chronique* ne veut pas dire *incurable*. Ce terme s'applique à toute maladie sans fièvre, grave ou non, dont la tendance est de traîner en longueur, de ne pas guérir. Les *dartres*, les *humeurs froides*, la *migraine*, sont des exemples de maladies chroniques. La mauvaise santé d'une foule d'individus qui ne sauraient donner un nom à leur mal, parce qu'il est partout à la fois, constitue la maladie chronique la plus commune, et celle dont la guérison s'obtient le plus communément par la médication purgative et alimentaire. Voyez le n° 79.

Chute du fondement, voyez le n° 288.

Chutes. — Voir *Accidents*, n° 86 ; *Contusions*, n° 220; *Fractures*, n° 290 et l'article **638**.

188. CHYLE. — Lorsque les aliments ont subi l'action des divers agents digestifs avec lesquels ils se sont trouvés en contact, depuis la bouche jusqu'à l'intestin, leurs parties utiles sont transformées en un liquide qui s'appelle *chyle*. La surface interne des intestins est parsemée de vaisseaux lymphathiques particuliers appelés chylifères (porte-chyle), dont la fonction consiste à aspirer le chyle à leur intérieur, au travers de leurs parois, pour le conduire jusque dans le cœur. C'est là que la quintessence des aliments arrive enfin à se mélanger à la masse du sang. Pour que le chyle apporte au sang tout ce dont celui-ci a besoin, deux conditions sont nécessaires : 1° que les aliments renferment bien tous les matériaux indispensables ; 2° que les organes, grands et petits, concourant à la digestion fonctionnent correctement. Pour que le chyle soit complet, il faut que les aliments aient subi l'action successive : 1° de la salive (n° 502); 2° du suc gastrique (n° 526); 3° du fluide pancréatique (n° 439); 4° de la bile (n° 287). Lisez tous ces articles.

Cicatrisation des plaies. — Voyez le n° 457.

Cidre. — En cas d'asphyxie par les gaz des cuves, voyez n° 123.

189. CIGARETTES MÉDICAMENTEUSES. — Certaines substances ont la propriété de faire cesser les accès d'oppression dépendant de causes nerveuses, lorsque la fumée ou la vapeur de ces substances pénètre dans les poumons.

Pour rendre facile l'emploi de ces remèdes, on leur donne la forme de cigarettes, que l'on fume comme du tabac. Nous engageons les personnes qui sont sujettes à des accès d'asthme à essayer les différentes sortes de cigarettes que l'on trouve chez les pharmaciens, espérant que l'une ou l'autre **atteindra** le but, lequel n'est pas de guérir radicalement, mais d'abréger beaucoup la durée d'accès qui sont quelquefois extrêmement pénibles. Lisez l'article 621.

190. CIGUË (Empoisonnement par la). — La petite et la grande *ciguë* croissent dans les terres cultivées, dans les jardins; elles ressemblent un peu au cerfeuil et au persil, mais leur odeur est très différente et n'est pas agréable. La *ciguë vireuse* croît dans les lieux humides, et elle peut tromper par son odeur *agréable* de carotte. D'une manière générale, il faut se défier de toutes les plantes aquatiques ayant une certaine ressemblance avec la carotte ou avec le céleri, soit par leur forme, soit par leur odeur.

Le traitement consisterait à faire vomir (voyez *Contre-poisons*, n° 207); ensuite, l'estomac étant vidé, à faire prendre une forte dose d'un purgatif quelconque, le plus tôt trouvé; pendant que le purgatif serait dans le corps, on donnerait du café noir léger et par petite tasse.

191. CIRCULATION DU SANG. — Si le lecteur se rappelle les détails donnés aux mots *Cœur* (n° 193); *Artères* (n° 120), *Capillaires* (n° 156), et *Veines* (n° 574). Il pourra, sans trop d'efforts, se faire une idée du phé-

nomène si intéressant de la circulation. Le sang con‑
tenu dans le cœur est poussé avec force dans les ar‑
tères, par le resserrement de l'organe ; il arrive jusque
dans les vaisseaux capillaires, lesquels se confondent,
par une de leurs extrémités, avec les plus petites artè‑
res. Après avoir traversé les capillaires, qui communi‑
quent avec les plus petites veines par leur autre extré‑
mité, le sang entre dans les veines, en changeant de
couleur, pour revenir au cœur. Ceci constitue la *grande
circulation*. Il y a aussi une circulation toute sembla‑
ble, dont le but est de faire passer le sang dans les
poumons, pour y recevoir l'action de l'air, et y repren‑
dre la couleur rouge qu'il doit avoir dans les artères.

Cirrhose. — C'est une maladie chronique grave du
foie, dont la cause la plus fréquente est l'abus prolongé
du vin et des boissons alcooliques de toutes sortes.
Comme la cirrhose amène toujours une hydropisie
grave, on a pu dire que ceux qui vivent dans le vin
meurent dans l'eau.

Le régime lacté (n° 484), l'eau de Vichy (n° 252) et
les purgations fréquentes sont les moyens les plus em‑
ployés contre cette maladie, qui ne guérit pas souvent.
Notre médication aurait des chances de succès, si les
malades pouvaient prendre l'alimentation nécessaire.

Citernes. — En cas d'asphyxie par les gaz des ci‑
ternes, se conformer à l'article *Asphyxies*, n° 123. Voyez
aussi l'article *Eaux potables*, n° 253.

Citrate de magnésie. — Voyez les n°ˢ 48 et 607.

Citron. — L'acidité du citron plaît à l'estomac, et
beaucoup de personnes se trouvent bien de son emploi
comme assaisonnement, pour faciliter la digestion de
la viande. A défaut d'autre remède, le jus pur du citron
peut rendre de grands services dans les maux de gorge
avec production de plaques blanches. On l'applique
fréquemment, avec un pinceau, selon les indications
données à l'article *Gorge*, n° 308.

192. CLOUS, FURONCLES. — Il est rare qu'un clou

ne soit pas suivi de plusieurs autres. On voit des personnes chez lesquelles ils se succèdent pendant plusieurs mois. A mesure que l'un disparaît, d'autres se montrent, soit dans la même région du corps, soit à des places différentes. Cette disposition à avoir des clous n'est pas inquiétante par elle-même ; on peut y voir un moyen employé par la nature pour faire sortir du corps les humeurs dont les clous ne sont que des amas ; ce serait donc une preuve d'impureté du sang, en même temps que c'est aussi une preuve que la nature tend à se suffire, comme dans les maladies de la peau (voyez n° 385). Mais, ce n'est point là une raison pour que l'on conserve ces maux indéfiniment : ils font quelquefois beaucoup souffrir ; ils peuvent surgir dans des parties du corps où ils sont excessivement gênants. En pareil cas, chacun comprend l'utilité de remettre le sang dans son état naturel, en suivant notre médication, jusqu'à ce que le dernier clou soit guéri. Il sera même bon de continuer pendant une ou deux semaines. Les tisanes rafraîchissantes, qu'on est dans l'usage de prendre, dans l'espoir de *dépurer* le sang, sont peu utiles. Voyez n° 238.

Le traitement interne n'a guère d'action sur les clous *déjà commencés ;* ceux-ci doivent être pansés comme de petits *abcès*, avec des cataplasmes émollients saupoudrés d'un peu de poudre phénique (n° 92), jusqu'à ce qu'ils soient percés et que le *bourbillon* soit sorti. Alors, le pansement se fait avec un des remèdes indiqués au n° 458. Voyez les articles *Abcès*, n° 82 ; *Cataplasmes*, n° 157 ; *Coaltar saponiné,* n° 616.

Certains clous sont parfois si douloureux et si mal placés qu'il est avantageux de ne pas attendre qu'ils percent d'eux-mêmes ; il faut les ouvrir, même avant leur maturité, et, pour cela, il est nécessaire d'avoir recours à un médecin.

Cochléaria. — Cette plante, si renommée comme antiscorbutique, peut être remplacée par toutes les espèces de cresson, dont le goût est plus agréable. Voyez l'article *Cresson*, n° 228.

193. CŒUR. — C'est l'organe central de la circulation du sang. Pour comprendre comment le cœur fait mouvoir le sang, il faut comparer cet organe à une sorte de pompe aspirante et foulante, munie de *soupapes*. Des cavités du cœur communiquent avec les veines et avec les artères. Lorsque ces cavités s'agrandissent, le sang des veines s'y introduit ; lorsqu'elles se rapetissent, par la contraction de l'organe, le sang qui vient d'y entrer se trouve poussé avec force dans les artères. Des soupapes (appelées *valvules*) sont disposées de manière que le sang ne puisse circuler que dans le sens voulu. Chaque battement du cœur consiste donc en un *relâchement* de l'organe, qui permet au sang veineux d'y entrer, et en un *resserrement* qui pousse le liquide plus loin. Voyez les mots *Veines*, n° 574 ; *Artères*, n° 119, et *Circulation*, n° 191.

Lorsque toutes les parties du cœur sont bien conformées, et que la santé est bonne, ces mouvements se répètent environ soixante fois par minute, avec une régularité parfaite. Dans l'état de maladie, il y a des différences que le médecin apprécie en *tâtant le pouls*. Par suite de circonstances qui ne sauraient être expliquées ici assez clairement, il arrive que les soupapes se *dérangent* ; elles deviennent trop petites ; ou bien, elles cessent de *joindre* exactement. Il résulte de là des troubles de la circulation auxquels il est bien difficile de remédier. Voyez *Maladies du cœur*, n° 383 ; *Palpitations*, n° 437 et l'article 625.

Coings. — Ce fruit, qui renferme une certaine quantité de tannin est employé pour faire une sorte de confiture, la *gelée de coings*, dont l'usage est favorable aux personnes qui ont les intestins faciles à déranger ; c'est surtout chez les jeunes enfants sujets à la diarrhée que cette confiture fortifiante doit être employée.

194. COLIQUES, douleurs d'intestins, entéralgie. — Produites par des causes très diverses, les douleurs d'entrailles ne sont pas toujours également faciles à dissiper. Un moyen toujours bon consiste à réchauffer le ventre à l'aide de linges chauds, de bouteilles d'eau chaude ; ou mieux, d'un grand cataplasme bien chaud. On peut étendre vingt gouttes de laudanum sur ce cataplasme, ou le préparer avec de l'eau de pavot (voir les nᵒˢ 444 et 160). Un grand lavement d'eau chaude, en débarrassant l'intestin, soulage quelquefois très vite. Si, ce grand lavement ayant bien opéré, la douleur de ventre ne cesse pas, on fera bien de prendre, immédiatement, un second lavement tout petit et contenant dix gouttes de laudanum (voir nᵒ 363). On peut aussi faire, sur le ventre, des frictions avec de l'huile de camomille camphrée.

Une infusion bien chaude d'anis, de camomille, de tilleul (voir ces mots) ; ou bien, à défaut de ces substances, quelque cuillerées d'eau-de-vie, ou de rhum, dans un verre d'eau sucrée chaude, constituent un remède souvent efficace.

Souvent, le meilleur moyen de faire cesser une colique persistante consiste à prendre un purgatif léger, tel que huile de ricin, 30 grammes ; ou bien sulfate de soude ou de magnésie, 30 grammes ; ou, mieux encore, limonade purgative de Rogé. Voyez nᵒ 607.

Si les coliques sont accompagnées de diarrhée, c'est la diarrhée qu'il faut considérer. Voyez ce mot, nᵒ 241.

Si elles dépendent de la constipation, c'est à cette dernière cause qu'il faut s'en prendre. Voyez nᵒ 203.

Parmi les personnes sujettes à de fréquents retours de maux de ventre, il y en a qui se trouvent très bien de l'emploi *habituel* du charbon de Belloc (nᵒ 598) ; chez d'autres, c'est le bismuth qui produit ce bon résultat, et, dans ce cas, c'est le sous-nitrate de bismuth de Mentel qu'il faut préférer (nᵒ 605). Disons, enfin, qu'une purgation régulière, modérée et prolongée est souvent le meilleur moyen de mettre fin au retour incessant de ce genre de souffrance.

Dans ce qui précède, il est seulement question de douleurs ayant leur siège dans les intestins, mais le ventre renferme d'autres organes qui peuvent souffrir pour leur compte : le foie, la rate, l'estomac, les reins sont parfois le siège de douleurs qui ne sont pas des coliques proprement dites. Quand ces douleurs sont accompagnées de *fièvre*, elles sont dues à l'inflammation (n° 340). Si elles sont exemptes de fièvre, elles sont de nature névralgique ou rhumatismale. Voyez tous ces mots.

195. COLIQUES HÉPATIQUES. — La bile naturelle renferme un grand nombre de substances diverses, parmi lesquelles il en est une qui possède la propriété de se séparer du reste, de se solidifier, en se formant en petites masses dures, plus ou moins semblables à des pois, à des haricots. Cette séparation n'a pas lieu dans l'état naturel, mais seulement lorsque, par une mauvaise disposition de l'économie, la substance en question se produit en trop grande quantité. Alors, il s'en fait des dépôts plus ou moins volumineux, dans les parties du foie où la bile se rassemble, avant son passage dans l'intestin. Ce sont ces amas que l'on nomme *calculs, petits cailloux biliaires*.

Lorsqu'une de ces petites pierres s'engage dans le conduit par où la bile passe du foie dans l'intestin, ce conduit se trouve bouché; la bile ne peut plus passer, elle s'accumule et se comprime dans le foie. Cette compression intérieure du foie, l'effort que le calcul exerce dans le tube vivant et sensible où il est engagé, occasionnent les effrayantes douleurs auxquelles on donne le nom de *coliques hépatiques*. Ces coliques durent, sans rémission et avec la dernière violence, accompagnées de vomissements, jusqu'à ce que le caillou, arrivé à la fin de son trop long parcours, se soit fait jour dans l'intestin. Alors, le malade éprouve un soulagement instantané qui lui permet de prendre un repos dont il a grand besoin.

A la suite de cette terrible secousse, le malade est ordinairement affecté d'une jaunisse plus ou moins intense, et l'urine prend une coloration foncée causée par la bile qui a été refoulée dans le sang.

Dans la colique hépatique, comme dans la colique

néphrétique, il est impossible de soustraire le malade à une grande somme de douleur, mais on peut abréger la crise, en faisant prendre, en une fois, deux ou trois grammes de *chloral*, dès qu'on verra que cette crise tend à se prolonger. Le chloral amènera un sommeil de quelques heures. Si, après le réveil, la crise reparaît, on donne encore une dose de chloral. Si des vomissements empêchent de garder le remède, on le fera prendre dans un petit lavement d'eau pure. Le chloral et les piqûres de morphine sont les plus efficaces de tous les moyens employés jusqu'à présent pour amener l'engourdissement des parties où règne la souffrance et qui sont voisines de l'estomac. Voyez les articles *Sirop de chloral*, n° 517, et *Morphine*, n° 408.

Les médecins prescrivent souvent, avec avantage, la potion de *Durande*, composée d'éther et d'essence de térébenthine. Cette potion est extrêmement désagréable aux malades, qui, le plus souvent, ne parviennent pas à la prendre. On remédie à ce grave inconvénient en faisant prendre, en même temps, des perles d'éther et des perles d'essence de térébenthine. Le mélange des deux remèdes se fait dans l'estomac, et le malade n'éprouve aucune difficulté pour les avaler. Voyez au n° 601.

La guérison radicale, complète, de la maladie qui se manifeste par des coliques hépatiques peut être obtenue à l'aide de la purgation. Mais, on doit comprendre que cette médication a besoin d'être continuée avec régularité pendant longtemps. Il faut non seulement faire cesser la disposition du sang à produire la matière des calculs biliaires, mais il faut aussi amener la dissolution des calculs, peut-être très nombreux, existant encore au moment où le traitement est commencé.

Il n'y aurait pas lieu d'être surpris si, pendant ce traitement même, il survenait encore quelques attaques.

Pour les accessoires du traitement purgatif, suivez exactement ce qui est indiqué à l'article *Gravelle*, n° 312, à cela près que, dans la maladie du foie, le *bicarbonate de soude* doit être pris dans de la tisane de saponaire (545), et non dans une boisson diurétique.

Ce n'est pas pendant que l'on se trouve sous l'influence si pénible d'une crise que l'on peut commencer ou continuer ce traitement; à ce moment la fièvre et le dégoût du remède obligent à interrompre tout traitement; mais, c'est dans l'intervalle qu'il faut se souvenir de la possibilité de nouvelles attaques.

Colique néphrétique. — Voyez *Gravelle* et les nᵒˢ 312, 408 et 517, ainsi que l'article 647.

Coliques de miserere. — On donnait, autrefois, ce nom aux coliques *hépatiques*, *néphrétiques*, à l'*ileus*. *Miserere* veut dire : *ayez pitié*, pour exprimer la violence des douleurs.

Coliques de plomb. — Voyez l'article *Plomb*, nᵒ 462.

Collutoires. — C'est le nom que l'on donne aux gargarismes destinés à être appliqués au moyen d'un pinceau ou avec le bout du doigt ; le gargarisme indiqué au nᵒ 297 est un collutoire; à l'article *Muguet*, nᵒ 413, vous trouverez la formule d'un très bon collutoire au borax, ou borate de soude.

196. COLLYRES. — Nom donné aux remèdes employés à l'extérieur contre les maladies des yeux. Ces remèdes sont extrêmement nombreux. Nous donnons ici les deux formules qui nous servent le plus fréquemment.

Collyre au borate de soude (prix : un franc).

Borate de soude.	1 gramme.
Nitrate de potasse.	1 —
Eau simple	100 —

Collyre à la pierre divine (prix : un franc).

Pierre divine	1 gramme.
Eau distillée.	100 —

On peut aussi employer, comme collyre, l'eau contenant un ou deux millièmes d'acide phénique (nᵒ 89).

L'eau de pavot à la guimauve convient bien, quand

l'œil et les paupières sont enflammés et douloureux (n° 444).

Il existe un grand nombre de collyres plus actifs et plus énergiques que ceux que nous indiquons ici ; mais il ne serait pas prudent de mettre de tels remèdes dans les mains de tout le monde, leur emploi ayant besoin d'être dirigé par un médecin.

Pour bien appliquer les collyres, il n'est pas nécessaire d'employer beaucoup de liquide à la fois ; il suffit que le globe de l'œil soit bien mouillé, et quelques gouttes de liquide suffisent pour cela. Voici comment on procède : le malade, assis, renverse sa tête en arrière et l'incline un peu, de manière à ce que l'angle formé par l'œil et le nez puisse recevoir les quelques gouttes de liquide. Alors, une personne placée derrière le patient écarte la paupière supérieure, ce qui permet au collyre de s'étendre sur le globe ; quelques clignements de la paupière font pénétrer le remède jusque dans les recoins.

Lorsqu'on se sert d'un *compte-gouttes* (n° 201), le pansement de l'œil est bien plus facile, et le malade a moins besoin d'aide.

En se servant d'un pinceau, on peut aussi déposer facilement une grosse goutte de liquide dans le coin de l'œil.

Si l'œil renferme de l'humeur, il faut le bien nettoyer avec de l'eau tiède avant d'y mettre le collyre.

Lorsque les maux d'yeux surviennent chez des sujets jeunes et très lymphatiques, ces maux ont une tendance à durer très longtemps et à se reproduire facilement. Dans ces cas, les collyres n'ont guère d'effet, si les malades ne sont pas soumis, en même temps, au traitement indiqué au n° 378. Lisez l'article *Œil*, n° 426.

Pour les maladies des paupières, voyez l'article 443.

Coma, *État comateux*. Ces mots désignent un sommeil lourd, profond, d'où l'on ne peut tirer le malade, lequel n'a conscience de rien. Le coma indique un état très grave de congestion au cerveau.

197. COMPARAISONS, au point de vue de la médication purgative.—La comparaison est un excellent moyen de faire comprendre des choses pour lesquelles on n'est pas préparé par des études spéciales. C'est en usant largement de cette méthode que nous avons pu mettre le système purgatif à la portée de personnes complètement privées d'instruction, pourvu qu'elles ne soient pas, en même temps, privées de bon sens et de raisonnement.

Nous rapporterons ici quelques-unes de ces comparaisons qui nous servent dans nos entretiens avec les malades, et qui n'ont pas trouvé leur place ailleurs :

Un malade en traitement est comme un individu qui voudrait remonter le courant d'une rivière, dans une barque, à l'aide de rames. Si le rameur s'arrête avant d'avoir atteint le but auquel il veut arriver, la barque *redescend*, et il perdra entièrement le fruit de ses efforts, s'il s'arrête trop longtemps. Il en est de même du malade ; la santé est le but auquel il veut arriver, au moyen du traitement ; et le soulagement, l'amélioration de son mal lui font reconnaître qu'il est dans la bonne voie. Si, par un défaut de raisonnement inexcusable, il cesse le traitement avant d'avoir atteint une guérison radicale, il perdra sûrement une partie de l'amélioration déjà réalisée.

Un rameur intelligent ménage ses forces ; il sait qu'en mettant trop d'ardeur dans sa marche, il serait bientôt exténué et incapable de poursuivre. Le malade qui s'inspirera de cette comparaison arrivera bien plus sûrement à la guérison, parce qu'il saura proportionner ses efforts à ses forces ; il comprendra qu'en voulant aller trop vite, il s'expose à être arrêté par la fatigue et à perdre, ainsi, une partie de ce qu'il avait gagné. S'il arrive qu'il n'ait pu éviter un certain degré de fatigue, il saura se reposer avant d'avoir épuisé ses forces, parce que, de cette manière, un repos plus court lui suffira et n'aura pas l'inconvénient de retarder sa guérison. Voyez les nᵒˢ 43 et 69.

198. — Il y a des personnes qui hésitent à employer la purgation, parce qu'elles craignent que le corps s'y habitue. Nous avons rencontré des individus qui auraient pu se guérir aisément, et qui préféraient conserver leurs souffrances, plutôt que de les dissiper en se purgeant. Il est difficile de raisonner plus mal. D'abord, il n'est pas vrai que le corps s'habitue à notre purgatif, et ceux qui n'en ont plus besoin en cessent l'emploi sans aucun embarras. Plus on continue longtemps, plus il produit facilement l'effet voulu. Voyez nᵒ 73.

Mais, en admettant qu'il fallût, dans certains cas, continuer toujours l'emploi du remède, y aurait-il lieu d'hésiter, si c'était le seul moyen de jouir des bienfaits de la santé ? La *faim* est une maladie, et cela est si vrai que la mort ne manque pas d'arriver en quelques jours, si on ne la guérit pas à l'aide de la nourriture, qui en est le vrai, le seul remède. Que faites-vous, quand vous ressentez cette souffrance ? Vous mangez, et comme le mal se reproduit, tous les jours, vous consentez à manger tous les jours de votre vie, parce que c'est le seul moyen de ne pas souffrir de la faim. Eh bien, que ceux qui ne seraient pas guérissables radicalement n'hésitent pas davantage à prendre le purgatif pendant longtemps, et même toute leur vie, si, de cette manière, ils sont exempts de maux qui se reproduiraient sans cette précaution. Résister à ce conseil, c'est vouloir souffrir des maux réels par la crainte d'un inconvénient chimérique.

199. — Il n'est pas rare de rencontrer des sujets dont la santé ne reste pas longtemps bonne. La purgation les soulage, et même les guérit promptement ; mais, ils sont bientôt obligés de se soigner de nouveau, soit pour le même mal, soit pour une affection nouvelle. Cela provient de ce que, chez ces sujets, les humeurs se reproduisent rapidement, soit par suite d'un défaut de leur organisation, soit que les causes qui avaient préparé la première maladie continuent à agir et à vicier le sang.

Ces malades comprendront la conduite qu'ils doivent tenir, s'ils comparent leur corps au linge blanc, qu'il faut nettoyer plus ou moins souvent, selon la vitesse avec laquelle il se salit. On n'a pas besoin de blanchir le linge qui ne se salit pas ; il y a aussi des corps dans lesquels les humeurs ne s'amassent pas et pour lesquels la purgation n'est jamais nécessaire. Mais, si les circonstances sont telles que le linge se salisse promptement, il faut bien, pour le conserver propre, le blanchir plus souvent. Ayez pour votre corps le même soin que pour votre linge ; ne craignez pas de vous traiter chaque fois que cela redevient nécessaire, et ne vous persuadez pas que la purgation est inutile, parce qu'elle n'empêche pas toujours les mauvaises conditions dans lesquelles vous êtes placé de produire de nouvelles humeurs. Renonceriez-vous à l'usage du savon, parce que votre linge serait redevenu sale après avoir été blanchi ?

200. — Toutes les comparaisons ne sont pas également bonnes. Il en est une, surtout, dont les adversaires de la purgation font un singulier abus, et qu'il importe, à cause de cela, de réfuter ici. Sans doute, disent-ils, on nettoie le corps en purgeant, mais les *chaudrons* qu'on récure le plus souvent sont aussi ceux qui s'usent le plus vite. »

Les médecins qui font usage d'un pareil raisonnement n'ont certainement pas l'intention d'*éclairer* leurs clients ; car ils savent bien qu'il n'y a rien de plus faux que ce rapprochement. On ne peut pas comparer une machine de matière inerte à la machine humaine, qui est *vivante*, dans laquelle les parties usées se renouvellent sans cesse. Est-ce que la barbe cesse de pousser, quoiqu'on la rase tous les jours ? Est-ce qu'on arrête la croissance des cheveux et des ongles en les rognant souvent ? Vous nettoyez votre visage et vous savonnez vos mains plusieurs fois par jour ; ils ne s'usent pas pour cela ? Les os fracturés se resoudent; la peau divisée se réunit ; les chairs creusées par les plaies se nivellent, se passe-t-il rien de semblable dans une machine en métal ?

Si nous comparons souvent le corps humain à des mécaniques, c'est pour avoir l'occasion de faire remarquer la délicatesse de notre organisation, qui ne sera jamais égalée par les plus savantes combinaisons des mécaniciens, mais non pour faire croire à une prétendue ressemblance entre la matière *vivante* et la matière inanimée.

Le médecin qui croirait sérieusement que le *nettoyage* des organes digestifs *use* ces organes prouverait, ainsi, qu'il n'a pas étudié la médication purgative. Il serait comme un aveugle de naissance parlant des couleurs qu'il n'a jamais vues. D'ailleurs, comment oserait-il critiquer une médication qu'il ne connaît pas, et pourquoi le public croirait-il plutôt l'ignorant qui dit *oui* que l'homme expérimenté qui dit *non* ?

Qu'on cesse donc d'effrayer les malades en leur faisant accroire que des purgations réitérées peuvent détruire le *velouté* des intestins. Nous affirmons que ce résultat n'est pas à craindre, quand on purge avec des remèdes convenables, et notre affirmation est fondée sur une expérimentation plus étendue que celle d'aucun médecin.

Compère-loriot. — Petit abcès des paupières. Voyez l'article n° 443.

201. COMPTE-GOUTTES. — Un certain nombre de médicaments très actifs se mesurent *par gouttes*. Mais il faut être assez adroit pour compter des gouttes sans se tromper, et, d'ailleurs, les gouttes sont plus ou moins grosses, plus ou moins lourdes, selon la forme du vase d'où elles tombent ; la différence peut être très grande. Pour obvier à ces inconvénients, on fabrique de petits appareils composés d'un tube de verre ayant une pointe creuse et muni, à l'autre bout, d'un petit tube en caoutchouc. Ce compte-gouttes est un petit meuble qui devrait se trouver dans toutes les familles où il peut y avoir des malades ; on le trouve chez les pharmaciens, qui le font payer environ un franc.

Nous recommandons aux acheteurs de demander un instrument réglé pour donner exactement 20 gouttes d'eau pour un gramme, parce que, si la pointe est trop fine, elle laisse tomber des gouttes trop petites ; or, toutes les fois que les médecins prescrivent des gouttes, ils entendent des gouttes de vingt au gramme.

Ce genre de compte-gouttes est extrêmement commode pour mettre les collyres dans les yeux, de même que pour introduire les remèdes liquides dans les oreilles. Il remplit parfaitement la fonction d'une petite seringue, pour faire les injections dans les trajets fistuleux qui ne peuvent recevoir que quelques gouttes de liquide à la fois.

202. CONGESTION, Coup de sang. — Lorsque le sang se porte trop abondamment dans un organe, on dit qu'il y a *congestion* ou coup de sang. La rougeur qui vient aux joues, sous l'influence d'une émotion, est une congestion *non* maladive des vaisseaux de cette partie. C'est au cerveau, aux poumons et au foie, que les congestions sont le plus dangereuses. Lorsqu'une congestion du cerveau est poussée trop loin, les vaisseaux sanguins se brisent, sous l'effort du sang, lequel s'extravase dans l'organe, ce qui constitue l'*apoplexie*. C'est le sang extravasé dans le cerveau, qui cause la *paralysie* des apoplectiques.

Pour le traitement de la congestion du cerveau, il faut agir comme dans l'apoplexie. Voyez ce mot, n° 114. Il serait, d'ailleurs, impossible de savoir, au moment de l'attaque, si l'on a affaire à l'une ou à l'autre. Si le malade guérit très rapidement et sans paralysie, c'est la preuve qu'il y avait seulement eu congestion.

La disposition aux congestions, soit du cerveau, soit d'autres viscères, dépend ordinairement d'un épaississement maladif du sang, qui ne peut plus traverser les vaisseaux les plus fins de ces organes délicats. Pour entretenir la fluidité et la vivacité du sang, rien n'est plus utile que d'employer la purgation avec méthode et assez fréquemment, et c'est précisément ce qu'il importe de faire pour dissiper et, surtout, pour *prévenir* les congestions. Il ne faut pas oublier qu'il n'y a qu'un pas de la congestion cérébrale à l'apoplexie et à la paralysie.

Les personnes disposées aux congestions doivent éviter les efforts soutenus, les excès de table, la trop forte chaleur. Il importe, surtout, qu'elles se préservent de la *constipation*. L'usage habituel et régulier du café est favorable aux personnes disposées aux congestions ; c'est le contraire, avec les boissons alcooliques et le vin, qu'il faut employer sobrement. Voyez les n°ˢ 257, 441 et 582.

Conjonctive. — C'est la peau très fine qui recouvre le globe de l'œil et l'intérieur des paupières. Lorsque cette membrane muqueuse s'enflamme, la maladie s'appelle *conjonctivite*. Le plus grand nombre des maux d'yeux sont des conjonctivites aiguës ou chroniques, nom qui remplace l'ancien terme *ophthalmie*. Voyez le n° 426.

Conserves. — Voyez le n° 426.

Consomption. — C'est un des noms de la phtisie pulmonaire, lorsqu'elle est arrivée au troisième degré. Voyez n° 393.

Consoude (Racine de).—Bouillie pendant longtemps dans l'eau, cette racine donne une tisane mucilagineuse qui convient spécialement dans les crachements de sang et dans la diarrhée, à cause d'un peu de tannin qui se trouve dans la plante.

203. CONSTIPATION. Échauffement d'intestins. — La constipation est une affection extrêmement commune, surtout dans les villes et chez les personnes sédentaires. Habituellement, on la considère plutôt comme une *incommodité* que comme une maladie, et on ne s'en occupe pas ; mais, c'est très souvent à tort, car il existe un grand nombre de maladies chroniques plus ou moins graves, se développant peu à peu, sans qu'on s'en aperçoive, pour ainsi dire, et qui sont dues positivement à cet état de resserrement continuel du ventre. — Combien de maladies chroniques du *foie*, de l'*estomac*, de la *tête* n'existeraient pas, si ceux qui en sont affectés avaient pris garde à leur état habituel de constipation !

204. — La digestion ne se fait pas uniquement dans l'estomac, comme on le suppose généralement. Il faut bien savoir que chacune des parties de l'appareil digestif y concourt, pour une part. La digestion commence dans la bouche, par le mélange de la salive avec les aliments, au moyen de la mastication. Le travail qui s'opère sur les aliments, dans l'estomac, s'appelle *digestion stomacale*. Mais il s'en faut bien que tout soit fini quand le rôle de l'estomac est accompli. En sortant de l'estomac, les aliments subissent une seconde digestion dans l'intestin grêle ; après quoi, ils passent dans le gros intestin, où la fonction se parachève. Il y a donc bien trois digestions successives : celle de l'estomac, celle de l'intestin grêle et celle du gros intestin. Pour que la fonction totale s'accomplisse d'une manière irréprochable, il faut que les aliments séjournent seulement le temps nécessaire dans chaque partie du tube digestif et que le *résidu* soit expulsé du corps au bout de vingt-quatre heures. Cet intervalle serait beaucoup trop long pour les jeunes enfants, dont l'intestin doit être débarrassé plusieurs fois par jour. Voyez le n° 103 et l'article 243.

Lorsque la digestion stomacale se fait mal, il en résulte des malaises que tout le monde sait apprécier. Si c'est la digestion de l'intestin grêle qui est imparfaite, les troubles sont bien plus difficiles à préciser, et les médecins eux-mêmes peuvent s'y tromper. Mais, quand il s'agit du retard dans la digestion du gros intestin (constipation), les dérangements de la santé qui en sont la conséquence sont tellement variés que, le plus souvent, on ne se doute pas que la cause de ces malaises est dans l'intestin.

Les matières rendues par les personnes constipées sont toujours *moins abondantes* que dans l'état normal; de plus, elles sont privées de l'odeur fétide *qu'elles doivent répandre naturellement*. Ces deux circonstances suffiraient pour faire comprendre tout le danger d'une constipation persistante. En effet, que deviennent les matières manquant ainsi dans le résidu journalier de la digestion? Elles restent dans le corps, non pas dans les intestins, comme on pourrait le croire, mais bien dans la masse du sang, lequel *cesse de les* déposer dans les intestins, ainsi qu'il devrait le faire, comme on l'a vu n° 6. Croit-on que ce qui donne aux matières leur *odeur infecte* soit bon et puisse séjourner longtemps dans le corps, s'y amasser indéfiniment, sans que la santé en souffre ? Non, assurément. Ces matières se produisent sans cesse, par suite du jeu même des organes, et il est indispensable qu'elles soient rejetées du corps tous les jours, au même titre que l'urine, que les produits de la sueur normale, etc., sous peine de voir le sang se vicier peu à peu et produire, plus tard, des maladies de toutes sortes (1). Il est nécessaire qu'une évacuation ait lieu tous les jours, non seulement pour débarrasser les intestins de la partie grossière et inutile des aliments, *qui est le résidu de la nourriture* ; mais, aussi, pour porter hors de l'économie les matériaux usés dont le sang ne peut se débarrasser que par cette voie, et que nous appelons *résidus de la nutrition*. Voyez n°ˢ 6 et 9.

(1) Je suis convaincu que l'odeur des matières excrémentielles peut quelquefois remonter jusqu'aux narines, lorsqu'elles sont accumulées dans le gros intestin ; ainsi, il m'est arrivé à moi-même, quelquefois, *dans des constipations opiniâtres*, d'être poursuivi par cette odeur, et de n'être débarrassé que lorsque mon indisposition cessait.

FODÉRÉ.

En présence de cette explication, peut-il rester aucun doute sur l'influence pernicieuse de la constipation, et n'est-ce pas à bon droit que cette affection doit être considérée comme une véritable maladie ? Peu grave, en apparence, parce que ses effets sont d'abord peu prononcés, elle l'est en réalité beaucoup, à cause du peu d'attention qu'on y porte, et, surtout, parce que c'est une des principales cause de la viciation du sang, à la suite de laquelle, ainsi que nous l'avons dit tant de fois, toutes les maladies peuvent se développer.

Si la constipation est dangereuse à cause des maux *physiques* dont elle est la source, elle n'est pas moins funeste par son influence pernicieuse sur le *moral* (1).

L'embarras prolongé des intestins transforme les natures les plus heureusement organisées : l'homme le plus doux, le plus bienveillant, devient impressionnable à l'excès ; il s'irrite aux moindres contrariétés ; les plus légères causes d'ennui l'attristent profondément ; perdant de plus en plus la patience et le sang-froid, il devient quelquefois injuste et violent. Ceux qui sont témoins d'une telle transformation s'en étonnent et ne se doutent pas que ce changement, tout maladif, cesserait bientôt, si on rétablissait les fonctions intestinales.

Combien de personnes traînent une existence triste, ennuyée et ennuyeuse, parce qu'elles ne peuvent débarrasser leurs intestins qu'au moyen de lavements ! Combien de ménages, auparavant heureux et paisibles, sont devenus de véritables enfers, parce que la constipation a rendu la femme impatiente et colère autant qu'elle était douce et bonne ! Combien d'actions méchantes imputées à la perversité humaine qui n'auraient

(1) La manière habituelle dont la digestion se fait *et surtout se termine*, nous rend habituellement tristes, gais, taciturnes, moroses et mélancoliques, sans que nous nous en doutions, et surtout sans que nous puissions nous y refuser.

BRILLAT-SAVARIN.

13.

pas été commises, si leurs auteurs avaient eu le ventre habituellement libre !

Frappé de l'influence si tranchée de la constipation sur le caractère de l'homme, un médecin observateur a cru pouvoir écrire : « Tous les méchants sont constipés » (1). Tout en reconnaissant l'exagération de cette sentence, on doit convenir qu'une très grande partie des misères de la vie intérieure sont provoquées par l'agacement que l'embarras des intestins entretient dans le système nerveux des personnes constipées. Voyez *Maux de nerfs*, n° 400.

On peut affirmer que la constipation augmente tous les maux, tant au moral qu'au physique.

Lorsqu'elle ne dure pas depuis longtemps, la constipation est ordinairement facile à guérir, au moyen de la purgation. Souvent, il suffit d'une ou deux semaines de traitement pour rétablir la fonction ; mais, lorsque la constipation est ancienne, le traitement est beaucoup plus long et le succès moins certain.

Quand on emploie la purgation pour *guérir* cette maladie, on a besoin de suspendre, toutes les trois semaines environ, pour voir si on est guéri ; si, au bout de deux ou trois jours, il n'arrive pas de selles *naturelles*, c'est qu'il n'est pas encore temps de cesser tout à fait : on n'est pas guéri, et il faut recommencer une nouvelle période. Même lorsque la constipation est guérie, les selles ne recommencent, ordinairement, que deux ou trois jours après la dernière dose purgative ; mais, si on est obligé d'attendre plus longtemps, c'est la preuve que la guérison n'est pas encore obtenue.

(1) Un chansonnier philosophe a dit : « Tous les méchants sont *buveurs d'eau* ». Il ignorait sans doute pourquoi il disait vrai ; c'est au médecin qu'il appartient de donner la raison de cette apparente singularité. Le vin, les liqueurs, et, en général, tout ce qui excite la joie et la gaîté *augmentent ordinairement la constipation* : les constipés sont donc obligés de fuir les réunions joyeuses et de boire de l'eau, sous peine d'expier un instant de plaisir par plusieurs jours d'une irritation et d'une tristesse plus prononcée encore que d'ordinaire.

Il en est de même si les premières matières rendues sont *dures*.

Il faut bien comprendre, en effet, que la constipation ne consiste pas seulement à aller rarement à la selle; on peut y aller *tous les jours* et être réellement constipé. L'état de constipation existe dès que les matières rendues sont plus dures et *moins odorantes* qu'il ne convient. Il y a des personnes qui vont tous les jours à la selle et qui ne rendent, chaque fois, que le résidu de ce qu'elles ont mangé plus de huit jours auparavant, ayant ainsi le corps rempli d'une quantité considérable de matières échauffées dont elles rendent seulement le *trop plein*. Ces personnes-là éprouvent tous les inconvénients de la constipation, et elles doivent se traiter suivant nos recommandations.

205. — Mais, il y a beaucoup de cas dans lesquels la guérison *radicale, définitive* de la constipation exigerait un temps très long, soit à cause de la ténacité de la maladie, soit par suite de quelque circonstance particulière, telle que travaux assidus, impossibilité de prendre un exercice suffisant, certains genres de vie auxquels on ne peut rien changer, etc. Il y a même d'autres cas dans lesquels la constipation ne peut être guérie par aucun moyen. Les malades qui sont dans de telles conditions manquent souvent de constance et sont disposés à renoncer au traitement, dès qu'il a produit une amélioration notable.

Nous conseillons aux nombreuses personnes qui se trouvent dans ce cas de ne pas persister à chercher une guérison *radicale*; mais, de se borner à combattre le principal inconvénient de la maladie, c'est-à-dire, la difficulté d'aller à la selle, en prenant nos pilules *à dose très faible, calculée seulement pour obtenir une ou deux selles tous les deux jours :* cela suffit ordinairement, et il y a même des sujets chez lesquels il suffit de prendre une pilule *tous les trois jours*.

Employées dans le but restreint de provoquer seu-

lement *une selle tous les deux jours*, nos pilules n'agis--
sent plus comme purgatif, c'est-à-dire, ne mettent pas
la masse des humeurs en mouvement ; ce n'est plus
alors qu'un simple *laxatif*. Il en résulte qu'on n'a, dans
ce cas, aucune espèce de précaution à observer, tant
sous le rapport de la nourriture que sous celui des
boissons. Chacun peut continuer le genre de régime
qui lui convient le mieux, sans se préoccuper de ce
qui est expliqué dans l'*Instruction générale*, laquelle
ne doit servir que pour le cas où le remède est destiné à produire un effet *purgatif*, c'est-à-dire, plusieurs
selles.

Ordinairement, une seule pilule suffit pour procurer une évacuation. Si elle en produit davantage, on
peut n'en prendre que la moitié, ou même le quart.

Il n'est pas nécessaire de prendre cette pilule au
moment d'un bon repas, comme lorsqu'il s'agit de purger positivement ; mais, en général, on se trouve bien
de choisir soit le dernier repas, soit le moment de se
coucher.

Les personnes constipées qui se traitent comme
nous venons de le dire ne tardent pas à voir disparaître la plupart des malaises qu'elles doivent à la
constipation : les digestions s'opèrent mieux ; l'estomac supporte des aliments ou des boissons qui, jusque-là, l'incommodaient plus ou moins ; la tête se dégage ; le sommeil est meilleur ; le réveil agréable et le
travail intellectuel se fait *bien plus facilement*, etc. (1).
— Mais, si la maladie n'est pas guérie, et qu'on supprime trop tôt l'usage des pilules, la constipation ne
tarde pas à reparaître, suivie de tout le cortège de
malaises qui l'accompagnent d'ordinaire. Voyez n° 197.

(1) Ils connaissaient mieux que les modernes mécaniciens
les lois de l'économie, les anciens qui croyaient que les som-
bres affections s'évacuaient par les purgatifs, avec les mauvaises humeurs. En débarrassant les premières voies, ils faisaient disparaître la cause de ces affections. Voyez, en effet,
quelle sombre teinte répand sur nous l'embarras des organes
gastriques.   BICHAT (*Recherches sur la vie et la mort*).

Il n'est pas rare de voir des personnes radicalement délivrées de leur constipation, après avoir continué, pendant quelques mois seulement, l'usage de nos pilules *à petites doses*, comme nous venons de l'expliquer.

Remarques importantes. — Il y a des personnes qui ont toujours le corps resserré, qui ne vont à la selle que tous les deux ou trois jours, et qui cependant se portent bien. Dans ce cas, il s'agit d'une disposition naturelle; mais, pour peu que ces personnes-là soient un peu plus de temps que d'habitude sans faire leurs fonctions, elles deviennent mal portantes comme les vrais constipés, et elles doivent se traiter jusqu'à ce qu'elles soient revenues à leur état habituel.

Quelques personnes deviennent constipées uniquement parce qu'elles résistent au besoin d'aller à la selle. Dans ce cas, après avoir débarrassé les intestins par quelques jours de purgation, on doit se présenter à la selle, tous les jours, à la même heure, afin de forcer les intestins à reprendre l'habitude de fonctionner avec régularité.

D'autres fois, la constipation est produite par un régime trop échauffant, par l'usage du café noir en trop grande quantité, etc. Il suffira de modifier ce régime pour rétablir la liberté des intestins.

Beaucoup d'individus constipés parviennent à corriger, en partie, les mauvais effets de cette disposition, en se soumettant à un régime plus ou moins sévère; d'autres ont recours aux lavements, qui ont été inventés par des constipés. Ce dernier moyen est incontestablement utile, mais il est moins convenable que celui que nous recommandons, non seulement parce qu'il est beaucoup plus ennuyeux; mais, surtout, parce que les lavements ne produisent d'effet que dans la partie la plus inférieure de l'intestin, tandis que le purgatif laxatif agit doucement sur toute la continuité du canal digestif, ce qui est plus conforme à ce que la nature produit elle-même.

Lorsque la dose du médicament purgatif est très faible, comme dans le cas où l'on veut obtenir seulement une selle, si on continue très exactement à le prendre tous les jours, il peut s'établir une sorte d'*habitude* qui oblige à augmenter cette dose de plus en plus, ce qui est un véritable inconvénient ; mais, si l'on se borne à prendre le remède *tous les deux jours seulement,* ainsi que nous le recommandons, cette habitude ne s'établit pas, et l'usage du purgatif peut être continué indéfiniment, sans qu'on soit obligé d'en prendre de plus en plus. Toutefois, cette observation importante, que les personnes constipées ne doivent point perdre de vue, ne s'applique pas au cas où nos pilules sont prises *à doses purgatives.* Voyez n° 69.

La constipation rend quelquefois les intestins assez sensibles pour que la plus légère purgation cause des coliques vives et prolongées. Cette difficulté, qui découragerait les personnes trop impatientes de guérir, peut être surmontée en agissant avec lenteur, de manière à habituer, peu à peu, l'intestin à reprendre ses fonctions et à supporter le remède.

La difficulté d'aller naturellement à la selle tous les jours dépend, quelquefois, de *tumeurs, d'engorgements* situés dans le voisinage du gros intestin, lequel se trouve aplati et comme bouché. Dans un bon nombre de cas, c'est la matrice dérangée ou engorgée qui produit cet aplatissement de l'intestin (395). Dans ces circonstances, les matières ne peuvent passer que si elles sont à peu près liquides ; dès qu'elles ont la moindre consistance, elles sont arrêtées, par suite de la compression de l'intestin. La maladie qui s'oppose ainsi au passage des matières est toujours aggravée par leur séjour trop prolongé, et on comprend aisément combien il importe de prendre, au moins tous les deux jours, la petite quantité de substance purgative nécessaire pour *délayer* ces matières et leur permettre de sortir du corps. Ce n'est pas là un moyen de guérison ; mais c'est un moyen certain de rendre la marche du mal moins rapide ; cette pratique est même d'une grande utilité pour faciliter l'action d'autres moyens qui seraient jugés utiles. Voyez n⁰ˢ 316 et 395.

Pour un motif quelconque, il peut arriver que telles personnes constipées ne prennent pas nos pilules comme nous venons de l'indiquer. Nous engageons toujours ces personnes à se pénétrer de nos explications et à agir en conséquence, en se servant d'un autre médicament laxatif plus à leur convenance. Les moyens ne manquent pas, et, lorsqu'un remède commence à inspirer de la répugnance, on peut le remplacer par un autre, puis par un troisième. L'essentiel est que l'on prenne, *tous les deux jours*, en se couchant, le médicament adopté, à la dose voulue pour obtenir l'effet désiré. Cette dose ne saurait être fixée à l'avance pour tout le monde ; chacun doit s'étudier pendant quelques jours. Comme point de départ, voici les doses de quelques-uns des remèdes qu'on peut essayer, sauf à augmenter ou à diminuer un peu, selon le cas : paquets de rhubarbe de 50 centigrammes ; carbonate de magnésie, cinq grammes ; huile de ricin, 15 grammes ; sulfate de soude ou sulfate de magnésie, 20 grammes ; limonade de Rogé, un verre. Quelques personnes se trouvent très bien de l'emploi des *pastilles Rogé*, au citrate de magnésie. (n⁰ 607) ou de celles de *Paterson*, n⁰ 649.

Lorsque, pendant un certain temps, l'intestin est sollicité tous les jours *à la même heure*, il arrive souvent qu'il continue à fonctionner de lui-même à cette heure-là, alors même qu'on cesse de le provoquer par un moyen quelconque. Si on a soin, pour prendre le remède, de chercher, par tâtonnement, le moment qui permettra à l'effet de se produire le matin, au lever, on peut espérer que la constipation cessera, et que l'intestin prendra l'habitude de se débarrasser toujours à la même heure.

Il n'est pas rare que la constipation soit le résultat d'un traitement et d'un régime fortifiants. On voit des personnes qui sont obligées de renoncer à l'usage du quinquina, du fer et d'autres médicaments toniques *dont elles ont besoin*, parce que la constipation fait plus de mal que le traitement ne fait de bien. Que ces personnes-là prennent une pilule tous les deux jours, et bientôt elles ressentiront les bons effets de leur traitement fortifiant.

Chez quelques personnes fortement constipées, lorsque l'intestin est pendant trop longtemps bourré de matières durcies, il se produit une irritation douloureuse, qui amène une sorte de diarrhée abondante. Après peu de jours, la constipation recommence, pour aboutir encore à un nouveau dérangement, et ainsi de suite. Ces personnes-là ne doivent pas se considérer comme atteintes de diarrhée, mais seulement d'une constipation qui réclame une pilule tous les deux jours.

Nous ne terminons pas cet article sans répéter, parce que cela est essentiel, que les personnes constipées qui prennent nos pilules *à la faible dose nécessaire pour amener seulement une selle tous les deux jours*, n'ont rien à changer au régime alimentaire que leur propre expérience leur a fait connaître comme le mieux approprié à leur tempérament. Les explications détaillées données dans l'*Instruction générale* ont rapport à l'emploi des pilules *comme purgation proprement dite*.

Contagieuses (Maladies). — Voyez l'article *Virus*, n° 592. Voir aussi l'article 624.

206. CONTAGION. Un assez grand nombre de maladies ont la faculté de se transmettre d'un individu malade à un individu sain. C'est le fait de cette transmission qui s'appelle *contagion*. La contagion ne s'opère pas de la même manière pour toutes les maladies ; ainsi, la syphilis, la blennorrhagie, la morve, le charbon, la rage, exigent un véritable contact entre la matière contagieuse et le sujet infecté ; tandis que la coqueluche, la rougeole, la scarlatine, la peste et plusieurs autres maladies, se communiquent par l'air, qui en transporte les germes au loin.

La gale, la teigne, et quelques autres maladies de la peau, sont contagieuses, parce qu'elles sont causées par des parasites, animaux ou végétaux, qui peuvent passer ou être transportés d'une personne à une autre.

Il paraît démontré que le principe contagieux du choléra se trouve dans les matières intestinales. Il en est de même de la dysenterie épidémique. On empêchera la contagion de ces deux maladies, si on a la précaution d'ajouter aux déjections, au moment où elles sont rendues, soit de l'acide phénique, soit de l'eau de chlore. Il importe aussi de détruire ou de purifier sans retard les linges ou autres objets sur lesquels des parcelles de ces déjections seraient attachées.

Le principe contagieux de la rage se trouve dans la salive des malades.

Certaines maladies nerveuses, comme l'épilepsie, l'hystérie, peuvent être contractées par des personnes très impressionnables, uniquement parce que ces personnes ont été témoins d'une attaque; c'est là une sorte de contagion.

Parmi les maladies contagieuses, il en est un certain nombre qui ne se produisent qu'une seule fois chez le même individu, d'où il résulte que ceux qui ont eu ces maladies peuvent s'exposer impunément au contact des malades qui en sont affectés. C'est le cas de la variole, de la rougeole, de la scarlatine et de la fièvre typhoïde; il est extrêmement rare que les personnes qui ont eu ces maladies, les contractent une seconde fois.

La rougeole et la scarlatine affectent plus particulièrement les enfants, et les grandes personnes peuvent généralement leur donner des soins sans être exposées à la contagion, ce qui, vraisemblablement, provient de ce que ces grandes personnes ont eu ces maladies dans leur enfance. Mais, il y a des exceptions, et des adultes sont quelquefois atteints par ces maladies de l'enfance.

Nous voudrions pouvoir indiquer, en particulier, les moyens de se préserver de la contagion dans tous les cas, mais cela nous entraînerait trop loin; nous nous attacherons plus spécialement aux moyens d'éviter, autant que possible, la contagion de la coqueluche, de la rougeole, de la scarlatine, de la variole et des diverses espèces de typhus.

Les enfants étant beaucoup plus disposés à subir les effets de la contagion de ces maladies, il faut s'empresser de les éloigner des personnes atteintes, à moins qu'ils n'aient déjà été atteints eux-mêmes.

Les personnes d'une santé très délicate, celles qui sont déjà affaiblies par d'autres maladies, doivent éviter le voisinage de ces malades, parce que leur état de santé les dispose à absorber plus facilement les miasmes, et, surtout, parce que les maladies contractées dans ces conditions ont un caractère particulier de gravité.

Les personnes que leur devoir oblige à un contact permanent avec les malades ne doivent pas, non plus, négliger certaines précautions, alors même que ces personnes jouissent d'une très bonne santé. Elles auront soin, autant que possible, d'aérer la chambre, de temps en temps, et de manière à ce qu'on n'y sente pas l'odeur de malade. A l'aide de quelques soins, on peut effectuer cette ventilation sans produire des courants d'air capables de refroidir les malades. Les déjections doivent être emportées au dehors immédiatement, et les linges sales plongés dans de l'eau bouillante. Pendant le sommeil du malade, on ne doit pas séjourner dans sa chambre, mais se tenir à sa portée, pour répondre facilement à ses moindres besoins. Il n'est pas bon d'être *à jeun*, lorsqu'on entre, pour la première fois, dans la chambre d'un malade affecté d'un mal contagieux. Des repas fréquents et copieux permettent de mieux résister à l'absorption des miasmes.

En observant bien les précautions que nous venons

d'indiquer, on parviendra souvent à éviter les effets de la contagion. Lisez l'article *Coaltar*, n° 616.

Toutes ces recommandations s'appliquent au cas de la variole ; mais, nous devons ajouter que personne ne devrait plus jamais succomber à cette dernière. Il est impardonnable qu'une maladie qui possède un préservatif aussi certain que la vaccine, fasse encore des victimes. Lisez l'article *Vaccine*, n°s 570 et 592.

207. CONTRE-POISONS. — Un grand nombre de poisons ont leur contre-poison, mais non pas tous. Quand il s'agit d'un poison qui n'a pas d'antidote, le seul traitement consiste à expulser ce poison par le vomissement ou par une purgation rapide. Mais, le plus souvent, dans le cas d'empoisonnement, alors même qu'on sait le nom du poison et de son contre-poison, on n'est pas plus avancé ; car on n'a pas ce précieux remède sous la main, et le temps presse. Si les personnes qui trouvent du bonheur à rendre service à leurs semblables se pénètrent bien des explications que nous allons donner dans cet article, elles seront en état de sauver la plupart des victimes, quelle que soit l'espèce du poison, même sans le connaître, pourvu qu'elles arrivent à temps.

Les moyens que nous avons à recommander, sont au nombre de quatre : 1° le vomissement artificiel ; 2° l'eau albumineuse ; 3° la magnésie calcinée ; 4° un purgatif.

Vomissements. — A l'article *Vomitifs*, n° 594, nous faisons connaître les moyens ordinaires employés pour provoquer le vomissement. Mais, dans le cas d'empoisonnement, outre que ces moyens se trouvent rarement sous la main, il faut savoir qu'ils n'agissent pas avec assez de rapidité. En effet, l'émétique et l'ipécacuanha exigent souvent une heure et davantage pour agir, et même ils manquent quelquefois leur effet. En procédant comme nous allons l'expliquer, on obtiendra des vomissements aussi prompts et aussi prolongés qu'on le voudra.

A l'instant même où une personne croit, à tort ou à raison, avoir du *poison* dans l'estomac, même sans savoir quel est ce poison, il faut qu'elle s'empresse d'avaler de l'eau *telle qu'elle se trouve*, en quantité énorme ; puis, aussitôt que l'estomac est rempli, qu'elle s'introduise hardiment deux doigts jusqu'au fond de la gorge, de manière à faire *soulever le cœur*. On recommence, à plusieurs reprises, jusqu'à ce que des vomissements abondants aient vidé l'estomac. On boit de nouveau, *à plein estomac*, et on fait encore revenir toute cette eau, au moyen des doigts. Après quelques instants de repos, on réitère cette opération une troisième et une quatrième fois. Plus il y a d'eau à la fois dans l'estomac, et plus le vomissement est facile à obtenir. L'eau *tiède* serait meilleure que l'eau froide ; mais, il faut se servir d'eau froide en attendant qu'on en ait de chaude.

Si le patient n'a pas la force de se faire vomir lui-même, il faut qu'une autre personne lui vienne en aide, au risque d'être un peu mordue par quelque mouvement involontaire de la mâchoire. On pourrait remplacer les doigts par une *barbe de plume* ; mais ce moyen est moins sûr, et, d'ailleurs, on perdrait du temps pour se la procurer. Si l'on avait du *lait* à mettre dans l'eau, en assez forte proportion, cela serait avantageux ; mais, il ne faut pas négliger de vomir par l'eau froide, sous le prétexte de chercher de l'eau tiède ou du lait. On ne cesse de faire vomir que lorsque l'estomac renvoie le liquide tel qu'il l'a reçu.

Eau albumineuse. — On prépare ce contre-poison en battant vivement un ou deux *blancs d'œufs* dans un litre d'eau. Il est supérieur au lait et, employé à temps, il pourrait neutraliser presque tous le poisons minéraux. On se sert de l'eau albumineuse exactement comme nous venons de le dire pour l'eau pure, tiède ou coupée de lait. Le résultat est plus certain ; mais, nous le redisons encore, il ne faut pas négliger l'eau simple pendant qu'on prépare l'eau d'œufs.

Magnésie. — Si le poison à neutraliser dérive d'un métal, comme le cuivre, le zinc, le plomb, l'argent, l'arsenic, etc., la magnésie sera encore un excellent contre-poison. On en délaye une grande cuillerée à bouche par litre d'eau employée à faire vomir, comme pour les moyens précédents. Mais, cette magnésie ne servira presque jamais que pour les derniers vomissements, puisqu'on aura employé l'eau pure, tiède ou laiteuse, en attendant son arrivée.

Purgatif. — Lorsque les vomissements ont débarrassé l'estomac de tout ce qu'il contenait, on peut supposer qu'une portion du poison est passée dans l'intestin. Comme il importe qu'il y séjourne le moins possible, il faut prendre un purgatif. Le meilleur, dans ce cas, est celui qui opère le plus rapidement : c'est le *sulfate de soude*, ou le sulfate de *magnésie*, à la dose de *soixante grammes*, dans deux verres d'eau. A défaut d'un de ces sels, on prendra soixante grammes d'huile de ricin. Mais, le temps est si précieux, qu'on perdrait le bénéfice de ces remèdes en allant les chercher trop loin. Il faudrait donc, faute de mieux, prendre le purgatif quelconque qu'on se procurera le plus promptement, en remarquant que, si ce sont des pilules, il est nécessaire de les réduire en poudre fine, pour qu'elles agissent plus vite.

Lorsqu'on en est là du traitement d'un empoisonnement, on laisse le malade dans son lit; on lui donne des boissons douces, du lait coupé. S'il souffre beaucoup de l'estomac et du ventre, on lui applique des cataplasmes de farine de lin délayée dans l'eau de pavot forte. A défaut de farine de lin, faire une bouillie épaisse avec une farine quelconque, blé, orge, seigle. Si les extrémités se refroidissent, on les réchauffe avec des bouteilles d'eau chaude, avec des briques chauffées au feu et enveloppées de linges humides. On fait des frictions avec les mains sèches ou avec une flanelle humectée d'eau de Cologne. Si le malade est pris d'une forte fièvre et a la tête trop chaude, on la recouvre de compresses fraîches.

Toutes les prescriptions précédentes doivent être suivies pendant qu'on est à la recherche d'un médecin. Si le danger est conjuré lorsqu'il arrivera, il en sera heureux ; dans le cas contraire, il avisera à ce qui reste à faire.

Il faut aussi remarquer, et ne pas l'oublier, que, s'il s'agit d'un empoisonnement par le *phosphore*, il ne faut se servir ni d'*huile de ricin* ni de *lait*. Voyez *Phosphore*, n° 449.

Contusion. — Voyez le n° 220.

208. CONVALESCENCE. — Lorsque le danger d'une maladie aiguë cesse, le malade entre en convalescence, plus ou moins affaibli, selon la gravité et la longueur de la maladie, et aussi selon l'énergie des moyens de traitement qu'il a fallu employer. Un si grand appauvrissement du sang, une débilité si prononcée de tous les tissus, de tous les organes, disposent le convalescent à contracter de nouvelles maladies plus ou moins graves, et cela, avec une dangereuse facilité.

On évitera la plupart de ces dangers en entourant le convalescent de soins particuliers : que l'alimentation, d'abord très réservée, soit choisie, de facile digestion et de plus en plus substantielle, sans aller trop vite ; de l'eau vineuse d'abord ; puis, peu à peu, de petite quantité de vin pur et généreux. Que l'air environnant soit à une température douce, les vêtements chauds, l'exercice très modéré. Le repos moral a une grande importance, ainsi que le séjour à la campagne, quand il est possible.

S'il y a constipation, si l'appétit ne s'éveille pas, on donnera un peu de rhubarbe, ou une pilule, non pour purger, mais pour amener une ou deux selles chaque jour. S'il y a insomnie, on donnera, le soir, de la *thériaque*, à la dose d'un gramme pour les enfants, de deux ou trois grammes pour les adultes, délayée dans un peu de vin. Si le retour des forces est trop lent, si la pâleur persiste, on donnera trois ou quatre fois par jour, un peu de vin de quinquina dans de l'eau sucrée. S'il s'agit de sujets jeunes, dont la croissance n'est pas terminée, il sera très utile, pendant plusieurs mois, de leur faire prendre de la semoule de Mouriés, à un de leurs repas. Voir nᵒˢ 604, 610 et 627.

Qu'on n'oublie pas que le froid est le plus grand ennemi des convalescents. Lisez l'article *Gardes-malades*, n° 295 bis.

Convulsions. — Voyez *Attaques de nerfs*, n° 129.

209. CONVULSIONS CHEZ LES ENFANTS. — Si des convulsions surviennent chez un enfant alité, ayant de la fièvre et paraissant souffrir de la tête, le cas peut être grave, et les soins d'un médecin sont indispensables et urgents.

Si la fièvre est nulle, il n'y a pas à s'inquiéter beaucoup. On cherchera s'il n'existe pas quelque souffrance intestinale; s'il y a constipation, on donnera un petit lavement ; s'il y a de la diarrhée ou des coliques, on donnera du sirop de chicorée, ou bien une ou deux cuillerées à café d'huile de ricin, pour débarrasser les intestins, on fera, sur le ventre, des frictions douces avec de l'huile de camomille ou de l'huile simple, et on appliquera un cataplasme émollient. Lisez les nᵒˢ 158 et 421.

Si on soupçonne l'existence de vers intestinaux, on donne un vermifuge à la santonine, n° 506.

Il n'est pas rare que les convulsions soient causées par le travail de la dentition ; dans ce cas, il faut faire ce qui est expliqué à l'article *Dentition*, n° 236.

Il n'est pas rare, non plus, que les convulsions des jeunes enfants soient occasionnées par une nourriture trop forte pour leur âge, ce qui fatigue et irrite les intestins ; dans ces cas, on donne des lavements de guimauve, des bains tièdes, et on rend le régime plus doux. (Voir l'article *Nouveau-né*, n° 420.)

Il y a des enfants très nerveux chez lesquels des convulsions se produisent avec une grande facilité ;

on fera bien, dans ces cas, d'employer le bromure de potassium de Mentel, n° 605, ou celui de Laroze.

Voyez l'article *Attaque* de nerfs, n° 129.

210. COQUELICOT. — Cette jolie fleur des champs n'a pas été créée uniquement pour le plaisir des yeux ; c'est aussi une plante utile, douée de propriétés calmantes que l'on devrait mettre plus souvent à profit. Le coquelicot possède, à un faible degré, une grande partie des propriétés de l'*opium*, et son emploi n'est pas dangereux. C'est un remède qui n'est pas assez souvent utilisé, surtout par les pauvres gens de la campagne, auxquels il serait pourtant si facile d'en faire provision, sans dépense. Les quatre fleurs pectorales doivent au coquelicot la plus grande partie de leur vertu. C'est surtout dans les rhumes et dans les irritations de la poitrine, accompagnés d'une toux fatigante, que cette fleur est utile. La dose moyenne est d'environ *cinq grammes* de fleurs sèches par jour, en infusion dans la quantité d'eau que l'on se propose de boire dans les 24 heures. S'il s'agit de faire passer une meilleure nuit à une personne qui tousse beaucoup, on fait infuser la dose dans la quantité d'eau qu'elle pourra employer *dans la soirée*. On peut aussi essayer de faire reposer, par ce moyen, une personne dont le sommeil est empêché par quelque cause différente de la toux.

On peut ajouter du sirop de gomme à l'infusion du coquelicot. Voyez les n°ˢ 244, 444, 460, 518, et 545.

211. COQUELUCHE. — Les évacuations par le haut, au moyen du sirop d'*ipécacuanha*, sont préférables à la purgation ordinaire, dans le traitement de la coqueluche, parce que les vomissements de *colles* glaireuses provoqués par ce remède fatiguent moins les enfants que les effets d'un purgatif.

Ordinairement, on administre le sirop d'ipécacuanha le matin, à jeun ; mais, il n'y a aucun inconvénient à le faire prendre à toute autre heure de la journée, pourvu que la digestion du dernier repas soit terminée. On fait bien de choisir le moment où le malade est le plus souffrant, ce qui arrive souvent le soir. Il ne faut pas craindre de faire vomir tous les jours ; et même, lorsque la poitrine est très embarrassée, on peut, sans danger, recommencer plusieurs fois dans les vingt-quatre heures, surtout si les malades sont visiblement soulagés après l'effet du vomitif. La dose du sirop varie, selon l'âge et la force des sujets : on commence par une cuillerée à café, pour les enfants très jeunes. A quatre ou cinq ans, on en donne une cuillerée à bouche. S'il n'y a pas d'effet produit au bout d'une heure, on réitère la première prise. Un certain tâtonnement est toujours nécessaire, pour arriver à connaître la dose qui convient à chaque individu. Lorsque les malades sont très difficiles à faire vomir, il est bon de faire ajouter quatre grammes d'ipécacuanha, en poudre très fine, par cent grammes de sirop. A mesure que les malades vont mieux, on donne le sirop moins fréquemment. Voyez *Vomitifs*, n° 594.

Le *bromure de potassium* réussit parfois très bien à amoindrir la quinte de toux. Les petits malades peuvent en prendre de *un* à *deux* grammes par vingt-quatre heures, par petites doses, réparties entre le jour et la nuit. Le meilleur moyen de leur administrer ce remède consiste à employer le bromure granulé de Mentel ou le sirop de Laroze, 605 et 626.

Il en est de même du sirop de *chloral* de Follet (517), que l'on trouve chez tous les pharmaciens. On le donne par cuillerées à café, dans un peu de tisane, de manière à ce que le malade absorbe de *un* à *deux* grammes de chloral par vingt-quatre heures.

Malgré la bonté de tous ces remèdes, la coqueluche se prolonge toujours pendant plusieurs semaines ; mais, du moins, la violence de la maladie est beaucoup diminuée.

Si la coqueluche résiste, traîne en longueur et épuise les malades, il faut les changer d'air, en les transportant à plusieurs lieues, dans un endroit où la maladie ne règne pas; mais, ce changement d'air ne servirait à rien dans les premiers jours de la maladie.

La coqueluche étant *contagieuse*, on doit faire en sorte que les petits malades ne communiquent pas avec d'autres enfants, tant qu'ils ne sont pas guéris parfaitement.

Cordial. — Voyez *Vin cordial*, n° 588.

Cornée transparente. — Voyez *Œil*, n° 426.

242. CORPS ÉTRANGERS. — Quand un corps étranger est entré dans la peau, il faut chercher à l'enlever, le plus tôt possible. Si c'est une écharde, une aiguille, une épine, il faut la saisir adroitement avec les ongles, les dents, une pince, de manière à la sortir complètement *sans la rompre*. En se servant, avec adresse et patience, d'un corps très pointu, tel qu'une épingle, une aiguille, on peut souvent faire rétrograder une écharde, une épine, si on l'aperçoit au travers de la peau; on enfonce un peu la pointe, jusqu'à la rencontre du corps étranger, que l'on tâche d'atteindre perpendiculairement, on le pique et on le pousse vers le dehors en le faisant rétrograder. Si l'on ne peut y réussir, il faut se dépêcher d'aller chez un médecin, avant que l'inflammation s'établisse, afin que l'on puisse voir exactement l'endroit où le corps a pénétré, ainsi que la direction qu'il a prise. En attendant, on mettra dessus un linge mouillé d'eau fraîche ou un cataplasme froid.

Si le corps étranger est entré dans l'œil, dans l'oreille, dans le nez, dans le gosier, il faut des précautions particulières que nous allons indiquer.

213. Corps étrangers dans l'œil. — Si un corps étranger est venu se loger entre l'œil et les paupières, il faut ouvrir celles-ci, l'une après l'autre, avec précaution, et chercher à voir où ce corps est placé. Si l'objet est petit, comme une poussière, un petit grain dur, on cherchera à le faire sortir, en soufflant dessus fortement, ou bien en faisant glisser doucement les paupières sur l'œil, pour que la poussière soit entraînée avec les larmes qui s'écoulent. On pourra y aider, au besoin, en seringuant ou poussant de l'eau ou du lait. Si c'est un corps un peu plus gros, on le retirera avec une pince ou avec un petit rouleau de papier.

Lorsqu'on retourne la paupière supérieure, il est facile de voir le corps étranger. Pour opérer ce renversement de la paupière, voici comment on procède : Avec le pouce et l'index, on saisit le bord de la paupière par les cils ; puis, à l'aide, d'un manche de plume, d'un crayon ou de quelque autre objet analogue et pas trop gros, que l'on tient de l'autre main, on appuie sur la racine de la paupière, en la faisant descendre sur le globe de l'œil, pendant que le bord est tiré vers le haut. Cette petite opération est inoffensive et on la fait aisément, lorsqu'on a compris le petit tour de main qu'elle demande.

On réussit, quelquefois, à faire sortir les corps étrangers en passant une bague lisse, en or ou en argent, entre la paupière et le globe de l'œil. Un autre moyen très bon consiste à saisir la paupière supérieure par les cils et à l'abaisser au devant de la paupière inférieure ; après deux ou trois minutes, on la relève brusquement, et le flot de larmes qui s'est amassé entraîne le corps étranger.

Enfin, si l'on ne peut pas y arriver facilement, il ne faut pas faire de violence sur l'œil, mais mettre sur cet œil un linge mouillé d'eau fraîche et envoyer chercher le médecin, ou mieux, se transporter chez lui. Si le corps étranger était implanté dans le globe de l'œil lui-même, on n'y toucherait pas, et on irait chez le médecin, l'œil étant recouvert d'une compresse d'eau fraîche, comme dans le cas précédent.

214. Corps étrangers dans l'oreille. — Si le corps à extraire est assez gros pour boucher le conduit de l'oreille, il faut bien se garder de chercher à l'arracher, si l'on n'est pas sûr de réussir, parce qu'on risque de l'enfoncer davantage. En appuyant le bout d'une longue épingle bien pointue sur un corps dur, on la recourbe, et on fait ainsi un très petit crochet à l'aide duquel on peut saisir certains corps et les retirer. S'il s'agit d'un insecte (puce, punaise, perce-oreille) ou d'un objet qui ne bouche pas le conduit entièrement, il faut, tout simplement, verser de l'*huile* dans l'oreille, de manière à l'emplir ; l'insecte ne tarde pas à sortir asphyxié et nageant sur l'huile et, si c'est un corps inerte, rendu glissant, il suffira de pencher la tête pour le faire tomber avec le liquide. Si cela ne suffisait pas, le patient ferait bien d'aller tout de suite chez un médecin ; car, s'il tardait trop, l'oreille enflerait, et le gonflement rendrait l'extraction bien plus difficile.

215. Corps étrangers dans le nez. — On fera comme pour les corps étrangers dans l'oreille. On tâchera de faire passer de l'huile entre le corps étranger et la paroi de la narine ; puis, fermant la narine libre, on fera un grand effort pour souffler par la narine embarrassée. On essayera encore de provoquer l'éternument, soit en chatouillant la narine libre, soit avec du tabac. Si on ne réussit pas, il faut se transporter tout de suite chez un médecin.

216. Corps étrangers dans le gosier. — Si l'on a avalé une aiguille, une arête ou un autre corps qui s'est planté dans le gosier et menace de suffocation, il faut y introduire hardiment le doigt et chercher à l'accrocher. Il ne faut pas craindre d'enfoncer le doigt de manière à provoquer le vomissement, parce que c'est très souvent un bon moyen pour faire sortir les corps étrangers. Si l'on n'y parvient pas, il faut se hâter d'aller chercher le médecin avant qu'il survienne de l'inflammation et du gonflement, qui empêcheraient de faire pénétrer les instruments et feraient périr, en étouffant.

217. CORS AUX PIEDS. — Il y a plusieurs manières de traiter les cors. Nous ne dirons rien de celles qu'employent les *pédicures*, parce qu'elles exigent une habileté qui ne saurait être enseignée dans un livre. Il est dangereux de couper les cors avec des instruments tranchants, parce que les petites blessures des pieds peuvent devenir mortelles, et comme on peut toujours empêcher le développement des cors, et souvent même les guérir, par des moyens inoffensifs, on ne serait pas excusable de s'exposer au danger de ces blessures.

On ne souffrira pas des cors, et, souvent, on les guérira, si on a la précaution de ne pas les laisser grossir et de ne pas les *fouler* par des chaussures trop étroites. Pour cela, il suffit de prendre, chaque semaine, un bain de pieds *prolongé* dans de l'eau tiède, pour ramollir la matière cornée ; alors, cette matière se laisse enlever aisément avec l'ongle, ou avec une *lime neuve* à dents de moyenne grosseur. Cette lime ne doit servir à aucun autre usage, pour que ses *dents* restent vives. Un cataplasme de farine de lin épais, *bien mou*, appliqué le soir, en se couchant, et recouvert d'une toile cirée qui l'empêche de se dessécher, ramollit assez la substance du cor pour que, le matin, l'ongle ou la lime la réduise en bouillie presque entièrement. S'il s'agit d'un *œil de perdrix*, il ne faut se servir que de l'ongle, qui enlève aisément des plaques d'épiderme, lorsque le bain de pieds ou le cataplasme l'a gonflé et ramolli. L'efficacité de ce traitement fort simple sera d'autant plus grande qu'on aura le soin de ne pas laisser trop repousser le cor ou l'œil de perdrix avant de recommencer.

Lorsqu'une chaussure trop étroite ou trop dure a déterminé une inflammation très douloureuse des tissus qui environnent un cor ou un durillon, il faut reposer le pied pendant quelques jours et couvrir le mal de cataplasmes émollients ; puis, ne recommencer à marcher qu'avec des chaussures plus larges, et en ayant soin de coller, sur la partie douloureuse, un de ces petits coussins en *feutre* percés d'un trou central plus ou moins grand, lesquels coussins se trouvent maintenant chez tous les pharmaciens.

14.

Il ne faut pas oublier que les cors et les durillons ne se développent que sous l'influence d'une chaussure trop juste ou trop dure.

217 *bis*. CORSETS. — Les corsets ont été inventés pour soutenir les seins, lorsque ces organes sont trop développés. Aujourd'hui, ce vêtement sert, le plus souvent, à donner aux femmes une taille contre nature, qui est la cause de maux nombreux. Nous dirons seulement que la plupart des abaissements et autres dérangements de la matrice sont occasionnés par la pression que le corset exerce sur les intestins, lesquels, étant refoulés en bas, forcent la matrice à descendre. Quelle que soit la cause de ces dérangements, les femmes qui en sont affectées doivent remplacer la pression *descendante* du corset par la pression *montante* d'une ceinture confectionnée de manière à supporter le ventre. Cette simple précaution suffit, souvent, pour les empêcher de souffrir de leur infirmité, et, dans tous les cas, elle l'empêche d'augmenter. Voyez le n° 395.

Coryza. — Rhume de cerveau, voyez n° 495.

Cosmétique. — Nom donné aux préparations destinées à conserver à la peau sa couleur et sa souplesse et à en assurer le fonctionnement régulier, tout en conservant sa beauté. Voyez le n° 609.

Coton iodé. — Voyez le n° 350.

Couche (Fausse). — Voyez n° 273.

Couches (Hygiène des femmes en). — Voyez n° 274.

248 COUCHES (Suites de). — Parmi les maladies nombreuses désignées sous le nom de suites de couches, il en est qui se déclarent immédiatement ou peu de jours après l'accouchement, et d'autres qui ne se montrent qu'après un intervalle plus ou moins long.

Les suites de couches prochaines sont des engorgements ou des abcès dans les seins (voyez n° 82), des inflammations dans le bas-ventre, la suppression des lochies, le délire, etc. Tous ces accidents sont accompagnés d'une fièvre qui indique assez qu'il s'agit d'affections *aiguës* pour lesquelles on a besoin d'un médecin ; mais, en atendant, il importe que les malades aient le ventre très libre, soit au moyen de lavements fréquents (voyez n° 364), soit au moyen de purgatifs doux, tels que la manne, la limonade de Rogé, l'huile de ricin (voyez n° 47). Les boissons seront rafraîchissantes, et les cataplasmes à appliquer sur les seins et sur le ventre devront contenir du pavot et être saupoudrés de poudre phénique. Voyez n°⁵ 93, 159, 277.

Dans les suites de couches *sans fièvre*, notre médication est indiquée, car il faut purifier le sang, en faire de nouveau pour remplacer celui qui a été perdu. Lorsque le sang est bien rétabli, tous les organes reprennent leur état et leur fonctionnement naturels.

Quelquefois, les suites de couches consistent dans certains dérangements d'organes qui sont de véritables *accidents* (n° 86). Il faut alors avoir recours à un médecin ou bien à une sage-femme capable d'indiquer, suivant les circonstances, les moyens mécaniques les plus appropriés, tels que ceinture, pessaire ; car, cela est clair pour tout le monde, un déplacement d'organe *accidentel, la santé étant très bonne, du reste,* ne pourrait être guéri par un médicament. Mais, nous ne saurions trop recommander aux femmes qui sont dans ces cas de bien surveiller l'état général de leur santé, le sang étant toujours disposé à rejeter les humeurs sur la partie qui leur permet de sortir le plus facilement. Voyez les articles *Grossesse, Accouchement,* **n° 87** ; *Nourrices,* n° 419 ; *Lait répandu,* n° 359 ; *Corsets,* 217 *bis, Efforts,* n° 257 ; *Ergotine,* 618 ; *Coaltar,* 616.

219. COULEUVRES. — L'antipathie que nous inspirent les serpents fait que des accidents sérieux sont quelquefois causés par la seule frayeur qu'on en a. La couleuvre est inoffensive, et sa morsure n'est pas plus dangereuse qu'une piqûre d'épine. L'une des plus communes, qu'on rencontre en France, est la couleuvre à collier (coluber natrix, L.) ; on la rencontre surtout dans les marais et dans les bois. Elle a trois taches blanc jaunâtre, en forme de collier. Sa couleur est gris olivâtre. Elle se distingue de la vipère par sa tête, qui n'a pas la forme de cœur, et par sa queue, qui est beaucoup plus longue.

On panse la morsure de la couleuvre avec des compresses trempées dans de l'eau fraîche, soit pure, soit salée ou vinaigrée; l'eau contenant deux ou trois grammes d'acide phénique par litre serait préférable (n° 89). Si le blessé a été très effrayé, il boira un peu d'eau-de-vie, ou une infusion de plantes vulnéraires. Voyez *Vipère*, n° 591 et le n° 597.

220. COUPS, contusions, foulure, écrasement. — Lorsqu'une partie du corps a reçu un choc, une pression trop forte, certaines fibres, certains petits vaisseaux des parties situées sous la peau se brisent, se déchirent, et du sang s'*extravase*, ce qui peut aller jusqu'à produire des *noirs*. Dans les accidents de ce genre, il faut surtout s'opposer à ce que le sang *extravasé* se change en *pus*, par suite de l'inflammation, ce qui constituerait un abcès. On y parviendra, presque toujours, si on empêche la partie foulée de s'échauffer, et le moyen le plus économique, le plus facile et le plus certain consiste à maintenir, sur le point menacé d'inflammation, des compresses imbibées d'eau fraîche, avec la précaution *essentielle* de renouveler ces compresses, à mesure qu'elles s'échauffent. Ces compresses seront encore plus efficaces, si on ajoute à l'eau du sel, de l'eau-de-vie, du vinaigre, ou même du vin rouge. L'eau phénique contenant un ou deux grammes d'acide phénique par litre est le meilleur des remèdes pour tous les accidents de ce genre. Voyez le n° 89 et l'article *Coaltar saponiné* n° 616.

Si les compresses fraîches n'empêchent pas la partie foulée de devenir chaude, rouge, gonflée et douloureuse, il faut s'attendre à un abcès chaud, et agir en conséquence. Voyez le mot *Abcès*, n° 82.

Si la contusion a été forte, si la partie gonfle beaucoup et rapidement, on doit craindre qu'il n'y ait des parties profondes blessées, et il est prudent de recourir au médecin, sans négliger les compresses fraîches, en l'attendant. Voir le n° 638.

Les coups, les contusions, les foulures, peuvent avoir tous les degrés de violence et peuvent occasionner les accidents les plus légers, aussi bien que les plus terribles ; ils peuvent aller jusqu'à écraser des organes importants ; jusqu'à écraser le corps tout entier. Il est évident que nos conseils ne peuvent s'appliquer qu'aux cas de gravité moyenne.

Dans tous les cas de foulure, il importe que la partie blessée demeure dans un repos complet.

221. COUP D'AIR. — Rien n'est plus commun que d'entendre des malades attribuer leur maladie à un coup d'air, à un refroidissement. Les maux d'yeux, de la gorge, de la poitrine, les douleurs, sont les affections qu'on attribue le plus fréquemment à cette cause ; mais, cela n'est pas toujours exact, du moins dans le sens où on l'entend. En effet, que tous ceux qui se croient victimes d'un coup d'air veuillent bien chercher dans leurs souvenirs, et ils reconnaîtront eux-mêmes que, nombre de fois, ils se sont trouvés soumis à la même influence, souvent même d'une manière plus évidente, sans en avoir ressenti aucune indisposition. Il n'y a pas une personne bien portante qui ne se rappelle avoir été exposée à des courants d'air, sans pour cela avoir éprouvé de résultats fâcheux.

Voici la vérité sur ce point :

Un refroidissement subit, un coup d'air, n'est qu'un *accident* (86). Si on a le sang dans un état convenable de pureté, au moment où on est exposé à cet accident, il n'en résulte absolument rien ; le plus souvent même on ne s'en aperçoit pas. Si, au contraire, le sang est vicié, s'il renferme des humeurs qui *circulent* avec lui, ces humeurs pourront s'*arrêter* dans la partie refroidie. Voyez n° 22.

Le refroidissement n'est pas toujours la véritable source des maladies qu'on lui attribue, il n'en est souvent que la cause *occasionnelle*, *accidentelle*, et la gravité des maladies déterminées ainsi est en rapport avec l'état du sang et avec l'importance de l'organe dans lequel le froid a fixé les humeurs.

Les personnes qui sont excessivement sensibles au froid, et qui, au moindre courant d'air, sont prises de douleurs ou d'autres accidents, sont dans un état constant de mauvaise santé ; elles ont besoin d'enrichir leur sang, de le renouveler, en suivant notre médication pendant un certain laps de temps. A mesure que leur état général s'améliorera, elles verront diminuer leur susceptibilité pour le froid. Lisez l'article 111.

Une infusion de quelque *plante aromatique* est un auxiliaire utile à ceux qui ont la *poitrine* délicate, et sensible au froid. Voyez n° 552, et le mot *Flanelle*, n° 284.

Les individus chez lesquels le froid occasionne des *douleurs* de rhumatisme ou des névralgies, feront bien de recourir à la tisane de *genièvre*. Voyez n°s 244 et 553.

Dans tous les cas, ces tisanes peuvent être remplacées, surtout en été, par l'eau de goudron un peu forte. En hiver, on n'a guère besoin de boire, et il est plus agréable de prendre le remède en nature, sous la forme de capsules de Guyot ; deux ou trois au commencement de chaque repas. De cette façon, on n'est pas obligé de boire sans soif. Voir *Goudron*, n° 603, et *Froid*, n° 293.

222. COUP DE FOUET. — Il existe, dans la profondeur du mollet, un tout petit muscle pourvu d'un tendon très long et très mince, lequel va se fixer à un des os du pied. Il arrive, quelquefois, pendant une contraction énergique du mollet, que ce petit tendon se brise tout à coup. Alors, on ressent, dans le bas de la jambe, une impression tellement comparable à un coup de fouet, que toujours on y est trompé : on se retourne avec humeur, pour voir le mauvais plaisant, auteur du coup. Cet accident n'a aucune gravité, mais la douleur peut persister, et exiger quelques jours de repos. Lisez les articles *Muscles*. n° 414 et *Tendons*, n° 540.

Coup de sang. — Voyez *Congestions*, n° 202.

223. COUP DE SOLEIL. On peut comparer le coup de soleil à une brûlure légère, qui n'est grave que par son étendue. Lorsque cet accident est très léger, que la surface affectée n'est pas grande, on peut se borner à faire des lotions ou à appliquer quelques compresses d'eau fraîche. Si la surface atteinte est considérable, et si le soleil l'a frappée pendant un certain temps, il peut en résulter un malaise sérieux, et il est nécessaire de maintenir la partie affectée recouverte de compresses imbibées d'eau un peu vinaigrée (un verre de vinaigre dans un litre d'eau). Le petit-lait peut aussi être employé, avec beaucoup d'avantage. Quelques jours après un coup de soleil, l'épiderme se détache, et la partie fait *peau neuve*.

L'action du soleil va, quelquefois, jusqu'à donner du mal de tête, de l'agitation, de la fièvre et même du délire. Dans ce cas, indépendamment des compresses sur le mal, il faut aussi couvrir la tête de compresses d'eau froide ; tenir les pieds chauds ; faire boire du petit-lait, si on est à la campagne ; ou de l'eau acidulée avec de la groseille, du citron, des oranges. Enfin, pour peu que l'état du malade ait l'air d'empirer, il faut se hâter d'aller chercher un médecin, parce que les suites peuvent être très graves.

Si une personne tombe comme foudroyée, par suite d'une insolation très intense, il faut se hâter de l'étendre par terre, à l'ombre ; la déshabiller ; tâcher de lui refroidir le visage et la tête avec de l'eau ; ou bien, à défaut d'eau, à l'aide d'un fort courant d'air obtenu au moyen d'un éventail improvisé. On diminuera la congestion du sang au cerveau ou aux poumons en serrant fortement chaque cuisse, au-dessus des genoux, au moyen de liens quelconques, de manière à faire gonfler les jambes et les pieds, en empêchant le sang de remonter (voyez le n° 372). La saignée est parfois le seul moyen d'empêcher une insolation de cette violence d'être mortelle.

Les coups de soleil les plus dangereux sont ceux qui frappent la tête ; aussi, on ne doit jamais s'exposer à un soleil ardent sans être préservé par une coiffure à larges bords.

Couperose. — Voyez l'article *Acné*, n° 94.

Coupures. — Voyez *Plaies*, n° 457, et l'article 636.

224. COURBATURE. — La courbature est l'effet d'un *excès de fatigue*; or, le remède de la fatigue, c'est le *repos*.

Si, sans qu'il y ait eu de fatigue, une personne se sent prise de courbature, avec accompagnement de fièvre, elle doit agir selon les indications données à l'article *Fièvre*, n° 277.

Il y a des personnes qui sont courbaturées pour le moindre travail, sans motifs suffisants ; qui deviennent incapables de faire ce qui, à une autre époque, les aurait à peine lassées. Ces personnes-là sont malades ; ou, du moins, leur sang est appauvri et renferme des matériaux malsains qui n'attendent qu'une circonstance déterminante, pour se fixer dans quelque organe et produire une maladie. En pareil cas, il est sage de se traiter d'après des indications données au n° 111, jusqu'à ce que les forces et la bonne mine ne laissent plus rien à désirer.

Dans la courbature par excès de fatigue suivi de refroidissement, une *sueur* abondante, provoquée par le moyen indiqué n° 527, réussit souvent à empêcher le développement d'une maladie grave.

Cours de ventre. — Voyez l'article *Diarrhée*, n° 241.

Cousso ou **kousso**. — Cette plante est le plus efficace des remèdes employés contre le *ver solitaire*. Voyez ce mot, n° 578.

224 *bis*. Coxalgie. — Ce mot veut dire : douleur dans la jointure de la hanche. La coxalgie est quelquefois de nature rhumatismale, et alors elle n'a guère de gravité ; mais, plus souvent, de nature lymphatique, la maladie intéresse le système osseux, et dans ce cas, elle peut avoir des conséquences très fâcheuses. La partie la plus importante du traitement, qui est toujours fort long, consiste à empêcher tout mouvement dans l'articulation ; mais, lorsqu'il s'agit de la hanche, cette immobilisation présente des difficultés qui rendent nécessaire le concours d'un médecin. Voyez les n°ˢ 355 et 378.

225. CRACHATS. — Les matières rejetées par la bouche peuvent provenir de la bouche elle-même, de la gorge, de l'estomac ou des poumons. Si les crachats proviennent d'une bouche saine, ils sont constitués par du *mucus* (n° 18), et par de la salive (n° 503). Si la langue, la bouche ou les gencives sont malades, les crachats renferment, en outre, du pus et parfois un peu de sang.

Si les crachats viennent de la gorge ou de la partie postérieure des fosses nasales, ils sont formés d'un mucus épais, gluant et collant.

S'ils proviennent des poumons, les crachats ont des apparences et une composition qui peuvent varier beaucoup, selon les cas ; ils fournissent, alors, au médecin, des indications sur la nature des maladies et sur leur marche.

Crachement de sang. — Voyez le n° 392.

Craie blanche. — Lorsqu'il s'agit de neutraliser une acidité trop grande de l'estomac ou des intestins, on peut employer la craie ordinaire, de la manière indiquée au n° 97. Cette substance est inoffensive et on peut en absorber, sans crainte, une assez grande quantité.

226. CRAMPES. — Ce sont des contractions involontaires, passagères et douloureuses des parties charnues. Elles résultent, ordinairement, d'une fausse position ou d'une fatigue exceptionnelle. Il en est d'autres qui sont dues, soit à la compression, à la commotion, à la piqûre, à la contusion des nerfs, soit à des maladies nerveuses ou au choléra. Nous les mentionnons seulement, ainsi que les crampes d'estomac et de poitrine. On peut faire cesser, à l'instant, les crampes qui tiennent à ce qu'on a forcé un muscle, en étendant le membre qui en est atteint. On réussit encore en serrant fortement la partie durcie avec un lien, tel qu'une cravate, un mouchoir. Si l'on était pris de crampes au mollet pendant la nuit, il faudrait sortir du lit, appuyer le pied sur le sol et étendre fortement la jambe. La crampe du mollet se produit lorsque la pointe du pied s'allonge sans qu'il y ait de résistance. Les personnes très sujettes à cette crampe s'en préserveront, si elles s'arrangent pour que le pied reste toujours, par rapport à la jambe, dans la position où il est lorsqu'on se tient debout ; il ne faut pas que le poids des couvertures oblige le pied à s'allonger. Quelques personnes sujettes aux crampes, la nuit, s'en préservent en dormant avec des *jarretières*. Les individus qui sont sujets à des crampes du mollet, ne doivent pas se livrer à l'exercice de la natation.

Les personnes sujettes aux crampes sont ordinairement mal portantes, sous quelque rapport, et il peut arriver que les crampes cessent de se reproduire, lorsque la santé a été rendue parfaite, au moyen de notre médication.

Crampes d'estomac. — Voyez *Gastralgie*, n° 298.

Crâne. — Lisez l'article *Cerveau*, n° 173.

227. CRÈME DE TARTRE, bitartrate de potasse. — Les médecins d'autrefois faisaient un grand usage de la crème de tartre, substance très salubre retirée du vin. Aujourd'hui, son emploi est presque abandonné. Cela est regrettable, car ce sel peut rendre de nombreux services, surtout dans les maladies aiguës accompagnées de soif ardente. Les médecins qui voudront y réfléchir un instant comprendront bien vite l'avantage qu'il y a, pour le malade, à prendre un médicament aigrelet, acidulé (saveur que l'estomac et le palais réclament tant dans la fièvre), et qui a la propriété, dès qu'il est parvenu dans le sang, de se changer en bicarbonate de potasse, sel alcalin qui rend le sang plus fluide, l'urine et la bile plus douces. Il est vrai qu'on obtient le même résultat avec le bicarbonate de soude ; mais, ce sel alcalin est fade, et il dégoûte les malades, qui ne peuvent continuer à le prendre, ce qui dépend de ce que, dans l'état de fièvre intense, l'estomac a besoin de recevoir des *acides*, pour remplacer son acide naturel que la maladie l'empêche de produire. Nous engageons les malades atteints de fièvre à appeler l'attention de leur médecin sur ce remède rafraîchissant.

On n'a pas à se préoccuper de la dose de ce sel rafraîchissant, parce que, la crème de tartre étant à peine soluble, il est impossible que le malade en prenne trop, lors même qu'il boirait plusieurs litres de cette solution par jour.

Pour préparer la tisane de crème de tartre, on met, dans un litre d'eau chaude, un paquet de *quatre* grammes de cette substance, en poudre fine, avec deux ou trois fortes cuillerées à soupe de miel, et on laisse refroidir, en ayant soin d'agiter à plusieurs reprises. En commandant ces paquets au pharmacien, il sera bon de l'avertir qu'il ne s'agit pas de la crème de tartre *soluble*, mais du bitartrate de potasse, appelé simplement crème de tartre.

Cette tisane est très agréable, et elle plaît beaucoup aux malades altérés par la fièvre ; on la donne à boire froide, à la température de la chambre du malade et à discrétion.

Cette tisane n'est pas seulement une boisson excellente dans les fièvres inflammatoires, on peut aussi la recommander comme boisson hygiénique, *pendant les grandes chaleurs*, à ceux qui souffrent des urines, à ceux qui redoutent l'épaississement de la bile. Pour les diabétiques, il n'y a pas de boisson à la fois plus agréable et plus utile. Dans la plupart de ses applications, l'eau de Vichy peut être remplacée par la crème de tartre. Sept grammes de ce sel, arrivés dans le sang, représentent l'alcalinité d'une bouteille d'eau de Vichy.

Les personnes qui prennent nos pilules doivent éviter la crème de tartre, qui est acide, du moins pendant la durée du remède. Voyez n° 63.

227 *bis*. CRÉOSOTE. — C'est une substance liquide très odorante que l'on retire du goudron de bois. Si la créosote à la propriété de fortifier la membrane muqueuse des bronches, il n'est pas surprenant que le goudron lui-même, *d'où elle sort*, possède les mêmes propriétés. Prendre du goudron, c'est aussi prendre de la créosote, et nous pensons qu'il est préférable de s'en tenir à l'ancien remède, pour éviter les accidents qui pourraient suivre l'emploi de la créosote, à cause de la causticité de cette dernière (voir *Goudron*, n° 250). Pourquoi se donner tant de peine pour séparer la créosote du goudron, pour être ensuite obligé de la mélanger avec de l'huile ou avec d'autres substances inertes, afin de l'empêcher de *cautériser* l'estomac ? Que l'on s'en tienne donc au vrai et bon goudron, dans lequel elle se trouve naturellement réunie à d'autres substances utiles.

228. CRESSON. — On donne le nom de cresson à plusieurs plantes remarquables par une saveur piquante qui monte au nez, semblable à celle de la moutarde ; le cresson de fontaine, le cresson des jardins, le raifort, sont proches parents de cette dernière. C'est avec ces plantes que l'on prépare le sirop et le vin *antiscorbutiques ;* aussi, les personnes qui ne trouvent pas ces deux remèdes agréables à prendre peuvent les remplacer, parfaitement et agréablement, en mangeant les diverses sortes de cresson, soit en salades, soit comme assaisonnement. L'usage de ces herbes est favorable surtout aux personnes lymphatiques ; il aide celles qui ne sont pas malades à conserver leur santé, et il contribue au rétablissement de celles qui sont mal portantes. Voyez le n° 378.

Creux de l'estomac sensible. — Voyez le n° 272 *bis*.

Crevasses, *Gerçures.* — La pommade à la *glycérine* indiquée n° 262 est excellente contre les crevasses que le froid détermine aux mains et aux lèvres de quelques personnes. Le *beurre* de *cacao*, également bon dans ces cas, serait préférable pour les gerçures du mamelon, chez les nourrices. On trouve, chez les pharmaciens et chez les parfumeurs bien assortis, la glycérine parfumée de Bruère-Périn ; cet inventeur est le premier qui ait fait l'application de la glycérine à la parfumerie. Voyez au n° 609, et l'article 636.

Crises. — Dans le langage médical, ce mot indique certains changements, heureux ou mauvais, qui se produisent dans le cours des maladies aiguës. Dans ce Manuel, il a la signification vulgaire d'*attaque*, de paroxysme ; crise de nerfs, attaque de nerfs. Voyez le n° 129.

Croton (Huile de). — Voyez le n° 324.

229. CROUP, Angine couenneuse. — L'angine couenneuse et le croup forment une seule et même maladie, à laquelle on donne aussi le nom de *Diphtérie*. Cette affection si grave consiste en une inflammation spéciale de la gorge, dans laquelle il se produit un dépôt blanchâtre et épais, qui a été comparé à une *couenne de lard.* Ce dépôt commence, ordinairement, sur les amygdales, qui se recouvrent de petites plaques blanches ; ces plaques s'agrandissent, peu à peu, et peuvent arriver à occuper toute la gorge.

Si l'inflammation diphtérique se propage dans le larynx, le dépôt couenneux qui se forme dans ce tuyau, déjà assez petit par lui-même, ne tarde pas à le rétrécir encore, ce qui amène la difficulté de respirer. Quand le conduit de l'air est obstrué entièrement par la couenne, l'enfant meurt étouffé, étranglé.

Comprenez bien ceci : la maladie s'appelle *angine couenneuse*, quand elle occupe la gorge seulement, et *croup*, lorsqu'elle se développe dans les conduits de la respiration. Il peut y avoir angine couenneuse sans croup, mais les deux choses peuvent exister ensemble.

Si la maladie existe dans la gorge, il faut frotter fortement les dépôts couenneux visibles avec un pinceau de charpie trempé dans du jus de citron, et répéter cette opération très souvent, même pendant la nuit. Un autre remède également très bon, c'est de l'eau contenant *cinq* grammes d'acide phénique par litre : on l'emploie comme le jus de citron. Lisez l'article 89.

Quant au *croup*, on en distingue deux sortes : le vrai et le faux. Dans une attaque de faux croup, l'enfant est pris subitement, au milieu de la santé, tandis que le vrai croup débute par de la fièvre, du malaise; l'enfant se plaint de la gorge, quelquefois de la bouche, du nez, plusieurs jours avant que le mal éclate.

L'attaque de faux croup est subite, violente; mais, elle dure peu de temps, et, presque toujours, le médecin arrive lorsqu'elle est passée. Si l'attaque se renouvelle, elle est moins forte que la première fois. C'est le contraire dans le vrai croup, où tout va en augmentant.

Si, après un ou deux jours de rhume de cerveau, de léger mal de gorge, un enfant est pris d'une forte fièvre, d'une respiration pénible, de suffocation, d'une toux singulière qui ressemble *au cri d'un coq*, si le fond de la gorge est rouge avec des plaques blanches, il n'y a plus de doute, et la présence d'un médecin est de toute nécessité.

Dans tous les cas, si le médecin est éloigné et doit tarder à arriver, il faut, sans hésiter, donner un vomitif au petit malade. S'il est très jeune, le sirop d'*ipécacuanha* suffit; s'il a plus de deux ans, il faut ajouter au sirop cinquante centigrammes de poudre d'ipécacuanha par 100 grammes de sirop. A défaut de ce vomitif, on peut employer l'*émétique*. Voyez l'article *Vomitifs*, n° 594.

Il ne faut pas craindre de faire vomir plusieurs fois dans les vingt-quatre heures. On risquerait de faire *couler* le vomitif par le bas, en diarrhée fatigante, si on donnait trop de liquide en même temps ; or, ce sont les *secousses* du vomissement qu'il faut obtenir pour détacher les fausses membranes qui étranglent l'enfant.

Dès que le vomitif a cessé d'opérer, il faut tâcher de faire prendre des aliments au petit malade : du bouillon, des potages, du lait, du vin et, par-dessus tout, de la *purée de viande crue* (n° 586). On est parfois obligé de faire vomir pendant plusieurs jours, et plusieurs fois, le jour ou la nuit ; mais c'est le traitement qui sauve le plus de malades.

Lorsqu'il règne une épidémie d'angine ou de croup, nous recommandons à toutes les personnes qui ont des enfants jeunes, et qui sont éloignées d'un médecin ou d'un pharmacien, d'être toujours munies des moyens de faire vomir (émétique en paquets d'un grain ; poudre et sirop d'ipécacuanha, n° 595). Il faudra aussi se pourvoir, à l'avance, de plusieurs citrons et d'eau phénique à cinq grammes par litre (n° 91).

Si le médecin n'arrive pas, il ne faut pas demeurer les bras croisés, mais agir sans retard. Alors même que les moyens indiqués ici ne seraient pas employés avec habileté, il ne saurait en résulter un mal pire que celui qui suivrait l'inaction, tant la maladie progresse rapidement.

Il ne faut pas oublier que cette terrible maladie est contagieuse, et qu'elle peut gagner toutes les personnes qui approchent le malade. Pour diminuer le danger de la contagion, il faut avoir toujours les mains et la figure humectées d'eau phénique ; éviter de respirer en face du malade ; mettre, *tout de suite,* dans de l'eau phénique, tous les objets ayant été touchés par des crachats du malade. Lisez l'article *Coaltar*, n° 616.

Il est très important, en temps d'épidémie d'angine, de regarder souvent le fond de la gorge des enfants, et de prévenir le médecin, dès qu'on y aperçoit de la rougeur avec des points blancs. Cet examen de la gorge doit se faire alors même que l'enfant ne se plaint pas d'y souffrir. Lisez l'article 632.

Croûtes de lait. — Voyez l'article *Gourmes*, n° 309.

230. CUIVRE (Empoisonnement par le). — Ce n'est point sous la forme de métal pur que le cuivre est dangereux, mais lorsqu'il est combiné avec d'autres substances, et surtout lorsqu'il a pris la forme de *vert-de-gris*, ce qui arrive, quand on laisse séjourner des aliments dans des vases de cuivre pur, ou mal étamés. On peut encore manger des substances contenant du vert-de-gris, soit par hasard, soit parce qu'on l'y a introduit *exprès*, pour leur donner une belle couleur verte. Ce danger se rencontre, en particulier, avec de l'absinthe, des cornichons, des haricots conservés, dans lesquels on met du vert-de-gris pour les *parer*. Enfin, on ajoute quelquefois de la *couperose bleue* à la pâte, pour rendre le pain plus léger et plus blanc. Les empoisonnements par le cuivre ne sont pas souvent mortels ; cependant il ne faut pas tarder à faire vomir et à donner des boissons albumineuses. Voyez *Contre-poisons*, n° 207.

Cuves à vin. — L'asphyxie par les gaz des cuves à vin demande le même traitement que l'asphyxie par le charbon. Voyez n° 123.

Cysticerques. — Voir le n° 579.

Cystite. — Voir l'article *Vessie*, n° 584, ainsi que les n°s 451 et 568.

Danse de Saint-Guy. — Voyez *Chorée*, n° 186.

Dartres. — Voyez n° 385.

231. DÉBILITÉ. — Ce mot indique un état de faiblesse *native*. Il y a des enfants qui naissent dans un état de faiblesse telle, qu'il est impossible que la vie continue ; ils succombent au moindre mal, et même sans aucun autre mal que leur débilité native. D'autres résistent, mais c'est pour mener une existence pénible, ne pouvant jamais arriver au degré de vigueur ou de force moyenne des individus ordinaires. Lorsque certains de ces pauvres êtres *mal créés* sont entourés de soins constants, ils peuvent parcourir une longue existence ; mais c'est en vain qu'ils demanderaient à la médecine de changer leur constitution délicate. Si vous construisiez une maison avec des platras ou avec des matériaux de rebut, vous pourriez bien lui donner une certaine apparence ; mais, pour la conserver, vous seriez astreint à des réparations continuelles.

Déboitements. — Voyez *Luxations*, n° 377.

Décoction. — Faire bouillir une substance dans de l'eau, pendant plus ou moins longtemps, c'est en faire une décoction. Voyez *Tisanes*, n° 542.

232. DÉFAILLANCE. — État momentané de faiblesse faisant craindre une syncope. Le malade est pris, tout à coup, de faiblesse des membres ; sa tête tournoie, sa vue se brouille, et un malaise indéfinissable lui fait craindre une perte de connaissance. La faim, la fatigue, une grande émotion, la faiblesse, peuvent occasionner la défaillance. Il faut soutenir le malade, l'asseoir, lui donner de l'air, lui jeter de l'eau froide à la figure, lui faire respirer du vinaigre, de l'éther, de l'eau de mélisse. La défaillance est une indisposition de très courte durée. Voyez le n° 532.

Dégoût. — Bien souvent, la répugnance que l'on ressent pour certains aliments est un effet de l'*instinct*, qui nous avertit, ainsi, que ces choses pourraient être nuisible. Mais, lorsqu'il s'agit de personnes très affaiblies par des souffrances chroniques, l'instinct se trompe, et il est nécessaire de lutter, par tous les moyens possibles, contre ce dégoût, en faisant ce qui est indiqué dans l'article *Appétit perdu*, n° 115. Lisez aussi l'article 343 et le n° 645.

Délabrement d'estomac, voyez le n° 272 *bis*.

233. DÉLIRE, Transport. — Le transport peut se montrer *sans fièvre*, alors, c'est l'aliénation (voyez ce mot, n° 102) ; ou avec la fièvre, alors il indique que la maladie se transporte au cerveau. Le délire fébrile indique toujours une certaine gravité dans la maladie et doit faire hâter d'aller chercher le médecin. Mais, en attendant l'arrivée du médecin, il est des précautions qu'il faut prendre, pour empêcher le malade de nuire à lui-même ou à ceux qui l'entourent. Si le délire ne se borne pas à des divagations, mais s'accompagne de gestes désordonnés, de mouvements violents, on devra mettre le lit au milieu de la pièce, pour que le malade ne se frappe pas contre les murs. On l'attachera, au besoin, en lui passant sur la poitrine un drap qu'on fixera de chaque côté au lit. On en mettra un second en cravate, au-devant des cuisses; on le fera passer sous le matelas et on le nouera. On devra préférer un lit étroit, parce qu'on pourra circuler autour, et en même temps fixer par des liens les poignets et les cous-de-pied. Si on ne peut fixer le malade facilement, on le maintiendra sur son lit avec l'aide de plusieurs personnes. On aura soin de ne pas l'abandonner un instant, quand même il semblerait se calmer, parce que, dans le délire, *la lumière attire* les malades; ils vont à la fenêtre, pour y saisir les objets qu'ils croient voir, et ils se jettent par les croisées. Il faut, autant que possible, n'être pas seul, parce que, dans ces moments-là, ils acquièrent une force prodigieuse, et blessent facilement ceux qui veulent les maintenir et les empêcher de se blesser ou même de se tuer.

Dans le délire fébrile, il faut tenir la tête froide et les pieds chauds. Voyez les nᵒˢ 132 et 163.

Le délire qui se produit au commencement d'une maladie aiguë dépend de la congestion du cerveau; mais, lorsque des divagations surviennent après un certain nombre de jours d'une diète complète, on est fondé à attribuer ce délire à l'*inanition* (335). Il faut alors tâcher d'alimenter les malades, avec précaution, en leur donnant du bouillon, du lait, de l'eau vineuse. Si, sous l'influence d'un peu de nourriture, on voit le délire diminuer, c'est la preuve que le malade a besoin d'être soutenu davantage.

Delirium tremens. — Ce mot signifie *délire trem-blant ;* on emploie cette expression pour désigner la folie furieuse qui atteint souvent les buveurs d'alcool. Lorsque les malades ne succombent pas dans un accès, ils peuvent quelquefois se rétablir, en renonçant aux boissons alcooliques et en suivant le régime lacté indiqué au n° 484. Voyez aussi les articles 84 et 101.

234. DÉMANGEAISONS. — Comment se produisent les démangeaisons ?

Si l'on touche des orties, si on reçoit la piqûre d'un cousin ou de quelqu'un de ces insectes qui s'attaquent à la peau pour sucer le sang, on éprouve immédiatement une démangeaison plus ou moins vive qui dure plusieurs heures. quelquefois plusieurs jours.

Piquez-vous avec une aiguille, vous ressentirez bien une douleur proportionnée à la profondeur de la piqûre, *mais point de démangeaison.*

D'où provient cette différence? C'est que les piquants de l'ortie, ainsi que le dard de l'insecte qui nous blesse sont pourvus d'une substance âcre et irritante qui pénètre dans la peau, en même temps qu'eux, et qui y reste lorsqu'ils en sont sortis. Cette substance produit la sensation de cuisson et de démangeaison qui nous porte à gratter, c'est-à-dire, à déchirer l'épiderme, *pour que le poison puisse sortir.* Ainsi, la démangeaison succédant à la piqûre de certaines plantes, ou de certains insectes, est causée, non par la piqûre, mais bien par la gouttelette extrêmement petite de matière irritante qui s'introduit en même temps sous l'épiderme.

Eh bien ! c'est absolument de la même manière que se produisent les démangeaisons qui surviennent naturellement, lorsque la peau est malade. Ce sont aussi les gouttelettes d'une substance ou humeur très âcre qui s'amassent sous l'épiderme, et qui causent une sensation d'autant plus vive et plus gênante que leur nombre est plus considérable et la nature de l'humeur plus corrosive. Quelquefois cette sérosité est assez abondante pour que la peau soit toute mouillée, lorsqu'en se grattant on a ouvert les vésicules ; d'autres fois, ces gouttes sont tellement petites que la peau demeure sèche, après qu'on s'est bien gratté, ce qui prouve que l'humeur n'a pas besoin d'être très abondante, pour causer de vives démangeaisons, mais qu'il suffit qu'elle soit très âcre, très corrosive.

Dans les démangeaisons provenant de plantes ou d'insectes, la matière irritante vient *du dehors ;* dans celles qui accompagnent la plupart des maladies de la peau, cette matière ou humeur vient *du dedans.* Elle existe disséminée dans toute la masse du sang, qui l'entraîne avec lui dans son mouvement circulatoire, comme il fait de toute espèce de mauvaise humeur qu'il est susceptible de contenir.

Si, par suite de quelque circonstance inconnue, le sang parvient à déposer une portion de cette humeur dans une partie quelconque de la peau, on y ressent bientôt une démangeaison plus ou moins vive, suivant la qualité et la quantité de matière irritante déposée. La démangeaison ne cesse que lorsque l'humeur est entièrement *sortie* de dessous l'épiderme.

Si le sang continue à être sali par cette matière nuisible, il peut continuer aussi à en déposer sans cesse, dans le même endroit ou dans d'autres, à mesure qu'il y passe. C'est ainsi que les maladies de la peau se perpétuent.

Il arrive, assez souvent, qu'une *éruption* se déclare plus ou moins rapidement, accompagnée de démangeaisons, puis disparaît, au bout de quelques jours, sans qu'on ait employé aucun remède. Si la santé se trouve très bonne, après une semblable indisposition, on doit en conclure que l'âcreté qui existait dans le sang n'était pas considérable, et que la nature est parvenue à s'en débarrasser *entièrement* par l'éruption (voyez 27). S'il en est autrement, la médication purgative est indiquée.

Il y a des maladies cutanées dans lesquelles il

n'existe pas de démangeaisons. Cela prouve que les humeurs qui sortent par la peau sont de composition ou de nature différente; ou bien, que les parties de la peau par lesquelles ces humeurs sortent n'ont pas la même sensibilité (voyez **385**).

235.—**Démangeaisons** (Moyens de calmer les).— Tout d'abord, mettons de côté les démangeaisons de bon augure qui se font sentir autour d'une plaie ou d'une blessure qui se cicatrise. Si elles sont trop pénibles, on les calme avec un cataplasme de fécule. Voyez le n° 161.

Le *grattage* est le remède naturel de la démangeaison; tous les animaux y ont recours, et on vient de voir que ce moyen agit, en permettant à la matière âcre de sortir. Il ne faut pas craindre de se servir de ce moyen, quand il n'est pas suivi de cuissons plus pénibles que la démangeaison elle-même. En grattant, on ne pourrait pas faire naître une dartre chez une personne saine, et cette action ne saurait davantage empêcher la guérison d'une affection dartreuse. Mais le grattage ne suffit pas toujours pour faire cesser certaines démangeaisons.

Si la démangeaison occupe une grande partie de la surface du corps, essayez d'abord des bains de son (139); puis, des bains alcalins (138) ou des bains sulfureux (137), en ayant soin de ne pas prendre ces bains trop chauds.

On parvient, souvent, à calmer les plus vives démangeaisons en couvrant la partie malade avec de *l'amidon*. S'il s'agit d'une dartre ou d'une éruption humide, l'amidon forme une croûte, qu'il faut enlever de temps en temps, en se servant d'un mélange d'eau et d'eau-de-vie.

Le *vinaigre* ordinaire réussit, quelquefois, contre les démangeaisons, mieux qu'aucun autre remède; on l'emploie, soit en lotions, soit en compresses, pur ou plus ou moins mélangé d'eau, selon la cuisson qu'il occasionne, cuisson qui ne dure pas longtemps. Le vinaigre glycériné de Bruère-Périn serait encore préférable au vinaigre ordinaire (n° 609).

Voici encore une eau qui réussira fréquemment à calmer les démangeaisons sur lesquelles les autres remèdes n'auraient pas agi : Faites dissoudre, *à froid*, dix grammes de *bi-carbonate* de soude dans un litre d'eau, à employer en lavages on en compresses. Ne pas se tromper, en mettant du simple carbonate de soude. Lisez l'article *Carbonate de Soude*.

Voici une préparation souvent très efficace, et qui remplace, avec avantage, l'*eau anti-dartreuse* des précédentes éditions du *Manuel*. Faites préparer, par le pharmacien, le mélange suivant, qui coûtera environ 1 franc.

Prenez :	Borate de soude	5	grammes.
	Acétate de potasse.	5	—
	Nitrate de potasse	5	—
	Glycérine.	50	—
	Eau simple.	50	—

Mettez le contenu de ce flacon dans un litre d'eau, que vous emploierez en lotions ou en compresses.

On peut encore délayer de l'amidon dans un peu de cette eau *anti-dartreuse*, et s'en servir pour frotter un peu rudement les parties où siège une vive démangeaison, en tâchant que l'amidon reste fixé aux pores de la peau. (Lisez attentivement l'article 385.)

Démence. — C'est l'affaiblissement lent et graduel de l'intelligence et de la sensibilité. La démence est amenée par les progrès de l'âge ; par des excès de toutes sortes ; par la fatigue de l'esprit ; par les chagrins et la misère. Ce mal est sans remède ; mais, les malades n'ayant pas conscience de leur état, cet état n'est pénible que pour les autres. Voyez le n° 102.

236. — DENTITION. — On appelle dentition l'accroissement et la sortie des dents. Ce développement se fait en plusieurs fois. Vers le sixième mois apparaissent les premières dents : ce sont les deux dents de devant de la mâchoire inférieure ; puis, les deux semblables en haut ; puis, les quatre dents qui touchent ces quatre premières, et qui apparaissent dans le même ordre. A partir du douzième mois viennent les canines ou œillères ; puis, sur les côtés, huit molaires. Cela fait vingt dents, qui doivent être poussées pour l'âge de deux ans ; toute cette série constitue la *première dentition*.

A partir de l'âge de sept ans, un renouvellement complet s'opère. Les dents de la première dentition, ou dents de lait, tombent successivement, pour être remplacées par de nouvelles dents plus fortes et plus complètes.

Les conseils que nous donnons ici s'appliquent à la première dentition.

Quand les premières dents se développent, les gencives se gonflent un peu, rougissent, s'échauffent, deviennent douloureuses et sont le siège d'une sorte de *démangeaison* qui agace les enfants. En même temps, l'enfant fait plus de salive, bave un peu plus, cherche à mâcher ; souvent, il y a en même temps, un peu de dévoiement verdâtre ; l'enfant est grognon le jour ; il est agité la nuit ; il va même quelquefois jusqu'à avoir des convulsions.

En général, on fait cesser tous ces malaises en donnant à mâcher à l'enfant quelque objet un peu ferme qu'il ne puisse avaler. On emploie souvent, pour cela, un hochet d'ivoire ; mais, ce hochet est *trop dur* et ne vaut pas, à beaucoup près, un morceau de bois de *réglisse* ou de racine de *guimauve*, qui s'amollissent ; ou bien encore, un bout de *caoutchouc* gros comme le petit doigt. On frotte, de temps en temps, les gencives avec le bout du doigt enduit de miel, de sirop de *safran ;* on fait prendre un peu plus d'exercice à l'enfant.

Le sirop de *dentition* du docteur Delabarre est très vanté dans ces circonstances. **Voir l'article 619.**

Si ces troubles passagers augmentaient, ou s'il survenait de la fièvre ; si l'enfant souffrait au point de n'avoir plus de repos, il faudrait faire venir le méde-

cin ; lui seul peut savoir s'il y a lieu d'ouvrir les gencives.

237. DENTS (Mal de). — Les maux de dents qui ne
sont pas accompagnés de *carie* sont ordinairement
de simples névralgies, semblables à celles qui se
produisent dans d'autres parties du corps. Mais, ces
douleurs peuvent aussi être causées par l'inflammation de la substance *interne* de la dent, ou de la membrane qui entoure la racine et qui se nomme *périoste*.
Dans ces derniers cas, le remède qui soulage souvent
le mieux consiste à tenir, sans cesse, la bouche pleine
d'*eau froide*, qu'on renouvelle jusqu'à ce que la douleur soit calmée. Si l'eau plus ou moins froide augmente
la douleur, c'est qu'il ne s'agit pas d'inflammation,
mais de névralgie : alors, c'est la chaleur qui soulage
et on peut se gargariser avec de l'eau chaude, ou
mieux, avec la décoction de pavot et de guimauve
indiquée au n° 444.

Si la dent douloureuse est cariée, le mal peut, de
même, être névralgique ou inflammatoire, ce qui se
reconnaîtra à l'épreuve de l'eau froide. Si le mal n'est
pas dû à l'inflammation, on le calmera sûrement, en
bouchant la cavité de la dent avec une boulette de coton
imbibée de l'un ou de l'autre des nombreux liquides recommandés contre le mal de dents, tels que : l'essence de
girofle, la créosote, l'eau de Cologne. Voici une composition excellente pour les personnes qui ont de
mauvaises dents. Préparée dans une pharmacie, elle
coûtera environ 1 fr. 25 c.

Prenez : Huile essentielle de girofle . . 4 grammes.
         Baume du commandeur. · . . 4   —
         Teinture de baume de Tolu . . 4   —
         Laudanum de Sydenham . . . 1   —
         Ether sulfurique. . . . . 10 gouttes.

Il faut avoir soin de bien nettoyer le creux de la
dent, mais avec précaution, pour ne pas *blesser* la
pulpe nerveuse, avant d'y placer le coton imbibé
d'un médicament quelconque, et ne pas faire la

boulette trop grosse pour la cavité de la dent. A défaut de la préparation ci-dessus, on peut imbiber le coton avec de l'éther ou plutôt avec du chloroforme, qui est très efficace. Voyez le n° 183 et l'article 622.

On parvient, quelquefois, à calmer les rages de dents névralgiques en mettant, dans l'oreille du côté malade, un tampon de coton imbibé d'*éther*. Il faut avoir soin d'appuyer aussitôt la main sur l'oreille, pour empêcher l'évaporation du liquide. On peut d'ailleurs renouveler cette application plusieurs fois de suite. A défaut d'éther, on peut employer, de la même manière, un liquide alcoolique très fort, comme l'eau de mélisse, l'eau de Cologne, le rhum, quoique ces liquides soient moins efficaces que l'éther.

Les progrès de la carie peuvent être arrêtées ; mais, par un seul moyen : le plombage des dents, pratiqué par un bon dentiste ; mais, si la dent est trop détériorée pour que le plombage en soit encore possible, il faut avoir le courage de la faire arracher.

La *cautérisation* du nerf dentaire, soit au moyen d'un fer *rouge*, soit avec l'acide nitrique *pur* ou quelque autre caustique fort, est un excellent moyen de faire cesser les rages de dents causées par la carie ; mais, l'emploi de ces moyens exige beaucoup d'adresse, pour ne pas causer d'accidents.

Nous engageons ceux de nos lecteurs qui tiennent à la conservation de leurs dents à se servir, habituellement, pour leur toilette, de l'odontine et de l'élixir odontalgique inventés par Pelletier, le savant membre de l'Académie de médecine à qui nous devons la découverte du sulfate de quinine. Ces deux produits agréables et sérieux se trouvent dans les bonnes pharmacies et chez les parfumeurs. Voyez au n° 611.

Dents agacées. — Les dents sont agacées par les fruits acides et non mûrs, ou par un acide venant de l'estomac, dans certains cas d'aigreurs ou de renvois. On fait cesser très vite cette sensation désagréable, en promenant dans la bouche soit un petit morceau de *borax* (borate de soude), gros comme un grain d'orge : soit une pincée de bicarbonate de soude, soit un petit morceau de *craie*. Voir l'article 616.

238. DÉPURATIFS. — On devrait donner le nom de dépuratif à tout médicament capable de débarrasser le sang des humeurs ou éléments contraires qui s'y rencontrent et qui nuisent à la santé, quelle que soit la voie par laquelle ces matières nuisibles sortent du corps ; mais, l'usage est de réserver ce nom pour désigner certaines plantes dont la renommée est très ancienne.

Les herbes les plus renommées, comme dépuratives, sont : les plantes amères, le cresson, le pissenlit, le bécabunga, la douce-amère, la salsepareille, la chicorée sauvage, la patience, la bardane, la fumeterre, etc. Tantôt, on prend le jus de ces herbes ; tantôt on en fait des tisanes. Ce n'est point en purgeant que ces herbes purifient le sang, mais en disposant les humeurs à sortir par les pores de la peau, par les urines, et aussi, mais en faible partie seulement, par la voie des intestins.

Nous sommes loin de méconnaître les bons effets que ces tisanes ou ces jus d'herbes peuvent produire ; mais, nous ferons remarquer qu'ils n'agissent qu'avec une extrême lenteur, et que beaucoup de personnes n'en tirent aucun avantage ; qu'il faut avoir un grand courage, et souvent un bon estomac, pour avaler des quantités toujours considérables de liquides fort peu agréables, et enfin, que, dans nombre de cas, des ruisseaux de ces tisanes seraient insuffisants pour guérir des maladies déjà organiques.

Ce n'est qu'en faisant sortir du corps les humeurs qui s'y trouvent que les tisanes dépuratives opèrent ; mais, employée selon notre méthode, la purgation produit ce résultat bien plus vite et sans inspirer le même dégoût que tous ces breuvages nauséabonds ; cela demeurera évident, si on se rappelle les explications que nous avons données sur la manière d'opérer des purgatifs. Voyez les n°s 36 et suivants.

Pourquoi donc continuerait-on à prendre, avec répugnance, ces tisanes si peu actives et si peu agréables, lorsqu'on dispose d'un purgatif dont les effets sont bien plus prompts, bien plus sûrs, et s'obtiennent avec moins de difficulté ? Qu'on renonce donc à ces dépuratifs lents et incertains, sans méconnaître les services qu'ils sont capables de rendre, *quand on n'a pas de moyens plus commodes*. Lisez l'article *Simples*, n° 511.

Si l'on tient à joindre aux pilules une tisane dépurative, en vue d'aller plus vite, voici celle qui convient le mieux : faire infuser, pendant deux heures, 15 grammes de feuilles sèches de *saponaire* dans un litre d'eau ; y ajouter un gramme d'iodure de potassium, et boire dans les 24 heures, par petites quantités à la fois. On ajoute du sucre, du miel ou de la racine de réglisse, à volonté. Voyez n°s 346, 545 et 626.

Dérangements de la matrice. — Voyez 395.

Dérangement de corps. — Voyez *Diarrhée*, n° 241.

Descente. — Voyez *Hernie*, n° 322.

Déviation *de la taille*. — Voyez *Rachitisme*, n° 478.

Dévoiement. — Voyez *Diarrhée*, n° 241.

239. DÉSINFECTANT. — Les matières odorantes qui se produisent dans certaines maladies ne sont pas la cause de la contagion ; ces odeurs blessent l'odorat, mais elles ne nuisent pas à la santé. Les vidangeurs, qui travaillent au milieu d'odeurs si infectes, ne contractent pas de maladies du fait de leur travail.

Lorsqu'il s'agit de maladie contagieuse, le virus ou le miasme qui transmet la maladie n'a pas d'odeur par lui-même ; mais, il se trouve mélangé avec des matières odorantes. Dans la pensée du public, désinfecter, c'est supprimer la mauvaise odeur, la puanteur, mais, un désinfectant qui ne ferait que cela ne préserverait pas de la contagion ; il ne suffit pas de supprimer l'odeur, il faut surtout supprimer le miasme qui l'accompagne quelquefois. Le meilleur désinfectant, au point de vue de la mauvaise odeur, c'est un grand renouvellement de l'air ; au point de vue de la destruction des miasmes, l'acide phénique est le plus sûr, tant à cause de son efficacité que parce que, étant volatil, il va chercher les molécules miasmatiques jusque dans l'air. Le chlorure de chaux lui-même ne vaut pas l'acide phénique. Voyez les nᵒˢ 89, 95 et 476. Le coaltar est un excellent désinfectant des plaies (616).

240. — DIABÈTE, urines sucrées. — Le diabète est une maladie dans laquelle on rend du *sucre* par les urines. La quantité d'urine sucrée rendue dans les vingt-quatre heures s'élève, parfois, à un chiffre étonnant, six litres, dix litres, pouvant fournir plusieurs centaines de grammes de sucre par jour. Pour pouvoir produire une pareille quantité d'urine, les malades sont obligés de boire en quantité équivalente, et ils sont tourmentés par une soif intarissable.

Le sucre rendu par les diabétiques provient surtout des aliments qui en renferment, ou qui renferment des substances capables de se transformer en sucre dans l'économie.

Jusqu'à présent, le traitement préféré par les médecins consiste dans un régime calculé pour empêcher l'introduction, dans l'estomac, de sucre ou de tout ce qui peut s'y transformer en sucre. Ce traitement ne guérit pas radicalement, mais il empêche le mal de progresser, ce qui est déjà un grand bien, mais il est pénible pour les malades, qui souffrent beaucoup de la privation du sucre et des aliments qui en produisent. La substance alimentaire qui subit ce changement en sucre est la fécule ou l'amidon. Tous les aliments qui renferment de la fécule sont donc proscrits du régime des diabétiques, ainsi que ceux qui renferment du sucre. Le pain, les pommes de terre, les légumes et les fruits sucrés ne doivent pas figurer dans la nourriture des diabétiques.

Les aliments qui conviennent sont principalement la viande, les œufs, les matières grasses ; les légumes herbacés, comme salades, épinards, chicorée, cresson ; les amandes, les noix et autres fruits oléagineux ; le vinaigre, le sel, la moutarde, les épices ne nuisent pas et font passer les aliments dont on se dégoûte ; les fromages de toutes sortes sont bons, le fromage frais surtout, en s'abstenant du petit lait, qui renferme du sucre. Comme boissons, on peut prendre du vin, rouge ou blanc, mais non sucré ; la bière ne convient guère, pas plus que le cidre sucré.

Le café et le thé sont très bons, mais il faut s'habituer à les prendre sans sucre. L'alcool n'est pas contraire, pourvu qu'il ne soit pas un prétexte à absorber du sucre, sous forme de liqueur.

Dès qu'un diabétique se soumet à ce régime, il en ressent une amélioration évidente ; l'urine, moins sucrée, devient tout de suite moins abondante et, par suite, le besoin de boire diminue aussi. Le malade finit bientôt par être assez bien pour se croire guéri. Mais, s'il s'abandonne au désir de manger du pain, tous les symptômes reparaissent.

Indépendamment de ce régime, on a essayé un grand nombre de remèdes. Celui qui a donné les meilleurs résultats est l'eau de Vichy, ou le bicarbonate de soude, à la dose de cinq ou dix grammes par jour. Pour nous, nous remplaçons ce remède par la *crème de tartre*, à la plus grande satisfaction des malades. Voyez l'article 227, et aussi le n° 626.

Sans pouvoir affirmer une guérison complète et définitive par la médication purgative, nous engageons les diabétiques, surtout ceux qui ne le sont pas depuis longtemps, à essayer ce traitement avec persévérance et méthode, en s'éloignant le moins possible du régime antisucré. Après plusieurs mois seulement, on pourra essayer de revenir aux aliments farineux, mais avec précaution et en y renonçant tout de suite, si on s'aperçoit que la soif et le sucre reparaissent.

Diacode (sirop). Voyez le n° 518.

Diagnostic. — Trouver, d'après tous les symptômes, le nom exact qui convient à une maladie, c'est en faire le diagnostic. Dans beaucoup de cas, il est impossible d'arriver à un diagnostic certain.

Diaphorèse. — Mot grec qui signifie *transpiration*. Diaphorétique, remède qui fait transpirer. Voyez le n° 527.

241. DIARRHÉE, Dévoiement, Dérangement de corps. — Il faut distinguer la diarrhée simple et la chronique.

Un dérangement d'intestins, accompagné de fièvre et de sensibilité du ventre, est une *entérite*, maladie expliquée au n° 340 *bis*.

Un dérangement d'intestins qui dure plus d'un mois mérite le nom de diarrhée chronique.

Il y a des personnes qui ont les intestins naturellement si délicats qu'ils se dérangent pour le moindre écart de régime. Avec un peu de bonne volonté et d'attention, ces personnes trouveront, elles-mêmes, le régime qui convient le mieux pour conserver leur appareil digestif en bon état ; c'est une affaire d'hygiène et de bon sens. Voyez l'article *Régime*, n° 484.

Un dérangement de corps qui dure quelques heures seulement peut être comparé à une simple purgation naturelle, et il n'y a pas à s'en occuper.

Si un dérangement semble être causé par quelque aliment mal digéré, il suffit, pendant un jour ou deux, de manger très peu et en choisissant des aliments très légers, pour que les intestins se *reposent*.

Un dérangement qui ne dure que peu de jours, et qui n'est pas accompagné de douleurs, peut guérir sans aucun remède, à l'aide d'un petit régime composé de potages épais, panades, soupes au riz, tisane de riz ou d'orge. Si ce dérangement est accompagné de douleurs, il faut jeûner un peu plus et **prendre,** toutes les trois ou quatre heures, soit un peu de *bismuth* (n° 142), soit du *diascordium* (n° 241 *bis*).

Si, malgré tous les soins recommandés ci-dessus, un dérangement de corps ne diminue pas au bout de plusieurs jours, il faut, tout en continuant l'emploi de ces moyens, donner des doses modérées d'un purgatif doux, tels que huile de ricin, 20 grammes; sulfate de soude, 25 grammes; limonade de Rogé, une demi-dose.

Si les selles sont fréquentes, peu abondantes et composées de glaires blanches ou sanguinolentes, c'est que le mal siège dans la dernière portion de l'intestin, dans le gros intestin. C'est surtout dans ce cas que les lavements à l'amidon et au laudanum ou au pavot soulagent le mieux, et il ne faut pas craindre de les renouveler (n°ˢ 367, 368 et 370).

Un dérangement de corps abondant causé par des fruits mangés en excès, par des boissons froides en trop grande quantité demande une diète complète, de l'eau de riz, de gomme. S'il ne cède pas dès le second jour, ajouter du bismuth ou du diascordium (n°ˢ 142 et 241 *bis*).

Si, à cause d'un manque de soins suffisants, ou malgré les soins les mieux entendus, le dérangement d'intestins se prolonge pendant plus de trois ou quatre semaines, on peut le considérer comme chronique, et alors, on procédera de la manière indiquée ci-dessous.

Chez les enfants très jeunes, la diarrhée doit être considérée avec une attention toute particulière. Pendant les grandes chaleurs de l'été, de nombreux enfants meurent, emportés en peu de jours par un dévoiement que rien ne peut arrêter. La cause la plus ordinaire de ces accidents se trouve dans une alimentation vicieuse : le lait n'est pas assez frais; il est conservé dans des vases malpropres; les enfants ont mangé des fruits acides; ils ont bu de l'eau trop froide et en trop grande quantité; ils ont mangé quelque nourriture trop forte.

Aussitôt que l'on s'aperçoit qu'un enfant a des selles fréquentes, abondantes et semblables à de l'eau sale, il faut le tenir à un régime sévère ; n'employer que du lait très récent ; y faire bouillir un peu de riz ou d'orge mondé ; donner des panades faites avec de la croûte de pain ; battre un œuf frais dans un quart de litre d'eau froide, et donner cette eau à boire à discrétion ; tenir le ventre recouvert de flanelle.

Comme médicament, il n'y a guère que le bismuth qui soit à la portée de tout le monde, dans ces cas délicats. Il convient d'en donner une petite quantité toutes les deux heures, de manière à en faire absorber de un à deux grammes dans les 24 heures. Le sous-nitrate de bismuth granulé de Mentel convient parfaitement, dans ces circonstances, parce que, le remède étant très pur, on n'a pas à craindre d'en donner trop, et aussi parce que les petits malades le prennent volontiers comme bonbons. Voyez le n° 605.

Le charbon de Belloc vient après le bismuth. Ce remède est toujours inoffensif et peut être employé par tout le monde. On met une cuillerée à café de cette poudre dans chaque ration de lait ou d'autres aliments, dont il ne change pas le goût.

Diarrhée chronique. — Lorsqu'un malade a une diarrhée chronique, les selles sont composées, à la fois, du résidu naturel de la digestion, et de certaines humeurs, telles que *bile* de toutes nuances, *glaires*, etc., dans un état manifeste de décomposition. Ces humeurs sont mauvaises, et il vaut mieux qu'elles sortent du corps que d'y rester. Les évacuations sont plus ou moins abondantes, plus ou moins fréquentes, selon la quantité et la qualité des humeurs qui prennent leur cours dans les intestins, *pour sortir du corps ;* mais, en général, il ne sort que le *trop plein,* et il reste toujours, dans l'intestin, une certaine quantité de ces matières, lesquelles agissent comme *levain,* pour gâter d'autres humeurs. C'est ainsi qu'on voit des dévoiements et des dysenteries se prolonger très longtemps et se terminer mal, les meilleures humeurs finissant par se corrompre, au contact des mauvaises, qui ne sortent pas assez vite.

Nous répéterons, au sujet de la diarrhée chronique, les observations que nous avons faites touchant les maladies des bronches, les dartres, etc. Ce n'est pas toujours parce qu'on va trop souvent à la selle qu'on est malade, c'est parfois le contraire. Dans ce cas, les selles diarrhéiques montrent que le sang est vicié, qu'il renferme une grande quantité d'humeurs, et que c'est par la voie des intestins que la nature *veut* se débarrasser de ces humeurs.

Ces observations font voir combien il est important de recourir à la méthode des purgations, dans ces sortes de cas. Il faut que le purgatif soit pris à une dose convenable pour provoquer environ *trois* selles, et cette dose modérée doit être prise tous les jours, sans exception. Le résultat immédiat et presque certain de cette médication est de remplacer, dès le premier jour, les évacuations diarrhéiques, épuisantes, par des évacuations médicamenteuses qui, n'étant pas trop nombreuses, ne causent pas de fatigue. — Nous avons fait la remarque très curieuse que les personnes qui ont une diarrhée chronique sont quelquefois fort difficiles à purger. Il n'y a donc pas lieu de craindre que la purgation augmente le nombre de garde-robes causées par la maladie ; on observe, au contraire, que le dévoiement diminue, en général, dès le premier jour ; quelquefois même il cesse entièrement.

Le traitement doit être continué pendant une durée proportionnée à celle de la maladie. Il vaut mieux se purger quelques jours de plus que de moins, la diarrhée chronique ayant de la tendance à récidiver ; elle n'est vraiment bien guérie que lorsque le sang est entièrement purifié et que les membranes des intestins ont eu le temps de rétablir leur vitalité.

Quelquefois, la diarrhée chronique coïncide avec une maladie organique grave ; alors, on le conçoit, c'est la maladie organique qu'il faut considérer. S'il s'agit d'un poumon détruit, par exemple, d'un cancer avancé, rien ne pourra arrêter le dévoiement d'une façon définitive et certaine.

Dans les maladies de longue durée, qui ont amené un amaigrissement considérable, la diarrhée qui survient est très difficile à combattre. C'est au bismuth, au diascordium, au charbon de Belloc qu'il faut surtout recourir, à chaque nouveau retour du dérangement intestinal. Voyez les n°s 142, 598, 649.

Beaucoup d'enfants ont une diarrhée chronique, avec un gros ventre : on les guérit presque toujours, quand on peut leur faire supporter le purgatif à la dose voulue pour produire environ *trois* selles. Il faut continuer cette purgation, non pas seulement jusqu'à ce qu'il n'y ait plus de diarrhée, mais bien jusqu'à ce que la santé soit devenue parfaite et le ventre réduit à son volume naturel, ce qui est quelquefois fort long à obtenir. C'est dans les cas de ce genre que l'on peut employer la *viande crue* avec avantage. Voyez l'article 586.

Nous disons qu'il faut obtenir environ *trois* évacuations par jour, pour guérir la diarrhée ; mais, il est essentiel de ne pas compter, dans ce nombre, les selles qui seraient encore produites par la maladie. Avec un peu d'attention, on les distingue assez facilement de celles que le purgatif provoque, en considérant la manière dont elles se succèdent, la différence d'aspect des matières rendues, le soulagement qui suit les évacuations causées par la purgation, etc.

Dans les cas, assez rares, où la diarrhée ne diminuerait pas sensiblement, *dès les deux ou trois premiers jours*, et surtout si le malade se trouvait fort altéré, quoique sans fièvre, la tisane de *Plantain* serait très convenable, comme auxiliaire de la purgation (554). On peut aussi administrer cette décoction en lavements, principalement s'il s'agit d'un dévoiement *dysentérique glaireux*, avec douleur dans le bas-ventre. Voyez le mot *Consoude*.

S'il s'agit d'enfants difficiles, on remplacera cette

tisane par des *œufs crus* battus dans de l'eau, comme nous l'avons indiqué au n° 116.

Les personnes affectées de diarrhée persistante et sans fièvre peuvent boire, à volonté et très utilement, une tisane un peu forte faite avec l'une ou l'autre des substances suivantes : feuilles de *ronce*, de *vigne*, de *chêne*, de *rosier* (feuilles ou fleurs) ; racine de *fraisier*, de *consoude*. Voyez tous ces mots.

Le *vin cordial* est aussi, quelquefois, très utile aux personnes affaiblies par une longue diarrhée chronique (voyez le n° 583), ainsi que le vin de *quinium*, principalement si les malades ont souffert antérieurement de fièvres intermittentes.

Remarque. — Si la diarrhée était accompagnée de *fièvre*, ce que nous disons dans cet article ne serait pas applicable : il s'agirait alors d'une entérite, affection *aiguë* exigeant le soin d'un médecin. Voyez le n° 79.

Une diarrhée qui donne lieu à des selles fréquentes, peu abondantes, composées de glaires et de sang, et accompagnée de douleurs et de ténesme, avec un grand affaiblissement, est une dysentérie. Voir le n° 245.

On appelle *Lientérie* un dérangement d'intestins dans lequel les aliments sont rendus tels qu'ils ont été pris, sans avoir été digérés : c'est un cas grave.

244 *bis*. DIASCORDIUM. — C'est une sorte de pâte composée d'un grand nombre de poudres astringentes et renfermant une très petite proportion d'opium. On l'emploie, très souvent avec avantage, pour arrêter la diarrhée *récente*, surtout lorsqu'elle est accompagnée de coliques. On en fait prendre *un* gramme à la fois, toutes les quatre heures, si le mal est fort ; ou seulement toutes les six ou huit heures. On le prend dans du pain azyme, ou délayé dans un peu de vin, à jeun et dans l'intervalle des repas, lesquels doivent être très légers. Nous conseillons souvent ce bon remède. On demande au pharmacien le diascordium divisé en prises d'un gramme (prix : 10 centimes).

Diastase. — Lisez l'article *Salive*, n° 503.

Diathèse. — Disposition de l'économie en vertu de laquelle on est exposé à contracter certaines maladies, telles que la *goutte*, l'*asthme*, la *phtisie*, le *cancer*, l'*inflammation*, etc. A l'aide d'une bonne hygiène, on pourrait se soustraire aux conséquences de la plupart des diathèses. Comme exemple, lisez l'article *Lymphe*, et maladies lymphatiques, n° 378.

242. DIÈTE. — Dans les maladies aiguës accompagnées d'une fièvre forte et continue, la diète est ordinairement nécessaire, et c'est pour cela que nous ne recommandons pas l'emploi de notre purgatif, dans cette classe de maladies (voyez les n°ˢ 48 et 98). Mais, il en est tout autrement dans les affections chroniques, où la purgation doit être réitérée. C'est en partie parce que nous avons supprimé la diète, dans le traitement de ces maladies, que nos succès sont si nombreux et si remarquables.

Nous rappellerons ici que, pendant le traitement purgatif, le régime doit être d'autant meilleur que le sang est plus pauvre, ou que la purgation est plus active, ce qui revient à dire que les individus dont le sang est fort, ou bien, qui se purgent modérément, feront quelquefois bien de ne pas suivre *à la lettre* le régime confortable indiqué dans l'*Instruction générale*, pour ne pas donner dans l'exagération. Voyez le n° 64.

Lorsque la diète est prescrite à des personnes faibles, à des enfants, il importe beaucoup qu'elle ne soit pas trop sévère. On peut presque toujours, dans ces cas, donner du bouillon ou du lait. Voyez l'article *Inanition*, n° 335, et l'article 648.

Difficultés de la purgation. — Voyez le n° 76.

Digestifs. — On donne ce nom à tout ce qui facilite la digestion. Le café, le thé ; les liqueurs de table, l'élixir de Garus ; la pepsine, la diastase ; l'eau de Vichy, la magnésie, sont les digestifs les plus employés. Ajoutons que les fromages *forts* sont très bons pour faire digérer la viande. Souvent, une bonne purgation est le meilleur moyen de rétablir les digestions.

243. DIGESTION. — Pour comprendre quelque chose au phénomène de la digestion, il faut, d'abord, savoir que les principes nutritifs des aliments qui ont besoin d'être digérés peuvent se partager en trois catégories : 1° les aliments farineux; 2° les corps gras; 3° la viande et les substances analogues par leur composition chimique. L'appareil digestif est, lui-même, partagé en régions dont chacune est plus spécialement affectée à l'appropriation d'une catégorie de substances alimentaires. Certains aliments, comme le sucre, par exemple, n'ont pas besoin d'être digérés, parce qu'ils sont naturellement solubles. Vous n'aurez pas de peine à vous rendre compte de toutes ces particularités, si vous prenez la peine de lire, attentivement et successivement, les articles *Salive*, n° 503; *Suc gastrique*, n° 526; *Pancréas*, n° 439; *Foie*, n° 287; *Chyle*, n° 188; *Estomac*, n° 267; *Intestins*, n° 345 et, enfin, *Constipation*, n° 203. *Pepsine*, n° 630 et *Peptone*, n° 645.

Digestion difficile. — Lorsque tout l'ensemble de l'appareil digestif est intact et fonctionne régulièrement, tous les matériaux contenus dans la nourriture sont également bien digérés. Quand cet appareil est dérangé, le trouble peut se produire sur tout l'ensemble ou seulement sur une partie de cet ensemble, ce qui explique pourquoi telle personne ne digère pas la viande, tandis que telle autre ne supporte pas les corps gras ou les farineux, etc. Ajoutons que la simple faiblesse de l'appareil digestif, le manque de ton de sa membrane muqueuse sont des causes fréquentes de la difficulté de digérer, aussi bien que la présence de glaires, de bile et de saburres qui gênent l'action des substances chargées d'opérer la dissolution des aliments.

Les moyens employés vulgairement, pour faciliter la digestion, sont extrêmement nombreux. Le premier de tous ces moyens, c'est de ne pas manger ce que l'estomac ou l'intestin paraissent ne pas bien supporter. Dans les cas ordinaires et peu graves, il suffit d'employer quelque assaisonnement agréable. Voyez l'article n° 128.

L'eau de Seltz et les eaux minérales gazeuses sont utiles dans ce cas-là. Si la paresse de l'estomac tient à ce que le corps tout entier est privé d'une action suffisante, il faut s'arranger pour faire beaucoup d'exercice. Si la digestion est pénible parce qu'on a *trop mangé*, il faut souffrir, en se promettant de ne pas recommencer à l'avenir. Si la digestion est douloureuse, alors même que l'on n'a pris que peu d'aliments, il faut agir comme cela est indiqué à l'article *Gastralgie*, n° 298. Une infusion très chaude de thé, d'anis, de camomille, est souvent efficace pour activer la digestion. L'eau et les pastilles de Vichy conviennent aux estomacs trop acides. Lisez l'article 649.

Dans la grande généralité des cas, on peut rétablir les fonctions de l'appareil digestif à l'aide de notre médication purgative, suivie avec douceur et régularité pendant un temps plus ou moins long. Il convient d'entreprendre ce traitement, lorsque les moyens palliatifs se montrent insuffisants. Voyez le n° 436.

On a souvent posé la question de savoir si, après le repas, il vaut mieux faire du mouvement ou demeurer en repos ; l'exemple de tous les animaux semble plaider pour le repos ; mais, sur ce point, chacun doit s'en rapporter à sa propre expérience ; il faut faire ce dont on se trouve le mieux. Lisez l'article *Indigestion*, n° 338.

Digitale. — La digitale possède des propriétés très importantes, que les médecins mettent souvent à profit, dans certaines maladies aiguës ; c'est le plus efficace des remèdes employés dans les maladies du cœur ; mais, cette plante est un poison dangereux, et il n'est pas possible de s'en servir autrement que sur les indications personnelles et précises d'un médecin. Voyez l'article *Palpitations*, n° 437 et le n° 625.

Diphtérie. — On donne ce nom à une maladie dont le caractère essentiel est la production de fausses membranes ou de dépôts couenneux. Si ces peaux blanches se forment dans la gorge, on a l'angine couenneuse; si elles se forment dans le larynx et dans les bronches, on a le croup. Voyez ces mots, n°s 229, 362 et 471.

Diurétiques. — Médicaments qui portent aux urines. Voyez le n° 556.

Dos. — Voyez le n° 381.

Doses du purgatif. — Nous rappelons, ici, que ce n'est pas par le nombre de nos pilules qu'on en règle le mieux la dose, mais par le nombre d'évacuations qu'on veut obtenir, et, plutôt encore, par le degré de fatigue éprouvée.

Nous ferons aussi remarquer que, dans certains cas, on est plus facile à purger avec une petite dose qu'avec une plus forte. Les individus très difficiles à purger feront bien d'essayer de passer d'une dose forte à une dose faible. Ce sera, quelquefois, le moyen d'obtenir un résultat meilleur. Voyez le n° 68.

Douce-amère. — Lisez l'article n° 238.

Douches. — La douche est le principal moyen d'employer l'eau froide, dans l'hydrothérapie; voyez, à ce mot, les raisons qui nous empêchent de conseiller cette méthode à nos lecteurs.

244. DOULEUR. — La douleur n'est pas une maladie par elle-même, c'est un symptôme qui accompagne et complique la plupart des maladies. Il y a des maladies, même très graves, qui ne font éprouver aucune souffrance; exemple, la paralysie; tandis que d'autres affections, quoique très douloureuses, ne présentent aucune gravité; exemple, le mal de dents.

La douleur est parfois utile, mais cela est rare, et on peut dire que dans toutes les maladies, il faut tâcher de la supprimer ou de la rendre supportable. En diminuant la douleur, ou bien en la faisant cesser, on n'empêche pas une maladie de suivre son cours, mais on rend ainsi la guérison plus sûre et plus rapide, tout en procurant au malade un repos dont il a souvent grand besoin. Puisqu'il est ordinairement possible de calmer une douleur sans pour cela guérir la maladie dont cette douleur est un signe, il ne faut pas être surpris de voir la sensibilité reparaître, après un temps d'arrêt plus ou moins long : c'est seulement quand l'organe affecté est tout à fait guéri qu'on est assuré de ne pas voir la souffrance reparaître. Chaque fois qu'une douleur se montre de nouveau, il faut employer de nouveau les moyens qui l'ont déjà calmée.

Il n'existe pas un remède ayant la propriété de calmer sûrement toute espèce de douleur ; il y a même, malheureusement, des douleurs qu'aucun remède ne peut suspendre. Dans les cas difficiles, on est parfois obligé d'essayer de nombreux remèdes, avant de rencontrer celui qui convient au cas spécial.

Les moyens de soulager sont très nombreux ; ils varient selon la nature des affections ; par exemple, la violente douleur de la brulûre est calmée à l'instant par l'eau froide. En rendant immobiles, par un pansement convenable, les fragments d'un os fracturé, on empêche les pointes osseuses de piquer les chairs, et on fait ainsi cesser les vives souffrances qui étaient produites par ces piqûres internes. Dans certaines maladies des yeux, la lumière fait éprouver une souffrance qui cesse aussitôt que le malade se tient dans une obscurité complète. La souffrance, quelquefois si violente, qui accompagne les abcès, cesse comme par enchantement, aussitôt que le pus trouve une issue, soit que l'ouverture se soit faite d'elle-même, soit plutôt que le médecin l'ait opérée à l'aide d'un instrument.

La douleur qui accompagne toute espèce d'inflammation (n° 340) se modère à l'aide de moyens calmants et doux ; s'il s'agit de l'extérieur, les bains (n° 131), les cataplasmes émollients simples ou au pavot, (n°ˢ 157 à 160), les compresses d'eau de guimauve (n° 315) seront employés ; s'il s'agit de parties internes, de la bouche, de la gorge, de l'estomac, des bronches, on prendra des boissons douces et rafraîchissantes préparées avec la gomme arabique, avec la guimauve, les fruits pectoraux, le lait, ou avec toute autre substance douce analogue. Si l'inflammation siège dans le ventre ou dans les parties inférieures des intestins, on emploiera des lavements de même nature, plus ou moins souvent répétés, et on appliquera de grands cataplasmes émollients sur le ventre. Lisez les articles relatifs à l'opium, n° 431.

Il y a deux grandes familles de douleurs qui sont extrêmement fréquentes et que presque tout le monde est appelé à connaître, plus ou moins ; nous voulons parler des *névralgies* et des *rhumatismes*. Ce genre de souffrance varie à l'infini, comme intensité et comme position ; elles sont tantôt insignifiantes et faciles à guérir, même sans aucun remède, et tantôt elles sont terribles et résistent à tous les traitements. Des remèdes sans nombre ont été employés de tout temps, contre les rhumatismes et les névralgies ; tous ont produit des guérisons et tous ont échoué, selon les cas, de sorte qu'il est difficile d'affirmer que tel remède réussira sûrement.

Ajoutons ceci : lorsqu'on a trouvé un remède assez efficace pour faire cesser une douleur rhumatismale ou névralgique, on n'est pas, pour cela, assuré que cette douleur ne se reproduira pas, soit à la même place, soit ailleurs. Cela tient à ce que l'état rhumatismal ou névralgique existe, alors même que la douleur qui en est un effet ne se fait pas sentir. C'est par un traitement général, agissant sur l'état du sang, que l'on peut souvent faire cesser cette disposition à souffrir par l'action de causes extérieures insignifiantes, telle qu'un léger refroidissement, etc. Voyez les articles *Névralgie*, n° 416 et *Rhumatisme*, n° 492.

Chez un bon nombre de personnes souffrant de névralgies ou de rhumatismes, il faudra essayer plus d'un remède avant de tomber sur le bon. Dans le but de faciliter ces essais, nous classerons les remèdes en catégories : 1° les remèdes doux et calmants indiqués aux nᵒˢ 157, 444, 363, 373 ; 2° les remèdes toniques, excitants, indiqués aux nᵒˢ 373, 140 ; 3° les révulsifs, mentionnés aux nᵒˢ 163, 165, 324 ; 4° les vésicatoires volants expliqués au nᵒ 583 ; 5° les bains de vapeur, nᵒ 133. Les perles d'éther, de chloroforme, d'essence de térébenthine, expliquées au nᵒ 601 ; le pavot et ses dérivés (nᵒ 444) sont les plus importants parmi les remèdes internes.

Mais, nous le redisons encore, lorsqu'un de ces remèdes a fait cesser une douleur, on ne doit pas être surpris si cette douleur reparaît, soit au même lieu, soit ailleurs.

La chaleur et le froid sont parfois de très bons moyens de calmer la douleur. Ces deux remèdes, faciles à essayer, doivent être abandonnés dès qu'on est fixé sur leur inutilité. En effet, les douleurs que le froid modère seraient aggravées par la chaleur, et, réciproquement, les douleurs que la chaleur soulage augmenteraient par le froid.

Le froid. — Comme la douleur de la brûlure, certaines rages de dents causées par l'inflammation sont calmées par des gargarismes d'eau froide ; à mesure que l'eau s'échauffe, la douleur reparaît, ce qui oblige à renouveler l'eau froide souvent, jusqu'à ce que, enfin, le mal cesse entièrement. Beaucoup de maux de tête sont calmés par des compresses froides renouvelées à mesure qu'elles s'échauffent ; il en est de même de douleurs siégeant ailleurs qu'à la tête. Habituellement l'eau froide suffit pour mouiller ces compresses, mais on peut y ajouter soit du vinaigre, soit de l'eau-de-vie, du sel ou même de l'eau sédative (nᵒ 154).

Il ne faut pas longtemps pour savoir si le froid est favorable à une douleur que l'on veut calmer ; si le résultat est bon, on continue ; mais, dans le cas contraire, il faut cesser, parce que, quand le froid ne fait pas de bien, il fait du mal.

La chaleur. — Les moyens d'appliquer la chaleur sont nombreux et faciles à mettre en œuvre ; en voici l'énumération : chaleur d'un foyer ; chaleur du soleil ; compresses de flanelle ou de linge chauffées devant le feu, ou mieux, avec un fer à repasser ; cataplasmes émollients bien chauds ; bouteilles remplies d'eau chaude et enveloppées de linge ou de flanelle, pour éviter de brûler la partie sur laquelle on les applique ; enfin, les diverses sortes de bains de vapeur.

Opium. — Tout le monde sait que l'opium est un des remèdes auxquels les médecins ont le plus souvent recours, pour calmer la douleur. Voyez les articles *Laudanum*, n° 363, *Opium*, n° 431, et *Morphine*, n° 408.

Un *vésicatoire volant*, un *sinapisme*, sont d'excellents moyens pour enlever une douleur vive et persistante, pourvu qu'il n'y ait pas d'inflammation. Voyez nᵒˢ 163 et 583.

Toute partie douloureuse doit être maintenue dans le repos le plus complet, pour permettre aux remèdes ou à la nature d'agir.

Lorsqu'une souffrance assez violente se prolonge au point d'empêcher le sommeil, on peut la calmer presque sûrement, en prenant une ou deux pilules de *cynoglosse*, au moment de se coucher. Voyez le n° 452.

Lorsqu'il s'agit de douleurs intolérables, on peut les faire cesser, pour quelque temps, en provoquant le sommeil au moyen de sirop *Chloral*. Voyez le n° 517.

Douleurs nocturnes. — Il y a une espèce de douleur dont le caractère essentiel est d'être plus pénible la nuit que le jour, d'augmenter par la chaleur, et de n'être améliorée par aucun des remèdes qui ont de l'efficacité dans les inflammations ou dans les névralgies et les rhumatismes. Quand ces douleurs siègent dans les os, elles sont appelées *ostéocopes*. Un remède qui réussit souvent, dans ce cas, est l'iodure de potassium, en frictions (Voyez n° 347), mais surtout en potion. Voyez n°ˢ 348, 533 et 626.

Douleurs intermittentes. — Il existe une sorte de fièvre intermittente qui ne se caractérise pas par la fièvre, comme d'habitude, mais par une douleur qui revient à heure et à jour fixes. Toutes les fois qu'une souffrance plus ou moins violente se montre ainsi réglée, il y a beaucoup de probabilité qu'on la fera cesser très vite, au moyen de sulfate de quinine employé exactement comme s'il s'agissait d'une vraie fièvre intermittente. Il ne faut pas craindre d'employer ce remède, qui ne serait pas nuisible même dans le cas où il ne réussirait pas. Ordinairement, une dose de 25 centigrammes de sulfate de quinine suffit pour couper l'accès, dès le premier jour, ou du moins, pour l'affaiblir beaucoup. Il faut continuer pendant plusieurs jours à prendre la même dose, pour assurer la guérison. Il ne faut pas craindre de porter cette dose jusqu'à 50 centigrammes, au besoin. Si, après trois ou quatre jours de ce traitement, on n'a pas obtenu l'amélioration prévue, c'est qu'il faut renoncer à ce remède. Voyez le n° 343 *bis*.

Les baumes et les liniments indiqués aux n°ˢ 140 et 373 sont de vieilles préparations souvent efficaces.

Le liniment au chloroforme est le plus sûr et le plus rapide des remèdes externes capables de faire cesser une douleur violente.

Drastiques. — Nom donné à la catégorie des purgatifs qui ont une action énergique. Les purgatifs drastiques, si utiles dans les affections chroniques, ne conviennent que rarement dans les maladies aiguës.

Durée du traitement purgatif. — Voyez le n° 71.

245. DURILLON. — C'est une induration et un épaississement de l'épiderme, et même d'une partie de la peau. Il se fait des durillons aux pieds et aux mains.

Aux mains, ils sont souvent produits par la pression des outils, et il faut bien se garder de les faire disparaître, parce qu'ils protégent la main et forment une sorte de coussin intermédiaire.

Aux pieds, au contraire, le durillon n'est plus un organe de protection ; c'est une espèce de *cor* qui se trouve toujours à la plante du pied. Pour s'en débarrasser, il faut procéder comme il a été expliqué au mot *cor*. Voyez le n° 217.

Lorsque l'inflammation s'établit dans les tissus placés *sous* un durillon, soit au pied, soit à la main, il importe d'ouvrir l'abcès promptement, parce que, ne pouvant traverser l'épaisseur du durillon, le pus se ferait un chemin vers les parties profondes, et causerait des accidents très graves. Voyez le mot *Abcès*, n° 82.

246. DYSENTÉRIE. — La dysenterie aiguë doit être traitée par un médecin ; mais, lorsqu'elle est devenue *chronique*, et que les malades peuvent prendre des aliments, notre médication réussit ordinairement mieux qu'aucune autre. Voyez l'article *Diarrhée*, n° 241, qui s'applique à la dysenterie chronique. Lorsque cette maladie règne épidémiquement, ceux qui tiennent à n'en être pas atteints feront bien de se conduire suivant les recommandations données à l'article *Épidémies*, n° 384.

La dysenterie aiguë est quelquefois contagieuse et épidémique, et comme il est très probable que la transmission s'opère par les matières rendues, il importe que ces matières soient enlevées au plus vite, et enfouies à une certaine profondeur dans la terre.

Il faut plonger dans l'eau bouillante tous les linges qui ont été souillés par ces matières, même en petite quantité. Si le malade meurt, il faut que toute sa literie, jusqu'à la laine des matelas, soit désinfectée par les moyens indiqués au n° 476. La dysenterie est une des maladies dans lesquelles les gardes malades doivent faire un grand emploi de l'acide phénique, moins encore dans l'intérêt du patient que dans celui des personnes qui pourraient prendre sa maladie. Voyez le n° 89 et l'article 649.

247. DYSMÉNORRHÉE, Règles difficiles. — Au moment même des règles, ou pendant les jours qui les précèdent, beaucoup de femmes éprouvent des malaises variés. Souvent, ces malaises sont supportables, et il n'y pas à s'en préoccuper; mais, d'autres fois, ils sont tellement pénibles, tellement violents, que les malades ont besoin de secours. Ces règles douloureuses se remarquent, le plus souvent, chez des jeunes filles et chez des femmes qui n'ont pas eu d'enfants.

En suivant, pendant quelques mois, notre médication purgative modérée, avec ses accessoires fortifiants, on fera presque toujours cesser cette mauvaise disposition; mais, en attendant la guérison, il faut tâcher de soulager. On y parviendra souvent en prenant, une ou deux fois dans les vingt-quatre heures, vingt gouttes de *laudanum* (363) dans un petit lavement; en restant au lit; en tenant le bas-ventre recouvert d'un grand cataplasme émollient au pavot (159), et en buvant quelques tasses d'infusion de tilleul ou de safran (545). Lisez l'article 628.

Un des meilleurs auxiliaires de notre traitement, contre cette dysménorrhée, consiste à prendre, par vingt-quatre heures, trois ou quatre tasses d'infusion de tilleul contenant chacune un gramme de *bromure de potassium* (voyez 150). On commence deux ou trois jours avant l'arrivée des règles, et on continue pendant les deux ou trois premiers jours de l'écoulement. Lorsque ce traitement réussit, on le réitère, pendant quelques mois, pour assurer une guérison définitive.

Dans quelques cas, heureusement rares, les règles sont douloureuses parce que le sang ne peut pas sortir de la matrice, par suite de quelque maladie ou à cause d'une mauvaise conformation de l'organe; il faut, alors, consulter un chirurgien. Lisez l'article 485.

248. DYSPEPSIE. — Ce mot veut dire : difficulté de digérer. Si on se rappelle que chaque partie du tube digestif est plus spécialement chargée d'une partie déterminée de la digestion, on comprendra que la dyspepsie varie, selon la partie de l'appareil digestif où le fonctionnement se fait mal. Il y a donc une dyspepsie, c'est-à-dire une difficulté de digérer de l'estomac, de l'intestin grêle et du gros intestin. D'un autre côté, la dyspepsie peut exister seulement pour tel aliment ou pour telle catégorie d'aliments. On comprend, d'après cet aperçu, que des médecins aient pu écrire des volumes sur la dyspepsie en général. Dans un ouvrage abrégé comme celui-ci, il ne nous est pas permis de nous étendre, et nous devons nous borner aux indications renfermées dans les articles *Estomac*, n° 267 ; *Salive*, n° 503 ; *Pancréas*, n° 439 ; *Foie*, n° 287 ; *Constipation*, n° 203 ; *Digestion*, n° 243 ; *Indigestion*, n° 338 ; *Assaisonnement*, n° 128 ; *Appétit perdu*, n° 115. Lisez tous ces articles et les n°ˢ 630, 645 et 649.

Dyspnée. — Ce mot signifie *difficulté de respirer*, *oppression*. Voyez le n° 432.

Eau antidartreuse. — Voyez le n° 235.

249. EAU BLANCHE, Eau de Saturne, Eau végéto-minérale. — Ce mélange d'extrait de Saturne, ou acétate de plomb, est un remède dangereux : son goût sucré et son apparence laiteuse l'ont fait prendre pour du lait, et des enfants ont été empoisonnés ainsi (en cas d'empoisonnement, voyez l'article *Plomb*, n° 462). On remplacera *l'eau blanche*, avec avantage, en se servant d'eau salée, de vin rouge ou d'un mélange d'eau et d'eau-de-vie, ou mieux encore, d'eau phénique (n° 90), ou de l'eau cicatrisante n° 459, ou de *Coaltar* (n° 616).

Eau cicatrisante. — Voyez n° 459.

Eau de cuivre. — Liquide servant à nettoyer les objets en cuivre et contenant de l'acide *sulfurique*. En cas d'empoisonnement, voyez l'article 88.

Eau-forte, *Acide nitrique.* — En cas d'empoisonnement, voyez l'article 88.

250. EAU DE GOUDRON. — Le goudron rend beaucoup de services, dans les maladies des poumons caractérisées par l'abondance des crachats. Il n'est pas moins utile dans les maladies des voies urinaires, lorsque l'urine renferme des *glaires*. Comme c'est l'eau de goudron que l'on emploie le plus souvent, nous donnons ici, pour la préparer, un procédé plus commode que celui des éditions précédentes.

Achetez, dans une pharmacie, *cent grammes* de bon goudron de Norwège, et mélangez-le avec un poids à peu près égal de charbon de bois pulvérisé. Vous obtiendrez, ainsi, une poudre noire qui ne poisse pas les doigts, le goudron ayant pénétré dans les pores du charbon. Pour obtenir la poudre de charbon, prenez tout simplement de la braise de votre foyer, laquelle est très facile à broyer, soit dans un mortier, soit sur une table, à l'aide d'une bouteille ou d'un morceau de bois. Conservez ce charbon goudronné dans un vase couvert.

Pour préparer l'eau de goudron, il suffit de mettre une ou deux cuillerées de ce charbon dans une bouteille d'eau, d'agiter à plusieurs reprises, dans l'espace d'une heure ou deux, et de passer le liquide au travers d'un linge, pour séparer le charbon.

L'eau de goudron se boit froide, par verre, soit pure, soit mélangée au vin ; soit à jeun, soit au repas, à volonté. Elle convient dans les catarrhes des bronches et de la vessie et dans les maladies de la matrice qui réclament des injections (n° 341). On peut aussi l'employer en compresses, dans les maladies de la peau. Elle convient aussi comme simple boisson hygiénique, aux personnes en bonne santé, surtout pendant les temps chauds. Voyez, à l'Appendice. une notice sur le Goudron de Guyot, n° 603, et l'article *Boissons*.

251. EAU DE MÉLISSE des Carmes. — Ce remède très agréable jouit d'une réputation universelle. ancienne et bien méritée. Une cuillerée à café de cette liqueur, dans un verre d'eau sucrée, est généralement très efficace dans les défaillances, les syncopes, les évanouissements, les palpitations, les crampes d'estomac, les arrêts de la digestion, et dans une foule d'indispositions dépendant de quelque trouble du système nerveux.

Eau régale. — Mélange d'acide *nitrique* et d'acide *chlorhydrique.* En cas d'empoisonnement, voyez n° 88.

Eau de Sedlitz. — Voyez n° 48.

Eau de Seltz artificielle, *Eau gazeuse.* — Voyez *Bicarbonate de Soude,* n° 141 et l'article 640.

Eau de Vals. — C'est une eau minérale alcaline très analogue à l'eau de Vichy, pouvant la remplacer et s'employant absolument de la même manière et dans les mêmes conditions.

252. EAU DE VICHY. — L'emploi de l'eau de Vichy n'est pas incompatible avec la purgation par nos pilules.

Les médecins ont l'habitude de faire prendre cette eau aux repas, soit pure, soit mêlée au vin. Cette manière de faire convient aux personnes qui ont l'estomac trop *acide,* qui ont des aigreurs ; alors, l'eau de Vichy rend la digestion plus facile. Mais, dans les autres cas, il vaut mieux prendre l'eau une heure environ avant le repas, afin qu'elle ait traversé l'estomac avant l'introduction des aliments.

Lorsque nous prescrivons l'eau de Vichy, nous en faisons prendre un grand verre le matin, au réveil ; un verre une heure ou une demi-heure avant chaque repas, et le dernier avant de se coucher. Lisez le n° 141.

Eau de Vichy artificielle. — Voyez *Bicarbonate de Soude,* n° 141 et l'article 647.

Eau-de-vie camphrée. — Voyez le n° 154.

253. EAUX POTABLES. — Le mot potable veut dire *buvable,* que l'on peut boire. Une eau est potable lorsqu'elle ne renferme rien de contraire à la santé ; elle l'est, à plus forte raison, lorsqu'elle contient en petité quantité des parties salines utiles. Pourquoi certaines eaux sont-elles impotables ? Cela tient à deux ordres de causes très différentes ; ou bien, elles renferment des sels en quantité trop grande, comme l'eau de la mer, celles de certaines sources minérales qui ne peuvent être prises qu'à titre de médicament ; ou bien, elles renferment des produits de nature organiques ou vivants capables d'occasionner des maladies parfois très graves. Nous allons donner quelques explications sur les diverses sortes d'eau que l'on est obligé d'employer comme boisson.

Eaux de sources, de fontaine. — Si on met de côté les sources minérales, dont l'eau ne peut pas être employée comme boisson ordinaire, on peut dire que les sources fournissent l'eau la plus salubre, parce qu'elle ne renferme pas de germes organiques, parce qu'elle a une température constante qui la fait paraître fraîche en été et tiède en hiver, et enfin, parce que des sels utiles s'y rencontrent en proportion suffisante.

Eau de puits. — Les puits étant de véritables sources qu'on a été chercher à une certaine profondeur dans le sol, ce que nous disons des sources leur est parfaitement applicable. Toutefois, il est bon de remarquer qu'un puits creusé dans un sol léger et trop rapproché d'une fosse à fumier peut très bien recevoir des infiltrations provenant de là. Il faut donc tenir compte de cette observation, dans le choix de l'emplacement d'un puits projeté, ou dans celui d'une fosse à fumier ou de tout autre dépôt de matière susceptible de fournir des infiltrations nuisibles.

Citernes. — L'eau de pluie conservée dans des citernes est moins bonne que celle des sources et des puits, parce qu'elle est souillée par les poussières qu'elle entraîne des toits, qui sont lavés par elle à chaque ondée, et aussi, parce qu'elle ne renferme pas les éléments salins provenant du sol. L'eau de pluie ayant la propriété d'attaquer le plomb, il faut éviter l'emploi de ce métal dans l'établissement des citernes et de leurs tuyaux de conduite, parce que l'eau plombifère est dangereuse. Voyez le n° 462.

Eau de rivières. — L'eau des grands cours d'eau est presque toujours bonne, excepté quand elle est très basse et que la température est élevée ; elle prend, alors, une odeur qui démontre que des altérations s'y sont produites et qu'elle se rapproche de l'eau des mares et des étangs. Il est toujours prudent de filtrer l'eau de rivière destinée à la boisson.

Eau des mares, étangs, fossés, marécages. — Les eaux de cette catégorie sont les plus mauvaises de toutes, surtout pendant la saison chaude et dans les contrées chaudes. Cela provient de ce que, dans ces conditions, l'eau renferme des êtres microscopiques en nombre incalculable, les uns de nature végétale, les autres de nature animale. Certains de ces petits êtres sont inoffensifs ; mais, d'autres ont la propriété funeste d'engendrer des maladies souvent très dangereuses. C'est en buvant de telles eaux que l'on introduit dans le corps les œufs de certains vers intestinaux. La dysenterie des pays chauds est produite de cette manière.

Il est possible et facile de corriger la mauvaise qualité des eaux dont nous parlons : il suffit de les faire passer au travers d'un bon filtre, ou de les faire bouillir. Il y a de nombreux siècles que les habitants de la Chine savent cela. Aussi, dans ces contrées si dangereuses pour les Européens, les Chinois se portent à merveille, ce qu'ils attribuent, avec raison, à la bonne habitude qu'ils ont prise de ne jamais absorber une goutte d'eau qui n'ait subi l'ébullition. Comme l'eau ainsi bouillie est fade et lourde à l'estomac, ils ont cherché à corriger ce défaut, en y ajoutant quelque plante aromatique. La feuille du thé remplit parfaitement le but, et c'est ainsi qu'a pris naissance l'usage universel de cette substance.

Nous ne saurions donc trop engager les personnes qui sont obligées de boire une eau suspecte à la faire bouillir, en y ajoutant soit un peu de thé ou de café ; soit quelque plante aromatique qu'il est si aisé de se procurer partout (voir *Plantes utiles*, n° 460). Voici une énumération de quelques substances que l'on peut employer dans ce but : feuilles ou fleurs d'oranger ; écorce d'oranges sèches ; tilleul ; feuilles fraîches ou petits rameaux de cassis ; sauge, romarin, lavande, menthe sauvage, thym, serpolet. etc., etc. Il n'est pas nécessaire de prendre ces infusions chaudes ; on peut les préparer à l'avance, les laisser refroidir, les emporter aux champs, les boire aux repas, à défaut de vin, de bière ou de cidre. Lisez les articles *Réglisse* et *Boissons*.

Dans les pays à eaux suspectes, chaque ménage doit être pourvu d'un filtre, ou plutôt, d'une fontaine filtrante.

Voici la description d'une fontaine filtrante que chacun peut construire à peu de frais :

Prendre une futaille, un tonneau plus ou moins grand, selon l'importance de la famille et la quantité d'eau dont on a besoin journellement.

Enlever un des fonds, pour en former un couvercle mobile.

Disposer ce tonneau debout, sur un support de 30 centimètres, dans le lieu le plus frais et le plus obscur de la maison.

Y adapter, tout en bas, un robinet en bois, semblable à ceux qui servent pour soutirer le vin ou la bière.

Etendre sur le fond du tonneau une couche de petites pierres ou de petits cailloux de la grosseur d'une noisette et haute de dix centimètres.

Sur cette couche de cailloux, en placer une semblable, mais seulement de graviers de la grosseur d'un pois.

Sur cette seconde couche de gravier, placer, en l'arrangeant et en le tassant bien, une couche de braise bien pilée et d'une hauteur de quarante centimètres.

Sur cette couche de charbon, et pour que l'eau ne la dérange pas, en tombant dessus, poser un paillasson rond, épais et serré, confectionné exprès et selon les dimensions du tonneau.

Pour empêcher ce paillasson de se déranger et de nager sur l'eau, y déposer un certain nombre de pierres grosses comme le poing.

Emplir cette fontaine d'eau à filtrer et replacer le couvercle mobile. Rejeter les premières eaux qui passeront, comme ayant lavé les matériaux du filtre.

Avoir soin, tous les jours, de remplir le tonneau d'eau à filtrer, pour remplacer celle que l'on soutire par le robinet.

De temps en temps, enlever les gros cailloux et le paillasson, pour les débarrasser de la vase qui se dépose dessus, et les remettre en place.

Ce filtre donne une eau parfaitement pure, mais, avec le temps, il s'encrasse et, lorsqu'il ne débite plus assez, il faut le refaire en remplaçant le charbon seulement.

On trouvera, chez les épiciers, à bon compte, des fûts de toutes dimensions ayant servi à contenir soit du vinaigre, soit de l'huile à manger ou quelqu'autre liquide comestible.

Si cela se peut, choisir un tonneau cerclé en fer, et lui donner une bonne couche de peinture, pour que la rouille ne détériore pas les cercles.

Eau sédative. — Voyez le n° 154.

254. ÉBLOUISSEMENTS. — Ce phénomène, qui se passe dans les yeux, consiste en une sensation subite et passagère de lumière faible, parsemée de points plus lumineux. Chez une personne forte, au teint coloré, ayant un bon régime alimentaire, qui n'est plus jeune, les éblouissements indiquent une tendance à la congestion célébrale (voyez le n° 202). S'ils se produisent chez une personne, jeune ou non, ayant le sang plus ou moins appauvri, sujette à des névralgies, à des palpitations, ayant les lèvres peu colorées, les éblouissements n'ont aucune gravité, et ils se dissipent à l'aide du traitement de l'anémie. Voyez le n° 111.

17.

Ecchymose. — Tache noirâtre ou jaunâtre qui succède aux coups ou contusions, lorsqu'ils ont amené l'extravasation du sang sous la peau, en brisant quelques vaisseaux capillaires. Voyez le n° 220.

Echarde. — Voyez le n° 212.

Échauffement. — Expression souvent employée avec des significations différentes. Pour le plus grand nombre, être échauffé signifie la même chose qu'être constipé (voyez le n° 203). D'autres appellent échauffement un état de malaise, d'ardeur générale, presque de fièvre, sans rien de précis, que l'on fait cesser par un régime rafraîchissant. Enfin, ce mot sert pour désigner, d'une manière voilée, une blennorragie légère. Voyez le n° 533 et l'article 624.

Échauffement des urines. — Dans le cas où l'échauffement des urines est assez prononcé pour causer de la souffrance, on obtient un grand soulagement en restant, pendant *deux heures*, dans un grand bain dont la température soit un peu moins élevée que celle du corps, sans être froide. On peut réitérer le bain plusieurs jours de suite, selon le besoin. On peut aussi employer les moyens indiqués aux n°s 145, 548, 556, et 568.

Éclampsie. — On donne ce nom aux convulsions qui surviennent quelquefois chez les femmes enceintes ou en couches. C'est un accident sérieux qui exige la présence d'un médecin. On donne aussi le nom d'éclampsie aux convulsions des enfants. Voyez le n° 200.

Économie animale. — On appelle ainsi l'ensemble de toutes les parties constituant le corps vivant.

255. ÉCORCHURES, petites blessures de la peau. Il ne faut pas négliger les plus petites blessures de la peau. Une égratignure, une écorchure, une petite morsure d'insecte, etc., peuvent devenir le point de départ d'une inflammation, d'un érysipèle, surtout chez certaines personnes dont le sang n'est pas en bon état. Aucun accident ne se produira, si, après avoir lavé et séché la petite blessure, on la tient soigneusement à l'abri du contact de l'air, pendant plusieurs jours, en y appliquant du taffetas anglais, ou mieux, de la baudruche gommée. A défaut de ces moyens, on réussira tout aussi bien en se servant d'un *timbre-poste*, plus facile à rencontrer partout. Tout autre moyen qui empêchera, à la fois, le frottement et le contact de l'air, réussira également. Le collodion médicinal est une des meilleures choses que l'on puisse employer, dans les blessures qui n'atteignent que l'épiderme. Voir n° 636.

Il y a des personnes chez lesquelles les moindres blessures amènent de la suppuration ; cela indique une mauvaise disposition du sang que le traitement purgatif peut faire cesser. Les personnes qui ont une *mauvaise charnure* feront bien de se servir d'acide phénique pour panser leurs blessures. Voyez l'article 89.

256. ÉCOULEMENTS, Suintements. — Un écoulement chronique, quelle que soit la partie du corps par laquelle il a lieu, peut souvent être considéré comme une *porte de sortie* par laquelle s'écoule le trop plein des humeurs qui se produisent, journellement, dans la masse du sang. Quand, par suite de circonstances hygiéniques favorables ou contraires, il se produit plus ou moins d'humeurs, il en sort aussi plus ou moins. Une purgation méthodique, continuée avec constance et régularité, fait reprendre aux humeurs l'habitude de sortir du corps par la voie naturelle des intestins, et les écoulements catarrheux du *nez*, des *oreilles*, des *yeux*, de la *matrice*, du *canal*, peuvent cesser pour toujours, sans faire courir à l'économie le risque d'être encombrée d'humeurs, comme cela arrive quelquefois, lorsqu'on arrête ces maux exclusivement par des injections ou par d'autres moyens externes. Voyez les n°ˢ 397, 433, 533 et 624.

Nous ne parlons, ici, que des écoulements qui ont lieu par des voies naturelles. Dans certains cas, des écoulements fistuleux sont entretenus par une portion d'os *malade*, *mort*, qui reste dans la profondeur des organes, et y joue le rôle d'une épine. Voyez le n° 415 et l'article *Fistules*, n° 282.

Écrasement. — C'est l'effet d'une pression, d'un coup, d'une foulure poussés à la dernière limite, jusqu'au point de déchirer les tissus et même la peau. Voyez le n° 220.

Écrouelles. — Voyez *Humeurs froides*, n° 326.

Eczéma, *Dartre humide*. — Voyez l'article 385.

257. EFFORT. — Les grands efforts amènent souvent des accidents très douloureux et même dangereux. Des fibres musculaires, des filets nerveux, des vaisseaux capillaires peuvent se briser dans la partie forcée. Il peut en résulter du gonflement et des souffrances qui ne cessent que lorsque la partie lésée *a eu le temps* de se cicatriser, ce qui exige un repos complet et plus ou moins prolongé de cette partie. On voit des efforts violents suivis de mort, par suite de la rupture de quelques vaisseaux, soit dans le cerveau, soit dans la poitrine.

Les accidents les plus communs causés par les efforts sont les *hernies* (voyez ce mot, n° 322). Les femmes, sujettes aux hernies comme les hommes, ont, de plus, à redouter les dérangements de matrice (voyez n° 395). Nous recommandons aux personnes qui, par profession, sont exposées à faire des efforts fréquents, de s'habituer à porter un bandage herniaire *double ;* la gêne causée d'abord par le bandage ne dure pas longtemps et elle est bien compensée par la certitude de n'avoir jamais de descente. La ceinture portée par les charpentiers ne vaut pas le bandage herniaire préventif, parce qu'elle ne porte pas sur les points par où se font les ruptures.

Les personnes disposées aux congestions doivent surtout éviter les efforts soutenus, comme tout ce qui porte le sang à la tête. Nous donnons le même conseil aux femmes accouchées depuis moins de deux ou trois mois (voir *Corsets*, n° 217 *bis*). Il faut éviter les efforts avec d'autant plus de soins qu'on est plus avancé en âge.

Égouts. — En cas d'*asphyxie*, voyez l'article 125.

Égratignures. — Voyez le n° 255.

Électricité. — A cause de la ressemblance qui existe entre le fluide nerveux et le fluide électrique, on a été conduit à employer l'électricité dans un certain nombre de maladies dépendant du système nerveux. Ce moyen produit quelquefois des effets merveilleux, principalement dans les cas de paralysie ; mais, il exige des connaissances et des instruments que peu de médecins possèdent, et ce n'est guère que dans les grandes villes que l'on peut rencontrer des hommes ayant fait une étude pratique de ce puissant moyen.

Ellébore. — Plante célèbre, autrefois très employée. C'est un purgatif dont l'usage a été abandonné, à cause de sa violence.

258. EMBARRAS GASTRIQUE. — On désigne souvent, sous le nom d'embarras gastrique, un état d'indisposition caractérisé par la *langue chargée*, la *bouche pâteuse, amère*, le *dégoût* des aliments et du vin, des *envies de vomir, du mal de tête*. La cause *humorale* de ces symptômes frappe tous les yeux, et c'est surtout dans les cas de cette nature que les malades sentent eux-mêmes le besoin d'être purgés. Quelques jours de purgation suffisent, le plus souvent, pour corriger cet état ; mais, parfois, la difficulté est plus grande, et alors un vomitif peut être indispensable. Voyez le n° 594.

Quelquefois, l'embarras gastrique n'est accompagné d'aucune souffrance ; mais, assez souvent, il se complique de mal de tête, de fièvre, de douleurs névralgiques plus ou moins violentes autour de la poitrine, dans le dos, au creux de l'estomac. Dans ce cas, il vaut mieux commencer le traitement par un vomitif, ipéca ou émétique (voyez le n° 594). Le lendemain, ou le surlendemain, on prendra un purgatif salin (n° 48) ou de l'huile de ricin (n° 50 *bis*). Il est quelquefois nécessaire de réitérer le vomitif et le purgatif à plusieurs reprises.

Pendant l'existence de l'embarras gastrique, il faut éviter tout ce qui peut exciter ou fatiguer l'estomac; la diète doit être presque complète; le vin, les viandes rouges, tout ce qui est fortifiant augmente le mal. On doit prendre seulement des aliments très légers, sans se forcer, sous le prétexte mauvais de se fortifier.

L'embarras gastrique guérit, presque toujours, dans l'espace d'une ou deux semaines.

Comme les symptômes fébriles de cette affection existent aussi dans d'autres maladies inflammatoires, on fera généralement bien de s'en rapporter à un médecin plutôt qu'à soi-même. On ne fera ce que nous venons d'indiquer que dans le cas où le médecin ferait défaut. Voyez les n°s 115, 299, 551, 587, 649.

Emétique. — Voyez l'article *Vomitifs*, n° 594.

Eméto-cathartique. — On appelle ainsi la combinaison d'un vomitif avec un purgatif. Ordinairement. ce remède se compose d'un grain d'émétique ajouté à une once d'un sel purgatif, tel que sulfate de soude ou de magnésie.

Emménagogues. — On donne ce nom aux médicaments qui favorisent la venue des règles, chez les femmes qui les ont difficilement. Voyez le n° 485.

Emplâtres. — Ce sont des remèdes externes composés de cire, de résines et de corps gras fondus ensemble, dans des proportions diverses et renfermant, parfois, d'autres substances médicamenteuses. Ils servent tantôt au pansement des plaies, comme le *Diachylon*, l'emplâtre ou onguent de *Canet;* tantôt comme résolutifs, comme l'emplâtre de *Vigo ;* tantôt comme révulsifs, comme le *Thapsia*, les vésicatoires, l'emplâtre du *Pauvre homme* (n° 613), le papier Wlinsi (617).

Emphysème. — Les personnes affectées d'*asthme*

ont souvent des portions plus ou moins étendues du poumon dans lesquelles de l'air est infiltré, par suite de la déchirure ou de la dilatation d'un certain nombre de *vésicules. pulmonaires* (n° 471). C'est là ce qu'on entend par le mot emphysème ; ces portions de poumon n'agissent plus, et il en résulte une *oppression* qui porte beaucoup de personnes à confondre l'asthme avec l'emphysème. Cette dernière affection est sans remède, mais l'asthme peut guérir. Voyez le n° 391.

259. EMPOISONNEMENT. — La loi qualifie d'empoisonnement tout attentat à la vie d'une personne, par l'effet de substances qui peuvent donner la mort, plus ou moins promptement, de quelque manière que ces substances aient été employées, et quelles qu'en aient été les suites. Cette définition, qui vise l'*intention* aussi bien que le fait accompli, se rapporte à l'empoisonnement *criminel*, et il peut se faire que la victime de l'attentat n'ait pas même été malade.

Dans ce *Manuel*, nous considérons les empoisonnements au point de vue *médical*, sans avoir égard aux intentions, notre but étant, tout simplement, de faire connaître les secours susceptibles d'être administrés par toute personne intelligente et non pourvue de connaissances chimiques ou médicales. On peut avoir confiance dans les moyens que nous indiquons, parce que nous nous faisons une loi de ne pas parler des choses difficiles qui ne sauraient être comprises que par des médecins.

Il y a deux sortes d'empoisonnements : l'empoisonnement *lent*, qui se produit à la longue, lorsque le poison est pris à petites doses, et journellement, et l'empoisonnement *aigu*, qui résulte d'une forte dose de poison et peut tuer en quelques heures, et même en quelques instants. C'est seulement de l'empoisonnement aigu, rapide, qu'il pourra être question dans ce *Manuel*. Nous ajouterons encore qu'il y a des affections aiguës qui débutent rapidement, et que l'on est porté à prendre pour des empoisonnements, et des maladies qui, à certaines périodes, s'aggravent tout à coup ; on croit presque toujours, alors, que le malade a été empoisonné par une erreur du médecin ou du pharmacien. Il faut dans ces circonstances, n'agir que si on est bien sûr qu'il y a empoisonnement.

Comme dernier conseil, nous dirons qu'il faut mettre de côté, avec soin, tout ce qu'on suppose avoir servi à l'empoisonnement, comme toutes les matières rendues par la personne empoisonnée. Le médecin, et, au besoin, la justice, pourront tirer de grandes lumières de l'examen de ces matières. Voyez l'article *Contre-Poisons*, n° 207, et les articles consacrés aux poisons les plus communs.

Emulsion, *Lait d'amande.* — Voyez l'article *Looch*, n° 374. L'émulsion diffère du looch uniquement en ce qu'on se sert d'eau sans gomme arabique.

260. ENCHIFRÉNEMENT. — Pendant la durée d'un rhume de cerveau, la membrane qui tapisse l'intérieur des fosses nasales se gonfle, devient plus épaisse, et le passage est rendu trop petit pour que l'air nécessaire à la respiration le traverse librement. C'est en cela que consiste l'enchifrénement.

Chez certaines personnes par trop lymphatiques, un enchifrénement presque continuel, avec mauvaise odeur, indique souvent une maladie des os du nez, maladie lente à guérir et qui réclame l'emploi de tous les moyens indiqués au n° 378. Si cet embarras du nez avec mauvaise odeur se produit chez une personne ayant eu, antérieurement, un chancre, la maladie est de nature syphilitique et il faut employer l'iodure de potassium, à la dose de deux grammes par jour. Voir le n° 348.

Lorsque l'enchifrénement est continuel, mais augmente par les temps humides, il faut faire examiner les narines pour savoir s'il n'y aurait pas un *polype*. Lisez l'article 435.

Endémies, *Maladies endémiques.* — Ces mots s'appliquent à des maladies qui règnent continuellement, avec plus ou moins de fréquence, dans certains lieux, dans certaines contrées, mais qui ne sont pas épidémiques ; par exemple, la fièvre intermittente est endémique dans les endroits marécageux ; le choléra est endémique dans l'Inde ; la fièvre jaune l'est dans l'Amérique centrale ; l'angine couenneuse, la fièvre typhoïde, le sont à Paris. Certaines maladies endémiques peuvent devenir tout à coup épidémiques, comme le choléra.

Endocardite. — C'est l'inflammation aiguë ou chronique de la fine membrane qui tapisse l'*intérieur* du cœur.

261. ENFANTS (Peut-on purger les). — Il y a tant d'enfants qui naissent de parents plus ou moins malades ; tant d'autres sucent un mauvais lait ; enfin ces petits êtres sont si faibles et, par conséquent, si faciles à impressionner par toutes les circonstances ayant le pouvoir de vicier notre sang, qu'il est tout simple que nous soyons très fréquemment consulté pour des enfants atteints d'affections chroniques souvent difficiles à guérir. Cela nous a permis de faire une observation très encourageante : c'est que les enfants, même les plus jeunes, supportent bien la purgation ; nous pouvons même assurer qu'ils la supportent mieux que les grandes personnes. On peut purger les enfants âgés de quelques jours seulement ; on le peut, à plus forte raison, lorsqu'ils sont âgés de quelques mois, de quelques années. Nous avons pu rendre une santé florissante à des enfants voués à une mort certaine, par suite du vice radical de leur constitution, en les purgeant, selon leur force, pendant tout le temps nécessaire au renouvellement de leur sang et de tout leur organisme. Or, il faut quelquefois plusieurs années pour obtenir une complète transformation.

Il ne faut donc pas craindre de soumettre à cette médication les enfants, quel que soit leur âge, lorsqu'on a des raisons pour soupçonner que leur sang n'est pas en bon état. Le traitement doit durer jusqu'à ce que la santé paraisse irréprochable. On ne doit pas s'occuper de la *durée*, qui peut être d'une semaine, de plusieurs mois, ou même de plusieurs années, suivant le cas. Tant que la santé n'est pas parfaite, il y a avantage à continuer. La constitution se fortifie, sous l'influence de cette médication, et la crainte d'affaiblir les petits malades n'est pas fondée.

Les enfants sont traités absolument comme les adultes, c'est-à-dire que les évacuations doivent être proportionnées à l'alimentation, ce qu'on reconnaît à ce fait que les forces augmentent plutôt qu'elles ne diminuent. Toute la difficulté consiste à trouver la dose qui convient, pour ne pas fatiguer. On y parvient sans grande peine, avec deux ou trois jours de tâtonnement. Voyez le n° 69.

Sirop de chicorée. — Les enfants âgés de moins de trois ou quatre ans sont, en général, bien purgés au moyen du *sirop de rhubarbe composé*, qui se trouve dans toutes les pharmacies, sous le nom bien connu de *sirop de chicorée*. Nous conseillons habituellement ce sirop, plus facile à faire prendre que des pilules, et suffisamment actif pour les très jeunes enfants dont nous parlons, lesquels ne sont pas encore assez forts pour supporter la bonne alimentation prescrite avec nos pilules. Voyez, au n° 421, les autres purgatifs que l'on peut employer chez les enfants très jeunes.

Enflure. — Il ne faut pas confondre l'enflure avec l'*inflammation*. Dans l'inflammation (n° 340), il y a bien augmentation de volume, mais avec chaleur, douleur et souvent rougeur. L'enflure est la même chose que l'œdème, expliqué au n° 425.

262. ENGELURES. — Les engelures ne font souffrir que pendant le temps froid. Lorsqu'elles sont légères, on réussit facilement à les faire disparaître, au moyen de divers remèdes vulgairement connus ; mais, on voit souvent cette ennuyeuse incommodité faire des progrès, malgré l'emploi des meilleures lotions, des pommades les plus efficaces. Il faut bien reconnaître, alors, que c'est dans un appauvrissement plus ou moins considérable de la masse du sang que réside la cause du mal, et on comprend toute l'utilité de notre médication *purgative* et *fortifiante*. Nous avons d'autant plus raison de la recommander, que les personnes qui sont dans ce cas ont, ordinairement, quelque autre particularité de leur santé laissant à désirer et qu'il s'agit d'un tempérament lymphatique très prononcé. Voyez le nᵒ 378.

Ceux qui souffrent beaucoup des engelures, tous les hivers, feront bien de ne pas attendre l'arrivée du froid pour se traiter, c'est le moyen de réussir plus facilement. Lorsque, par l'emploi raisonné de notre purgatif, d'une bonne nourriture et des autres remèdes fortifiants, on aura remis le sang dans le meilleur état possible, on ne craindra plus l'action du froid sur les extrémités. Voyez nᵒˢ 275, 553 et 588.

Bien entendu, ce traitement tout interne n'empêche pas, quand il y a lieu, d'employer les remèdes *externes* usités, lesquels peuvent toujours fortifier la peau et ne retardent pas la purification du sang. Voici un remède qu'on peut employer avec le plus grand succès, dans toute espèce d'engelures :

```
Prenez :   Glycérine pure............, 50 grammes.
           Amidon....................  5    —
           Tannin....................  1    —
```

Délayez avec soin l'amidon et le tannin dans la glycérine ; puis, chauffez sur un feu doux, en remuant toujours, jusqu'à ce que le tout ait pris l'apparence d'une *gelée*.

On met, sur les parties malades, une couche mince de ce remède, et on le recouvre de linge doux ; ou bien, on porte des gants de peau usés et larges.

L'usage habituel de la pâte de Bruère-Périn, à la glycérine, que l'on trouve chez les parfumeurs, est un bon moyen pour empêcher le développement des engelures. Voyez le nᵒ 609, et le nᵒ 616.

Engorgements, *Glandes*. — Lisez l'article 304. Engorgements du foie (voyez le n° 287) ; de la rate, voyez le n° 481.

Enrouement. — L'enrouement et les altérations de la voix se produisent lorsque les vibrations des *cordes vocales* sont rendues irrégulières, soit par l'inflammation, soit par le dépôt de glaires épaisses à la surface de la membrane muqueuse du larynx. Lisez l'article *Larynx*, n° 362 et l'article 632.

Entéralgie. — Ce mot veut dire : *névralgie de l'intestin*. C'est ce qu'on appelle aussi *colique nerveuse*. Voyez l'article *Colique*, n° 194.

Entérite. — Voyez *Inflammation* des intestins, n° 340 *bis*.

263. ENTORSES, Foulures ou Efforts des jointures. — Ces accidents se produisent lorsque, dans un mouvement forcé, les os ont dépassé un peu la limite ordinaire de leurs mouvements naturels. Si l'écart était poussé assez loin pour arracher les fibres qui attachent les os ensemble, on aurait une *Luxation*. Toutes les jointures très mobiles peuvent être le siège d'entorses ; mais, les plus fréquentes ont lieu aux pieds et aux genoux, et quand on dit seulement entorse, c'est celle du pied qu'on entend toujours désigner. Quand l'entorse est légère, ce n'est qu'un petit accident qui se termine promptement et ne laisse aucune trace. Dans les entorses moyennes, il faut de quinze à vingt jours pour se rétablir. Mais, quand l'entorse a été très forte, ou qu'on se sert trop tôt de son articulation ; ou, enfin, quand le blessé est de constitution mauvaise, il peut survenir des inflammations de la jointure qui, alors, ne guérissent que lentement et difficilement, et sont quelquefois le point de départ de *tumeurs blanches*. Voyez le n° 566.

Aussitôt qu'une entorse est produite, il faut mettre l'articulation malade dans la plus grande immobilité, le plus grand repos, et garder ce repos pendant une semaine, pour les cas ordinaires, et pendant plus longtemps, dans les cas plus sérieux. Pour faire cesser les douleurs et empêcher les inflammations de survenir, il existe un moyen sûr : c'est d'entourer l'articulation malade avec des linges trempés dans l'eau froide additionnée d'un peu d'eau-de-vie ou de sel, qu'on renouvellera, sans interruption, à mesure qu'ils s'échaufferont. Mais, il faut avoir soin, quand on a commencé à se servir d'eau froide, de ne pas cesser brusquement, parce qu'on courrait le risque de voir se développer une inflammation plus vive que celle qu'on voulait éviter. Il faut ne cesser ce moyen que peu à peu, et quand on voit qu'en renouvelant l'eau froide de moins en moins souvent, l'articulation ne devient ni chaude ni douloureuse. Passé la première semaine, le danger de l'inflammation n'étant plus à craindre, on peut remplacer l'eau froide par des liquides résolutifs, tels que du vin ou de l'eau coupée avec de l'eau-de-vie simple, ou mieux, avec de l'eau-de-vie camphrée ; alors, on commence à essayer de petits mouvements qu'on augmente peu à peu.

Si l'inflammation était survenue dans l'articulation si, après le traitement indiqué, cette articulation demeurait raide, ou très douloureuse, il faudrait appeler le médecin, de peur de laisser dégénérer l'entorse en *tumeur blanche*. Lisez l'article *Jointures*, n° 355.

Entozoaires. — Ce terme savant veut dire : animaux qui vivent dans un autre animal. Tels sont les vers intestinaux, les cysticerques, etc.

Entrefesson. — Voyez *Intertrigo*, n° 344.

Epices. — Voyez l'article *Assaisonnements*, n° 128.

Epidémie. — Voyez le n° 384.

Epigastre. — C'est le nom qu'on donne au *creux de l'estomac*. Cette partie du corps, très sensible, est souvent le siège de douleurs vives, qu'on nomme douleurs *épigastriques*. Ces douleurs résident soit dans l'estomac lui-même, soit dans la partie du foie qui se trouve à ce niveau ; mais, bien plus souvent, elles ne sont que de simples *névralgies*. Voyez les n°s 272 *bis* et 416.

264. ÉPILEPSIE, Haut mal, Mal caduc. — Aujourd'hui, on peut assurer que cette terrible maladie est susceptible de guérison ; ou, pour le moins, d'une amélioration considérable, dans le plus grand nombre des cas.

La médication purgative, toute seule, a procuré des succès, mais ces guérisons sont devenues bien plus nombreuses, depuis la découverte du *bromure de potassium*. Voici comment le traitement doit être conduit :

Purgation régulière, en suivant l'instruction générale (n°s 60 et suivants); plus, soir et matin, une prise de *bromure* de *potassium*. On donne ce remède dans de l'eau sucrée; ou mieux, dans de l'infusion de tilleul; ou, mieux encore, dans une infusion de valériane (555).

Pour les enfants au-dessous de 10 ans, on donne, soir et matin, un gramme de bromure. Si la maladie est très forte, on fait prendre un troisième gramme au milieu de la journée.

Pour les autres malades, si l'affection n'est pas violente, on donne les mêmes doses. Si la maladie est forte, on peut, dès le début, donner deux grammes à la fois, soir et matin. Si la maladie est très forte et le sujet adulte, on pourra donner une troisième prise de deux grammes au milieu du jour, ce qui fera six grammes par jour. On ne doit pas dépasser cette dose.

Lorsque le traitement doit réussir, les malades s'en aperçoivent bientôt. Ils se sentent mieux portants; les crises s'éloignent; elles sont moins fortes et laissent les malades moins abattus. Mais, il ne faut pas que l'amélioration conduise à cesser le traitement, qui doit toujours être prolongé pendant fort longtemps. C'est seulement lorsqu'il s'est écoulé 5 ou 6 mois sans aucune crise qu'il est permis de diminuer la dose du bromure et la fréquence des purgations. Si, plus tard, on reconnaît, par quelque menace, que le traitement a été interrompu trop tôt, on s'empresse de recommencer. Il ne faut pas oublier qu'on est exposé à la récidive du mal pendant plusieurs années.

Les soins à donner aux malades, pendant une attaque, sont les mêmes que ceux qui sont indiqués à l'article *Attaque de nerfs*, n° 129.

On doit recommander aux épileptiques de ne pas aller dans les endroits où il serait dangereux de tomber; par exemple, au bord de l'eau, près du feu, sur une échelle. Voyez l'article *Bromure de potassium*, n° 150, et aussi le n° 626.

Epispastique. — On donne ce nom aux pommades et autres moyens employés pour panser les vésicatoires. Voyez le n° 583.

Epistaxis, *Saignement de nez*. — Voyez le n° 498.

Epreintes. — C'est la même chose que *Ténesme*. Voyez ce mot.

265. ÉRUPTIONS. — On appelle éruption l'apparition rapide, sur la peau, de boutons, de pustules, de plaques rouges, avec ou sans démangeaison; avec fièvre ou sans fièvre. Les éruptions accompagnées de fièvre se rapportent aux fièvres éruptives (variole, rougeole, scarlatine, etc.); dans la fièvre ortiée, l'éruption apparaît et disparaît dans l'espace de quelques heures, pour reparaître de nouveau, pendant plus ou moins longtemps. Les éruptions sans fièvre sont souvent très peu importantes, comme étendue; rarement elles occupent une très grande surface du corps. Les éruptions venues très rapidement disparaissent ordinairement en peu de jours, même sans aucun remède. Les éruptions qui se prolongent pendant des semaines méritent le nom de la maladie de la peau (n° 385). Chez les personnes qui ont eu un chancre peu de temps auparavant, les éruptions qui surviennent peuvent être de nature syphilitique (n° 533). Les éruptions occasionnées par le contact de certains corps

irritants, comme des chenilles, des araignées, des orties, des révulsifs (thapsia ou autres) ne doivent inspirer aucune inquiétude; elles cessent d'elles-mêmes.,
en peu de temps. On en calme la douleur en les frottant, souvent, avec de l'huile à manger pure.

Lorsqu'une éruption de courte durée a disparu complètement, on n'a plus à s'en occuper. Pourtant, si
des éruptions semblables se reproduisaient avec une
certaine fréquence, il y aurait lieu de suivre la médication purgative. Voir les n°s 108, 235, 149.

266. ÉRYSIPÈLE. — L'érysipèle est une inflammation qui, presque toujours, se développe sur un
point où la peau est entamée, soit par une plaie,
petite ou grande, ancienne ou récente; soit par une
écorchure, une rougeur au bord des narines, des paupières ou des oreilles. Mais, comme ces causes apparentes, qui servent de point de départ à l'érysipèle,
ne produisent pas cette maladie chez tous ceux qui
les présentent, il faut en conclure que l'érysipèle ne
prend naissance que dans le cas où l'économie y
est disposée par un mauvais état du sang.

L'érysipèle simple guérit toujours dans l'espace
d'une semaine environ. Lorsqu'il change de place, en
s'étendant peu à peu, il persiste plus longtemps. Le
malade doit garder le lit ou la chambre ; renouveler
l'air fréquemment; se faire vomir avec l'ipéca, s'il a des
maux de cœur et la bouche mauvaise (voyez n° 594) ;
se purger tous les deux jours avec l'huile de ricin;
boire beaucoup d'infusion de bourrache ou de camomille ; se nourrir de bouillons et de potages, mais d'autant plus légèrement que la fièvre est plus forte. On
maintient la partie malade couverte, soit de compresses imbibées d'eau de sureau, soit de cataplasmes,
souvent renouvelés de fécule ou de mie de pain, avec
ou sans fleur de sureau, sur lesquels on mettra un peu
de poudre phénique (n° 93). Si la chaleur et la cuisson sont très pénibles. on fera mieux d'appliquer des
compresses mouillées avec un mélange d'eau-de-vie

une partie, et eau *quatre* parties ; ou bien, mieux encore, avec de l'eau contenant deux grammes d'acide phénique par litre (n° 92). Dès qu'on peut s'alimenter convenablement, on remplace l'huile de ricin par les pilules, jusqu'à ce que l'on se trouve très bien. Dans certains cas, heureusement les plus rares, l'érysipèle s'étend vite, avec une fièvre considérable, et peut devenir inquiétant, surtout s'il siège à la tête et s'il amène du délire. Dès qu'on entrevoit cette mauvaise disposition du mal, il faut s'empresser d'appeler un médecin. Lisez l'article *Coaltar*, n° 616.

Il y a des personnes qui contractent des érysipèles assez fréquemment ; par exemple, plusieurs dans une année. On voit des femmes qui en ont presque tous les mois, de plus ou moins graves. C'est certainement là la preuve d'un très mauvais état du sang, auquel il n'est possible de remédier qu'en le renouvelant, au moyen du traitement purgatif suivi *pendant plusieurs mois*.

Ce n'est point pendant que l'érysipèle existe qu'on fait ce traitement. En effet, une fois que le mal est déclaré, rien ne peut empêcher qu'il ait son cours, et le but du traitement dépuratif est de s'opposer au retour de nouvelles rechutes, en mettant la masse sanguine dans un état de pureté tel qu'il ne s'y trouve plus d'humeurs capables de former l'éruption érysipélateuse. On conçoit que ce résultat ne saurait être obtenu par une purgation de quelques jours. Il est parfois nécessaire de continuer le traitement pendant plusieurs mois après la disparition du dernier érysipèle, pour détruire radicalement la tendance à la *récidive*. Les attaques qui surviennent encore pendant la durée du traitement sont de plus en plus légères, jusqu'à ce qu'il ne s'en produise plus du tout. Voyez n° 71 et suivants.

Esquilles. — Dans les fractures des os, il y a quelquefois des fragments très petits qui sont entièrement détachés des tissus vivants ; ne pouvant se ressouder à l'os, ces parcelles pointues demeurent là comme des épines intérieures, capables d'empêcher la guérison. Il est donc nécessaire de les extraire ou d'attendre longtemps que leur sortie naturelle ait lieu, par suite de la suppuration. C'est là ce qu'on appelle des esquilles.

Esquinancie.— Ce terme n'a pas une signification bien précise; on l'emploie, vulgairement, pour désigner les inflammations violentes qui se produisent dans la gorge et dont il est question dans les articles *Amygdales*, n° 110, *Gorge*, n° 308. Maintenant, on se sert habituellement du mot *Angine* pour désigner les diverses inflammations de la gorge.

266 *bis*. ESSENCE DE TÉRÉBENTHINE. — Cette essence est employée pour préparer deux remèdes externes très utiles : le *Liniment térébenthiné*, n° 373, et le *Cataplasme stimulant*, n° 163.

A l'intérieur, on l'emploie dans les maladies chroniques de la vessie (n° 584) ; dans les coliques hépatiques (n° 195), et principalement contre les névralgies (n° 416). Dans cette dernière catégorie de souffrance, il arrive à ce remède ce qui arrive à tous les autres : il ne guérit pas toujours, mais, il jouit souvent d'une efficacité réelle et prompte. Quelquefois, le mal ainsi guéri ne revient plus ; mais, le plus souvent, on n'a obtenu qu'une guérison passagère. Lorsqu'il en est ainsi, on réitère la prise du remède chaque fois que la douleur reparaît. Voyez le n° 601.

267. ESTOMAC. — L'estomac est une grande poche qui a la forme d'une cornemuse, ce qui n'est pas surprenant, puisque la cornemuse est fabriquée avec un estomac. Cet organe a deux ouvertures : celle par laquelle les aliments arrivent s'appelle orifice *cardiaque;* celle par laquelle ils sortent se nomme orifice *pylorique*. Le mot *pylore* signifie *portier*, le portier de l'estomac. Pour fermer et ouvrir l'estomac, le pylore n'a qu'à resserrer ses fibres ou à les relâcher. Le séjour que les aliments font dans l'estomac est assez long; mais, il n'est pas le même pour tous; les plus faciles à digérer sortent les premiers. Les viandes y demeurent environ quatre heures pour devenir aptes à entrer dans l'intestin. Le pylore ne permet aux aliments de sortir de l'estomac que lorsque la digestion stomacale les a disposés à être acceptés par l'intestin.

Que se passe-t-il lorsque l'estomac vient de recevoir les divers aliments constituant un repas? Tous les vaisseaux appartenant à l'organe se remplissent d'une quantité de sang bien plus considérable que dans l'état de jeûne; les innombrables petits organes glandulaires qui sont cachés dans l'épaisseur de la membrane muqueuse entrent en fonctions, et se mettent à fabriquer, en abondance, les substances dont la réunion forme le suc gastrique, expliqué au n° 526; une sorte de sueur apparaît sur toute la surface interne de l'estomac.

Pour que les liquides digestifs ainsi produits opèrent la transformation des aliments, il faut qu'ils soient mélangés avec ceux-ci, d'une manière parfaite; voici comment ce mélange se réalise : sur une certaine largeur de l'estomac, les fibres qui en font le tour se raccourcissent, et, l'organe se resserrant à cet endroit, les aliments qui s'y trouvent sont refoulés à droite et à gauche; bientôt, ce resserrement cesse, pendant qu'une autre largeur de l'estomac se resserre à son tour, d'où résulte un nouveau mouvement de la masse alimentaire. Toutes les fibres musculaires qui existent dans les différentes directions de l'estomac étant soumises avec une certaine lenteur, à ces resserrements et à ces relâchements alternatifs, on voit que les matières renfermées dans l'estomac y sont pétries comme elles le seraient avec des mains qui agiraient sur l'organe, en le pressant dans tous les sens.

Lorsque l'estomac est distendu par une trop grande quantité d'aliments, ses fibres musculaires, distendues elles-mêmes outre mesure, n'ont pas assez de force pour effectuer cette sorte de pétrissage, et il en résulte un retard de la digestion, qui se traduit par un sentiment de pesanteur se prolongeant pendant plus ou moins longtemps. Lorsqu'un estomac est habituellement surchargé par un trop grand volume d'aliments, il finit par perdre, en partie, la faculté de se contracter; il s'agrandit, et les digestions deviennent pénibles. Aux personnes qui sont dans ce cas, ce ne sont pas des remèdes qu'il faut conseiller, mais une simple précaution hygiénique, consistant à ne pas manger trop, à choisir des aliments qui nourrissent bien sous un petit volume, à éviter les légumes encombrants, à quitter la table ayant encore faim. Grâce à ces précautions, l'estomac reviendra, peu à peu, à ses dimensions naturelles, et on évitera une maladie qui deviendrait peut-être incurable.

Nous recommandons cette explication aux nombreuses personnes qui ont ainsi rendu leur estomac paresseux, en mangeant trop.

L'estomac se comporte quelquefois comme un tyran capricieux; on ne comprend pas pourquoi il refuse certains aliments inoffensifs pour tout le monde. Dans ces circonstances, il faut céder de bonne grâce, sous peine de souffrir. Toutes les fois qu'un aliment ou une boisson vous fait souffrir plus ou moins de l'estomac, cessez immédiatement d'en faire usage; au bout de quelque temps, vous pourrez y revenir sans que l'inconvénient se reproduise. Si, au contraire, vous voulez lutter et forcer votre estomac à recevoir des choses qui ne lui conviennent pas, vous risquez d'amener, peu à peu, une maladie peut-être grave.

Il faut considérer l'estomac comme un être particulier, susceptible d'éprouver des caprices et des fantaisies, des sympathies et des antipathies; et on peut ajouter que c'est un être qui n'obéit à aucun commandement, qui est maître, et qui ne tolère que ce qui lui convient. C'est en vain qu'on voudrait le contraindre à recevoir un aliment qui ne lui convient pas; il le renverra, sous la forme d'une indigestion; on bien, s'il le laisse passer, ce sera avec des douleurs parfois intenses et prolongées.

Nombre de personnes ne souffrent de dyspepsie ou mauvaise digestion, que parce qu'elles s'obstinent à prendre des aliments que leur estomac n'*aime pas*. Si votre estomac ne veut pas de ragoûts, d'épices, de vin, renoncez à ces choses, et vous cesserez de souffrir pour digérer.

Il y a des estomacs qui s'accommoderaient admirablement de laitage, de soupes maigres, de légumes légers, de viandes blanches, et que l'on rend malades, en les obligeant à recevoir des aliments fortifiants, lesquels, dans ces circonstances, ne fortifient pas du tout.

D'autres fois, c'est tout le contraire qui arrive, et l'estomac, satisfait par des aliments confortables, toniques, digère péniblement les mets les plus légers.

Ces observations, qui pourraient être multipliées, font voir qu'avant d'accuser un estomac et de le condamner aux remèdes, il est sage de le consulter luimême, en tâchant de découvrir quelles sont ses fantaisies, pour y céder sans résistance.

On parle souvent de la délicatesse de l'estomac; bien souvent, on devrait admirer la tolérance étonnante avec laquelle cet organe se laisse malmener. Combien ne voit-on pas d'individus continuer à se bien porter, tout en imposant à leur estomac des excès continuels d'alcools, de boissons, de liquides forts, d'épices brûlantes ! Mais, les personnes sages ne doivent pas se baser sur de pareils exemples, car il n'est pas surprenant qu'un organe malmené, comme l'est si souvent l'estomac, soit sujet à de fréquentes maladies ou indispositions.

Les maladies les plus fréquentes de l'estomac sont expliquées aux articles *Faiblesse d'estomac*, n° 272 *bis*; *Aigreurs*, n° 97 ; *Gastralgie*, n° 298 ; *Gastrite*, n° 299 ; *Pituite*, n° 456 ; *Embarras gastrique*, n° 258 ; *Digestion difficile*, n° 243 ; *Indigestions*, n° 338 ; *Maux de*

18.

cœur, n° 399; *Vomissements*, n° 5?3; *Migraine*, n° 406;
Diète, 242; *Régime*, 484; *Excès*, 270; *Pepsine*, 630;
Peptone, 645; *Paterson*, 649.

268. ÉTHER. Chez les personnes très impressionnables, l'éther ordinaire est un excellent moyen de
calmer les troubles nerveux. On en met quelques
gouttes sur un morceau de sucre, que l'on mange rapidement, afin de ne pas le laisser échapper en vapeur.
On peut aussi prendre le sirop d'éther, à la dose
d'une ou deux cuillerées à bouche à la fois. Dans les
perles d'éther du docteur Clertan, le remède est enfermé dans une capsule qui ne se dissout que dans
l'estomac : deux ou trois de ces perles font plus d'effet
que deux cuillerées de sirop. (Voir au n° 601.)

Il faut conserver l'éther dans des flacons fermés
avec un excellent bouchon de liège, qui empêche
mieux l'évaporation que les bouchons en verre. Il
importe de ne pas toucher à l'éther dans le voisinage
d'une bougie allumée, parce que sa vapeur va chercher le feu, et pourrait occasionner des incendies.

Étourdissements. — Voyez le n° 582.

269. ÉTRANGLÉS (Soins à donner aux gens). —
Quand on trouve une personne qui a été victime
d'une strangulation, on doit, au plus vite, détacher le
lien qui serre le cou, et se conduire comme pour les
pendus (voyez ce mot, n° 455). On aura soin, ici, de
ne rien déranger aux objets qui entourent la personne
qui a été étranglée, parce que, autant la pendaison est
généralement le fait d'un suicide, autant la strangulation est le fait d'un homicide.

Il importe donc, dans l'intérêt de la justice, de se
borner aux secours que réclame la personne étranglée,
sans toucher à rien de ce qui l'entoure.

Les objets, leur place, leur état, leur arrangement
sont autant d'indices propres à éclairer la justice, et
qui peuvent servir à faire trouver les coupables.

Il faut, ici, rendre service à la victime, sans priver
la société des moyens de trouver et juger le meurtrier.

Évanouissement. — Voyez *Syncope*, n° 532.

270. EXCÈS. — Par ce mot, employé comme terme d'hygiène, il faut entendre tout ce qui dépasse la mesure. Ne pas manger assez est un excès, aussi bien que manger trop. Dormir trop est mauvais, aussi bien que dormir trop peu. L'usage modéré de toutes choses constitue la bonne règle de l'hygiène. Tout ce qui s'écarte de cette bonne mesure est mauvais, dans la limite de l'écart.

Si l'effet d'un excès se faisait sentir sur-le-champ, ce serait un avertissement qui mettrait en garde les imprudents : mais, cela n'a pas lieu habituellement, et ce n'est que plus tard que la succession des écarts amène, dans la santé, des changements parfois très graves. Tel ouvrier, qui pendant des années a fatigué ses yeux sur un travail minutieux, prolongé pendant une partie des nuits, se voit surpris, tout à coup, par une amaurose. Tel buveur d'absinthe, qui pendant longtemps semblait un type de force, se voit pris par un accès de delirium tremens ; combien d'hommes de cabinets, financiers, notaires, ingénieurs, habitués à une bonne table, s'éveillent un jour avec un accès de goutte !

Y a-t-il un moyen, une mesure, qui permette aux personnes prudentes de reconnaître le point où il faut s'arrêter, où l'excès commence ? non ; car, l'excès est relatif à la force de chacun. Ce qui est bien pour l'un peut être excessif pour d'autres. L'excès est ce qui dépasse la mesure ; mais la mesure varie pour chaque individu. Lisez les nᵒˢ 11, 332 et 465.

Excoriations. — Voyez *Ecorchures*, n° 255.

Exostoses. — Affection des os dépendant de la *Syphylis*. Voyez le n° 533.

271. EXPECTORANTS. — Ce nom s'applique aux substances qui rendent plus facile ou plus abondante la sortie des crachats. Dans les rhumes récents, les moyens doux indiqués au n° 388 agissent comme expectorants. Dans les vieux catarrhes, il convient d'employer des substances aromatiques et toniques, comme cela est indiqué aux nᵒˢ 390 et 552, ainsi que l'eau de goudron (nᵒ 250) et le baume de Tolu.

Les pastilles d'ipécacuanha, celles de Kermès sont souvent les meilleurs expectorants ; on en prend une toutes les deux ou trois heures, jusqu'à ce qu'on éprouve un sentiment de nausée ou de mal de cœur indiquant que la dose est suffisante. Alors, on ne cesse pas de prendre les pastilles, mais on augmente d'une heure l'intervalle entre chaque prise. S'il arrivait qu'un vomissement eut lieu, il n'y aurait pas à le regretter.

Les pastilles de soufre sont également utiles dans les catarrhes bronchiques vieux et abondants. Ces pastilles ne donnent pas lieu à des maux de cœur ; mais, elles ont une tendance à purger, quand on en prend trop, ce qui d'ailleurs, n'est pas dangereux.

Pris en quantité suffisante, le bon goudron fortifie les bronches, empêche leur sécrétion d'être aussi abondante, ce qui diminue le volume des crachats ; de là résulte souvent, pour les malades, un soulagement comparable à celui qu'ils ressentiraient de l'emploi de remèdes expectorants. Voyez le nᵒ 603.

Nous en dirons autant de l'acide phénique qui, pris à l'intérieur, dans une tisane quelconque, diminue la production des crachats, dans les bronchites aiguës aussi bien que dans les catarrhes. Voyez *Acide phénique*, nᵒ 92.

Etouffements. — Voyez *Oppression*, nᵒ 432.

Extinction de voix. — Lisez l'article *Larynx*, nᵒ 362 et le nᵒ 632.

Extrait de Saturne. — C'est une solution concentrée d'acétate de plomb, avec laquelle on prépare l'eau blanche, ou eau de Saturne. Lisez l'article 249.

Exutoires. — Voyez les nᵒˢ 169 et 583.

Faible (tomber). *Se trouver mal.* — Voyez *Défaillance*, nᵒ 232, et *Syncope*, nᵒ 532.

272. Faiblesse. — C'est le manque de force. Le plus souvent, la faiblesse, la diminution des forces est le résultant de l'appauvrissement du sang, de l'anémie (n° 111); mais, elle peut aussi tenir à d'autres causes. Ainsi, une émotion, la peur mettent l'individu le plus robuste hors d'état de se soutenir; l'ivresse en fait autant. La paralysie occasionne une faiblesse bien plus sérieuse. Dès qu'une personne bien portante jusque-là éprouve de la fièvre, elle se sent affaiblie, mais cette faiblesse disparaît en même temps que la fièvre, à moins que cette fièvre ne soit grave et prolongée. A la fin des maladies aiguës de longue durée, la faiblesse ne dépend pas de la fièvre, qui n'existe plus, mais de l'amaigrissement et de l'appauvrissement du sang, résultat du manque d'alimentation.

272 *bis*. FAIBLESSE D'ESTOMAC, Tiraillements, Délabrement d'estomac. — Ce sont des souffrances supportables, mais pourtant assez pénibles, qui se produisent chez les personnes dont le sang est plus ou moins appauvri, qui sont dans un état d'anémie plus ou moins prononcé. Ces malaises sont plus fréquents chez les femmes que chez les hommes; ils accompagnent souvent la constipation, qui les aggrave. Lorsqu'ils sont très intenses, on leur donne le nom de *Gastralgie* (n° 298).

En général, on fait cesser les tiraillements d'estomac, soit en prenant un peu de nourriture; soit en buvant de l'eau sucrée, du vin sucré, de l'eau de mélisse, une infusion de tilleul, de camomille, ou d'anis; ou bien, enfin, en prenant un peu de quelque liqueur cordiale. A cause de la fréquence de ces petits maux d'estomac, tout le monde connaît quelque moyen d'y remédier. Mais, on n'obtient ainsi qu'un soulagement momentané, et l'indisposition se reproduit plus ou moins vite. Il vaut mieux chercher à obtenir une guérison radicale, en faisant le traitement de l'*anémie*, indiqué au n° 111, en prenant soin d'éviter la constipation. Le plus souvent, il suffit de prendre du vin cordial (n° 588), ou le vin de quinium (n° 604), et les pilules à doses laxatives non fatigantes (n° 203). Voyez aussi les n°s 275, 298, 299, 397, 649.

273. FAUSSE COUCHE, Avortement. — L'accouchement qui a lieu avant le septième mois, lorsque l'enfant n'est pas encore *viable*, s'appelle fausse couche.

Les fausses couches sont amenées par des causes très diverses : une chute, un effort, une grande fatigue, le cahotement d'une voiture, un choc extérieur, une pression sur le ventre, un refroidissement, une forte émotion sont des causes capables d'amener l'accident chez des femmes bien portantes, et, à plus forte raison, chez celles dont la santé n'est pas bonne.

Beaucoup de femmes ne peuvent amener leur enfant à terme, uniquement parce qu'elles se portent mal. Qu'elles suivent le conseil donné à l'article *Grossesse*, n° 314. Si elles ne sont pas enceintes, qu'elles tâchent de ne pas le devenir avant d'être bien rétablies.

Les fausses couches par mauvaise santé ayant une tendance à se produire à la même époque de chaque grossesse, il faut redoubler de précaution, lorsque cette époque approche.

Lorsqu'une femme se croira menacée de faire une fausse couche, elle parviendra souvent à empêcher cet accident : en se soumettant, tout de suite, à un repos absolu ; en prenant de grands lavements émollients, pour bien débarrasser l'intestin, suivis d'un petit lavement au laudanum (n° 370) ; en appliquant sur le ventre des cataplasmes au pavot ou au laudanum (n°s 159 et 160) ; en mangeant peu et en prenant une infusion de tilleul ou de fleur d'oranger. Voir n° 618.

Une femme qui fait une fausse couche doit être entourée de plus de soins encore que s'il s'agissait d'un accouchement à terme, à cause des dangers plus grands qui accompagnent et qui suivent l'avortement.

Les maladies chroniques de la matrice ont souvent leur point de départ dans une fausse couche (n° 394).

Fébrifuge. — Ce mot signifie *qui chasse les fièvres*. Les médicaments qui méritent ce nom sont assez nombreux, mais le quinquina et ses préparations l'emportent de beaucoup sur tous les autres, par la sûreté plus grande de leurs effets. Le *sulfate de quinine* est une sorte de *quintessence* du quinquina. Dans tous les pays où la fièvre intermittente est fréquente, il existe des remèdes populaires qu'il faut employer, à défaut de quinquina ou de quinine. Voyez l'article *Fièvres intermittentes*, n° 279, et le mot *Quinine*, n° 477.

Sans être aussi sûr que la quinine, notre genre de purgation est un bon moyen de guérir les fièvres, lorsqu'il s'agit de cas modérés. S'il s'agit de fièvres déjà vieilles, quoique d'une intensité moyenne, ce traitement peut encore suffire; mais, la réussite est certaine, si l'on y ajoute du vin de quinium. Voyez le n° 604.

Lorsque les accès de fièvre sont très forts et capables d'affaiblir beaucoup les individus ou de les tuer, il faut employer le sulfate de quinine, sans hésiter et sans tarder. Lorsque les accès sont supportables, et surtout, lorsqu'ils durent depuis plus ou moins longtemps, le vin de quinium est préférable, parce qu'il ne se borne pas à couper les accès, par la quinine qu'il renferme, mais, aussi à cause des effets fortifiants qui sont produits par les autres éléments du quinquina, qui sont tous réunis dans le vin de quinium, et qui ne se trouvent pas dans le sulfate de quinine (lisez les articles *Quinine*; n° 477, *Fièvre intermittente*, n° 279.) Il suffit d'avoir eu déjà des accès de fièvre pour être, par cela même, disposé a en avoir d'autres ; c'est alors que le vin de quinium est un bon préservatif, surtout si l'on a soin d'employer, en même temps, une purgation continue et modérée selon notre méthode.

274. FEMMES EN COUCHES (Hygiène des). — Les

lignes suivantes sont destinées à compléter ce qui a déjà été expliqué à l'article *Accouchement*, n° 87.

Immédiatement après la délivrance, et pendant au moins 24 heures, la femme doit garder le repos le plus absolu, couchée sur le dos. Son ventre sera légèrement maintenu à l'aide d'une serviette assez longue pour faire le tour des reins ; ou bien, ce qui vaudra encore mieux, on appliquera, sur le ventre, un drap plié convenablement et dont le poids constant donnera une pression plus régulière et plus favorable, pour l'effet que l'on se propose ; mais, l'emploi de ce drap n'est possible que les premiers jours, pendant lesquels la patiente doit garder l'immobilité la plus complète possible.

Si elle doit nourrir son enfant, on alimentera l'accouchée légèrement pendant les premiers jours, et, les jours suivants, selon son appétit. Si elle ne doit pas nourrir, on sera beaucoup plus sévère, et des bouillons et des potages devront lui suffire, pendant les quatre premiers jours.

Autour du lit de l'accouchée, on devra observer le plus grand silence et, dans toute la maison, éviter tout ce qui pourrait troubler brusquement son repos ou lui donner une émotion quelconque.

On appelle *lochies* l'écoulement sanguinolent qui se produit, pendant les jours qui suivent l'accouchement ; il faut que l'accouchée perde régulièrement, par ces lochies, de façon qu'on soit obligé de la changer toutes les deux heures, pendant les trois premiers jours, et toutes les trois ou quatre heures, pendant les quatre jours suivants.

Si les lochies s'arrêtaient, ou si elles prenaient une très mauvaise odeur, on donnerait des injections d'eau tiède, soit pure, soit plutôt contenant de l'acide phénique. Voir les n°s 90 et 341. Lisez l'article 616.

En général, on ne permet à l'accouchée de se lever, sur un fauteuil, que vers le neuvième jour. Nous sommes aussi de cet avis, mais nous lui conseillons, deux ou trois jours à l'avance, de se tenir assise dans son lit, pendant plusieurs heures de suite. Quant aux premiers pas à faire dans la chambre ou au dehors, cela dépendra du résultat de la première tentative. Dans tous les cas, elle ne doit aller en avant qu'avec beaucoup de prudence, pour ne pas s'exposer à contracter quelque dérangement de la matrice, infirmité qui peut durer toute sa vie.

Si la mère ne doit pas nourrir son enfant elle-même, il faut tâcher d'empêcher le lait de monter et de s'établir, en la nourrissant le moins possible, et en la purgeant, tous les jours, avec du sulfate de soude ou de magnésie, donné à doses modérées, pour amener trois ou quatre selles (voyez le n° 48). On tâchera que la femme se serve d'un vase plat pour évacuer, parce que, en le faisant dans la position habituelle, la matrice pourrait se déranger. Si les seins devenaient très gonflés et très douloureux, on les couvrirait de ouate ou de cataplasmes (voyez n° 158), et on purgerait plus activement.

Pendant toute la durée des couches, la femme doit prendre une tisane douce, comme une infusion de camomille, de tilleul ou de feuilles d'oranger. Si elle ne nourrit pas, elle pourra prendre de la tisane de canne de Provence ou de pervenche, pour aider à faire passer son lait. Voyez *Suites de couches*, n° 218.

Si la femme en couches ne va pas à la selle tous les jours, on lui donnera des lavements (voyez n° 364), et, si cela ne suffit pas, on la purgera légèrement.

A la fin du temps des couches, une purgation modérée, mais répétée plus ou moins longtemps, selon l'état de santé de la femme, est presque toujours utile et même nécessaire. Voyez les mots *Allaitement*, n° 103, et *Nouveau-né*, n° 420.

275. FER et médicaments ferrugineux. — La rouille qui se produit sur du fer propre est une poudre d'un beau rouge. Cette poudre, qui ressemble si peu à du fer, renferme pourtant le métal d'où elle provient. Cette observation, que tout le monde peut faire, permet de comprendre le fait que la couleur rouge du sang est due au fer que ce liquide renferme, comme cela est expliqué à l'article *Globules*, n° 305. Lorsque le sang ne renferme pas la quantité de fer dont il a besoin, sa couleur rouge diminue, et, en même temps, ses propriétés vivifiantes diminuent dans la même proportion. C'est pour remédier à ce genre d'appauvrissement que les médicaments ferrugineux ont été imaginés. Ces remèdes sont nombreux, et tous les jours, on en invente de nouveaux ; mais, il s'en faut de beaucoup qu'ils soient tous également bons. Notre longue expérience nous a conduit à adopter, plus spécialement, les pilules de Vallet et le sirop de citrate de fer de Béral. Ces deux préparations répondent à tous les besoins ; en effet, les personnes qui ne peuvent pas avaler les pilules, ou chez lesquelles ces pilules n'agissent pas d'une manière satisfaisante, trouvent dans le sirop une combinaison toute différente qui est bien tolérée et dont la saveur est agréable. Pour les sujets lymphatiques, nous ajoutons les pilules de Blancard. Voir les n°s 378, 599, 608 et 631.

Si, à cause de la dépense, on se trouve dans l'impossibilité de se procurer l'un ou l'autre de ces bons remèdes, on obtiendra encore un résultat satisfaisant en prenant, aux repas, de l'eau *rouillée* préparée de la manière suivante : acheter pour 25 centimes de petits clous neufs ; les mettre dans une pelle à feu que l'on tiendra, pendant quelques minutes, sur des charbons ardents, de manière à faire rougir les clous, pour détruire une crasse huileuse résultant de la fabrication ; mettre ces clous dans une carafe, ou dans une bouteille à demi-remplie d'eau pure, et attendre que le fer soit couvert de rouille. Au moment du repas, agiter la carafe, pour détacher la rouille, et verser dans le verre à boire, pendant que l'eau est encore troublée par cette rouille, qu'il faut absorber. Après le repas, remettre de l'eau nouvelle, pour le repas suivant. Cette eau rouillée ne saurait causer aucune répugnance, puis qu'elle est faite avec du fer parfaitement propre et avec de l'eau pure,et que d'ailleurs, elle n'a aucun goût.

On peut prendre tous ces ferrugineux même dans le repas pendant lequel on prend nos pilules purgatives.

Le fer a la propriété de colorer les matières fécales *en noir*.

276.—La disposition du sang qui réclame l'emploi du fer ayant une grande tendance à se reproduire, il convient de continuer l'emploi des remèdes ferrugineux pendant longtemps, même après avoir cessé l'usage du purgatif.

Il arrive, souvent, que les personnes auxquelles le fer est nécessaire ne peuvent le supporter, sous aucune forme ; les pilules ferrugineuses, les sirops, les poudres de fer les meilleures, ne font qu'augmenter les malaises, en dérangeant l'estomac. en augmentant la constipation, si elle existe déjà ; ou bien, en la faisant naître, avec tous les inconvénients qui lui sont propres (voyez n° 203). Toutes ces difficultés disparaissent, si on a le soin de prendre les pilules purgatives comme nous l'expliquons au n° 205. Alors, le fer, le vin de quinquina ou le vin cordial cessent de produire l'échauffement dont la constipation est la principale cause, et les malades voient leur santé s'améliorer, de semaine en semaine. Lisez l'article 640.

Observation.—Nous faisons remarquer que les préparations ferrugineuses sont *inutiles* ou *nuisibles* aux personnes fortes, sanguines, dont le visage, les lèvres et le sang sont bien colorés ; ainsi qu'à celles qui ont la langue chargée, l'estomac embarrassé. On ne commence pas l'emploi du fer pendant l'existence d'un état fébrile, et si, pendant cet emploi, il survient une indisposition accompagnée de fièvre, même légère, on interrompt l'usage du fer, pour recommencer lorsqu'il n'existe plus de fièvre. Dans tous les autres cas, on peut en faire usage, sans aucune crainte, même lorsqu'on n'est pas bien certain d'en avoir besoin. Voyez les n°ˢ 184 et 397.

277. FIÈVRE. — Il importe de distinguer la fièvre qui accompagne les maladies aiguës de la *fièvre intermittente*. Dans les maladies aiguës, telles que la *rougeole*, la *fluxion de poitrine*, la fièvre est continue, quoique plus ou moins intense. Dans les fièvres intermittentes, au contraire, il y a interruption complète, et l'accès commence par le froid et finit par la sueur. La fièvre continue indique ordinairement une maladie aiguë, tandis que l'intermittente est de nature chronique.

Qu'est-ce que c'est que la fièvre ?

C'est une chose bien difficile à expliquer en peu de lignes, surtout dans un ouvrage destiné à des personnes étrangères au langage médical.

Lorsqu'une personne ressent des malaises, de la lassitude, des frissonnements, une tendance au sommeil, du mal de tête, de la soif, une diminution de l'appétit, une plus grande fréquence du pouls, cette personne reconnaît, instinctivement, qu'elle a de la fièvre, qu'elle a un peu de fièvre. Tous ces symtômes peuvent varier beaucoup en intensité ; la lassitude devient de la courbature ; une chaleur pénible remplace le simple frissonnement ; la langue devient rouge et sèche ; le malade est obligé de prendre le lit ; le pouls augmente beaucoup de fréquence. Alors, on sent qu'il s'agit d'une forte fièvre.

La fièvre n'est pas, par elle-même, une maladie. C'est ordinairement un symptôme. un effet de l'inflammation de quelques parties du corps ; ainsi, par exemple, un panaris fait éprouver toutes les particularités de la fièvre. Il en est de même de certains clous, de l'inflammation d'une amygdale, d'un érysipèle, d'un abcès. Si la fièvre existe sans que l'on aperçoive aucune partie enflammée, c'est que cette inflammation a lieu dans quelque organe interne ; peut-être dans le poumon, au foie, dans l'intestin, au cœur. Comment le savoir, et que faut-il faire ? La difficulté est souvent si grande, qu'un médecin attentif est quelquefois plusieurs jours avant d'être fixé lui-même. La conséquence de ces observations, c'est qu'il faut tâcher de se faire assister par un médecin, toutes les fois qu'un état fébrile intense se prolonge pendant plusieurs jours.

En attendant le conseil du médecin, voici ce que doit faire toute personne qui se trouve prise de fièvre : cesser tout travail ; garder la chambre ou le lit ; ne pas manger ou se contenter de potages ; prendre abondamment quelque boisson douce et rafraîchissante. S'il survient de la moiteur ou de la transpiration, tâcher de la favoriser, en prenant les boissons chaudes. Si l'affection inflammatoire, visible ou non, qui a donné lieu à la fièvre n'est pas grave, quelques jours de ces soins peuvent suffire, pour que tout rentre dans l'ordre. Dans le cas contraire, nous ne pouvons rien dire de plus : c'est au médecin, en position d'examiner le malade, à diriger la nature ou à combattre le mal. Lisez les n°s 79, 80 et 81.

Fièvre cérébrale. — Voyez *Méningite*, n° 402.

278. FIÈVRES ÉRUPTIVES. — La **Rougeole**, la **Fièvre scarlatine** et la **Petite vérole**, ou variole, sont les trois maladies qu'on désigne sous ce nom, à cause de l'éruption par laquelle elles se terminent. Ces trois maladies ont d'autres ressemblances encore : elles sont *contagieuses*; elles sont quelquefois *épidémiques*; elles n'atteignent, d'ordinaire, qu'une seule fois le même individu ; elles se développent plutôt chez les enfants que chez les adultes ; elles ont un cours forcé qui ne peut être abrégé par aucun moyen. La scarlatine est plus grave que la rougeole, et la variole plus que les deux autres.

Lorsque la marche de ces trois maladies est régulière, elles n'exigent *aucun médicament énergique*; c'est pour cela que, le plus souvent, surtout dans les campagnes, on se dispense d'appeler un médecin. Le traitement, que tout le monde connaît, consiste à tenir les malades couchés chaudement, mais pas trop couverts; et à leur faire prendre une infusion légère et abondante de *bourrache*, de *mauve* ou de *violette* tiède, de manière à favoriser l'éruption et la transpiration. Une fois que l'éruption est sortie, on peut, si les malades le réclament; donner du bouillon léger ou du lait coupé; mais, pas d'autres aliments, tant que la fièvre est forte.

Pendant le fort de la maladie, les malades n'ont besoin d'être purgés légèrement que s'ils sont *constipés*, et il ne faut pas, pour cela, se servir de pilules, mais d'un purgatif *salin*, d'huile de *ricin* ou de *manne* (voyez, les n°s 47 et suivants). Pendant la convalescence, si les malades ne reprennent pas franchement l'appétit et les forces, notre médication purgative est indiquée.

Lorsque l'on quitte une personne atteinte d'une de ces fièvres éruptives, ou de toute autre affection contagieuse, il est prudent de marcher au grand air, pendant quelque temps, avant d'aller près de personnes qui n'ont pas encore eu ces maladies. Le danger de la contagion est plus grand à la fin de ces maladies qu'à leur début.

Dans ces maladies, il faut toujours redouter le froid, non seulement pendant l'éruption, mais aussi pendant la convalescence. Toutefois, il ne faut pas tomber dans l'excès contraire, et étouffer les malades sous de lourdes couvertures. Voyez les n°s 89, 337 et 476.

Dans la convalescence de ces maladies, il faut garder la chambre pendant trois ou quatre semaines (voyez le n° 208). Si, pendant la convalescence, il se produit de la bouffissure à la face, de l'enflure aux pieds, on fera prendre, en assez grande quantité, une *forte* infusion de *queues de cerises* ou de feuilles de *noyer*, 15 grammes pour un litre. Lisez l'article 99.

· Les épidémies de fièvres éruptives sont le plus souvent bénignes, et la guérison est presque constante. Mais, certaines de ces épidémies ont un caractère spécial de malignité et donnent une mortalité considérable. Dans ces circonstances, il faut toujours tâcher que le traitement soit dirigé par un médecin.

279. FIÈVRE INTERMITTENTE, Fièvre d'accès, Fièvre marécageuse.—Une personne, jusqu'à ce moment bien portante, se sent tout à coup prise de malaise, de lassitude, de bâillements et surtout d'un sentiment de froid qui va bientôt jusqu'au frissonnement, au grelottement, au claquement de dents ; le malade se met au lit tout tremblant et ne parvient pas à se réchauffer, malgré une charge de couvertures. Cet état se prolonge pendant une durée variant d'une demi-heure à plusieurs heures. A la fin, un changement singulier se produit : le froid cesse et se trouve remplacé par une chaleur sèche brûlante, aussi pénible que le froid de tout à l'heure. Tourmenté par une soif ardente, le patient ne parvient pas à se désaltérer. Cet état se prolonge pendant un temps plus ou moins long ; puis, un nouveau changement se produit, peu à peu, et une sueur abondante amène une détente bien désirée.

Cet ensemble, composé de trois périodes : froid, chaleur et sueur, constitue un accès de *fièvre intermittente*. Le lendemain, ou le surlendemain, à la même heure, un accès semblable se produit, et il en est de même tant que dure la maladie. Dans l'intervalle des accès, le malade ne ressent rien de particulier, si ce n'est un peu d'affaiblissement.

Toutes les fièvres intermittentes ne sont pas aussi régulières que celle que nous venons de décrire, et qui est de beaucoup la plus commune. Quelquefois, le frisson manque, et l'accès commence tout de suite par la chaleur. D'autres fois, l'accès consiste seulement en une transpiration.

L'intensité des accès de fièvre est très variable ; quelquefois, ils sont assez faibles pour qu'on les reconnaisse à peine ; d'autres fois, ils ont une violence telle, qu'ils peuvent amener la mort en deux ou trois jours, et même en quelques heures : c'est alors ce qu'on appelle *fièvre pernicieuse*.

Pendant que dure l'accès de fièvre, le sang est refoulé dans le foie et surtout dans la rate. Après chaque accès, l'engorgement de ces organes se dissipe, mais pas d'une manière complète, et lorsque la guérison arrive après de nombreux accès, le foie et la rate conservent un état d'engorgement qui nuit singulièrement au retour d'une santé parfaite.

Cet engorgement d'organes très importants est un obstacle à l'accomplissement des fonctions internes, d'où résulte un appauvrissement du sang qui va toujours en augmentant, jusqu'à ce qu'une hydropisie ou quelqu'autre état grave amène la mort.

Quand ils n'ont pas été bien guéris, ceux qui ont eu des accès de fièvre sont exposés à en avoir d'autres. Il y a donc un grand intérêt à ne pas laisser les fièvres d'accès s'invétérer, même lorsqu'elles ne sont pas très violentes.

Aujourd'hui, tous les médecins admettent que la fièvre intermittente est engendrée par des produits microscopiques qui prennent naissance dans les terrains humides et marécageux. Ces produits appelés *miasmes* (n° 405) voltigent dans l'air et pénètrent dans notre corps, par la voie des poumons. La gravité des accès de fièvre paraît dépendre de la quantité de ces corpuscules qui a été absorbée.

Les miasmes qui voltigent dans l'air, au-dessus des endroits humides et marécageux, naissent dans l'eau et il est bien probable que l'on gagne aussi la fièvre en buvant cette eau, même lorsqu'elle paraît très limpide. Comme la chaleur de l'ébullition fait périr tous les germes invisibles renfermés dans l'eau, on éviterait cette cause de la maladie en ne buvant jamais de cette eau qu'après l'avoir fait bouillir. Lisez l'article *Eaux potables*, n° 253.

Le *sulfate de quinine* est le plus sûr et le plus rapide de tous les remèdes employés contre les fièvres intermittentes ; mais, ce remède précieux n'est pas à la portée de tout le monde. Comme, assez souvent, une bonne purgation suffit pour arrêter la fièvre intermittente, lorsqu'elle est encore à son début, on comprendra que notre manière de purger tous les jours, avec un régime alimentaire fortifiant, produise ce résultat bien plus sûrement et plus rapidement que les purgatifs ordinaires ; et, en effet, cette médication suffit souvent pour faire disparaître les accès. Lorsque la maladie est déjà un peu invétérée, le mieux est moins rapide ; les accès diminuent peu à peu d'intensité et la fièvre *s'use*, en même temps que le teint s'éclaircit et que les forces et la santé générale se rétablissent. Mais, il y a quelques malades qui ne voient diminuer l'intensité de leurs accès qu'avec lenteur, parce que l'affaiblissement qui résulte de chaque nouvelle crise est presque égal à l'amélioration obtenue, dans l'intervalle, par le traitement purgatif. Dans ce cas, il est très avantageux de *couper* les accès avec le *sulfate de quinine* ou le *quinium*. On épargne ainsi, au malade, les souffrances et l'affaiblissement de plusieurs accès qui viendraient encore, et cela permet au traitement évacuant de produire, sur la masse du sang, une dépuration plus rapide.

Voici la marche à suivre en pareil cas :

Lorsque, après avoir suivi couvenablement notre médication pendant quelques jours, un fiévreux ne remarquera pas une grande diminution dans la force de ses accès, il prendra une dose de sulfate de quinine, dix à douze heures avant l'heure ordinaire de son accès. Cette dose sera prise à jeun, délayée dans un peu de café noir, sucré et froid. Deux heures après, le malade pourra faire un repas.

La dose de sulfate de quinine varie depuis un quart de gramme jusqu'à un gramme et demi, suivant la force ou l'âge des individus et la violence des accès.

Lorsque l'heure ordinaire de l'accès sera passée, qu'il ait eu lieu ou non, le malade mangera de nouveau et prendra, en même temps, son purgatif, qui opérera comme d'habitude. Il devra continuer, pendant quelques jours, à prendre le sulfate de quinine à la même dose et à la même heure, même le jour qu'il n'attend pas d'accès. Le traitement purgatif sera continué ensuite, avec son régime fortifiant, pendant le nombre de semaines nécessaire pour que la santé soit parfaitement rétablie, ce qui arrive seulement lorsque les engorgements internes sont complètement dissipés. Voyez n° 72.

Ajoutons que les personnes qui se traitent ainsi pour achever la guérison des engorgements laissés par les accès antérieurs iront plus vite à une santé parfaite, si elles joignent à la purgation l'emploi du vin amer (n° 587) ou de quelque bonne préparation de quinquina, telle que le vin de quinium (n° 604) ou celui de Bellini (623).

Nous ne saurions trop recommander aux personnes habitant des pays fiévreux de surveiller leur santé ; de tâcher d'avoir toujours le sang aussi pur que possible ; c'est le moyen de se soustraire aux fièvres intermittentes, qui sont quelquefois si dangereuses, et qui ne se produisent que lorsque les *miasmes*, c'est-à-dire les poisons gazeux naissant dans le sol, ont pénétré dans le sang, par la voie des poumons et par la peau, en assez grande abondance pour que la fièvre puisse éclater (n° 59). Il est aisé de comprendre que ces fièvres sont d'autant plus mauvaises que la masse du sang renferme une plus grande quantité d'impuretés. Un grand nombre de nos clients habitent impunément des localités très malsaines, parce qu'ils ont la précaution de se purger plusieurs fois par an. Ces purgations faciles ne les préservent pas seulement de la fièvre, elles les garantissent aussi contre les maladies aiguës, qui n'atteignent que rarement ceux dont le sang est maintenu dans un bon état. Voyez n° 405.

Au lieu d'employer le sulfate de quinine tel qu'on le trouve dans les pharmacies, nous engageons vivement nos lecteurs à se procurer *les perles du docteur Clertan au sulfate de quinine*. Ces perles sont transparentes et laissent voir le médicament qu'elles renferment, à l'état de pureté parfaite. Chaque perle contient *dix* centigrammes du remède, en sorte que trois ou quatre perles forment une dose de 30 ou 40 centigrammes qui est ordinairement suffisante. Cinq perles font une dose d'un demi-gramme de sulfate de quinine.

Ces perles présentent les trois avantages suivants:

elles renferment le remède *parfaitement pur*, ce qui est d'une importance majeure ; elles n'ont aucun goût désagréable et sont très faciles à avaler, même pour les enfants ; elles sont économiques, puisque le flacon renfermant 30 perles, représente trois grammes de sulfate de quinine, pour *cinq* francs. Lisez les articles *Quinine*, n° 477, et *Clertan*, n° 601.

Fièvre de lait. — Voyez *Femmes en couches*, n° 274.

Fièvre pernicieuse. — C'est une fièvre intermittente d'une extrême gravité, qui emporte le malade au deuxième ou au troisième accès ; quelquefois même au premier, si on n'agit pas très énergiquement avec le sulfate de quinine à haute dose. Il faut absolument la direction d'un médecin.

Fièvre typhoïde. — Lorsque, dans une même maison, plusieurs personnes sont prises de cette maladie, on est porté à croire à la contagion ; mais il est plus rationnel de penser que tous les malades ont contracté le mal à une source commune. De bons observateurs croient que la cause de la fièvre typhoïde se trouve dans certaines eaux gâtées par des matières animales en décomposition. Lisez l'article *Eaux potables*, n° 253.

Figues. — Voir *Quatre fruits pectoraux*.

280. FILET. — Chez les enfants nouveau-nés, la pointe de la langue est quelquefois attachée par une petite membrane que l'on nomme *le Filet*. En gênant les mouvements de la langue, ce filet empêche les enfants de téter librement et, plus tard, il occasionnerait un défaut dans la prononciation. Dès que l'on reconnaît cette disposition nuisible, il faut s'adresser à un médecin, ou bien à une sage-femme ; ceux-ci ont, dans leur trousse, un petit instrument fait exprès pour couper le filet, sans danger pour les enfants. Voyez les articles *Allaitement*, n° 103, et *Nouveau-nés*, n° 420.

Filtre. — Lisez à l'article *Eaux potables*, la description d'un filtre efficace pour la purification des eaux servant à la boisson (n° 253).

281. FISSURE A L'ANUS. — Il se produit, quelquefois, dans un des plis du fondement, une espèce de crevasse allongée, une sorte d'écorchure étroite qui donne un peu de suppuration, et qui est le siège de douleurs extrêmement vives, pendant et après l'évacuation. Les malades redoutent tant cette souffrance intolérable qu'ils se retiennent au point de se rendre malades par une constipation volontaire. C'est ordinairement la constipation qui est la cause première de cette maladie.

La guérison de cette maladie n'est pas facile, et son traitement est douloureux. Les chirurgiens ont, pour cela, plusieurs moyens dont nous n'avons pas à parler. Avant d'en arriver là, les malades feront bien de faire le traitement suivant, lequel est pénible, comme les autres, mais offre les plus grandes chances de succès. Le malade peut se panser lui-même, sans avoir besoin d'un concours étranger.

Le premier soin est d'éviter la constipation. Si elle existe, prendre, tous les deux jours, la minime quantité de pilules ou d'un autre laxatif nécessaire pour donner *une* selle, pas davantage, sans rien changer au régime alimentaire. Pendant l'évacuation, pousser fort, de manière à faire sortir le fondement ; le laver parfaitement avec de l'eau tiède. Avant de le faire rentrer, appliquer dessus une pièce de linge vieux et doux, un peu plus grande que la main, et recouverte d'une couche épaisse de l'onguent indiqué au n° 458, le milieu du linge correspondant à l'orifice. Avec le bout du doigt médius, presser de manière à commencer l'introduction de l'emplâtre, puis, continuant à presser, faire rentrer le fondement avec l'emplâtre, dont les angles seuls restent dehors. Il faut que le doigt pénètre tout entier, pour que la partie la plus profonde de la fissure soit bien en contact avec le médicament. On peut obtenir la guérison avec un seul pansement par jour ; mais, si le malade en a le courage, il vaut mieux panser soir et matin. Pour effectuer le pansement, le malade se débarrasse de tout vêtement gênant et prend la position accroupie.

A défaut de notre onguent, on peut se servir de l'onguent de *Styrax* ou de la pommade au *ratanhia* des pharmacies, employés de la même manière.

La guérison s'annonce par la diminution graduelle des douleurs du pansement. Bien entendu, chaque pansement exige la sortie et le nettoyage complets du fondement, qu'il y ait ou non évacuation.

Une fois guéri, qu'on ne néglige pas la liberté du ventre !

L'introduction d'une mèche enduite d'onguent ne vaudrait pas ce mode de pansement, parce que l'on n'est pas aussi certain du contact du remède avec le *fond* de la crevasse, dont le nettoyage, en outre, ne peut se bien faire qu'au dehors. Ajoutons qu'il y a encore d'autres moyens de guérir rapidement cette affection ; mais ces moyens ne peuvent être employés que par un médecin.

282. FISTULES. — Lorsqu'un organe ou une partie interne plus ou moins éloignée de la peau communique avec le dehors, par une ouverture qui n'est pas naturelle, cette communication s'appelle *fistule* ; par exemple, si un os est carié, le chemin que l'humeur s'est frayé, pour arriver à la peau, est une fistule osseuse (voyez le n° 415). Un abcès profond qui tarde à se guérir entretient une fistule par laquelle le pus sort constamment. Les fistules les plus communes sont la fistule lacrymale (n° 361), la fistule à l'anus (n° 283). Les fistules dentaires ne sont pas rares chez les personnes qui ont de mauvaises dents (n° 237).

La quantité d'humeur qui sort par une fistule est très variable ; elle est, d'ordinaire, en rapport avec l'état plus ou moins imparfait du sang. Lorsque le fond d'une fistule est situé plus bas que l'orifice, la guérison est beaucoup plus difficile, parce que l'humeur se gâte davantage, ne pouvant pas s'échapper à mesure de sa production, ce qui empêche les surfaces intérieures de se ressouder.

Indépendamment du traitement interne, qui est celui des affections lymphatiques (n° 378), il faut tâcher de faire pénétrer un peu d'eau cicatrisante (n° 450) jusqu'au point profond où se forme le pus, afin de bien nettoyer cette partie. Ce nettoyage doit se faire au moins quatre fois par jour, c'est-à-dire, toutes les cinq ou six heures. On se sert, pour ce pansement, d'une petite seringue à canule longue et assez fine, pour que le liquide injecté en trop puisse ressortir aisément. On se procure ces petites seringues chez les pharmaciens. Pour les fistules très petites, on se sert d'un *compte gouttes* en guise de seringue. Voyez le n° 201 et l'article **616**.

Il y a des fistules que l'on guérit très rapidement par des moyens chirurgicaux que nous n'avons pas à indiquer ici.

283. FISTULE A L'ANUS. — Les exemples de guérison de cette affection, par la médication purgative employée avec modération, mais très régulièrement, ne sont pas très rares; mais, le plus souvent, on prolongerait en vain l'usage du meilleur purgatif, et il est plus sûr et plus prompt de recourir à la chirurgie, si, après un traitement de quelques semaines, on n'observe pas une amélioration marquée. Dans ce cas, on n'aura pas à regretter de s'être purgé, puisque, de cette manière, on aura rendu le succès de l'opération bien plus certain. Lisez l'article **429**.

Fistule lacrymale.—Voyez l'article *Larmes*, n° 361.

284. FLANELLE. — Les personnes qui transpirent facilement, et qui sont sujettes aux rhumes ou aux douleurs névralgiques et rhumatismales, sont bien moins exposées aux chances de refroidissement quand elles portent un vêtement de laine immédiatement sur la peau. La flanelle est fabriquée spécialement pour cet usage, que nous recommandons comme un bon moyen hygiénique.

Pour conserver le plus longtemps possible, à la flanelle, la *souplesse* qui fait son principal mérite, il faut avoir le plus grand soin de la choisir réellement *incontractile*, parce que, dans ce cas, elle ne se feutre pas au lavage. Quand la flanelle a été rendue pelucheuse par le travail de la carde, elle raccourcit et se durcit toujours et perd ainsi ses propriétés hygiéniques.

Flueurs blanches. — Voyez le n° 397.

285. FLUXION. — On donne ce nom au gonflement de la joue qui se produit souvent à la suite d'un violent mal de dents ayant duré plusieurs jours. La rage de dents cesse, ou diminue, dès que la fluxion est formée, et, à ce moment, il ne reste qu'à recouvrir la joue enflée d'une couche épaisse de ouate. Lorsqu'elle donne lieu à une fluxion, c'est que la douleur est causée par une inflammation autour de la racine de la dent ; lorsqu'une rage de dents n'est pas suivie de fluxion, on peut admettre qu'il s'agit d'une névralgie. Lire l'article 237 et le n° 622.

Fluxion de poitrine. — On donne ce nom tantôt à la simple pleurésie ; tantôt à la pneumonie ou bien à la réunion de ces deux maladies, qui existent souvent en même temps, et qui se nomme aussi pleuropneumonie. Voyez les n°s 461 et 463.

286. FŒTUS MORT. — On donne le nom de fœtus à l'enfant avant sa naissance. Dans le sein de sa mère, l'enfant peut être malade et mourir. Cela arrive sans cause connue, ou bien à la suite d'un accident, d'une émotion vive, ou, plus souvent, parce que la mère se porte mal. Un fœtus mort peut rester pendant plusieurs semaines sans que la femme accouche, mais on ne doit rien faire pour provoquer l'accouchement, qui arrive toujours. Il ne faut pas s'effrayer du retard de l'accouchement par la crainte que le fœtus mort se *putréfie* et nuise ainsi à la santé de la femme ; l'enfant se macère, ses tissus se ramollissent, mais il ne se putréfie pas.

Si la femme qui porte un enfant mort n'est pas malade ; si elle ne souffre en rien, elle n'a qu'à attendre l'accouchement. Si elle se porte mal, si elle perd l'appétit, si elle a des maux de cœur, l'haleine mauvaise, elle fera bien de se purger doucement, d'éviter la fatigue. Cependant, si la patiente avait trop d'inquiétude, justifiée surtout par quelques frissons ou des sueurs visqueuses, elle devrait, par prudence, appeler le médecin ou la sage-femme.

Après l'accouchement, elle prendra encore plus de soins pour éviter les mauvaises suites de couches. Si l'enfant n'est pas mort par accident, mais par suite de la mauvaise santé de sa mère, celle-ci devra faire le traitement purgatif et fortifiant pendant assez longtemps, pour assurer le succès d'une nouvelle grossesse. Voyez le n° 313.

287. FOIE. —Le foie est le plus volumineux et le plus lourd de tous nos viscères. Il occupe tout le côté droit, depuis le dessous du sein jusqu'au bord inférieur des côtes, et s'avance même vers la gauche de l'épigastre, en passant au-devant de l'estomac (n° 267.) Le foie remplit plusieurs fonctions d'une importance considérable. C'est lui qui fabrique la bile, avec des matériaux qu'il sépare du sang, agissant comme agit la glande mammaire pour fabriquer le lait (n° 302). D'innombrables petits tubes prennent naissance dans tous les points de l'organe, se rassemblent en devenant plus gros, comme les racines d'un arbre, et finissent par former un tronc unique, de la grosseur d'un tuyau de plume. Ce tuyau est en communication avec la vésicule biliaire et va s'ouvrir dans l'intestin, à une petite distance de l'estomac. C'est ainsi que, sécrétée dans toutes les parties du foie, toute la bile finit par se réunir en un seul point.

Comme on le voit, la bile rencontre les aliments dans l'intestin, au moment où ces aliments sortent de l'estomac ; c'est aussi à cet endroit que s'ouvre le conduit qui amène le fluide pancréatique. Voyez le n° 439.

Pourquoi le foie est-il si volumineux ? Cela s'explique par la grande quantité de travail que cet organe doit produire. En effet, en considérant seulement la bile, on sait que la production de ce liquide, chez un homme en bonne santé, s'élève à mille grammes, presque à un litre par 24 heures.

A quoi sert cette énorme quantité de bile ? Elle a plusieurs usages : d'abord, elle emporte certaines substances qui ne doivent pas demeurer dans le sang et qui en sont retirées par l'action du foie ; puis elle sert à assurer une phase de la digestion.

Il faut croire que la bile a encore quelqu'autre usage inconnu, puisque, dans l'état normal, on n'en voit sortir du corps sous aucune forme; ce qui montre que tout est employé, sauf la matière colorante, qui est la cause de la couleur foncée des excréments.

La bile renferme un grand nombre de substances diverses, et une conséquence de cette complication est la grande facilité avec laquelle ce liquide *se gâte* et passe de l'état d'humeur utile à celui d'humeur nuisible.

Un organe aussi compliqué et ayant des fonctions aussi importantes ne peut pas ne pas être exposé à de nombreuses maladies ; des chutes, des chocs sur le ventre peuvent occasionner des foulures du foie, à travers la peau, et faire naître des abcès très graves; l'inflammation peut s'y produire, par l'action de diverses causes (voyez l'article *Hépatite*, n° 321); des circonstances variées peuvent arrêter le cours de la bile et amener la *jaunisse* (voyez le n° 354) ; certains principes de la bile s'y trouvant en excès peuvent former des amas pierreux donnant lieu à des *coliques hépatiques* (voyez le n° 195) ; il y a encore les *cancers*, les tumeurs *hydatiques*. Lisez l'article 579.

Les engorgements chroniques du foie sont très fréquents chez les personnes qui ont longtemps souffert de la chaleur ; chez celles qui ont eu des fièvres intermittentes graves et répétées. Voyez le n° 279.

Les buveurs d'alcools, d'absinthe ont souvent le foie malade d'une façon grave. Voyez les n°s 84 et 101 et le mot *Cirrhose*.

Dans la plupart des engorgements du foie sans fièvre, la purgation prolongée est le moyen le plus puissant de guérison. L'eau de Vichy, naturelle ou artificielle, est aussi d'un emploi très utile. Voyez le n° 252.

Folie. — Voyez l'article 102.

Fomentations. — Appliquer sur la peau des compresses en linge ou en flanelle trempées dans quelque liquide médicamenteux, c'est faire des *fomentations*.

288. FONDEMENT (Chute du). — Cet accident se produit assez souvent chez les enfants qui ont eu la diarrhée pendant un certain temps. La membrane muqueuse du rectum affaiblie et relâchée, se laisse pousser au dehors par les efforts répétés et soutenus que fait le petit malade. Alors, on voit une grosseur rouge, molle, saignant aisément, ouverte au centre, par laquelle les matières intestinales sortent. Cette grosseur tend à augmenter toujours, et lorsqu'on n'y remédie pas tout de suite, elle finit par devenir une cause de souffrance et d'accidents. Lorsque la partie sortie est encore peu considérable, elle peut rentrer d'elle-même, mais, il ne faut pas attendre cette rentrée spontanée. La difficulté de faire rentrer le fondement est d'autant plus grande que la portion sortie est plus considérable. Dans les commencements, il suffit de placer l'enfant sur le ventre, la tête basse, et de pousser la grosseur avec les doigts bien graissés d'huile ou de cérat. Si la chute est considérable, on couche l'enfant sur le côté, les jambes fléchies sur le ventre, on entoure la grosseur d'un petit linge doux et bien graissé; puis, avec les doigts, placés en cercle, on presse lentement et sans violence de façon à diminuer le volume du fondement sorti et il finit par rentrer.

On empêchera le fondement de sortir si, au moment où l'enfant va évacuer, on lui soutient l'anus à l'aide de deux doigts placés de chaque côté; ou bien, en l'obligeant à évacuer debout, ou couché sur le dos, de manière à ce que le rapprochement des fesses produise une pression qui soutienne l'anus. Si, à l'aide de ces soins, on parvient à empêcher la sortie de l'intestin pendant un certain temps, la guérison pourra se produire. Si cela ne paraît pas suffire, on demandera au pharmacien de la pommade au *ratanhia*, et on s'en servira pour graisser les doigts et les linges dont on fera usage.

Si le fondement sorti devient douloureux, enflammé, très difficile à rentrer, il faut appeler un médecin.

Bien entendu, on veillera avant tout à ce que l'enfant n'ait ni constipation, ni diarrhée.

Fosses d'aisances. — En cas d'*asphyxie*, voyez le n° 125.

289. FOUDRE. — Quand le tonnerre tombe sur la terre, il frappe soit les objets, soit les hommes, mais non pas au hasard. Il est des corps qui attirent le tonnerre; il est donc utile de les indiquer, pour qu'on s'en tienne à l'abri. Tout d'abord, il est bon de rassurer nos lecteurs sur certains effets du tonnerre. En général, on s'effraye moins de l'éclair que du bruit qui suit, et pourtant, quand on entend le bruit du tonnerre, c'est qu'il est déjà tombé et qu'il n'y a plus rien à craindre. Quand le tonnerre tombe sur une maison qui n'a pas de paratonnerre, il s'introduit de préférence par les cheminées et par les tuyaux de conduite des eaux pluviales et ménagères, et même le long des murs. Pendant les plus forts orages, il n'y aucun danger d'être frappé par la foudre, si on se tient au milieu d'une grande pièce, et la sécurité sera encore augmentée si on se tient assis sur un tapis de laine, sur un meuble rembourré de laine ou couvert de soie, ou bien sur un lit que l'on aura éloigné du mur. Les arbres isolés dans la campagne, sous lesquels on cherche à se mettre à l'abri d'une pluie d'orage, sont excessivement dangereux. On a remarqué, cependant, que lorsque les arbres sont nombreux, à peu près de la même hauteur et qu'ils se touchent, le danger est à peu près nul. Mais il ne faut pas s'y fier, et le plus sage est de se laisser mouiller.

Parmi les bâtiments les plus exposés à être frappés de la foudre, il faut signaler les églises, à cause de leur clocher ; elles y sont surtout exposées si on sonne les cloches ; aussi, il arrive souvent que les sonneurs sont atteints. Ainsi, dans l'espace de trente-trois ans, cent trois sonneurs ont été victimes du tonnerre. Faire sonner les cloches pendant l'orage, c'est exposer les sonneurs aux plus grands dangers, sans *aucun avantage possible*. Il faut qu'on sache bien aussi que la direction du vent et de la pluie influe sur la manière dont le tonnerre tombe ; il est prudent de s'abstenir de provoquer des courants d'air pendant l'orage. On connaît des exemples de personnes foudroyées au moment où elles ouvraient des fenêtres.

Si une personne se trouve frappée de la foudre sans être tuée sur le coup, il faudra se conduire comme il a été dit à l'article *Asphyxie par les gaz méphitiques*, n° 125.

Foulures. — Lorsqu'une partie du corps est pressée par un objet dur, au point d'amener la déchirure de quelques fibres internes ou de quelques petits vaisseaux, on a une simple foulure : c'est le même accident qu'une contusion. Voyez le n° 220.

Fours à chaux. — L'air qui se dégage des fours à chaux peut déterminer l'*asphyxie* ; en ce cas, voyez le n° 125.

290. FRACTURES. — Voici les premiers soins à donner à une personne qui a un membre cassé :

Le plus souvent, il est très facile de reconnaître quand un membre est cassé ; le blessé ne s'y trompe pas, en général. Il a entendu ou senti un craquement au moment de l'accident ; il ne peut pas remuer son membre ; celui-ci est raccourci, courbé, tordu. Si on cherche à le mouvoir, même avec précaution, on cause de vives douleurs ; on sent qu'il y a un endroit qui cède, et même on peut, quelquefois, entendre un petit bruit produit par le frottement des deux bouts de

l'os cassé. Quand même on ne serait pas sûr que l'o
est cassé, il faudrait, par prudence, se conduire comme
s'il l'était réellement.

La première chose à faire est de placer le membre
de manière qu'il pose d'aplomb ; il faut l'étendre, en
tirant un peu dessus, pour qu'il prenne, autant que
possible, sa position naturelle. Pour y arriver, on mettra le membre sur un coussin qu'on fera avec un oreiller ou tout simplement avec des feuilles, de l'herbe,
du foin, de la mousse, de la paille, des linges ou
même des habits. Si l'on a un sac, on le remplira avec
de la laine, du coton, de la ouate, du crin, de l'étoupe,
de la plume, de la bourre, du son, de l'herbe, des
feuilles, de la sciure, de la balle d'avoine, etc. On aura
soin de ne pas l'emplir tout à fait, pour que le membre, en s'appuyant, puisse s'y creuser un lit.

Si l'on doit transporter le blessé, on passe sous le
sac, ou le coussin, deux ou trois mouchoirs en cravate, que l'on attache de manière à relier le tout. Si,
avec cela, le membre avait de la tendance à se plier,
on mettrait un ou plusieurs tuteurs, c'est-à-dire qu'on
placerait dessous une planche étroite, et sur les côtés,
entre le sac et les mouchoirs, des tuteurs de la longueur
de la partie du membre où est la cassure. Ces tuteurs,
attelles ou éclisses, se font avec des bouts de bois,
des bâtons, de l'écorce, des bandes de carton ou de
cuir durci, des faisceaux faits avec de la paille ou du
jonc. Le tout sera serré modérément, comme les tuteurs qu'on place aux arbres trop faibles pour se soutenir eux-mêmes. On aura soin de ne pas trop serrer,
pour ne pas meurtrir, et d'arranger cette sorte de
matelas de manière que les tuteurs ne portent pas sur
le membre, mais en soient séparés par une bonne
couche du corps souple qu'on aura employé. Voyez
l'article *Transport des blessés*, n° 560.

Si le blessé ne jouit pas d'une santé parfaite, la con-
solidation de sa fracture se fera plus lentement et plus
difficilement. Aussi, il sera sage d'utiliser les loisirs
forcés amenés par l'accident, pour travailler au réta-

blissement ou à l'amélioration de sa santé. On emploiera tous les moyens appropriés : purgation modérée et fréquente, régime fortifiant, aération parfaite de la chambre, distractions, etc.

Le pansement définitif d'une fracture doit toujours être fait par un médecin. Voyez les n°s 86, 95 et 203.

Fraîcheurs, *Douleurs causées par le froid ou par l'humidité*. — Voyez les n°s 416 et 492.

291. FRICTIONS. — On distingue deux sortes de frictions : les frictions sèches, et les frictions humides. On les pratique dans deux intentions principales.

Les frictions *sèches* stimulent la peau, l'échauffent, en y faisant affluer le sang. On les fait avec la main nue, avec un gant de crin, avec une brosse, que l'on passe sur la peau avec rapidité et en appuyant modérément. Ce genre de friction produit des effets *révulsifs*. Voyez le n° 491.

Les frictions *humides* ont surtout pour but de faire pénétrer, au travers de la peau, des médicaments de diverses sortes, tels que pommade, huiles, liminents, etc. Pour bien faire ces frictions, il faut que la main soit nue, bien enduite de la substance à faire pénétrer; on doit procéder avec lenteur, en appuyant autant que la partie le comporte sans douleur; il faut, pour ainsi dire, pétrir les tissus doucement et sans les échauffer, et cette action doit être continuée pendant le plus longtemps possible. On remet du médicament à mesure qu'on le voit disparaître dans la peau. Cette friction se renouvelle deux ou trois fois par 24 heures. Il est aisé de comprendre que cette manière de procéder ne se borne pas à faire pénétrer le médicament, mais que le *massage* ainsi produit active la circulation et contribue à dissoudre les engorgements.

Après la friction, il est souvent avantageux de laisser la partie malade recouverte d'une compresse disposée de la manière indiquée au n° 162. Lisez l'article *Absorption*, n° 85.

292. FRISSONS. — Le frisson est un tremblement général plus ou moins violent, accompagné d'une sensation pénible de froid et de claquements de dents.

Si le frisson est causé par un refroidissement, il faut faire ce qui est indiqué au n° 483.

S'il est le résultat d'une violente émotion, de la frayeur, de la colère, il est purement nerveux, sans danger, et il se calme de lui-même. On peut prendre de l'eau de fleurs d'oranger, de l'éther, une infusion de tilleul, un peu d'eau de mélisse ou de quelque liqueur forte dans de l'eau sucrée.

Si un frisson plus ou moins prolongé est suivi d'une chaleur sèche désagréable, et ensuite d'une transpiration abondante, le tout se répétant à jour fixe et à heure à peu près fixe, c'est un accès de fièvre intermittente. Voyez le n° 279.

Plusieurs maladies aiguës très graves commencent par un frisson prolongé.

293. FROID. — Le froid est la cause d'un grand nombre de maladies. Lorsqu'il agit subitement, surtout s'il y a de la moiteur à ce moment, il détermine des pleurésies, des fluxions de poitrine, des bronchites, des rhumatismes aigus. S'il s'agit d'un froid moins brusque, mais prolongé pendant longtemps, comme chez les personnes mal vêtues, mal logées ; si, surtout, ce froid est accompagné d'humidité, la santé des individus s'altère lentement ; leur sang s'appauvrit ; ils peuvent devenir perclus de douleurs rhumatismales ou névralgiques ; devenir tuberculeux ou avoir des catarrhes de toutes sortes. Voyez le n° 221.

Le froid peut néanmoins rendre des services, quand on sait l'employer. C'est le meilleur moyen de calmer la violente douleur de la brûlure ; la glace est utilisée par les chirurgiens dans certaines opérations, pour empêcher l'inflammation de s'établir ; dans certaines maladies aiguës avec augmentation excessive de la température, le froid est une précieuse ressource pour le médecin. C'est au froid, habilement mis en œuvre, que l'hydrothérapie doit ses beaux succès, dans certaines maladies du système nerveux.

Fromages. — Le fromage blanc frais, fromage à la pie, est un aliment rafraîchissant ; ses qualités nutritives sont semblables à celles de la viande, qu'il peut remplacer, pour les personnes qui sont incommodées par les viandes rouges. Le fromage de Gruyère et les fromages doux du même genre peuvent être employés, avantageusement, par tout le monde, comme aliment. Les fromages *forts*, comme le Marolle, le Roquefort ont la propriété remarquable de faciliter la dissolution de la viande dans l'estomac, et à cause de cela, on peut les employer comme digestifs, dans les repas composés de viandes.

Fumeterre. — Voyez les articles 238 et 356.

Fumigations. — Lisez la fin de l'article *Toux*, n° 557.

Furoncles. — Voyez *Clous*, n° 192.

294. GALE. — La gale est une affection qui demande un traitement différent de celui des autres maladies cutanées.

Voici pourquoi :

Il est parfaitement reconnu que la gale doit son origine *à un très petit animal* nommé *acarus*, qui se creuse des espèces de terriers ou de sillons dans la peau, et qui se propage, d'une personne à une autre, avec une grande facilité. Ce qui importe, avant tout, dans le traitement de cette maladie si repoussante, c'est de faire *périr* tous les insectes qui se trouvent sur le corps du malade. On y parvient aisément, en faisant des frictions *très rudes* avec un linge un peu dur, enduit d'une pommade soufrée, comme en on trouve chez tous les pharmaciens.

Voici un traitement qui permet de guérir la gale *en une seule séance* :

Prenez : Fleur de soufre . . . . 100 grammes.
Glycérine (n° 251) . . . . 100 —

Faites le mélange de ces deux substances dans une tasse. (Prix : 1 fr. 50 c.)

Prendre un bain chaud d'une heure. Vers la fin du bain, quand la peau est bien ramollie, savonner toutes les parties du corps, moins la tête, avec du *savon noir*. Sorti du bain parfaitement nettoyé, procéder à la friction soufrée, en ne ménageant pas le remède afin qu'il s'en trouve sur toutes les parties de la peau, même aux places où aucune démangeaison ne se fait sentir.

Si on n'a pas la possibilité de prendre un bain, on devra se contenter de la friction soufrée, pratiquée de la même manière. Dans ce cas, le succès sera moins assuré. Cependant, on aura encore beaucoup de chances d'être débarrassé en une seule fois. Si, quelque temps après, on s'aperçoit d'une récidive, on recommence, en faisant la friction deux jours de suite.

Après la friction, on se garde d'enlever le soufre qui se trouve sur toute la surface du corps. On se couche, si l'opération a été faite le soir ; ou bien, on se rhabille, en changeant de vêtements ; mais, le soir est le moment le plus convenable pour faire l'opération, alors que les démangeaisons sont le plus vives, parce que, à ce moment, les insectes sortent de leur refuge et sont plus faciles à atteindre. Si les frictions n'étaient pas assez rudes pour déchirer les vésicules dans lesquelles les petites bêtes sont cachées, on risquerait de ne pas les tuer toutes. Le lendemain de la friction, il est bon de ne pas chercher à débarrasser la peau des particules de soufre qui y seraient encore adhérentes.

Il faut avoir soin de plonger dans l'eau bouillante les vêtements quittés avant la friction, pour tuer les insectes de la gale qui pourraient s'y trouver encore. La chaleur d'un four d'où on retire le pain suffit pour faire périr les acarus, lorsque les vêtements ne sont pas de nature à être plongés dans l'eau bouillante.

Si plusieurs personnes ont la gale dans la même maison, elles doivent se soigner toutes en même temps.

Une bonne friction faite avec de la *benzine* ou avec de l'huile de *pétrole* employée à l'éclairage est encore un excellent moyen de guérir la gale très promptement et avec économie. Le *coaltar* est aussi un bon moyen (616).

Mais, lorsque tous les insectes de la gale ont été tués, au moyen des frictions, on n'est pas certain d'être guéri radicalement des *suites* de la maladie, et c'est pour cela qu'il est prudent de suivre le traitement purgatif pendant quelques semaines. Cette précaution est indispensable, pour purifier le sang du vice *psorique* que les insectes ont pu y introduire par leurs piqûres. La purgation doit être continuée pendant un temps proportionné à la durée du séjour des insectes sur la peau : deux ou trois semaines suffisent, lorsque la pommade a été bien employée dès le commencement de la maladie. Si la gale a duré pendant longtemps, trois semaines de purgation ne suffiraient pas. C'est là le moyen de se soustraire à ces suites, à ces dépôts de gale si connus et si difficiles à détruire radicalement, lorsque le principe galeux existe depuis longtemps.

295. GANGLIONS LYMPHATIQUES. — On donne ce nom à de petits organes mous, dont le volume est comparable à celui d'un haricot, et qui existent en assez grand nombre, principalement au cou, aux aisselles et aux aines. Ces organes sont en communication avec les *vaisseaux lymphatiques* (voyez ce mot). C'est l'engorgement de ces ganglions qui constitue les *glandes*, si fréquentes chez les personnes atteintes de scrofules, ou seulement disposées à cette maladie. La moindre écorchure est quelquefois le point de départ de l'engorgement d'un ganglion correspondant avec les vaisseaux lymphatiques de la région blessée ; mais, dans ce cas, le mal se dissipe bien plus vite que lorsque le sang est vicié (voyez le n° 303). Il y a aussi, dans le ventre, un grand nombre de ganglions dont l'engorgement constitue le *carreau* proprement dit. Voyez les n°ˢ 326 et 378.

Gangrène. — Par suite de causes diverses, il peut arriver qu'une *artère* se trouve fermée et cesse de laisser passer le sang que le cœur envoie à une partie du corps. Cette partie ne recevant plus de sang cesse de vivre ; elle se dessèche peu à peu, elle est morte. C'est là ce qu'on appelle grangrène sèche.

Des causes analogues peuvent faire que la *veine*, qui rapporte au cœur le sang qui revient d'une certaine partie, que cette veine soit fermée et que le sang contenu dans cette partie soit obligé d'y rester, le chemin du retour lui étant barré. Ne pouvant plus circuler, ce sang engorge les tissus ; il se pourrit ; la partie affectée meurt et on a une gangrène humide. Il s'agit là d'un accident trop grave pour qu'il soit possible de se passer des secours d'un médecin. Lisez les articles *Artères*, *Veines*, *Circulation* et le n° 10.

295 *bis*. GARDF-MALADES. — Il n'est personne qui, à un moment donné, ne puisse être appelé à tenir le rôle de garde-malade ; aussi, nous jugeons à propos de donner quelques conseils généraux qui, en ces occasions, peuvent être d'une très grande utilité, principalement lorsqu'il s'agira de maladies très graves.

Une garde-malade doit d'abord bien se pénétrer qu'après le médecin, c'est sur elle que repose toute la responsabilité, et que, parfois, la vie du malade dépend de la stricte observation des ordonnances du médecin. Sa conduite est donc toute tracée : obéissance passive à toutes les indications qui lui auront été données ; s'abstenir de tous commentaires vis-à-vis du malade, et ne pas oublier que souvent le médecin attend les résultats les plus importants de prescriptions qui pourraient lui paraître, à elle, indifférentes ou inutiles.

En dehors de cette responsabilité, qu'elle partage avec le médecin, il en est une autre dont la charge toute entière pèse sur la garde, et c'est surtout pour l'aider à supporter ce fardeau que nous écrivons ces conseils.

Une garde-malade devra toujours être calme, patiente et attentive. Pendant l'absence du médecin, par des questions multiples et insidieuses, le malade cherche souvent à savoir ce que l'on dit de lui; si son état est grave et si l'on espère le sauver ; la garde-malade ne doit jamais se laisser surprendre. Qu'elle conserve toujours le calme sur son visage ; qu'elle s'applique, par ses réponses et sa conduite, à ramener la tranquillité dans l'esprit de son malade, se pénétrant bien que les troubles de l'esprit sont souvent, dans le cours d'une maladie, des sources de graves complications.

La patience des garde-malades doit être à toute épreuve ; elles ne doivent jamais oublier qu'elles se trouvent auprès d'êtres souffrants, et que la patience et la douceur sont les seuls moyens, en leur pouvoir, de vaincre l'obstination et la répugnance que les malades montrent, trop souvent, pour ce qui est nécessaire à leur rétablissement. Rien ne devra coûter à une garde-malade, pour arriver à un bon résultat ; elle ne reculera ni devant les mauvaises paroles, ni devant les actes d'impatience qui pourraient se produire ; elle ne considérera que le but, qui est d'arriver à la guérison du malade, ou, tout au moins, à une amélioration de son triste état.

C'est par des soins attentifs surtout, qu'une garde-malade concourt le plus puissamment à rendre le malade à la santé. Rien ne doit échapper à son observation. C'est ainsi qu'elle doit, de temps en temps, consulter le thermomètre placé dans la chambre du malade, et veiller à ce que la température soit toujours à peu près uniforme, ne lui permettant pas de s'élever au-dessus de 20 degrés ni de descendre au-dessous de 16 degrés.

Dans les longues maladies, l'air de la chambre du malade se trouve souvent vicié. La garde, avec les précautions nécessaires pour ne pas refroidir le malade, veillera à ce qu'un système de ventilation approprié à l'appartement permette de renouveler l'air, de temps en temps, parce que la respiration d'un air pur aide puissamment à la guérison des malades.

Si les malades sont affaiblis, leurs yeux deviennent très sensibles à la lumière ; le moindre bruit retentit désagréablement dans leur cerveau ; aussi, la garde s'appliquera à maintenir, dans la chambre, une demi-obscurité qui permette au malade de goûter plus facilement le repos. Elle ne lui délivrera une plus grande clarté que sur sa demande expresse et pendant quelques instants ; quant au bruit, elle l'éloignera le plus possible, par tous les moyens en son pouvoir.

Les odeurs viennent souvent incommoder le malade, à qui sa faiblesse permet de percevoir celles que la garde elle-même ne peut sentir ; par le système de ventilation dont nous venons de parler, on s'efforcera de faire disparaître toutes les odeurs désagréables ; mais la garde fera tous ses efforts pour en tarir la source, en tenant très proprement le malade ; en nettoyant avec le plus grand soin tous les instruments qui ont pu servir à l'accomplissement de ses différents besoins.

En ce qui la touche elle-même, la garde-malade doit aussi être d'une extrême propreté. Il faut que le malade remarque qu'elle lave ses mains fréquemment ; il faut qu'elle rince sa bouche, pour que son haleine ne soit pas désagréable au patient. Son visage doit être propre et souriant.

On s'enquiert souvent de la température à laquelle on doit tenir la boisson des malades ; à de tres rares exceptions près, la température la plus convenable est celle qui existe dans la chambre même.

Lorsque le malade entre en convalescence, c'est-à-dire, quand le danger de la maladie semble avoir disparu, le zèle et l'attention de la garde-malade ne doivent point se ralentir ; car les rechutes sont très faciles et souvent plus dangereuses que la maladie elle-même. L'appétit du malade est souvent vorace, et la garde ne devra lui servir les aliments qu'avec la plus grande discrétion, sachant bien qu'il vaut mieux lui en donner

20.

souvent et en très petite quantité. Le convalescent est souvent loquace, on dirait qu'il veut rattraper le temps qu'il vient de passer dans le silence ; la garde s'appliquera à modérer le plus possible ses conversations, soit en ne lui répondant pas, soit en lui persuadant, par le raisonnement, que cela pourrait lui être préjudiciable.

Il arrive souvent, lorsqu'ils apprennent l'amélioration de son état, que les parents du malade, ses amis s'empressent de lui rendre visite ; si la garde ne veillait constamment auprès de lui, ils finiraient par le fatiguer et pourraient faire empirer son état. Que la garde éloigne les importuns, ne laissant approcher que ceux sur la discrétion desquels elle peut compter, et tout en ne permettant que de courtes séances.

Pour charmer ses ennuis, le malade demande quelquefois un livre ; la lecture, à un certain moment de la convalescence, peut être permise, mais à la condition qu'elle ne porte pas sur des sujets qui nécessitent une grande attention, et que les séances ne soient pas trop prolongées. Pour obtenir ce résultat, la garde pourra proposer de faire elle-même la lecture, et s'arrêter dès qu'elle jugera que son malade peut en être un peu fatigué.

Deux ou trois fois par jour, la garde devra ménager quelques instants de sommeil ; ou tout au moins, de repos, et, pour cela, elle interdira toute visite, fera cesser toute lecture et conversation, et observera elle-même le plus grand silence.

Pour juger, par elle-même, jusqu'où peuvent aller les distractions que l'on permet à un convalescent, la garde devra toucher fréquemment le pouls et la peau de son malade, et lorsque le pouls ou la chaleur auront une tendance à s'élever, elle veillera à ce que le malade puisse prendre du repos. Voyez les n°s 174 et 470.

Comme rien ne doit échapper à l'attention d'une garde-malade, elle veillera avec le plus grand soin à la régularité des garde-robes, et, si cela devenait né-

cessaire, elle saurait administrer un lavement émollient ou un léger purgatif.

Le malade qui a la fièvre a la bouche sèche, pâteuse; sa salive épaisse s'échauffe et prend un mauvais goût. Cela explique l'utilité de nettoyer souvent
la bouche, à fond, avec une brosse à dents douce, en
se servant d'eau tiède acidulée avec du vinaigre ou
avec du jus de citron. La brosse ne servira pas seulement pour nettoyer les dents ; il faut aussi la promener sur la face interne des joues et sur la langue, pour
rendre celles-ci aussi nettes que possible.

Si la maladie se prolonge pendant longtemps, il
importe beaucoup que le malade ne s'abandonne pas
à l'*ennui*, et on doit s'ingénier à le distraire par tous
les moyens possibles : on lui parle souvent des choses
qui l'intéressent, sans l'émouvoir; on lui fait entrevoir
un avenir riant et lointain; on lui bâtit des châteaux
en Espagne ; on le fait jouer à des jeux qui ne fatiguent pas l'esprit; on s'attache à éloigner de ses re-
gards tout ce qui pourrait provoquer des idées tristes ;
on lui montre des petits enfants, des fleurs, etc.

Lorsqu'un malade garde le lit pendant longtemps,
il faut avoir soin de ne pas le laisser toujours couché
sur le dos, parce que, dans cette position, les parties
osseuses saillantes compriment la peau, et que cette
compression prolongée finit par amener des écorchures qui sont très douloureuses ; ces écorchures s'en-
veniment, s'étendent et nuisent beaucoup au rétablissement du malade. On fera donc en sorte que le patient
se tienne sur les côtés aussi souvent que sur le dos.

Si, dès le début, on prévoit qu'une maladie sera
longue et capable de produire des émanations dangereuses pour le malade et pour les autres, comme la
variole, la fièvre typhoïde, la dysenterie, la scarlatine, etc., il faut se pourvoir de poudre phéniquée et
d'acide phénique (n°s 86 et suivants). La poudre sert
particulièrement à la désinfection des objets de literie.
Plusieurs fois par jour, on en sème quelques pincées
dans les draps mêmes, autour du malade ; on en met

entre les matelas ; on en jette une pincée dans le vase, après chaque déjection du malade.

L'eau phéniquée à un ou deux pour cent servira pour arroser les recoins de la chambre et les endroits où l'on dépose les objets de literie.

L'eau phéniquée à un ou deux grammes par litre servira à faire des lotions sur les parties du corps qui en auraient besoin. Lisez l'article *Coaltar*, n° 616.

Il est utile que l'odeur de l'acide phénique domine dans tout l'appartement. On s'habitue très vite à cette odeur, qui n'est pas seulement salutaire au malade, mais qui peut préserver les assistants de la contagion du mal. Lisez l'article *Désinfection*, n° 239.

296. GARGARISME POUR LA BOUCHE.

Prenez :		
Borate de soude.	4	grammes.
Chlorate de potasse.	4	—
Alun	4	—
Eau commune	150	—

On peut sucrer avec du miel, mais cela n'est pas indispensable. (Prix environ : un franc.)

Ce gargarisme est très bon à employer pour la plupart des maux qui surviennent dans l'intérieur de la bouche. On en prend *une cuillerée à café seulement* à la fois, et on le promène dans la bouche, jusqu'à ce que la salive y soit devenue très abondante. On renouvelle l'application souvent, jusqu'à ce que le mal soit en voie de diminution bien marquée.

S'il s'agit d'une maladie des gencives, il sera très bon de mettre, entre la gencive et la joue, une sorte de compresse longue en *ouate* trempée dans le gargarisme. De cette manière, le remède est constamment en contact avec le mal, et la guérison est plus rapide. Lisez l'article 632, et le n° 616.

297. GARGARISME POUR LA GORGE. — Le gargarisme que nous venons d'indiquer est aussi très bon à employer pour la gorge ou arrière-bouche, et pour les amygdales. Mais, il est très important de remar-

quer qu'un gargarisme mis dans la bouche n'atteint jamais les parties situées derrière le voile du palais. Dans les cas de ce genre, si l'on veut que le médicament touche le mal, il faut absolument qu'il soit porté *dessus*, au moyen d'une barbe de plume ; ou plutôt, au moyen d'un petit pinceau consistant en quelques brins de charpie fixés à l'extrémité d'une baguette mince, ou d'un fil de fer. Les *haut le corps*, qui se produisent quand on touche la luette, rendent l'application assez difficile, au début ; mais, en se servant d'une glace bien éclairée, et en procédant comme nous l'indiquons à l'article *Gorge*, n° 308, on acquiert assez vite l'expérience nécessaire. Voir le n° 632.

Pour que le médicament adhère au pinceau, voici comment il faut le faire préparer par le pharmacien :

Prenez : Borate de soude. . 4 grammes
          Chlorate de potasse 4 —
          Alun. . . . . 4 —
          Miel rosat. . . . . 50 —

On renouvelle l'application de ce remède toutes les deux ou trois heures. (Prix environ : un franc.)

Vous trouverez aussi, à l'article *Gorge*, la manière d'employer l'alun comme gargarisme *pulvérulent*, très utile dans les vieilles irritations de la gorge et de la partie postérieure des fosses nasales. Lisez l'article *Pavot*, n° 444, où se trouve indiqué un gargarisme calmant et émollient. Voyez l'article *Coaltar*, n° 616.

298. GASTRALGIE, Crampe d'estomac. —C'est une maladie nerveuse de l'estomac, une simple névralgie. Cette affection fait éprouver des douleurs qui sont ordinairement tolérables, mais qui, parfois, atteignent une grande violence. C'est surtout dans ce dernier cas que le mot gastralgie est employé. Les remèdes employés contre les douleurs d'estomac sont très nombreux et très variés, et, souvent, ceux qui sont efficaces dans certains cas ne réussissent pas dans d'autres. Il arrive souvent que le médecin ne met pas tout d'abord la main sur celui qui convient et il n'est pas rare que l'on soit obligé d'en essayer plusieurs, successivement. Lorsque les douleurs se répètent fréquemment, les malades finissent par acquérir une expérience personnelle qui leur fait connaître le remède qui leur convient plus spécialement.

Certaines douleurs gastralgiques se dissipent assez vite, d'elles-mêmes, pour que l'on n'ait pas besoin de chercher un remède ; parfois, on fait cesser le mal en maintenant, sur le creux de l'estomac, un objet très chaud, comme pour une colique (n° 194) ; une infusion très chaude d'anis, de camomille (voyez ces mots), réussit dans certains cas ; pour d'autres personnes, un verre d'eau sucrée avec eau de fleurs d'oranger ou de mélisse est un remède aussi agréable qu'efficace. Six gouttes de laudanum (n° 363) dans un verre d'eau sucrée, chaude ou froide ; quelques cuillerées d'eau chloroformée (n° 183) ; une cuillerée de sirop de chloral (n° 517) ; de l'éther sont des remèdes d'une efficacité ordinairement rapide. Si la douleur se prolonge pendant longtemps, il peut être utile d'employer quelqu'un des révulsifs à effet rapide et passager indiqué au n° 491. On peut encore employer des cataplasmes au laudanum (n° 160) ; ou bien le liniment au chloroforme (n° 373), qui est le plus rapide et le plus efficace de tous les remèdes employés à l'extérieur. La magnésie, le sous-nitrate de bismuth, le charbon de Belloc sont utiles à beaucoup de personnes.

On parvient ordinairement à calmer les maux d'estomac à l'aide de l'un ou l'autre des moyens indiqués ci-dessus ; mais, dans bien des cas, le mal reparaît plus ou moins fréquemment, et les remèdes perdent peu à peu leur action.

Pour amener une guérison durable, la médication purgative est ordinairement plus efficace que tous ces moyens ; mais, ce n'est pas au moment de la crise qu'il faut songer à se traiter, cette maladie ne cédant qu'à un traitement suivi et quelquefois fort long. Il faut tâcher de ne pas perdre un jour, surtout dans le temps qu'on souffre le moins. Si, pendant le traitement, de nouvelles crises surviennent, mais moins fortes et plus éloignées, on verra là une preuve que ce traitement réussit et un encouragement à continuer. Le malade réglera les doses de manière à n'être point affaibli. Voyez les n°ˢ 71, 194 et 204.

Bien entendu, si une crampe d'estomac, survenant pendant le traitement purgatif, peut être calmée par quelqu'un des palliatifs indiqués plus haut, il ne faut pas négliger d'y recourir. Voyez le n° 436.

En dehors des accès de douleur, il peut être très utile de prendre du vin cordial (n° 588) ou un peu de vin de quinium (n° 604), dans de l'eau sucrée, chaque fois que l'estomac est à jeun, savoir : au réveil, une heure avant chaque repas et au moment de se coucher.

On confond, quelquefois, sous le nom de *gastralgie*, des maladies nerveuses dont le siège n'est pas dans l'estomac, mais dans quelqu'autre organe de la même région. Cette erreur n'a pas d'importance, puisqu'il s'agit toujours de névralgie ; le traitement serait le même dans tous les cas. Voyez le n° 416.

Il arrive encore que l'on considère comme douleurs gastralgiques des souffrances causées par des maladies organiques du pylore, du foie ou de quelqu'autre organe, maladies dont le diagnostic est parfois fort difficile. Dans ces cas, qui heureusement ne sont pas les plus communs, la médication purgative n'est pas plus efficace que les autres. Lisez les n°ˢ 630 et 649.

299. GASTRITE. — Ce mot veut dire *inflammation de l'estomac*. La gastrite aiguë était considérée, autrefois, comme la maladie la plus commune, mais aujourd'hui, elle est très rare, en dehors des cas d'empoisonnement.

Mais, il reste ce que l'on appelle partout la *gastrite chronique*, expression assez vague qu'on applique à la généralité des maux d'estomac. L'idée de gravité extrême qui, il n'y a pas bien longtemps, s'attachait au mot *Gastrite* fait qu'aujourd'hui encore, quand ce mot a été prononcé, le patient se croit perdu et condamné à mourir de faim. Nous voudrions pouvoir, sur ce point, détromper les malades aussi bien que les médecins et leur faire comprendre que le plus souvent la maladie est entretenue par des humeurs qu'un sang vicié dépose sans cesse dans les organes, pour s'en débarrasser. Nettoyez la surface de l'estomac et des intestins de ces impuretés, au moyen d'une purgation modérée, mais répétée à peu près tous les jours ; donnez une alimentation choisie, sans exagération, composée de bon vin, à petite dose, de viandes rouges modérément cuites, un peu épicées ; ajoutez, s'il le faut, l'un ou l'autre des vins toniques indiqués aux n⁰ˢ 587 et 588, et vous verrez bientôt le sang se purifier, se renouveler et la santé refleurir, comme s'il s'agissait de la maladie la plus simple.

C'est là le résultat qu'on obtiendra *dans l'immense majorité des cas réputés gastrites*, et l'amélioration est, en général, très rapide : le vin, le café, les aliments fortifiants, qui ne pouvaient plus être supportés, même en très petite quantité, cessent d'abord de faire du mal, et bientôt les malades peuvent faire des repas ordinaires.

Bien entendu, ce traitement ne s'applique pas à un malade qui, depuis peu de temps, aurait une forte douleur dans l'estomac, avec la langue rouge, une fièvre prononcée et une soif ardente, puisqu'il s'agirait alors d'une affection aiguë. Voyez le n° 98.

Comme le nom de *gastrite* est donné, sans raison suffisante, à tout mal paraissant siéger dans l'estomac, il en résulte que, parfois, on l'applique à des maladies organiques plus graves ; alors, le traitement n'est pas favorable au même degré : ses résultats sont en rapport avec la gravité de la maladie organique. Voyez les n⁰ˢ 15, 258, 630, 645, 649.

Gaz, *Vents*. — Voyez le n° 576.

300. GENCIVES. — L'inflammation des gencives peut être produite par le *tartre* des dents. Ce dépôt pierreux refoule les gencives, les ulcère et finit par amener l'ébranlement et la chute des dents, alors même qu'elles ne sont pas malades. Dans ce cas, il faut faire nettoyer les dents par un dentiste et, ensuite, avoir soin de les nettoyer tous les jours avec une brosse douce. Tant que les gencives ne seront pas raffermies et rapprochées des dents, il faudra employer souvent, dans le cours de la journée, le gargarisme n° 296. Ensuite, pour conserver les dents et empêcher le tartre de se reproduire, on fera bien d'adopter les dentifrices de **Pelletier ou le coaltar Le Beuf, sur lesquels des explications sont données aux n°s 611 et 616.**

L'inflammation et l'ulcération des gencives, avec déchaussement des dents, peuvent se produire sans qu'il y ait de tartre. Si l'on veut sauver ses dents d'une chute certaine, il faut se hâter d'arrêter la maladie à l'aide du même gargarisme employé fréquemment, secondé par une grande propreté de la bouche. Si, après deux ou trois semaines de ce traitement, le mal ne s'amende pas sensiblement, on remplacera le gargarisme par la *teinture d'iode*. Après les avoir nettoyées, on se servira d'un très petit pinceau de blaireau pour faire pénétrer la teinture entre les dents et les gencives, en tâchant de n'en pas répandre dans la bouche. On renouvellera cette application soir et matin, et on la continuera pendant tout le temps nécessaire pour la guérison, *qui arrivera certainement*, si on tient bon jusqu'au bout. Voyez le n° 349 et l'article 632.

Il y a encore une autre maladie des gencives qui fait perdre les dents *en totalité* et en assez peu de temps. C'est une sorte de **ramollissement** des gencives, lesquelles se détachent et s'éloignent des dents. La teinture d'*iode*, employée comme nous venons de le dire, est le seul moyen d'arrêter cette maladie.

Qu'ils fassent usage du gargarisme ou de la teinture d'iode, les malades ont besoin de constance et d'un certain courage ; car, ces remèdes produisent dans la bouche une impression désagréable. Mais, le prix des dents comporte bien un pareil effort. Lisez le n° 616.

Genièvre. — Voyez à l'article *Tisanes*, n° 553.

Genou, lisez l'article *Jointure*, n° 355.

Gentiane. — La racine de gentiane est employée en macération comme *tisane amère* (551), et en infusion dans du *vin* blanc (587).

301. GERÇURES, Crevasses.—La glycérine épaissie au moyen de l'amidon (n° 306), est un des meilleurs remèdes à employer contre les gerçures et les crevasses. Pour guérir les gerçures qui font quelquefois tant souffrir les nourrices, il faut, pendant quelque temps, faire téter l'enfant au travers d'un bout de sein en caoutchouc, afin d'empêcher que la glycérine soit enlevée à chaque tétée et pour lui laisser le temps d'agir. A défaut de glycérine, on peut encore recouvrir le mamelon d'une pièce de *baudruche* percée, au centre de quelques petits trous d'aiguilles. Voyez à l'appendice, n° 609, des renseignements sur la glycérine parfumée de Bruère-Périn.

Glaires, *Humeurs glaireuses*. —Voyez le n° 18.

302. GLANDES. - — Dans le langage ordinaire, on appelle glandes des grosseurs variant entre le volume d'un haricot et celui d'une noix ou même d'un œuf, se produisant dans les aînes, dans les aisselles ou bien autour du cou, roulant sous la peau (voir ganglions lymphatiques). Mais, en terme d'anatomie, ce mot a une signification tout à fait différente. Les glandes dont il va être question remplissent un rôle extrêmement intéressant, dans le fonctionnement naturel de la machine humaine, et si quelques personnes trouvent nos explications trop difficiles à saisir, nous sommes certains que ceux de nos lecteurs qui les comprendront nous sauront gré de notre peine.

On appelle glandes des organes ayant pour fonction de fabriquer, avec des matériaux qu'ils puisent dans le sang, des produits liquides destinés eux-mêmes à remplir certaines fonctions. Ainsi, par exemple, la glande mammaire sépare du sang les éléments avec lesquels elle fabrique le lait, liquide qui a pour fonction de nourrir le jeune enfant.

Si vous comprenez le fonctionnement d'une glande, vous n'aurez pas beaucoup de peine à comprendre celui des autres. Pour commencer par le cas le plus simple, supposez un organe d'une petitesse microscopique ayant la forme d'un grain de raisin *creux*, avec sa petite queue également creuse ; ce petit organe, placé dans l'épaisseur de la peau, par exemple, communique avec le dehors par l'extrémité de son conduit ; toute sa surface extérieure est recouverte d'un lacis de vaisseaux capillaires dans lesquels le sang circule. Voilà une glande simple. Ce petit organe est vivant, et son travail consiste à attirer, dans son intérieur, ceux des matériaux du sang qui lui conviennent, selon sa fonction. Les matériaux ainsi séparés s'arrangent, se combinent et le liquide qui en résulte sort par le petit orifice. Notez bien que des glandules aussi simples, et de formes un peu variées existent *par millions* dans le corps humain.

Si, au lieu de supposer un organe semblable à un seul grain de raisin, vous le supposez semblable à une grappe entière, vous aurez une glande composée, ayant un orifice unique, pour écouler le produit de tous les petits grains. Ce genre de glande est aussi très nombreux, mais bien moins que les glandes simples.

Au lieu d'une seule grappe de raisin, supposez un bouquet composé de plusieurs grappes très développées et dont les queues creuses soient réunies en un faisceau, vous aurez l'image de la glande mammaire avec son mamelon percé de plusieurs orifices rendant chacun le lait produit par une des grappes.

Si on examine la surface de la peau au microscope, on aperçoit une multitude de *pores* qui sont les orifices de glandes simples dont la peau est farcie dans son épaisseur. Sous le microscope, de petites tranchés de peau laissent voir l'ensemble de ces glandes qui ont des formes un peu diverses, selon leur fonction. Certaines de ces glandes fabriquent une sorte d'huile dont le rôle est indiqué au n° 94. D'autres ont pour fonction de séparer de l'eau pour faire la *sueur*; on les appelle glandes sudoripares. A la racine de chaque cheveu, de chaque poil, il y a une glande qui fabrique une graisse destinée à maintenir la souplesse de l'organe pileux.

Si, toujours au microscope, on examine la membrane muqueuse qui double toutes les parties du tube digestif, on la trouve criblée d'innombrables petits glandules diverses fabriquant des produits utiles à la digestion. Il en est de même de la muqueuse des poumons et de celle des autres organes.

Les glandes ne travaillent pas toujours, sans interruption, mais seulement quand l'économie a besoin de leur produit; ainsi, la glande mammaire ne fait pas de lait quand il n'y a pas de nourrisson; les glandes salivaires (n° 502) fonctionnent seulement pendant la mastication; la glande lacrymale (n° 361) ne produit pas de larmes pendant le sommeil, etc.

Lorsqu'une glande ne trouve pas dans le sang, en quantité et en qualité convenables, tous les matériaux dont elle a besoin pour faire son produit, ce produit est mauvais, ce qui, par exemple, est bien visible dans les effets mauvais produits par le lait d'une nourrice malade.

Les reins sont deux grosses glandes qui ont pour fonction de séparer du sang un grand nombre de substances, salines ou autres, lorsque ces substances sont solubles dans l'eau. Voyez le n° 568.

Le foie est la plus grosse et la plus compliquée de toutes les glandes; sa fonction principale consiste à fabriquer la bile. Voyez le n° 287.

On emploie le mot *sécrétion* pour désigner le travail produit par les glandes: on dit sécrétion du lait, de la salive, des larmes, etc.

303. GLANDES, Ganglions.—Les enfants ont souvent, au cou, des glandes plus ou moins développées et douloureuses qui se dissipent, sans peine, à l'aide de quelques soins hygiéniques. Il s'agit, alors, de glandes qu'on peut appeler de *croissance*, lesquelles ont une grande tendance à se dissoudre d'elles-mêmes. Ces glandes non scrofuleuses dépendent, souvent, de quelques boutons ou écorchures siégeant à la tête, à la figure, aux oreilles ; ou de quelque mal passager dans la bouche ou dans la gorge. Dans ces cas, les glandes se guérissent d'elles-mêmes, après la disparition des maux qui les ont provoquées. Pourtant, elles s'enflamment parfois, et donnent lieu à des abcès non scrofuleux. Voyez le n° 82 et l'article *Ganglions lymphatiques*, n° 295.

Il n'en est pas ainsi, lorsque ces mêmes glandes dépendent d'un vice radical du sang, de la disposition scrofuleuse. Alors, au lieu d'avoir une tendance à diminuer, à se dissiper d'elles-mêmes, les glandes persistent. Elles peuvent grossir davantage et finir par entrer en *suppuration ;* on a, alors, des plaies qui guérissent lentement et laissent ces vilaines cicatrices tant redoutées. Il est ordinairement possible d'empêcher cette mauvaise terminaison et, pour y parvenir, il faut faire le traitement purgatif avec une grande constance, mais, cependant, d'une manière modérée, en le complétant par tous les accessoires fortifiants. Il s'agit de transformer, en quelque sorte, la constitution elle-même, ce qui ne peut être réalisé que lentement et exige une grande constance. Voyez les n°ˢ 71, 295, 304, 308, 326, et l'article *Lymphe*, n° 378.

304. *Remèdes pour les glandes et les engorgements externes.* — Lorsqu'on se traite pour des engorgements dans les glandes du cou, des aisselles ou des aînes ; pour des tumeurs dans les jointures, comme il en existe souvent aux pieds, aux genoux, aux coudes, il peut être utile d'appliquer, sur les parties malades, des médicaments capables de faire circuler les humeurs qui y sont durcies, et d'aider, par là, au traitement interne. Une des substances qui atteignent le mieux ce but est la pommade à *l'iodure de potassium* formulée au n° 347.

La meilleure manière d'employer ce remede consiste à en imprégner une compresse en linge doux, comme cela est expliqué au n° 162, et à laisser cette compresse en place, constamment, sur la partie malade, après avoir fait une friction prolongée, si la partie ne présente pas de sensibilité, comme cela est indiqué au n° 244. Voir les articles 631 et 646.

305. GLOBULES DU SANG. — Si on fixe la membrane mince d'une patte de grenouille vivante sous un microscope puissant, les vaisseaux capillaires deviennent visibles, et on assiste à la circulation du sang. On voit que le sang n'est pas un liquide simplement rouge comme du vin, par exemple, mais on constate qu'il ne doit sa couleur rouge qu'à des corps ronds et aplatis nageant dans un liquide incolore. Ce sont ces petits corps ronds et parfaitement rouges qui ont reçu le nom de globules sanguins. La petitesse de ces globules est telle qu'on en compte plusieurs millions dans un millimètre cube de sang, ce qui ne forme qu'une très petite goutte. Les personnes fortes et sanguines ont plus de globules que les sujets lymphatiques. Chez une personne qui s'affaiblit et devient pâle, le nombre des globules va en diminuant. Dans l'anémie, ou pauvreté de sang, il y a diminution plus ou moins considérable du nombre de globules. La couleur rouge des globules est due au fer qui entre dans leur composition. Voyez *Fer*, n° 275.

306. GLYCÉRINE. — La glycérine, substance que l'on retire des corps gras par des procédés chimiques, est employée avec avantage dans la préparation de plusieurs remèdes destinés à l'usage externe. Contre les engelures et les crevasses, voyez le n° 262 ; contre les plaies suppurantes, voyez le n° 459 ; contre la gale, le n° 294.

La bonne glycérine doit être blanche et sans odeur.

Les pharmaciens ne doivent pas la faire payer plus de 1 fr. 50 c. les 100 grammes.

On sera certain d'avoir un produit parfaitement pur si on demande la glycérine parfumée de Bruère-Périn, qui se vend par flacon de 1 fr. 50 c. chez les parfumeurs et chez les pharmaciens. Voyez au n° 609.

307. GOITRE. — Le *goître*, ou *grosse gorge*, est une affection qui diffère des maladies ordinaires par une cause toute particulière. Cette différence d'origine en amène une autre dans le traitement. La purgation, si supérieure dans tant d'autres maladies, ne suffit pas pour guérir le goître : ce n'est donc pas notre traitement particulier que nous recommandons ici.

Voici la marche à suivre :

1° Tous les jours, soir et matin, frictionner très doucement la grosseur avec la pommade à l'*iodure de potassium* (voyez le n° 347); tenir cette grosseur constamment recouverte d'une mince compresse de linge fin graissé avec la même pommade. Voyez le n° 162;

2° Prendre, tous les jours, un quart de gramme d'iodure de potassium, dans de l'eau sucrée. Un quart de gramme par jour suffit (n° 348). Une cuillerée à café de sirop de Laroze à l'iodure de potassium suffirait aussi (n° 626).

3° Pour peu que la santé laisse quelque chose à désirer, indépendamment du goître, faire usage de nos pilules, jusqu'à ce qu'il ne reste plus que la grosseur de la gorge, pour toute indisposition.

La pommade et la potion doivent être employées pendant fort longtemps, leur effet étant lent, quoique certain, presque toujours.

La guérison est d'autant plus rapide que la santé est meilleure, que la tumeur est moins développée et que le sujet est plus jeune. Il faut que le goitre soit bien considérable, et la personne déjà bien avancée en âge, pour qu'à la longue on ne parvienne pas à le faire disparaître, ou, du moins, à en arrêter le développement exagéré.

Il est clair aussi que la guérison sera moins solide et plus lente à obtenir, si on habite une localité dont les eaux insalubres disposent tout le monde à contracter la maladie. Dans ce cas, on empêchera la récidive en revenant à l'usage de l'iodure pendant quelques semaines, une ou plusieurs fois par an.

308. GORGE. — Placez-vous devant une glace convenablement éclairée, ouvrez la bouche largement, abaissez votre langue, et regardez attentivement ; voici ce que vous remarquerez. Le voile du palais, comme un rideau mobile, s'élève et s'abaisse, relevant la luette ou la laissant descendre jusque sur la langue. De chaque côté, ce voile semble attaché au fond de la bouche par deux replis un peu écartés l'un de l'autre, vers le bas ; ces plis un peu saillants s'appellent les piliers du voile du palais. Dans l'espace qui sépare ces deux replis, la glande amygdale fait une saillie dont le volume et l'apparence ont été comparés à une *amande*. Il y a une amygdale de chaque côté. Si le voile du palais se resserre fortement, tiré en bas par ses piliers, il ferme complètement la communication de la bouche avec la gorge.

Derrière le voile du palais, vous n'apercevez qu'une grande cavité qui est l'arrière-bouche, ou, tout simplement, la gorge, laquelle s'appelle aussi le *pharynx*. Si vous pouviez faire manœuvrer un petit miroir dans la gorge, vous apercevriez, en haut, derrière le voile, deux ouvertures fort larges qui sont la partie postérieure des fosses nasales, l'orifice postérieur des narines. En cherchant bien, vous verriez, dans la partie supérieure et externe de cette fosse nasale, une saillie au milieu de laquelle se trouve l'orifice de la *trompe d'Eustache ;* cette trompe est tout simplement un très petit conduit par lequel l'air pénètre, pour se rendre dans l'oreille interne, derrière le tympan. Lisez l'article *Oreille,* n° 433.

En dirigeant le petit miroir vers le bas, derrière la langue, vous remarqueriez aussi deux orifices situés l'un derrière l'autre; le premier, placé à la racine de la langue, est l'ouverture du larynx, tuyau qui conduit l'air dans les poumons; l'autre est le commencement de l'œsophage, conduit par lequel les aliments descendent dans l'estomac. Pour que les liquides et les aliments qui descendent dans l'œsophage n'entrent pas dans le conduit de l'air, celui-ci est muni d'une véritable soupape, qui se ferme d'elle-même, chaque fois que quelque chose doit passer près d'elle. Cette soupape s'appelle l'*Epiglotte*.

La peau, ou membrane muqueuse, qui tapisse toutes les surfaces de la gorge renferme, dans son épaisseur, de très nombreuses petites glandes ayant pour fonction de fabriquer un liquide visqueux et très glissant; ce liquide, ce mucus, enduit la surface sur laquelle les aliments solides doivent passer pour descendre dans l'œsophage; il permet à ces aliments de glisser sans blesser la membrane muqueuse. Lorsque ce mucus glissant ne se fait pas en quantité suffisante, on sent qu'on a la gorge sèche et on ne peut pas avaler sans boire. La salive et le produit des glandes amygdales concourent aussi à faciliter le passage des aliments. Lisez les articles *Amygdales*, n° 110; *Salive*, n° 502; *Glandes*, n° 302; et *Luette*, n° 375.

Maladies de la gorge. — Aujourd'hui, les inflammations de la gorge sont désignées sous le nom d'*angines;* autrefois, c'était le mot *esquinancie* qui servait pour indiquer les maux de gorge violents, principalement l'inflammation des *amygdales*. La gorge s'appelant aussi *pharynx*, le mot pharyngite indique les inflammations de la gorge, tout comme le mot *angine*.

Angine simple, mal de gorge ordinaire Si, après un refroidissement, une personne est prise d'un mal de gorge avec difficulté d'avaler plus prononcée pour les liquides que pour les aliments solides, la fièvre et

21.

la courbature étant modérées, l'examen fait reconnaître une rougeur assez vive de toute la gorge. Dans ce cas, il faut : tenir le cou enveloppé de flanelle ou de coton ; garder la chambre ou le lit ; boire fréquemment une tisane très chaude de bourrache, de figues, de mauve, ou tout simplement du lait sucré, soit pur, soit mélangé d'eau ; tenir les pieds très chauds, et même, s'il existe un fort mal de tête, prendre des bains de pieds à la moutarde (voyez n° 163). S'il s'établit une bonne moiteur, ou même une transpiration, le malade sera guéri en très peu de jours.

Si, au lieu d'être modérée comme nous venons de le supposer, l'inflammation de la gorge est violente ; si toutes les surfaces qui s'aperçoivent sont d'un rouge de vin, avec gonflement ; si la fièvre et le mal de tête sont très forts, on a une *pharyngite aiguë*, pour laquelle les soins d'un médecin doivent être réclamés. S'il est absolument impossible d'avoir un médecin, on fera avec plus d'attention ce qui vient d'être indiqué plus haut ; on donnera un vomitif à l'ipéca (n° 595) ; puis, le lendemain, une purgation soit d'huile de ricin, 45 grammes, soit de sulfate de soude, 45 grammes. Si l'amélioration ne se prononce pas, on réitère la purgation et le vomitif, les jours suivants.

Pendant les premiers jours des inflammations de la gorge, les gargarismes et les pansements seront faits avec des choses douces et émollientes, telles que mauve, guimauve (n° 315), pavot (n° 444) ; puis, on remplace ces moyens doux par le gargarisme indiqué au n° 297.

Dans tous les maux de gorge, on fera bien de tenir constamment, dans la bouche, un morceau de gomme arabique ou de racine de guimauve. Rendue émolliente par ces substances mucilagineuses, la salive agit comme un gargarisme adoucissant, chaque fois qu'elle est avalée.

Quand les amygdales sont très enflammées, tout le reste de la gorge est rouge, mais il est aisé de voir que c'est l'amygdale qui est le centre du mal ; c'est l'*amygdalite* expliquée au n° 110.

Lorsque toutes les parties de la gorge sont également rouges, sans que les amygdales soient gonflées, on a une *pharyngite*, ou angine simple plus ou moins intense.

Angine couenneuse. — Si l'examen de la gorge fait découvrir, sur les parties rouges, des plaques ou des points blanchâtres, il faut faire ce qui est indiqué au n° 229 et à l'article 616.

La fièvre scarlatine et la rougeole commencent, ordinairement, par un mal de gorge plus ou moins violent. Voyez l'article *Fièvres éruptives*, n° 278.

Pharyngite chronique, Angine granuleuse.—Cette affection très fréquente n'est pas dangereuse, mais elle est assez désagréable, parce que les personnes affectées sont obligées, à chaque instant, d'expulser de leur gorge des crachats épais et gluants, qui ne se détachent qu'en produisant un bruit désobligeant à entendre. L'affection s'observe, le plus souvent, chez les grands fumeurs, mais le tabac n'en est pas la seule cause, puisqu'elle existe quelquefois chez des femmes, qui ne fument pas. Elle est assez souvent de nature dartreuse.

Lorsque l'on examine une gorge granuleuse bien éclairée, on constate que la surface de la membrane muqueuse n'est pas lisse et n'a pas la couleur rose pâle de l'état normal; cette surface est rouge, inégale et présente un grand nombre de petites saillies que l'on a comparées à de petits grains, d'où est venu le nom de pharyngite ou angine *granuleuse*.

Si la maladie n'est pas de nature dartreuse, le traitement consiste à ne pas irriter la gorge par la fumée, et à faire des insufflations d'alun à l'aide du soufflet, une fois toutes les quatre heures environ. Ce traitement, continué suffisamment, amène la guérison d'une façon à peu près certaine. Si la maladie est de nature dartreuse, le traitement purement local ne suffirait pas, et il faut agir comme pour une vraie maladie de la peau, sans négliger l'emploi de l'alun. Lisez l'article 385.

En général, les personnes sujettes à de fréquents maux de gorge peuvent faire cesser cette mauvaise disposition, en suivant la médication purgative pendant assez longtemps. Lisez l'article 632.

Voici, maintenant, quelques explications très utiles sur les moyens à employer pour appliquer les remèdes de la manière la plus rationnelle, dans les divers maux de la gorge.

Beaucoup de personnes ne réussissent pas à abaisser leur langue autant qu'il le faut pour bien voir le fond de la gorge. Lorsqu'on a besoin de faire soi-même cet examen fréquemment, il faut se munir d'un instrument qui facilite cette manœuvre : rien n'est plus facile. On prend une cuiller ou une fourchette en métal ; on en ploie le manche, vers son milieu, de manière à faire un angle droit. La main qui tient cet *abaisse-langue* ne se trouvant pas au-devant de la bouche, les rayons lumineux partis de la gorge arrivent tous sur une glace que l'on tient de l'autre main, en se tournant, par rapport au jour, de la manière la plus favorable. Si le miroir est fixé dans une position convenable, par rapport au point d'où vient la lumière, il est aisé de tenir la langue abaissée pendant que, de l'autre main, on manœuvre un petit pinceau à manche long et un peu courbé ; avec ce pinceau, trempé dans un liquide ou dans une poudre fine, on peut mettre les remèdes sur les parties malades, que l'on voit distinctement.

Bien souvent, ce n'est pas seulement la partie visible de la gorge qui est malade ; l'inflammation chronique s'est propagée dans les recoins que l'œil ne peut pas apercevoir et que le pinceau ne peut pas toucher ; derrière le voile du palais, dans la partie postérieure des fosses nasales. Dans ces cas, on atteindra sûrement tous les points affectés en insufflant de l'alun en poudre très fine. Voici comment il faut s'y prendre pour effectuer ces insufflations, qui sont le moyen le plus efficace, dans les maladies situées derrière le voile du palais.

Prenez un de ces petits soufflets en usage pour l'application de la poudre du Caucase à la destruction des punaises ; au tuyau de ce soufflet, ajoutez un bout de tube en caoutchouc d'environ vingt centimètres, et un peu plus gros qu'un tuyau de plume. Mettez dans ce soufflet, un peu d'alun en poudre très fine et faites-le fonctionner dans l'air, pour vous exercer ; si, à chaque pression, vous voyez sortir un jet nuageux de poudre blanche, c'est que l'appareil est en bonne condition. Avant de le faire fonctionner dans la gorge, avec de la poudre, il faut vous exercer à blanc. Pour cela, vous placez le tube en caoutchouc dans la bouche, de manière à ce que son extrémité dépasse le voile du palais, sans toucher le fond de la gorge ; vous fermez la bouche, puis vous faites fonctionner le soufflet. Lorsque vous vous croyez suffisamment exercé, vous opérez avec le soufflet chargé du remède. Mais, avant de commencer à faire jaillir la poudre dans la gorge, il faut bien faire attention à une chose, c'est que si vous respiriez à ce moment, la poudre serait portée par l'air dans vos poumons, ce qui provoquerait une quinte de toux pénible. Il faut donc, avant que d'appuyer sur le soufflet, avoir soin de faire une inspiration bien complète pour que, pendant quelques secondes, l'air chargé de poudre ne puisse pas entrer dans les poumons. C'est pendant ces quelques secondes que vous faites fonctionner le soufflet plusieurs fois et rapidement. Alors, vous retirez le tube et vous permettez à l'air enfermé dans les poumons de s'échapper lentement, emportant au dehors les parcelles de poudre qui n'ont pas eu le temps de se coller sur les surfaces humides de la gorge.

Les premières fois, la sensation produite par cette poussière, qui va jusque dans les fosses nasales, est très désagréable ; mais, on s'y habitue vite, et alors, rien n'est plus simple à faire que cette insufflation. On ne saurait trop recommander cette manière d'employer l'alun dans les maladies chroniques de la gorge et de la partie postérieure des fosses nasales.

Cette application doit être réitérée au moins quatre fois par jour, c'est-à-dire, une fois toutes les six heures.

Une troisième méthode qui permet de faire arriver le remède sur toutes les parties de la gorge, visibles ou non, consiste à se servir d'un *pulvérisateur*. Ce petit instrument permet de réduire les médicaments liquides en une sorte de poussière, en un brouillard qui va se déposer sur toutes les surfaces. Il existe plusieurs modèles de ces pulvérisateurs, que l'on trouve chez les pharmaciens. Il ne faut pas l'acheter sans se faire expliquer la manière de le faire fonctionner. Voir 623.

Dans les maux de gorge accompagnés de fièvre, les *vomitifs* sont plus efficaces que les purgatifs, et, comme vomitif, l'ipéca est préférable à l'émétique. Voyez les articles 110 et 221.

Goudron. — Voyez le n° 250.

309. GOURMES, Impétigo. — Si les gourmes n'occupent pas une grande surface, si l'enfant se porte bien d'ailleurs, et, surtout, s'il n'existe pas de *glandes* sous les mâchoires et au cou, on peut se dispenser d'un traitement actif, le mal pouvant disparaître de lui-même. Mais, s'il y a des glandes, si les croûtes sont abondantes, étendues, gênantes, il ne faut pas trop différer le traitement. Tout le monde sait qu'il est souvent dangereux pour la vie des enfants, de faire *rentrer* leurs gourmes par des remèdes externes. La purgation, suivie avec régularité et modération, suffit pour bien guérir, sans aucun risque, parce que la source des humeurs est tarie, mais non repoussée à l'intérieur. Si les croûtes sont très épaisses, si la peau est irritée, on peut se servir, comme moyens *calmants* et pour détacher les croûtes, d'eau de guimauve épaisse, en compresses, ou de cataplasmes adoucissants. Voyez les n°s 157, 261, 325 et 385.

Lorsque les gourmes durent longtemps ou se reproduisent après avoir disparu, c'est la preuve qu'elles dépendent d'un tempérament lymphatique trop prononcé. Dans ce cas, on complète le traitement purgatif en donnant de l'huile de foie de morue et du sirop antiscorbutique pendant longtemps .(n° 325).

310. GOUTTE. — Une remarque bien instructive pour les personnes qui souffrent de la goutte, ou qui en sont menacées, c'est que presque tous les remèdes ayant quelque réputation contre cette maladie sont *purgatifs*, preuve manifeste que la purgation *seule* peut la guérir. Or, notre purgatif, qui veut être accompagné d'une bonne nourriture, est, sans contredit, le remède qui doit le mieux convenir à un goutteux. Le régime n'a rien de sévère, nous demandons seulement qu'on évite les *excès* de table ou *autres*, et qu'on se purge souvent, d'une manière méthodique, surtout dès qu'il y a menace d'un accès.

Il faut considérer l'accès de goutte comme le résultat d'un effort de la nature, c'est-à-dire du sang, pour se débarrasser de la matière morbifique, de l'humeur goutteuse devenue assez abondante pour compromettre la vie. Quand le sang parvient à déposer les humeurs dans les jointures des extrémités, les douleurs sont très vives, mais l'existence n'est plus compromise. Lorsque le sang ne peut pas déposer la matière goutteuse dans les extrémités, ce dépôt se fait dans le tissu de quelque organe interne plus important, comme le cœur, l'estomac ou quelque autre, et alors, le malade court le plus sérieux danger. Les choses se passent pour le mieux, lorsque la matière goutteuse est déposée dans les intestins et sort par dévoiement ; ou bien, sur la peau, en forme de transpiration abondante. Mais, de pareilles terminaisons de la goutte sont rares, et il faut y voir une leçon que la nature nous donne pour nous apprendre à bien traiter cette maladie.

Que conclure de ces explications ?

C'est que, avant d'être visible ou sensible dans quelque partie déterminée du corps, la goutte, comme d'autres maladies, existe *dans le sang;* c'est que, par un mouvement conservateur naturel, le sang cherche à se débarrasser du principe morbide, dès que l'abondance de ce principe devient inquiétante; c'est, enfin, qu'on doit favoriser ce mouvement dépurateur, en employant les moyens qui peuvent aider les humeurs à sortir du corps.

C'est donc avec raison que nous recommandons notre médication comme un traitement des plus efficaces, et, en même temps, comme le plus facile à bien suivre. Il ne faut pas se purger sans interruption, cela est clair; mais, on ne doit pas hésiter à le faire, dès qu'on observe le moindre dérangement dans la santé. Si l'on attend que l'accès soit près de se déclarer, on ne réussit pas constamment à le faire manquer; en tout cas, une purgation un peu active et régulière sera toujours un des meilleurs remèdes, même pour diminuer les douleurs de la crise. Voyez les n°ˢ 64 et 72.

Une alimentation trop riche, avec un genre de vie trop peu actif, sont les deux causes qui contribuent le plus à faire naître la goutte. Les conséquences à tirer de ces deux remarques bien connues, c'est que les goutteux et ceux qui craignent de le devenir doivent faire beaucoup d'exercice, et se contenter d'une alimentation saine et sobre. Les ouvriers des champs n'ont jamais la goutte. Voyez l'article *Hygiène,* n° 332.

La violence des douleurs causées par un accès de goutte est quelquefois extrême, et ne peut être calmée par aucun moyen. Le *chloral* sera utile, dans ces circonstances, en procurant au malade un sommeil qui lui fera attendre moins péniblement la fin de son paroxysme. Deux ou trois grammes de chloral, pris en une fois, suffisent, ordinairement, pour amener quelques heures d'un sommeil réparateur. On peut provoquer ainsi le sommeil deux ou trois fois dans les vingt-quatre heures. Voyez *Sirop de chloral,* n° 517.

L'usage fréquent de l'eau de Vichy, naturelle ou artificielle, est un bon auxiliaire de la médication purgative. Voyez le n° 252 et l'article 647.

311. GOUTTE SCIATIQUE. — Cette maladie n'a aucun rapport avec la goutte ordinaire; c'est, tout simplement, la névralgie du nerf sciatique, un des plus gros troncs nerveux du corps. Si cette douleur est si pénible et si redoutée, c'est parce qu'elle rend difficiles ou impossibles les mouvements du membre affecté. Tout ce que nous disons à l'article *Névralgies* s'applique à la goutte sciatique. Voyez les n°s 71, 133, 244, 416, 492 et 553.

Graine de lin. — La graine de lin est une des meilleures parmi les substances douces et rafraîchissantes. Une cuillerée à bouche de cette graine, infusée pendant longtemps dans un litre d'eau, forme une excellente tisane pour calmer l'échauffement des urines; cette même tisane est bonne aussi dans l'inflammation des intestins. Quelques personnes passagèrement constipées obtiennent un résultat excellent en mettant une ou deux cuillerées de graine de lin dans leur potage, ou bien en absorbant cette graine de toute autre manière. Les cataplasmes émollients les plus commodes sont préparés avec la farine de graine de lin.

312. GRAVELLE. — Lorsque l'eau des boissons n'arrive pas en quantité suffisante dans les conduits de l'urine, celle-ci se trouve trop chargée de principes *salins* qui ne sont pas très solubles. Une partie de ces matières salines se dépose, peu à peu, dans les cavités des reins, et y forme des petits amas pierreux, cristallisés. Ce sont ces dépôts qu'on appelle *calculs urinaires, calculs rénaux* lorsqu'ils ont un certain volume, et *graviers* lorsqu'ils n'acquièrent pas de grandes dimensions. Les calculs sont tout simplement de *gros graviers*. Gravier signifie grève, sable fin de rivière. Calcul veut dire *caillou*, petit caillou. A cause de leur petitesse, les graviers passent facilement des reins dans la vessie, et de là au dehors; mais, lorsqu'un calcul d'un certain volume s'engage dans le conduit par où l'urine descend des reins dans la vessie, les angles, les pointes de ce gros gravier, blessent les tissus et causent les atroces douleurs auxquelles on donne le nom de coliques néphrétiques. Ce gravier chemine plus ou moins lentement, ne laissant pas de repos au malade, jusqu'à ce qu'enfin il arrive dans la vessie ; alors, le mal cesse comme par enchantement. Lisez l'article 486.

On peut avoir la gravelle sans qu'il se produise de colique néphrétique : c'est lorsque les graviers n'acquièrent pas un volume capable d'obstruer les conduits par où ils doivent sortir. Par contre, certains malades ont le malheur de faire beaucoup de ces gros graviers, et ceux-là ont des accès fréquents de coliques. Mais, les premiers sont cependant menacés aussi ; leur sécurité ne tient qu'au développement toujours possible d'un gravier plus gros.

Au moment où une crise de colique néphrétique se déclare, le malade doit s'armer de résignation : il faut qu'il souffre ; mais, on peut abréger cette rude épreuve en employant tous les calmants possibles : cataplasmes émollients (159), lavements aux pavots (367), surtout bains prolongés. A l'intérieur, on peut donner deux ou trois grammes de *chloral*, ce qui amènera plusieurs heures de sommeil. Si la crise recommence au réveil, on en donnera de nouveau. Si le chloral est vomi, on le fait prendre en lavement, dans un peu d'eau pure (370).

La guérison radicale de la gravelle et des coliques néphrétiques qui en dépendent est possible, par la médication purgative, mais cette guérison n'est pas facile, en ce sens que le traitement doit être continué pendant longtemps, pendant de longs mois. Mais, quel malade, sachant ce que c'est que la colique néphrétique, pourrait hésiter à l'entreprendre ? Comme accessoire, les malades feront bien d'éviter tout ce qui tend à activer, à augmenter la transpiration, en s'habituant à ne prendre que des boissons froides ou très peu chaudes ; à ne porter que des vêtements légers et peu chauds ; à éviter les exercices et les travaux qui amè-

nent la sueur ; à habiter un appartement peu chauffé
en hiver ; à être peu couverts au lit. Ils recherche-
ront, au contraire, tout ce qui tend à augmenter la
quantité de l'urine. Le thé chaud est contraire : pris
froid, il pousse à l'urine. Le régime doit se composer
d'aliments végétaux et animaux en proportion égale.
Pendant le temps chaud, on fera bien de prendre des
bains froids et de boire, tous les jours, un litre d'une
tisane diurétique contenant cinq grammes de bicarbonate de soude. Voyez le n° 141 et l'article 647.

Il ne faudrait pas s'inquiéter si, pendant le traitement, il survenait encore une ou plusieurs attaques.
Ces attaques sont possibles, tant que le dernier calcul
n'est pas sorti. Voyez les n°s 556, 557 et 568.

Grenadier. — Il existe, dans l'écorce de la racine
du grenadier, une substance qui jouit de la propriété
de tuer infailliblement le *ver solitaire*. Habituellement,
on fait venir cette écorce du Portugal, mais il est bien
reconnu que l'écorce des grenadiers cultivés dans nos
jardins est tout aussi efficace que celle qui vient de
loin. La décoction d'environ cent grammes d'écorce
fraîche de grenadier est un excellent remède pour
chasser le ver solitaire, employée de la manière indiquée au n° 578.

Grippe. — Voyez le n° 388.

313. GROSSESSE (Hygiène de la). — Avec la grossesse, une vie nouvelle commence pour la femme, et
il est d'un grand intérêt pour elle de savoir comment
elle doit se conduire, pour arriver à terme sans accidents.

Pendant les premiers mois de la grossesse, il arrive
souvent que la femme éprouve des vomissements ou
de violentes répulsions pour tels ou tels aliments ; ces
accidents disparaissent, presque toujours, sans le secours d'aucun médicament, et il n'y a pas lieu de s'en
inquiéter beaucoup. Dans ces conditions, la femme
devra étudier elle-même quels sont les aliments que

son estomac supporte le mieux, et manger, même quand elle vient de vomir, sans se préoccuper des heures des repas réguliers. De cette manière, elle triomphera de ces inconvénients, qui finiraient par l'affaiblir. Dans certains cas, heureusement très rares, les vomissements sont tellement tenaces et répétés qu'il faut absolument recourir à l'assistance d'un médecin.

Il importe que la femme enceinte se nourrisse aussi bien que ses moyens le lui permettent. Les mets les plus chers ne sont pas nécessairement les meilleurs, et, quelque simple que soit la nourriture, elle sera suffisante si elle est abondante et variée. Il faut éviter les excitants de toutes sortes et ne prendre qu'avec modération, vin, café et liqueurs.

La femme enceinte qui ne jouit pas d'une santé robuste fera bien de prendre, une fois chaque jour, un potage à le *semoule de Mouriès* ; le phosphate de chaux contenu dans cet aliment, sous une forme favorable, assurera la solide conformation du système osseux de son enfant. Voyez le n° 610.

Les vêtements de la femme enceinte ne doivent, en aucune façon, être une cause de gêne pour elle ; les seins, le ventre et les hanches doivent être absolument libres de toute entrave, afin de permettre le développement régulier de la grossesse.

Si la fatigue et les exercices violents sont dangereux et capables d'amener des fausses couches, il n'en est pas de même d'un travail modéré. Des promenades journalières et régulières sont recommandées aux femmes qui n'ont pas d'occupations un peu actives.

Si la future mère qui se propose de nourrir n'a pas les mamelons assez développés, elle fera bien, vers la fin de la grossesse, de les frictionner, de les étirer doucement, pour leur faire acquérir, peu à peu, et à l'avance, une longueur suffisante.

La liberté du ventre a une grande importance, et toute femme enceinte fera bien de lire l'article *Constipation*, n° 203.

314. *Les femmes enceintes peuvent-elles être soumises à la médication purgative ?* — Poser cette question, c'est presque la résoudre ; en effet, toutes les maladies chroniques sont susceptibles d'exister pendant la grossesse ; or, n'est-il pas évident que cet état est la circonstance qui doit le plus exciter à employer tous les moyens de guérison ? Il y a nécessité, tout à fois, pour la mère et pour l'enfant : pour la mère, on ne lui fait pas perdre un temps précieux, pendant lequel sa maladie vieillit et prend de la gravité ; pour l'enfant, l'intérêt est encore bien plus puissant ; car, si sa mère est malade, c'est qu'elle n'a pas le sang dans un état de pureté convenable, et on ne peut espérer qu'un enfant formé avec du sang vicié soit doué d'organes solides, d'une santé réelle. Il faut que toute femme enceinte et mal portante fasse le traitement qui convient à son état, si elle veut augmenter les chances d'amener à terme un enfant bien constitué. Relisez le n° 2.

Nous ne connaissons aucun fait prouvant qu'une purgation *modérée*, méthodique et accompagnée d'un bon régime alimentaire puisse causer des accidents en pareil cas. Lorsque nous avons eu à traiter des femmes enceintes, la grossesse n'a pas empêché cette purgation d'être parfaitement supportée, aussi longtemps qu'il le fallait. Bien plus, nous avons traité plusieurs femmes uniquement parce que, sans cause accidentelle, leurs enfants naissaient toujours morts, et nous n'avons jamais hésité à leur prescrire la médication purgative pendant toute la durée de la grossesse, avec l'espoir fondé d'une terminaison heureuse. Nous pourrions citer des femmes qui ont pris notre purgatif, bien entendu à doses modérées, *jusqu'à deux cents fois et même plus* pendant une même grossesse, soit parce qu'il existait des maladies réclamant ce traitement, soit pour combattre la disposition que nous venons de signaler.

Nous ne voulons pas dire que toute femme grosse a besoin de se soumettre à cette purgation quotidiennè. Nous citons ces exemples pour montrer que si le traitement purgatif pouvait nuire, c'était bien là le cas de le reconnaître. Or, bien loin d'avoir fait le moindre mal, cette médication a toujours eu les meilleurs résultats pour nos clientes (1).

Guêpes. — Voyez *Piqûres d'insectes*, n° 454.

Guérison spontanée. — Une remarque que tout le monde a pu faire, que tout le monde a faite, certainement, c'est qu'un très grand nombre d'indispositions ainsi que beaucoup de maladies disparaissent d'elles-mêmes, sans qu'on ait fait aucun traitement. Cela montre que la nature a une tendance à rétablir le bon ordre dans les fonctions troublées.

315. GUIMAUVE. — Plante très utile, dont toutes les parties sont mucilagineuses. Les fleurs servent pour préparer des tisanes pectorales et adoucissantes ; les racines, bouillies dans de l'eau, rendent celle-ci épaisse, gluante et très favorable pour adoucir les parties enflammées sur lesquelles on l'applique, en compresse. L'eau de guimauve s'emploie en gargarisme, dans les inflammations de la bouche et de la gorge; en injections, en lavements et en compresses.

Les diverses espèces de mauves sont proches parentes de la guimauve ; elles ont les mêmes propriétés, mais leurs racines ne sont pas employées, parce qu'elles sont trop peu développées.

Habitudes secrètes. — Voyez *Pollutions*, n° 465.

316. HALEINE FÉTIDE. — Si l'odeur de l'ail, de l'oignon et de plusieurs autres substances se retrouvent dans l'haleine, c'est que les matières qui produi-

---

(1) Nous avons souvent purgé, pendant la grossesse, et, jusqu'à présent, nous n'avons eu qu'à nous louer de cette pratique ; des femmes qui n'avaient jamais pu arriver à terme ou mettre au monde un enfant vivant, ont atteint le terme de leur grossesse et sont accouchées heureusement, après un traitement purgatif.

Docteur SIGNORET, successeur de LEROY.

sent ces odeurs seraient nuisibles dans le corps, et qu'elles sont expulsées par la voie des poumons. Lorsqu'un individu exhale l'odeur d'alcool, c'est qu'il en a pris en excès. Ce qui dépasse la mesure serait nuisible, s'il ne s'échappait ainsi par les voies respiratoires.

Dans l'état de santé parfaite, l'odeur de l'haleine est nulle ou agréable. Si l'halcine devient mauvaise, c'est la preuve que des humeurs odorantes se sont produites et que le sang les rejette par la voie des poumons. Quelquefois, la fétidité de l'haleine dépend de ce que certaines parties odorantes du résidu vital sont empêchées de sortir par leur voie naturelle, et que le sang les reporte dans les poumons: c'est ce qu'on observe, surtout, dans la constipation. Alors, en effet, les matières intestinales cessent d'être odorantes, et le sang demeure embarrassé de ce qui donnait à ces matières leur odeur habituelle. Remarquez qu'avant de sortir par les poumons, la substance qui produit cette mauvaise odeur a été promenée dans toutes les parties du corps avec le sang, ce qui rend bien compte d'une multitude de malaises qui ressentent les personnes affectées de mauvaise haleine. Voyez nᵒˢ 6, 21, 204 et 424.

Il n'est pas rare que la mauvaise haleine dépende d'une cause différente, qu'elle provienne de la bouche et non des poumons. C'est ce qui arrive, quand les dents sont cariées, creuses et remplies de portions d'aliments en putréfaction; d'autrefois, le *tartre* qui se dépose sur les dents refoule et irrite les gencives et devient une cause de mauvaise haleine. Dans ces cas, on fait disparaître la cause du mal par des soins de propreté; on fait nettoyer les dents par un dentiste; on plombe celles qui sont creusées par la carie; on extrait celles qui ne sont pas susceptibles d'être plombées (voyez les nᵒˢ 296, 300, 537). Une inflammation de la bouche, des gencives, des amygdales ou de la gorge, peut aussi déterminer une mauvaise haleine, qui cesse par la guérison de cette maladie (voyez le n° 308). Dans ces cas, on fera bien d'avoir constamment dans la bouche une pastille de charbon de Belloc. Voyez le n° 598. Lisez aussi les articles 616 et 632.

317. HALLUCINATIONS. — Tout le monde a fait de ces rêves d'une lucidité saisissante, dans lesquels on voit, on entend, on parle, on agit absolument comme dans la réalité.

Qu'arriverait-il, si ce travail que le cerveau fait de lui-même, pendant le sommeil, il le faisait aussi pendant la veille ? Ne serait-il pas impossible à la personne dont le cerveau fonctionnerait ainsi de distinguer le rêve de la réalité ? C'est, en effet, ce qui arrive ; il y a des personnes qui entendent des paroles, qui voient des objets, qui sentent des odeurs, des contacts, avec toute l'apparence de la vérité, alors que rien n'existe de tout cela. Ces personnes sont extrêmement troublées et malheureuses, parce qu'il leur est impossible de discerner le rêve de la réalité ; elles croient à des choses surnaturelles, ou bien à un commencement de folie, à un dérangement d'esprit. Ce sont ces rêves éveillés qui ont reçu le nom d'hallucinations.

Les hallucinations se produisent chez des personnes dont l'esprit travaille beaucoup, et qui, par diverses causes, ont le sang appauvri ; on les guérira presque toujours, si, par l'explication qui précède, on fait comprendre à ces personnes qu'elles ne sont pas folles ; si on leur fait suivre le traitement de l'anémie (n° 111), en insistant un peu sur l'emploi d'une purgation modérée et presque quotidienne. Si le sommeil n'est pas bon, on fera bien de prendre deux grammes de bromure de potassium, en se couchant, dans un verre d'une tisane amère. Voyez les n°ˢ 150 et 551.

Haut mal, *Épilepsie.* — Voyez le n° 264.

Helminthes. — Ce terme savant désigne tout simplement les vers intestinaux (581).

Hématurie. — Voyez le n° 455.

Hémiplégie, *Paralysie d'un seul côté.* — Voyez au n° 441.

Hémoptysie, *Crachement de sang.* — Voyez le n° 392.

318. HÉMORRAGIES. — On entend, par ce mot, l'écoulement du sang hors de ses vaisseaux, soit par suite de blessures, soit de lui-même. Dans les hémorrhagies par accident, le danger dépend de la quantité de sang perdu; dans celles qui se produisent d'elles-mêmes, le danger est quelquefois plus grand que la quantité de sang perdu ne le ferait supposer, parce que cela indique une altération profonde du sang ou des organes qui le laissent échapper.

Pour se rendre compte de la manière de s'y prendre, pour arrêter le sang, dans les blessures *des membres*, il faut savoir qu'il y a deux sortes de vaisseaux : ceux qui portent le sang du cœur vers les extrémités, ce sont les *artères*; et ceux qui le rapportent des extrémités vers le cœur, ce sont les *veines*. Les blessures des artères sont bien plus graves que celles des veines, et bien plus difficiles à guérir. On les reconnaît à ce que le sang est d'un rouge vermeil, et qu'il sort par *jets* réguliers comme les battements du cœur. Quand le sang sort noir et non par jets saccadés, c'est qu'il vient d'une veine, et il est beaucoup plus facile à arrêter. En comprimant une veine *plus bas* que la coupure, on empêche le sang d'y arriver ; ce serait le contraire pour une artère ; en effet, puisque le sang vient du cœur *en droite ligne*, c'est entre le cœur et la coupure qu'il faut presser, pour l'empêcher de sortir. Mais, quand la perte de sang est assez grande pour faire craindre que le blessé ne vienne à mourir d'hémorragie, le premier moyen à employer est d'appliquer un ou plusieurs doigts *sur l'endroit même d'où jaillit le sang*, comme on bouche avec son doigt le trou d'un vase. Les doigts sont, en effet, les meilleurs bouchons ou tampons à appliquer, *pour le premier moment*, en attendant d'autres secours et surtout ceux d'un médecin. On cherche, ensuite, des substances sèches et molles, pouvant facilement se mouler en bouchon, et on les met à la place des doigts. Les substances qu'en trouve le plus facilement autour de soi, selon les circonstances, et qui peuvent très bien remplir cet usage, sont : l'éponge, le coton, la charpie, l'amadou, la toile d'araignée, le papier mâché ou mouillé, les étoupes, le vieux linge, la laine, et, au besoin, de la mousse ; mais, ce qui vaut le mieux, c'est l'éponge, qui s'insinue plus facilement dans le fond des plaies et y pompe le sang.

Pour que ces corps puissent bien s'appliquer, il faut d'abord ôter les caillots et bien laver la plaie, pour voir au juste l'endroit d'où jaillit le sang. Le simple enlèvement des caillots suffit souvent, à lui seul, pour arrêter le sang ; mais, s'il ne se trouve pas arrêté, cela permet de placer le tampon sur la plaie même du vaisseau, et non pas sur un caillot. Quand on a appliqué le tampon, on le fait maintenir avec les mains pendant qu'on apprête le lien qui le fixera. Ce lien consiste dans un bout de bande, une jarretière, ou un mouchoir plié en cravate. Si, malgré cela, le sang continuait à couler beaucoup, on retirerait l'appareil, et l'on appliquerait le doigt jusqu'à l'arrivée du médecin. Si le médecin se fait attendre, on se mettra à plusieurs personnes, à tour de rôle, parce que c'est une action fatigante.

Lorsque le sang est arrêté, par les moyens que nous venons d'indiquer, il faut que le blessé reste bien tranquille, pour ne pas déranger son appareil. On surveillera si le sang ne recommence pas à couler. Il faudra laisser cet appareil plusieurs jours en place, sans y toucher, et ne le desserrer que s'il survenait de la douleur ou de l'enflure. Voyez les articles *Artères*, n° 120; *Veines*, n° 574; *Circulation*, n° 191, et le n° 372.

Pour les hémorragies de causes *internes*, qui réclament le secours du médecin plus impérieusement encore, voyez *Pertes*, n° 447; *Crachement de sang*, n° 392; *Ergotine*, n° 618. Lisez les articles 320 et 440.

319. HÉMORROÏDES. — On appelle veines hémorroïdales l'ensemble des petites veines qui se trouvent
dans la partie tout à fait inférieure de l'intestin. Par
suite de diverses circonstances, la circulation du sang,
dans ces petits vaisseaux, peut être entravée de telle
sorte, que leurs parois délicates se laissent distendre ;
chaque veinule hémorroïdale devenant plus volumineuse, la membrane muqueuse, qui les renferme en
grand nombre, devient elle-même plus épaisse que
l'état normal ne le comporte. Le résultat de cet épaississement de la membrane interne de l'intestin, au
niveau du fondement, est une diminution dans le calibre de cet organe.

C'est là ce que l'on peut appeler l'état hémorroïdal
naturel ; mais, ce n'est pas encore une maladie, et cet
état peut exister pendant longtemps, sans qu'on s'en
doute, tant qu'il n'occasionne pas d'accident.

Les deux sortes d'accidents qui se produisent le plus
souvent, dans l'état hémorroïdal, sont l'inflammation
et les pertes de sang.

Inflammation. — Lorsqu'une inflammation se produit dans les veines hémorroïdales, on voit apparaître, au fondement, une ou plusieurs grosseurs dures,
rouges, très sensibles, et qui se prolongent jusqu'à l'intérieur. Les douleurs causées par cette inflammation
sont violentes, intolérables et se prolongent quelquefois au delà d'une semaine. Le traitement consiste
dans l'emploi de tous les moyens calmants utiles
dans les inflammations (voir le n° 340). Mais, le moyen
le plus efficace consiste à faire piquer la petite tumeur hémorroïdale par une sangsue, en ayant soin que
la piqûre ait bien lieu sur la grosseur même, et non
à côté. S'il y a plusieurs tumeurs, on met une sangsue
sur chacune (voyez *Sangsues à l'anus*, n° 505). On
se décide à faire cette application de sangsues, lorsque, au bout de deux ou trois jours, on voit que
le mal continue d'augmenter, au lieu de diminuer,
sous l'influence des remèdes calmants.

Il y a des personnes chez lesquelles l'inflammation des hémorroïdes se reproduit fréquemment.

Pertes de sang. — L'hémorragie, ou perte de sang hemorroïdale, est un accident fréquent. On l'observe chez les femmes aussi bien que chez les hommes ; habituellement, il n'occasionne aucune souffrance. Lorsque le sang distend fortement une veine hémorroïdale, la paroi du vaisseau devient si mince qu'elle finit par céder ; il se fait un petit pertuis par lequel le sang sort en grosses gouttes ; si l'on fait un effort en poussant, la pression intérieure augmente et le sang s'échappe par un jet très fin.

Quand la perte de sang causée par les hémorroïdes n'est pas assez abondante pour affaiblir, il ne faut pas s'en occuper. Lorsque cette perte revient avec une certaine régularité, chez une personne d'un certain âge, forte, sanguine, il faut la respecter, parce que c'est un moyen naturel d'empêcher les congestions du foie, du cerveau et des poumons.

Si, à chaque évacuation, il se produit une perte de sang assez notable pour affaiblir, il faut s'arranger pour que la fonction s'accomplisse le plus rapidement possible, et ne rester en position que le temps strictement nécessaire pour débarrasser l'intestin. Si on est constipé, on prendra un lavement très émollient, pour rendre facile et prompt le passage des matières.

Si l'hémorragie hémorroïdale est excessive et se répète fréquemment, il faut prendre l'avis d'un médecin, parce que, dans ce cas, une opération peut devenir nécessaire, pour empêcher que la personne ne finisse par mourir, en perdant peu à peu tout son sang.

Une dose modérée d'un purgatif quelconque, produisant deux ou trois selles, est souvent un excellent moyen de faire cesser une perte de sang qui se répète pendant trop longtemps. Plus d'une fois, en même temps qu'elle guérissait une autre maladie, une purgation prolongée, méthodique, à l'aide de nos pilules, a fait cesser le retour des accidents hémorroïdaux.

Quelquefois, les hémorroïdes sont une cause de constipation, en bouchant l'intestin et en empêchant le passage des matières, dès qu'elles sont un peu fermes. D'autres fois, l'inflammation des hémorroïdes, ou leurs déchirures, qui amènent l'hémorragie, sont causées par les matières durcies qui, en passant, froissent et écorchent les surfaces délicates. Dans tous les cas, il est aisé de comprendre combien il est important de surveiller la liberté des intestins. Voyez le n° 204 et l'article 618.

Chez quelques personnes, le développement des veines hémorroïdales est assez considérable pour former un bourrelet très gros, rouge et mou, qui sort du fondement à chaque évacuation ; ce bourrelet ne rentre pas seul, et on est obligé d'opérer comme pour la chute du fondement. Voyez ce mot, n° 288.

320. HÉMOSTATIQUES.—Ce mot veut dire : capable d'arrêter le sang. Quand le doigt, posé sur une coupure, arrête l'écoulement du sang, le doigt est un moyen hémostatique ; il en serait de même de n'importe quel objet agissant de la même façon, comme une boulette de charpie, de coton, de toile d'araignée, d'amadou. Il y a des substances qui ont la propriété de faire prendre le sang en caillot ferme ; si de telles substances sont appliquées sur une plaie vive, les petits caillots qui se font dans les bouts des vaisseaux coupés y servent de bouchon ; l'alun dissous dans l'eau, le perchlorure de fer, l'alcool, sont les hémostatiques de ce genre que l'on emploie le plus souvent. On en mouille de la charpie ou des linges très doux que l'on maintient sur la plaie. L'eau froide est presque toujours suffisante pour arrêter le sang, dans les accidents ordinaires. Lisez l'article 618.

Faisons remarquer que les hémostatiques n'agissent que sur les vaisseaux capillaires ou presque capillaires ; lorsqu'il s'agit de vaisseaux très gros, il est quelquefois indispensable de *lier* les bouts de ces vaisseaux avec du fil, ce qui exige l'habileté d'un médecin.

22.

Voyez, à l'article 318, comment il faut procéder dans ce cas, en attendant que le médecin arrive.

321. HÉPATITE. — On appelle ainsi l'inflammation du foie. Quand cette inflammation est *aiguë*, elle est accompagnée de fièvre, et son traitement doit être dirigé par un médecin. Mais, l'hépatite chronique, ou inflammation chronique du foie, si commune dans les pays chauds, cède ordinairement à l'emploi méthodique de la purgation.

Les personnes qui ont eu une inflammation du foie sont exposées à en contracter d'autres, si elles restent dans les mêmes conditions. Pour diminuer ces mauvaises chances, il faut faire un usage fréquent de la purgation ; éviter l'excès de la température et les grandes transpirations ; prendre fréquemment des bains prolongés. L'emploi de l'eau de Vichy ou de la *crème de Tartre* (n° 227) sont aussi de bons moyens de préservation. Lisez l'article *Foie*, n° 287.

Les personnes dont le foie est engorgé, par suite d'accès nombreux de fièvre intermittente, ajouteront à la purgation le vin de *Quinium* (n° 604) ou, à son défaut, le vin amer (n° 587).

322. HERNIE, Descente, Effort. — Ce n'est point une maladie, mais une infirmité sur laquelle les médicaments sont généralement sans action. Comme précaution, nous recommandons à ceux qui ont des hernies de porter toujours un bon bandage et de veiller à la liberté des intestins (voir le n° 203). Quand on est affecté d'une hernie simple, il n'y a pas de raison pour qu'il ne s'en produise pas une seconde, du côté opposé. On évitera ce danger en ne portant jamais qu'un bandage double, alors même que la hernie est simple.

Il est très important que les personnes affectées de hernies ne manquent pas de mettre leur bandage aussitôt qu'elles se lèvent, et qu'elles ne le quittent jamais, tant qu'elles sont levées, pour deux raisons :

la première, c'est que, en l'absence du bandage, la hernie tend à grossir de plus en plus ; la seconde, et c'est la plus importante, c'est qu'il peut arriver que l'intestin ne puisse plus être refoulé dans le ventre, ce qui constitue la hernie *étranglée*. Cet accident est promptement *mortel*, si l'on n'y remédie pas sans perdre un instant. Voici ce qu'il faut faire : se coucher sur le dos, de sorte que le siège soit un peu plus haut que la poitrine, mais la tête étant soulevée par un oreiller ; fléchir les cuisses vers le ventre ; essayer, avec le bout des doigts, disposés en rond autour de la grosseur, de faire rentrer la hernie, en faisant une pression *modérée et prolongée*. Si l'on ne réussit pas, appliquer sur la tumeur un cataplasme émollient *froid*, et, au bout d'une heure ou deux, essayer encore de faire rentrer l'intestin. Si l'on y parvient, on remet le bandage, et tout est fini ; mais, si l'on ne réussit pas, il faut envoyer chercher un médecin, en lui faisant dire de quoi il s'agit. En attendant, laisser la grosseur recouverte d'un cataplasme toujours froid. On remarquera que les hernies petites ne sont pas moins exposées à s'étrangler que les grosses. Voyez *Efforts*, nº 257.

Herpes labialis. — C'est le nom que les médecins donnent aux *boutons de fièvre* qui surviennent aux lèvres, chez les personnes qui viennent d'éprouver une indisposition fébrile. Ces boutons guérissent en quelques jours, sans aucun traitement. Relisez le nº 27.

Herpétique, qui est de nature dartreuse. Vice herpétique, vice dartreux. — L'herpétisme est la disposition à avoir des affections cutanées (385). On peut être herpétique et n'avoir pas, actuellement, de maladie de peau apparente.

323. HOQUET. — Ce spasme se développe souvent sans cause appréciable. On le fait cesser très promptement par des moyens très simples consistant, soit à boire un peu d'un liquide très froid ou très acide, comme un peu de glace ou de vinaigre ; soit à retenir sa respiration aussi longtemps que possible. On réunit ces deux moyens en buvant un demi-verre d'eau fraîche, très lentement et *sans respirer*. On le fait cesser également en détournant l'attention de la personne qui a le hoquet par une surprise. Quelquefois, ces moyens ne suffisent pas, et il faut demander au pharmacien une potion *anti-spasmodique* contenant de l'eau de fleur d'oranger, de l'éther, du chloroforme. Mais, le moyen le plus simple, dans ces cas, c'est d'employer les perles d'éther ou de chloroforme de Clertan. Les personnes sujettes à des crises fréquentes de hoquet nerveux feront bien d'avoir un flacon de ces perles, pour en prendre dès le début. Voyez le n° 601.

Quant au hoquet qui survient dans diverses maladies fébriles, il ne cède pas toujours à ces moyens simples ; alors, son traitement est subordonné à celui de ces maladies.

Huile de Cade. — C'est une espèce de goudron que l'on emploie avec succès, à l'extérieur, contre certaines maladies de la peau très tenaces.

324. HUILE DE CROTON. — Cette huile est souvent ordonnée, avec avantage, pour opérer une *révulsion* à la peau, mais on n'en obtient pas tout l'effet possible, et en voici la raison : l'éruption produite par ce remède se guérit *trop vite* ; le mal artificiel ne dure pas assez longtemps pour faire cesser le mal interne. Nous remédions à cette difficulté, en faisant renouveler la friction dès que l'éruption commence à guérir, c'est-à-dire, au bout de trois ou quatre jours, de façon à maintenir l'irritation de la peau à peu près au même point, pendant le plus longtemps possible. Ordinairement, la peau se guérit malgré l'application réitérée de l'huile de croton, laquelle finit par cesser d'opérer ; il ne faut donc pas craindre d'amener une vraie maladie de peau, en répétant plusieurs fois de suite la friction, ce qui est le moyen d'obtenir tout le bon effet possible. Voyez l'article 491.

325. HUILE DE FOIE DE MORUE. — L'huile de foie de morue est un médicament très utile qui peut quelquefois servir d'auxiliaire à la médication purgative. On peut l'employer dans toutes les maladies qui dépendent du tempérament lymphatique, quel que soit l'âge des individus; mais, c'est surtout chez les jeunes sujets que ses bons effets sont faciles à constater. Les enfants menacés des humeurs froides, les rachitiques, ceux dont la poitrine est délicate et, en général, tous les enfants faibles peuvent prendre cette huile avec avantage.

Les doses n'ont rien d'absolument fixe. Pour les enfants d'*un* à *cinq* ans, on en fait prendre, soir et matin, d'une à trois cuillerées *à café*. De cinq à dix ans, on en donne une forte cuillerée à bouche. Après dix ans, ce n'est pas trop de deux cuillerées à bouche soir et matin, et nous conseillons même aux grandes personnes d'en prendre deux autres cuillerées vers le milieu du jour.

Comme le sirop *antiscorbutique* convient à toutes les personnes qui ont besoin d'huile de foie de morue, nous conseillons de prendre les deux remèdes mélangés ensemble, l'un pouvant aider à faire passer l'autre. Les doses du sirop sont les mêmes que celles de l'huile, en sorte qu'il faut prendre parties égales de chacun.

Lorsqu'on prend l'huile de foie de morue seule, on peut se servir du procédé indiqué au n° 50 *bis*, pour l'huile de ricin.

Il ne faut pas oublier que les maladies dans lesquelles ces deux remèdes sont reconnus efficaces sont toujours chroniques, et que, dans ces circonstances, tout traitement doit être continué pendant fort longtemps. Lisez l'article 378.

Il faut pourtant noter que l'huile de foie de morue et le sirop antiscorbutique ne sont pas souvent indispensables. Lorsque les malades qui suivent notre médication prennent, *avec appétit*, une bonne nourriture, ils peuvent, le plus souvent, se dispenser de tout remède accessoire dont l'emploi serait désagréable. Voyez le n° 78.

Enfin, il importe de savoir que ces deux remèdes ne conviennent pas aux personnes qui ont de la fièvre, au moins pendant tout le temps que dure l'état fébrile. Il ne faut pas non plus s'entêter à prendre ce remède, lorsque l'estomac se refuse à le bien supporter. Voyez, à l'Appendice, n° 600, une notice sur l'huile de foie de morue.

Huile de Vitriol. — C'est l'*acide sulfurique*. En cas d'empoisonnement. Voyez l'article 88.

Humeurs. — Voyez les n°s 16 et suivants, et 424.

326. HUMEURS FROIDES, Scrofules, Écrouelles. — Dans cette catégorie de maladies, on peut dire que le tempérament tout entier a besoin d'être transformé, pour arriver à une guérison définitive. La médication purgative, comme nous l'entendons, est certainement le meilleur moyen d'obtenir ce résultat, et, sur ce point, tous les médecins seraient d'accord avec nous; car si, jusqu'à présent, ils ont peu compté sur ce moyen si puissant, cela provient de ce qu'il faut réitérer la purgation un nombre de fois très considérable; or, comment y parvenir, avec les médecines connues avant la nôtre?

Les remèdes accessoires qui, suivant les cas, peuvent convenir dans le traitement des humeurs froides sont: l'iodure de fer (n° 346), l'huile de foie de morue et le sirop antiscorbutique (voyez le n° 325), les vins fortifiants de muscades (n° 588), ou de quinium (n° 604). La pommade à l'iodure de potassium convient pour les glandes. Voyez les n°s 347, 295 et 458. Lisez aussi les articles 378, 379, 627, 631.

Le froid, l'humidité, le manque de lumière et la mauvaise nourriture sont les causes les plus ordinaires de ce mal. Voyez les n°s 22, 71, 197, 303 et 415.

Hydarthrose. — Amas d'eau dans une jointure. Voyez le n° 355.

Hydrocèle. — Voyez à l'article *Hydropisies*, 327.

Hydrocéphale. — Se dit des enfants qui naissent avec une tête trop grosse, par suite de l'existence d'un liquide dans lequel baigne le cerveau ; affection sans remèdes.

Hydrophobie. — Voyez le n° 479.

327. HYDROPISIES. — Il y a plusieurs sortes d'hydropisies :

L'*hydropisie du cerveau*, avec laquelle certains enfants naissent, est plutôt une sorte de difformité dangereuse qu'une maladie véritable. Les remèdes n'ont pas de prise sur ce genre d'affection.

328. — L'*ascite* ou hydropisie du ventre, n'est pas fort difficile à guérir, lorsqu'elle ne dépend pas d'une affection organique très avancée, et lorsque le ventre n'est pas arrivé à un degré de distension énorme : quelques malades ont pu guérir, quoique ayant déjà subi la ponction. Les chances de guérison sont en rapport avec l'état général, et surtout avec l'appétit, qui permet de prendre le purgatif plus ou moins activement.

Dans les cas fréquents où l'hydropisie dépend de quelque désorganisation dans le foie, dans les reins, dans le cœur ou dans les poumons, la guérison est bien plus difficile ; mais, elle peut encore être espérée, si le malade est courageux et bien secondé. Lorsqu'on réussit à faire disparaître l'eau, il est extrêmement important qu'on ne cesse pas le traitement avant que la santé soit devenue parfaite, sous tous les rapports, ce qu'on n'obtient qu'avec beaucoup de temps et de régularité. Voici le motif qui rend cette recommandation si importante : Lorsqu'il existe une lésion organique au poumon, au cœur, au foie ou au rein, l'hydropisie dépend de ce que l'organe lésé ne peut plus accomplir ses fonctions régulièrement. Si, à force de purgation et de soins, on parvient à dissiper l'amas d'eau, et qu'alors on cesse le traitement, l'organe malade continuant à mal fonctionner, on verra bientôt un amas de liquide se former de nouveau dans le ventre. Si, au contraire, l'eau étant évacuée, on continue le traitement avec beaucoup d'attention, il y a des chances pour que l'organe attaqué revienne, peu à peu, à son état naturel, et c'est alors, seulement, que le retour de l'hydropisie n'est plus à craindre. Voir 446.

329. — *Anasarque* est le nom qu'on donne à l'hydropisie qui envahit toutes les chairs. Elle commence ordinairement par les pieds, les mains et le visage; elle existe, souvent, en même temps que l'*ascite*, dont nous venons de parler, et elle réclame le même traitement. Ainsi, quand l'anasarque est sans fièvre et ne dépend pas de l'une ou de l'autre des affections organiques qui produisent aussi l'ascite, elle est assez facile à guérir; dans le cas contraire, elle se comporte comme l'hydropisie du ventre, et le traitement doit être conduit de la même manière.

Dans l'ascite et dans l'anasarque, il faut aussi tâcher de faire uriner le plus possible, en se servant d'une des tisanes indiquées au n° 556. Lisez l'article 625.

330. — L'*hydropisie enkystée* de l'ovaire est la moins dangereuse et celle qui permet de vivre le plus longtemps; mais, nous avons le regret de dire que c'est aussi celle sur laquelle la médication purgative a le moins de prise. Nous ne connaissons pas un seul exemple certain de guérison par ce moyen. Cette circonstance remarquable tient à ce que, dans ce genre d'hydropisie, l'eau est enfermée dans une *poche* où le sang ne peut pas circuler, pour y porter les principes utiles des médicaments. Nous croyons donc que les femmes qui sont certaines que leur hydropisie est un *kyste* ou poche de l'ovaire, feront bien de ne pas compter sur notre traitement; cependant, si elles ont quelque autre dérangement dans l'état général de leur santé, indépendamment de l'hydropisie, une purgation méthodique pourra améliorer leur état. La chirurgie a fait des progrès merveilleux.dans le traitement de cette affection. Voyez le n° 429.

L'*hydrocèle* est encore une sorte d'hydropisie pour laquelle nous ne conseillons pas notre remède, et cela, par deux raisons que voici : 1° La purgation n'agirait qu'avec une extrême difficulté sur ce mal; et 2° on réussit très bien à le guérir, au moyen d'une petite opération tout à fait exempte de danger.

331. HYDROTHÉRAPIE. — Ce mot veut dire *traitement par l'eau.* Cette méthode, qui a été inventée il y a environ 30 ans, consiste à employer, de diverses manières, l'eau simple généralement très froide; tantôt, en douches plus ou moins énergiques ; tantôt, en bains très froids et de très courte durée ; tantôt, en enveloppant le malade d'un drap mouillé d'eau froide. Il s'en faut de beaucoup que l'hydrothérapie soit applicable à tous les maux; mais, il est juste de le reconnaître, lorsqu'elle est dirigée par un médecin habile et appliquée à des sujets bien choisis, elle produit des résultats très remarquables, surtout dans les affections nerveuses.

Cependant, nous sommes obligés de ne pas entrer dans des détails pratiques sur la façon d'employer cet important moyen de guérir, parce que nous pensons qu'il n'est pas possible de faire bien comprendre à tout le monde quels sont les cas dans lesquels il faut s'en abstenir, pour ne pas occasionner les accidents les plus funestes. On fera donc bien de n'essayer l'emploi de l'eau froide que si un médecin compétent a donné des indications précises sur les précautions à prendre.

332. HYGIÈNE. — Qu'est-ce que l'hygiène ? C'est la partie des sciences médicales qui recherche et enseigne les moyens de prévenir les maladies, de les empêcher de se produire. L'hygiène n'est pas encore arrivée à sa perfection ; mais, on peut dire que si tous ses préceptes pouvaient être bien appliqués, partout et toujours, les hommes vivraient bien plus longtemps, et ne mourraient guère que de vieillesse ou d'accidents. L'enseignement complet de l'hygiène exige plusieurs gros volumes, et certaines de ses parties ne sauraient être mises à la portée de tout le monde. L'espace que nous pouvons consacrer, ici, à ce vaste sujet est si restreint, que tout ce que nous pouvons faire doit se borner à donner quelques exemples destinés seulement à faire comprendre en quoi consiste cette science.

Prendre une précaution quelconque, en vue d'éloigner une cause de mauvaise santé, c'est faire de l'hygiène.

Si vous buvez l'eau croupissante d'une mare, d'un fossé marécageux, vous courez le risque de prendre une fièvre intermittente, ou d'absorber le germe de quelque *ver* qui se développera dans votre appareil digestif, et que vous aurez peut-être beaucoup de peine à en chasser. L'hygiène vous avertit de ce danger, et vous enseigne, en même temps, que si vous avez la précaution de n'employer cette eau qu'après l'avoir fait passer au travers d'un bon *filtre* ; ou bien, après l'avoir fait *bouillir*, tout danger est conjuré.

Si, buvant trop de vin et mangeant trop de viande, vous exercez une profession trop sédentaire, vous êtes exposé à devenir goutteux. L'hygiène, en vous avertissant, vous fait entendre que pour éviter la goutte, cette maladie si douloureuse, il suffit de faire un régime sobre, et de donner au corps une activité soutenue.

Si, au contraire, vous ne buvez que de l'eau ou des boissons débilitantes ; si vous ne mangez pas assez de viande, tout en fatiguant votre corps par un travail disproportionné, votre sang s'appauvrit, vous devenez faible, pâle, anémique, sujet aux névralgies, aux palpitations. Corrigez ces mauvaises conditions et, même sans aucun médicament, vous verrez tout rentrer dans l'ordre. C'est là de l'hygiène.

En été, porter un chapeau à larges bords, c'est appliquer l'hygiène à la préservation des coups de soleil.

C'est encore faire de l'hygiène que prendre des précautions contre les courants d'air et les refroidissements, dans le but d'éviter les rhumes, les maux de gorge, les fluxions de poitrine, les douleurs rhumatismales.

Les animaux carnivores mangent la viande crue, et ils sont très forts. Mettant cette observation à profit, l'hygiène conseille aux personnes très affaiblies de manger de la viande crue. Mais, ayant observé que c'est en mangeant de la viande crue que l'on introduit dans le corps les germes des *trichines* et du *ver solitaire*, cette même hygiène explique qu'il ne faut manger crue que la viande d'animaux reconnus parfaitement sains.

L'estomac, avec ses annexes, est comme un ouvrier, qui ne peut accomplir qu'une certaine tâche chaque jour. Si vous surchargez votre estomac par une alimentation qui dépasse le nécessaire, il finira par se fatiguer. Seriez-vous bien fondé à vous plaindre d'une maladie gagnée ainsi ? Cette maladie ne serait-elle pas votre propre ouvrage, et ne pourrait-on pas vous dire, au nom de l'hygiène, que vous n'étiez pas forcé de faire si souvent acte de gloutonnerie ?

On peut considérer la science hygiénique comme étant, en grande partie, le développement, poussé aussi loin que possible, de ce précepte proverbial : « L'excès en tout est un défaut. »

Toutes les fois que l'on trouvera, dans ce Manuel, une explication, un conseil visant la conservation de la santé, en dehors de tout médicament, ce sera de l'hygiène, bien que le nom n'y soit pas. Voir 648.

333. HYGIÈNE, au point de vue de la médication purgative. — Il est évident que la première chose à faire, quand on veut guérir, c'est de se mettre hors de l'atteinte des circonstances qui ont préparé la maladie; car, si l'on reste sans cesse exposé aux mêmes causes d'insalubrité, le traitement n'aura pas seulement à agir sur le mal que ces causes ont *déjà produit*, mais les premiers efforts des remèdes seront absorbés à neutraliser la portion de mal se faisant chaque jour, et la guérison marchera avec une lenteur proportionnée à la quantité de mauvaises humeurs reproduite incessamment. C'est donc avec raison que nous recommandons aux personnes qui entreprennent leur guérison d'observer, autant que possible, les précautions indiquées dans cet article.

L'air est la chose la plus nécessaire à la vie : la *lumière* du soleil n'est guère moins indispensable. C'est pour cela qu'une campagne salubre est si bienfaisante pour les malades des villes qui ont perdu leur santé par suite de la privation de ces deux éléments de l'existence. Tout malade devra donc comprendre qu'il a le plus grand intérêt à se tenir dans les meilleures conditions possibles, sous ce rapport, du moins pendant le traitement. Que ceux qui ont perdu leur santé dans des lieux mal aérés, mal éclairés, s'efforcent d'améliorer ces conditions : ils guériront plus vite, et ne retomberont pas malades, s'ils évitent les mêmes sources de maladie.

Quiconque a perdu la santé par l'influence plus ou moins lente d'une *profession insalubre*, doit sentir combien il lui importe de ne pas rester, pendant qu'il se traite, dans les conditions qui l'ont rendu malade. Il en est de même de ceux dont la profession n'est pas insalubre par elle-même, mais qui, par suite de circonstances quelconques, se trouvent impropres à surmonter certains inconvénients de leur état : par exemple, un homme *robuste* aura à souffrir d'un travail *trop délicat*, qui ne donne pas à son corps un exercice suffisant ; l'inverse peut avoir lieu pour une personne d'une constitution fragile. Il sera toujours avantageux de corriger ces conditions, non seulement pour aider à la guérison, mais aussi pour ne pas retomber dans la même maladie, par suite de l'action lente d'une cause semblable.

Très souvent, le sang s'est gâté, la santé s'est perdue

par l'effet d'une *alimentation mal raisonnée*. On a compté sur la bonté de son estomac ; on a mangé à des heures très irrégulières ; on a passé un repas ; puis, pour réparer le temps perdu, on a rempli son estomac outre mesure. Si c'est ainsi qu'on a altéré sa santé, on doit reconnaître la nécessité de se mettre à un ordinaire réglé avec plus de soin, pour que le traitement ait tout le succès désirable. Voyez le n° 11.

L'*ennui*, la *tristesse*, le *chagrin*, les contrariétés ont le plus souvent, pour effet, de faire négliger la nourriture. On oublie l'heure des repas; on ne sent pas le besoin de manger et l'on ne fait aucun effort pour le faire naître ; *on meurt de faim sans le soupçonner*, tant la préoccupation de l'esprit a d'influence sur les fonctions de l'estomac. Mais il faut un jour payer tout cela : on devient malade. Les sujets placés dans de telles conditions ont besoin de lutter, avec courage, contre la mauvaise disposition de leur esprit ; qu'ils mangent à heures fixes, même sans appétit ; qu'ils cherchent les occasions de distraction ; qu'ils s'invitent à dîner chez leurs amis. Voyez les n°ˢ 15, 400 et 418.

Notre médication doit une partie de son succès à ce qu'elle n'est pas incompatible avec le travail. Chacun peut, en général, se traiter *tout en vaquant à ses affaires et à ses occupations*. Cependant, si l'on a perdu la santé, par suite de fatigues excessives, on conçoit la nécessité de ne pas se livrer à une besogne trop pénible, pendant qu'on se traite, surtout en commençant. La purgation équivaut à un certain travail, qui doit compter dans le travail total de chaque jour ; il faut donc que chacun use de sa raison, pour apprécier à quel point de fatigue il doit s'arrêter, afin que le rétablissement de la santé n'ait pas à en souffrir. Relisez le n° 70.

Que ceux qui ont fait des *excès, de quelque genre que ce soit*, fassent leur profit de cette observation; ils comprendront la nécessité de *se modérer* pour ne pas ajouter à la difficulté du traitement. Voyez les n°s 12 et 465.

Les personnes accoutumées à ne pas faire d'exercice ; celles qui ont des professions sédentaires ; qui vivent dans une immobilité presque continuelle, sont souvent malades, *à cause de ce manque habituel de mouvement*. L'homme n'est pas créé pour vivre immobile et enfermé : l'exercice à l'air lui est nécessaire. Cette observation fera comprendre aux malades auxquels elle s'adresse combien ils ont à gagner à seconder le traitement par des sorties et des promenades aussi fréquentes et aussi longues qu'ils pourront les faire, sans aller, toutefois, jusqu'à la lassitude. Voyez le n° 12.

Sans doute, il y a des nécessités de position qui empêchent impérieusement les malades d'obéir aux prescriptions de l'hygiène ; souvent, l'existence d'une famille est attachée à une profession insalubre, à un travail excessif ; en un mot, à des conditions manifestement contraires à la santé. Mais, s'il n'est pas en leur pouvoir de faire tout ce qu'il faut pour éviter les causes de maladie, du moins, notre méthode les mettra à même de *se conserver dans un état de santé passable*, en se purgeant à des époques assez rapprochées, pendant un nombre de jours que chacun doit apprécier, d'après le malaise qu'il éprouve.

Employée ainsi, pour corriger, *à mesure qu'ils se produisent*, les mauvais effets d'une hygiène vicieuse, la purgation doit être considérée, à très bon droit, comme un moyen hygiénique puissant : il tient lieu de ceux qu'on se trouve souvent forcé de négliger ; ou du moins, il les remplace, autant que cela est possible, et souvent avec bonheur.

Hypertrophie. — Lorsqu'un organe devient plus gros qu'il ne doit l'être à l'état normal, et sans qu'il y ait de maladie, on appelle ce changement hypertrophie, mot qui signifie *nourriture excessive* (de l'organe). C'est le contraire d'*atrophie* (voyez ce mot). Les médicaments n'ont guère d'action sur ces affections.

Hypocondres. — Régions de l'abdomen situées à droite et à gauche de l'*épigastre*, sous les fausses côtes. Le foie se trouve dans l'hypocondre droit et la rate dans l'hypocondre gauche. Lorsque le foie ou la rate sont engorgés, les malades sont tristes, et de là est venu le mot *hypocondrie*, pour désigner des maladies nerveuses caractérisées par la tristesse, mais qui, le plus souvent, ne dépendent ni du foie, ni de la rate. Voyez le mot *Névroses*, n° 417.

334. HYPOPHOSPHITE de soude, de chaux. — De tous les remèdes essayés jusqu'à présent pour combattre la phtisie pulmonaire, aucun ne s'est montré aussi efficace que l'hypophosphite de soude ou de chaux. Nous en parlons aujourd'hui pour la première fois, mais nous l'expérimentons depuis plus de dix ans, et les excellents résultats que ce remède nous a procurés nous font un devoir de le faire connaître le plus possible. Lisez, pour cela, l'article 612.

Hystérie. — Voyez l'article *Névroses*, n° 417.

Ictère, *Jaunisse*, voyez le n° 354.

If. — Cet arbrisseau, toujours vert, cultivé comme plante d'ornement, est un *poison mortel* pour les chevaux, les bœufs et probablement pour tous les animaux qui en mangeraient. On ne connaît aucun remède contre l'empoisonnement par l'if, et, par conséquent, il est prudent de ne jamais exposer des animaux à la tentation d'en manger.

Iléus. — Affection très grave, consistant en un étranglement interne de l'intestin, dans lequel les matières ne peuvent plus circuler, par suite d'un obstacle difficile à reconnaître. Le secours d'un médecin est de la plus urgente nécessité.

Impétigo. — Voyez le n° 309.

335. INANITION. — C'est l'effet d'une privation

plus ou moins complète d'aliments. Chez un individu sain, la privation absolue de nourriture amène la mort en moins d'une semaine : c'est la mort d'*inanition*, la mort de *faim*. Les choses sont rarement poussées à ce point ; mais, toutes les fois que la nourriture n'est pas suffisante, il se produit un certain degré d'inanition : l'individu pâlit, maigrit, perd de ses forces, dépérit ; la prolongation de la vie dépend du degré auquel le jeûne est poussé. On périt, on dépérit plus ou moins complètement d'inanition, soit que toute nourriture manque ; soit parce que la qualité ou la quantité des aliments est insuffisante ; soit même en présence d'une bonne table, lorsque l'ennui, le chagrin, l'inquiétude, le découragement, les préoccupations font négliger la nourriture ; ou parce qu'une affection des voies digestives s'oppose au passage des aliments ; ou, encore, parce qu'une maladie aiguë a motivé une diète sévère et prolongée. On peut admettre que la faiblesse et la maigreur d'un convalescent sont l'effet de l'inanition inévitable à laquelle il a été soumis. Aussi, les difficultés de la convalescence sont bien plus grandes lorsque la diète a été poussée *trop loin*. C'est ce que les médecins prudents n'ignorent pas. Dans les maladies aiguës les plus graves, après quelques jours d'une diète absolue, ils font prendre du bouillon, et un peu plus tard du lait, en quantité peu à peu progressive. C'est surtout à l'égard des enfants que cette précaution doit être observée, car les sujets les plus jeunes sont ceux qui supportent le plus mal l'inanition. Presque toujours les enfants peuvent prendre du lait dans leurs maladies aiguës. Il y a peu de maladies aiguës, même chez les adultes, dans lesquelles on ne puisse bientôt donner du bouillon, du lait et de l'eau vineuse, ce qui diminue les difficultés de la convalescence. Voyez les mots *Convalescence*, n° 208 ; *Diète*, n° 242.

Inappétence. — Manque d'appétit. Voyez le n° 115.

336. INCONTINENCE D'URINE. — On entend par là l'écoulement involontaire de l'urine. Cette incommodité peut dépendre de maladies très variées. Tantôt, la vessie se trouve paralysée : c'est ce qui arrive surtout chez les vieillards. Une fois la vessie pleine et distendue, l'urine s'échappe par *regorgement*, sans que les malades s'en aperçoivent. D'autres fois, et ce cas se rencontre surtout chez les femmes enceintes, c'est la matrice qui presse sur la vessie. Puis, enfin, une foule d'autres états qu'il serait trop long d'énumérer ici.

Il est fréquent de voir des enfants ne pouvoir retenir les urines la nuit. Cela tient, chez eux, à une irritabilité de la vessie, qui ne tolère pas la présence de l'urine et la chasse, aussitôt que le sommeil arrive. Cet inconvénient cesse, en général, avec la seconde dentition, sans qu'on ait besoin d'aucun traitement. Dans certains cas, pourtant, les jeunes filles ne guérissent qu'à la première menstruation. Les médecins conseillent de donner à ces enfants peu d'aliments aqueux, de les priver de boire avant de se coucher, de les réveiller la nuit une ou plusieurs fois pour les faire uriner ; mais, ces moyens sont loin d'être efficaces. C'est ordinairement l'*âcreté* de l'urine qui irrite la vessie, et l'urine est d'autant plus irritante et salée qu'elle est *moins* abondante. Partant de là, nous prescrivons, souvent avec succès, l'emploi d'une tisane *qui fasse uriner beaucoup*. Cette urine abondante est *douce*, et la vessie la tolère bien. On ne fait prendre cette tisane que dans l'après-midi, afin que son effet soit produit au moment du coucher. Voir au n° 556.

Bien souvent, on empêchera l'accident de se produire en prenant, au moment de se coucher, dans un verre d'eau, un, deux ou trois grammes de *bromure de potassium*, selon l'âge. Ce remède réussit principalement chez les sujets très nerveux. Voyez l'article *Urine*, n° 568 et les n°s 150, 556 et 626.

Les bandagistes ont imaginé des urinaux portatifs, en caoutchouc, d'une très grande utilité pour les personnes des deux sexes affectées d'incontinence d'urine. On peut se procurer ces instruments précieux par l'intermédiaire des pharmaciens.

Si l'incontinence d'urine dépend de la grossesse, elle se passe d'elle-même, assez promptement. Si elle dépend de l'âge, il faut la considérer comme une infirmité et se servir d'un *urinal* portatif. Assez souvent, nous avons vu notre médication purgative faire cesser l'incontinence d'urine, en rétablissant la force et la santé, même lorsque l'affection existait chez des enfants ou chez des vieillards, et il sera toujours bon d'essayer cette médication avec une certaine persévérance.

337. INCUBATION. — Lorsqu'un *virus*, ou un principe de maladie contagieuse quelconque, a pénétré dans l'économie, soit par une *piqûre*, soit par la respiration, soit de toute autre manière, il s'écoule un certain nombre de jours avant que la maladie se déclare. Le mal *couve*, sans qu'on puisse soupçonner son existence ; il se prépare lentement, avant de faire son éclosion. C'est là ce que signifie le mot incubation, du latin *incubare*, couver. Toutes les maladies contagieuses ont une période d'incubation plus ou moins longue. Voyez le mot *Virus*, n° 592.

338. INDIGESTION. — Il faut distinguer une indigestion d'une mauvaise digestion. Un repas peut être suivi de gêne, de pesanteur et de douleurs d'estomac, de rots, de maux de cœur, malaises persistant plus ou moins longtemps, mais finissant par se dissiper peu à peu, soit qu'on n'ait rien fait du tout, soit qu'on ait pris du thé, de l'eau sucrée chaude, de la camomille, de l'eau de mélisse, aidés par un cataplasme très chaud ou par des linges très chauds appliqués sur le creux de l'estomac. Ce n'est pas là une indigestion. Puisque les aliments ont fini par passer, c'est qu'ils ont été digérés, quoique avec peine. On a eu une mauvaise digestion.

Il y a indigestion, lorsque l'estomac se refuse absolument à laisser passer les aliments, soit en totalité, soit en partie. Alors, le vomissement est inévitable, et c'est là ce qui caractérise l'indigestion.

Une indigestion peut être produite par des causes très diverses : ou les aliments pris sont indigestes, soit par nature, soit parce qu'ils n'ont pas été bien mastiqués, soit parce qu'ils ont été absorbés en excès ; ou, enfin, parce qu'une cause physique ou morale arrête subitement le travail de l'estomac.

Lorsque, après un repas qui ne veut pas passer, on aura fait usage des moyens qui viennent d'être indiqués pour la mauvaise digestion, ou d'autres moyens analogues, sans que le malaise cesse d'empirer, on fera bien de *provoquer* le vomissement, plutôt que d'attendre qu'il vienne de lui-même, ce qui pourrait obliger à souffrir encore longtemps. Une fois que l'estomac est débarrassé, on se tient en repos et on boit, par petites quantités, de l'eau sucrée ou du thé léger. Voyez, n° 207, la manière de provoquer des vomissements.

Une indigestion accidentelle peut survenir à tout le monde, sans que cela implique un état de maladie. Mais, lorsqu'on est obligé de s'observer pour éviter de fréquentes indigestions, c'est la preuve qu'on se porte mal, et qu'il y a lieu de recourir à notre médication. On reconnaîtra bien vite l'amélioration de la santé à la possibilité de supporter, de mieux en mieux, des boissons ou des aliments qui incommodaient plus ou moins.

Dans ce qui précède, nous ne voulons pas parler de certaines répulsions singulières qu'on observe chez des personnes d'ailleurs très bien portantes, et dont l'estomac refuse de digérer certains aliments. Dans ce cas, il faut obéir aux caprices de l'estomac. Voir les n°ˢ 243 et 267, ainsi que l'article 630.

339. INDISPOSITION. — On donne ce nom à une foule de dérangements de la santé qui ne durent pas assez longtemps pour mériter le nom de *maladie*. Un simple mal de tête ; une colique ; un dérangement de corps ; une indigestion ; un rhume de cerveau ; un léger mal de gorge sont des exemples d'indisposition. Tout mal qui disparaît dans l'espace de quelques heures à quelques jours peut s'appeler indisposition.

Les personnes courageuses ou très affairées ne s'occupent pas de leurs indispositions, les laissant disparaître comme elles sont venues.

Les remèdes le plus souvent employés dans les diverses indispositions, sont: l'eau sucrée, simple ou avec eau de fleur d'orange ; l'infusion de tilleul, de feuille d'oranger, de thé, de camomille ; quelques gouttes d'éther sur un morceau de sucre ; quelques cuillerées à café d'eau-de-vie, d'eau de mélisse, d'une liqueur forte, prises pures ou mélangées d'eau; quelques perles d'éther de Clertan, remédient aux dérangements nerveux de l'estomac. Le repos à la chambre ou au lit ; la diète avec des boissons douces remédient aux indispositions légèrement fébriles. Les compresses d'eau fraîche sur la tête ; les bains de pieds, les lavements sont très souvent d'une grande utilité.

Les personnes qui sont très souvent arrêtées par des indispositions quelconques n'ont pas le sang en bon état ; elles peuvent faire cesser cette disposition fâcheuse en se traitant convenablement. Bien souvent, il suffira de suivre la médication purgative, d'une façon modérée, pendant quelques semaines ; d'autres fois, c'est à l'anémie qu'il faut s'en prendre, et le traitement consiste alors dans l'emploi des moyens indiqués au n° 111.

340. INFLAMMATION. — Voilà un mot bien souvent employé, mais dont il est difficile, en quelques lignes, de faire comprendre la signification. Lorsque, par suite de circonstances diverses, les vaisseaux capillaires d'une partie quelconque du corps, petite ou grande, ne laissent pas sortir le sang qu'ils reçoivent, ces petits vaisseaux s'emplissent, se dilatent, et la partie augmente de volume. Bientôt, ce sang qui ne circule plus subit une altération, une sorte de fermentation qui détermine l'augmentation de la chaleur.

C'est ainsi que toute inflammation commence. La gravité de l'inflammation dépend de l'importance de l'organe qui en est le siège et de l'étendue de la partie de cet organe qui est affectée. Presque toutes les maladies aiguës, fébriles, sont des inflammations. Des changements considérables se produisent très vite dans les tissus inflammés, et c'est pour cela que les maladies inflammatoires ont besoin d'être si attentivement surveillées par un médecin. Voyez le n° 277 et *Vaisseaux capillaires*, n° 156.

Dans le langage du public, le mot inflammation est souvent employé avec la signification du mot *échauffement*. Voyez ce mot.

Ne pas confondre *Inflammation* avec *Enflure*. Voir n° 425.

Inhalations. — Si on respire au-dessus d'un vase contenant de l'eau bouillante, on fait une inhalation de vapeur d'eau. Lorsque l'on fait entrer dans les poumons l'air qui a traversé une cigarette camphrée, on fait l'inhalation du camphre. Respirer au-dessus d'un vase contenant du goudron ou quelque autre substance volatile, c'est faire l'inhalation de ces substances. Voir la fin de l'article 557 et le n° 623.

340 *bis*. INFLAMMATION D'INTESTINS, Entérite. — Dans le langage habituel, les mots inflammation et échauffement d'intestins signifient *constipation* (voyez ce mot, n° 203). Ici, nous ne voulons parler que de l'inflammation proprement dite, qui est caractérisée par une douleur continuelle dans le ventre, douleur que la pression augmente ; par une diarrhée plus ou moins abondante ; par une fièvre plus ou moins prononcée ; par la soif, de la faiblesse. C'est une maladie *aiguë* pour laquelle, par conséquent, il est prudent d'avoir les soins d'un médecin. En attendant le médecin et, à plus forte raison, si l'on est dans l'impossibilité d'en rencontrer un, voici ce qu'il est utile de faire : garder le repos ; ne prendre que des aliments très doux, liquides et en petite quantité ; tenir le ventre couvert constamment d'un large cataplasme au pavot ou au laudanum (n°s 159 et 160), prendre des lavements au pavot ou au laudanum (n°s 367 et 368). Si les évacuations ont une très mauvaise odeur, et si le ventre est ballonné, prendre un purgatif *doux*, tel que sulfate de soude ou limonade de Rogé, la moitié de la dose ordinaire (n°s 48 et 607); pour boisson, prendre des bouillons rafraîchissants (n° 145) ou des tisanes rafraîchissantes (n° 548).

Il importe de ne pas revenir trop vite à la nourriture fortifiante, qui ramènerait l'inflammation. Voir *Régime*, n° 484.

Infusion. — Lorsqu'on verse de l'eau bouillante sur du thé, sur de la fleur de tilleul, on fait une infusion. Toutes les fois que le parfum des substances est utile à conserver, on doit préparer les tisanes par infusion et non par décoction. Voyez ces mots, ainsi que le n° 545.

341. INJECTIONS. — Faire pénétrer un liquide dans une cavité naturelle ou accidentelle, au moyen d'une seringue, c'est pratiquer une injection. Un lavement n'est pas autre chose qu'une injection dans l'intestin.

Les injections faites dans les oreilles, dans les narines, dans les yeux, doivent toujours être chaudes, ou du moins tièdes.

Au contraire, lorsqu'on fait des injections pour les maladies de la matrice, il est convenable de ne pas employer des liquides chauds, parce que, dans ce cas, la chaleur tend à ramollir, à relâcher des tissus auxquels un certain *ton* est nécessaire, pour qu'ils puissent soutenir les organes internes. D'ailleurs, il est à remarquer que cette région du corps n'est pas sensible au froid (si ce n'est à l'époque des règles et pendant les suites de couches). Toutefois, il ne faut pas que le liquide employé soit plus froid que l'air de la chambre dans laquelle on se tient habituellement.

Les écoulements connus sous le nom de *flueurs*

blanches consistent, quelquefois, en humeurs très
âcres, et occasionnent, à cause de cela, des cuissons
ou d'autres malaises sur les parties saines qu'elles
mouillent. C'est alors, surtout, que les injections sont
utiles pour soulager, en empêchant le contact des
matières irritantes de se prolonger ; mais, comme l'é-
coulement ne cesse pas, on conçoit qu'une injection
ne puisse servir pour bien longtemps, les parties
étant bientôt salies de nouveau ; cela explique la nécessité de réitérer les injections, c'est-à-dire les lavages intérieurs, le plus souvent possible, si on veut
en obtenir un vrai soulagement. Il convient de les renouveler toutes les trois ou quatre heures, c'est-à-dire
environ cinq ou six fois par vingt-quatre heures.
D'ailleurs, les malades doivent s'étudier un peu, et,
suivant les cas, prendre l'injection plus ou moins
fréquemment, selon qu'elles en espèrent plus ou moins
de soulagement.

Il ne sera pas inutile de donner, ici, quelques avis
sur la manière de faire ce genre d'application. Pour
nettoyer complètement la cavité du vagin, il faut s'asseoir sur le bord d'une chaise ; avoir une cuvette par
terre, pour recevoir le liquide ; puis, après avoir
placé la canule, rapprocher les grandes lèvres en les
pressant avec les doigts, de manière à comprimer l'ouverture et empêcher que le liquide ressorte à mesure
qu'il pénètre. De cette manière, le liquide emplit la
cavité, la distend, efface les plis intérieurs, au fond
desquels l'eau ne pénétrerait pas sans cela ; le col de
la matrice lui-même se trouve complètement baigné.
Après avoir ainsi retenu un verre de liquide pendant
un certain temps, on le laisse tomber dans la cuvette,
en desserrant les doigts, et on recommence plusieurs
fois de suite, jusqu'à ce que l'eau sorte parfaitement
claire. Ces précautions sont surtout nécessaires, lorsque les matières de l'écoulement sont purulentes,
glaireuses, parce qu'on ne peut les détacher des surfaces auxquelles elles adhèrent qu'en y faisant passer
une grande quantité de liquide.

Lorsqu'il s'agit simplement de nettoyer la cavité intérieure, on peut se contenter d'employer de l'eau pure, en ne la prenant ni chaude ni froide. On simplifie l'opération, en employant une seringue ou un clysoir ordinaire contenant beaucoup de liquide, ce qui permet d'en faire passer jusqu'à ce qu'il sorte tout à fait clair. Voyez l'article *Irrigateur*, au n° 351.

C'est lorsqu'on est ainsi parvenu à rendre très propre toute la surface intérieure qu'on fait l'injection du liquide *médicamenteux*, dans le cas où l'on croit en avoir besoin. On est alors assuré que le remède produira tout l'effet dont il est capable, puisqu'il arrivera au conctact des tissus, n'en étant pas séparé par un enduit d'humeur, comme cela a lieu lorsqu'on ne se conforme pas à notre recommandation; cette seconde injection ne se fera pas avec la grande seringue, qui consommerait trop de liquide, mais avec une petite seringue ordinaire à injection. Un demi-verre du liquide médicamenteux suffit largement, pour bien mouiller la surface intérieure. Mais, il est important que cette injection soit retenue pendant plus longtemps que celles qui ne servent qu'au lavage.

En mettant une cuillerée à soupe de liqueur de Goudron de Guyot dans un litre d'eau, on obtient un liquide excellent pour les injections de propreté.

Lorsque les parties sont douloureuses, chaudes, rouges, et que des injections à l'eau pure, *bien faites*, ne procurent pas un soulagement satisfaisant, au bout de quelques jours, il est bon, après la grande injection de nettoyage à l'eau pure, de faire une petite injection d'une décoction un peu épaisse de plantes ou de racines émollientes, pour en enduire la surface interne. On rendra cette injection plus calmante encore, en faisant cuire les substances émollientes (guimauve, mauve), dans de l'eau dans laquelle on aura, d'abord, fait bouillir trois ou quatre têtes de pavot par litre. Voyez le n° 444.

Lorsque les pertes blanches ne sont pas accompagnées d'inflammation, il convient de faire la petite injection avec un liquide fortifiant. Le vin rouge, employé pur, peut produire un bon effet. Une forte décoction d'écorce de *chêne* ou de feuilles de *noyer* agira d'une manière analogue. On bien encore de l'eau contenant dix grammes d'*alun* par litre, ou de l'eau de goudron (250).

Lorsque les écoulements ou pertes blanches répandent une mauvaise odeur, il faut mettre dans les injections du *coaltar saponiné* de Lebœuf, remède excellent qu'on trouve chez les pharmaciens ; ou bien, employer l'eau phénique au millième. Voyez le n°616.

En suivant ces instructions avec attention et constance, on réussira, le plus souvent, à rendre plus prompt le résultat du traitement interne ; cependant, quelques femmes ne sont soulagées par aucun moyen employé de cette manière. Nous les engageons toujours à ne pas négliger les moyens de propreté, qui sont toujours utiles. Voyez les n°ˢ 394 et suivants.

Insectes dans l'oreille. — Voyez le n° 214.

342. INSOMNIE. — Si l'absence de sommeil est causée par des préoccupations, des soucis, des chagrins, il ne faut rien demander à la pharmacie, qui est impuissante. Il en sera de même lorsque l'âge aura fait perdre au cerveau la faculté du sommeil. Mais, l'insomnie maladive réclame des soins. Est-elle due à une simple irritabilité nerveuse ? des bains, l'abandon des excitants, tels que le café, le thé, etc., suffiront pour ramener le sommeil. Est-ce la constipation, l'embarras bilieux des voies digestives ? la purgation sera le remède le plus prompt. Si le sommeil est chassé par la douleur, par des névralgies, il faut guérir ces maladies (n° 416) ; mais, dans ces cas, on peut soulager avant de guérir, et rendre ainsi le sommeil. Ainsi, pendant qu'une purgation convenable sera employée comme traitement curatif, l'usage des remèdes calmants, tels que : cataplasmes au pavot (voyez n° 159), etc., pourra donner au malade un repos suffisant. On peut aussi faire prendre une ou même deux pilules de *cynoglosse* de 25 centigrammes (452) ; ou bien, l'infusion de quatre grammes de fleurs de *coquelicot* (210).

Dans bien des cas, on pourra se procurer un sommeil calme et réparateur en prenant, le soir, du bromure de potassium, dans une tasse d'infusion de tilleul. La dose varie depuis *un* jusqu'à *trois* ou *quatre* grammes, selon l'âge. Un demi-gramme suffit pour les jeunes enfants. Voyez *Bromure de potassium*, n° 150.

S'agit-il de faire reposer un malade atteint de quelque souffrance horrible, comme on en ressent dans les coliques hépatiques, néphrétiques ; dans la goutte ; dans certaines névralgies très persistantes, c'est au sirop de *chloral* qu'il faut avoir recours. Voyez le n° 517.

Quant à l'insomnie qui accompagne certaines maladies aiguës graves, nous n'avons rien à en dire, puisqu'alors on doit être assisté des conseils d'un médecin.

343. INSTINCT. —Tout le monde admire l'instinct qui dirige les animaux, qui leur fait trouver leur nourriture et qui les empêche de manger quand ils n'ont pas faim, ce qui les préserve de tous les maux engendrés, chez nous, par la gourmandise. Les animaux libres n'ont pas d'autres médecins que leur instinct.

Chez nous, l'instinct est remplacé par la raison, laquelle n'est pas toujours un bon guide. Dans les maladies, cependant, il semble qu'un instinct semblable à celui des animaux s'éveille en nous, et nous porte à éviter certaines choses et à en rechercher d'autres. Par exemple, au moment où commence une indisposition un peu fébrile, le dégoût de la viande et des aliments fortifiants peut être considéré comme la voix de l'instinct ; car, si, résistant à cette voix, on se *force* à prendre des aliments qui répugnent, on augmente la gravité de l'indisposition ; tandis que si, obéissant à l'instinct, on jeûne ; ou si on remplace les aliments toniques par des aliments rafraîchissants, l'indisposition cesse d'elle-même, en peu de jours. Si un malade éprouve un vif désir de prendre des choses acides, il est bien probable que c'est l'instinct de la conservation qui fait connaître ainsi l'utilité de ces choses, que la raison peut faire considérer, à tort, comme mauvaises. Dans bien des cas analogues, l'instinct se montre supérieur à la raison ; vous en verrez un exemple à l'article *Chlorose*, n° 184.

Ces quelques remarques ont pour but de faire comprendre qu'il est bon de tenir compte des impulsions instinctives, principalement dans les maladies aiguës.

343 bis. INTERMITTENT. — Ce mot est employé pour désigner des états maladifs qui ne sont pas continus, qui présentent des interruptions régulières. On appelle *fièvres intermittentes* les fièvres dont les accès sont séparés par un ou deux jours de calme complet (voyez le n° 279). Les névralgies intermittentes sont remarquables, parce qu'elles présentent des intervalles réguliers de calme, et reviennent à jours fixes et à heures fixes, ou à peu près. Il y a encore d'autres maux qui se présentent ainsi avec des intervalles d'un ou de plusieurs jours.

Une circonstance remarquable, qui caractérise la plupart des maux intermittents, c'est qu'on peut les comparer à des fièvres d'accès, et les traiter de la même manière, par l'emploi du sulfate de quinine. Lors donc que l'on a affaire à une affection, douloureuse ou non, qui se montre avec des intervalles réguliers, on a de grandes chances de la *couper*, comme une fièvre, en employant le sulfate de quinine de la manière indiquée au n° 279 ; l'effet est quelquefois merveilleux.

Mais, l'effet de la quinine est douteux ou incertain lorsque les intervalles ne sont pas réguliers ou lorsqu'ils sont très longs, ainsi que dans le cas de douleurs nocturnes ayant du rapport avec une ancienne syphilis. (Voyez les n°s 533 et 244.)

344. INTERTRIGO. — Chez certaines personnes grasses, enfants ou adultes, dont la peau est souvent humectée par la transpiration ou par l'urine, il arrive que les parties de la peau qui se touchent entre elles, et dont l'épiderme est très fin, s'irritent et deviennent rouges et enflammées. C'est là ce que l'on entend par *intertrigo*. On remédie à ce mal par une grande propreté, et par l'emploi de poudres absorbantes telles que l'amidon, le lycopode, le sous-nitrate de bismuth, souvent renouvelées. Voici un moyen que nous proposons comme plus efficace et plus commode à employer : faites une décoction *très forte* d'écorce de *chêne*, de feuilles de *noyer* ou de feuilles de *ronce*; trempez dans cette eau des linges assez épais, mais vieux et usés, pour qu'ils soient doux, souples et spongieux; puis, faites-les sécher. Pour l'emploi, on taille des linges ainsi préparés selon la forme des parties, et on les maintient fixés entre les surfaces malades. On les renouvelle selon le besoin.

L'amidon au tannin indiqué au n° 108 est aussi un moyen excellent et des plus commodes.

345. INTESTINS. — C'est la partie de l'appareil digestif qui commence au pylore et qui se termine à l'anus. La plus longue portion de l'intestin, celle qui part de l'estomac, s'appelle *intestin grêle*, parce que son diamètre est seulement de trois centimètres environ. L'autre portion, beaucoup moins longue, a un diamètre plus grand et on la nomme *gros intestin*. Le gros intestin commence dans le flanc droit, où il porte le nom de *cœcum*; il remonte un peu et, sous le nom de *côlon transverse*, il traverse le ventre, au niveau du creux de l'estomac, pour redescendre, dans le flanc gauche, sous le nom d'*S iliaque* et se termine par le *rectum*.

Comment les matières alimentaires sortant de l'estomac peuvent-elles cheminer dans l'intestin ? Qu'est-ce qui les pousse vers la fin de leur parcours ? La chose paraîtra bien simple. La paroi de l'intestin renferme, dans sa structure, des fibres musculaires disposées comme des anneaux, les unes près des autres

Ces fibres ont la propriété de se raccourcir beaucoup et, ainsi, de diminuer le calibre de l'intestin. Mais, de même que dans l'estomac, ces contractions de fibres ne se produisent pas partout à la fois, et elles ne durent pas longtemps. Les portions qui ont commencé les premières se relâchent quand une autre série se resserre. Les choses se passant ainsi dans toute la longueur de l'intestin grêle, on voit que les matières contenues dans son intérieur sont déplacées sans cesse, ce qui opère un mélange avec les agents digestifs qui arrivent dans l'intestin, ou qui s'y produisent. Ce qui fait que les matières intestinales avancent, c'est que les contractions se succèdent plus souvent dans le sens favorable à ce mouvement.

Chez les personnes très nerveuses, il arrive, parfois, que ces mouvements de resserrement et de relâchement des fibres intestinales se produit avec plus de force et de rapidité; les liquides et les gaz contenus dans l'intestin sont poussés d'un point à un autre, en passant par des endroits plus resserrés, et cela produit des bruits de sifflement, de gargouillement, de coassement semblables à ceux que font entendre les grenouilles. C'est ainsi que se produisent les borborygmes. Lisez l'article *Estomac*, n° 267.

Toutes les fois qu'il existe une souffrance dans les intestins, il est avantageux d'employer des lavements, fussent-ils composés d'eau pure et tiède simplement. Si les matières que ces remèdes font rendre sont très fétides, c'est une excellente raison d'insister, même plusieurs fois par jour. S'il s'agit d'affections aiguës avec forte fièvre, le lavement du soir dispose le malade à passer une nuit moins agitée, en débarrassant l'intestin de matières dont l'odeur repoussante augmenterait la fièvre. (Lisez l'article *Lavements*, n° 364.)

Les maladies des intestins les plus communes sont : l'*Inflammation* ou *Entérite* (n° 340 *bis*); la *Diarrhée* (n° 241); la *Constipation* (n° 203); la *Dysenterie* (n° 246); les *Coliques* (n° 194); les *Vents* (n° 576).

346. IODE et médicaments iodurés. — L'iode et les médicaments iodurés sont très utiles, dans certaines affections, et leur action n'est pas contraire à celle de nos pilules. Ces préparations sont nombreuses; mais nous donnons la préférence à l'*iodure de potassium*, qui est d'un emploi facile et exempt de danger, lors même qu'on le prend sans en avoir besoin. Les médicaments iodurés sont particulièrement conseillés contre les humeurs froides, sous toutes leurs formes, et contre les accidents syphilitiques *anciens*. C'est le remède spécifique du *goitre*. La teinture d'iode est un excellent remède pour panser les ulcères et les mauvaises plaies, et la pommade à l'iodure de potassium est d'un emploi général contre les glandes, les engorgements et les tumeurs. Voici les deux formules sous lesquelles nous employons habituellement ce remède :

347. — *Pommade à l'iodure de potassium.*

Prenez : Iodure de potassium............ 5 grammes.
   Carbonate de soude cristallisé.. 1 —
   Axonge........................ 50 —
   Eau........................... quelques gouttes.

Prix : 1 franc.

Les quelques gouttes d'eau sont destinées à dissoudre le sel, avant de le mélanger avec l'axonge. Ainsi préparée, la pommade reste blanche, et ne renferme pas de grumeaux de sel. Voyez le n° 162.

Chez quelques personnes dont la peau est délicate, cette pommade amène une éruption de boutons qui n'a rien de dangereux. On évitera cet inconvénient en faisant la pommade moitié moins forte.

348. — *Solution d'iodure de potassium.*

Prenez : Iodure de potassium.......... 30 grammes.
   Eau commune................ 500 gr. (1/2 litre).

Prix : 2 fr. 50 c., environ.

Chaque cuillerée à bouche de cette solution contient environ un gramme d'iodure. Pour s'en servir, on en met *une cuillerée à bouche* dans une carafe, avec la quantité de liquide qu'on se propose de boire dans les vingt-quatre heures. Ce liquide peut être indifféremment de l'eau pure, de l'eau rougie ou sucrée, de la bière, du cidre, une tisane quelconque, selon le goût du malade et selon l'habitude du pays. De cette manière, on ne sent pas le goût du médicament, et on peut en prendre *aux repas*, aussi bien que dans l'intervalle, et sans que l'estomac en soit fatigué. Il est quelquefois nécessaire de continuer l'usage de cette solution pendant plusieurs mois de suite, pour voir la disparition complète du mal, et cela, bien entendu, sans interrompre la purgation. Si on ne veut prendre qu'un demi-gramme, ou un quart de gramme d'iodure, il suffit de ne consommer que la moitié ou le quart de la carafe dans laquelle on a mis une cuillerée de la solution. Pour prendre deux grammes par jour, on n'a qu'à mettre, dans la carafe, deux cuillerées de solution. Il faut que cette boisson soit absorbée en plusieurs fois, dans les 24 heures, afin que l'estomac ne reçoive l'iodure que par petites portions à la fois. Voyez les nᵒˢ 303, 393, 533.

Les personnes qui voudraient être absolument certaines de la pureté du médicament qu'elles emploient auront cette certitude en prenant le sirop d'iodure de potassium de Laroze, qui se trouve dans les bonnes pharmacies.

Les personnes qui ont besoin de prendre à la fois de l'iode et du fer, feront bien de remplacer l'iodure de potassium par l'iodure de fer. Dans ce cas, les pilules d'iodure de fer inaltérable de Blancard conviendraient parfaitement, puisque les deux médicaments s'y trouvent combinés ensemble.

Chez beaucoup de personnes, l'iodure de potassium détermine une sorte de rhume de cerveau ; cnez d'autres, c'est un goût de *métal*; d'autres fois, c'est une irritation nerveuse plus ou moins pénible. Dans ces cas, il faut diminuer la dose, peu à peu, jusqu'à ce que ces malaises ne soient plus désagréables.

349. *Teinture d'iode*. — Beaucoup de médecins emploient ce remède pour le pansement des mauvaises plaies, des fistules. On en met une cuillerée à café dans un verre d'eau, avec laquelle on imbibe des compresses ou de la charpie. Ce remède excellent a le défaut d'être un peu cher, 1 fr. 50 c. les 30 grammes. Voyez *Plaies*, n° 457.

Quand on fait des badigeonnages avec la teinture d'iode, sur la poitrine ou sur d'autres parties de la peau que l'on veut irriter, il faut employer la liqueur *pure*.

350. *Coton iodé*. — A l'aide d'un procédé particulier, on fixe l'iode sur le coton. Ce coton iodé est un révulsif excellent. On en met une certaine quantité sur la partie où l'on veut amener la chaleur et la rougeur, et on le recouvre d'un morceau de toile cirée ou de taffetas gommé, pour empêcher les vapeurs d'iode de s'échapper ; l'effet révulsif se produit promptement. On peut régler l'intensité de cet effet en mettant la couche de ouate iodée plus ou moins épaisse. Si l'on s'y prend tout de suite, on peut souvent faire *manquer* un rhume ou une bronchite, en maintenant, sur le devant de la poitrine, une couche de coton iodé ; la vapeur d'iode qui s'élève lentement au-devant de la bouche pénètre dans les poumons et contribue aussi à arrêter le mal.

En s'évaporant peu à peu, l'iode abandonne le coton et celui-ci redevient blanc ; cela veut dire que le coton iodé est efficace tant qu'il reste foncé. Voir le n° 646.

Ajoutons que l'emploi du coton iodé est à la fois plus agréable et plus efficace que celui de la teinture.

Ipécacuanha. — Petite plante d'Amérique, dont la racine pulvérisée est employée comme vomitif. Plusieurs plantes possèdent la propriété de déterminer des vomissements, mais l'ipécacuanha a été reconnu supérieur à tous les autres vomitifs d'origine végétale, et c'est celui que les médecins ont adopté. (595.)

351. IRRIGATEUR. — Cet instrument, inventé par le docteur Eguisier, pour remplacer les seringues, les clysopompes, est de beaucoup préférable à tous ces ustensiles, pour les lavements et les injections, et nous voudrions le voir dans toutes les familles nombreuses. Il coûte un peu plus cher que les autres instruments destinés aux mêmes usages, mais il est si solide et d'un fonctionnement si commode qu'on ne doit pas s'arrêter à cette différence de prix. Lorsqu'un irrigateur est longtemps sans servir, il arrive que le cuir du piston se dessèche et que l'instrument ne fonctionne plus. Le moyen d'éviter cet inconvénient consiste, tout simplement, à ne jamais le ranger sans l'avoir rempli d'eau ; tant que le piston est couvert d'eau, il fonctionne parfaitement. Nous ne savons pas pourquoi les marchands n'indiquent pas ce moyen aux acheteurs. Il faut avoir soin de choisir des canules grosses, non pointues et dont le canal intérieur soit le plus grand possible, pour les cas assez fréquents où les lavements ou les injections sont composés de liquides *épais*. Voyez *Lavements*, n° 364, et *Injections*, n° 341. Voir aussi l'article 623.

352. ITE. — Beaucoup de noms de maladies finissent en *ite*, comme, par exemple, gastrite, bronchite, etc. Cette terminaison en *ite* est réservée pour indiquer l'*inflammation* des divers organes. Bronchite veut dire inflammation des bronches ; amygdalite, inflammation des amygdales ; gengivite, inflammation des gencives ; hépatite, inflammation du foie, et ainsi pour un grand nombre d'affections. Lorsqu'on s'est occupé de forger un terme pour désigner l'inflammation de la gorge par un seul mot, on a trouvé que le mot *gorgite* ne serait guère harmonieux, et on a pris le nom grec de cette partie. C'est ainsi que le mot *pharynx*, qui veut dire gorge, a permis de faire le terme *pharyngite*, qui signifie inflammation de la gorge. Le même embarras s'était présenté pour désigner l'inflammation de la bouche : ne pouvant pas dire élégamment *bouchite*, on a pris le mot grec *stoma*, qui signifie la bouche, et on a fait *stomatite*, qui veut dire simplement inflammation de la bouche. Les maladies dont les noms se terminent en *ite*, sont inflammatoires, et accompagnées d'un degré de *fièvre* plus ou moins marqué ; ce sont des affections aiguës, pour lesquelles, le plus souvent, on a besoin d'être guidé par un médecin. Voyez le n° 98.

353. IVRESSE. — En général, il n'y a rien à faire contre l'ivresse. Quelques heures de sommeil suffisent pour la dissiper, ce qui arrive plus vite encore, si des vomissements ont débarrassé l'estomac d'une partie de la boisson alcoolique. Mais, il peut se présenter des circonstances dans lesquelles on a intérêt à faire cesser au plus tôt cet état, toujours humiliant, et parfois dangereux par son excès. On y parviendra, presque toujours promptement, en faisant prendre, à dix minutes d'intervalle, deux ou trois verres d'eau fraîche, contenant chacun *six gouttes* d'alcali volatil (ammoniaque). Il faut avoir soin de compter les gouttes dans une cuiller avant de les mettre dans le verre, parce que, dans le cas où ce nombre de gouttes serait dépassé, on peut recommencer, sans s'exposer à donner ce remède énergique en excès.

Bien souvent, quand il y aura lieu de faire cesser une ivresse dangereuse, on n'aura pas d'ammoniaque à sa disposition. Dans ce cas, il faudra considérer l'ivresse comme un véritable empoisonnement par l'alcool, et s'empresser de faire *vomir* le malade à plusieurs reprises, en lui faisant avaler de l'eau tiède et en lui chatouillant le fond de la gorge. Voyez le n° 207.

354. JAUNISSE, Ictère. — Des causes nombreuses peuvent empêcher la bile de passer du foie dans l'intestin ; alors, elle reste dans le sang, ou elle y retourne, et la jaunisse se produit. Si la cause qui arrête la bile est une inflammation du foie, produite elle-même par une commotion de l'organe, par la chaleur ou par une autre cause, le malade a la fièvre ; il est alité, et les soins d'un médecin sont indispensables. Mais, si la jaunisse n'est pas accompagnée de fièvre, ou si la fièvre est passée ; alors, le traitement purgatif devient utile, et on doit le continuer jusqu'à ce qu'il ne reste plus de coloration jaune. Pour obtenir ce résultat plus rapidement, on fera bien de boire, en cinq ou six fois, un litre ou davantage de l'une des tisanes indiquées au n° 556, additionnée de cinq grammes de bicarbonate de soude (n° 141). On peut aussi boire, en abondance, du bouillon léger contenant beaucoup de légumes (carottes, navets, poireaux, persil, etc.). Des bains alcalins prolongés seront également utiles.

Dans la jaunisse, les matières colorantes de la bile sortent par les urines, qui sont très foncées, tandis que les matières intestinales sont blanches comme de l'argile. La jaunisse est quelquefois accompagnée d'une démangeaison très pénible et très difficile à calmer. Voyez les n°s 138, 287, 321 et 587.

355. JOINTURES, Articulations. — Quoique la chose soit assez difficile, nous allons tâcher de faire comprendre ce que c'est qu'une jointure. Cette notion sera utile aux personnes qui désirent se rendre compte de certains accidents qui arrivent dans ces parties. Considérez les mouvements de la main : avec la main droite, si vous faites jouer toutes les jointures des doigts et du poignet gauche, dans tous les sens, jusqu'au point où vous sentez une résistance qui indique la limite du mouvement naturel, vous reconnaîtrez qu'il y a toujours deux os qui se touchent, bout à bout. Comment deux os sont-ils maintenus ainsi, rapprochés et mobiles l'un sur l'autre ? Il y a des fibres à la fois très solides, très souples, mais pas du tout élastiques, dont chaque extrémité est fixée près du bout de chacun des os ; la longueur de ces fibres est calculée pour permettre aux os de s'incliner l'un sur l'autre, d'une certaine quantité, et pas au delà. Le nombre des fibres, pour chaque articulation, est assez considérable pour qu'elles se joignent entre elles, dans toute leur longueur, et qu'il y en ait plu-

sieurs couches superposées. Aux endroits qui ont
besoin d'être plus solides, ces couches de fibres sont
plus nombreuses, et forment des épaisseurs que l'on
nomme *ligaments* articulaires. De cette disposition,
il résulte que les extrémités de deux os articulés se
trouvent emprisonnées dans un *manchon* fibreux, formant une sorte de boîte très solide, et cependant très
souple ; on donne à cette boîte le nom de capsule
articulaire. Ajoutons, pour compléter cette description, que la capsule articulaire est tapissée, intérieurement, par une membrane très lisse qui s'appelle
synoviale, laquelle a pour fonction de clore parfaitement la capsule articulaire et de fabriquer un liquide
onctueux appelé *synovie*, destiné à rendre très glis-
santes les têtes osseuses qui s'appuient l'une contre
l'autre.

Vous pouvez, à présent, comprendre que si, dans
un mouvement, un os est poussé plus loin que la longueur des ligaments ne le comporte, l'effort exercé sur
ceux-ci tendra à les arracher, à les briser, à les déchirer plus ou moins. S'il n'y a qu'un certain nombre
de fibres de brisées, on aura une *entorse* (voyez ce
mot, n° 263). La gravité de l'entorse dépend du nombre de fibres brisées ou seulement tiraillées. Si l'effort
est suffisant pour déchirer tout un côté de la capsule
articulaire, la tête de l'os mobile pourra sortir de cette
capsule, et l'accident s'appellera *luxation* (voyez ce
mot, n° 377). Vous voyez que la luxation et l'entorse se
produisent de la même manière ; seulement, dans l'entorse, il n'y a pas assez de fibres déchirées pour que
l'os sorte de la capsule. Les entorses et les luxations
peuvent, à la rigueur, se produire dans toutes les jointures ; mais celles de la hanche, de l'épaule, de la
clavicule, du pied, du poignet, des doigts, de la mâchoire, sont les plus fréquentes.

Si la membrane synoviale d'une jointure ne fabrique pas assez de synovie, il en résulte des difficultés faciles à comprendre, dans le mouvement des os qui,
alors, *frottent à sec*. Si, au contraire, cette membrane

produit trop de synovie, l'amas de ce liquide peut acquérir assez de volume pour constituer une hydropisie de l'articulation, ce qui s'appelle *hydarthrose*. Si l'inflammation se déclare dans la membrane synoviale, on a une *arthrite* aiguë, qui est une maladie grave, exigeant toute l'attention d'un médecin. Si l'inflammation d'une jointure dure longtemps, on peut avoir une *tumeur blanche*, et, si les deux os viennent à *se souder* complètement entre eux, ce sera une *ankylose*.

356. JUS D'HERBES. — Pendant les mois printaniers, on emploie encore quelquefois les jus d'herbes, comme dépuratif. Voici la manière de les préparer :

Prenez parties égales de : Feuilles fraîches de chicorée :
          — de cresson de fontaine:
          — de fumeterre ;
          — de laitue.

Après avoir pilé ces plantes ensemble, soit dans un mortier de marbre, soit autrement, laissez le tout dans un lieu frais, pendant deux ou trois heures ; puis, exprimez-en le jus, en pressant fortement dans un linge serré. Pour l'avoir plus clair, filtrez une seconde fois, sans presser. Voyez le n° 238.

Kératite. — Inflammation de la cornée transparente. Voyez le n° 426.

Kousso. — C'est une fleur que l'on apporte de l'Abyssinie, où elle est employée pour détruire le *ver solitaire*, bien plus fréquent dans cette contrée que chez nous. Voyez les n°ˢ 578 et 605.

Kystes, *Tumeurs enkystées*. — Lorsque des humeurs ou autres produits sont enfermés dans une *poche* ou *sac membraneux*, on donne à la tumeur le nom de *kyste*. Dans ces cas, la purgation est toujours impuissante, et il faut avoir recours à la chirurgie, qui a fait d'importants progrès dans le traitement de ces sortes d'affections. Voyez le n° 429.

357. LADRERIE. — La ladrerie est une maladie du porc qui intéresse l'homme, parce que, souvent, c'est en mangeant la chair des animaux atteints de cette maladie que l'on contracte le *ver solitaire*, les kystes hydatiques, les cysticerques. La ladrerie, en effet, consiste dans la présence d'un grand nombre de ces derniers parasites dans les tissus de l'animal, principalement dans le foie. Une cuisson complète faisant périr tous les germes de parasites existant dans les tissus des animaux, on peut employer la chair des porcs ladres, si on a la précaution de la faire cuire suffisamment. Voyez les n°s 578 et 585.

358. LAIT. — Le lait est le premier aliment de l'homme. Dans certaines contrées, dont les habitants sont renommés pour leur vigueur, le lait forme presque la seule nourriture. Mais, cet aliment précieux est d'une conservation si difficile, que, au moment où il est consommé, dans les grandes villes, il a déjà eu le temps de s'altérer. C'est pour cela que nous engageons nos clients *des villes* à s'abstenir de laitage, lorsqu'ils prennent des pilules. Mais si, dans les grandes villes, le lait cesse d'être aussi bon aux personnes mal portantes, il en est tout autrement à la campagne, et, bien souvent, il suffirait au citadin chétif d'aller se nourrir de bon lait et de bon air, pour voir revenir ses forces, sans le secours d'aucun médicament.

Dans quelques affections de l'estomac et de l'intestin grêle, les malades ne supportent aucun médicament actif et ne peuvent digérer, sans douleur, aucun autre aliment que le lait. Il faut alors tirer le meilleur parti possible de ce précieux liquide ; en boire beaucoup, soit pur, soit affaibli, si l'estomac le trouve encore trop fort ; soit bouilli, soit frais ; ou enfin, additionné de quelque farine, selon la tolérance du goût et de l'organe. Voyez les n°s 117 et 484.

Lait de poule. — Voyez au n° 374.

359. LAIT RÉPANDU. — Les femmes qui ont eu des enfants ont souvent des douleurs rhumatismales ou névralgiques, des dépôts, des maladies dartreuses, etc., qu'elles attribuent au lait qu'elles n'ont pas su faire bien passer. On remarquera, cependant, que tous les maux que l'on attribue ainsi au lait se rencontrent également chez des femmes qui n'en n'ont jamais eu, et même chez des hommes. Quoi qu'il en soit, il importe peu que le sang ait été sali par du lait gâté ou par toute autre chose ; pourvu qu'on le purifie, on guérit parfaitement ; il n'est donc pas surprenant que les divers maux attribués à cette cause guérissent ordinairement bien, et assez rapidement, par le traitement purgatif, aidé, s'il y a lieu de quelqu'un des remèdes auxiliaires indiqués aux n°ˢ 244, 304, 587, 588. Voyez aussi les n°ˢ 394, 385, 509, 510.

360. LANGUE. — Dans l'état naturel de bonne santé, la langue est nette et d'une couleur rosée ; il y a pourtant des exceptions, et on voit quelques personnes dont la santé est parfaite et qui n'ont jamais la langue nette.

Dans les maladies aiguës, fébriles, l'aspect de la langue est presque toujours modifié ; elle devient rouge, sèche, pâteuse, chargée, moins large, tout cela à des degrés divers, selon l'intensité de la fièvre.

Dans les maladies chroniques, sans fièvre, la langue reste nette, si ces maladies n'intéressent pas les organes digestifs. Elle est, au contraire, plus ou moins chargée, saburrale, si l'estomac est affecté. Voyez le n° 258.

Dans la chlorose, l'anémie, lorsque le sang est très appauvri, la langue est pâle.

361. LARMES ? (A quoi servent les). — Pour que les rayons lumineux pénètrent dans l'œil, il faut que celui-ci leur présente toujours une surface rendue unie et brillante par une couche mince d'un liquide transparent ; d'un autre côté, le globe de l'œil subit constamment des frottements, occasionnés par ses mouvements derrière les paupières, ce qui rend aussi indispensable la présence d'un liquide onctueux. La quantité de liquide nécessaire au bon fonctionnement de l'œil étant assez considérable, il fallait qu'un organe spécial fût affecté à l'élaboration de ce liquide, et c'est pour cela que la glande lacrymale a été placée dans l'orbite, au-dessus du globe de l'œil. Les larmes sont donc produites assez abondamment, pour que la partie visible de l'œil en soit toujours baignée. Mais, si ces larmes n'étaient pas renouvelées fréquemment, elles s'épaissiraient, elles s'altéreraient et deviendraient irritantes ; il faut donc que le liquide qui a servi s'en aille, pour faire place à un liquide nouveau. Si la prudente nature n'y avait pas pourvu, nous aurions donc les joues constamment inondées par ces larmes hors de service. Mais, regardez avec attention la partie du bord des paupières rapprochée du nez, et vous y apercevrez un petit point noir, qui est l'orifice d'un canal étroit communiquant avec l'intérieur de la fosse nasale ; c'est par ce petit conduit que les vieilles larmes sortent de l'œil, et vont dans la narine, dont elles entretiennent l'humidité, humidité qui est elle-même nécessaire au bon fonctionnement de l'organe de l'odorat. Voilà donc la triple fonction des larmes.

Maintenant, si, sous l'influence d'une cause irritante, d'une grande souffrance ou d'un chagrin, la glande lacrymale vient à fonctionner trop activement, l'abondance des larmes est telle que le canal nasal ne suffit pas pour les absorber ; alors, elles débordent sur les joues, et c'est ainsi qu'on pleure ; mais, en même temps, le besoin de se moucher, à chaque instant, fait bien voir qu'une grande quantité de liquide se déverse aussi dans le nez.

Le conduit par où les larmes descendent dans le nez peut se trouver obstrué, par des causes diverses ; alors, sans qu'elles soient fabriquées en excès, les larmes sont obligées de déborder sur les joues : c'est ce que l'on appelle *larmoiement*.

Si le conduit est bouché du côté du nez, c'est-à-dire vers sa partie inférieure, les larmes qui séjournent dans la partie supérieure de ce conduit s'échauffent, se pourrissent et déterminent la formation d'un abcès. Si la petite ouverture par laquelle cet abcès se vide ne se referme pas, les larmes entrées dans le conduit nasal ressortent par ce trou, et on a une *fistule lacrymale*; la joue est constamment mouillée et la narine correspondante est toujours sèche. Lisez les articles 282, 426 et 302.

362. LARYNX. — Le larynx est l'organe dans lequel se produit la voix ; mais, comment ce résultat est-il obtenu ? c'est ce que nous allons tâcher de faire comprendre :

La partie supérieure du tuyau qui conduit l'air dans les poumons s'appelle larynx ; elle commence à l'épiglotte, au fond de la gorge et se trouve logée dans l'intérieur de cette grosseur dure et mobile que l'on nomme *Pomme d'Adam*. Il y a, dans l'intérieur du larynx, quatre petits ligaments, sortes de grosses fibres appelées *cordes vocales*. Ces cordes vocales sont disposées de manière à pouvoir être tendues, raidies plus ou moins, selon la volonté. Lorsque les cordes vocales sont tendues, l'air qui sort des poumons rencontre une certaine résistance qui détermine, dans ces cordes, des vibrations plus ou moins fortes, selon le dégré de tension, et selon la vitesse avec laquelle l'air est poussé. La vibration des cordes vocales ainsi produite fait naître un son plus ou moins grave, plus ou moins aigu, qui est la voix, mais qui n'est pas encore la parole. Pour qu'il devienne la parole, il faut que le son produit dans le larynx soit modifié par des mouvements très compliqués qui se produisent dans la gorge, dans la bouche, dans les fosses nasales et, aussi par la position du larynx lui-même, qui s'élève ou s'abaisse plus ou moins. Pour que le jeu délicat de toutes les parties qui concourent à la formation de la parole se fasse convenablement, il est nécessaire que ces parties jouissent d'une flexibilité et d'une souplesse parfaites. Pour cela, la membrane muqueuse qui recouvre toutes ces parties, y compris les cordes vocales, renferme, dans son épaisseur, une multitude de très petits organes presque invisibles ayant pour fonction de fabriquer une substance muqueuse et douce, qui en recouvre la surface. Lorsque l'exercice de la parole est poussé un peu loin, l'échauffement qui en résulte dessèche ce mucus, et la souplesse de l'appareil vocal diminuant, la netteté de la parole diminue aussi.

Lorsque les petits muscles qui tendent les cordes vocales sont paralysés, le son ne peut plus se produire, il y a extinction de voix, et on ne peut plus parler qu'à voix basse. Voyez le mot *Enrouement*.

Laryngite aiguë. — La maladie la plus commune du larynx est l'inflammation de sa membrane interne, de sa muqueuse. Si, après avoir eu froid, ou après avoir trop parlé, on ressent, dans l'intérieur de la pomme d'Adam, une douleur accompagnée de chaleur et d'un changement dans la voix, avec une toux rauque et douloureuse, on a une laryngite, laquelle peut être très légère et sans fièvre, ou très forte avec accompagnement de fièvre. Si la membrane muqueuse enflammée se gonfle beaucoup, le calibre du larynx se trouve diminué et l'air y passe moins facilement ; il en résulte une difficulté de respirer, une oppression proportionnée à la diminution du passage de l'air. La toux est quelquefois très forte et très bruyante, quoiqu'il n'y ait absolument rien de malade dans les poumons.

Lorsqu'on se trouve pris de cette manière, il faut parler à voix basse ; garder la chambre ou le lit ; boire une tisane douce et chaude, comme l'infusion de coquelicot, de quatre fleurs ; prendre des aliments doux ; éviter le vin, le café, les excitants ; prendre des bains de pieds à la moutarde ; tâcher d'entretenir une moiteur continuelle ou même une transpiration.

Si l'affection est légère, elle cède rapidement à ces moyens ; si elle est intense, il faut un temps plus long.

Laryngite chronique. — Si l'inflammation et la douleur diminuent beaucoup, sans que les crachats cessent de se produire ; si la voix se rétablit d'une manière incomplète, c'est que la maladie prend la forme chronique, laquelle peut se prolonger indéfiniment, sous le nom de catarrhe du larynx. Ce catarrhe peut être extrêmement faible, tout à fait insignifiant, mais il suffit encore pour altérer la voix. C'est le moment de s'adresser à la médication purgative, laquelle peut être aidée par l'eau de goudron, si on a besoin de boire, ou par les capsules de goudron. Il sera, quelquefois, très utile d'entretenir une éruption au-devant du cou, au moyen de l'huile de croton employée comme nous l'indiquons au n° 324.

Il y a une laryngite très grave, consistant en ulcérations tuberculeuses, désignée sous le nom de *phtisie laryngée*, dont le traitement est le même que celui de la phtisie. Voyez le n° 393.

Il y a aussi une laryngite consistant en des ulcérations syphilitiques ; on la traite comme la syphilis. Voyez le n° 533.

Dans toutes les affections du larynx, il existe une toux parfois très pénible, et on peut ajouter que souvent ce que l'on appelle un *gros rhume* n'est autre chose qu'une laryngite.

Ceux qui ont le larynx délicat feront bien de s'habituer à prendre, en tous temps, du goudron sous toutes les formes possibles, eau de goudron, capsules. Voyez le n° 603.

Quelquefois, les maladies du larynx, sans être bien méchantes, sont pourtant très tenaces et difficiles à faire disparaître ; cela peut tenir à ce qu'elles sont de nature dartreuse (n° 385). On peut alors essayer d'attirer le mal au dehors, en entretenant une éruption à l'huile de croton au devant de la pomme d'Adam.

Dans la plupart des maux du larynx, indépendamment des autres moyens, il est avantageux d'employer le chlorate de potasse en pastilles ; on peut en prendre une toutes les heures ou toutes les deux heures, avec l'attention de les laisser fondre le plus lentement possible. Voir l'article 632.

Dans le *croup*, il se forme, à l'intérieur du larynx, une sorte de peau qui s'épaissit de plus en plus, et qui finit par rendre le passage de l'air tellement petit que le malade meurt, parce que l'air ne peut plus arriver aux poumons. Voyez le n° 229.

363. LAUDANUM. — L'opium est une substance solide, dont l'emploi ne serait pas commode dans bien des circonstances. C'est en cherchant à rendre plus facile l'emploi de cette précieuse drogue que l'on a été amené à la composition du laudanum. Sachez donc bien que le laudanum n'est pas autre chose que l'opium rendu liquide, en vue d'un maniement plus facile.

Il y a deux espèces de laudanum, celui de Sydenham et celui de Rousseau. Le laudanum de Sydenham est celui dont l'usage est le plus fréquent ; il renferme du safran, auquel il doit son odeur et la faculté de faire des taches jaunes. Le laudanum de Rousseau ne renferme que de l'opium. Les deux laudanums ont exactement les mêmes propriétés, qui sont celles de l'opium ; mais celui de Sydenham est moitié moins fort que l'autre, en sorte que deux gouttes de Sydenham représentent une goutte de Rousseau. Il est donc important, sous le rapport des doses, de ne pas confondre l'un avec l'autre. Pour qu'il ne puisse se produire d'erreurs, nous ne parlerons ici que du laudanum de Sydenham.

Le laudanum se mesure par gouttes. On l'emploie à l'intérieur aussi bien qu'à l'extérieur.

A l'intérieur, il faut l'employer avec une grande prudence. Pour un adulte, on peut en donner jusqu'à *vingt* gouttes dans les 24 heures, partagées en plusieurs prises : par exemple, cinq gouttes à la fois, avec plusieurs heures d'intervalle entre chaque prise. On compte une à une le nombre de gouttes que l'on veut administrer, dans une tasse de tisane ou d'eau sucrée. On le donne ainsi, lorsqu'il s'agit de calmer quelque grande souffrance intérieure. Si on se propose de procurer du sommeil, il faut le prendre au moment de se coucher. Pour calmer les douleurs siégeant dans le bas-ventre, on met cinq ou six gouttes de laudanum dans un très petit lavement, qu'il faut tâcher de ne pas rendre. On peut donner trois ou quatre de ces petits lavements dans les 24 heures, en mettant plusieurs heures d'intervalle (n° 370).

Il ne faut pas donner de laudanum aux jeunes enfants.

A *l'extérieur*, l'emploi du laudanum est plus fréquent et n'exige pas autant de prudence. Le plus souvent, on l'étend sur des cataplasmes de farine de lin, à raison d'une dizaine de gouttes pour une surface grande comme la main. On peut en mettre de vingt à trente gouttes sur un cataplasme destiné à recouvrir le ventre. Nous conseillons de ne pas verser les gouttes directement sur le cataplasme, mais de les compter dans une cuiller et d'y ajouter trois ou quatre fois autant d'eau. On verse ensuite ce mélange sur le cataplasme, et on l'étend avec le bout des doigts, avec la certitude que chaque partie du cataplasme portera sa part du remède, lequel, ainsi, sera bien mieux absorbé (n° 160).

Dans bien des cas, surtout s'il ne s'agit pas d'inflammation, on peut remplacer le cataplasme de la manière suivante : mettez vingt gouttes de laudanum dans un petit vase avec deux ou trois fois autant d'eau, faites absorber ce liquide par un morceau de linge vieux et souple de la grandeur de la partie malade, étendez ce linge sur un morceau de toile cirée ou de taffetas gommé de la même grandeur, et appliquez-le en guise de cataplasme. Ce procédé semblera souvent plus commode que le cataplasme.

Si on a la précaution de bien *savonner* la partie sur laquelle on va appliquer du laudanum, pour enlever le corps gras qui existe naturellement sur l'épiderme, on rendra plus rapide l'absorption du remède, et e soulagement sera plus vite obtenu.

Lorsqu'on emploie le laudanum à l'intérieur (tisane ou lavement), il importe beaucoup de ne pas se tromper, en comptant les gouttes; il faut être très adroit ou très exercé pour les compter sûrement, en versant avec la bouteille, et il est plus prudent de se donner la peine de les prendre une à une, avec un bâtonnet, avec le bout d'un porte-plume, que l'on trempe chaque fois dans la fiole. Lisez les articles 160, 368, 431, et 201.

364. LAVEMENTS. — Les lavements s'emploient dans les intentions très diverses que voici : pour désobstruer ; pour rafraîchir ; pour purger ; pour introduire certains médicaments ; pour nourrir. En général, les lavements se prennent tièdes, ni chauds ni froids. S'il y a des coliques, on les prend chauds ; s'il y a paresse, manque de ton de l'intestin, on les prend froids. Le volume des lavements varie, selon la capacité et la tolérance de l'intestin ; trop volumineux, on ne peut le garder, on le rend de suite. C'est ce qu'on veut quand il faut désobstruer l'intestin. Si on veut conserver un lavement, il faut en proportionner la masse à la susceptibilité de l'organe, ce que l'on apprend à connaître par l'expérience. Les lavements calmants, rafraîchissants, nourrissants, doivent être gardés le plus longtemps possible. Lorsqu'un lavement qu'on désirait garder est rendu trop vite, on en prend immédiatement un autre moins volumineux.

Les quantités de substances médicamenteuses indiquées dans cet article se rapportent à un lavement ordinaire pour adulte, c'est-à-dire environ un demi-litre. Pour les enfants, selon leur âge, on réduit le volume d'eau et la dose de médicament à la moitié, au quart. Nous engageons fortement les personnes qui ont besoin d'employer les lavements à se procurer un irrigateur du docteur Eguisier. Voyez le n° 351.

365. Lavements simples pour désobstruer, pour laver. — C'est là le plus fréquent emploi de ce genre de remède. Beaucoup de personnes constipées n'ont pas d'autre moyen de débarrasser leurs intestins. On les emploie aussi sans qu'il y ait de constipation, pour *laver* l'intestin, lorsque des matières irritantes causent des coliques.

L'eau pure et simple suffit, le plus souvent, pour produire l'effet cherché. Si les matières à faire sortir sont dures, sèches, et ne peuvent pas *glisser* dans l'intestin, même avec le secours de l'eau, on rend celleci épaisse, gluante, glissante, en y faisant cuire de la racine de guimauve (30 grammes) ; de la graine de lin (15 grammes) ; ou quelque herbe émolliente, grasse (une poignée). On peut aussi employer l'huile, soit pure, soit mélangée à l'eau, en quantité quelconque.

Dans les maladies aiguës avec forte fièvre, si le ventre est ballonné, tendu, et si les matières rendues ont une très mauvaise odeur, il est très important de *laver* l'intestin à l'aide de grands lavements d'eau tiède, qu'il est bon de renouveler plusieurs fois par jour. Après chacun de ces lavages intérieurs, le malade se sent toujours très soulagé, et on lui assure une nuit moins mauvaise, en lui administrant un de ces grands remèdes dans la soirée.

366. Lavements purgatifs. — Voici une liste de substances qu'on peut employer pour faire des lavements purgatifs, en commençant par les plus faibles : sucre ou cassonade, 150 grammes ; miel commun, 150 grammes ; miel de mercuriale, 60 grammes ; savon, gros comme une noix ; sel de cuisine, 60 grammes ; sulfate de soude ou de magnésie, 60 grammes; séné, en infusion, 10 grammes. Voyez le n° 51.

367. Lavements calmants au pavot et à l'amidon. — Prenez : tête de pavot brisée (sans la graine), 20 grammes environ ; eau, 500 grammes; faites bouillir pendant une demi-heure : laissez refroidir à moitié ; délayez une cuillerée à soupe d'amidon (fécule ou farine quelconque) dans une partie de l'eau, que vous remettrez dans le reste du liquide ; remettez sur le feu, en agitant jusqu'à ce que la farine soit cuite. Ce remède est excellent contre la diarrhée récente. S'il y a seulement des coliques sans diarrhée, on donne simplement la décoction des 20 grammes de pavot, sans fécule.

368. Lavements calmants au laudanum et à l'amidon. — Mettez une cuillerée d'amidon dans un demi-litre d'eau ; chauffez, en agitant, jusqu'à cuisson de l'amidon ; ajoutez 15 gouttes de laudanum de Sydenham ou plus ou moins, selon l'indication du médecin (voyez l'article *Laudanum*, n° 363). Ce lavement s'emploie absolument dans les mêmes cas que le précédent. Si on ne met pas de laudanum, on a le lavement d'amidon simple, suffisant quand il y a diarrhée sans douleur. La farine de riz remplacerait parfaitement l'amidon.

369. Lavements nourrissants. — On emploie, pour cet usage, le lait ou le bouillon. Il faut que le malade tâche de ne pas les rendre trop tôt, afin que l'intestin ait le temps d'absorber la substance nutritive. Pour cela, il ne faut donner, à la fois, que la quantité de liquide que l'intestin peut tolérer. Comme chaque lavement n'apporte qu'une petite quantité de nourriture, il faut les réitérer souvent. Lire l'article 645.

370. Lavements médicamenteux. — Lorsqu'on veut faire absorber un médicament par la voie intestinale, il faut n'employer qu'une petite quantité de liquide, afin que le malade puisse le garder. Si l'intestin n'a pas été vidé depuis peu de temps, il faut commencer par donner un grand lavement, et n'administrer le petit remède médicamenteux que lorsque le premier a été rendu. Les médicaments qu'on fait prendre le plus souvent de cette manière sont le laudanum (n° 368) (de cinq à vingt gouttes), soit pour faire dormir, soit surtout pour calmer des douleurs de ventre ; le bromure de potassium (n° 150) (un, deux ou trois grammes) pour calmer la surexcitation de l'appareil génital, dans les deux sexes, ou pour faire cesser les douleurs nerveuses que certaines femmes ressentent dans l'utérus ou dans les ovaires, au moment des règles ; le chloral (n° 517) (d'une à trois cuillerées à bouche de sirop, correspondant à autant de grammes du médicament) pour amener le sommeil, dans les crises violentes accompagnées de vomissements. Beaucoup d'autres médicaments peuvent être administrés en lavements, lorsqu'un motif quelconque empêche de les donner par l'estomac.

371. — Au point de vue de la médication purgative, les lavements sont des moyens de *soulagement* qu'on aurait tort de négliger. Bien loin d'être opposés au système purgatif, ils agissent, au contraire, dans le même sens. L'usage des lavements ne peut avoir d'inconvénients, et, le plus souvent, il est avantageux.

Les lavements ne sont pas aussi fréquemment utiles pendant le traitement purgatif, cela se conçoit; mais, comme ils ne sont pas non plus nuisibles, chacun peut y recourir, à volonté.

Il faut toujours prendre *chauds* les lavements destinés à faciliter l'effet du purgatif ou à déterminer cet effet. On peut se servir d'eau pure et chaude; mais, le plus souvent, on emploie, avec avantage, quelque décoction émolliente et *grasse* (graine de lin, mauve, son, etc.); souvent ces remèdes soulagent, même lorsqu'on ne les rend pas.

Ceux qui n'obtiennent des évacuations que très difficilement, avec les pilules, feront bien de prendre des lavements purgatifs; c'est un bon moyen d'en accélérer les effets et de les rendre plus abondants et plus faciles.

C'est surtout au moment où le purgatif finit son effet, que le lavement purgatif est bon : mais, d'autres fois, on se trouve très bien d'en prendre quelques heures après les dernières évacuations, pour dissiper certains malaises trop persistants.

Ceux qui, pour un motif quelconque, ne prennent pas le purgatif tous les jours, ont quelquefois avantage à prendre un lavement, soit simple, soit un peu purgatif, le jour qu'ils ne se purgent pas.

Laxatif. —Nom donné aux purgatifs les plus doux, à ceux dont l'action se borne à relâcher le ventre : les pruneaux, le tamarin, les épinards, le miel, etc.

Léthargie. — Sommeil profond, pouvant durer pendant plusieurs jours, et même pendant plusieurs mois.

Leucorrhée. —Ce mot veut dire écoulement blanc. Voyez le n° 397.

Lèvres gercées. — Voyez *Gerçures*, n° 301.

Lichen d'Islande. — C'est une sorte de mousse dans laquelle il existe une espèce de fécule et un principe très amer. Lorsque l'on fait bouillir le lichen dans l'eau pendant peu de temps, on obtient une tisane amère, ayant des propriétés toniques semblables à celles des autres amers ; si on fait bouillir pendant plus longtemps, l'eau devient épaisse et mucilagineuse : alors, la tisane est à la fois tonique et adoucissante. L'amertume de cette tisane la rend difficile à prendre, pour certaines personnes délicates ; dans ce cas, il suffit de rejeter la première eau, qui emporte le principe amer, et de faire bouillir la plante dans une seconde eau qui deviendra mucilagineuse, sans amertume.

Lierre terrestre. —Plante légèrement aromatique, très employée dans les rhumes. On le fait infuser, soit dans du lait, soit dans une décoction de figues.

372. LIGATURES des membres. — La ligature des membres peut rendre de grands services, dans les cas de congestion au cerveau, de crachement ou de vomissement de sang ; pour diminuer le danger des blessures graves qui font perdre beaucoup de sang. Lorsqu'on lie fortement un membre qui vient d'être blessé par un serpent, par un scorpion ou par un chien enragé, on empêche le sang dans lequel le venin vient d'être introduit de monter jusqu'au cœur ; on retarde son mélange avec toute la masse du sang, ce qui permet d'attendre l'arrivée d'un médecin.

Pour pratiquer une ligature, il faut se procurer un

ien quelconque, tel que corde, bande, lien fait avec des herbes ou de la paille tordues, écorce enlevée à une branche d'arbre vert, etc. On place ce lien au-dessus du genou ou du coude, on fait plusieurs tours, en serrant assez fortement pour que le sang soit arrêté, en grande partie, dans la partie inférieure du membre. On reconnaît que le lien est suffisamment serré, lorsque l'on constate un fort gonflement du membre. On peut poser une ligature sur chacune des deux jambes et sur les deux bras.

Pendant qu'une portion du sang est ainsi retenue dans les extrémités du membre, la pression de ce liquide diminue dans les parties menacées ; c'est comme si on avait fait une saignée. Bien entendu, s'il s'agit d'une blessure venimeuse on n'en met que sur le membre blessé.

Après une ou plusieurs heures, si on pense que l'accident est conjuré, on desserre d'abord un lien ; puis, après un intervalle assez long, un autre. Si on s'aperçoit qu'on a été trop vite, on replace le lien. S'il s'agissait d'une blessure venimeuse, il faut bien savoir que le gonflement ne serait pas l'effet du lien seul, mais plutôt le résultat du venin, et, dans ce cas, il faudrait attendre beaucoup plus longtemps, avant de desserrer la ligature. Voyez les articles *Congestion*, n° 202 ; *Apoplexie*, n° 114 ; *Hémorragie*, n° 318 ; *Pertes de sang*, n° 447.

Limonade purgative. — Voyez le n° 607.

373. LINIMENTS.—Les liniments sont des préparations à base d'huile destinées à être employées en frictions. Voyez au n° 291 la manière d'opérer les frictions.

Pour préparer les liniments, il suffit de verser les substances dans une bouteille et d'agiter pendant quelques instants.

Liniment stimulant.

Prenez: Essence de térébenthine.......... 30 grammes.
   Huile d'olive ou d'œillette........ 60 —

On l'emploie contre les douleurs névralgiques ou rhumatismales ; contre l'œdème, ou gonflement de la peau sans inflammation. Prix : un franc.

Liniment calmant au chloroforme.

Prenez : Chloroforme..................... 10 grammes.
Huile d'olive ou d'œillette....... 30 —

On l'applique sur toute partie où il existe une douleur très intense. Prix : 1 fr. 50 c.

Liniment calmant au laudanum.

Prenez : Laudanum de Sydenham......... 5 grammes.
Huile d'olive ou d'œillette........ 40 —

Très souvent utile, même sur les parties enflammées. Prix : un franc.

Une bonne manière d'utiliser les liniments consiste à en imprégner une compresse peu épaisse en vieux linge, que l'on applique sur le mal, en ayant soin de la recouvrir d'une pièce de *toile cirée*, pour que le remède ne se perde pas dans le tissu des vêtements. On peut encore recouvrir du remède la surface d'un cataplasme émollient ; ce procédé est très bon.

Lin. — L'infusion de graine de lin est rafraîchischissante, et sert surtout dans l'échauffement des urines (voyez à l'article *Tisanes*, n° 545). Une cuillerée à bouche de graine entière, avalée dans un verre d'eau, suffit quelquefois pour combattre la constipation. La farine de graine de lin sert à la préparation des cataplasmes. Voyez le n° 157.

Liqueur de goudron. — Voyez le n° 603.

374. LOOCH. — C'est une sorte de lait artificiel épais, que l'on prépare avec du sucre, des amandes douces et de la gomme. Le looch simple s'emploie dans les inflammations de la poitrine, les rhumes commençants, les bronchites aiguës, les maux de gorge. Ce remède se prend par cuillerées, aussi souvent qu'on le veut ; il est très agréable.

Nous ne parlerons pas des loochs composés, qui doivent être exécutés par le pharmacien, et suivant les ordonnances du médecin, mais seulement d'un genre de looch simple, qui est facile à préparer, à la seule condition que l'on ait un pilon en bois, et un mortier ou tout autre vase pouvant en tenir lieu.

Faites tremper des amandes douces, pendant quelques minutes, dans de l'eau chaude, pour ramollir leur pellicule, et enlevez cette écorce. Prenez des morceaux de sucre, à peu près autant que d'amandes, sans peser ; écrasez ensemble amandes et sucre et triturez fortement, pour former une sorte de pâte. Alors, ajoutez, peu à peu, en triturant toujours, de l'eau dans laquelle vous aurez fait fondre de la gomme arabique à raison de dix grammes pour cent d'eau. Quand le tout vous semblera assez liquide, séparez le lait formé, au moyen d'un linge, et remettez les amandes dans le mortier, avec de l'eau toujours ; triturez encore, et ajoutez le lait obtenu au précédent : vous aurez ainsi un looch, qui sera plus ou moins épais, selon la quantité d'eau. On peut ajouter de l'eau de fleurs d'oranger.

Si on n'a pas d'amandes douces, on fera un looch également très bon en les remplaçant par des amandes de noisettes, de noix, de pistaches, ou même par des graines de pavot avec lesquelles on fait l'huile blanche ou huile d'œillette.

En battant un ou plusieurs jaunes d'œuf, dans de l'eau sucrée, et avec un peu d'eau de fleurs d'oranger, on obtient une sorte de looch auquel on donne le nom de *lait de poule*, très bon à employer dans les mêmes cas que le looch simple.

Lotion. — Ce mot veut dire *lavage*. Faire des lotions, c'est faire des lavages.

Loupes. — Tumeurs arrondies qui se développent, le plus souvent, sous le cuir chevelu. Ce sont des *kystes*, sur lesquels les médicaments n'ont pas d'action. Voyez le mot *Kystes*.

375. LUETTE. — Cette espèce de languette charnue, placée au milieu du voile du palais, devient quelquefois trop longue. Alors, elle s'appuie sur la base
de la langue et descend jusqu'à l'épiglotte, où elle
produit un chatouillement gênant et une toux sèche
et fatigante. Si, plusieurs fois par jour, on fait adhérer à la luette de l'alun en poudre fine, en se servant
d'un petit pinceau ou d'une barbe de plume, on
fera revenir ce petit organe à sa dimension naturelle
et, ainsi, on fera cesser les malaises causés par sa
trop grande longueur. Dans le cas où l'on ne parvien-
drait pas à obtenir ce raccourcissement de la luette,
on s'adresserait à un médecin, qui en couperait la
partie excédante. La luette participe souvent aux inflammations de la gorge.

376. LUMBAGO, Tour de reins. — C'est une douleur très vive qui se produit subitement, dans la région
des reins, à l'occasion d'un effort quelquefois insignifiant. Cette douleur empêche tout mouvement du corps,
mais elle cesse dans l'immobilité. On pense que le
tour de reins consiste dans la rupture de quelques
fibres musculaires. Le traitement consiste dans le repos complet au lit, avec un grand cataplasme au *laudanum* ou au *pavot* (voyez le n° 363), que l'on renouvelle
quatre ou cinq fois par 24 heures. Si la douleur est
assez violente pour empêcher le malade de dormir, on
peut lui faire prendre deux ou trois cuillerées de sirop de chloral (n° 517).

Il y a aussi un lumbago *rhumatismal*; celui-ci ne se
produit pas d'une manière aussi instantanée, et il dure
plus longtemps; il faut le traiter comme les autres
douleurs rhumatismales. Voyez les n°s 491 et 244.

Lunettes. — Voyez le n° 426.

377. LUXATIONS, Déboîtement, Membres démis.
— Les premiers soins que réclame ce genre d'accidents
sont exactement les mêmes que ceux que nous avons
indiqués au mot *Fractures*, n° 290, quoique la gravité

des luxations soit bien moins grande que celle des fractures. Mais, si l'on tarde à appeler le médecin, l'opération devient très difficile. Lisez l'article *Jointures*, n° 355.

Lycopode. — C'est une poudre jaune employée très utilement chez les jeunes enfants, pour les empêcher de s'écorcher. L'amidon au tannin a les mêmes propriétés. Voyez *Intertrigo*, n° 344 et *Amidon*, n° 108.

378. LYMPHE. — C'est un liquide blanc ou incolore qui a toutes les propriétés du sang, sauf la couleur. La lymphe se produit dans toutes les parties du corps; on ignore comment. Elle circule dans les vaisseaux lymphatiques qui la conduisent vers le cœur, où elle se mélange avec le sang qu'elle contribue à former. La lymphe est plus abondante chez certaines personnes que chez d'autres. Dans ce cas, les vaisseaux lymphatiques sont plus développés, et il résulte de ce développement une certaine pâleur, une certaine mollesse des tissus qu'on observe surtout chez les enfants et chez les femmes. On dit, alors, que le tempérament est lymphatique; mais, il est bon d'observer que ce terme n'implique pas l'idée de maladie. On peut avoir le tempérament lymphatique et jouir d'une santé parfaite. C'est seulement lorsque la lymphe est altérée que les maladies dites lymphatiques peuvent se produire. Il est évident que la lymphe ne peut être viciée sans que le sang le soit aussi. Voyez n°s 295 et 326 et l'article *Vaisseaux lymphatiques*.

Maladies dites lymphatiques. — Chez les personnes dont le tempérament est lymphatique, les maladies ont une plus grande tendance à traîner en longueur, et le traitement qu'elles exigent a toujours besoin d'être continué, avec patience, pendant plus ou moins longtemps. Les maladies lymphatiques peuvent exister à tous les âges, mais elles sont fréquentes chez les personnes jeunes et surtout chez les enfants.

On peut diviser en deux catégories les maladies lymphatiques : 1° celles qui sont peu graves, et peuvent guérir en assez peu de temps ; 2° celles qui ont une gravité sérieuse, et dont le traitement est nécessairement long.

Dans la première catégorie, on peut placer : les gourmes ; les éruptions plus ou moins dartreuses qui surviennent à la figure et sur le cuir chevelu ; les rougeurs et le gonflement des narines ; les inflammations du bord des paupières ; les engelures ; les glandes dites de croissance ; les maux de gorge fréquents.

La deuxième catégorie comprend les tumeurs des jointures ; la carie des os ; la suppuration des glandes ; certaines affections dartreuses ; les abcès froids ; la punaisie, et toutes les maladies constituant ce que l'on entend par les mots *écrouelles, scrofules, humeurs froides*.

Les mêmes moyens sont employés dans les deux catégories ; seulement, la longueur du traitement diffère ; elle varie selon la gravité du cas, entre quelques semaines et plusieurs années. Ces remèdes sont : les préparations ferrugineuses (n° 275) ; l'iode et ses diverses combinaisons (n° 346) ; le quinquina (n° 589) ; l'huile de foie de morue (n° 325). Tous ces remèdes ont besoin d'être secondés par une bonne hygiène ; le grand air, surtout près de la mer ; une bonne nourriture ; éviter le froid ; rechercher le soleil et la lumière ; flanelle et vêtements en laine ; éviter la vie trop sédentaire. Voir l'article 612 et les n°ˢ 631 et 627.

Ce sont là les remèdes employés par tout le monde ; mais, si l'on y ajoute notre purgation méthodique, constante et modérée, on augmente singulièrement les chances de guérison, tout en abrégeant la durée du traitement.

Macération. — On fait macérer une susbtance en la mettant dans l'eau froide et en l'y laissant, jusqu'à ce que ses principes solubles aient eu le temps de passer dans le liquide. Douze heures suffisent ordinairement pour une macération. Voyez 544.

379. MAGNÉSIE. — Les sels de magnésie sont employés comme purgatifs (voir le n° 48). La magnésie elle-même peut servir au même usage, mais cette poudre terreuse est tellement légère que la dose purgative occupe un grand volume, ce qui la rend difficile à prendre. On se sert de la magnésie plus souvent, et avec avantage, pour calmer certains maux d'estomac accompagnés d'aigreur ou de renvois acides. Dans ce but, on en délaie une ou plusieurs fortes cuillerées à café dans de l'eau sucrée, ou dans du lait sucré, que l'on prend, au moment du malaise. Le carbonate de magnésie, ou magnésie anglaise, se prend et agit de la même manière.

La magnésie présente un inconvénient sérieux : c'est que, après en avoir pris un petit nombre de fois, on éprouve, pour cette substance, une grande répugnance, et que, souvent, le dégoût est tel qu'il est impossible d'en continuer l'emploi. Un habile pharmacien, M. Mentel, a supprimé cette difficulté, et ceux qui ont besoin de prendre souvent de la magnésie n'éprouvent plus aucune répugnance, en se servant de la magnésie granulée de Mentel. Voyez 605 et 637.

380. MAIGREUR. — Lorsque l'absence de graisse existe en même temps qu'une bonne santé, la personne n'ayant pas été grasse antérieurement, c'est un état normal qu'il n'est pas facile de changer. Voici le régime que l'on conseille alors : inaction prolongée dans l'obscurité ; rester longtemps au lit ; bains chauds fréquents et prolongés ; aliments gras sous toutes les formes ; beurre, jambon, sauces à l'huile ; aliments féculents, avec des boissons abondantes, du lait, de la bière ; éviter tout exercice fatigant et surtout la constipation.

Si la personne qui désire engraisser se porte bien et n'a pas toujours été maigre, il y a beaucoup de chances que ce régime lui réussisse.

Le traitement de la maigreur est précisément le contraire de celui de l'obésité. Voyez n° 422.

Si la maigreur coïncide avec un mauvais état de santé, l'embonpoint ne reviendra qu'après la guérison.

Mal blanc. — Lisez le n° 438.

Mal caduc, *Épilepsie*. — Voyez le n° 264.

Mal d'aventure. — Voyez *Panaris*, n° 438.

Mal de dents. — Voyez *Dents*, n° 237.

381. MAL DE DOS. — Le mal de dos causé par la fatigue d'un travail assidu, la tête étant penchée en avant, comme pour écrire, coudre, broder, cède au simple repos. Si ce mal se reproduit par trop facilement, c'est que la personne affectée ne se porte pas très bien; en effet, le plus souvent, le mal de dos n'est qu'une *névralgie* qui dépend de la pauvreté du sang. La douleur du dos correspond quelquefois avec une douleur semblable au creux de l'estomac et au côté, vers le sein; dans ce cas, on la nomme névralgie *intercostale*. Ce mal inquiète beaucoup, en faisant craindre un affection grave du cœur, du sein ou de la poitrine; mais, il cède toujours au traitement purgatif et fortifiant. Si la personne qui souffre du dos a les poumons malades; si elle tousse; si elle a craché le sang, c'est encore une névralgie causée par le mal intérieur. Voyez les n°ˢ 393 et 416.

Les personnes qui, à chaque instant, se plaignent du mal de dos ont le sang pauvre, et ont besoin d'employer, pendant le temps nécessaire, les remèdes indiqués au n° 111.

382. MAL DE TÊTE. — C'est la plus commune des indispositions; elles est amenée par les causes les plus diverses. Dans les maladies aiguës, c'est un effet de la fièvre, et on le *modère* à l'aide de compresses d'eau pure, salée, vinaigrée ou additionnée d'eau-de-vie, maintenues sur le front et renouvelées à mesure qu'elles s'échauffent.

Si le mal de tête est l'effet d'un travail assidu, il cède au repos et au sommeil.

S'il provient de ce qu'on a respiré trop longtemps un air concentré ou trop chaud, il faut sortir et marcher au grand air.

Le plus souvent, les maux de tête sont des *rhumatismes* ou des *névralgies*. Voyez les n°ˢ 406 et 492.

Le mal de tête sympathique d'un mauvais état de l'estomac, ne disparaît complètement que lorsque l'estomac est débarrassé ou guéri. Voyez les n°ˢ 258 et 406.

Les personnes constipées ont souvent des maux de tête qui cessent dès qu'on traite la constipation. Voyez le n° 204.

Les maux de tête que la chaleur augmente sont plus difficiles à guérir que ceux qui dépendent du froid. Chez une personne qui a eu autrefois des accidents *syphilitiques*, un mal de tête plus fort la nuit que le jour, ou bien, qui augmente par la chaleur, cède à l'*iodure de potassium*. Voyez le n° 348.

Les bains de pieds dégagent souvent la tête, surtout quand les pieds sont froids. Voyez le n° 132.

Une infusion de camomille, de tilleul, d'anis, de thé, fait passer un mal de tête dépendant d'une mauvaise disposition de l'estomac. Le café peut réussir, surtout chez ceux qui n'ont pas l'habitude d'en prendre.

Beaucoup de maux de tête sont diminués ou calmés entièrement par l'emploi de compresses imbibées d'eau pure, d'eau salée ou vinaigrée; ou bien encore, d'un mélange d'eau et d'eau-de-vie. Il est toujours bon d'essayer ces moyens, sur l'efficacité desquels on est bientôt fixé. En effet, lorsque ces compresses ne procurent pas un soulagement rapide, c'est qu'elles ne conviennent pas; il faut, alors, y renoncer. Dans le cas contraire, lorsque les compresses diminuent le mal de tête, il faut les continuer avec persévérance, en les renouvelant à mesure qu'elles s'échauffent. Lorsque la compresse cesse de s'échauffer rapidement, il faut y renoncer, de peur de refroidir trop et d'amener un rhume de cerveau. On recommence, si la tête redevient chaude.

Maladies aiguës. — Voyez le n° 98.

Maladies chroniques. — Voyez le n° 187.

383. MALADIES DU CŒUR. — Le cœur est susceptible d'être affecté de maladies aiguës et de maladies chroniques. Nous ne pouvons rien dire d'utile sur les maladies aiguës, que les médecins eux-mêmes ont beaucoup de peine à reconnaître et à soigner. Quant aux affections chroniques du cœur, elles présentent une difficulté sur laquelle nous voulons fixer l'attention des malades.

C'est le cœur qui fait circuler le sang, et comme la vie cesse dès que le sang cesse de circuler, il en résulte que le cœur est dans l'impossibilité absolue de se reposer: il faut qu'il *travaille* sans aucune interruption, d'un mouvement très actif, puisqu'il doit faire au moins *soixante* dilatations et *soixante* contractions par minute ; qu'il soit fatigué ou non, le cœur est obligé de fonctionner toujours. Or, on comprend que cet état de mouvement incessant soit une circonstance bien défavorable pour l'organe, lorsqu'il est affecté. Une jambe cassée peut être maintenue dans un état de repos complet, ce qui permet à la nature de rétablir les parties lésées en assez peu de temps ; le rôle du cœur ne permet pas qu'il en fasse autant, lorsque cela lui serait utile. Cette remarque a un grand intérêt pour ceux qui souffrent du côté du cœur. En effet, sachant combien le repos est précieux pour aider les organes à rentrer dans leur état normal, on comprendra la nécessité de prendre toutes les précautions possibles pour ne pas ajouter à la fatigue que le cœur est obligé de subir sans cesse. On mettra la plus grande attention à éviter tout ce qui est capable d'augmenter les palpitations ; on évitera de courir, de marcher trop vite ; si on doit monter, on le fera assez lentement, pour que le mouvement du cœur ne soit pas sensiblement accéléré ; on parlera d'une manière posée ; on fuira les émotions, bonnes ou mauvaises. Il est incontestable que le malade doué d'assez de raison et de fermeté pour se tenir en garde contre tout ce qui est capable d'exciter les mouvements du cœur, ajoutera beaucoup aux chances favorables de tout traitement.

Ces réflexions ne s'adressent pas moins aux personnes qui entourent les malades. Ceux-ci sont très irritables, un rien les contrarie et fait battre leur cœur avec violence ; chacun sentira que c'est un devoir de s'observer, vis-à-vis de tels malades, et d'user envers eux de la plus complète indulgence.

Presque toujours, les affections du cœur consistent dans un dérangement qui s'est produit dans une des *soupapes* de l'organe, laquelle cesse de joindre, ou devient trop petite. Or, un dérangement n'est pas une maladie, sur laquelle des remèdes puissent agir, et, d'un autre côté, il est impossible d'aller dans l'intérieur du cœur pour remettre les choses en place. Il résulte de cette explication et de tout ce qui précède, qu'une affection chronique du cœur doit être considérée comme une *infirmité* véritable qu'il est presque impossible de faire cesser, et que toute l'attention du médecin et du malade doit viser à empêcher que cette infirmité s'aggrave.

Il arrive, souvent, que le mauvais fonctionnement d'un cœur ainsi désorganisé amène des troubles de diverses sortes sur lesquels la médication purgative peut exercer une action très salutaire. Les malades qui ont des oppressions, des palpitations, des engorgements du foie, des commencements d'hydropisie produits de cette manière, ont besoin de se purger sérieusement et de recommencer chaque fois que ces troubles se reproduisent.

Nous sommes loin de prétendre que notre traitement puisse guérir toutes les maladies provenant du cœur; mais, nous sommes bien convaincu que cette médication offre, le plus souvent, des chances favorables d'amélioration. Voyez les n°ˢ 45, 332, 437 et le mot *Circulation*, n° 191. Lisez aussi l'article 625.

384. MALADIES ÉPIDÉMIQUES. — Le choléra, la fièvre jaune, la petite vérole, la rougeole, la scarlatine, la suette miliaire et une foule d'autres maladies, sont appelées *épidémiques*, lorsqu'elles attaquent, à la fois et passagèrement, un grand nombre d'individus dans la même contrée.

Toutes les maladies épidémiques sont aussi en même temps *aiguës*. Ce serait donc nous écarter du plan de cet ouvrage que d'entrer dans des explications détaillées, nécessairement très longues et souvent bien difficiles à saisir, sur les soins à donner aux personnes atteintes. Voyez l'article 79.

La cause déterminante des maladies épidémiques est *dans l'air*, personne ne le conteste ; mais, si l'on considère que tous les habitants d'un même lieu respirent le même air, et que, pourtant, tous ne sont pas attaqués de la maladie régnante, on sera bien obligé d'admettre que le mauvais air ne suffit pas pour expliquer l'épidémie.

La vérité est que les affections épidémiques n'atteignent que ceux qui y sont *prédisposés*, c'est-à-dire ceux dont le sang renferme des matières malsaines sur lesquelles les principes contenus dans le mauvais air exercent leur action délétère. Ceux qui ont le sang très pur, dont la santé, par conséquent, est très bonne, sont atteints par les maladies épidémiques moins souvent et d'une manière bien moins grave.

Toutes les causes qui peuvent favoriser les maladies ordinaires favorisent aussi les épidémies et en augmentent la gravité, et une organisation déjà souffrante est plus disposée à contracter une maladie épidémique.

Si l'on fait attention à ces remarques et aux articles auxquels nous renvoyons, on comprendra bien pourquoi, en temps d'épidémie, notre médication est capable de rendre de grands services, en permettant à ceux qui ne se portent pas parfaitement bien de rétablir promptement leur santé, et de se mettre ainsi en état de mieux résister à l'invasion du mal, de se soustraire au danger qu'il pourrait faire courir, ou de le diminuer. Voyez les n°ˢ 89, 332, 475, 476, 500 et 558.

Maladies de l'estomac. — Voyez *Estomac*, n° 267.

385. MALADIES DE LA PEAU. — On doit distinguer deux catégories dans les maladies de la peau : celles qui ont une marche *aiguë* et celles dont la marche est *chronique* (voyez ces deux mots, n°ˢ 79 et 187). Les maladies à marche aiguë se développent rapidement ; elles arrivent à leur plus haut degré dans l'espace d'une à trois semaines ; puis, elles vont en décroissant, et la guérison est complète en assez peu de temps, alors même qu'on ne les a pas traitées du tout. On donne habituellement le nom d'*éruptions* aux affections cutanées qui ont cette marche, sans avoir égard à l'étendue de l'espace qu'elles occupent sur la peau (265).

Lorsqu'une maladie de la peau se déclare pour la première fois, on peut toujours supposer qu'il s'agit d'un de ces cas aigus, et la traiter en conséquence, c'est-à-dire se contenter de calmer les cuissons, la douleur ou les démangeaisons, au moyen de médicaments *doux*, tels que : cérat, pommade aux concombres, beurre frais, huile douce, cataplasmes de fécule de pommes de terre, bains de son *tièdes*, régime doux, eau antidartreuse, en cas de démangeaisons excessives. Si, au bout de quatre à cinq semaines, le mal ne diminue pas visiblement, on sera fondé à craindre une maladie chronique, et il sera temps de commencer le traitement purgatif.

Quand une maladie de la peau se guérit rapidement, d'elle-même ou par des remèdes doux, cela montre que le sang s'est débarrassé aisément de toute l'âcreté qu'il contenait. Dans les affections dartreuses chroniques, le sang rejette également son âcreté vers la peau, et, si la maladie se prolonge malgré cela, c'est parce que, à mesure qu'il se débarrasse, d'autres humeurs se produisent incessamment. Cette explication fait voir qu'il n'est pas toujours rationnel de traiter ces maladies exclusivement par des pommades, des lotions, des bains, en un mot, par des remèdes *externes*, dont l'action sur la peau a pour but de faire disparaître le plus promptement possible les humeurs qui l'irritent et la salissent. Il faut comprendre que ces humeurs viennent *du dedans*, et que, puisqu'elles existent dans la masse du sang, on doit regarder comme un grand bien leur sortie naturelle, par les pores de la peau, nonobstant la gêne et la contrariété qui en résultent pour les malades. La peau serait parfaitement saine si le sang ne renfermait pas les humeurs qui sortent par cette voie. Sachez bien qu'en fermant les issues de la peau, par lesquelles ces humeurs sortent du corps, on risque de donner naissance aux maladies organiques les plus graves, en obligeant le sang à déposer, dans les organes internes, ce qu'il renferme de mauvais. Combien ne voit-on pas de tumeurs au foie, au pylore, dont rien ne peut arrêter le développement, et qui n'auraient jamais existé, si on n'avait pas guéri des affections dartreuses qui chagrinaient les malades, il est vrai, mais qui leur permettaient de vivre en bonne santé, sous tous les autres rapports ! Il y a des aveugles ; il y a des sourds qui ne doivent leur triste infirmité qu'à la prétendue guérison d'une maladie cutanée. Il n'y a pas de maladie grave qui ne puisse se déclarer par suite de la fausse guérison de ces sortes d'affections, et cela est si vrai, que tous les auteurs le confessent. En effet, qu'on ouvre le traité de médecine le plus savant, et à chaque maladie, en particulier, on verra toujours figurer la guérison de quelque affection cutanée parmi les causes qui peuvent lui donner naissance : on appelle cela *rétrocession* ou *rétropulsion* d'un exanthème.

Il arrive, assez souvent, qu'à force d'insister sur l'emploi des moyens extérieurs, le mal de la peau semble disparaître ; mais, presque toujours, la nature reprend heureusement le dessus, et le mal ne tarde pas à se montrer de nouveau, soit à la même place, soit sur une autre partie de la peau. C'est lorsque ces humeurs ne retrouvent pas le chemin de la peau qu'elles sont susceptibles de se fixer dans les organes internes.

Prétendre guérir les maladies de la peau par les moyens extérieurs, c'est risquer de remplacer un mal qui ne fait courir aucun danger par un autre mal infiniment plus grave. Sans doute, ce danger ne se réalise pas toujours : on voit des personnes qui ont pu guérir leur peau sans perdre leur santé ; mais, il n'existe pas de moyen pour reconnaître, à l'avance, si on sera assez heureux pour réussir ainsi, et nous pensons que c'est faire jouer trop gros jeu à un dartreux que de lui donner le conseil de se traiter exclusivement par les moyens que nous ne cessons de combattre (1).

La méthode purgative permet de guérir les maladies de la peau, sans danger d'aucune sorte. Cette méthode exige de la constance et, parfois, un certain courage que tous les malades n'ont pas ; mais, nous disons à ces malades : « Gardez plutôt votre mal que « l'échanger contre un mal pire ; employez tous les « moyens que vous voudrez pour *calmer* les malaises « que vous éprouvez à la peau ; mais, laissez de côté « ceux qui pourraient empêcher l'âcreté de votre sang « de continuer à sortir de votre corps par cette voie. »

Tous les purgatifs ne sont pas également efficaces

---

(1) Corvisart croit aux virus : Il pense qu'ils ont une influence singulière sur le développement des maladies organiques. Suivant ce grand médecin, si l'humeur dartreuse va du dehors au dedans se jeter sur un viscère sain jusqu'alors, elle deviendra bientôt la cause d'une affection organique, et il n'est pas possible d'expliquer autrement ces engorgements, ces squirrhes intérieurs, manifestement dus à une humeur morbifique quelconque répercutée et devenue ainsi le germe d'une maladie organique. Il demande à quel autre genre de cause on pourrait attribuer le développement de nombre de désorganisations du cœur, l'érosion de la surface intérieure des viscères, des tuniques vasculaires, les taches singulières de leurs membranes internes, l'érosion de la tunique interne dans de certaines fièvres, suites plus que probables de la répercussion, de la métastase ou du séjour d'une humeur âcre inconnue, ou bien bilieuse, psorique, dartreuse, vénérienne.

MONFALCON, *Dict. des Sc. méd.* (Art. Virus).

contre les affections qui nous occupent ici. C'est en vain qu'on voudrait guérir une dartre avec un purgatif salin, avec la manne ou avec l'huile de ricin (on peut voir, n° 54, les motifs de cette insuffisance) : il n'y a que les purgatifs drastiques qui puissent offrir des chances réelles de succès, et, comme le traitement doit, le plus souvent, être continué pendant assez longtemps, il est aisé de comprendre combien notre méthode de purger est supérieure aux autres. S'il entrait dans nos vues de citer des cas de guérison, c'est ici, surtout, que nous pourrions rapporter des exemples nombreux et remarquables. Nous n'obtenons pas de ces fausses guérisons qui se démentent après quelques semaines ; elles sont *radicales*, puisque le mal ne cesse de paraître à la peau que lorsqu'il n'existe plus rien qui puisse l'entretenir.

Le plus communément, il suffit de suivre l'*Instruction générale*, ce qui constitue un traitement d'une simplicité et d'une facilité extrêmes, et il faudrait que les malades fussent bien dépourvus de volonté pour hésiter à se traiter comme nous le conseillons.

Lorsqu'il existe des démangeaisons très vives, on peut, presque toujours, les calmer avec une eau *antidartreuse* indiquée au n° 235.

Ordinairement, il suffit de mouiller la partie malade avec cette eau, plus ou moins souvent, selon la promptitude avec laquelle la démangeaison revient, et sans l'essuyer.

Il n'y a nul inconvénient à se gratter les mains étant mouillées avec cette eau ; cela pique plus vivement, mais la démangeaison est plus longtemps sans reparaître. Lorsque de simples lotions ne suffisent pas pour calmer les démangeaisons, on peut appliquer des *compresses* plus ou moins épaisses.

Enfin, aux personnes qui n'ont pas de répugnance pour les tisanes ; ou bien, à celles qui ont besoin de boire beaucoup, nous conseillons la tisane de genièvre. Voyez le n° 553.

Les radis, roses et noirs ; les diverses espèces de

cresson ; en un mot, les légumes *piquants*, qui se mangent *crus*, sont bons aux personnes dartreuses.

386. — Comme on vient de le voir, la plupart des maladies de la peau intéressent la constitution même des individus, et elles exigent un traitement prolongé, par les dépuratifs ; mais il y a aussi un certain nombre d'affections cutanées qui sont, pour ainsi dire, superficielles et disparaissent aisément sous l'influence de remèdes extérieurs ; les dartres farineuses de la figure, les pellicules du cuir chevelu, les plaques jaunes appelées tâches hépatiques sont dans ce cas. Voici la formule d'une pommade qui peut être employée dans presque tous ces cas ; lorsqu'elle ne réussira pas, on pourra en conclure que le mal réclame un traitement dépuratif ; lorsqu'elle fera disparaître le mal, on n'aura pas à redouter de mauvaises suites de la guérison, parce que ce remède n'est pas assez fort pour faire *rentrer* une dartre de mauvaise nature.

    Prenez : Soufre précité (magistère de soufre)   5 grammes
             Glycéré d'amidon................   50   —
             Eau de Cologne.................   25 gouttes.

Cette quantité coûtera environ 1 fr. 50 c.

Pour l'employer, on en prend un peu avec le bout du doigt et on l'applique sur la partie malade, en frottant légèrement. On recommence plusieurs fois par jour. Dans certains cas, on peut recouvrir la surface malade d'un linge imprégné de la pommade et recouvert d'une toile cirée. Lisez l'article *Coaltar*, n° 616

387. MALADIES DE LA POITRINE. — Lorsque, à la suite d'un refroidissement, ou sans cause apparente, on se trouve pris rapidement d'un mal intense dans la poitrine, d'un point de côté accompagné d'une forte fièvre, on peut supposer qu'il s'agit d'une maladie *aiguë*, telle que *pneumonie, fluxion de poitrine*, et, pour ne pas perdre de temps ni commettre d'erreur, on doit, sans hésiter, faire venir un médecin. Il vaut encore mieux l'avoir appelé pour rien que s'exposer, par négligence, à quelque chose de sérieux. Voyez n° 79. Relisez aussi l'article *Auscultation*, n° 130.

388. — La *bronchite simple*, ou *rhume ordinaire*, est la maladie la plus fréquente en hiver ; c'est aussi la moins grave, et tout le monde sait la soigner. Au moment où l'on est pris d'un fort rhume, on peut, quelquefois, l'arrêter tout court, en provoquant une forte transpiration (voyez *Sueur*, n° 527). Si ce moyen ne suffit pas, on se soignera, pendant quelque temps par des moyens *doux*, tels que : infusions de violettes, de mauve, de coquelicot, de figues ; eau sucrée blanchie avec du lait ; pâte de jujube, de réglisse ; gomme arabique en morceaux, etc. Le soir, on peut prendre un *lait de poule*, un *looch* (n° 374), un bain de pieds sinapisé (voyez le n° 132). Il faut éviter de sortir, s'il fait froid ; parler peu et rester au lit le plus possible, pour entretenir une légère *moiteur*. Mais, si on remarque que le mal tende à durer plus longtemps qu'il ne convient ; si, quoique sans fièvre, il est plus violent et s'il tourne à la *chronicité*, il ne faut pas attendre davantage : les douceurs cessent d'être utiles pour devenir nuisibles, en faisant perdre le temps, et c'est au traitement purgatif qu'il faut recourir, pour empêcher un catarrhe de s'établir. Ce sera, souvent, le moyen d'empêcher le développement d'une autre maladie des poumons bien autrement grave encore.

Chez les jeunes enfants, dès qu'un gros rhume se déclare, indépendamment des moyens adoucissants, on enduit le front, le nez et toute la poitrine, en avant et en arrière, avec du bon suif de bœuf ou de mouton.

La grippe est une bronchite plus compliquée que le simple rhume, et qui présente un caractère *épidémique*. Elle n'est guère plus dangereuse que le simple rhume, et cède en peu de jours aux mêmes moyens, qu'il faut seulement employer avec plus de soin ; si elle tendait à passer à l'état chronique, il faudrait agir comme nous venons de le dire pour la bronchite. Voyez le n° 557.

Dans quelques épidémies de grippe, la maladie présente une gravité exceptionnelle ; alors, il est prudent de la faire diriger par un médecin.

389. *Bronchite aiguë.* — Lorsque, en très peu de jours, on voit un rhume s'aggraver ; la toux devenir très fréquente, quinteuse : les crachats abondants, filants, mousseux, semblables à de l'eau de gomme ; la fièvre intense ; la respiration très gênée, et que, en plaçant l'oreille sur la poitrine, on entend partout des bruits et des sifflements, c'est qu'on a affaire à une bronchite *aiguë*. Dans ce cas, il faut tâcher de se faire assister par un médecin, surtout s'il s'agit d'un jeune enfant, parce que le mal peut devenir *mortel* en peu de temps. *S'il y a impossibilité absolue de rencontrer un médecin*, comme on ne peut pas abandonner le malade, on le fera vomir à plusieurs reprises ; on lui donnera, de temps en temps, une pastille d'ipécacuanha, pour entretenir une envie de vomir presque continuelle ; on lui fera prendre de la tisane de gomme ou de guimauve, dans laquelle on mettra un ou deux grammes d'acide phénique *par litre* (voyez le n° 92). On mettra, de temps en temps, des sinapismes aux jambes (n° 163) ; on pourra encore le purger à plusieurs reprises, avec de l'huile de ricin (n° 50) ou avec un sel (n° 48). On pourra, enfin, appliquer un ou plusieurs grands vésicatoires volants sur la poitrine, aux endroits où le bruit intérieur sera le plus fort. Tant que la fièvre est forte, on donne des aliments très doux, des potages, du lait. On ne rend l'alimentation plus fortifiante qu'à mesure que la fièvre diminue. Ce traitement sérieux, même bien appliqué, peut ne pas sauver un malade atteint d'une bronchite grave ; mais, on n'oubliera pas que nous supposons le cas où il est *impossible* d'avoir un médecin. Lisez l'article 130.

Une bronchite aiguë bien soignée peut guérir sans laisser aucune trace ; mais, il arrive souvent que la maladie s'améliore, que la fièvre disparaît, que l'appétit revient, mais aussi que le malade continue à tousser et à cracher plus ou moins : c'est que le mal est passé à l'état de bronchite chronique ou de catarrhe, qu'il faut traiter comme nous allons le dire.

390. — Si l'on a la *poitrine grasse ;* un *vieux rhume ;* un *catarrhe bronchique ;* un *asthme humide*, on n'a pas autant besoin d'un médecin ; les remèdes ordinaires n'ayant guère de prise sur des pareils maux, c'est à la médication purgative qu'il faut avoir recours avec confiance. C'est par milliers que nous comptons les guérisons ou les améliorations dans cette nombreuse catégorie de maladies prétendues incurables.

On concevra que les affections chroniques des poumons ne puissent pas céder avec une grande rapidité ; si elles sont incurables pour beaucoup de médecins, on nous accordera bien de ne les guérir qu'avec une certaine lenteur ; mais, si la guérison définitive exige ordinairement un temps assez long, le soulagement, l'amélioration ne se font pas attendre, et la plupart des malades reprennent bien vite espérance, en voyant leur teint s'éclaircir, leurs crachats arriver plus facilement, leurs forces augmenter au lieu de diminuer, quoique se purgeant tous les jours !

La tisane de *plantes aromatiques* (552) et le *vin amer* (587), l'eau de goudron (250), l'eau phénique au millième (92) sont nos principaux auxiliaires, dans ces affections catarrhales ; mais une bonne nourriture est le plus indispensable de tous. Voyez aussi les nos 115 et 557, ainsi que l'article 623.

391. *Asthme*. — Sous ce nom, on confond plusieurs affections caractérisées par la difficulté de respirer. De ces maladies, les unes sont parfaitement guérissables, tandis que d'autres peuvent seulement être améliorées ; mais nous possédons trop d'exemples de succès pour ne pas affirmer que les incurables véritables sont bien plus rares qu'on ne le pense. C'est ici, surtout, que nous insistons sur la nécessité de ne pas se ralentir, dans l'intervalle des accès : s'il est permis de se reposer, c'est au moment de la crise, alors qu'il est impossible de rien prendre. Dans une pareille maladie, on ne compte pas les mois de traitement ; on persiste longtemps, car le soulagement trompe, en faisant croire à la guérison bien avant qu'elle soit obtenue. Lorsque plusieurs accès ont manqué, il ne faut pas pour cela croire à une cure qui ne saurait être prompte, lors même qu'elle le paraîtrait.

Les asthmatiques sont au nombre des malades qui ont le plus besoin de comprendre notre méthode, pour réussir à se guérir. Voyez le n° 71.

On trouve, dans les pharmacies, des *cigarettes* composées de plantes dont la fumée a la propriété de faire cesser les accès d'oppression nerveuse. Quand ce moyen réussit, on ne doit pas négliger de l'employer; il ne nuit pas au traitement purgatif. Voir le n° 621.

L'iodure de potassium pris à la dose de deux ou trois grammes par jour, de la manière expliquée au n° 348, est quelquefois employé avec un véritable avantage par les personnes qui ont des accès d'asthme pénibles et fréquents. Il en est de même de l'*Iodure d'éthyle*, espèce d'éther renfermant de l'iode, dont on respire la vapeur. Voir l'article 626.

392. *Crachement de sang* ou *Hémoptysie.* — Lorsque cet accident se produit avec une certaine violence, il faut tenir le malade assis, position dans laquelle le sang afflue moins vers la poitrine. On ôte les vêtements qui pourraient gêner la respiration. Il faut que l'air de la chambre soit frais ; que le malade garde un repos absolu ; qu'il ne remue pas les mains et, surtout, qu'il ne parle pas. On peut lui mettre des sinapismes aux jambes (163), y faire des *ligatures* (372). On lui donne à boire de l'eau *très froide*, mais seulement par cuillerée. Tout cela sera fait en attendant l'arrivée d'un médecin.

On remarquera, toutefois, que ces conseils s'appliquent aux cas sérieux, dans lesquels la perte de sang est importante. Le plus souvent, le crachement de sang n'a pas de gravité immédiate, et il suffit de se tenir en repos et de boire de l'eau froide par gorgées. On ne saurait regarder comme inquiétant pour la vie le crachement de quelques cuillerées, ou même d'un ou deux verres de sang. Il est bon aussi de savoir que la faiblesse qui suit un crachement de sang tient plus à un effet moral qu'à la quantité de sang perdue, laquelle est quelquefois insignifiante.

Ce qui doit surtout préoccuper, dans le crachement de sang, c'est sa *signification*. En effet, le plus souvent, il indique le commencement d'une affection grave de la poitrine, lorsqu'il se produit chez des personnes qui ne paraissent pas encore malades, mais qui, dès lors, peuvent être souvent considérées comme étant au premier degré de la phtisie. Ajoutons, cependant, que bien des gens ont craché le sang sans être pour cela des phtisiques; voyez, par exemple, n° 498. Une simple congestion des poumons peut amener un crachement de sang.

Lorsqu'une *pleurésie*, ou *fluxion de poitrine*, ne se termine pas par une convalescence franche; lorsque le point de côté est fort diminué, ainsi que la fièvre, mais que la toux persiste, que l'oppression ne cède pas, que l'appétit et la bonne mine tarde trop à se montrer, il est à craindre que la maladie ne devienne *chronique*, et il faut la traiter avec une certaine activité, par les évacuations, jusqu'à ce que le rétablissement soit parfait. Le vin amer (587) peut devenir utile pour réveiller l'appétit, lorsqu'il n'existe pas de fièvre. Lisez l'article *Pleurésie*, n° 461.

393. *Phtisie, Tubercules pulmonaires.* — La phtisie pulmonaire est la plus meurtrière des maladies de la poitrine, et même de toutes les maladies. Si on faisait le compte des décès occasionnés par chaque maladie, on verrait que la part de la phtisie l'emporte de beaucoup sur celle de toute autre cause de mort. La peste, le choléra, la fièvre jaune et tous les autres fléaux épidémiques font moins de victimes que la phtisie. Si ces grandes contagions causent plus d'effroi, cela tient à ce que leur marche est rapide, foudroyante ; tandis que celle de la phtisie, étant chronique et souvent très lente, l'attention du public est moins vivement frappée.

La durée de la phtisie est très variable : quelquefois, il ne s'écoule pas six mois entre le début du mal et sa terminaison fatale; mais on voit des sujets qui sont phtisiques depuis 30 ans, et qui sont emportés par quelque accident sans rapport avec leur vieille maladie. Le plus souvent, le mal prend plusieurs années pour accomplir ses périodes. Pour comprendre ce qui suit, il faut lire attentivement les articles *Tubercules*, n° 564 et *Hypophosphites*, n° 612.

On distingue trois périodes ou degrés dans la durée de la phtisie :

1re période. Elle commence à la formation d'une première granulation tuberculeuse absolument imperceptible, et dure jusqu'au moment où le nombre des tubercules est devenu assez considérable pour envahir entièrement des portions de poumon plus ou moins étendues. C'est la période qui dure le plus longtemps.

2me période. Les tubercules, devenus extrêmement nombreux et comme entassés dans les parties les plus malades, commencent à se décomposer; ils se ramollissent, et leurs débris deviennent reconnaissables dans les crachats.

3me période. La quantité de matière tuberculeuse ramollie étant considérable, des portions de poumon se trouvent détruites entièrement, et il reste des cavités dans lesquelles des amas de crachats purulents se renouvellent sans cesse : c'est à ces cavités que l'on donne le nom de *cavernes*.

Il n'y a pas encore longtemps, tous les médecins

considéraient la phtisie comme absolument incurable, et tous leurs efforts tendaient seulement à en retarder le *progrès*. Aujourd'hui, il est bien établi qu'il y a des cas nombreux de guérison véritable. Ces cas de guérison sont d'autant plus fréquents que le traitement est commencé à une période plus rapprochée du début de l'affection; à la 3ᵐᵒ période, les succès seront toujours rares ; mais, à la première, ils peuvent être très nombreux.

Les innombrables remèdes employés depuis des milliers d'années n'ont pas pour but la guérison de la phtisie ; les sirops, les pâtes, les tisanes pectorales et une foule d'autres choses plus ou moins vantées servent à soulager, à retarder les progrès du mal, et c'est là tout ce qu'on peut leur demander. Quant aux remèdes capables d'amener la guérison, on en connaît trois qui ont fait leurs preuves, ce sont : l'huile de foie de morue ; les préparations arsenicales ; les préparations de phosphore.

Huile de foie de morue. — Pour que l'huile de foie de morue amène la guérison, il faut : qu'elle soit prise en grande quantité (deux ou trois grandes cuillerées à bouche à la fois, le matin, vers midi, et le soir); que le malade soit sans fièvre ; que le remède soit bien supporté et ne cause ni dégoût ni perte d'appétit ; que le remède soit continué pendant longtemps, alors même que le mal a l'air d'avoir cédé ; que l'affection soit encore à la première période. Au deuxième et au troisième degré, les guérisons sont bien plus rares et plus difficiles à obtenir (n° 325).

Arsenic. — Toutes les préparations arsenicales sont des poisons violents. Pourtant, grâce à une attention soutenue, un médecin instruit peut obtenir des guérisons véritables à l'aide de ces remèdes. Puisqu'il est indispensable qu'un médecin attentif dirige sans cesse le traitement arsenical, il est inutile que nous entrions à ce sujet dans aucun détail pratique. Nous ne pouvons qu'engager les personnes qui suivent ce genre de traitement à y avoir confiance, mais à visiter leur médecin le plus souvent possible.

Phosphore. — Le phosphore pur est un poison des plus dangereux ; mais certaines de ses combinaisons sont inoffensives, et peuvent être mises entre les mains de tout le monde ; c'est le cas des hypophosphites de soude et de chaux, qui sont précisément les plus efficaces entre tous les remèdes capables de guérir la phtisie.

Premier degré. — Lorsqu'une personne a, ou bien a eu, dans sa famille un ou plusieurs poitrinaires, cette personne doit être toujours sur ses gardes. Si, un jour, elle ressent de l'affaiblissement, de l'oppression, une diminution de ses forces, sans cause évidente, elle peut supposer que déjà il existe dans ses poumons des granulations tuberculeuses en assez grand nombre, quoiqu'elle ne tousse pas encore. Si, sans tarder, cette personne se met à l'usage de l'hypophosphite de soude, elle verra bien vite tous ces symptômes disparaître, et cette disparition rapide des signes d'un mal encore peu développé sera une preuve du danger couru. Pour compléter cette guérison, obtenue si aisément, il faudra continuer à prendre un gramme d'hypophosphite de soude par jour, pendant plusieurs mois, ce qui ne peut avoir aucun inconvénient. Si le remède ne produit pas les bons effets indiqués ci-dessus, on peut croire qu'il ne s'agit pas du mal redouté.

Dans les conditions que nous venons de dire, ou même sans antécédent de famille, si une personne qui a maigri et perdu de ses forces éprouve, depuis quelque temps, une petite toux sèche, avec des douleurs névralgiques autour de la poitrine ; si elle a éprouvé quelques petits crachements de sang, le cas est déjà plus grave, et il est permis de croire que les tubercules sont déjà très nombreux, dans quelques parties des poumons. Le mal est encore au premier degré, et les chances de le guérir par l'hypophosphite de soude sont très grandes. Mais, il importe de ne pas tarder à commencer ce traitement, qui est extrêmement facile, et surtout de ne pas l'interrompre de longtemps, si ce n'est dans le cas où il surviendrait quelque maladie accidentelle accompagnée de fièvre. Dans ce cas, on reprend l'hypophosphite dès que la fièvre a cessé. Pendant toute la durée de la première période, ce traitement très simple suffit ordinairement; il ne demande que d'être complété par une bonne hygiène.

Deuxième degré. — C'est généralement à cette seconde période que les malades commencent à s'occuper d'un traitement, ayant laissé perdre une bonne partie des chances d'arrêter leur mal.

Lorsque la première période de la phtisie dure depuis assez longtemps, les amas de tubercules, qui se sont faits les premiers, commencent à entrer en décomposition ; ils se ramollissent et déterminent, autour d'eux, de l'inflammation dans les petites bronches, et le malade commence à rendre des crachats assez abondants. La faiblesse et tous les autres symptômes du 1er degré ont augmenté. Arrivée à ce degré, la maladie peut encore être arrêtée par l'usage de l'hypophosphite de soude. Mais, dans cette 2e période, il se produit souvent des complications de toutes sortes, contre lesquelles il faut agir par les moyens appropriés.

Troisième degré. — A ce degré, les principaux amas de tubercules se sont fondus et ont dû être expectorés sous la forme de crachats, entraînant avec eux les portions de poumons qu'ils avaient détériorées, et laissant des espaces vides, creux, qui ont été comparés à des cavernes. A ce moment, la gravité du mal a beaucoup augmenté ; mais, cette gravité dépend, pour une grande part, de l'étendue des parties envahies par les tubercules. Chez quelques personnes, la partie des poumons où ces tubercules se sont multipliés n'est pas considérable, et, lorsque toute la portion malade a été emportée par les crachats, il se forme une cicatrice intérieure, et le malade arrive à une guérison satisfaisante, ayant conservé assez de poumons pour que la respiration s'effectue encore bien. Ainsi que dans les premiers degrés, il faut employer l'hypophosphite de soude, comme base du traitement; mais, les complications qui surviennent alors étant plus nombreuses et plus inquiétantes, la direction du traitement devient aussi beaucoup plus délicate, et le concours d'un médecin dévoué devient indispensable.

N'oubliez pas le résumé suivant de cet article : les trois vrais remèdes capables de guérir la phtisie tuberculeuse sont : l'huile de foie de morue à grandes doses; les préparations arsenicales; l'hypophosphite de soude. On n'emploie pas ces trois remèdes à la fois, mais on s'en tient à celui des trois que l'on a adopté.

En dehors de ces remèdes essentiels, on peut employer, *comme accessoires*, tous les moyens usités dans les maladies de poitrine, soit pour calmer la toux, soit pour adoucir, soit pour fortifier. Les sirops, les tisanes, les pâtes pectorales, les goudrons, les révulsifs, ainsi que tout l'ensemble des moyens hygiéniques peuvent et doivent être utilisés dans les deux dernières périodes de la maladie, mais en n'oubliant pas que, s'ils ont leur utilité, tous ces remèdes sont secondaires et incapables d'amener une guérison. Ils sont sans action sur le tubercule lui-même, et c'est seulement sur les complications qu'il est avantageux de les employer.

Voici l'énumération des moyens qui sont souvent utiles dans le traitement de la phtisie: *Tisanes*, n° 542 ; *Sirop*, n° 512 ; *Coquelicot*, n° 210 ; *Expectorants*, n° 271 ; *Vin amer*, n° 587; *Révulsifs*, n° 491; *Goudron*, n° 250; *Pilules de Cynoglosse*, n° 452. Il faut lire attentivement tous ces articles, ainsi que ceux auxquels on est renvoyé.

Maladies vénériennes. — Voyez le n° 533.

Mamelon. (Gerçures du.) — Voyez le n° 301.

Manne. — Voyez le n° 50.

Marasme. — C'est l'amaigrissement excessif qui se produit à la suite de maladies chroniques graves.

Marrube. — Voyez les nᵒˢ 551 et 587.

Massage. — Le massage est une sorte de friction produisant un certain pétrissement des tissus. Lorsque le massage est pratiqué par une personne parfaitement au courant de cette méthode, il peut produire des effets très utiles dans les cas d'entorses, de douleurs et d'engorgements dépendant de quelque effort ou de quelque violence de date récente. Voyez l'article 291.

394. MATRICE. — Cet organe a des fonctions si importantes, il est si impressionnable, il est exposé à tant de causes de troubles, qu'il n'est pas surprenant de voir tant de femmes souffrir de ce côté-là. C'est dans la matrice et dans ses dépendances que réside la source des plus nombreuses souffrances physiques et morales qui troublent l'existence de la femme.

395. *Dérangements de la matrice*. — Lorsqu'une femme éprouve des maux de reins, une lourdeur dans le bas-ventre, des tiraillements dans les flancs, un besoin fréquent d'uriner, des malaises dans les cuisses, le tout disparaissant dans la position couchée, et sans qu'il existe en même temps des *flueurs blanches*, on peut croire qu'il s'agit d'un simple dérangement de la matrice.

Un dérangement de la matrice peut survenir chez une femme, mariée ou non, dont la santé est parfaite. Il suffit, pour cela, d'un effort, d'une violence, d'une chute. Mais, le plus souvent, ce dérangement se produit peu à peu, par suite d'une faiblesse générale, qui ne laisse pas aux ligaments la force nécessaire pour soutenir l'organe et le maintenir à sa place.

Dans le premier cas, lorsque la santé est parfaite, les médicaments n'ont rien à faire : les souffrances cesseront dès qu'un médecin ou une bonne sage-femme aura remis l'organe en place et indiqué les moyens de l'y maintenir. Voyez le nᵒ 217 *bis*.

Dans le second cas, c'est-à-dire lorsque la femme ne jouit pas d'une santé parfaite, on peut affirmer que les malaises iront en diminuant, à mesure que la santé s'améliorera, sous l'influence d'un traitement purgatif modéré, aidé par tous les moyens fortifiants que nous indiquerons dans le cours de cet article.

396. *Ulcérations, Granulations, Gonflement du col, Catarrhe utérin.* — Si tous les malaises qui indiquent la probabilité d'un dérangement de la matrice sont accompagnés de pertes blanches plus ou moins abondantes, et surtout si la matière de ces pertes ressemble à du *blanc d'œuf*, il est probable qu'on a affaire à une maladie de la matrice, et cette probabilité sera plus grande encore s'il y a eu, antérieurement, une grossesse, une fausse couche, une inflammation provenant du retard ou de la difficulté des règles ; s'il existe, dans le bas des reins et dans le fondement, une douleur augmentée par les rapports conjugaux. Dans ces circonstances, le parti le plus raisonnable consiste à faire examiner le mal par un médecin ou par une bonne sage-femme, au moyen du *speculum*. Ce moyen permet de faire des cautérisations ou des pansements intérieurs qui amènent ordinairement la guérison en quelques mois. Mais, bien souvent, l'examen n'aura pas lieu, soit à cause d'un sentiment de pudeur mal entendu, soit parce que l'on ne rencontrera pas un médecin connaissant bien le traitement de ces maladies, ou assez patient pour l'entreprendre et le poursuivre jusqu'au bout. Il ne faut pas, pour cela, que les malades se considèrent comme condamnées à ne pas guérir. En effet, l'emploi régulier et modéré : 1° de nos pilules, avec leur régime fortifiant ; 2° d'une préparation ferrugineuse (n° 275) ; 3° du vin de muscades (n° 588) ; 4° d'injections bien faites (n° 341), en rétablissant le sang dans toute sa vigueur, amènera souvent la guérison du catarrhe ou de l'ulcération, alors même que la réalité du mal n'aura pas été constatée au fond du speculum. Mais, il importe que les malades le sachent bien, elles auront besoin de s'armer de constance ; il

est rare que de telles guérisons s'obtiennent en quelques semaines, et c'est par mois qu'il faudra compter,
le plus souvent.

397. *Flueurs blanches, Leucorrhées, Pertes blanches,
Écoulements.* — Lorsqu'une femme perd en blanc, plusieurs cas peuvent se présenter. Si la matière ressemble
plus ou moins à du blanc d'œuf, on est dans le cas
dont il vient d'être question.

Si, à la suite de fatigues, ou après des *froissements*
répétés, ou bien sans cause connue, une femme habituellement sèche, voit survenir, en peu de jours, un
écoulement abondant, jaunâtre, verdâtre, accompagné
de chaleur, de cuisson intérieure, il s'agit d'une inflammation du conduit qui fait communiquer la matrice avec le dehors. Cette inflammation peut gagner
les parties extérieures qui deviennent rouges, douloureuses, au contact de l'urine. On guérira cette inflammation en quelques semaines, au moyen du traitement
suivant : régime très doux et rafraîchissant ; lavements
tous les jours (n° 364) ; purgation *douce* tous les deux
ou trois jours (n°s 18, 50 et 50 *bis*) : bains de siège ou
grands bains fréquents ; injections émollientes souvent
répétées (n° 341). Lisez l'article **616.**

Si l'inflammation survient quelques jours après un
contact *suspect*, on peut craindre qu'il ne s'agisse
d'une maladie vénérienne. Voyez ce mot, n° 533.

Des pertes blanches plus ou moins abondantes, du-
rant depuis plus ou moins longtemps, chez une personne dont les forces ont diminué, dont le visage et les
yeux sont plus ou moins fatigués, indiquent un état
marqué d'appauvrissement du sang. Cette pauvreté
du sang n'est pas révélée seulement par la faiblesse
et les pertes blanches ; les femmes ou les jeunes filles
affectées maigrissent, deviennent tristes, irritables ;
elles sont constipées ; elles ont des maux d'estomac,
des douleurs dans le dos et autour de la poitrine. Tous
ces maux, et bien d'autres que nous n'énumérons pas
ici, se dissipent sûrement au moyen du traitement pur-

gatif et fortifiant que voici : 1° obtenir tous les deux jours une ou deux selles au moyen d'une dose minime de pilules ; 2° une préparation ferrugineuse ; 3° vin fortifiant de muscades ; 4° injections fortifiantes.

Dans quelques cas, des engorgements durs et douloureux du col de la matrice se dissipent sous l'influence de l'*iodure de potassium*, pris à la dose d'un ou deux grammes par jour, pendant un ou plusieurs mois. L'iodure se prend de la manière indiquée au n° 348. Quand la guérison peut avoir lieu par ce moyen, le soulagement se fait sentir promptement,

Dans toutes les affections de la matrice avec écoulement, il est bon d'employer, pour les lavages intérieurs et extérieurs, de l'eau contenant une ou deux cuillerées de coaltar saponiné de Le Beuf par litre. Voir les n°s 250 et 603 ainsi que l'article 631.

Toutes les fois que la matrice souffre, soit par dérangement, soit par maladie, on doit éviter avec soin tout ce qui peut la faire descendre, la pousser par en bas. Que les malades s'observent un peu, et elles reconnaîtront bien vite que la marche prolongée, les efforts soutenus, un corset un peu serré les font souffrir davantage. Voir l'article *Corsets*, n° 217 *bis*.

La constipation a le pouvoir d'augmenter singulièrement toutes les souffrances dues à une maladie ou à un dérangement de la matrice. Cela tient à ce que la partie de l'intestin où s'accumulent les matières durcies par la constipation se trouve, précisément, au niveau de la matrice, dont la sensibilité est éveillée par tout contact avec des corps durs.

Toute fatigue prolongée, toute préoccupation triste, retardent beaucoup la guérison des maladies de la matrice, alors même que le traitement est bien entendu.

Voici, enfin, une observation de la dernière importance : il est presque impossible de guérir une maladie de la matrice, si cet organe est froissé, contusionné sans cesse par des rapports conjugaux, auxquels il faut avoir le courage de renoncer tout à fait, jusqu'à ce que la guérison soit assurée.

27

Chez quelques femmes, il survient une démangeaison des plus pénibles dans les parties extérieures. Dans quelques cas, cette démangeaison disparaît d'elle-même, en assez peu de temps ; mais, d'autres fois, étant de nature dartreuse, elle est fort difficile à guérir et même à soulager. Indépendamment du traitement interne des maladies de la peau, on essayera tous les moyens indiqués contre les démangeaisons. Le vinaigre de table, pur ou mêlé avec de l'eau, en lotions ou en compresses, sera quelquefois le meilleur de ces moyens. Voyez les nᵒˢ 235 et 385.

398.*Pessaires, Ceintures, Bandages.* — Ces moyens sont quelquefois d'une grande utilité pour diminuer les malaises causés par une mauvaise position de la matrice ; mais, il est indispensable qu'ils soient choisis et appliqués par une personne compétente.

Nota. — Dans cet article, nous n'avons pas voulu parler des maladies aiguës, fébriles, de la matrice, lesquelles, nécessairement, doivent être soignées par un médecin. Nous en dirons autant des cancers véritables, des polypes qui entretiennent des pertes de sang, et de quelques autres maladies rares.

Mauve. — Bien connue de tout le monde, pour ses propriétés douces et émollientes. Voyez l'article *Guimauve*, nᵒ 315.

399. MAUX DE CŒUR, *Nausées, Envies de vomir.* — Ces malaises n'ont rien de commun avec les affections du cœur. Les nausées dépendent de l'*estomac*, organe de la *digestion* ; les affections du cœur intéressent l'organe de la *circulation*.

Souvent, on dissipe le mal de cœur avec une tasse de thé ; avec quelques gouttes d'une liqueur très forte, telle que *cognac*, *rhum*, eau des Carmes, chartreuse, menthe de Ricqlès. Voyez les nᵒˢ 115, 258, 383.

Lorsque les envies de vomir sont fréquentes, continuelles, pénibles, et ne cèdent pas aux moyens ci-dessus ; si, en même temps, la langue est *nette*, et s'il n'existe pas de fièvre, on les dissipe *sûrement* en prenant, entre deux repas, une cuillerée à café *comble* de *poivre ordinaire*. Une seule prise suffit, quelquefois, mais on peut recommencer plusieurs jours de suite. Pour avaler cette quantité de poivre sans en répandre dans la bouche, il faut un peu d'adresse. On peut se servir de pain azyme, de confiture, de deux tranches de pain bien trempées, etc. Voir l'article 637.

Si les maux de cœur ont lieu en même temps que la bouche est mauvaise et la langue chargée, ces remèdes stimulants ne sont pas bons; il faut, alors, prendre un vomitif, ipéca ou émétique, comme cela est expliqué au n° 258; puis continuer le traitement par les pilules, toujours s'il n'y a pas de fièvre. S'il existe une grande répugnance pour les vomitifs, on peut commencer par la purgation, qui est quelquefois suffisante, et n'en venir au vomitif que si les pilules semblent inefficaces. Voir l'article 649.

Pendant les premiers mois de la grossesse, il existe souvent des maux de cœur et même des vomissements qui sont de nature nerveuse. Lorsque ces malaises sont tolérables, il n'y a qu'à patienter pour les voir cesser d'eux-mêmes. Mais, il y a des cas difficiles et graves pour lesquels il est indispensable d'avoir la direction d'un médecin ou d'une sage-femme. Les perles d'éther ou celles de chloroforme, de Clertan, sont un des meilleurs remèdes pour empêcher les vomissements dus à cette cause. Voyez au n° 601.

Maux d'estomac. — Voyez *Estomac*, n° 267.

400. MAUX DE NERFS, *Spasmes, Vapeurs, Hystérie, Hypochondrie*. — Ces affections se distinguent des autres maladies, en ce que les recherches les plus attentives des médecins ne font rien découvrir, dans les organes, qui semblent *aux malades* être les plus affectés. Par exemple, lorsqu'une femme nerveuse affirme qu'une boule lui remonte à la gorge et l'étrangle, il n'y a véritablement rien de pareil. Ces maux nerveux sont variables à l'infini; mais, chose importante pour les malades, s'ils empoisonnent l'existence, ils ne la menacent guère, quelle que soit leur violence. La cause première de ces affections est toujours une certaine pauvreté du sang, que des causes morales viennent mettre en jeu ; aussi, on ne les observe guère chez les personnes dont la physionomie porte les caractères d'un sang riche et pur.

Si la diminution de l'énergie morale, causée par la maladie, ne faisait pas perdre, à certains malades, la *constance* nécessaire, on pourrait espérer que tous ces troubles du système nerveux doivent disparaître, plus ou moins vite, sous l'influence de notre médication. Dans ces cas, comme dans tous ceux où le sang est plutôt appauvri que sali par des humeurs abondantes, il faut que les pilules soient prises longtemps, régulièrement, mais à doses très modérées, pour ne pas fatiguer. Les remèdes accessoires seront : le *vin cordial* (n° 588), la *valériane* (n° 555), le *fer* (n° 276), les distractions, l'exercice au grand air, les bains de mer ou de rivière.

Les personnes nerveuses qui sont très affairées, qui sont tourmentées par des préoccupations, par des chagrins, obtiennent un sommeil paisible et réparateur en prenant, au moment de se coucher, un ou deux grammes de bromure de potassium, dans un verre d'eau sucrée. Nous engageons ces personnes à se munir d'un flacon de bromure granulé de Mentel, afin de pouvoir prendre ce bon calmant dès qu'elles ont à redouter une mauvaise nuit. Il ne faut pas craindre d'employer ce remède aussi souvent que le besoin s'en fait sentir. L'usage de ce remède, comme complément de la médication que nous venons d'indiquer peut amener les meilleurs résultats. Voir 605 et **626**.

Dans certains cas, l'hydrothérapie, *bien appliquée*, a produit des guérisons merveilleuses. Voyez aussi les n°ˢ 203, 332 et 417.

401. MAUX DE REINS. — Si le mal de reins dépend de la fatigue, le repos suffit pour le dissiper.

S'il est produit par un *effort*, par une fausse position, on l'appelle *lumbago*, douleur de reins violente, subite et sans fièvre, qui se dissipe en quelques jours, à l'aide du repos et de cataplasmes au pavot (voyez les n°ˢ 159 et 376). Le mal de reins causé par un *coup d'air*, par des *fraîcheurs*, doit être traité comme les rhumatismes ou comme les névralgies (voyez ces mots, n°ˢ 416 et 492). La constipation occasionne parfois un mal de reins sourd, peu violent, mais qui tourmente beaucoup les malades ; dans ce cas, il faut traiter la constipation (voyez le n° 203). Chez les femmes, le mal de reins dépend souvent d'une affection de la matrice, laquelle peut être un simple dérangement, ou bien une maladie du col utérin. Voyez n° 394.

Il ne faut pas confondre les maux de reins dont il vient d'être question avec les maladies du *Rein* organe sécréteur de l'urine. Voyez l'article 486.

Médicaments accessoires. — Voyez *Remèdes*, au n° 487.

402. MÉNINGITE, Fièvre cérébrale. — Lorsque les membranes qui enveloppent le cerveau s'enflamment, la maladie qui en résulte s'appelle méningite. L'extrême gravité de cette maladie provient, en grande partie, de la résistance des parois du crâne, lesquelles, ne pouvant s'étendre pour loger l'excédent de volume produit par l'inflammation, obligent cet excédent à comprimer le cerveau. Celui-ci ne pouvant plus accomplir ses fonctions, la mort arrive presque inévitablement. Si vous lisez l'article *Cerveau*, n° 173, vous comprendrez pourquoi cette maladie est toujours d'une extrême gravité.

Ménopause. — Ce terme signifie la même chose que *retour d'âge*. Voyez le n° 96.

Menstruation. — Voyez *Règles*, n° 485.

403. MENTAGRE, Sycosis. — C'est une affection de la peau qui a son siège à la racine des poils de la barbe, principalement à la lèvre supérieure et au menton. Elle forme de gros boutons rouges et pustuleux. C'est une maladie contagieuse, produite par une espèce de champignon microscopique, dont la propagation est due, presque toujours, au contact d'un rasoir de perruquier mal nettoyé. Ce mal répugnant est très difficile à guérir, et, pour y parvenir, voici comment il faut procéder :

Raccourcir la barbe avec des ciseaux et non avec le rasoir. A l'aide d'une pince à épiler, que l'on se procure chez les coiffeurs ou chez les quincailliers, extirper tous les poils qui avoisinent chaque bouton. Pour opérer cet arrachement sans trop de peine, avoir soin de bien saisir un seul poil à la fois, puis de le tirer brusquement, en suivant sa direction naturelle. S'il existe beaucoup de boutons, on peut mettre plusieurs jours pour compléter cette opération. (Les poils ainsi arrachés repoussent toujours parfaitement.)

Ensuite, employez le remède suivant, de la manière que voici :

```
Prenez : Acide phénique...................    2 grammes
         Magistère de soufre..............    4    —
         Glycéré d'amidon................   40    —
```

Cette quantité coûtera environ un franc.

Le matin, le soir, et au milieu de la journée, faire une bonne friction sur toute la surface barbue, en se servant du bout des doigts, pour tâcher de faire entrer le remède autour de la racine des poils.

On peut aussi se servir d'un mélange par parties égales de glycérine et de coaltar saponiné de Le Beuf (n° 616).

On ne pourrait pas guérir le sycosis par la médication purgative seule ; mais, la purgation rendra la guérison plus rapide, si la personne affectée n'a pas le sang dans un état suffisant de pureté.

Menthe poivrée. — Plante aromatique très employée pour fortifier l'estomac, et comme parfum. L'alcoolat de menthe est d'un usage agréable et commode.

404. MERCURE. — Autrefois, le mercure était fréquemment employé, et on en faisait parfois un abus regrettable. Aujourd'hui, les indications de ce remède étant beaucoup mieux connues, on ne l'emploie plus à tort et à travers, et les reproches que l'on pouvait si souvent adresser au médecin, à l'endroit de ce métal, ne sont plus guère fondés.

Il y a des formes de la syphilis qui ne peuvent être guéries qu'à l'aide du mercure, et ce sont précisément les plus graves. Mais, à côté de ces cas exceptionnels dans lesquels ce remède peut seul réussir, il y en a un très grand nombre dans lesquels il serait nuisible ; et comme il ne nous serait pas possible de mettre nos lecteurs en état de distinguer les cas favorables des autres, ce qui est difficile, même pour des médecins attentifs, nous croyons faire acte de prudence en nous abstenant dans cette question. Lisez l'article 632.

Mercuriale. — Cette plante, appelée vulgairement *Foirolle*, est très commune dans les jardins. On l'emploie pour faire des *lavements purgatifs*, à la dose de cinquante grammes environ par litre d'eau. Les pharmaciens font un *miel de mercuriale* qui sert aussi au même usage, à la dose de 60 grammes par litre d'eau. Voyez le n° 366.

Métrite. — Ce mot veut dire *inflammation de la matrice*. La métrite aiguë peut être causée par des froissements, par une fausse couche, par un refroidissement ou par une violente émotion ayant arrêté les règles ; elle réclame les soins assidus d'un médecin ou d'une bonne sage-femme. On donne le nom de métrite chronique aux maladies lentes expliquées aux n°s 394 et suivants.

Meurtrissure. — Voyez *Coups*, n° 220.

405. MIASMES. — Les miasmes sont des particules invisibles à l'œil nu, répandues dans l'air comme des poussières, sorties du corps de certains malades et pouvant pénétrer dans le corps d'individus sains, dans lesquels elles font naître la même maladie. La coqueluche, la grippe, le typhus, la variole, la rougeole, la scarlatine, etc., se propagent par des miasmes. On peut aussi donner le nom de miasme à toute émanation nuisible qui se dégage de la terre humide et des substances en décomposition. Voyez les n°s 89, 95 et 476.

Microbes. — Il est reconnu, aujourd'hui, que les miasmes sont des corps vivants, malgré leur extrême petitesse, et, à cause de cela, on leur a donné le nom de *Microbes*, qui exprime cette idée.

La plupart des miasmes étant des êtres volatiles, on ne peut avoir l'espoir de les atteindre, pour les détruire, qu'en employant des substances volatiles aussi, telles que l'acide *phénique*, n° 89, le *chlore*, n° 476, l'*iode*, n° 346. Lisez l'article 616.

Miel. — Le miel est préférable au sucre, dans les tisanes destinées aux personnes échauffées ou altérées par la fièvre. Voyez les n°s 227 et 514.

406. MIGRAINE. — Pendant un accès de migraine, quelle que soit sa cause, il faut se mettre dans le repos le plus absolu, pour obtenir du soulagement. Il faut se retirer dans une pièce où l'on ne laissera pénétrer ni bruit, ni lumière ; où l'on obtiendra une obscurité et un silence complets, en fermant portes, fenêtres, persiennes, volets, etc. Le malade se couchera et ne gardera personne auprès de lui ; il aura seulement à sa portée de l'eau sucrée, dans laquelle on ajoutera deux cuillerées à café de bonne eau de fleur d'oranger, et qu'il boira par petite gorgée ; il restera à la diète et tâchera d'obtenir le repos le plus absolu jusqu'à la fin de l'accès.

Une fois l'accès terminé, le traitement consiste à empêcher le retour de nouvelles attaques, car cette maladie n'est pas toujours incurable, comme on le croit en général ; le traitement purgatif peut la guérir radicalement, mais ce n'est jamais sans peine, et certains malades ont besoin d'une grande persévérance. Au reste, toute la difficulté consiste dans la durée du traitement, car il est très simple : il n'y a rien à ajouter au purgatif, qui doit être employé avec constance et modération. La durée du traitement varie beaucoup ; certaines personnes sont délivrées de leurs accès après quelques semaines de purgation, tandis que d'autres ont besoin de plusieurs mois, et quelquefois même d'une année, lorsque le mal est très ancien ou d'une ténacité exceptionnelle. Voyez le n° 72.

On ne doit cependant pas hésiter à entreprendre ce traitement ; car, en supposant qu'on se trouve au nombre des plus difficiles à guérir et qu'on manque de la constance nécessaire pour aller jusqu'au bout, on y gagne toujours une grande amélioration dans l'état général de la santé, et, s'il survient de nouveaux accès, ils sont beaucoup plus faibles. Nous pensons que la plupart des malades pourraient arriver à une guérison complète, en continuant suffisamment cette médication.

Les personnes très nerveuses et irritables, dont les accès de migraine durent longtemps, obtiennent quelquefois un soulagement considérable en prenant du *bromure de potassium* dès les premiers indices de l'accès. On en prend deux ou trois grammes dans un verre d'eau sucrée. Si cette dose paraît suffire, on la réitère à chaque menace d'un nouvel accès. Si elle procure une amélioration marquée, mais insuffisante, on en prendra une seconde dose de deux grammes à une ou deux heures de distance de la première, ce qui fera quatre ou cinq grammes en tout. Si ce remède se montre utile comme auxiliaire de la purgation, on pourra en continuer l'emploi jusqu'à la guérison. Voir le n° 150, et l'article 626.

Chez beaucoup de personnes, non chez toutes, malheureusement, les accès de migraine se laissent couper, pour ainsi dire, à l'aide de trois ou quatre perles d'essence de térébenthine de Clertan ; si on prend ces perles au début même de l'accès, le soulagement est

très rapide. Ceux qui ont la bonne chance d'être sen‑
sibles à ce remède feront bien d'être toujours munis
d'un flacon de ces perles, pour pouvoir les prendre à
l'instant du besoin. Voir au n° 601.

Moelle de bœuf. — Voyez n° 179.

407. MORAL (Le). — On entend, par ces mots, les
divers états d'esprit : gai, triste ou inquiet, par lesquels
nous sommes tous susceptibles de passer. On est plus
ou moins impressionnable, c'est-à-dire que l'on passe
plus ou moins facilement de la gaîté à la tristesse et
réciproquement. Dans les maladies sérieuses, il faut
soutenir le moral des malades par tous les moyens
possibles, selon les circonstances. Le malade qui a foi
dans sa guérison est bien plus assuré de l'obtenir. Il
faut éloigner de son esprit tout souci de ses affaires,
par des distractions appropriées à son caractère. (Voir
l'article, *Gardes-malades* 295 bis.)

408. MORPHINE. — Lorsque l'on traite l'opium par
des procédés chimiques appropriés, on en sépare
diverses substances, dont la plus importante est la
morphine. Ce nom de morphine a été choisi pour
rappeler la propriété somnifère, dormitive, de l'opium.
(Morphée était le dieu du sommeil.)

C'est sous la forme de *chlorhydrate de morphine*
que cette substance est employée le plus fréquemment.
Ce remède précieux, mais dangereux, ne peut être
manié que par les médecins, qui en obtiennent des
effets merveilleux, lorsqu'il s'agit de calmer de violentes
douleurs sur lesquelles les autres remèdes n'ont pas
d'action.

Il y a quelques années, le docteur Pravaz a eu
l'heureuse idée de faire pénétrer le chlorhydrate de
morphine sous la peau, le plus près possible de l'endroit où siège la douleur. Il imagina, pour cela, une
très petite seringue en verre contenant seulement vingt
gouttes de liquide, et ayant pour canule une aiguille
creuse. Cette aiguille traverse aisément l'épaisseur de
la peau et permet de faire *l'injection sous-cutanée* du

remède. Immédiatement après l'injection de la morphine, la douleur la plus violente cesse complètement, pendant un temps plus ou moins long.

Nous engageons les personnes qui souffrent de douleurs intolérables à prier leur médecin de leur faire de ces *piqûres* de morphine, qui ne s'opposent pas à la marche de la maladie, mais qui permettent d'attendre la guérison sans souffrances inutiles. (Lisez les articles *Douleur*, n° 244, *Opium*, n° 431.)

409. MORSURES. — Il en existe de deux sortes : dans les unes, il n'y a pas d'autre effet que la blessure; dans les autres, la morsure est, en outre, le moyen d'introduire dans le corps un venin ou un virus. On trouvera ces derniers accidents aux mots *Piqûres*, *Serpents*, *Vipères*, *Chiens enragés*, etc. Ici, il ne sera question que de la morsure simple, non venimeuse. La morsure ressemble à une piqûre, à une coupure ou à une contusion, suivant que la dent qui l'a produite était pointue, tranchante ou plate. Mais, il n'y a pas que les animaux pourvus de dents qui fassent des morsures ; les oiseaux qui ont un bec fort, les coqs, les canards, les oies, les perroquets, font des morsures tout aussi sérieuses. Le chien, le chat, le loup, sont les animaux qui mordent l'homme le plus souvent; le bœuf et la vache mordent rarement, et leur morsure serait peu dangereuse, parce qu'ils n'ont pas de dents de devant à la mâchoire supérieure. Les morsures les plus graves sont celles du cheval et du mulet, parce qu'une fois qu'ils mordent une partie ils ne lâchent pas prise, et il arrive même quelquefois qu'ils arrachent le morceau.

Pour les morsures ordinaires, on peut se borner à des compresses d'eau salée froide, qu'on maintient sur la plaie. Si, au bout de quelques jours, il se forme du pus, on pansera avec un des onguents indiqués n° 458, ou avec l'eau cicatrisante, n° 459. Voir l'article 616.

Si l'on soupçonne l'animal d'être enragé, agir comme nous l'indiquons à l'article *Rage*, n° 479.

410. MORT. — L'homme n'est sur la terre que passagèrement. Il meurt, au bout d'un certain nombre de jours ou d'années, et la mort, en rendant à l'âme son indépendance et sa liberté, abandonne le corps à l'action des lois physiques, qui le décomposent et n'en laissent bientôt plus de traces. L'homme ne meurt pas toujours de la même manière. Le plus souvent, il succombe à un accident ou à une maladie, c'est la mort accidentelle. Plus rarement, hélas ! il meurt par le seul effet de l'âge, c'est la mort naturelle ou sénile. Le but de la médecine, et plus encore de l'hygiène, est d'arriver à ce que les hommes ne meurent plus que de leur mort naturelle. Ce progrès se réalise tous les jours, et les recensements ont prouvé que, depuis la Révolution française, la vie moyenne des Français a augmenté de dix ans. Quant à la vie qui ne se termine pas par maladie ou par accident, sa durée moyenne est de 75 à 90 ans. Il est rare que la vie se prolonge jusqu'à 100 ans, et les faits de longévité au delà de cet âge sont réellement extraordinaires. On en connaît jusqu'à 150 et 175 ans.

Mort naturelle. — Dans la mort naturelle, la vie ne s'éteint pas brusquement, subitement. La première fonction qui disparaît, c'est l'aptitude à la génération ; puis, les facultés intellectuelles. La marche devient plus difficile, soit par manque d'énergie des muscles, soit par raideur des articulations, et plus encore par la faiblesse du cerveau. Le corps se voûte, les sens s'émoussent, la vue, l'ouïe se perdent ; puis, le tact, l'odorat ; enfin, le goût. La circulation diminue, et par suite, la chaleur. La respiration est difficile, la digestion incomplète ; de là, l'amaigrissement. A force de diminuer, la respiration et la circulation cessent, et la mort est arrivée.

Mort accidentelle. — Les causes qui, survenant dans le cours de la vie, peuvent l'interrompre, viennent du dehors ou du dedans.

Celles qui viennent du dehors sont, d'abord, celles

qui détruisent nos organes, comme les coups et les blessures, les poisons, la privation ou la viciation des substances que le corps doit consommer pour s'entretenir. Les causes qui nous viennent du dedans sont les maladies.

Ces différentes causes, suivant leur force, peuvent nous faire mourir avec une rapidité plus ou moins grande; de là, il y a trois manières de mourir : lentement, rapidement ou subitement. Nous dirons un mot de chacune de ces manières de mourir.

Mort lente. — Ici, la mort est graduelle, comme dans la mort naturelle, c'est-à-dire partielle et successive; mais, il y a une grande différence dans la manière dont les choses se passent. Dans la mort naturelle, la mort semble nous gagner du dehors au dedans; elle commence par les organes extérieurs et finit par le cœur. Dans la mort lente, les fonctions s'altèrent ou se perdent dans un autre ordre. Ce sont les fonctions de l'organe malade qui cessent les premières et entraînent, plus ou moins rapidement, la cessation des autres, suivant leur plus ou moins grande importance pour la conservation de la vie. Ce genre de mort n'offre guère que quatre grands types : la mort par le cerveau, la mort par le cœur, la mort par les poumons et la mort par l'intestin, c'est-à-dire que le phénomène qui domine est le délire, la paralysie, l'hydropisie, la diarrhée ou simplement la consomption.

Mort rapide. — C'est celle qui survient après quelques semaines ou après quelques jours de maladie. Son mode le plus ordinaire est la fièvre. Ce sera de même, suivant l'organe pris, le délire, l'angoisse, l'asphyxie, etc.

Mort subite. — Elle est causée par la rupture du cœur, d'un anévrisme; par une syncope; par une hémorragie dans certaines parties du cerveau. La vie cesse tout à coup, sans que l'on en ait conscience.

441. MORT RÉELLE, Mort apparente, signe de la

mort. —Lorsque l'homme est mort, la putréfaction qui s'empare de son corps en fait, pour les vivants, un objet dangereux et repoussant; c'est pour cela que les peuples ont pris l'habitude de brûler; puis d'embaumer, et enfin d'enterrer les corps. Mais, une question formidable s'est de suite posée: la personne que l'on va brûler, embaumer ou enterrer est-elle bien morte, et n'est-elle pas dans un état de mort apparente? Ne va-t-on pas commettre un homicide, au lieu de lui rendre un pieux devoir? Jamais, assurément, question plus grave n'a été posée aux médecins et aux officiers municipaux chargés de l'administration des décès. Bien qu'on ait multiplié et raconté trop facilement des histoires plus ou moins fausses de léthargie, il en est quelques-unes que personne ne peut nier. La chose avait eu lieu pour un gentilhomme normand de la cour de Charles IX, François Civille, qui signait ses actes en ajoutant la qualité de *trois fois mort, trois fois enterré, trois fois ressuscité par la grâce de Dieu*. Un médecin célèbre, nommé Winslow, fut enseveli deux fois, et il faut ajouter que si des malades réputés morts et prêts à être déposés dans le cercueil ont été rendus à la vie, combien d'autres, ignorés, sont descendus vivants et seulement endormis dans la tombe! Pour montrer avec quelle prudence il faut déclarer qu'un homme est mort, nous rapporterons l'histoire suivante: Au mois de novembre 1843, un mendiant de profession, nommé Perrigaud, est trouvé, un matin, gisant sur la route de Nantes à Vannes, près du bourg de Sautron, où il avait bu. On le croit mort, on déclare le décès, on procède à la levée du cadavre et on le met sur de la paille, en attendant le délai légal pour l'enterrer. Le lendemain, quand on vient pour l'ensevelir, il se réveille et demande ce qu'on lui veut.

Ce fait, à lui seul, parle assez à l'imagination pour montrer toute l'importance des renseignements que nous donnons ici avec quelques détails, et combien il est nécessaire que chacun connaisse les signes de la mort réelle.

Les signes auxquels on reconnaît la mort sont les suivants : la respiration cesse ; le cœur finit de battre ; la face devient cadavéreuse ; le globe de l'œil s'affaisse ; il se fait, sur la surface de l'œil, un enduit glaireux ; le corps se refroidit ; la peau devient livide ; les doigts se rétractent ; les membres se raidissent ; enfin, la putréfaction commence.

On le voit, le passage de la vie à la mort n'est pas brusque, subit, mais successif, et quand la respiration a cessé et que le cœur ne bat plus depuis plusieurs heures, la barbe pousse encore. Mais, on est dans l'usage de regarder comme moment de la mort celui du dernier soupir, bien qu'à ce moment la mort ne soit pas complète et que le cœur batte encore ; pour le médecin, la mort n'existe que quand le cœur a cessé de battre tout à fait.

Quand on assiste à l'agonie d'un mourant, les choses sont faciles à reconnaître ; on note le dernier soupir, comme l'heure de la mort, et, bientôt, la putréfaction qui commence indique qu'on ne s'est pas trompé. Mais, dans le cas où il n'y a pas d'agonie ; ou dans le cas où personne n'a assisté aux derniers moments de l'individu, malgré la présence des signes constatés plus haut, il faut chercher à le rappeler à la vie, par tous les moyens possibles, moyens que nous avons indiqués à chacun des genres de mort imprévue (voyez les mots *Noyés*, *Pendus*, *Asphyxiés*, etc.). Il faut, non seulement essayer de rappeler la vie, mais l'essayer avec persévérance, surtout quand la mort apparente a eu lieu par asphyxie, à moins que la putréfaction ne soit commencée. Il y a trop d'exemples où la vie a pu être ramenée au bout de plus d'une heure de soins, pour qu'on ne tente pas d'y arriver, quand même on n'en aurait nullement l'espérance. Aussi, la précaution prescrite de tout temps de ne procéder à l'inhumation que vingt-quatre heures, au moins, après le décès constaté, est-elle une loi des plus sages. C'est pour cette même raison qu'il faut toujours veiller les morts, pendant ces vingt-quatre heures, pour le cas où l'on aurait pu se tromper et déclarer mort quelqu'un qui ne l'était pas. Le fait raconté plus haut en est une preuve suffisante.

Morve. — Maladie des chevaux dont la gravité est bien connue dans les campagnes. Ce que l'on sait moins, c'est que cette terrible maladie peut être communiquée du cheval à l'homme, avec toute sa gravité. Il faut donc que les personnes qui approchent des chevaux malades de la morve prennent les plus grandes précautions, pour éviter le contact de l'humeur purulente et contagieuse produite par cette maladie. Voyez les articles 89, 476 et 599.

Mouches de Milan. — Ce sont des vésicatoires qui ne diffèrent des vésicatoires ordinaires que par leur petite dimension et parce qu'ils sont préparés à l'avance. Voyez le n° 583.

412. MOULES (Empoisonnement par les). — Lorsque, peu de temps après avoir mangé des moules, on est pris d'un violent mal d'estomac, avec envie de vomir; de fièvre avec démangeaisons rappelant la piqûre d'*ortie*, c'est que les moules étaient vénéneuses : on est empoisonné. Alors, *sans rien attendre*, il faut se faire vomir, en avalant beaucoup d'eau tiède et en chatouillant le fond de la gorge, avec le doigt. Il faut boire et vomir à plusieurs reprises, pour bien *laver* l'estomac. Si on a fait cela très vite, on est brisé, on souffre encore de la peau, mais il n'y a plus de danger. On reste au lit, on boit de l'eau sucrée et on finit par s'endormir. On fait un régime très doux, pendant quelques jours.

Si on ne réussit pas à faire vomir par le moyen ci-dessus, il faudrait prendre de l'émétique, comme cela est indiqué n° 594. Il ne faut pas attendre l'arrivée d'un médecin, pour faire ce que nous venons de dire; mais, il sera toujours bon d'en appeler un, en cas d'accidents ultérieurs. L'empoisonnement par les moules est quelquefois mortel, mais cela arrive seulement lorsque, en ayant mangé beaucoup, on n'en débarrasse

pas l'estomac avant que la digestion en soit terminée.
Lisez le n° 207.

Moutarde. — La farine de graine de moutarde sert
à préparer deux remèdes d'un emploi très fréquent :
ce sont les *sinapismes* (voyez n° 163) et les *bains de
pieds sinapisés*. Voyez n° 132. Lisez aussi l'article
Assaisonnement, n° 128 et l'article 629.

Mucus. — Lisez le n° 18.

413. MUGUET. — Maladie de la bouche qu'on n'observe guère que chez les jeunes enfants, et qui est caractérisée par de petits dépôts de matière blanchâtre
qui se produisent dans la bouche et dans la gorge, en
plus ou moins grand nombre. Parfois, ces mêmes dépôts blanchâtres existent jusque dans les intestins,
et les enfants ont la diarrhée. Cette maladie douloureuse provient ordinairement d'une alimentation mauvaise, insuffisante ; d'un mauvais lait ; du manque de
soins, de propreté ; de l'humidité ; du froid. Il faut se
hâter de changer ces mauvaises conditions, sans quoi
les remèdes sont inefficaces. Si l'enfant est déjà sevré,
un excellent remède consiste à lui rendre une bonne
nourrice ; ou, du moins, à le nourrir de lait *très récent*.
On fait préparer par le pharmacien le collutoire suivant : (Prix un franc).

Borate de soude.................... 3 grammes.
Miel rosat .... 30 —

Environ toutes les deux heures, on touche toutes les
surfaces malades avec un pinceau ou avec le bout du
doigt trempé dans ce remède. Il est bon, aussi, de purger légèrement avec le sirop de *chicorée*. Voir les
n°s 103 et 261 et l'article *Coaltar*, n° 616.

Muqueuses (membranes). — Tous les organes creux
qui communiquent avec l'extérieur sont tapissés par
une peau plus fine, plus délicate que la peau extérieure.
C'est cette peau interne que l'on appelle *muqueuse*. On
dit muqueuse nasale, buccale, intestinale, vésicale,
pulmonaire, utérine, etc. Les inflammations des mu-

queuses sont les *catarrhes* (voir le n° 18). Selon l'or-gane dont la muqueuse est malade, on a un catarrhe nasal, intestinal, vésical, bronchique, etc. Ces catar-rhes sont aigus, s'ils sont accompagnés de fièvre ; ils sont chroniques, lorsque la fièvre manque

Muscades. — Voyez n° 588.

414. MUSCLES. — Avez-vous quelquefois essayé de vous rendre compte de la manière dont s'opèrent les divers mouvements de vos membres ? Sans doute, non. Il est pourtant intéressant de savoir comment deux os réunis par une jointure peuvent jouer l'un sur l'autre, d'une manière plus ou moins étendue, et avec une force proportionnée au besoin. Nous allons es-sayer de vous donner la clé de ce phénomène.

Regardez un animal de boucherie dépouillé de sa peau ; vous verrez que les parties saillantes sont for-mées par des masses de chair rouge, qui est la viande proprement dite. Prenez un morceau de cette viande, cuite dans le pot au feu et refroidie, et déchiquetez-la avec attention, vous reconnaîtrez qu'elle est formée tout entière par des fibres très fines, très longues, placées les unes contre les autres et formant des fibres plus grosses, des faisceaux : c'est là ce qu'on appelle fibres et faisceaux musculaires, dont l'assemblage forme un muscle. Si, sur le corps de l'animal observé, vous suivez la direction d'un muscle, vous verrez que la totalité de ses fibres sont fixés sur un os, par une de leurs extrémités, tandis que l'autre bout du muscle est attaché à l'autre os, soit directement, soit par l'inter-médiaire d'un tendon. Lisez les articles *Tendons*, n° 540, et *Jointures*, n° 355.

Supposez, maintenant, que toutes les fibres du mus-cle viennent à se raccourcir, il faudra nécessairement que les deux os se rapprochent, en pivotant dans la join-ture. Si ce muscle qui s'était raccourci se relâche, vous verrez les os se remettre dans la position première. C'est ainsi que tous les mouvements se produisent. Partout où des mouvements sont nécessaires, des fibres musculaires ont été disposées en nombre proportionné à la puissance des mouvements à produire, et arrangées dans la forme la mieux appropriée à la disposition des organes.

Comment se fait-il que nos muscles obéissent d'une manière si docile à notre volonté ? Il y a là une autre merveille à admirer. C'est dans le cerveau qu'est le siège de la volonté. Pour que les ordres du cerveau soient portés aux muscles de toutes les parties du corps, des cordons comparables aux fils télégraphiques établissent une communication directe entre le cerveau et tous les points où il peut être nécessaire de transmettre un commandement. Ces fils télégraphiques vivants sont les nerfs. Quelques-uns de ces nerfs sont gros comme des tuyaux de plume ; mais, le plus grand nombre sont très petits et assez difficiles à voir.

La force des individus en bonne santé est proportionnée au développement de leur système musculaire. Lisez l'article *Nerfs*.

Dans la paralysie, les fibres musculaires ne se raccourcissent plus, parce que leur communication avec le cerveau est interrompue. Lisez l'article *Paralysie*, n° 441.

Myopie. — Disposition de la vue qui ne permet de voir distinctement que les objets rapprochés. Ce n'est point une maladie, et on la corrige avec des lunettes appropriées. Voyez les n°s 426, 596.

Narcotiques. — Nom donné aux substances qui provoquent le sommeil et calment la douleur, et qui, prises à trop forte dose, sont des poisons. L'opium est la substance narcotique dont l'emploi est le mieux étudié et le plus fréquent. En cas d'empoisonnement par un narcotique quelconque, comme la belladone, le stramonium, etc., voyez n° 431.

Nausées, *Envies de vomir.* — Voyez n° 399.

415. NÉCROSE, carie. — Les os sont susceptibles de s'enflammer, d'être blessés de bien des manières. Une conséquence assez fréquente de ces accidents,, c'est la mort d'une partie plus ou moins étendue de l'os affecté. C'est là ce qu'on entend par le mot *nécrose*. Lorsque la nécrose se produit dans la partie spongieuse des os, près des jointures, aux pieds,, aux mains, à la colonne vertébrale, on l'appelle *carie*.

Du pus se produit, sans interruption, dans les parties nécrosées ou cariées ; ce pus s'amasse et fforme un abcès. Si l'ouverture de cet abcès se referme, il s'en forme un nouveau, par l'amas incessant du pus. Si cette ouverture ne se referme pas, le pus sort à mesure qu'il se produit, et on a une *fistule osseuse*. Cette fistule est inguérissable tant qu'il reste une parcelle d'os mort à sortir. On voit, en effet, de temps en temps, de petits fragments d'os sortir avec le pus. Pour qu'une nécrose guérisse ainsi, toute seule, il faut des mois, des années. Mais, le chirurgien peut souvent guérir le mal en quelques instants, en allant chercher la partie nécrosée au moyen d'une opération. Il ne faut pas hésiter à accepter cette opération, lorsque la grosseur ou la position de l'os mort rendent sa sortie naturelle impossible.

Si la suppuration est abondante et a une mauvaise odeur, on nettoie le fond de la plaie avec de l'eau contenant de la teinture d'iode (n° 349) ; ou bien avec de l'eau de goudron (n° 250) ou de l'eau phéniquée au millième (n° 92). On tâche de faire pénétrer ces liquides dans le trajet fistuleux par où sort l'humeur, au moyen d'une petite seringue. On maintient la partie gonflée constamment recouverte d'un linge enduit de pommade à l'iodure de potassium (n° 347). Si, par suite de fatigue ou parce que quelque fragment d'os mort se détache et se dispose à sortir, la partie malade devient plus douloureuse et s'enflamme, on applique des cataplasmes émollients au pavot (n° 159). Il faut toujours éviter de fatiguer la partie où existe une maladie de l'os, et ne pas s'impatienter de la longueur du traitement. Voyez le n° 282 et l'article 616.

Chez les personnes affectées de maladies chroniques

des os, l'alimentation ordinaire ne fournit pas toujours assez de phosphate de chaux pour la reconstitution de ces organes, et il est bon, pendant assez longtemps, d'ajouter une certaine quantité de ce principe, sous une forme convenable. L'ostéine de Mouriès (n° 610) et le phosphate de chaux granulé de Mentel (n° 605), sont deux préparations qui suffisent toujours et dont l'emploi est facile, et même agréable.

Les personnes affectées de maladies suppurantes des os ont, presque toujours, le sang très appauvri, et la médication purgative leur est de la plus grande utilité, complétée par tous les accessoires hygiéniques et fortifiants qu'il est possible d'y ajouter, tels que : grand air, lumière, vêtement et habitation chauds et secs, bonne nourriture, vin, quinquina. ferrugineux, etc. Voir le n° 378.

Nénuphar. — Dans le public, on attribue à cette plante des propriétés *spéciales* qui sont tout à fait imaginaires.

Néphrite. — Ce mot signifie l'inflammation du rein. Voir le n° 486.

Nerfs. — C'est à tort qu'on donne vulgairement le nom de nerfs aux parties blanches et dures qui se trouvent dans la chair. Les nerfs sont des cordons petits, blancs et mous qui partent du cerveau et de la moelle épinière et vont, en se divisant en rameaux de plus en plus petits, se rendre dans toutes les parties sensibles du corps. La fonction des nerfs, analogue à celle des fils du télégraphe, consiste à faire communiquer le cerveau avec toutes les parties du corps. Ils transmettent la volonté, les sensations et le mouvement. Toute impression, agréable ou pénible, se passe dans un nerf. Lisez les articles 441 et 414.

Nerfs (Attaques de). — Voyez le n° 129.

Nerfs (Maux de). — Voyez le n° 417.

416. NÉVRALGIES. — Le mot *névralgie* signifie *douleur dans un nerf*. Il peut donc y avoir des névralgies dans toutes les parties du corps pourvues de merfs. Les douleurs simplement névralgiques ne sont pas accompagnées de fièvre. Souvent, elles sont très supportables, mais il y en a qui ont une violence terrible. Elle ne sont pas tout à fait continues, mais elles procèdent par saccades, par redoublements suivis d'une diminution quelquefois complète, pour recommencer après quelques instants; quelquefois, après un repos de plusieurs heures, et même de plusieurs jours.

Voici l'énumération des principaux remèdes que l'on peut employer pour combattre les douleurs névralgiques : *Bains de vapeur* (n° 133); *Cataplasmes au laudanum*, n° 160; *Sinapismes*, n° 163; *Pavot*, n° 444; article *Douleur*, n° 244; *Morphine*, n° 408; *Révulsifs*, n° 491; *Genièvre*, n° 553; *Vésicatoires*, n° 583; *Sirop de chloral*, n° 517.

Il faut lire successivement, et à plusieurs reprises, tous ces articles, afin de pouvoir choisir, selon les circonstances, le moyen que l'on trouvera le plus à sa portée. Plus d'une fois, ce qui arrive aussi à tous les médecins, on ne mettra pas tout de suite la main sur le bon remède, et on sera obligé d'en essayer plusieurs, avant de réussir.

Comme remèdes intérieurs, on peut encore employer le *laudanum* (n° 363), l'essence de térébenthine. Ce dernier remède agit souvent d'une manière très heureuse et rapide, et nous engageons les personnes sujettes aux névralgies de toutes sortes à en faire l'essai, qui est tout à fait exempt de danger. Prise dans des potions, comme cela a lieu d'habitude, l'essence de térébenthine est un remède désagréable et exigeant un certain courage; mais, si on se sert des perles du docteur Clertan (n° 601), il n'y a plus aucune difficulté. On prend deux ou trois perles à la fois, et on renouvelle cette prise trois ou quatre fois dans les 24 heures.

Une personne, non sujette aux douleurs, peut se trouver prise d'une névralgie plus ou moins violente, s'en guérir par un moyen quelconque et n'avoir plus jamais un mal semblable. Dans les cas de ce genre, il s'agit d'un mal accidentel, passager et sans rapport avec la constitution du sujet. Chez un grand nombre d'individus , les choses se passent autrement: des douleurs à la tête, aux mâchoires, dans les côtés, dans les membres, se font sentir à chaque instant, sous l'influence du moindre froid, de l'humidité, d'une fatigue, d'un chagrin, etc. Ces souffrances, plus ou moins fortes, se prolongent plus ou moins longtemps, disparaissent peu à peu, pour se montrer de nouveau, à la même place ou dans un autre lieu. Dans ces circonstances, les remèdes extérieurs ne sont ordinairement que des palliatifs (436) qu'il faut bien employer, mais qui ne sauraient empêcher sûrement le retour du mal, parce que cette disposition à souffrir a pour cause véritable le mauvais état et la faiblesse du sang. Cela explique pourquoi les moyens de traitement qui peuvent corriger ce mauvais état du sang amènent la guérison de névralgies persistantes, alors même qu'aucune application extérieure n'est faite sur les parties douloureuses.

Lorsque l'emploi des remèdes externes ne fait pas cesser les douleurs névralgiques; ou lorsque ces souffrances reparaissent plus ou moins vite, après avoir été calmées par ces remèdes, on doit reconnaître la nécessité de recourir à une médication interne capable d'agir sur le mauvais état du sang. Dans ces cas difficiles, les purgatifs actifs et répétés donnent souvent les résultats les plus satisfaisants et les plus durables; aussi est-ce dans ces pénibles affections que notre purgation se montre supérieure aux autres moyens analogues. Le traitement doit être mené avec une énergie proportionnée à la violence des douleurs il faut obtenir *six selles* par vingt-quatre heures, et prendre une alimentation qui permette de ne pas en éprouver de fatigue. Pour la *goutte sciatique*, qui est la névralgie la plus gênante, on tâchera d'obtenir des selles en plus grand nombre, si l'alimentation permet de les supporter.

Les vraies névralgies cèdent plus ou moins vite à la médication purgative ; le soulagement est même quelquefois très rapide ; mais, d'autres fois, lorsque les sujets affectés ont le sang très pauvre, le soulagement se ferait beaucoup attendre, si la purgation n'était pas aidée par tous les moyens fortifiants indiqués à l'article *Anémie*, n° 111. Dans ces cas, la tisane la plus utile à employer est une infusion très forte de genièvre (n° 553).

Naturellement, pendant que l'on fait le traitement purgatif pour combattre des névralgies ou la disposition à en être affecté, on ne doit pas se priver des moyens de soulagement provisoire dont on peut disposer.

Névralgies intermittentes. Dans quelques cas, les névralgies affectent une *périodicité* remarquable ; les crises reviennent à jour fixe, à heure fixe, laissant des intervalles de calme parfait. Ceux qui ont le bonheur de se trouver dans ce cas réussissent, presque toujours, à *couper* les accès avec le sulfate de quinine, et nous les engageons à employer ce remède, sans hésiter. Toutefois, nous devons avertir que c'est plutôt là un *calmant* précieux qu'un moyen de guérison radicale, et que, si on veut s'assurer contre la récidive, il est bon de suivre la médication purgative pendant assez longtemps pour que le sang soit fortement modifié en bien. Les deux remèdes peuvent être pris concurremment : le sulfate de quinine à jeun, *une dizaine d'heures* avant l'accès, et le purgatif en mangeant, quelques heures après le sulfate de quinine.

Un demi-gramme de sulfate de quinine suffit généralement, pour une dose ; on peut même débuter par *un quart* de gramme, sauf à augmenter. On peut en prendre plusieurs jours de suite. Voyez *Quinine*, n° 477 ; lisez aussi *Fièvres intermittentes*, n° 279.

Remarque. — Il n'est pas toujours facile de distinguer une vraie névralgie d'un *rhumatisme ;* mais, dans ce cas encore, la confusion n'a aucun inconvénient, uisque le traitement est le même. La distinction n'a de l'importance que dans le cas de *périodicité* dont nous venons de parler, à cause du *sulfate de quinine*, qui ne produit aucun effet utile, quand cette péricdicité n'existe pas.

Chez les personnes qui ont eu des accidents syphilitiques, les névralgies ne cèdent quelquefois qu'à *l'iodure* de potassium, qu'il faut prendre à la dose d'un ou deux grammes par jour, de la manière indiquée au n° 348. Voyez le n° 533.

Les plus cruelles de toutes les névralgies sont celles qui dépendent de cancers internes ou d'autres tumeurs de mauvaise nature, sur lesquelles les remèdes on si peu d'action.

417. NÉVROSES. — Ce nom s'applique à toutes les maladies *sans fièvre*, ayant leur siège dans le système nerveux, et dans lesquelles il est impossible de découvrir aucune trace d'altération d'organes. Les névroses sont extrêmement nombreuses, extrêmement variées. Les unes sont douloureuses, comme les névralgies; les autres sont indolentes. La migraine, la gastralgie, l'asthme, la danse de Saint-Guy, l'épilepsie, sont des névroses, aussi bien que l'hypocondrie, l'hystérie, les hallucinations.

Les névroses se produisent, principalement, chez les personnes nerveuses, impressionnables; surtout lorsque leurs parents étaient eux-mêmes plus ou moins névrosiques; mais, on peut dire que ces affections ne se développeraient pas, si les personnes qui y sont prédisposées n'avaient pas le sang affaibli, appauvri parfois de longue date, soit par suite de chagrin, d'ennui, d'isolement moral; soit par suite de travaux sédentaires, de tension d'esprit, de manque d'activité corporelle.

La médication purgative, suivie avec constance, et d'une manière modérée, aidée par l'emploi de tous les moyens hygiéniques et autres indiqués dans le cours de ce livre, permettra à la plupart des névrosiques de retrouver une santé parfaite, ou, du moins, une amélioration considérable.

28

Tous les sens peuvent être pervertis par des névroses : on voit distinctement, soit le jour, soit la nuit, des objets qui n'existent pas ; on entend des bruits sans cause réelle, des paroles qui n'ont pu être prononcées par personne ; on éprouve, dans les organes internes, des sensations qui font croire à l'existence d'animaux, etc. Ce qu'il y a de plus triste pour les personnes affectées de ces sortes de maux, c'est qu'ils n'ont rien d'apparent pour les étrangers. On voit journellement de ces infortunés qui souffrent mortellement, traités de malades imaginaires par leurs meilleurs amis, qui ne comprennent pas qu'on puisse souffrir. alors que l'extérieur du corps paraît parfaitement sain. Voyez les n°s 317 et 400.

418. NEZ (Maladies du). — Voyez les articles *Ozène*, n° 435 ; *Rhume de cerveau*, n° 495 ; *Saignement de nez*, n° 408 ; *et Enchifrènement*, n° 260.

Nez (Corps étrangers dans le). — Voyez le n° 215.

Nez rouge. — Employer la pommade indiquée au n° 94.

Nicotine. — C'est le nom d'une substance liquide qui jouit de propriétés vénéneuses terribles. En effet, une seule goutte de ce poison, déposée dans l'œil d'un chien, suffit pour le tuer, en moins de cinq minutes. Deux ou trois gouttes peuvent tuer un homme en aussi peu de temps. Voulez-vous savoir d'où provient une drogue aussi malfaisante ? du tabac ! C'est la nicotine qui donne à la fumée du tabac son odeur spéciale : avis aux fumeurs. Voyez l'article *Tabac*, n° 534.

418. NOSTALGIE, Maladie du pays. — C'est un état d'ennui, de tristesse, d'abattement, de souffrance morale et même de désespoir, occasionné par l'éloignement du pays natal et le vif désir d'y retourner. Cette affection, toute *morale*, peut amener les conséquences les plus graves, si elle se prolonge ; on peut mourir du chagrin d'être éloigné de son pays. Le malade perd l'appétit, digère de plus en plus mal, maigrit, s'affaiblit et devient incapable de resister à la moindre maladie accidentelle. S'il est impossible d'employer le plus efficace des remèdes, le retour au pays, on recherchera les distractions les plus puissantes ; on se livrera à un travail assidu, d'esprit autant que de corps. C'est l'inanition, la faim insensible, qui amène la mort par chagrin ; aussi, la nostalgie finira par se dissiper, peu à peu, si le malade prend sur lui de *se forcer* à manger, de se nourrir d'aliments fortifiants. Qu'il se garde surtout de la constipation. Voyez les n°^s 115, 203 et 332.

L'ennui du pays n'est pas le seul qui amène les accidents graves dont il vient d'être question : il en est absolument de même de l'ennui de la famille, de l'ennui d'une personne aimée.

419. NOURRICE. — Peut-on purger les femmes qui nourrissent ? Oui, certes, et ce que nous avons dit à l'article *Grossesse* (n° 314) s'applique aussi bien aux nourrices qu'aux femmes enceintes.

En effet, avant sa naissance, l'enfant faisait directement sa substance du sang de sa mère, et on comprend la nécessité impérieuse d'un sang pur ; mais, le jeune enfant qui se nourrit de lait se trouve, sous ce rapport, dans des conditions tout à fait semblables : c'est le *sang* qui fournit les éléments du *lait*. Si la nourrice est malade, son sang n'est pas pur et le lait qu'elle produit est plus ou moins mauvais, suivant l'état de son sang. L'enfant peut donc être victime du mauvais sang de sa nourrice, comme il pourrait être victime du mauvais sang de sa mère. Relisez l'article 2.

On remarquera que notre genre de purgation n'a pas l'inconvénient de faire *passer le lait*, comme cela arrive avec les médecines que l'on prend à jeun. Pour que le lait ne tarisse pas, il suffit que le sein soit donné aux heures ordinaires ; que l'alimentation de la nourrice soit aussi bonne que possible, et que la purgation soit très modérée. Voyez les n°^s 103 et 510.

Il peut arriver que le lait d'une nourrice ne renferme

pas assez de phosphate de chaux pour bien former les os de son enfant. Lorsqu'une femme soupçonnera que son lait n'est pas suffisamment riche, elle fera bien d'employer le phosphate granulé de Mentel (n° 605) ou la semoule de Mouriès (n° 610), ces préparations ont été inventées précisément pour ces cas-là, et l'Académie de médecine leur a donné son approbation. Les phosphates absorbés par la nourrice passent dans son lait. Plus tard, lorsque l'enfant commence à manger, si on craint qu'il soit délicat, on met un peu de semoule de Mouriès dans ses bouillies. Lisez l'article *Rachitisme*, n° 478, et le n° 648.

420. NOUVEAU-NÉ. — Le développement d'un nouveau-né ne doit pas avoir d'arrêt; si ce développement n'est pas continu, incessant, c'est que l'enfant souffre, ou que sa nourriture est insuffisante. Une mère, ou une nourrice attentive, peut se fixer aisément sur ce point, en *pesant* l'enfant, tous les huit jours, à l'aide de balances. Pour que ces pesées aient toute leur valeur de comparaison, il faut qu'elles soient faites dans des conditions identiques, sous le rapport de l'heure de la tétée et du poids des vêtements. Si, sans être malade, un nourrisson ne gagne pas de poids, et surtout s'il en perd, il faut changer sa nourrice ; ou bien, si ce changement est impossible, lui donner un supplément de nourriture. Pendant les six premiers mois, si le lait de la nourrice est bon et pèche seulement par la quantité, ce supplément doit se composer uniquement de bon lait de vache ou de chèvre, coupé par moitié d'eau pure ou d'eau de gruau. Si le lait maternel est faible, de qualité médiocre, quoique abondant, on donnera *pur* le lait de supplément.

Ce n'est que vers le sixième mois que l'on peut commencer à donner des aliments plus nourrissants. On commence par des bouillies légères, par des potages; puis, on augmente peu à peu, mais pas trop vite, la consistance des aliments. Il ne faut donner de la viande qu'à l'enfant qui a déjà assez de dents pour la bien mâcher.

Le tiers des enfants meurent dans leur première année, et cette mortalité effrayante est due, presque tout entière, à la mauvaise direction de l'alimentation. Ou le lait est mauvais ; ou il est insuffisant ; ou la nourrice est malade ; ou les aliments supplémentaires sont mal choisis, en excès, trop nourrissants. Les intestins s'irritent, s'enflamment, la diarrhée survient et ne peut être arrêtée ; l'enfant s'épuise et succombe à la moindre maladie accidentelle, qu'il supporterait parfaitement, s'il n'était pas affaibli par son mauvais régime.

L'enfant nouveau-né est très sensible au froid ; il contracte aisément des bronchites, des fluxions de poitrine, des rhumes de cerveau, toutes maladies qui peuvent l'emporter en peu de jours. Il ne doit sortir au grand air que vers le quinzième jour en été, et plus tard en hiver, selon la température. Il faut le changer de linge dès qu'il en a besoin, rapidement, près d'un bon feu, s'il ne fait pas très chaud.

Si l'enfant n'évacue pas des matières fécales noires dans les premières vingt-quatre heures, il faut lui donner un mélange de deux ou trois cuillerées à café de sirop de chicorée et autant d'huile d'amandes douces ; à défaut de ces deux choses, on se contenterait d'huile ordinaire à manger, en quantité double.

Les enfants très jeunes ont souvent des coliques caractérisées par des cris aigus que rien ne peut calmer ; par des contorsions du ventre et des membres ; ou encore, par l'expulsion de vents par l'anus ou par la bouche. Ce sont des coliques venteuses. Il faut alors faire des frictions sur le ventre ; y appliquer des cataplasmes ou des linges bien chauds. S'il y a constipation, on donne des lavements émollients ; on fait prendre du sirop de chicorée, de l'huile. S'il y a des vents, on donne une infusion d'anis.

Un jeune enfant qu'un rhume de cerveau empêche de respirer est dans l'impossibilité de téter et se trouve, ainsi, menacé de mourir de faim. Il faut, alors, le nourrir *à la cuiller* ; le tenir chaudement ; lui graisser le nez et le front avec du suif, et lui déboucher les narines, s'il y a des croûtes.

Biberon. — La mortalité est bien plus considérable sur les enfants élevés au biberon que sur ceux qui ont une nourrice. Or, une des principales causes de cette mortalité doit certainement être attribuée à ce que le lait administré à l'enfant est plus ou moins *gâté;* soit parce qu'il est trait depuis trop longtemps ; soit parce qu'il a été conservé dans un lieu trop chaud ; mais, surtout, parce que le biberon n'a pas été nettoyé assez souvent. Le lait qui séjourne dans ce récipient s'y gâte très vite et, pour peu qu'il reste un peu de ce lait putréfié dans l'instrument, quand on y introduit du lait nouveau, celui-ci entre tout de suite en fermentation. Il ne faut donc jamais remplir un biberon sans en avoir nettoyé toutes les parties à l'eau bouillante, d'une manière parfaite, et, de plus, on ne doit pas se servir de lait ayant déjà subi un commencement d'altération. Voyez *Allaitement,* n° 103; *Nourrice,* n° 419.

Il faut veiller avec la plus grande attention à ce que les fonctions intestinales des enfants à la mamelle ne soient pas dérangées. Ils peuvent avoir la diarrhée ou être constipés. Les purgatifs que nous allons indiquer conviennent également dans les deux cas. S'il s'agit de constipation, on donne le remède à dose très petite, de manière à relâcher le corps plutôt qu'à purger. Pour la diarrhée, il convient que la dose soit assez forte pour produire deux ou trois selles. Tant que les matières rendues sont verdâtres, trop liquides et n'ont pas leur odeur naturelle, on continue à donner le remède. Si l'enfant crie et semble avoir des coliques, on peut lui appliquer sur le ventre un cataplasme bien chaud.

Il faut avoir un flacon de bismuth granulé de Mentel, afin de pouvoir en donner dès que l'on remarquera un dérangement dans les fonctions intestinales. Ces granules sont comme de très petits bonbons ; on en met quelques-uns dans la bouche du bébé, de temps en temps, de manière à ce qu'il en prenne une mesure dans les

24 heures; il peut boire du lait immédiatement après les avoir pris. On peut donner ce bismuth aux enfants que l'on purge, aussi bien qu'à ceux que l'on ne purge pas. Voir au n° 605. Lisez aussi l'article 619.

421. — Voici les purgatifs que l'on peut employer pour les très jeunes enfants :

Magnésie ordinaire (carbonate de magnésie).—On en délaye une ou deux cuillerées à café dans un peu de lait sucré, que l'on fait prendre en plusieurs fois, à intervalles rapprochés.

Manne. — On en fait prendre de *quatre à dix* grammes, selon l'âge, dissoute dans un peu de lait.

Sirop de chicorée. — On le donne pur, à la dose de deux à cinq cuillerées à café, selon l'âge.

Huile de ricin. — Une cuillerée à café, battue dans un peu de lait sucré.

En faisant attention aux effets de ces remèdes, la nourrice acquiert bientôt la connaissance des doses et des circonstances dans lesquelles il faut les employer. Il importe, d'ailleurs, de savoir qu'ils ne sauraient occasionner d'accidents. Voyez n°s 419, 478, 509.

Noueure, *Enfants noués.* — Voyez le n° 478.

Noyer (Feuilles de). — Très employées pour faire des injections fortifiantes. Voyez *Injections*, n° 341.

Noyés. — Voyez l'article 127.

422. OBÉSITÉ. — C'est le développement excessif de l'embonpoint. La médication purgative remédie à la maigreur causée par la mauvaise santé; elle rétablit l'embonpoint, ou elle le développe; mais, cette médication est à peu près sans effet contre l'obésité, quand celle-ci coïncide avec une bonne santé. Les personnes qui craignent cette infirmité ne peuvent s'en préserver qu'à l'aide d'un genre de vie particulier. Il faut prendre beaucoup d'exercice, vivre avec sobriété, et manger surtout des aliments peu gras.

Les viandes rouges, cuites comme on les préfère, doivent former la base de la nourriture. Le fromage blanc, frais et bien écrémé, est très bon. Les farines, le pain, le sucre favorisent la production de la graisse. Il en est de même des boissons abondantes. Il faut donc boire le moins possible, et donner la préférence au vin. Le thé et le café sont favorables, mais il faut prendre ces boissons sans sucre ou à peine sucrées. Les personnes obèses ont besoin de se purger souvent.

Les personnes trop grasses sont plus difficiles à soigner dans leurs maladies aiguës, et c'est une des plus sérieuses raisons qui doivent faire éviter l'embonpoint excessif.

423. OBSTRUCTION. — Lorsqu'un obstacle, par exemple, une voiture renversée, empêche la circulation dans une rue, on dit que cette rue est *obstruée*. Si un crachat épais ferme une grosse *bronche*, l'air ne peut plus passer dans cette bronche, pour aller dans la profondeur du poumon, la respiration est gênée par cette obstruction. Si un vaisseau du foie est bouché par un calcul biliaire, c'est une obstruction du foie. Si un amas de matières durcies empêche la circulation des aliments dans l'intestin, c'est une obstruction qui devient la cause de coliques et de malaises variés. Ces exemples montrent de grosses obstructions ; mais, on conçoit qu'il puisse s'en produire dans l'économie partout où quelque chose circule, dans les vaisseaux les plus délicats. Les engorgements, les enflures sont souvent produits par des obstructions qui empêchent le sang ou la lymphe de circuler.

424. ODEUR DES HUMEURS. — Les matières expulsées par la purgation n'ont pas toujours la même odeur ; souvent même elles n'en ont pas du tout. Tous ceux qui ont observé l'action des purgatifs savent que l'odeur des matières fécales est bien autrement repoussante dans les maladies graves, avec forte fièvre, que dans les indispositions légères et non fébriles, ainsi que dans la plupart des maladies chroniques. Plus on approche de la guérison, moins les matières sont odo-rantes. Ceux qui éprouvent des maux de cœur, pendant l'effet d'un purgatif, rendent toujours des matières très fétides, ce qui rend compte du malaise. Au reste, la malignité des humeurs n'est pas toujours en rapport avec leur odeur, et il y a des maladies fort difficiles à guérir, dans lesquelles on rend des humeurs inodores. Voyez le n° 316.

Dans les maladies aiguës, lorsque les malades rendent des matières très fétides, quel que soit le traitement, il faut, plusieurs fois par jour, donner de grands lavements d'eau tiède, pour laver l'intestin et empêcher les matières putrides d'aggraver l'état du malade, lequel est toujours soulagé beaucoup par ce moyen.

425. ŒDÈME, Enflure. — Un gonflement de la peau sur lequel la pression du doigt laisse un creux persistant s'appelle *œdème*. Ce gonflement est constitué par de l'eau qui s'amasse dans les tissus, c'est une petite hydropisie. Si, après avoir commencé aux pieds, l'œdème monte aux jambes, aux cuisses et à tout le corps, on a une *anasarque* (n° 329). L'enflure qui succède à une piqûre vénimeuse est un œdème. Si l'œdème, ou enflure, commence par la figure, ou les mains, il faut faire bouillir un peu d'urine, pour voir si la chaleur n'y produit pas un trouble. Voyez *Albuminurie*, n° 99.

Très souvent, l'enflure des pieds et des jambes n'indique pas un état sérieusement inquiétant. Une longue marche peut déterminer un gonflement des pieds, qui se dissipe par le repos. Des varices, visibles ou profondes, sont généralement une cause d'enflure des pieds et des jambes, sous l'influence de la moindre fatigue (voir le n° 571). Dans la chlorose, chez les convalescents, chez ceux qui sont très anémiques, l'enflure des pieds est un effet de la faiblesse du sang, et, alors, elle disparaît dès que les forces renaissent. Voyez les n°ˢ 111, 184 et 208.

S'il s'agit de cette enflure qui se produit souvent, à

la fin de maladies longues, graves et dont les progrès n'ont pu être arrêtés; ou de cachexies arrivées à la dernière limite, les remèdes n'ont plus d'action et l'enflure, commencée aux chevilles des pieds, finit par arriver aux poumons, qui s'emplissent d'eau, et les malades succombent à l'asphyxie, étouffés.

Le traitement interne d'un œdème qui se prolonge est celui de l'hydropisie (voyez le n° 327). Extérieurement, on fait des frictions fréquentes, douces et prolongées, avec des liquides stimulants, tels que : eau-de-vie simple, teinture aromatique, eau de Cologne, liniment à l'essence de térébenthine, (n°ˢ 373 et 524).

426. ŒIL. — Si l'on s'en rapportait à l'apparence, on pourrait croire que l'œil est un organe d'une extrême simplicité; mais, ce serait une grande erreur. La complication de la structure interne de l'œil est telle qu'il nous faut renoncer à la pensée d'en expliquer le mécanisme ; la très grande majorité de nos lecteurs ne pourrait pas saisir des explications qui, pour être comprises, exigent des connaissances préalables que ces lecteurs n'ont pas. Nous parlerons seulement de ce que chacun peut voir.

Si vous regardez avec attention l'œil d'une personne placée en face de vous, voici ce que vous remarquerez : dans le clignement des paupières, tout le travail est fait par la paupière supérieure; ce mouvement a pour but de maintenir toujours égale la couche de larmes qui entretient le brillant de l'œil. En renversant une paupière, vous remarquerez que cette paupière est recouverte d'une peau extrêmement fine, qui se prolonge sur le globe de l'œil. Cette peau fine est une membrane muqueuse qui porte le nom de *conjonctive*, parce qu'elle joint les paupières avec l'œil. A la partie antérieure du globe, vous voyez une surface brillante, parfaitement transparente, ronde et de dimension à peu près égale à une pièce de cinq francs en or; cette partie s'appelle la *cornée transparente*. Le restant de la coque de l'œil, d'une couleur blanc bleuâtre, se nomme la *sclérotique*. Au travers de la cornée, vous apercevez deux choses : un rond noir qui diminue de grandeur quand l'œil regarde un objet très rapproché et qui s'agrandit, lorsque l'objet regardé est très éloigné ; ce rond, qui s'appelle la *pupille, n'est pas quelque chose;* c'est simplement un espace au centre de l'iris. Cet iris est un rideau rond, fixé par son pourtour extérieur, mais dont le bord intérieur ne tient à rien. Il résulte de cette disposition que si le rideau devient plus étroit, le rond creux intérieur, c'est-à-dire la pupille, devient plus grand. Cette faculté que possède l'iris de se resserrer et de se relâcher a pour but de mesurer la quantité de lumière qui doit entrer dans l'œil. Quand la lumière est vive, la pupille devient petite ; dans le le demi-jour, elle devient très grande.

Les maladies les plus communes de l'œil sont : la conjonctivite, la kératite, la cataracte, la blépharite, l'amaurose.

Conjonctivite. — C'est l'inflammation de la conjonctive. L'ancien terme *ophtalmie*, signifie la même chose. L'inflammation de la membrane qui tapisse l'intérieur des paupières et l'extérieur du globe de l'œil peut avoir tous les degrés de gravité. Si elle est occasionnée par un coup d'air, par des poussières, par des vapeurs irritantes, elle a une grande tendance à guérir d'elle-même, en peu de jours ; il suffit de laver fréquemment toutes les surfaces rouges avec de l'eau de guimauve ou de graine de lin, et de maintenir l'œil malade recouvert de compresses trempées dans le même liquide : Si l'œil est très douloureux, on rendra ce liquide plus calmant en y faisant bouillir de la tête de pavot (n° 444).

C'est à ce degré moyen que l'ophtalmie se présente le plus communément, et c'est dans ces cas que réussissent les remèdes populaires, tels que les infusions de mélilot, de bluet, de sureau, de roses, de plantain, de laitue ; les larmes de vigne. C'est aussi dans ces cas-là que l'on peut se contenter de lavages et de compresses d'eau pure.

Si l'inflai imation est très forte, si l'œil est tout rouge et semble rempli de sable, il faut insister sur l'emploi de l'eau de guimauve au pavot ; prendre des bains de pieds à la moutarde ; se purger. Si, après quelques jours de ce traitement, le mal ne diminue pas, on remplacera l'eau de guimauve par le collyre au borate de soude (n° 196), appliqué toutes les deux heures environ.

Si ce collyre ne soulage pas promptement, on le remplacera par le collyre à la pierre divine. Voyez le n° 196.

Si, le blanc de l'œil étant très rouge et comme boursoufflé, et le mal s'étant déclaré très brusquement, on voit sortir des paupières du pus et non des larmes, c'est que la maladie est une ophtalmie purulente ; c'est un cas grave, et il faut agir comme pour l'ophtalmie purulente des nouveau-nés, expliquée au n° 430.

Dans tous les cas d'inflammation violente de l'œil, il ne faut suivre les conseils que nous donnons que si l'on ne peut pas avoir de médecin pour diriger le traitement, le danger de perdre la vue commandant les plus grandes précautions. Mais, s'il y a impossibilité *absolue* d'avoir un médecin, on diminuera beaucoup ce danger en suivant nos conseils le mieux qu'il sera possible.

Lorsque les maladies des yeux et des paupières sont chroniques, elles sont sous la dépendance d'un tempérament lymphatique trop prononcé et à cause de cela, les remèdes appliqués aux yeux ont besoin d'être aidés par tous les moyens indiqués à l'article *Lymphe*, n° 378.

Chez quelques personnes livrées à un travail assidu et délicat, les yeux se fatiguent aisément et deviennent un peu rouges, sans qu'il y ait pour cela de l'inflammation. Dans ces cas, il est bon, soir et matin, de mouiller les paupières avec quelques gouttes du collyre à la pierre divine. Comme, le plus souvent, ces personnes-là ont le sang appauvri à un degré plus ou moins prononcé, elles feront bien de suivre les avis donnés au n° 111.

Kératite. — Lorsque la partie antérieure et transparente de l'œil est prise d'inflammation, le mal est nommé kératite, mot qui veut dire : inflammation de la cornée. Cette maladie douloureuse est remarquable en ce que la lumière augmente beaucoup la souffrance ; les malades ne peuvent que difficilement ouvrir les yeux ; ils recherchent l'obscurité. Cette crainte de la lumière se nomme *photophobie*. Presque toujours, lorsque la photophobie existe, l'examen attentif de l'œil fait découvrir que la surface de la cornée a perdu de son éclat et qu'elle porte de petites ulcérations qui sont le siège de la douleur. La maladie atteint presque toujours des enfants dont le tempérament lymphatique est très prononcé, et, pour la guérir, il est nécessaire d'employer, pendant longtemps, les remèdes indiqués au n° 378.

La kératite entraîne des dangers sérieux pour la vue, et, à cause de cela, il importe d'appeler un médecin dès qu'on s'aperçoit que la lumière augmente la souffrance. Lorsque la maladie dure depuis longtemps déjà, on peut employer la pommade indiquée au n° 443 ; soir et matin, on en met entre les paupières la grosseur d'un grain d'orge. Il est bon de maintenir les yeux fermés, au moyen d'un tampon d'ouate fixé à l'aide d'un bandeau léger.

Lunettes. — Si la conformation de l'œil a subi quelque modification, sans qu'il y ait de maladie, la faculté de voir à toutes distances se trouve également modifiée ; on devient *presbyte* ou *myope*. Dans ces cas, on établit la compensation à l'aide de verres de lunettes appropriés, que l'on trouve chez les opticiens. Malgré l'usage des meilleures lunettes, l'œil continue à se déformer, et les verres qui suffisaient à un moment finissent par ne plus suffire. Dans ce cas, il faudrait retourner chez l'opticien et remplacer les verres devenus trop faibles par de plus forts.

On appelle *conserves* des lunettes dont les verres ne changent pas la direction des rayons lumineux, mais qui sont diversement colorés. On les emploie pour affaiblir la lumière, lorsque les yeux y sont trop sensibles.

Pour les maux chroniques des paupières, voyez ce mot, n° 443.

Pour la *Cataracte*, voyez le n° 167.

Pour l'*Ophtalmie purulente*, voyez le n° 430.

Pour l'*Amaurose*, lisez l'article 105.

Pour *Vue faible*, voyez le n° 596.

Pour l'article *Larmes*, lisez n° 361.

Œil. — Poussière, corps étrangers, voyez le n° 213.

Œsophage. — Partie de l'appareil digestif qui fait communiquer le gosier avec l'estomac.

Œufs. — Au n° 116, nous avons fait voir l'utilité des œufs crus; nous ajouterons, ici, que les œufs de toutes espèces, mangés de toutes les façons, constituent un aliment des plus complets. Faisons remarquer que certains estomacs mal disposés ne digèrent pas bien les œufs apprêtés de certaine manière, tandis que, préparés autrement, ils passent parfaitement. Il est question des œufs aux articles 3, 116, 207 et 241.

427. ONGLE ÉCRASÉ.—Le pincement, l'écrasement de l'ongle est un accident fréquent. Il arrive souvent, dans ce cas, que du sang s'extravase sous l'ongle, sans pouvoir s'échapper. Ainsi emprisonné entre l'os et l'ongle, ce sang exerce une pression qui occasionne une douleur que rien ne peut calmer. On fait cesser cette souffrance comme par enchantement, en donnant une issue au sang; pour cela, en se servant d'une pointe de canif ou de ciseaux, ou d'un fragment de verre, on gratte la partie de l'ongle sous laquelle on voit la goutte de sang, jusqu'à ce que celui-ci puisse s'échapper. Pour le reste, agir comme cela est indiqué au n° 220.

Lorsqu'une écharde a pénétré sous l'ongle, il faut

procéder de la même façon, c'est-à-dire gratter l'endroit où l'écharde se voit, jusqu'à ce que l'on puisse atteindre le corps étranger.

428. ONGLE INCARNÉ, Ongle entré dans les chairs. — Il y a des personnes qui ont l'ongle du gros orteil trop courbé vers les bords ; d'autres ont la pulpe de cet orteil très développée et s'élevant au-dessus des bords d'un ongle régulier. S'il arrive à ces personnes de porter des chaussures trop étroites du bout, les chairs se trouvent comprimées contre le bord de l'ongle, qui les coupe, en quelque sorte, et y produit une inflammation et un gonflement qui tend à augmenter le mal. Si, dès le commencement, on garde le repos, en tenant le doigt malade enveloppé dans un cataplasme émollient, le mal peut se dissiper assez vite. Si on force la marche ; si, après avoir été guéri, on ramène le mal par les mêmes causes, les chairs restent gonflées, saignantes ; il se forme de la suppuration et des bourgeons charnus. Dans ces conditions, l'ongle incarné peut devenir une véritable infirmité, que l'on ne parvient à faire cesser qu'en *arrachant* l'ongle.

Les personnes prudentes et soigneuses éviteront cette dure nécessité : 1° en évitant de couper l'ongle en rond, mais en s'arrangeant de manière à ce que ses coins dépassent la chair ; 2° en portant toujours des chaussures (bas et souliers) assez larges du bout pour que les chairs ne soient pas pressées contre les bords coupants de l'ongle.

Lorsque l'inflammation amène des bourgeons charnus, rouges et saignants, on recouvre ces bourgeons avec de l'alun en poudre, qui les dessèche (n° 147).

Lorsque l'ongle est trop épais et trop rigide, il faut l'amincir, de temps en temps, en le grattant avec un fragment de verre ; on le rend ainsi plus flexible et moins capable de couper les chairs.

Il faut repousser le bourrelet de chair qui recouvre

les bords de l'ongle en insinuant, dessous, une bonne épaisseur de charpie bien imprégnée de cérat ; en s'y prenant bien, on parvient, peu à peu, à faire reculer la chair et à découvrir les bords de l'ongle.

Onguents pour les plaies. — Voyez le n° 458.

429. OPÉRATIONS CHIRURGICALES. — Les opérations se pratiquent dans trois catégories différentes de circonstances ; ou bien, il s'agit d'accidents ; ou bien, il s'agit de maladies ; ou bien encore, on veut remédier à quelque infirmité.

S'il s'agit d'accidents, il y a presque toujours urgence, et il faut agir sans retard.

Dans les autres cas, il est reconnu que les opérations réussissent d'autant mieux que la santé des individus est meilleure. C'est pourquoi, lorsqu'un mal est arrivé au point d'exiger une opération, s'il n'y a pas *urgence*, il convient de ne pas faire cette opération avant d'avoir essayé de rendre la santé du sujet aussi parfaite que possible, par un traitement suffisamment prolongé. En procédant ainsi, on s'apercevra, plus d'une fois, que tel mal, que l'on croyait ne pouvoir céder qu'à une opération, se dissipe peu à peu, sous l'influence du traitement purgatif, complété avec les remèdes appropriés à la circonstance. Voyez le n° 86.

Ophtalmies. — Voyez l'article 426.

430. OPHTALMIE PURULENTE. — Si, dans les premiers jours de sa naissance, vous voyez l'œil d'un enfant devenir rouge et les paupières salies par une suppuration abondante, défiez-vous : c'est une ophtalmie purulente, maladie tellement grave qu'elle peut détruire l'œil en quelques jours. Ne perdez pas un instant, et, pendant qu'on sera à la recherche d'un médecin, lavez l'intérieur des yeux toutes les heures, sans manquer, avec de l'eau tiède, de manière à ne pas y laisser un atome de pus. Si l'enfant dort, n'hésitez pas à l'éveiller ; que ses cris ne vous arrêtent pas. Il faut que ce nettoyage de l'œil soit fait aussi exactement pendant la nuit. S'il est impossible de trouver un médecin, faites fondre *huit grammes d'alun* dans un litre d'eau, et servez-vous de cette eau tiède pour les lavages. Ces lavages du globe de l'œil et de la face interne des paupières seront bien plus efficaces et plus faciles à exécuter, à l'aide d'une petite seringue en verre.

On peut aussi employer de l'eau contenant 2 grammes d'acide phénique par litre ou le coaltar saponiné.

Grâce à ces soins courageux et persévérants, vous parviendrez probablement, en peu de jours, à conserver la vue du petit malade.

Sachez bien encore qu'un atome de pus tombé dans un œil sain suffit pour lui communiquer la maladie.

431. OPIUM. — Si on fait de légères incisions à des têtes de pavot, quelques jours avant leur maturité, il s'en écoule un liquide blanc comme du lait. Ce liquide, patiemment recueilli et évaporé, laisse un produit solide qui est l'opium.

Tout le monde sait combien l'opium est employé, soit pour calmer les douleurs, soit pour procurer le sommeil. Malheureusement, les propriétés de cette précieuse substance sont tellement énergiques que son maniement est très délicat, et qu'il y aurait du danger à le laisser dans les mains du public.

Les principales préparations contenant de l'opium et dont l'usage est vulgaire sont : le laudanum (n° 363), les pilules de cynoglosse (n° 452); le diascordium (n° 241 *bis*). Lisez les articles *Coquelicot*, n° 210 ; *Pavot*, n° 444; *Morphine*, n° 408, et *Sirop diacode*, n° 518.

Empoisonnement. — L'empoisonnement par l'opium, ou par l'une des nombreuses préparations qui en contiennent, telles que le *laudanum*, et d'autres que nous ne pouvons énumérer ici, et par le pavot, se rencontre sous les trois formes d'*accident*, de *suicide* ou d'*homicide*. Dans tous les cas, après avoir fait vomir par les moyens indiqués à l'article *Contrepoisons*, n° 207, on fera boire du *café noir* léger, en assez grande quantité. Si la tête est excessivement lourde, on mettra des sinapismes aux jambes. Voyez le n° 163.

Le pavot, le laudanum, l'opium, sont encore plus dangereux, en lavement, que donnés par le haut (368).

432. OPPRESSION. — Si ce genre de malaise est accompagné de fièvre, il est prudent de consulter un médecin. Voyez n⁰ˢ 79 et 277.

S'il est le résultat de chagrins, d'ennui, de tristesse, de contrariété, le mal est purement *nerveux*, et il se dissipe sans traitement, par l'*oubli* de la cause morale. Pourtant, si les mêmes malaises se reproduisent souvent, et surtout s'il se prolongent, il faut se traiter, pour empêcher la formation d'une maladie nerveuse et d'un état anémique difficile à guérir. Voyez les n°ˢ 332, 400.

S'il y a une expectoration abondante, il est évident que c'est l'encombrement des bronches qui cause la gêne de la respiration, et que la purgation doit être employée avec activité. Voyez le n° 390.

Dans l'asthme, l'oppression est produite par un état spasmodique des nerfs du poumon. Voyez les n°ˢ 391 et 189, ainsi que l'article 621.

Lorsque le larynx est rétréci par le gonflement de la membrane muqueuse, la respiration est gênée en proportion du rétrécissement. Voyez *Larynx*, n°ˢ 362 et 229.

L'oppression peut aussi dépendre de la simple faiblesse ; alors, on la dissipe en ramenant les forces.

Des douleurs névralgiques ou rhumatismales, siégeant autour de la poitrine, peuvent occasionner de l'oppression, en gênant les mouvements respiratoires. Voyez les n°ˢ 464 et 492.

L'oppression dépend, quelquefois, de maladies plus graves, telles que : anévrismes, hypertrophies du cœur, hydropisies, tumeurs du foie, etc. Dans ces circonstances, la guérison et même le soulagement sont plus incertains. Voyez les nᵒˢ 45, 112, 328, 437.

Orages. — Voyez le nᵒ 289.

Oreille (Insectes dans l'). — Voyez le nᵒ 214.

433. OREILLE. — L'oreille, instrument de l'ouïe, est un organe compliqué et difficile à expliquer. La partie principale de cet organe, celle dans laquelle s'opère la perception des sons, est appelée *oreille interne;* elle est formée par une cavité creusée dans un os faisant partie du crâne et renfermant plusieurs petits organes très délicats. Cette cavité a une communication avec l'air extérieur, au moyen d'un très petit conduit appelé *Trompe d'Eustache*, dont l'orifice se trouve caché dans le haut de la gorge, à l'orifice postérieur des fosses nasales. Lorsque l'on fait un effort très grand pour se moucher, on sent un claquement se produire dans les oreilles; ce mouvement est causé par l'air qui est poussé dans l'oreille interne, au travers de la trompe d'Eustache. Quant au conduit externe de l'oreille, il arrive jusqu'à l'oreille interne, mais il ne communique pas avec cette cavité; il en est séparé par une cloison que l'on peut comparer à la peau d'un *tambour*, c'est le *tympan*, mot qui veut dire tambour. Le tympan a un rôle très important dans le fonctionnement de l'ouïe, et lorsqu'il a été détruit par quelque accident ou par quelque maladie, il en résulte une difficulté d'entendre qui ressemble un peu à la surdité.

Lorsque la membrane muqueuse qui tapisse l'intérieur de la trompe d'Eustache est malade, ou gonflée par un rhume de cerveau, ou bouchée par quelque mucosité glaireuse et épaissie, l'air ne peut plus y circuler pour aller dans l'oreille interne, ce qui occasionne des bourdonnements et une dureté de l'ouïe qui n'est pas une vraie surdité.

Lorsqu'une personne, qui a un tympan perforé, se mouche fortement, elle sent que l'air, poussé dans l'oreille interne à travers la trompe d'Eustache, s'échappe par le conduit auditif externe. Si ces conduits étaient assez larges, on pourrait respirer par les oreilles, le nez et la bouche étant fermés.

Maladie des oreilles. — Le nombre des parties délicates qui constituent l'appareil auditif étant considérable, il n'est pas surprenant que le nombre des maladies qui atteignent cet appareil soit considérable aussi. D'un autre côté, les parties essentielles de l'oreille étant cachées dans la profondeur d'un os très dur et, par conséquent, peu accessibles, il en résulte que l'étude de leurs maladies est très difficile. Il faut aller dans les grandes villes pour trouver quelques rares médecins ayant pu consacrer tout leur temps à cette étude vraiment délicate. Nous sommes donc obligés de laisser de côté la plupart de ces maladies qui, d'ailleurs, sont les moins fréquentes, pour nous attacher à celles qui sont les plus accessibles et en même temps les plus communes.

Écoulements, Suppuration d'oreilles. — Lorsqu'il existe une suppuration chronique de l'*intérieur* de l'oreille, voici comment il faut procéder :

A l'aide d'une seringue remplie d'eau tiède, laver avec soin le conduit auditif, jusqu'à ce que l'eau ressorte parfaitement claire; pencher la tête, de manière à faire écouler tout le liquide qui pourrait rester dans ce conduit; essuyer l'oreille avec un linge doux. Alors, inclinant la tête de l'autre sens, faire tomber, dans le conduit de l'oreille, ainsi nettoyée, trois ou quatre gouttes du liquide formulé ci-dessous, en employant, pour cela, un *compte-gouttes* (n° 201); puis, fermer l'orifice avec un peu de coton. Lisez aussi le n° 616.

Ce pansement doit être répété soir et matin, au moins, avec persévérance et pendant tout le temps nécessaire. Ajoutons que la guérison ne pourrait avoir lieu, si une suppuration trop prolongée avait déjà produit une carie très considérable de l'os dans lequel l'oreille interne est creusée.

On pourra se procurer le compte-gouttes et la petite seringue par l'intermédiaire du pharmacien. Il importe que la canule de la petite seringue ne soit pas trop grosse, afin qu'elle puisse pénétrer dans le conduit de l'oreille sans le boucher, pour que le liquide injecté n'ait pas de difficulté à ressortir.

Mélange pour l'intérieur des oreilles suppurantes :

Prenez : Acide phénique pur. . . . . 1 gramme.
Glycérine parfaitement pure et neutre. 20 —

Ce mélange coûtera environ un franc.

Douleurs d'oreilles. — Si ces douleurs ne sont pas accompagnées de signes d'inflammation, tels que rougeur, chaleur, gonflement, ni de suppuration, elles sont de nature névralgique ou rhumatismale. Dans ce cas, on les calmera en faisant tomber quelques gouttes de laudanum dans le tuyau de l'oreille, en fermant celui-ci, avec un tampon de charpie ou de coton imbibé lui-même de laudanum et en recouvrant l'oreille tout entière d'un paquet d'ouate maintenu avec un mouchoir. On peut remettre du laudanum toutes les deux ou trois heures (voyez *Laudanum*, n° 363). Si la douleur est causée par une inflammation, soit du conduit auditif, soit du pavillon de l'oreille, il faut employer la décoction de guimauve et de pavot indiquée au n° 444, en compresses souvent renouvelées, et tâcher de faire entrer, chaque fois, un peu de cette eau dans le conduit, s'il n'est pas tout à fait bouché par le gonflement. L'inflammation et les abcès de l'oreille sont extrêmement douloureux, à cause de la compression inévitable qui se produit dans un tuyau *osseux*, incapable de se dilater, pour loger le gonflement inflammatoire. Il est bon d'entretenir les pieds rouges, au moyen de bains de pieds à la moutarde réitérés de temps en temps (n° 132).

Lorsqu'il s'agit de suppuration, *interne* ou *externe*, *de nature dartreuse*, nous ne saurions trop rappeler aux malades qu'il ne faut pas s'obstiner à la guérir par des eaux, pommades ou autres *remèdes externes*. Ces écoulements peuvent être considérés comme des moyens que la nature emploie pour débarrasser le sang d'humeurs qui se produisent tous les jours. Parvient-on à les arrêter, au moyen de remèdes quelconques appliqués à l'*extérieur*, on peut s'attendre à ce qu'il arrive quelque mal *interne* bien plus dangereux que celui qu'on voulait faire disparaître. La *surdité* ou des douleurs de tête intolérables remplacent les maux qu'on a empêchés de sortir ; d'autres fois, ce sont des maladies d'yeux. Qu'on le sache bien, il faut surtout traiter ces maux d'oreilles dartreux par la purgation, moyen d'ôter le mal sans le remplacer par un mal pire. En effet, lorsque les écoulements cessent, par suite d'une purgation prolongée qui a purifié le sang, il n'existe plus d'humeurs ; il n'est donc plus à craindre qu'elles se portent dans quelque organe précieux. Lisez l'article 385.

Lorsque les oreilles sont sensibles au froid et aux courants d'air, il est bon de s'en préserver, en tenant constamment dans l'oreille un tout petit flocon de *coton*.

En cas de corps étranger dans l'oreille, voir le n° 214.

434. OREILLONS. — Lorsqu'on voit se produire, entre le devant de l'oreille et l'angle de la mâchoire, une douleur, un gonflement, une chaleur avec difficulté d'ouvrir la bouche, on a un *oreillon*. Le plus souvent, il s'en produit un de chaque côté, ce qui change la physionomie, en élargissant la figure. Si la maladie survient chez un enfant qui n'était pas alité par une affection aiguë, il n'y a aucun danger ; la guérison aura lieu dans l'espace de huit jours. Le malade gardera le lit ou la chambre ; les grosseurs seront couvertes de cataplasmes émollients au pavot ; on purgera modérément, tous les deux jours, et la nourriture sera légère. Il faudra visiter souvent l'intérieur de la bouche, et faire des gargarismes avec de l'eau de guimauve, si on y remarque de l'inflammation (n° 315).

Si les oreillons se déclarent chez un sujet alité par une maladie sérieuse, comme la scarlatine, la fièvre typhoïde, il y a lieu de s'inquiéter, et on ne doit pas négliger les conseils d'un médecin.

Les oreillons sans maladie intérieure sont bien plus fréquents chez les enfants que chez les adultes. Ils sont quelquefois épidémiques, dans les pensions, dans les casernes.

Orgeolets. Voyez au n° 443.

Ortie blanche. — Une infusion un peu forte de cette plante, fleurs et feuilles, est quelquefois efficace contre les *flueurs blanches*.

Os malades. — Lisez l'article *Rachitisme*, n° 478, et le mot *Nécrose*, n° 415.

Ouïe. — Le sens de l'ouïe est celui qui nous permet de percevoir les sons. Un nerf spécial, le nerf auditif, est chargé de transmettre au cerveau les sons, lorsque ceux-ci ont été reçus et modifiés convenablement par un appareil merveilleux, mais compliqué, dont nous essayons de rendre compte à l'article *Oreille*, n° 433.

Oxyures, espèce de vers intestinaux. — Voyez le n° 121.

435. OZÈNE, Punaisie, Odeur fétide des narines. — Chez les sujets jeunes, cette affection est de nature lymphatique, scrofuleuse. Survenant chez l'adulte, elle est souvent une manifestation de la *syphilis* (n° 533). Dans les deux cas, et indépendamment du traitement intérieur, on combat la mauvaise odeur, et on concourt à la guérison, en prisant, plus ou moins fréquemment, un peu de poudre phénique (n° 93), que l'on porte sur soi dans une tabatière bien close ; on peut mélanger la poudre phénique avec du *marc de café*, pour imiter l'apparence du tabac. Voyez les n°s 93 et 326 ; lisez aussi l'article 378.

Si, ce qui arrive fréquemment, la mauvaise odeur

est produite par la carie des os du nez, cette mauvaise odeur ne cessera que lorsque la partie nécrosée sera entièrement partie, ce qui peut exiger un temps et un traitement longs, comme cela est expliqué au n° 415.

436. PALLIATIFS. — On appelle ainsi des remèdes ou des moyens employés pour adoucir des souffrances, pour calmer des maux que l'on ne peut guérir, soit parce que ces maux sont vraiment incurables, soit parce qu'on ne connaît pas le moyen de les guérir, quoique ce moyen puisse réellement exister.

Tel médecin ne traitera une maladie que par des palliatifs, alors qu'un autre, plus expérimenté, trouvera sans peine un remède capable de guérir. On voit la généralité des médecins traiter par des palliatifs une foule de personnes dont la santé pourrait être parfaitement rétablie à l'aide de la médication purgative, employée avec méthode. C'est que cette médication n'est comprise que par un très petit nombre de médecins.

437. PALPITATIONS. — Les palpitations sont quelquefois causées par un changement maladif dans la conformation de quelque partie du cœur ; mais, le plus souvent, et cela est heureux, elles sont seulement *nerveuses*, et dépendent de la *faiblesse* du sang. Le traitement qui rétablira le plus vite la richesse du sang est donc celui qui fera disparaître le plus vite ce genre de palpitations du cœur. Il n'est pas douteux que le suivant ne soit précisément celui-là : purgation douce, bonne nourriture, *vin cordial*, ferrugineux, et, autant que possible, calme de l'esprit. Voyez les n°ˢ 275, 383, 588 et 111.

L'usage du café augmente quelquefois les palpitations.

Deux ou trois grammes de bromure de potassium, pris dans une tasse d'infusion de tilleul, calment souvent des palpitations purement nerveuses. Voyez le n° 150.

Si les palpitations dépendent d'une maladie organique du cœur, telle qu'*anévrisme*, *hypertrophie*, il ne faudrait pas compter sur une guérison radicale ; mais, une purgation fréquente sera toujours employée avec une grande utilité, pour soulager et retarder les progrès du mal. Voyez les n°ˢ 45 et 193.

Lorsque les palpitations *non* nerveuses sont fatigantes et irrégulières, on peut les modérer et faire reprendre au cœur plus de régularité dans ses mouvements, en employant les granules de *digitaline* d'Homolle et Quevenne ou le sirop de *digitale* de Labélonye.

Comme il s'agit des effets d'une affection dont la guérison radicale n'est pas possible, il faut que le malade use de son intelligence, pour apprendre à se servir de celui de ces remèdes qu'il aura adopté. Il aura besoin d'y recourir souvent, pendant la durée de son existence, et il est bon qu'il n'ait pas besoin de s'adresser au médecin chaque fois que les mouvements du cœur deviendront trop tumultueux. Pendant les premiers jours, on prend un seul granule ou une seule cuillerée de sirop ; s'il en résulte une diminution notable des palpitations, on s'en tient à cette dose ; s'il n'y a pas de résultat, on prend un granule ou une cuillerée de sirop, soir et matin. Il ne faut pas chercher à arrêter les palpitations d'une manière complète, mais seulement à les *modérer*. Lorsqu'on y est parvenu, après un certain nombre de jours, on cesse l'emploi du remède, pour le reprendre, lorsque l'irrégularité des mouvements du cœur devient trop grande.

L'emploi des granules de digitaline ou du sirop de Labélonye n'empêche pas celui des pilules, lorsqu'il y a lieu. Lisez l'article 625.

Que les malades ne l'oublient pas, aucun sirop, aucune potion, ne saurait calmer leurs palpitations, s'ils sont soumis à des fatigues et à des contrariétés continuelles. Voyez le n° 193.

438. PANARIS.—Mal d'aventure, mal blanc. Tourniole. —Le panaris est l'inflammation du doigt : légère

et sans gravité, lorsqu'elle se borne aux parties superficielles de la peau, cette inflammation est très grave,
lorsqu'elle attaque les parties profondes du doigt. Alors,
il arrive souvent qu'elle envahit non seulement le
doigt, mais la main, et même le bras; de plus, les
horribles douleurs qui l'accompagnent, les accidents
graves qui peuvent se déclarer et les infirmités qui
peuvent rester, après la guérison, font qu'on ne saurait trop se préoccuper de faire soigner un panaris par
un médecin, dès le début.

Pendant la première période du panaris, tant qu'il
n'y a que de l'inflammation, il faut mettre des cataplasmes qui environnent tout le doigt, ou même toute
la main; faire prendre à la main des bains fréquents
et prolongés dans de l'eau de mauve tiède, et de tenir
le bras en écharpe. Il est aussi, au début, une précaution de toute importance, c'est de retirer, tout de suite,
les bagues qui seraient au doigt malade; sans cela, il
arriverait que le doigt tout entier tomberait en gangrène.

Grâce à ces moyens, il peut arriver que l'inflammation se calme et se termine par *résolution* (489). Mais,
le plus souvent, l'abcès se forme, et le pus s'amasse
dans la profondeur du doigt, près des os. Si, par une
ouverture pratiquée le plus tôt possible, on ne lui permet pas de sortir, ce pus remonte le long des os et
peut arriver dans la profondeur de la main, et même
jusqu'au centre de l'avant-bras. C'est parce que cette
petite opération est assez douloureuse que tant de malades, reculant le plus qu'ils peuvent, vont demander
des pommades qui leur font perdre un temps précieux
et, ainsi, peuvent causer la perte du doigt, si ce n'est
davantage.

Les pommades et onguents sont cependant utiles
dans les panaris; mais, ce n'est que quand, par une
incision, on a fait un passage au pus. Alors, les pommades aident l'inflammation à tomber, et le doigt à
guérir. Mais, il ne faut pas oublier que ce n'est qu'à
ce moment-là que les pommades sont bonnes, et, or-

ne saurait trop le dire, quand on les emploie seules, avant que l'humeur ait une sortie, on court le plus grand risque de rester estropié.

Le panaris qui se développe au bout des doigts, près de la racine d'un ongle, est celui qui a le moins de disposition à s'étendre à la main et au bras ; il est peu dangereux ; mais, il fait souvent tomber l'ongle. C'est à cette variété de panaris que l'on donne vulgairement les noms de *Tourniole, Mal blanc.*

Lorsque les maux de doigt se produisent sans cause accidentelle, ou par les moindres foulures ou piqûres, c'est une marque que le sang est dans des conditions mauvaises, conditions qu'on peut changer par le traitement purgatif. Voyez les mots : *Abcès,* n° 82, *Cataplasmes,* n° 157, et *Plaies,* n° 458.

439. PANCRÉAS. — Les substances grasses que nous prenons comme aliments, telles que huiles, beurre, graisse contenue dans les viandes, ne sauraient pénétrer dans les vaisseaux, si ces substances conservaient la forme sous laquelle nous les absorbons. Pour qu'il puisse traverser les parois des vaisseaux chylifères (voyez ce mot, n° 188), il faut que tout corps gras soit divisé en particules infiniment petites, semblables aux globules du beurre, dans le lait, c'est-à dire il faut qu'il soit *émulsionné.* Ce n'est pas dans l'estomac que cette opération s'accomplit ; c'est seulement après qu'elles ont traversé cet organe que les matières grasses rencontrent, dans l'intestin grêle, une substance qui a la propriété de produire cette digestion spéciale de la graisse. Cette substance, chargée de digérer la graisse, est fabriquée par un organe particulier qui est le *pancréas,* et elle s'appelle *fluide pancréatique.* Les chimistes ont donné le nom de *Pancréatine* à la partie la plus active de ce fluide. Le pancréas est placé derrière l'estomac, et communique avec le commencement de l'intestin, dans lequel son produit arrive en même temps que les matières alimentaires grasses que ce produit doit rendre absorbables.

Le pancréas est une glande dont la structure ressemble à celle des glandes salivaires. Lisez les articles *Glandes*, n° 302, et *Salive*, n° 502 et le n° 630.

Le pancréas est un organe assez petit, pesant environ 60 grammes, dont le produit ne serait pas assez abondant pour émulsionner toute la graisse absorbée ; mais, il est aidé, dans ses fonctions, par la bile, qui agit dans le même sens. Voyez l'article *Foie*, n° 287.

440. PANSEMENT. — Quand un accident arrive, on n'a pas là, sous la main, les moyens de pansement méthodique dont l'emploi serait le plus commode, et il faut avoir assez d'adresse et de sang-froid pour se tirer d'affaire avec les ressources qui se présentent ; c'est à ce point de vue là que sont redigés les conseils que nous donnons, dans les articles de ce Manuel relatifs aux divers accidents. Il s'agit, dans ces cas, de pansements provisoires. Ici, nous allons présenter quelques explications destinées à guider nos lecteurs lorsqu'ils auront à effectuer des pansements réguliers.

Les objets dont on a le plus souvent besoin sont : la charpie ; des linges pour compresses ; des bandes ; des linges troués ; des éponges et des morceaux de taffetas gommé, ou de toile cirée.

La *charpie*. — C'est la base de tout pansement pour les plaies qui ont de la suppuration ; comme elle ne sert qu'une fois, il est nécessaire d'en avoir en provision. On en consomme une quantité proportionnée à la grandeur des plaies et à l'abondance de la suppuration. Les pharmaciens vendent de la charpie, mais dans la famille, il vaut mieux la préparer soi-même, c'est un travail d'enfant. Voici comment on procède : on prend de la toile pas trop fine, un peu usée, blanche de lessive ; on la taille en morceaux carrés de trois ou quatre travers de doigts, et on en sépare les fils brin à brin. Si on n'a pas de toile de chanvre ou de lin, on peut se servir de toile de coton, qui cependant est un peu moins bonne.

Quand on est sur le point d'opérer un pansement,

on prépare des boulettes, des bourdonnets ou des plumasseaux de grosseur et en quantité proportionnée au besoin. Une *boulette* est une pincée plus ou moins grosse de charpie, que l'on roule, pas trop serrée, entre la paume des deux mains ; un *bourdonnet* est une masse un peu plus volumineuse, par exemple, de la grosseur d'une noix, que l'on dispose à peu près de la même manière; un *plumasseau* est une masse de l'épaisseur du petit doigt, plus ou moins grande, et dont les brins de charpie sont arrangés avec soin, pour former un coussin bien souple. Celui qui opère un pansement sait bien vite quel est celui de ces trois arrangements qui convient le mieux à son cas.

Le *linge troué*. — Ce sont des morceaux de linge un peu plus grands que la plaie, dans lesquels, à l'aide de ciseaux, on enlève de petits ronds qui laissent autant de trous. Bien enduits de cérat ou d'onguent, ces linges sont appliqués sur les plaies et recouverts de charpie plus ou moins épaisse, selon l'abondance de la suppuration, Les trous de la toile sont là pour permettre à l'humeur d'aller dans la charpie.

Les *compresses* sont des morceaux de linge de diverses grandeurs, pliés en plusieurs doubles.

Les *bandes* doivent être faites avec de la toile déjà usée, telle qu'en fournissent les vieux draps de lit. On en fait de toutes longueurs et de toutes largeurs, selon la grosseur des parties autour desquelles elles doivent êtres appliquées : pour les doigts, la largeur du doigt suffit ; pour les bras et les jambes, il faut quatre centimètres; pour le corps, on leur donne cinq centimètres. Dans tous les cas, la longueur dépend du nombre de tours qu'il faudra faire. Pour avoir des bandes très longues, on en coud plusieurs bout à bout. Dans tous les pansements, le rôle des bandes est très important, et il est bon d'en être largement approvisionné. Le linge des bandes doit être sans plis, sans ourlets, un peu ferme, pour que l'on puisse aisément les mettre en rouleaux serrés, et pour qu'elles ne se chiffonnent pas en les appliquant.

Une *éponge* de la grosseur d'un œuf de poule, et une autre beaucoup plus grosse. Si, ayant déjà servi, ces éponges sont bien douces, elles sont ce qui convient le mieux pour opérer le lavage des plaies, quelles qu'elles soient. Il importe que ces éponges soient toujours lavées au savon et à l'eau bouillante, chaque fois qu'elles ont servi.

Toile cirée, taffetas gommé ou tout autre tissu imperméable, destiné à recouvrir les pièces de pansements, soit pour en empêcher le refroidissement, soit pour s'opposer à l'évaporation de la partie volatile des remèdes. Il est bon d'avoir ce tissu imperméable en morceaux de diverses grandeurs.

Disons, en passant, que toute maîtresse de maison prudente devrait avoir, au fond de son armoire, une boîte, un coffret rempli de charpie, de vieux linges, de bandes toutes roulés, d'éponges, de plusieurs morceaux de toilecirée, dût-elle avoir le bonheur de passer une longue existence sans avoir besoin d'ouvrir ce coffret.

Les bandes et les compresses ayant servi au pansement d'une plaie suppurante doivent être lessivées ou savonnées avec soin; la charpie et le linge troué seront jetés *au feu.*

La partie la plus difficile d'un pansement est l'enroulement de la bande qui doit le maintenir en place. On ne réussit jamais du premier coup, et les plus adroits ont besoin de s'exercer à plusieurs fois, avant de réussir. Il est nécessaire que les deux bords de la bande touchent également, sans former de godets; il ne faut pas *tirer* sur une bande pour opérer le serrage, mais presser dessus, avec la main libre, à mesure qu'elle se déroule. Si la bande ainsi appliquée *se dirige* mal, on lui fait faire un demi-tour, *on la renverse,* en inclinant le pli, de manière à lui faire reprendre la bonne direction; on recommence ce renversement à chaque tour, s'il y a lieu. Il faut que chaque tour de bande soit recouvert à moitié par le tour suivant. Si, pendant le travail, on s'aperçoit que la bande ne s'applique pas d'une manière solide, il ne faut pas hésiter à recommencer, en remettant la bande en rouleau, ou bien en la remplaçant par une autre, tenue en réserve. Lorsqu'on a fini d'enrouler la bande, on en fixe les bouts, avec une épingle; il est quelquefois utile de placer des épingles aux endroits où la bande a une tendance à se déranger.

Comme exemple d'un pansement, nous allons indiquer la manière de procéder, lorsqu'il s'agit d'une plaie suppurante, ou devant suppurer.

Tout d'abord, il faut placer la partie malade de manière à rendre l'opération du pansement aussi facile que possible ; puis, à l'aide d'une éponge, on fait la toilette de la plaie, en se servant d'eau tiède et pure ; ou, ce qui est bien préférable, d'eau phénique également tiède. En pressant l'éponge au-dessus de la plaie, on fait tomber l'eau de plus ou moins haut, pour qu'elle entraîne l'humeur et tout ce qui pourrait la souiller, sans que l'on soit obligé de frotter sur la partie vive, qu'il ne faut jamais toucher. Sur le pourtour de la plaie, on peut frotter avec l'éponge, pour que la peau en soit parfaitement nette.

Alors, on pose sur le mal le linge troué, bien enduit de cérat ou de l'onguent adopté ; puis, sur ce linge, des bourdonnets de charpie sèche, placés les uns à côtés des autres et, par dessus, un linge pour les maintenir ; sur ce linge, on met une feuille de toile cirée de même grandeur. Voilà le pansement proprement dit. Il s'agit, maintenant, de le fixer en place, pour qu'il ne se dérange pas, jusqu'à l'heure d'un nouveau pansement : c'est à cela que servent les bandes.

Lorsque l'on fait usage de l'eau cicatrisante, on ne met rien sur le linge troué, et on a soin de bien imprégner du liquide les bourdonnets de charpie que l'on place les uns près des autres, en dépassant les bords de la plaie. Ici, la feuille de toile cirée ou de taffetas gommé est encore plus nécessaire que dans le cas de l'onguent ; s'il était impossible de s'en procurer, on pourrait la remplacer, en se servant de feuilles larges, soit d'arbres, soit de plantes quelconques.

Dans le pansement des plaies suppurantes, il faut éviter tout frottement qui pourrait faire saigner les bourgeons charnus. Voyez le n° 147.

Voici, maintenant, comment on doit procéder, lorsqu'il s'agit de coupures ou de blessures à bords francs, que l'on peut espérer de guérir sans les laisser suppurer, ce qu'il faut toujours souhaiter.

Il y a des cas très faciles et d'autres dans lesquels la difficulté est grande.

Quand le sang d'une coupure est bien arrêté, et que, la partie ayant été bien lavée et bien essuyée, on voit que les bords de la plaie ne s'écartent pas, il suffit de mettre, sur le mal, un petit linge imbibé de **glycérine pure**; de la recouvrir d'une plaque imperméable (taffetas gommé, toile cirée, feuille de lierre ou autre) ; de mettre, par dessus, une bonne couche de ouate, et de maintenir le tout à l'aide d'une bande. Deux ou trois jours après, on pourra enlever ce pansement ; la plaie sera bien ressoudée.

Dans le cas de blessure plus grande ou plus profonde, si, le sang étant bien arrêté et la partie bien ressuyée, on voit que les bords de la plaie s'écartent, il faut d'abord chercher s'il n'y aurait pas une position de la partie blessée qui favoriserait le rapprochement des bords ; dans ce cas, il faudrait trouver le moyen de maintenir cette position, et faire le pansement comme dans le cas précédent.

Si on ne réussit pas de cette façon, il faut demander au pharmacien du *sparadrap* bien collant, en couper un morceau un peu plus large que la plaie n'est longue, et d'une largeur de dix à douze centimètres. Sur la moitié de la longueur, on taille ce sparadrap en lanières d'un centimètre, de façon à imiter une main avec ses doigts. On place la partie large sur la peau, d'un côté de la plaie, de manière que les lanières commencent à peu de distance du bord ; on presse le sparadrap avec la paume de la main, jusqu'à ce qu'il soit bien collé. Alors, on prend une des lanières pendant qu'avec l'autre main on pousse la peau jusqu'au point où les bords de la plaie se touchent, et on appuie la lanière, pour la faire bien adhérer avant de lâcher la peau ; on procède de même pour chacune des autres lanières, et, si on a bien opéré, on voit que les bords de la plaie se touchent parfaitement. Il ne reste plus qu'à recouvrir le tout d'une couche d'ouate bien fixée, à l'aide d'une bande, et à attendre trois ou quatre jours, avant de refaire le pansement. Si la soudure s'est bien faite, on est guéri ; si, au contraire, il s'est fait du pus, il faudra panser comme pour les plaies suppurantes.

Si on ne peut pas se procurer de sparadrap, on pourra encore réussir, en procédant de la manière suivante : Prendre deux morceaux de toile de grandeur appropriée et portant, sur un de leurs bords, plusieurs bouts de gros fil ; les imprégner de bonne colle de pâte que l'on fera exprès, avec un peu de farine de blé, ou d'amidon ; les placer sur les côtés de la plaie, à un centimètre du bord, les fils se faisant vis-à-vis, au-dessus de la coupure ; attendre que la colle soit bien sèche, pour que la toile reste bien attachée à la peau ; alors, prendre les fils qui se font vis-à-vis et les nouer, en serrant jusqu'à ce que les bords de la plaie se touchent, puis mettre la ouate et fixer le tout, comme il vient d'être dit.

Si le dernier lavage de la plaie a été fait avec de l'eau phénique, le succès sera bien plus assuré. Si on ne peut se procurer cette eau, il faut faire ces derniers lavages avec de l'eau-de-vie ordinaire, malgé la petite cuisson qui en résulte. Mais si l'on peut se procurer le coaltar saponiné de Le Beuf, on sera certain d'obtenir toujours un bon résultat (n° 616).

441. PARALYSIES. — Les nerfs sont comme les chemins par lesquels l'action du cerveau se transmet à toutes les parties du corps. Si un nerf est coupé, le cerveau ne communique plus avec les parties dans lesquelles ce nerf va se distribuer, et il y a paralysie de ces parties. Si du sang s'extravase dans une **par**tie du cerveau, les nerfs qui prennent naissance dans cette partie se trouvent, pour ainsi dire, déracinés; ils cessent de transmettre les ordres du cerveau, et la paralysie des parties où aboutissent ces nerfs en est la conséquence. Toutes les causes capables d'occasionner l'interruption de la circulation nerveuse font naître une paralysie dans les parties animées par ces nerfs.

Indépendamment de celles que nous venons d'indiquer, on trouve des causes de paralysies dans l'action lente de certains poisons, tels que le plomb (n° 462), l'arsenic, le tabac; dans la production de certains engorgements qui se forment dans des nerfs ou seulement à côté des nerfs, lesquels se trouvent comprimés; dans l'action du froid, qui donne lieu aux paralysies dites rhumatismales, les moins difficiles à guérir; dans un mauvais état du sang, comme on l'observe dans l'hystérie et à la suite de certaines maladies graves.

Certaines paralysies affectent seulement le sentiment; d'autres affectent le mouvement, la sensibilité étant conservée ou même exaltée; mais, le plus souvent, le mouvement et la sensibilité sont abolis en même temps; ces résultats différents dépendent de la nature des nerfs intéressés.

Pour que la guérison d'une paralysie s'opère, il faut que la communication soit rétablie entre le cerveau et les nerfs affectés, résultat qui s'obtient par des moyens divers, appropriés aux causes diverses qui ont causé le mal.

On distingue plusieurs espèces de paralysies.

L'*hémiplégie*, affecte un seul côté, le droit ou le gauche, depuis la tête jusqu'aux pieds; elle est le résultat d'un épanchement de sang dans le cerveau, par suite de la rupture de quelques vaisseaux capillaires. Si la quantité de sang épanchée n'est pas trop grande, ce sang peut rentrer, peu à peu, dans la circulation ; la déchirure du cerveau se cicatrise, et la paralysie disparaît, quoique très lentement, en commençant par le pied. Voyez l'article *Apoplexie*, n° 114.

La *paraplégie* est une paralysie qui affecte les deux jambes à la fois. Le point de départ de cette maladie siège ordinairement dans la moelle épinière. Si le point lésé est situé très bas, les jambes seules sont affectées ; si ce point est situé plus haut, la paralysie peut atteindre la vessie et le rectum en même temps ; ces deux organes ne pouvant plus se contracter pour expulser leur contenu, il y a rétention d'urine et constipation.

Traitement des paralysies. — D'une manière générale, on peut dire que la paralysie n'est pas inguérissable ; mais, la guérison présente des difficultés plus ou moins grandes, selon la cause qui a produit le mal. Le plus souvent, les difficultés sont considérables, et les traitements ont besoin d'être suivis avec une grande persévérance.

Si l'emploi de notre médication purgative, suivie avec méthode et secondée par un bon régime alimentaire, ne suffit pas toujours, pour guérir toute espèce de paralysies, ce traitement est néanmoins d'une très grande utilité, pour assurer l'action des autres moyens susceptibles de lui être ajoutés, selon les circonstances.

S'agit-il d'une hémiplégie, causée par un épanchement de sang dans le cerveau, l'action continue des pilules sur les intestins est de nature à diminuer la pression dans le cerveau et à faciliter la disparition du caillot qui cause la paralysie.

Dans toutes les espèces de paralysies, il est bon de faire des frictions larges et prolongées avec le liniment stimulant indiqué au n° 373. On peut aussi employer, dans le même but, le baume de Fioravanti (n° 140), la teinture aromatique ou toute autre préparation stimulante du même genre. Ces frictions doivent être pratiquées plusieurs fois par jour. Voyez l'article 491.

Lorsqu'une paralysie peut être attribuée au plomb ou au mercure, il faut ajouter à notre médication purgative l'emploi de l'iodure de potassium, à la dose d'un ou deux grammes par 24 heures, en suivant la marche indiquée au n° 348.

Si l'on a affaire à une de ces paralysies purement nerveuses, comme on en observe souvent chez les femmes hystériques, il faut suivre les indications données aux articles *Maux de nerfs*, n° 400, et *Névroses*, n° 417.

Dans bien des cas, l'électricité possède une puissance merveilleuse pour rétablir la circulation nerveuse et faire cesser certaines paralysies; mais, ce moyen exige des appareils et une science particulière qui ne peuvent être **mis** à la portée de tout le monde. Nous engageons les personnes que cela intéresse à faire tout leur possible pour rencontrer un praticien assez patient et assez exercé, pour leur faire l'application du traitement électrique; en les prévenant que ce traitement est coûteux, à cause du temps qu'il exige de la part du médecin.

Les paralysies causées par le froid sont les plus faciles à guérir.

Les médecins ont encore à leur disposition d'autres moyens d'agir efficacement, dans certaines paralysies, mais il n'y a pas lieu de parler ici de ces moyens, puisqu'ils ne peuvent être mis en œuvre que par les médecins eux-mêmes.

La paralysie progressive des aliénés est une affection qui paraît provenir surtout de l'usage excessif du tabac et de l'absinthe (voyez les n°ˢ 84 et 534), nous ignorons si la médication purgative aurait quelque prise sur ce mal, qui n'a cédé à aucun remède, jusqu'à présent.

442. PARASITES. — On donne ce nom à des animaux et à des végétaux, visibles ou invisibles, qui se développent à l'intérieur ou à l'extérieur d'un être vivant. Parmi les parasites animaux, les uns vivent sur la peau : *Poux*, *Acarus* de la gale; d'autres dans le tube digestif, *Vers intestinaux;* d'autres dans l'épaisseur même des organes, *Douves*, *Hydatides*, *Cysticerques*, *Trichines*. Les parasites végétaux sont moins nombreux : ce sont des espèces de petits champignons microscopiques. Les diverses espèces de *Teignes*, les *Pellicules* de la tête, le *Muguet*, semblent produits par ces champignons. Pour le traitement, voyez ces différents mots. Grâce aux perfectionnements dans l'emploi du microscope, on a découvert une nombreuse catégorie de parasites que leur extrême petitesse rendait invisibles. L'étude de ces êtres, qui existent par *milliards*, montre qu'ils sont la vraie cause des épidémies et fait espérer qu'on parviendra, enfin, à supprimer ou à guérir toutes les maladies contagieuses. V. le mot *Microbes*.

Pariétaire. — Une décoction un peu forte de cette plante fait uriner abondamment. Voyez le n° 556.

Pastilles de chlorate de potasse, n° 632; de charbon de Belloc, n° 598; de Paterson, n° 649.

Pâte pectorale, voir l'article 606.

443. PAUPIÈRES. — Chez les enfants, les bords libres des paupières sont souvent le siège d'une inflammation chronique entretenue par un état lymphatique exagéré, par un vice scrofuleux ou dartreux. Le mal pénètre jusqu'à la racine des cils, lesquels se déforment ou tombent, parfois, tout à fait. Tenant à une mauvaise constitution lymphatique, ce mal guérit, mais seulement par le traitement des affections lymphatiques (voyez le n° 378). Pour seconder le traitement intérieur, on pansera, soir et matin, les paupières avec la pommade suivante :

```
Prenez :  Vaseline.......................... 15 grammes
          Oxide rouge d'hydrargyre.......  1      —
```

Appliquez-en la grosseur d'un grain de blé sur le bord des paupières fermées, en frottant légèrement.

Chaque fois qu'il y aura des croûtes, on se gardera bien de les arracher, mais on les ramollira avec un petit cataplasme très mou de farine de lin. Par ces moyens, on préservera les enfants de l'enlaidissement provenant de la perte des cils, tout en consolidant leur santé.

Les petits abcès nommés *compère loriot*, *orgeolets*, qui se développent à la racine des cils, cèdent à de simples cataplasmes émollients. S'ils se reproduisent souvent, c'est qu'ils tiennent à la disposition lymphatique des sujets, et il faut agir comme ci-dessus. Lisez l'article 378.

Peau (maladies de la). Voyez le n° 385.

444. PAVOT. — Les grosses capsules de pavot blanc, cultivé pour faire l'huile d'œillette, sont utilisées dans plusieurs circonstances qui sont indiquées aux n°s 159 et 431. La graine contenue dans les capsules étant dépourvue d'action, on la retire. Les capsules qui ont subi une maturité complète n'ont presque pas de vertu calmante. Voyez le n° 460.

Pour préparer l'eau de pavot, on en met quatre grosses têtes brisées dans un litre d'eau, et on fait bouillir pendant vingt minutes. Si, après avoir retiré le pavot cuit, on fait bouillir de la racine de guimauve dans cette eau, de manière à la rendre grasse et émolliente, on aura un excellent remède calmant à employer en gargarisme, dans les inflammations douloureuses de la bouche ; en injections, pour calmer l'inflammation douloureuse de la matrice ; en compresses, à appliquer sur les parties trop endolories pour supporter le poids des cataplasmes. Lisez l'article *Opium*, n° 431.

Pectoral. — On emploie ce mot pour désigner des substances qui sont employées comme calmantes, dans les maladies de poitrine. Le mot *béchique* a la même signification. On dit: tisane béchique ou tisane pectorale, indifféremment. Un lait de poule, un looch sont des remèdes pectoraux. On nomme plus spécialement fleurs pectorales un mélange de fleurs de violettes, de mauve, de guimauve, de coquelicot et de bouillon blanc. Les quatre fruits béchiques, ou pectoraux, sont un mélange de figues, jujubes, dattes et raisins. La gomme arabique et le sucre forment la base des pâtes et des sirops pectoraux. Tous ces remèdes sont doux et agissent en calmant l'irritation qui est la cause immédiate de la toux. Lorsqu'il s'agit de favoriser la sortie des crachats existant dans la poitrine, les remèdes sont nommés *expectorants*. Voyez ce mot, n° 271, ainsi que le n° 606.

Pédiluve. — Ce mot veut dire simplement *bain de pieds*. Voyez le n° 132.

Pellicules du cuir chevelu. — Voyez les n°s 179 et 180.

445. PENDUS (secours à donner aux). — Dès qu'on se trouve en présence d'un pendu, il faut, sans perdre un instant, soutenir le corps, pour que son poids cesse de serrer le lien, et, en même temps, desserrer ce lien, ou le couper, pour aller plus vite. On descendra le corps sans secousse, et on le placera sur un lit, sur un matelas ou sur de la paille, de manière que la tête soit très élevée. Il faut bien se garder d'attendre l'arrivée de l'officier public, le premier besoin urgent étant de rappeler l'individu à la vie. On mettra de côté tout ce qui appartient au pendu, pendant qu'on le desserrera et qu'on déliera tous les vêtements, cordons, cravate, etc., qui pourraient gêner la circulation; on se conduira, ensuite, comme pour les noyés. Voyez *Submersion*, n° 127.

Pensée sauvage. — C'est une plante qui est souvent employée, en tisane ou en sirop, pour obtenir la dépuration du sang. Lisez l'article *Dépuratifs*, n° 238.

Pepsine. — Le mot *Pepsis* signifie digestion, en grec ; on a créé le mot *Pepsine* pour indiquer la substance qui a pour fonction de digérer la viande. La pepsine est fabriquée par un grand nombre de très petits organes qui sont logés dans l'épaisseur de la membrane interne de l'estomac. Lisez les articles *Glandes*, n° 302, et *Suc gastrique*, n° 526 et le n° 630.

Peptones. — Par des procédés délicats et ingénieux, on parvient à se procurer la pepsine, la pancréatine et les autres principes qui sont chargés d'opérer la digestion. Lorsque ces principes digestifs sont mélangés avec de la viande et d'autres aliments dans des conditions convenables, ces aliments sont digérés comme ils le seraient dans notre corps même. C'est à ces produits digérés artificiellement que le nom de peptone a été donné. Quand on introduit, dans un estomac malade, une peptone bien faite, cet organe n'a besoin de se livrer à aucun travail pour en opérer la digestion, puisqu'elle est toute faite. Il résulte de ce fait, que des personnes condamnées à mourir de faim parce que leurs organes digestifs ne fonctionnent pas, peuvent être alimentées pendant plus ou moins longtemps, ce qui parfois, laisse aux organes digestifs le temps de se rétablir. Les bonnes peptones peuvent être administrées par la bouche ou par l'intestin, dans des lavements nourrissants. Voir l'article 645.

Péricardite. — Inflammation de la membrane qui enveloppe le cœur, et dont le traitement doit être dirigé par un médecin attentif.

Percussion. — Percuter veut dire *frapper*. Lorsqu'on frappe, d'une certaine manière, sur diverses parties du corps, on produit des sons différents, qui correspondent à l'état naturel ou maladif des parties. Il en résulte des renseignements qui aident le praticien exercé à faire le *diagnostic*. Voyez ce mot.

446. PÉRITOINE. — On nomme ainsi la membrane très fine et très lisse qui tapisse, à la fois, la face interne des parois de l'abdomen et la face externe des organes qui sont logés dans cette grande cavité. Le foie, la rate, l'estomac, les intestins sont recouverts par cette membrane, qui est la cause de leur aspect luisant. Tous ces organes étant continuellement soumis, entre eux, à des déplacements et à des frottements plus ou moins étendus, il était nécessaire que le péritoine fût toujours enduit d'une substance onctueuse et glissante. Une telle substance, est en effet, produite sans cesse, par la membrane elle-même; on la nomme *sérosité péritonéale.*

Dans certains états maladifs, la sérosité péritonéale est produite de mauvaise qualité et en quantité beaucoup trop grande. Il en résulte un amas plus ou moins considérable de liquide qui constitue l'hydropisie *ascite.* Voyez le n° 327.

Lorsqu'une partie plus ou moins étendue du péritoine *s'enflamme*, il en résulte une maladie extrêmement douloureuse et souvent très grave, dont le traitement doit nécessairement être dirigé par un médecin : c'est la *Péritonite.*

Pernicieuses (Fièvres). — Lisez l'article 279.

Pertes blanches. — Voyez le n° 397.

447. PERTES DE SANG, Métrorragie. — La perte de sang se produit dans plusieurs conditions différentes. Tantôt, ce sont simplement des règles trop abondantes ; tantôt, c'est le résultat d'une fausse couche se produisant dans les premiers temps de la grossesse; d'autres fois, c'est dans la seconde moitié de la grossesse que les pertes surviennent; d'autres fois encore, c'est une suite de l'accouchement; enfin, elles peuvent dépendre de certaines maladies de la matrice, telles que : polypes, ulcères, etc. Les pertes qui surviennent vers la fin de la grossesse sont dangereuses ; elles exigent *absolument* l'intervention d'une sage-femme, ou, bien plutôt, d'un médecin.

Toutes les fois qu'une femme perd trop de sang, elle doit commencer par éviter toute fatigue; souvent même le repos au lit est suffisant pour arrêter l'écoulement du sang: c'est ce qui arrive surtout quand il s'agit de règles excessives, ou de pertes par maladies utérines ; dans ce dernier cas, si l'écoulement sanguin est très faible et n'est dangereux que parce qu'il dure longtemps, on peut faire des injections froides avec de l'*alun* ou avec une décoction très forte d'écorce de chêne. Voyez le n° 341. Si la perte de sang est très abondante et ne cède pas au simple repos, on ne se contente pas de tenir la femme couchée à plat, et dans l'immobilité la plus complète ; on ajoutera, à ce moyen, une forte compresse trempée dans l'eau froide, placée sur le bas-ventre et souvent renouvelée ; on donnera, de temps en temps, de petits lavements composés seulement d'un verre d'eau froide, chaque fois.

Enfin, on tâchera d'attirer le sang vers les extrémités, en mettant aux pieds et aux mains, des sinapismes assez grands et renouvelés plusieurs fois ; ou bien, on fera des ligatures, ce qui sera plus efficace et moins douloureux. Voyez le n° 372.

Si la perte survient après l'accouchement, on tâche d'activer la sortie du délivre ; on fait, avec la main nue, des frictions sur le ventre ; mais, on n'emploie l'eau froide, en compresses et en lavements, que si l'on ne peut pas faire autrement.

On peut se procurer, dans les pharmacies, des dragées d'Ergotine de Bonjean qui sont le remède spécifique des pertes de sang provenant de l'utérus. Les femmes sujettes à des pertes trop fréquentes ou trop abondantes feront bien d'avoir, en réserve, un flacon de ces dragées. Voir le n° 618.

Pessaires. — Voyez le n° 395.

Petite centaurée. — A la dose de dix à quinze grammes, infusée dans un litre d'eau, cette plante amère est une de celles que l'on emploie le plus souvent, lorsqu'il s'agit de réveiller l'appétit et de donner du ton à un estomac paresseux. Toutes les tisanes amères se prennent froides.

Petite vérole. — Voyez *Variole*, n° 572.

448. PETIT LAIT. — Dans les maladies aiguës, dans les inflammations, on prescrit assez souvent le petit lait, comme boisson rafraîchissante. On le conseille aussi aux personnes très échauffées.

Pour préparer le petit lait, on met une cuillerée de vinaigre ordinaire dans un litre de lait, on le chauffe jusqu'à ce qu'il tourne, et on filtre au travers d'un linge.

En faisant égoutter du lait caillé naturellement, on obtient un petit lait dont le goût est moins doux, mais qui est plus rafraîchissant.

Pour que cette boisson ait quelque efficacité, il faut qu'on la prenne en assez grande quantité : un ou deux litres par 24 heures. Il faut éviter de prendre le petit lait en même temps que nos pilules.

Pharmacie. — Relisez la page 92 et le n° 638.

Pharyngite granuleuse. Voyez le n° 308.

Pharynx. — C'est le nom de l'arrière-bouche, de la partie de la gorge qui se voit derrière le voile du palais, quand on abaisse la langue. Lisez l'article *Gorge*, n° 308.

Phénique (acide), voyez le n° 89.

Phlegmasie. Ce mot signifie *inflammation*. (n° 340.)

Phlegmon. — C'est le nom par lequel les médecins désignent habituellement l'inflammation qui amène la formation d'un *abcès*. Voyez le n° 82.

449. PHOSPHORE. — A l'état de corps simple et tout à fait pur, le phosphore est un des plus dangereux poisons ; mais, à l'état de combinaison avec certains corps, il remplit un rôle des plus utiles, dans la structure de notre corps. C'est le phosphate de chaux qui forme la partie solide des os (n° 478) ; d'autres combinaisons du phosphore sont nécessaires à la structure du système nerveux ; plusieurs éléments de notre organisation ne sauraient exister sans phosphore. Depuis que ces faits ont été découverts, on sait remédier à certains maux qui provenaient de ce que les aliments ne fournissaient pas le phosphore dans la forme convenable ou en quantité suffisante, et on connaît plusieurs préparations qui permettent d'administrer cette substance. Les hypophosphites de soude et de chaux, dont nous parlons au n° 334, et la semoule de Mouriès(610), sont les combinaisons que nous avons reconnues les plus efficaces.

Empoisonnement par le phosphore. — Le phosphore a été employé fréquemment, depuis quelques années, comme moyen de suicide ou d'homicide, à cause de la facilité de s'en procurer, en achetant des allumettes chimiques ou de la pâte phosphorée destinée aux rats et autres animaux nuisibles. Mais, parfois aussi, les empoisonnements par cette substance arrivent par accident, soit parce que des allumettes tombent dans des vases où l'on prépare des aliments, soit parce qu'on mange des animaux tués par le phosphore (poules ayant becqueté des préparations destinées aux rats, porcs ayant mangé du phosphore).

Aussitôt qu'on s'aperçoit de l'empoisonnement, il faut faire vomir avec de l'eau, en attendant un médecin, qu'il faut appeler au plus vite, alors même que le malade ne souffre pas beaucoup, cet empoisonnement étant un des plus difficiles à conjurer, précisément à cause du peu de souffrance qu'il occasionne, ce qui laisse une sécurité trompeuse.

Jusqu'à présent, on ne connaît qu'un seul contrepoison du phosphore, c'est l'*essence de térébenthine*. A défaut d'un pharmacien, on se procurera ce contrepoison chez un peintre, chez un marchand de couleurs, et même chez un épicier. Voici la manière d'administrer l'essence de térébenthine : on en met une cuillerée *à café* dans une bouteille contenant environ un quart de litre de sirop de gomme ou, à son défaut, de sirop simple de sucre ; on agite fortement, pour effectuer le mélange, chaque fois qu'on veut en administrer. On fait prendre, toutes les heures, une cuillerée à soupe de ce mélange, tout pur. On peut boire, par-dessus, de l'eau pure, ou mieux, sucrée avec du sirop de gomme. On ne commence à faire prendre l'essence de térébenthine que lorsqu'on a cessé de faire vomir, et ce n'est pas trop de continuer ce remède pendant une semaine. S'il arrivait que l'on ne pût se procurer l'essence de térébenthine que plusieurs heures ou même un jour après l'accident, il faudrait tout de même l'employer, comme nous venons de le dire. Ajoutons que, ce remède n'étant pas dangereux, il peut être employé sans le secours d'un médecin, ou avant l'arrivée de celui-ci.

Tous les corps gras, *huile*, *beurre*, *graisse quelconque*, activent les propriétés vénéneuses du phosphore : aussi, contrairement à ce qui a lieu pour les autres poisons, doit-on éviter avec le plus grand soin l'emploi du lait, pendant plusieurs jours après l'ingestion du phosphore. Comme il n'y a presque pas de substance alimentaire, naturelle ou préparée, qui ne renferme des matières grasses, apparentes ou invisibles, il faut imposer au malade une diète sévère, pendant les premiers jours, et ne lui permettre que de l'eau sucrée avec le sirop de gomme, et du bon bouillon de bœuf qu'on aura laissé refroidir, et débarrassé de toute sa graisse. Comme purgatif, on se gardera bien d'employer l'huile de ricin, tant qu'on peut soupçonner qu'il reste du phosphore dans le corps.

On éviterait les dangers d'empoisonnements et d'incendie en employant toujours les nouvelles allumettes au phosphore *amorphe*, appelées *allumettes hygiéniques*. On devra surtout y veiller dans les maisons où il y a des enfants ; car on sait que les allumettes sont un de leurs jouets favoris, et qu'ils causent souvent ainsi les plus grands malheurs. Pourquoi une loi spéciale ne rend-elle pas exclusif et obligatoire l'emploi de ces allumettes qui, non seulement, n'empoisonnent pas, mais qui, de plus, rendent presque impossibles les incendies accidentels, dont les allumettes ordinaires sont une cause si fréquente ? Voyez l'article *Contre poisons*, n° 207.

Phthisie pulmonaire. — Voyez n° 393.

Physiologie. — L'*anatomie* fait connaître la conformation des parties du corps ; la *physiologie* étudie la manière de fonctionner de toutes ces parties ; la *thérapeutique* cherche les remèdes et enseigne la manière de les utiliser ; l'*hygiène* fait connaître les moyens d'éviter les causes de maladie.

450. PIEDS FROIDS. — Une multitude d'individus se plaignent d'avoir constamment les pieds froids. Quand il n'est pas en rapport avec la température, ce refroidissement des pieds indique toujours que la santé n'est pas parfaite. En effet, ceux qui ont un sang pur et riche n'ont pas ordinairement les pieds *à la glace* ; ils sont exempts de ces maux de tête, de gorge, de ces étourdissements, de cet échauffement dans le haut de la poitrine, et d'une foule très variée de malaises plus ou moins pénibles dans les parties supérieures du corps, et qui sont l'apanage de ceux dont les pieds sont toujours froids.

Il est bon d'employer tous les moyens vulgaires pour rappeler la chaleur aux pieds ; mais, les chaufferettes, les bains de pieds à la moutarde et autres moyens analogues ne peuvent que *soulager*, et il ne faut pas négliger le traitement purgatif et fortifiant, qui doit être suivi avec modération et régularité, jusqu'à ce qu'on n'éprouve plus un besoin maladif de se chauffer les pieds. Voyez l'article *Anémie*, n° 111.

Pieds (sueur fétide des). — Voir les n°ˢ 93, 528.

451. PIERRE ou calcul de la vessie. — On observe assez souvent la pierre chez des enfants, mais cette affection est bien plus fréquente chez les personnes déjà avancées en âge.

Si la médication purgative peut être employée, quelquefois, pour *préserver* de la maladie ou pour l'empêcher de se reproduire, après l'opération, nous ne saurions la conseiller comme un moyen de dissoudre la pierre. Une opération est le seul moyen certain d'extraire de la vessie un corps solide, qu'il y ait été introduit ou qu'il s'y soit produit naturellement. Comme cette opération est d'autant plus facile que la pierre est plus petite, nous dirons par quels signes on peut être amené à *soupçonner* l'existence d'une pierre.

Une sensation douloureuse de cuisson ou de brûlure en commençant ou en finissant d'uriner ; un pissement de sang après de longues fatigues ; des dépôts glaireux dans l'urine ; des douleurs fréquentes dans le bas-ventre, dans les aines, tous ces symptômes disparaissant et reparaissant de temps à autre, ne doivent pas laisser d'hésitation à consulter un bon médecin, pour savoir si une pierre n'est pas déjà formée.

La gravelle et le catarrhe de la vessie peuvent donner naissance à la pierre, et c'est en ce sens que la médication purgative peut en être un préservatif.

452. PILULES DE CYNOGLOSSE. — Ce remède renferme de l'opium et du safran, dans des proportions modérées qui permettent de l'employer souvent avec avantage. Nous conseillons ces pilules aux personnes qui ont une insomnie passagère, par suite de quelque surexcitation ; à celles dont le sommeil est troublé par des douleurs névralgiques, et, plus spécialement, à celles qui ne peuvent pas dormir à cause d'une toux nerveuse ou d'une irritation de la poitrine. La dose ordinaire est d'une pilule de 25 centigrammes, que l'on prend en se couchant. Il faut quelquefois en prendre deux pour être calmé suffisamment. On n'a, le plus souvent, besoin de prendre ces pilules que pendant peu de jours, et il suffit d'en commander au pharmacien dix à la fois.

Pilules purgatives du docteur Dehaut. Voyez les n os 59, 60 et suivants.

Pilules ferrugineuses de Vallet. Voir au n° 608.

Pilules de Golvin. Voyez le n° 52.

453. PIQURES. — La gravité des piqûres dépend : 1° de l'instrument qui les produit ; 2° de leur profondeur et de la nature des organes atteints ; 3° de la disposition de santé de l'individu blessé.

Si la piqûre est faite par un insecte, voyez ce qui est indiqué à l'article suivant.

Si l'instrument piquant est un corps propre, régulier, comme une épingle, une aiguille, une épine, la blessure n'est guère dangereuse par elle-même, et il suffit d'en faire sortir quelques gouttes de sang. Si la piqûre atteint un organe profond et important, comme un vaisseau, le foie, le danger peut être grand, et un médecin peut seul l'apprécier et le conjurer. Lorsqu'une piqûre est produite par un corps irrégulier ou malpropre, il y a plus de danger que dans le cas contraire. Dans tous les cas, on tâche de faire saigner la plaie, soit en pressant autour, soit en la suçant ; puis, on la recouvre d'une compresse d'eau salée, et on évite de fatiguer ou de comprimer la partie blessée, au moins pendant trois ou quatre jours. Si, malgré ces moyens, la partie s'enflamme, devient chaude et douloureuse, il faut s'attendre à un abcès et agir en conséquence. Voyez les n°s 82 et 616.

454. PIQURES D'INSECTES. — Les insectes *ailés* susceptibles de causer des piqûres à l'homme sont peu nombreux. Les cousins et les taons nous piquent pour sucer notre sang ; les abeilles et les guêpes ne se servent que de leur aiguillon que lorsqu'elles se croient attaquées.

La piqûre des abeilles et celle des guêpes ou des frelons causent une vive douleur, mais elles ne sont pas dangereuses. Cependant, si les piqûres sont en très grand nombre, la somme de ces petites blessures peut amener une inflammation générale, de l'agitation et des vomissements. Lorsqu'on a été piqué par un de ces insectes, il faut examiner la plaie, pour voir si l'aiguillon n'y est pas resté. Dans ce cas, on se gardera bien de l'arracher avec les doigts, parce que la pression ferait entrer dans les chairs le restant du venin ; mais on se servira d'un corps pointu, comme une aiguille, une épingle, une forte épine ou un éclat de bois. Une fois que la plaie est débarrassée de l'aiguillon, il suffit de mouiller la place enflée avec de la salive, avec de l'eau pure ou mieux, si cela se peut, avec de l'eau salée ou vinaigrée en compresses.

La guérison de ces piqûres est ordinairement très rapide ; mais, il peut arriver qu'un filet nerveux soit atteint par l'aiguillon ; alors, la douleur est beaucoup plus violente, et l'enflure peut s'étendre au point d'amener du danger. Dans ce cas, il serait prudent de faire venir un médecin. Voir l'article 616.

Quant à la piqûre des cousins et des taons, elle n'est jamais dangereuse, et le meilleur traitement consiste *à ne pas gratter*, et, si la douleur est assez forte, à se servir d'eau salée ou vinaigrée, ou d'eau phénique au millième, en compresses. Voyez l'article 92.

455. PISSEMENT DE SANG, Hématurie. — Lorsqu'on voit du sang dans l'urine et qu'il n'y a pas eu d'opération de faite sur les voies urinaires, cela indique toujours une maladie de ces voies, laquelle peut être une inflammation, un calcul des reins, la pierre, etc. A cause de cela, il est prudent de consulter un médecin qui puisse s'assurer de la vraie cause de la perte de sang. En attendant, il est bon que l'urine soit *augmentée*, au moyen d'une des tisanes indiquées n° 556, parce que les caillots de sang qui se feraient dans l'intérieur de la vessie pourraient amener une rétention d'urine, en formant *bouchon* à l'entrée du canal.

Quelle que soit la cause qui amène le sang dans l'urine, il est toujours très utile d'entretenir le ventre libre, parce que la constipation augmente tous les maux qui siègent dans cette région. Voyez le n° 203.

456. PITUITE. — Cette maladie est le plus souvent la conséquence d'excès fréquents et prolongés dans le boire et dans le manger ; on la voit aussi, quelquefois, survenir à la suite d'un usage immodéré du tabac. Beaucoup de ceux qui en sont atteints ont, d'ailleurs, toutes les apparences de la santé et ne sont incommodés que par ces vomissements particuliers qui surviennent tous les matins.

La pituite paraît peu grave par elle-même ; elle ne doit cependant pas être négligée : car, elle n'est parfois que la première manifestation de quelque maladie très grave de l'estomac.

Le traitement purgatif, employé avec persistance et modération, réussira, la plupart du temps, à amener une complète guérison. Si la matière pituiteuse rendue est *aigre*, on fera bien de compléter ce traitement en prenant, trois ou quatre fois par jour, un verre d'eau de Vichy, naturelle ou artificielle. Voyez les n°ˢ 141 et 252 et l'article 649.

457. PLAIES. — On peut considérer les plaies à plusieurs points de vue différents. Elles sont anciennes ou récentes ; elles sont produites par piqûre, par coupure, par contusion, par arrachement, par brûlure. Voyez tous ces mots.

S'il s'agit de coupures, il faut en distinguer de deux sortes : 1° les coupures régulières, produites par des instruments bien coupants ; par des morceaux de verre, de porcelaine ; par des herbes coupantes, et 2° celles qui sont irrégulières, dont les bords ont été froissés, déchirés ; qui ont été produites par des corps coupant mal, par des scies, des pierres, des éclats de bois, des morsures.

Lorsqu'il s'agit d'une coupure *régulière*, on peut presque sûrement la guérir en trois ou quatre jours, et sans qu'il se produise de suppuration, si, tout de suite après l'avoir bien lavée, et lorsque le sang est bien arrêté, on parvient à en maintenir les bords rapprochés, au moyen d'un pansement convenable (440).

Toutes les plaies, autres que les coupures régulières, doivent suppurer, et leur guérison exige un temps plus ou moins long.

Les plaies anciennes peuvent provenir : d'une blessure quelconque qui ne s'est pas guérie ; d'un abcès dont l'ouverture ne se ferme pas ; de quelque bouton qui s'est agrandi ou creusé ; de varices ulcérées.

Les plaies anciennes, les ulcères, doivent ordinairement leur disposition chronique à un mauvais état du sang. Lisez l'article 567.

Toute plaie, récente ou ancienne, doit être préservée du contact de l'air et de la lumière, ainsi que de toute pression ou froissement, la nature ne pouvant opérer la cicatrisation qu'à ces conditions, quels que soient les remèdes employés. La partie affectée ne doit supporter aucune fatigue.

On connaît de nombreuses recettes d'eaux, de pommades et d'onguents pour le traitement des plaies. Les onguents de *Canet*, de la *Mère*, de *Styrax*, sont les plus célèbres. Mais, ces remèdes étant assez chers, nous allons indiquer deux préparations qui suffisent dans tous les cas, et qui ne coûtent presque rien, ce qui permet de les employer assez largement pour faire toujours de bons pansements.

458. *Onguent pour les plaies*.

Prenez : Goudron de Norwège. . . . . 20 grammes.
        Colophane 100   —
        Suif *récent* de bœuf ou de mouton. 100   —

Mettez ces substances dans un vase quelconque, en terre ou en métal ; placez ce vase sur un feu très doux, jusqu'à ce que le suif et la colophane soient fondus ; mélangez bien le tout avec une baguette de bois, et versez dans le vase où vous devez conserver le produit. Cet onguent ne se gâte jamais, et on peut l'appeler *onguent du Manuel*. La colophane coûte très peu cher, et on la trouve chez les pharmaciens ou même chez les ferblantiers, qui l'emploient pour faire la soudure à l'étain. Pour préparer le suif, procédez comme pour la purification de la moelle de bœuf (n° 179).

Pour employer les diverses sortes d'onguents, on en prend la quantité voulue, avec un couteau ou avec une petite spatule en bois que l'on taille exprès, on l'étend sur un morceau de linge, ou mieux, sur un morceau de peau ou de taffetas gommé un peu plus grand que la plaie ; on applique l'emplâtre ainsi préparé sur le mal, et on le recouvre de vieux linge que l'on fixe au moyen de bande ou autrement, selon la disposition de la partie malade. Le pansement se renouvelle deux ou trois fois par vingt-quatre heures, selon l'abondance de la suppuration. Lisez l'article *Pansement*, n° 440 et le n° 636.

L'onguent du *Manuel* peut servir aussi pour panser les plaies ou les blessures des animaux.

459. *Eau cicatrisante et désinfectante :*

Faites préparer le mélange suivant dans une pharmacie (prix 1 fr. 50 c.) et versez-le dans une bouteille d'un litre, que vous emplirez ensuite d'eau simple.

Prenez :		
Acide phénique	10	grammes
Glycérine	50	—
Alcool	50	—

Après avoir lavé la plaie avec de l'eau tiède, on la recouvre d'une compresse peu épaisse de linge vieux et doux, ou de charpie trempée dans ce liquide, et on recouvre cette compresse avec une pièce de taffetas gommée ou de toile cirée, qui empêche le médicament de s'évaporer. On renouvelle ce pansement soir et matin, ou plus fréquemment, selon que la suppuration est plus ou moins abondante et que la mauvaise odeur se reproduit plus ou moins vite.

Lorsqu'on a à panser des plaies répandant une mauvaise odeur, avec une suppuration abondante, c'est avec cette eau qu'il faut faire les pansements.

Cette eau est excellente pour le pansement des mauvaises plaies ; mais, on peut aussi s'en servir pour les plaies ou blessures récentes, si on trouve ce pansement plus commode que celui à l'onguent.

L'eau désinfectante ne serait pas moins bonne, employée en injections, soit pour les maladies de la matrice, soit dans les conduits fistuleux qui donnent de l'humeur odorante. Voyez le n° 282.

Lorsqu'une plaie s'enflamme, devient douloureuse, que ses bords rougissent et se gonflent, il faut la couvrir de cataplasmes émollients (157), jusqu'à ce que l'inflammation ait cessé. Alors, on revient aux compresses à l'eau cicatrisante. Du reste, on peut arroser, les cataplasmes avec cette eau, si la plaie sent mauvais.

On peut remplacer les onguents et l'eau cicatrisante par le *coaltar saponiné*, qui est excellent dans tous les cas de blessures (n° 616).

La cicatrisation des plaies récentes se fait d'autant plus vite que la santé de la personne blessée est plus parfaite. C'est-à-dire que, si cette personne ne se porte pas très bien, elle fera bien de suivre la médication purgative et fortifiante avec plus ou moins de soin, pour hâter sa guérison.

Mais, lorsqu'il s'agit de suppurations chroniques, qui n'ont pas de tendance naturelle à la guérison, la nécessité de faire ce traitement interne est bien plus évidente. D'ailleurs, on doit faire attention que la guérison des suppurations anciennes, par des moyens externes, n'est pas toujours exempte de danger pour la santé intérieure. Certaines de ces plaies peuvent contribuer à la conservation de la santé, en agissant comme des cautères ou des vésicatoires à demeure, lesquels sont comme des *soupapes de sûreté* par où le trop-plein d'humeurs s'échappe, à mesure de sa production.

Il y a donc deux excellentes raisons pour conseiller à la fois le traitement externe et le traitement interne à ceux qui veulent guérir quelque plaie ancienne : c'est que la guérison sera plus prompte et qu'elle sera, en même temps, exempte de tout inconvénient pour la suite. Voyez les n°ˢ 25, 41 et 429.

Plantain. — En faisant bouillir, dans un litre d'eau, environ cinquante grammes (le poids de deux pièces de cinq francs en argent), de plantain frais, on obtient une tisane utile dans les maladies des intestins accompagnées de diarrhée. Toutes les espèces de plantain sont également bonnes, et on peut employer toutes les parties de la plante (racines, feuilles et fruits).

460. PLANTES UTILES. — Les personnes qui habitent la campagne feront bien, pendant l'été, d'occuper leurs loisirs à récolter quelques plantes dont l'utilité est fréquente; si elles n'en ont pas besoin pour elles-mêmes, ce soin leur procurera l'occasion de rendre service à leurs amis. Toutes ces plantes doivent être séchées à l'ombre. Lorsqu'elles sont bien sèches, on les conserve dans un lieu sec, après les avoir enfermées, bien pressées, dans des sacs en papier ou dans de vieux journaux.

Fleurs de violettes, de mauve, de guimauve. — En hiver, on sera heureux de les trouver, au moment des rhumes, des irritations de la gorge et de la poitrine.

Fleurs de tilleul, de camomille. — Si souvent utiles dans les indispositions nerveuses de l'estomac.

Feuilles de mauve, de guimauve. — L'eau rendue grasse par la décoction d'une quantité suffisante de ces feuilles est très utile : 1° en lavements, dans les inflammations des intestins; 2° en compresses, sur les parties de la peau qui sont le siège d'inflammation.

Fleurs de sureau. — En infusion, bonnes pour les inflammations légères des yeux, du nez, de la peau; mélangées dans des cataplasmes de fécules ou de mie de pain, utiles contre les érysipèles.

Sauge, romarin, lavande, hyssope, lierre terrestre. — Une forte infusion de ces plantes, seules ou mélangées plusieurs ensemble, forme une excellente tisane pour les personnes atteintes de catarrhe des bronches, surtout en hiver. Voyez le n° 552.

Pavot. — Dans les familles nombreuses de la campagne, on devrait consacrer un petit coin du jardin à la culture du *pavot blanc*, pour l'usage médicinal. C'est du pavot qu'on extrait l'opium, et on sait que l'opium est le remède le plus employé pour calmer la douleur. Mais, l'opium est cher, et on ne peut pas toujours s'en procurer. Avec des têtes de pavot récoltées avec soin, on peut remplacer le laudanum et les autres préparations d'opium *destinées à l'usage externe*. (Il ne faut pas employer le pavot à l'intérieur, à cause de la difficulté d'en établir les doses.) Il faut que les têtes de pavot destinées à l'usage médical soient récoltées au moment où elles ont atteint leur entier développement, *mais avant la maturité*. On les cueille dans l'après-midi, au moment où les feuilles de la plante sont penchées par l'ardeur du soleil. On leur laisse une queue très longue, et on les attache en bottelettes, que l'on suspend à l'ombre, pour les sécher. Voyez le n° 444.

Coquelicot. — Ne laissez pas passer le printemps sans récolter une bonne quantité de fleurs de ce pavot des champs; vous l'emploierez avec succès dans les rhumes, lorsqu'une toux fatigante empêche le sommeil. Voyez le n° 210.

461. PLEURÉSIE. — La capacité formée par les côtes est tapissée, intérieurement, par une membrane fine et lisse que l'on nomme *plèvre*. La surface externe des poumons, qui sont logés dans cet espace, est également tapissée par cette même membrane. La plèvre des côtes et la plèvre des poumons sont donc appliquées l'une contre l'autre, sans être soudées ensemble. Dans les mouvements de la respiration, les poumons s'agrandissent et se rapetissent successivement, ce qui nécessite un glissement entre leur surface externe et la surface des côtes. Pour que ce glissement continuel se fasse sans *frottement* et sans *échauffement* des surfaces, c'est-à-dire des plèvres, celles-ci sont constamment enduites par un liquide onctueux très peu abondant qu'elles fabriquent elles-mêmes, et qui se renouvelle sans cesse. Voilà l'état naturel.

Si, par l'effet d'une cause quelconque, du froid, par exemple, la plèvre vient à s'enflammer, la maladie qui se produit reçoit le nom de *pleurésie* (on devrait plutôt dire plévrésie), cette maladie est parfois très grave, mais, on peut dire qu'elle guérit toujours, quand elle est soignée *à temps*, par un bon médecin. Voyez le n° 79.

L'inflammation de la plèvre est souvent appelée *fluxion de poitrine*.

462. PLOMB (Empoisonnement par le). — Le plomb est une des matières les plus dangereuses employées aux usages de l'homme. Son emploi, très étendu dans l'industrie, expose les ouvriers qui le manient à contracter des maladies spéciales et graves, qu'on observe surtout chez les fabricants de *céruse*, de *minium;* chez les broyeurs de couleurs, les vernisseurs, les peintres, les fondeurs, les étameurs. Ce métal est répandu avec profusion dans une foule d'instruments qui servent à nos usages domestiques, tels que: réservoirs, tuyaux de plomb, ustensiles et vases de ménage en faïence ou en terre cuite, *à vernis plombique*, lequel vernis, au contact des sels, des acides et des graisses alimentaires, laisse échapper des particules de plomb; vases de métal étamés par des étameurs qui ne se font pas scrupule de mélanger du plomb à l'étain qu'ils emploient. Enfin, une foule de matières commerciales, falsifiées avec des préparations de plomb, peuvent engendrer, chez ceux qui s'en servent, toutes les maladies plombiques.

Le plomb est un de ces poisons *lents* qui pénètrent dans le corps à petites doses et sans qu'on s'en doute; mais, il peut aussi produire l'empoisonnement *aigu*, lorsqu'il est avalé en quantités et sous certaines formes, telles que : *extrait de saturne, eau blanche*, ou eau de saturne (voyez ce mot, n° 249). Dans ce dernier cas, on fera vomir avec de l'eau tiède légèrement salée avec du sel de cuisine. Si l'on avait sous la main du sulfate de soude ou du sulfate de magnésie, cela serait encore préférable, parce que ces deux sels joignent à l'avantage d'être des *contre-poisons* du plomb.

celui de purger rapidement, ce qui permet d'expulser, par le bas, la portion de poison qui ne peut être vomie. A défaut de sel et de sulfate, on se servirait de lait ou d'eau de blanc d'œuf. Voyez *Contre-poisons*, nº 207.

Quant aux maladies *lentes* causées par le plomb, on peut les traiter par la médication purgative.

Dans les paralysies causées par l'action lente du plomb, appelées *paralysies saturnines*, on secondera l'effet de la purgation en entretenant, sur tout le membre affecté, une éruption continuelle au moyen de l'*huile de croton*, employée en friction, une fois tous les quatre ou cinq jours (nº 324), et on complétera le traitement en prenant un ou deux grammes d'iodure de potassium par 24 heures, de la manière indiquée au nº 348.

463. PNEUMONIE. — Parmi les maladies aiguës des poumons, la pneumonie est une des plus fréquentes et des plus graves. La pneumonie est l'inflammation du tissu même des poumons, tandis que la bronchite aiguë est l'inflammation de la membrane interne des tuyaux bronchiques, la pleurésie étant l'inflammation de la membrane qui tapisse le poumon extérieurement. Ces trois maladies, très différentes, qui intéressent le même organe, réclament impérieusement le concours d'un médecin. Voyez les nᵒˢ 79 et 471.

464. POINT DE COTÉ. — Si un point de côté est accompagné d'une forte fièvre, on doit craindre une *fluxion de poitrine* ou *pleurésie* et il est prudent de s'adresser au médecin. Dans le cas contraire, c'est-à-dire quand il n'y a pas de fièvre, on doit croire à un rhumatisme ou à une névralgie, et le mieux est d'employer la purgation, aidée de frictions ou de compresses stimulantes. (Voyez les nᵒˢ 79, 381, 416, 492). Une douleur de côté violente, mais sans fièvre, est quelquefois enlevée, en quelques heures, par un cataplasme stimulant à la moutarde ou à l'essence de térébenthine, ou par un *vésicatoire volant*, appliqués sur le mal. Voyez ces mots, n°s 163 et 583, et l'article *Douleurs*, n° 244.

Poitrine (Maladies de la). — Voyez au n° 387.

Poitrine (Fluxion de). — Voyez les n°s 461 et 463.

Poitrine (Maladies de la). — Voyez les n°s 387 et suivants.

En cas de blessures ou de foulures accidentelles dans la région de la poitrine, il est toujours prudent qu'un médecin soit consulté sans retard, à cause des complications intérieures qui peuvent survenir.

Poivre. — L'usage non exagéré du poivre, comme condiment, est favorable aux estomacs paresseux ; sur ce point, lisez l'article *Assaisonnements* (n° 128). Au n° 164, le poivre est conseillé comme un révulsif modéré.

465. — POLLUTIONS et habitudes secrètes. — A un certain point de vue, on peut distinguer les pollutions en volontaires et en involontaires. Sous un autre rapport, on peut les considérer comme nuisibles ou non nuisibles. Malgré certaines différences, on peut encore admettre que ces accidents ont la même importance dans les deux sexes. C'est pour cela que nous réunissons, dans un seul article, ce que nous avons à en dire ; chacun se fera sans peine la part qui lui convient.

Pollutions non nuisibles. — Bien souvent, chez les individus de l'un et l'autre sexe qui observent une continence volontaire ou forcée, il arrive que le système génital devient le siège d'une congestion naturelle, d'une plénitude qui réagit sur le cerveau, malgré la volonté des sujets, et amène une pollution, surtout pendant le sommeil.

Si cet accident n'est pas provoqué par un coucher trop moelleux, par la surexcitation du cerveau, par des lectures ou des tableaux agissant vivement sur les sens ; si, d'ailleurs, il n'arrive pas trop fréquem-

ment, il ne faut pas le considérer comme préjudiciable
à la santé, et il n'y a pas lieu de s'en préoccuper.

Pollutions nuisibles. — Mais lorsque, chez l'homme
ou chez la femme, des pollutions volontaires ou involontaires se produisent fréquemment, soit par suite
d'une imagination déréglée, d'une manière de vivre
trop molle ; soit à cause d'une certaine excitabilité du
système nerveux, il en résulte un affaiblissement proportionné à la mesure de l'excès subi par l'économie.
Quand l'excès est très prononcé, le sujet perd ses forces, il pâlit, il est oppressé, il devient triste ; son visage prend une expression qui révèle la cause du mal
aux personnes clairvoyantes. Quelle que soit la part
qu'y prenne la volonté, cette cause de débilitation finit
par empoisonner l'existence au point de vue moral et
intellectuel, aussi bien qu'au point de vue physique.
On devient timide, craintif, irritable. La peur d'être
deviné porte à fuir la société ; il survient des troubles
de la digestion. Si les choses sont poussées à l'excès
pendant trop longtemps, la raison se perd, l'intelligence faiblit, le marasme survient, la phtisie, une
langueur irrémédiable peuvent amener la fin de l'existence.

Traitement. — Que les pollutions nuisibles soient
volontaires ou non, il importe, avant tout, de faire
appel à la raison. Il faut *vouloir* se préserver des suites funestes qui suivent si habituellement ces plaisirs
trop faciles. Il faut surtout refréner l'imagination, ne
pas se forger des chimères de personnes séduisantes.
Pour fortifier les bonnes résolutions suggérées par la
raison et qui sont si difficiles à tenir, il faut éviter l'oi-
siveté, l'inaction, le travail trop sédentaire, et rechercher le mouvement, le travail corporel, l'action. Qu'on
évite aussi de dormir dans un lit trop mou et trop
chaud.

Si des pollutions exagérées ont déjà compromis la
santé, on complétera le traitement par les moyens suivants : Eviter la constipation, en prenant une pilule

tous les deux jours (203). Prendre un médicament ferrugineux (275), du vin de muscade ou de quinium (nᵒˢ 604, 588 et 589); régime fortifiant, vin, viandes rouges; si cela est possible, bains de mer, de rivière.

Peut-on espérer que ce traitement rationnel suffira pour guérir tous les malheureux qui en ont besoin ? Non, malheureusement. Le besoin naturel qui cause tant de souffrances cachées, qui porte tant d'êtres à compromettre leur santé au moral comme au physique, ce besoin ne saurait être supprimé toujours par des paroles, par des conseils ou par des remèdes. Pour bon nombre de personnes des deux sexes, la lutte contre la nature aboutit fatalement à la perte de la santé. Si l'individu succombe, il s'abandonne à des pollutions qui l'épuisent; s'il résiste victorieusement, il est exposé à des affections nerveuses telles que l'hystérie, l'hypocondrie. Les personnes qui se trouvent dans ces conditions fâcheuses feront bien d'apprendre à se servir du *Bromure de potassium* (150). Pris le soir, à la dose de deux ou trois grammes, dans un verre d'eau, ce remède procure un calme réparateur, surtout dans les périodes les plus pénibles de la maladie. Si on a la précaution d'être muni d'un flacon de bromure de Mentel, on pourra prendre le remède chaque fois qu'il y aura lieu de s'attendre à une mauvaise nuit. Lisez l'article 626.

Polypes. — Les polypes sont des excroissances de chair qui se développent sur les membranes muqueuses; les remèdes n'ont pas d'action sur ce genre de mal qui rentre dans le domaine de la chirurgie. Voir au nᵒ 429.

Pommade contre l'acné ou couperose. — Voyez le nᵒ 94.

Pommades pour les cheveux. — Voyez les nᵒˢ 179 et 180.

Pommades contre les dartres. — Voyez le nᵒ 386.

Pommade pour les engorgements. — Voyez le nᵒ 347.

466. POTASSE, SOUDE, *Carbonate de potasse, de soude, Eau seconde des peintres*. — Le traitement de l'empoisonnement par ces substances est exactement le même que nous avons indiqué pour l'empoisonnement par l'*alcali volatil* (n° 100); mais, ces poisons étant encore plus dangereux, il faut se hâter, et tâcher d'avoir des boissons acides le plus tôt possible.

Potions. — On donne ce nom à des médicaments liquides qui se prennent par cuillerée.

467. POUDRE DENTIFRICE. — On trouve de ces poudres dans toutes les pharmacies et chez les parfumeurs : mais, voici la manière de préparer une bonne poudre dentifrice au charbon pur. On achète chez un marchand de couleurs du *noir de fumée*; on le met dans un vase assez grand pour le laver à grande eau. On jette l'eau ; on laisse bien égoutter le charbon, puis on l'introduit encore humide dans un pot de toilette où il se tasse et sèche peu à peu. Pour s'en servir, on passe sur le charbon une brosse à dents humectée avec de l'eau légèrement vinaigrée, de manière à la charger d'une quantité suffisante de poudre; on frictionne les dents, puis on rince la bouche à grande eau.

Poudre dentifrice blanche. — Si on ne veut pas employer la poudre de charbon, on peut se contenter de passer la brosse à dents humectée avec de l'eau *pure*, cette fois *non vinaigrée*, sur un pain de *blanc d'Espagne*. Cette poudre, très douce, n'est pas acide et n'use pas l'émail des dents.

Ces deux poudres sont très économiques et suffisent à ceux qui ne peuvent faire aucune dépense pour leur toilette, mais elle n'ont rien de flatteur pour le goût et pour la vue, et les personnes plus délicates et plus heureuses pourront les remplacer par les dentifrices de Pelletier, expliqué au n° 611, et joindre ainsi l'utile à l'agréable.

468. POUDRE GAZOGÉNE pour préparer l'eau de Seltz artificielle. — Prenez cent grammes de bicarbonate de soude, en poudre pas trop fine, et partagez en vingt paquets égaux (qui pèseront chacun cinq grammes, poids d'une pièce d'un franc); servez-vous de papier bleu pour faire les paquets.

D'un autre côté, prenez cent grammes d'acide tartrique, également en poudre pas trop fine, et divisez en vingt paquets (papier blanc),

On ne prépare cette boisson qu'au moment de l'employer. Pour cela, mettez le contenu d'un paquet bleu et d'un paquet blanc dans une carafe contenant environ un litre d'eau. Cette boisson rafraîchissante est d'un très bon usage pendant les grandes chaleurs. Elle peut remplacer l'eau de Vichy.

100 grammes de bicarbonate de soude doivent coûter environ 60 centimes ; 100 grammes d'acide tartrique, 1 franc.

Poudre phénique. — Voyez le n° 93.

469. POUDRE STERNUTATOIRE. — On a quelquefois besoin de faire éternuer ou de faire moucher. On obtient ces effets en prisant du *savon* ordinaire pulvérisé, soit pur, soit mélangé avec du marc de café, pour avoir une imitation de tabac à priser. Pour pulvériser le savon, on le divise d'abord, en le grattant avec une lame de couteau ; on le fait sécher sur une feuille de papier, puis on l'écrase, pour en faire une poudre pas trop fine. Le mélange de savon et de marc de café est très utile pour aider les priseurs à perdre l'habitude du tabac. Voyez *Tabac*, n° 534.

470. POULS. — Le pouls fournit au médecin des indications très précieuses sur la nature et sur la marche des maladies. Nous voudrions que toutes les mères de famille s'exerçassent à tâter le pouls des personnes qui leur sont chères, principalement chez les jeunes enfants. En faisant souvent cette petite manœuvre, elles s'habitueraient à connaître les différences qui existent entre les différentes personnes, et aussi à distinguer les variations qui se produisent, même dans l'état de santé, selon les circonstances. Ce qui est surtout intéressant, c'est de connaître le nombre et la force des pulsations *dans l'état de repos*, le matin, *avant le lever*. Sans doute, la jeune mère ainsi exercée ne saura pas ce que signifient le pouls et ses variations; mais, qu'il survienne une maladie ; alors, devenue garde-malade, elle pourra fournir au médecin des indications très utiles et peut-être l'empêcher de se tromper, en lui faisant connaître l'état du pouls du sujet en bonne santé. Pendant la maladie, certaines personnes sont tellement impressionnées par la vue du médecin que leur pouls diffère absolument de ce qu'il était quelques instants auparavant. Si la garde-malade s'est inspirée de notre conseil, elle empêchera le médecin de tomber dans une erreur quelquefois inévitable.

471. POUMON. — Si vous regardez les poumons d'un animal de boucherie, d'un mouton, d'un bœuf, vous aurez une idée très exacte du poumon humain; il n'y a aucune différence dans la structure intime. La surface extérieure est rendue lisse par une peau fine qui s'appelle *plèvre* (voir n° 461). Pour comprendre la disposition des bronches, par lesquelles l'air pénètre dans le poumon, considérez un arbre avec ses branches et ses feuilles. Supposez que le tronc et les branches, jusqu'aux plus petites, soient creux, et admettez que les feuilles soient des vessies creuses aussi et communiquant avec les rameaux creux. Si, par la pensée, vous introduisez de l'air par le tronc, cet air ira par les branches jusque dans l'intérieur des vessies, ou feuilles creuses. Si, par un moyen approprié, vous pouviez aplatir toutes les vessies, l'air serait chassé au dehors. C'est bien là le mécanisme de la respiration : en effet, quand la poitrine se dilate, les innombrables et très petites vésicules pulmonaires, représentées par les feuilles creuses de l'arbre, s'agrandissent, et l'air s'y introduit. Quand les côtes s'abaissent et diminuent la capacité de la poitrine, toutes les vésicules pulmonaires se trouvent comprimées, et l'air qui vient d'y

séjourner pendant quelques secondes en est chassé.
Ajoutons, en ce qui concerne les bronches, que toute
leur surface intérieure, ainsi que celle des vésicules extrêmement petites qui les terminent, est tapissée par une
peau fine qui est la muqueuse bronchique (voir ce mot).
Tout l'intervalle laissé entre les innombrables vésicules pulmonaires est rempli par un tissu complexe, dans
lequel se trouvent des vaisseaux de plusieurs sortes,
ainsi que des nerfs : ce tissu s'appelle *parenchyme*
pulmonaire. Voyez le n° 463.

472. POUX de tête, de corps. — Les poux de la
tête se montrent surtout chez les enfants pauvres, négligés et, généralement, chez les gens malpropres ou
ayant des éruptions anciennes sur le cuir chevelu. Ils
se développent quelquefois en abondance chez les convalescents. Il ne faut pas accepter cette idée vulgaire
que les poux sont un préservatif pour certaines maladies, on doit toujours les détruire.

On parvient aisément à tuer les poux de la tête en
semant dans les cheveux quelques pincées de la poudre insecticide employée partout, maintenant, pour la
destruction des puces et des punaises; ou bien, ce qui
est encore plus certain, de la poudre fine de *staphisaigre*, que l'on trouve dans les pharmacies. Il suffit
d'une ou deux applications de cette poudre pour tuer
tous les poux actuellement vivants ; mais, comme ces
remèdes n'agissent pas sur les *lentes*, qui sont les œufs
des poux, il faut continuer à mettre de la poudre une
fois par jour, jusqu'après l'éclosion de la dernière
lente. De cette manière, les insectes sont tués à mesure qu'ils éclosent, sans avoir eu le temps de se reproduire en pondant de nouvelles lentes.

Les poux de corps produisent, sur la peau, des
taches et même des boutons, et, par la démangeaison qu'ils causent, forcent l'individu à se gratter et à
s'écorcher. Pour détruire cette vermine, on se met
dans un bain chaud, pendant une demi-heure ; puis,
lorsque la peau est ramollie, on frotte toutes les par-

ties du corps avec du savon noir. On réussirait encore mieux avec un bain sulfureux (137). En sortant du bain, on aurait le soin de mettre d'autres habits, afin de pouvoir passer à l'eau bouillante les vêtements qui pourraient faire recommencer la génération des poux. On peut aussi employer la poudre de *staphisaigre* ou le *coaltar saponiné* (616).

Pour détruire les poux du pubis, il suffira, le soir, de frotter avec de l'*onguent gris* toutes les parties couvertes de poils ; le lendemain matin, on ira prendre un bain, en ayant soin d'emporter du linge blanc pour mettre en sortant du bain.

Presbyte. — On donne ce nom aux personnes qui ne voient distinctement que les objets éloignés. Cette disposition résulte d'un changement amené par l'âge dans la conformation de l'œil. Voyez 426 et 596.

Prodromes. — Ce mot grec veut dire *qui court devant ;* il s'applique aux malaises et aux symptômes vagues qui précèdent une maladie : ce sont les *avant-coureurs*.

Pronostic. — Annoncer, à l'avance, ce qui arrivera dans une maladie et comment elle se terminera, c'est en porter le pronostic. C'est un talent qui ne s'acquiert que par une longue expérience.

Puisards, cause d'*asphyxie*. — Voyez l'article 125.

Puits. — Souvent, l'air qui séjourne au fond des puits contient assez de gaz carbonique pour asphyxier les personnes qui y descendraient imprudemment, sans avoir pris la précaution d'y faire pénétrer, d'abord, une lumière, pour s'assurer que l'air est respirable. Voyez l'article 125.

473. PROPRETÉ. — Au point de vue moral, la propreté est presque une vertu ; sous le rapport de la santé, c'est une pratique d'hygiène d'une véritable importance. En effet, puisque la peau possède la faculté de se laisser traverser par des substances médicamenteuses que l'on fait pénétrer dans le corps par cette voie, n'est-il pas possible aussi que des substances nuisibles suivent le même chemin pour s'introduire dans le sang, le gâter et préparer des maladies ? C'est ce qui arrive souvent, chez les personnes peu soigneuses de leur corps. Tenir constamment toutes les parties du corps dans un état parfait de propreté, par des bains, par des lotions et des changements fréquents de linges de corps, c'est souvent se mettre à l'abri de maladies sérieuses.

C'est surtout chez les malades alités que la propreté est indispensable. Il n'y a pas de malade qui ne ressente un grand bien-être, chaque fois que, avec des soins convenables, on a lavé toutes les parties de son corps et renouvelé son linge. Lisez l'article 295 *bis*.

474. PROSTATE. — C'est le nom d'une glande assez grosse placée près du col de la vessie et traversée par le canal de l'urèthre. Cet organe, qui n'existe pas chez la femme, est sujet à des maladies de plusieurs sortes sur lesquelles nous ne pourrions dire que des choses que nos lecteurs comprendraient difficilement.

La prostate touche à l'intestin, à l'endroit même où s'amassent les matières intestinales durcies par la constipation. Ces matières dures pressent sur la glande, l'irritent, et sont capables d'y faire naître l'inflammation ou d'empêcher que celle-ci ne guérisse. Les personnes affectées feront bien de ne pas perdre cette observation de vue. Voyez l'article *Constipation*, n° 203.

Les engorgements de la prostate sont fréquemment la cause des rétentions d'urine.

Prurigo. — C'est le nom d'une maladie de la peau caractérisée par une démangeaison vive, persistante et quelquefois intolérable, sans que la peau ait l'apparence dartreuse. Voyez le n° 385.

Prurit. — Ce mot signifie simplement *démangeaison*. Voyez le n° 234.

Pruneaux. — Les personnes constipées d'une manière passagère obtiennent, souvent, un très bon résultat en mangeant des pruneaux bien cuits ; ou bien, en buvant, au moment de se coucher, un verre de jus de ce fruit.

Pullna (Eau de). — Eau minérale purgative qui doit ses propriétés à des sulfates de soude et de magnésie.

Punaisie. — Odeur fétide du nez, *Ozène*, n° 435.

Purgatifs des jeunes enfants. — Voyez le n° 421.

475. PURGATION SIMPLE. — Un grand nombre de personnes ont l'habitude de se purger, tous les ans, une ou plusieurs fois, dans le but de prévenir les maladies. Malheureusement, le but qu'on se propose, dans ce cas, est presque toujours manqué, et en voici la raison : si l'on emploie un purgatif léger, tel que l'*huile de ricin*, la *manne*, un *sel*, on arrive tout au plus à *nettoyer* les intestins ; car, ces remèdes n'ont pas une action suffisante sur le sang. Veut-on, au contraire, se servir d'un purgatif véritable, d'un purgatif dont l'action ne se borne pas à expulser les matières rassemblées dans les intestins ; mais qui, pénétrant dans le torrent même de la circulation, entraîne les humeurs mêlées au sang ou déjà fixées dans les tissus, il arrive encore que le résultat obtenu est insignifiant, parce qu'il est impossible d'agir avec efficacité, sur le sang, dans l'espace trop court d'un jour ou deux.

Quel que soit le purgatif qu'on adopte, il est bon de le prendre au moins pendant une huitaine de jours, si l'on tient à ce que le sang en éprouve une modification vraiment utile. Or, c'est là ce que personne ne fait, peut-être parce qu'on ne se rend pas compte de ce qui convient, mais surtout parce que les purgatifs devant être pris *à jeun* occasionnent une fatigue, un dégoût que peu de personnes peuvent supporter pendant toute une semaine

Ces inconvénients disparaissent avec nos pilules, dont le mode d'emploi est si commode. On peut, avec la plus grande facilité, les prendre aussi souvent qu'on le croit utile, soit par nécessité, soit par précaution.

Nous sommes convaincu que, bien souvent, pour conserver une santé parfaite, il suffirait d'avoir la précaution de se purger assez fréquemment pour ne laisser à aucune mauvaise humeur le temps de se former, de s'amasser en quantité plus ou moins grande, et de devenir plus maligne en devenant plus ancienne.

C'est donc avec raison que nous conseillons, à toute personne qui tient à entretenir sa santé, de ne pas craindre de se purger plusieurs fois par an, sans avoir égard aux saisons, mais en se guidant sur l'état de sa santé. Tant qu'on se porte parfaitement bien, on s'abstient; mais, le moindre dérangement peut être considéré comme une indication de prendre le purgatif pendant quelques jours, selon la marche indiquée par l'*Instruction générale*. Sans inconvénient pour les personnes qui n'en auraient guère besoin, une telle purgation peut être de la plus grande utilité pour tous ceux dont le sang a une disposition à se transformer en glaire, en bile ou en toute autre humeur. Voyez le n° 197.

476. PURIFICATION. — Dans plusieurs circonstances, il est nécessaire de *purifier* les habitations ou les vêtements, pour empêcher la propagation de certains maux contagieux ; nous indiquerons, dans cet article, des moyens que chacun peut mettre en pratique, avec un succès assuré.

S'il s'agit de purifier des linges, des vêtements ayant servi à des personnes atteintes d'affections qui se gagnent, telles que la *variole*, la *rougeole*, la *scarlatine*, le *croup*, l'*angine couenneuse*, la *gale*, les *poux* de corps, il suffit de plonger ces objets, pendant une heure, dans de l'eau bouillante ou dans de la lessive.

Au lieu d'effets, on peut avoir à assainir des chambres, des étables, dans lesquelles on craint qu'il n'y ait des principes contagieux. Il faut, alors, fermer toutes les ouvertures et allumer du soufre dans un ou plusieurs réchauds, selon la grandeur de l'espace à assainir. Le lendemain, on ouvre les portes et les fenêtres, et on n'y laisse rentrer les personnes ou les animaux que lorsque l'air en a chassé l'odeur du soufre.

Lorsqu'on veut détruire le mauvais air d'une chambre habitée par un malade, on ne peut pas se servir de soufre, qui serait dangereux pour les personnes. Dans ce cas, il faut employer le *chlorure de chaux*, substance qui se vend à bas prix chez les pharmaciens et chez les marchands de couleurs. Cette matière jouit de la propriété précieuse de détruire les odeurs et les miasmes qui propagent les maladies épidémiques. En temps d'épidémie quelconque (fièvre typhoïde, variole, etc.), nous recommandons avec instance de ne pas négliger l'emploi *du chlorure de chaux*. Cet emploi est on ne peut plus facile. Il suffit de mettre deux ou trois cuillerées de cette poudre dans une assiette, avec de l'eau qu'on agite, plusieurs fois par jour, à l'aide d'un petit morceau de bois. Si on ne sent pas une odeur de chlore bien prononcée, c'est qu'une assiette ne suffit pas, ou que le chlorure n'est plus bon, ou qu'il a besoin d'être remué. Il ne faut pas se contenter d'en mettre dans la chambre des malades; il y a grand avantage à en placer aussi dans toutes les pièces habitées. Lorsque l'air des maisons est ainsi purifié, les maladies contagieuses sont moins graves, et les personnes saines sont presque assurées que le mal ne les atteindra pas, ou, du moins, qu'elles ne seront atteintes que légèrement.

Pour désinfecter les râteliers, les mangeoires et les harnais des chevaux morveux, on délaye un kilogramme de chlorure de chaux dans un grand baquet d'eau qu'on emploie, lorsqu'elle est éclaircie, à laver les objets suspects. Voir l'article **616**.

Lisez attentivement l'article *Acide phénique*, n° 89.

Pustule maligne. — Voyez *Charbon*, n° 176.

Pylore. — Ouverture par laquelle les aliments sortent de l'estomac, pour entrer dans l'intestin grêle. Lorsqu'une tumeur se développe dans le pylore, ou dans son voisinage, elle le rétrécit et empêche ainsi les aliments de sortir de l'estomac, lequel ne peut s'en débarrasser que par le vomissement. Lire l'article *Estomac*, n° 267.

Quassia amara. — Voyez au n° 551.

Quatre fleurs pectorales. — Mélange de fleurs de mauve, de violettes, de pied de chat et de coquelicot, employé en infusion (10 grammes par litre) dans les rhumes récents.

Quatre fruits pectoraux. — Mélange de dattes, jujubes, figues et raisins que l'on fait bouillir dans de l'eau, en quantité suffisante pour la rendre sucrée. Utile dans les rhumes récents. Voyez le mot *Décoction*.

Queues de cerises. — En faisant bouillir pendant quelques minutes, dix grammes de queues de cerises sèches, dans un litre d'eau, on obtient une tisane très souvent employée pour augmenter la quantité des urines. Lisez l'article 556.

477. QUININE. — C'est la substance à laquelle le quinquina doit sa propriété fébrifuge. Elle existe dans le quinquina en très faible proportion ; elle en est, pour ainsi dire, la *quintessence*, puisqu'un gramme de quinine représente environ cinquante grammes d'écorce. Avant la découverte de la quinine, le malade était obligé d'avaler de trente à cinquante grammes de poudre de quinquina, pour obtenir l'effet que produit un gramme de quinine. On voit, par là, combien la chimie a mérité la reconnaissance des malades.

Le *sulfate de quinine* est la combinaison à laquelle les médecins se sont arrêtés pour l'emploi de ce précieux remède. La dose varie depuis dix centigrammes jusqu'à un gramme et même davantage, selon l'âge des malades et selon la nature de la maladie. Lorsque la dose est un peu élevée, elle produit souvent une sorte d'ivresse, de trouble dans l'ouïe, qui ne doit pas préoccuper les malades ; cette sorte de surdité se passe bientôt, lorsqu'on cesse de prendre le remède.

Le sulfate de quinine est très amer, mais, le café noir ayant la propriété de neutraliser cette amertume, il suffit de délayer le médicament dans un peu de café noir sucré et froid, pour l'avaler sans difficulté. On peut aussi le faire mettre en pilules, ou l'enfermer dans du pain azyme ; mais, le moyen le plus sûr et le plus commode consiste à employer les perles de sulfate de quinine du docteur Clertan. Voyez aux n⁰ˢ 601 et 604.

Lorsque le sulfate de quinine a été pris ainsi, sous la forme solide, il peut être longtemps dans l'estomac sans se dissoudre et, par conséquent, sans agir ; on obvie à cet inconvénient en buvant un grand verre d'eau sucrée dans lequel on a mis une petite cuillerée de vinaigre.

Quinium de Labarraque. — Voyez au n° 604.

Quinquina. — Par la quinine qu'il renferme, le quinquina est le plus précieux des fébrifuges ; mais, cette écorce contient encore d'autres substances fortifiantes qui lui ont mérité la réputation de tonique par excellence. Au n° 589, on trouvera des explications utiles sur ce médicament important.

478. RACHITISME, Enfants noués. — La maladie qui amène cette déformation du système osseux qui produit les bossus et les bancals s'appelle *rachitisme*. Cette affection ne provient pas des parents, comme on le croit souvent, et les enfants des bossus ne pourraient le devenir eux-mêmes que s'ils étaient soumis à des causes semblables à celles qui ont amené l'infirmité de leurs parents. Si les explications que nous allons donner sont bien comprises, on verra qu'il est possible, et même facile de préserver les jeunes enfants de ces difformités si regrettables.

Si vous placez un os au milieu de charbons ardents, vous en verrez sortir des vapeurs enflammées, l'os deviendra d'abord noir, et après un certain temps de calcination, vous n'aurez plus qu'une masse blanche, conservant la forme de l'os, mais ayant perdu toute solidité et pouvant se réduire en poudre, avec la plus grande facilité.

Cette matière blanche, qui faisait partie du tissu de l'os, est du phosphate de chaux presque pur ; c'est ce phosphate de chaux qui donne aux os leur solidité, qui en forme la charpente.

Tout à l'heure, à l'aide du feu, vous avez fait partir de l'os tout ce qui n'était pas le phosphate de chaux. Vous pouvez faire l'expérience contraire, c'est-à-dire enlever le phosphate d'un os, sans toucher aux autres substances qui en font partie. Pour cela, placez un petit os dans un verre d'eau contenant un peu d'acide chlorhydrique ou dans du fort vinaigre. Après un temps suffisant, plusieurs jours, tout le phosphate, dissous par l'acide, aura passé dans le liquide ; si, alors, vous examinez l'os, vous verrez qu'il n'a rien perdu de sa forme, mais vous constaterez qu'il est devenu mou et flexible.

Ces explications vous permettront de comprendre la formation du rachitisme. En effet, si, pendant la première croissance d'un enfant, une alimentation vicieuse empêche que le sang renferme assez de phosphate de chaux pour concourir à la formation du système osseux, les os plus ou moins mous, ne pourront pas supporter le poids du corps sans fléchir, et les jambes se courberont ; chargée du poids de la tête et des bras, la colonne vertébrale se courbera à droite ou à gauche, en avant ou en arrière. C'est ainsi que se forment les bossus et les bancals.

Indépendamment de tous les autres éléments nécessaires à la formation du corps d'un jeune enfant, le lait renferme du phosphate de chaux dans un état tout particulier, approprié à la délicatesse des organes digestifs du petit sujet. Si vous donnez à cet enfant de la viande ou d'autres aliments trop forts, le phosphate que ces aliments renferment bien, à la vérité, ne pourra pas être mis en œuvre par un appareil digestif encore trop délicat ; ce sera comme si l'enfant ne prenait pas du tout de phosphate et il deviendra rachitique.

Lorsqu'on commence à essayer de faire marcher un jeune enfant, si on remarque que ses petites jambes ne sont pas droites, il faut, sans tarder, le mettre au régime rationnel indiqué à l'article *Allaitement* (n° 103), régime dont on avait cru pouvoir s'écarter, trompé peut-être par l'avidité avec laquelle le bébé réclamait les aliments qu'il voyait prendre aux autres personnes. On ne pouvait se figurer qu'une nourriture qu'il prenait avec tant de plaisir était capable de lui nuire. Cette simple précaution, purement hygiénique, suffit pour empêcher l'affection rachitique de se développer. On fera bien, en outre, de ne pas faire marcher l'enfant, jusqu'à ce que le redressement spontané des os soit bien évident.

Si on s'aperçoit que les os se déforment lorsque l'enfant a déjà trois ou quatre ans, le cas est déjà plus difficile. Indépendamment du régime alimentaire dans lequel le laitage, les œufs, les viandes blanches devront dominer, on donnera, le matin et le soir, une cuillerée à café de sirop d'hypophosphite de chaux, (n° 612), et on évitera avec soin les épices et tout ce qui pourrait irriter ou fatiguer les intestins.

Si, plus tard encore, vers l'âge de cinq ou six ans, on remarque que la poitrine n'est pas bien conformée et si les os de la colonne vertébrale paraissent céder sous le poids des parties supérieures, il faut se préoccuper davantage de cet état ; on donnera le sirop d'hypophosphite de chaux à la dose de deux cuillerées à café matin et soir ; on fera prendre une cuillerée à bouche d'huile de foie de morue à chaque repas ; on fera prendre des bains contenant dix grammes de sel de cuisine par litre d'eau. Ces bains peuvent être pris tous les jours et prolongés pendant une heure ou deux. La même eau peut servir pour plusieurs bains, par économie. L'état des intestins devra être surveillé d'une manière spéciale, et on fera bien de *purgeotter* le malade, en lui faisant prendre, deux fois par semaine, une petite dose de pilules.

Tous ces soins doivent être continués pendant fort longtemps ; jusqu'à ce que la croissance des os soit assez avancée pour qu'ils puissent bien supporter le poids du corps. Lisez les articles 610 et 627.

Les bandagistes ont imaginé des corsets et autres appareils dont la fonction consiste à supporter une partie du poids qui fait fléchir les os. L'emploi de tels appareils peut être fort utile, jusqu'à ce que les os aient acquis leur consistance normale. L'usage de béquilles assez longues pour que le corps soit presque entièrement supporté par elles, est fort utile pour soulager la colonne vertébrale ; on ferait bien de s'en servir dès le début, et sans attendre que l'on y soit forcé par le progrès de la courbure.

Il arrive toujours un moment où les os déformés ont acquis assez de consistance pour que le redressement ne soit plus possible. Lisez l'article 610.

479. RAGE, Hydrophobie. — Cette maladie prend naissance chez des animaux domestiques (chien, chat) ou chez des animaux sauvages (loup, renard), soit qu'ils aient été mordus par des animaux enragés, soit que la maladie se développe d'elle-même. Alors, ces animaux attaquent l'homme, le mordent, laissent dans la plaie de la bave, et bientôt les accidents les plus terribles se manifestent. Fort heureusement, la morsure a souvent lieu sur une partie recouverte de vêtements, qui *essuient* les dents, en sorte que la bave ne pénètre pas. C'est là une des causes qui font qu'il n'y a pas autant de victimes que de personnes mordues. Il n'y a guère qu'un tiers des morsures faites par les chiens enragés qui donnent la rage.

Quand une personne a été mordue par un animal enragé, les accidents n'apparaissent pas tout de suite ; ce n'est, au plus tôt, que *dix* à *quinze* jours après, et, le plus souvent, on ne voit se manifester les symptômes de la rage que *trente* à *quarante* jours après la morsure. On cite des cas où la rage s'est développée beaucoup plus tardivement.

Quand on a été mordu par un animal enragé, il faut *absolument* brûler la morsure avec un fer rouge. C'est là le seul moyen assuré de prévenir la maladie. On vante bien certains remèdes comme capables de prévenir la rage ; mais, ces prétendus spécifiques ne réussissent que dans les cas où la bave avait été essuyée par les vêtements ; ou bien, lorsque l'animal ayant fait plusieurs morsures, sa bave était épuisée : il faut le dire bien haut, ces remèdes sont cause de la plupart des terminaisons funestes, en faisant négliger la cautérisation.

La cautérisation des morsures est d'autant plus efficace qu'elle est pratiquée plus vite, et on aurait grand tort d'attendre, pour cela, l'arrivée d'un médecin. Aussitôt que l'accident est produit, il faut *courir* vers une maison où l'on puisse trouver du feu : chez un forgeron serait le mieux. On fait chauffer *au rouge* un petit morceau de fer pointu, tel qu'un clou, on le saisit avec des pincettes et on l'enfonce, sans hésiter, dans chaque morsure, de manière à en atteindre le fond. Une fourchette en fer ou en argent, dont on *renverse* une dent, peut très bien servir à cet usage. Si la personne mordue peut se procurer immédiatement des allumettes chimiques, il suffira d'éteindre, dans chaque morsure, le bout d'une ou de plusieurs allumettes bien enflammées. Comme ces cautérisations (que tout le monde peut faire), ne sont que des brûlures non dangereuses par elles-mêmes, la prudence commande de les faire, alors même qu'on supposerait que l'animal n'est *peut-être pas* enragé. Bien entendu, les cautérisations seront pansées comme des brûlures accidentelles, pour en calmer la douleur. Voyez l'article *Brûlures*, n° 151.

Disons encore qu'en attendant que l'on puisse brûler les morsures, il faut que le patient les fasse saigner le plus possible, en les pressant. Voyez *Chiens enragés*, n° 181.

480. RAMOLLISSEMENT DU CERVEAU. — Chez beaucoup de personnes d'un certain âge, qui ont fait beaucoup d'excès, soit de travail de tête, soit d'alcool, d'absinthe, etc., on voit la mémoire diminuer, les facultés intellectuelles s'affaiblir, le corps s'alourdir. Lorsque ces personnes finissent par mourir, si on examine leur cerveau avec une grande attention, on découvre que cet organe est devenu, par place, plus mou encore qu'il ne l'est dans l'état normal. Ce ramollissement provient de ce que les particules microscopiques qui sont les matériaux du cerveau ont perdu leur forme et leur composition normales. Ces petits organes, ainsi détériorés, ne peuvent plus accomplir leurs fonctions, et cela explique l'engourdissement intellectuel des sujets affectés, lesquels perdent, peu à peu, toutes leurs facultés.

Il n'y a pas de remèdes contre cet état, et le seul moyen de s'en préserver consiste à vivre avec sobriété, sous tous les rapports; à éviter les travaux trop assidus et surtout le tabac et les alcooliques. Voyez *Alcool*, n° 101, *Absinthe*, n° 84, *Tabac*, 534.

Ratanhia. — C'est la racine d'une plante apportée d'Amérique, très employée comme substance astringente, à cause du tannin qu'elle renferme en grande proportion.

481. RATE. — La rate est un organe dont on ne connaît pas encore les fonctions. Il n'est pas absolument indispensable à l'existence, comme le foie, puisque plusieurs personnes existent, actuellement, et en bonne santé, quoiqu'ayant subi l'extirpation de cet organe. Pendant les accès graves de fièvres intermittentes, le sang s'accumule dans la rate en quantité considérable, et l'organe finit par devenir beaucoup plus volumineux qu'il ne doit l'être; cet engorgement de la rate empêche, à son tour, le malade de redevenir fort et vigoureux, lorsque les accès de fièvre ont cessé. Pour guérir l'engorgement de la rate, il faut faire le traitement purgatif, avec le meilleur régime alimentaire, et prendre quelque bonne préparation de quinquina. Voyez les n°s 275, 587, 589 et 604.

482. RECONSTITUANTS. — On donne ce nom à des remèdes que l'on croit capables de rétablir la constitution ébranlée, en fournissant à l'économie des matériaux semblables à ceux qu'elle a perdus. Certains de ces remèdes renferment eux-mêmes les principes que l'on veut rendre au corps affaibli, comme, par exemple, le fer, les phosphates. Mais, d'autres, les plus nombreux, ne sont reconstituants que parce qu'ils remettent l'organisme dans les conditions qui lui permettent de s'assimiler les éléments réparateurs que les aliments renferment naturellement.

Parmi les reconstituants éprouvés par une longue expérience, nous citerons : la semoule de Mouriès (n° 610); les pilules de Vallet et le sirop de citrate de fer de Béral (n° 275); les hypophosphites de soude et de chaux (n° 612); le vin de quinium (n° 604); l'huile de foie de morue (n° 600); la Semouline (n° 627).

Grâce au bon régime qui l'accompagne, notre médication purgative est un moyen reconstituant d'une grande puissance. On remarquera, d'ailleurs, que la fonction journalière des aliments consiste, précisément, à reconstituer le sang, à mesure qu'il s'appauvrit par le fonctionnement même de la vie. Relisez le chapitre premier, page 11.

Rectum. — C'est le nom de la partie inférieure de l'intestin.

Rectum (chute du) chez les enfants. Voyez le n° 288.

483. REFROIDISSEMENT. — Une des premières conditions, pour supporter le froid, est le mouvement; car, dans les très grands froids, si, étant dehors, on ne se donne pas de mouvement, on s'endort et on meurt. La résistance au froid s'acquiert avec l'habitude : c'est pourquoi nous sommes bien plus sensibles aux premiers froids. De même, les plus faibles alternatives de froid et de chaud atteignent ceux qui se renferment dans leurs appartements ou se couvrent trop, tandis que les gens exposés toujours à l'air y résistent beaucoup mieux. L'âge et la constitution font également beaucoup dans la résistance au refroidissement. Les constitutions nerveuses et lymphatiques résistent moins ; par conséquent, les femmes résistent moins que les hommes, les enfants moins que les adultes. Pendant le froid, il faut manger davantage ; manger surtout plus de viande que pendant l'été. Il faut, en hiver, se défier des alcooliques ; si le vin, pris en quantité modérée, aide à supporter le froid, les alcools, en excès, amènent bien plus facilement l'ivresse, et une ivresse dangereuse. Le café aide mieux à résister au froid et n'a pas les mêmes inconvénients.

Quand le refroidissement causé par une basse température est subit, il donne lieu à plus de danger encore. Dans un cas pareil, il faut se couvrir le plus possible et se livrer à un exercice violent ; marcher vite, courir, faire une gymnastique quelconque, jusqu'à production de réchauffement et de sueur ; alors, quand la circulation sera bien établie depuis quelque temps, on pourra changer de vêtements et ne plus rien craindre.

Il y aurait moins de sécurité à se réchauffer en s'enfermant dans une chambre et en y restant immobile. Lisez les nᵒˢ 284, 293, 527.

Si, sans qu'il fasse positivement froid, on est pris par un frisson qui se prolonge, il faut se coucher, se couvrir fortement, boire un liquide très chaud à plusieurs reprises. Ce liquide chaud peut être de l'eau sucrée simple ou contenant un peu d'une liqueur alcoolique quelconque ; ou bien, une infusion de quelque plante aromatique, de camomille, de sureau, de tilleul, de menthe, etc. Voyez le nᵒ 527.

Si, un ou plusieurs jours après avoir eu froid, on a de la fièvre, de la toux, de l'oppression, une douleur de côté, il faut faire venir un médecin.

484. RÉGIME. — On entend, par ce mot, certaines règles dans le choix des aliments et des boissons, règles appropriées à certaines conditions de santé ou de maladie. On dit : régime végétal, animal ; régime échauffant, tonique, excitant, confortable ; régime rafraîchissant ; régime lacté ; régime mixte.

Le régime *végétal* consiste dans l'emploi exclusif d'aliments tirés du règne végétal, tels que le pain, les diverses sortes de légumes, frais ou secs ; les soupes épaisses et maigres.

Le régime *animal* est celui dans lequel les végétaux ne figurent pas, ou figurent à peine.

Le régime est *échauffant* quand il se compose de viandes rouges, de gibier, de mets épicés, de truffes, de vins variés. Il est *tonique* si les viandes rouges, rôties ou grillées, sont accompagnées de bon vin rouge, sans excès. Un régime est dit *confortable* lorsqu'il se compose d'aliments de toutes sortes, abondants et de bonne qualité.

Dans le régime *rafraîchissant*, on écarte les viandes rouges, les épices, le vin pur ; on recherche les viandes blanches (veau, poulet, poissons légers), les légumes verts, (épinards, oseille, salades cuites) ; les sauces vinaigrées, les fruits.

Le régime *mixte*, ou moyen, est le plus souvent employé : c'est celui de presque tout le monde. Il se compose, en proportions à peu près égales, de viandes de toutes sortes, de végétaux variés.

Le régime *lacté* a une importance toute spéciale, dans un certain nombre de maladies de l'estomac et des intestins ; dans les affections des reins, du cœur. Le régime lacté pur et sévère consiste à prendre du lait pour toute nourriture, de deux à quatre litres par jour. Le plus souvent, ce régime n'ayant pas besoin d'être aussi rigoureux, on prend le lait de toutes les manières possibles, en y ajoutant, parfois, pour empêcher le dégoût, du sucre, du café, de l'eau de fleurs d'oranger ; on peut l'épaissir à l'aide de quelque farine ; on peut le laisser cailler et le prendre ainsi, ou bien séparer le petit lait, pour le boire à part, et manger le fromage blanc.

Les œufs frais et non cuits peuvent faire partie du régime lacté, employés des diverses façons indiquées au n° 117.

De ces régimes divers, quel est le meilleur ? On ne peut pas répondre à la question posée de cette manière. Le meilleur régime est celui dont on se trouve le mieux. Lorsqu'une personne se porte très bien, on peut admettre que le régime qu'elle suit est le meilleur *pour elle* ; si ce régime est végétal, il est probable que le régime animal amènerait un dérangement dans la santé de cette personne. Celui qui se trouve bien d'un régime rafraîchissant aurait bientôt à souffrir d'un régime tonique. En un mot, c'est à sa propre expérience que chacun doit s'en rapporter pour savoir quel régime lui convient le mieux.

Dans le régime alimentaire des femmes enceintes et des nourrices, il est souvent utile de faire figurer quelque aliment riche en phosphate de chaux, tel que la semoule de Mouriès. Voyez le n° 610.

485. RÈGLES OU FLUX MENSTRUEL. — L'importance de cette fonction est bien connue de tout le monde ; on peut dire que la santé des femmes est subordonnée à la régularité avec laquelle elle s'accomplit, pendant tout le temps de son existence. Il y a donc, pour toutes les femmes, une grande utilité d'être bien au courant de ce qu'il importe le plus de savoir, touchant cette fonction.

Quatre choses sont à considérer, dans la manière dont la menstruation s'accomplit : 1° la *régularité;* 2° la *durée* de chaque apparition ; 3° la *quantité* de sang ; 4° sa *qualité.*

Régularité. Ce qu'il faut surtout bien comprendre, sur ce point, c'est que chaque personne *a son mois particulier.* Pour l'une, ce mois a trente jours; pour une autre, il n'en a que vingt-huit; pour d'autres, il peut

être de trente-deux jours, de vingt-cinq jours, etc.,
etc.; ce qui est bien pour l'une peut être mal pour
une autre. Pour connaître la longueur de ce genre de
mois, il faut compter le nombre de jours qui s'écoulent
entre le premier jour de chaque apparition. Ce nombre de jours doit être le même pour toutes les périodes; il ne doit jamais varier de plus d'un jour ou deux,
en plus ou en moins. Les personnes qui comptent
d'après les quantièmes du mois se trompent nécessairement, puisque les mois n'ont pas le même nombre de jours.

Durée de chaque apparition. Le nombre de jours
pendant lesquels la fonction s'exerce, à chaque nouvelle époque, a aussi son importance : pour chaque
personne, il doit être toujours le même ; mais, il n'est
pas le même pour toutes les femmes : il varie depuis
un jour jusqu'à huit jours et même davantage, suivant
les personnes. Ce qui suffit pour une femme peut être
insuffisant ou excessif pour d'autres.

Quantité. La quantité totale du sang perdu à chaque
période doit être toujours, à très peu de chose près,
la même, pour chaque personne. Mais, sur ce point
encore, une femme ne doit pas se baser sur ce qu'éprouvent les autres. Les différences d'une personne à une autre sont très considérables : ce qui est bien pour l'une
est excessif ou insuffisant pour telle autre.

Qualité. Il n'y a pas de différence, pour la qualité,
d'une personne à une autre. Il faut toujours que le
sang soit beau, et toute femme est à même d'apprécier
cette qualité à la *couleur*.

Toutes les fois que le nombre de jours qui s'écoulent
entre chaque nouvelle apparition ne varie pas ; que le
nombre de jours pendant lequel l'écoulement a lieu
reste également le même, et que, d'autre part, le sang
perdu ne diffère ni pour la quantité, ni pour la qualité,
on est certain que la fonction s'accomplit parfaitement
et que la santé n'est pas troublée de ce côté-là ; mais
il est essentiel que la régularité existe sous les quatre

rapports, en même temps. Dès que cette quadruple régularité n'existe plus, on peut être assuré que quelque chose manque à la santé, lors même qu'on ne ressentirait aucun mal (bien entendu, nous mettons le cas de grossesse à part). Le dérangement peut porter seulement sur la longueur du mois : il y a avance ou retard ; ou bien sur la durée du flux, etc., ou enfin sur toutes ces circonstances à la fois.

Le dérangement des règles est ordinairement en rapport avec un dérangement correspondant dans l'état général de la santé, et c'est pour cela que les femmes ont tant d'intérêt à bien surveiller cette importante fonction. C'est comme une sorte de miroir qui les met à même de connaître l'état de leur sang. C'est une source de renseignements précieux qu'il faut mettre à profit sans retard.

Le plus souvent, il suffit de suivre notre médication purgative, avec modération et régularité, pour que, le mois suivant, tout reparaisse en bon ordre. Mais, il importe de ne cesser l'emploi des pilules que lorsque la fonction est parfaitement rétablie.

Si le dérangement consiste en un retard ou en une diminution de la quantité de sang perdue, on peut employer le *vin amer* (587) avec avantage. Lisez les articles 106 et 247 ainsi que le n° **628**.

On peut encore exciter le sang en prenant, pendant quelques jours avant l'époque, quelques tasses d'infusion, soit de *safran* (dix filaments par tasse); soit *d'armoise* ou d'*absinthe* (10 grammes par litre d'eau); soit de feuilles *fraîches* de *noyer* (30 grammes environ par litre). Mais, il est inutile de chercher à faire venir les règles par ces moyens ou par d'autres, lorsque leur suppression vient d'une forte maladie ou d'un grand appauvrissement du sang ; elles ne reviendront qu'avec le retour des forces et de la santé.

Si, ce qui arrive souvent, le trouble correspond avec quelques signes de chlorose ou pâles couleurs, tels que palpitations, pâleur, sang décoloré, oppression; de même que s'il y a avance ou si la quantité de sang perdu est plus grande qu'il ne le faut, on ajoutera, comme accessoires d'une purgation modérée, l'emploi d'un ferrugineux (275) et celui du vin cordial (588).

Observation. — Lorsqu'on suit un traitement purgatif pour un mal quelconque, il n'est ordinairement pas nécessaire de l'interrompre à cause de l'apparition des règles : habituellement, une purgation modérée n'a aucune influence sur la fonction, qui s'accomplit comme d'habitude. Dans certains cas, cependant, le sang vient avec plus d'abondance, et si on craint d'en être affaiblie, on peut suspendre la purgation pendant quelques jours. Il en sera de même dans les cas tout à fait rares où la purgation semblerait augmenter les douleurs qu'on ressent quelquefois, pendant la durée du flux. On ne commence pas un traitement purgatif pendant les règles. Voyez l'article *Dysménorrhée* ou *Règles douloureuses*, n° 247, et *Pertes*, n° 447.

486. REINS. — Les reins sont les rognons de l'homme. Ils sont cachés profondément dans le ventre, en arrière, au niveau de la région des reins.

A quoi servent les reins ? Nous allons tâcher de le faire comprendre.

Par suite du travail vital qui a lieu dans l'intimité de toutes les parties du corps, il se produit des substances de nature saline, solubles dans l'eau et dont le sang ne saurait être surchargé sans danger pour l'économie. De plus, les aliments et les boissons introduisent dans notre corps des substances analogues ou autres, lesquelles, étant solubles, passent dans le sang où elles n'ont que faire. Il est indispensable que toutes ces substances soient rejetées hors du corps, à mesure qu'elles y naissent ou qu'elles y ont pénétré. Les reins ont été créés pour remplir cet office. A cet effet, la masse du sang tout entière traverse ces organes un grand nombre de fois dans le cours d'une journée. Un système de vaisseaux ramifiés à l'infini dans la substance du rein fonctionne comme les glandes expliquées au n° 302 (lisez cet article). Ce système de petits tubes aspire à son intérieur une partie de l'eau du sang, laquelle emporte, avec elle, les matières salines qu'il s'agit d'expulser au dehors. Un long tuyau, de la grosseur d'une plume, appelé *uretère*, établit une communication entre le rein et la vessie, dans laquelle s'amasse l'eau salée que le rein extrait du sang : cette eau salée, c'est l'urine.

Les reins sont sujets à plusieurs maladies très graves, sur lesquelles nous ne pouvons rien dire qui soit à la portée de nos lecteurs. Lisez les articles *Urine*, n° 568; *Gravelle*, n° 312; *Albuminurie*, n° 99; *Vessie*, n° 584.

La chaleur prolongée occasionne des transpirations qui rendent insuffisante la quantité d'eau nécessaire pour bien dissoudre les sels de l'urine, d'où peut naître la gravelle. Le froid, au contraire, en empêchant la transpiration, oblige les reins à travailler sur des matières acides qui devraient sortir par la peau, et qui sont de nature à produire l'albuminurie (n° 99).

Dans toutes les maladies des reins, il importe beaucoup que le régime alimentaire soit aussi *doux* que possible, afin que l'organe affecté n'ait pas à extraire du sang des substances âcres qui augmenteraient son irritation. Lisez l'article *Régime*, n° 484.

Réglisse. — Le bois de réglisse ne possède pas des propriétés bien marquées, mais il est fort utile pour préparer une boisson économique et assez agréable. L'infusion doit se faire *à froid*, et on la rend plus rapide en écrasant le bois avec un marteau. En mettant la réglisse dans l'eau le soir, l'infusion est complète le matin. On met cinq grammes de substance par litre d'eau. Cette boisson n'est qu'agréable ; on la rendrait hygiénique en y ajoutant une ou deux cuillerées à café de *liqueur de goudron* (voyez le n° 603). Si l'on est obligé d'employer de l'eau dont la pureté est douteuse, il faut la faire bouillir et n'y mettre la réglisse ou le goudron que lorsqu'elle est refroidie. Lisez l'article *Eaux potables*, n° 253.

Remèdes pour la *bouche*. — Voyez le n° 296 ;
—   pour la *gorge*. — Voyez le n° 297 ;
—   pour les *douleurs*. — Voyez le n° 244 ;
—   pour les *glandes* et les *engorgements*.— Voyez le n° 304 et l'article 646.
—   pour les *yeux*. — Voyez les n°ˢ 196 et 443 ;
—   pour les *vers*. — Voyez les n°ˢ 121, 578 et 581 ;
—   *ferrugineux*. — Voyez le n° 275 ;
—   *iodurés*. — Voyez le n° 346 ;
—   pour les *plaies*. — Voyez les n°ˢ 458. 459 et 616 ;
—   pour les *démangeaisons*. — Voyez le n° 235.

487. REMÈDES POPULAIRES. — Les remèdes susceptibles d'être employés, à l'extérieur, pour les *plaies*, les *douleurs* et les *glandes* ou engorgements de toutes sortes, sont extrêmement nombreux, et il est impossible que nous fassions connaître tous ceux qui pourraient servir d'auxiliaires à la purgation. Dans tous les pays, on rencontre des personnes possédant quelqu'un de ces bons remèdes et en position de les procurer à ceux qui en ont besoin. Que ces remèdes soient des secrets ou non, s'ils sont connus pour faire du bien, nous conseillons d'y avoir recours.

Mais, n'oubliez pas que les ulcères, les plaies suppurantes, les fistules sont souvent entretenus par l'impureté du sang, et que les remèdes extérieurs ne sauraient le purifier. Bien souvent, il vaudrait mieux garder sa plaie que de la guérir par une pommade quelconque, sans se purger d'une manière complète, parce qu'il pourrait survenir une maladie interne plus dangereuse que celle qu'on aurait fait passer, laquelle, en définitive, consistait dans la sortie naturelle des humeurs, au fur et à mesure de leur production. Voyez les n°ˢ 25 et 170.

Renvois, *Rots*, *Éructations*. — Voyez le n° 97.

Répercussion. — On dit qu'il y a *répercussion*

lorsque, des remèdes externes étant appliqués sur une plaie ancienne, sur une dartre, sur un vésicatoire ancien, ces maux disparaissent et sont remplacés par des maux internes souvent beaucoup plus graves. Quand on s'aperçoit des mauvais effets de la répercussion, il faut tâcher de *rappeler* le mal à son ancienne place, en y appliquant des *révulsifs*, principalement des vésicatoires. Voyez le n° 491.

488. REPOS. — Aucun être ne peut continuer à vivre, si une période suffisante de repos ne succède pas à une période d'activité assez courte. Si, dans l'état de santé, la privation prolongée de repos est capable d'amener les accidents les plus graves, combien cette privation n'est-elle pas plus nuisible, quand il s'agit de malades, ou seulement d'un organe malade ! Dans une foule d'indispositions, le repos suffit pour amener la guérison. Dans les accidents de toutes sortes, le repos des parties lésées est la première condition de tout traitement.

489. RÉSOLUTIFS. — Lorsqu'un engorgement, un gonflement inflammatoire s'arrête et diminue peu à peu, sans suppuration, jusqu'à guérir, on dit qu'il y a *résolution*, et on appelle *résolutifs* les moyens qui ont amené ce résultat. Les émollients sont les résolutifs des engorgements inflammatoires. La pommade à l'*iodure de potassium* est le meilleur résolutif des engorgements chroniques (n° 347). Souvent, la résolution des engorgements se fait d'elle-même, sans le secours d'aucun remède, le repos et les efforts de la nature étant alors suffisants. Lisez l'article 646.

L'eau froide et les liquides salés ou alcoolisés que l'on emploie contre les coups, les contusions, les entorses, agissent comme résolutifs, en disposant le sang extravasé à rentrer dans les vaisseaux.

Respiration. — Fonction essentielle dont le but est de faire pénétrer l'air pur dans la profondeur des poumons, et en même temps d'extraire les principes gazeux et volatils qui se produisent dans le sang et qui doivent en être séparés par cette voie. Pour comprendre ce qui a rapport à cette fonction, lire les articles *Poumons*, n° 471 ; *Oppression*, n° 432 ; *Maladies de la poitrine*, n° 387 ; ainsi que les articles auxquels on est renvoyé.

490. RÉTENTION D'URINE. — L'urine peut être retenue dans la vessie, soit par une paralysie de l'organe lui-même, soit par un obstacle au cours de l'urine siégeant près de la vessie ou à son orifice, soit par un resserrement spasmodique qui se produit assez souvent, lorsque l'on *résiste* trop longtemps au besoin d'uriner. L'urine s'accumule bientôt en grande quantité, s'altère, et devient irritante. Il se développe une douleur, bientôt extrême, avec des envies d'uriner des plus douloureuses, de la fièvre, et, si on abandonnait le malade, il y aurait rupture de la vessie, gangrène et mort. La gravité des suites de la rétention d'urine fait qu'on doit aller, au plus tôt, chercher un médecin, le seul remède étant d'introduire une sonde dans la vessie, pour que l'urine s'écoule. On devra, en attendant, mettre le malade dans un bain tiède et l'y laisser une bonne heure. A défaut de bain, couvrir le ventre de linges mouillés. Si l'éloignement du médecin devait retarder beaucoup son arrivée, il vaudrait mieux que le malade s'y fît transporter, pour gagner un temps précieux.

Un conseil des plus utiles, pour les malades qui sont exposés à avoir des rétentions d'urine, c'est d'apprendre à se sonder eux-mêmes, et de ne jamais sortir de chez eux sans leur sonde. Ils pourront s'épargner, ainsi, de bien grandes souffrances.

La rétention d'urine est parfois causée par l'engorgement glaireux des tissus de la vessie ou de la prostate. Dans ce cas, si l'emploi de la *sonde* permet de soulager, il y a beaucoup de chances de guérison quand on emploie bien notre méthode, et nous engageons fortement les malades à l'adopter, sans négliger de recourir à la sonde, aussitôt que le besoin s'en fait sentir. Voyez le n° 584.

Si la difficulté d'uriner est causée par un rétrécissement, il est indispensable de *dilater* le canal, au moyen de bougies, qui ne peuvent être appliquées que par un médecin.

Retour d'âge. — Voyez le n° 96.

491. RÉVULSIFS. — On appelle révulsifs les moyens à l'aide desquels on attire le sang à la peau, en y produisant une irritation plus ou moins durable. On peut classer ces remèdes en deux catégories : 1° les révulsifs dont l'action est rapide et passagère ; ce sont : la *moutarde* (n°s 163 et 132) ; l'essence de *térébenthine* (n° 266 *bis*) ; le *poivre* (n° 164) ; le *coton iodé* (n° 646) ; l'*eau sédative* (n° 154) ; les *frictions* sèches (n° 291) ; 2° les révulsifs à action lente, mais prolongée ; ce sont : les *vésicatoires* volants (n° 583) ; l'*huile de croton* (n° 324) ; l'emplâtre de *Thapsia* (voir ce mot) ; la teinture d'*iode* (n° 349) ; l'emplâtre du pauvre homme (n° 613) ; le papier *Wlinsi* (n° 617).

Toutes les fois que l'on emploie quelques moyens énergiques pour provoquer, à la peau, une souffrance volontaire, en vue de détourner ou d'apaiser un mal interne, on fait de la *révulsion*.

Rhubarbe. — Voyez le n° 52 et l'article 637.

492. RHUMATISMES, Douleurs, Fraîcheurs. — Dans le *rhumatisme aigu*, accompagné de fièvre intense, il est nécessaire que le traitement soit dirigé par un médecin.

Mais, il n'en est pas de même pour les rhumatismes *chroniques*, pour ces *douleurs*, ces *fraîcheurs*, qui sont au nombre des ennemis avec lesquels on conseille aux patients de vivre patiemment, reconnaissant l'impuissance trop fréquente des moyens qu'offre la médecine usuelle. Qu'on le sache bien, cependant, l'art n'est pas aussi souvent impuissant pour ceux qui connaissent les ressources de la purgation méthodique. Les médecins qui savent manier les purgatifs n'ont guère, dans leur clientèle, de ces malades impotents, perclus de douleurs, qui, véritables baromètres, jouissent du triste privilège de prédire les changements de temps.

Notre médication compte de nombreux succès, dans les cas les plus variés et les plus difficiles. En général, il suffit de prendre notre purgatif, en se conformant à l'*Instruction générale*, pour voir bientôt l'ensemble de la santé s'améliorer ; puis, les douleurs devenir graduellement moins vives et même, quelquefois, disparaître avec une grande rapidité. Mais, dans les cas plus sérieux, plus anciens, lorsque les malades ont les organes digestifs en mauvais état, le traitement doit être plus long, et nous ajouterons à la purgation des moyens auxiliaires, tels que tisanes (553), frictions (291), bains de vapeur (133). Ces moyens ne sont pas toujours indispensables, mais ils peuvent rendre le soulagement plus prompt. Lisez l'article *Douleur*, n° 244.

Il est facile de confondre les douleurs rhumatismales avec les douleurs *névralgiques* (416) ; mais, l'erreur est sans inconvénient, sous le rapport du traitement, puisque les moyens à employer sont les mêmes dans les deux cas.

493. RHUMATISME ARTICULAIRE AIGU. — Lorsqu'une douleur violente se déclare dans une ou plusieurs jointures, avec chaleur, gonflement et rougeur, compliquée d'une forte fièvre, on peut admettre qu'il s'agit d'un rhumatisme articulaire aigu ; si, après plusieurs jours, le mal disparaît d'une jointure pendant qu'il se montre dans une autre, il n'y a plus de doute. C'est une maladie sérieuse, dont le traitement doit être dirigé par un médecin en position de visiter le malade assez souvent, parce que le mal *change de place* et se porte quelquefois sur des organes internes importants, comme le cœur, le cerveau. Il faut, alors, employer des moyens énergiques et prompts que nous ne pouvons faire connaître ici. Voyez le n° 79.

Il y a quelques années, la découverte des propriétés du salicylate de soude a réalisé un progrès très important dans le traitement du rhumatisme articulaire aigu. La plupart des médecins emploient ce précieux remède, qui permet aux malades de supporter leur maladie sans souffrir, et en courant beaucoup moins de dangers que par les autres traitements. Prévoyant le cas où quelques-uns de nos lecteurs rhumatisants n'auraient pas la possibilité de faire venir un médecin, nous dirons, ici, comment nous employons le salicylate de soude.

Préparer un litre d'une forte infusion de baies de genièvre ou de bourrache ; mettre, dans ce litre de liquide, la quantité de salicylate de soude que l'on doit prendre dans les 24 heures et prendre, toutes les deux heures, un *dixième* de litre de cette boisson, à la température de la chambre. Il importe de suivre cette prescription *à la lettre*, parce qu'il n'est pas bon que le corps renferme, à la fois, beaucoup de ce remède.

Le premier effet du remède consiste dans une transpiration abondante et salutaire qu'il faut favoriser, en buvant beaucoup (bouillon rafraîchissant, lait coupé, eau de groseille, de citron, d'oranges, selon le goût du malade, voir n° 548). Dès que la transpiration est bien établie, les douleurs commencent à diminuer.

La dose de salicylate de soude varie entre deux grammes et quatre ou cinq grammes par 24 heures. Le premier jour, on met deux grammes de sel dans le litre de tisane ; si le soulagement est suffisant, on continue cette dose. Si cela ne paraît pas suffire, on augmente d'un gramme par jour, sans dépasser cinq grammes. Lorsque le mal semble arriver à son déclin, on diminue la dose d'un gramme par jour ; mais, arrivé à deux grammes, on continue le remède pendant plusieurs semaines, par précaution, contre le retour des douleurs.

Il faut acheter, à la fois, trente grammes de salicylate de soude, et les mettre dans une bouteille contenant un demi-litre d'eau simple ; chaque cuillerée à soupe contiendra un gramme du médicament. Il faudra donc mettre, dans un litre de tisane, autant de cuillerées que l'on voudra prendre de grammes en 24 heures. Nous disons 24 heures, pour faire comprendre qu'il faut en prendre même pendant la nuit.

Il ne faut pas croire que le rhumatisme est guéri lorsque la douleur a cessé ; l'interruption du salicylate permettrait bien vite le retour de la douleur. Pour que la guérison soit réelle, il faut que les jointures ne soient plus ni gonflées, ni douloureuses ; que la fièvre ait cessé et que l'appétit se manifeste franchement.

Mais, lorsque la fièvre a cessé, que le malade est entré en convalescence, s'il continue à avoir les articulations embarrassées, il y a lieu de commencer le traitement purgatif, pour achever la guérison. Il faut continuer ce traitement, jusqu'à ce que la santé soit absolument parfaite.

Celui qui a eu un rhumatisme articulaire aigu est exposé à en contracter d'autres. Il doit, pendant toute sa vie, éviter de faire des imprudences ; se garder des fatigues capables d'amener des courbatures.

494. RHUMATISME GOUTTEUX, NOUEUX. — On nomme ainsi une affection chronique qui se fixe dans les *jointures*. Le gonflement débute par les pieds et les mains, et se propage lentement aux grandes articulations. Il n'est pas rare de voir des sujets tout à fait *impotents*, par suite des progrès de cette maladie.

Cette maladie est plus difficile à guérir que le rhumatisme ordinaire, parce que les humeurs amassées dans les jointures y sont retenues par leur dureté même. Si les malades ont de la constance et ne sont pas trop âgés, ils peuvent guérir, ainsi que nous en avons plusieurs exemples. Il est fort utile d'aider la purgation au moyen de frictions à la pommade iodurée (n° 347), pratiquées avec les mains *nues*, pendant fort longtemps chaque fois, et renouvelées trois fois par jour, de la manière expliquée au n° 291. Voyez les n°s 133 et 553.

Rhume. — Il ne faut pas confondre toux avec

rhume. La toux peut exister sans rhume : une poussière, une vapeur irritante, une goutte de liquide *avalée de travers* suffisent pour provoquer des quintes de toux. Le rhume est ordinairement causé par un refroidissement.

L'irritation, plus ou moins inflammatoire, de la membrane qui tapisse l'appareil respiratoire, est la cause de tous les rhumes. Or, cette irritation ne s'étend pas, d'ordinaire, à toutes les parties de cette membrane muqueuse à la fois. Si l'irritation atteint seulement la peau intérieure des narines, on a le rhume de cerveau, dans lequel la toux est remplacée par l'éternuement (voir le n° suivant). Si l'irritation gagne la gorge seulement, on a l'angine simple, qui ne fait pas tousser, mais qui produit des crachats très épais et gluants. Voyez l'article *Gorge*, n° 308.

Si l'inflammation se produit dans le larynx, on a la laryngite, qui fait tousser beaucoup, alors même que le mal ne descend pas plus bas que la pomme d'Adam. Voyez *Larynx*, n° 362.

Au lieu de s'arrêter à la cavité du larynx, l'inflammation peut descendre un peu plus bas et occuper la portion du tube respiratoire qui va du larynx à l'entrée de la poitrine. Ce gros tuyau s'appelle la *trachée-artère*. Dans ce cas encore, comme dans le cas précédent, la maladie constitue ce que l'on appelle un *gros rhume*, qui ne dure généralement pas longtemps.

Si l'inflammation de la muqueuse descend encore plus bas et s'étend dans les tuyaux bronchiques les plus gros, on a la bronchite ordinaire, qui produit beaucoup de crachats semblables à de l'eau de gomme et provoque une toux fatigante.

Enfin, quand elle arrive jusque dans les bronches les plus fines, appelées, à cause de cela, bronches capillaires, l'inflammation et les mucosités qu'elle produit empêchent l'air d'arriver jusque dans les vésicules pulmonaires et la maladie s'appelle bronchite capillaire. C'est à ce degré que la bronchite est souvent mortelle en peu de jours. Voyez *Bronchite aiguë*, n° 389.

Pour bien comprendre ces explications, il faut lire attentivement l'article *Poumons*, n° 471 et les autres articles auxquels on est renvoyé.

Rhume. — Voyez le n° 388.

495. RHUME DE CERVEAU, Coryza. — Le rhume du nez, le coryza, que l'on nomme vulgairement rhume de cerveau, n'a rien de commun avec l'organe dont il porte le nom. L'humeur qui sort par les narines ne vient pas de l'intérieur de la tête. Le cerveau est si bien emprisonné dans la boîte du crâne que, pour qu'il communique avec le dehors, il faut qu'il y ait fracture des os.

Le coryza, ou rhume de cerveau, est presque toujours produit par un refroidissement de la tête ou des pieds. C'est une indisposition assez pénible, à cause du mal de tête et de l'enchifrènement qu'elle amène.

Le rhume de cerveau dure peu, en général, et se guérit de soi-même. Mais, souvent, il n'est que le commencement d'un rhume de poitrine, qui apparaît quand le rhume de cerveau cesse : on dit, alors, que le rhume descend. Si, dès le début d'un rhume de cerveau, on humecte tout l'intérieur des narines avec de l'*huile à manger*, par une aspiration forte, répétée fréquemment, on parvient souvent à faire *avorter* le mal, dans l'espace d'un jour ou deux. On peut soulager beaucoup le mal de tête du rhume et l'écoulement du nez, en mettant, le soir, une couche de suif sur le nez, avant de se coucher, et en se mettant les pieds à l'eau. On boira, ensuite, une ou plusieurs tasses d'infusion bien chaude de bourrache, et on se couchera, en s'enveloppant chaudement pour transpirer. Le lendemain matin, il y aura un grand soulagement et le rhume aura presque complètement disparu.

On peut, quelquefois, faire cesser l'enchifrènement en prisant la poudre indiquée au n° 260.

33.

Lorsque le rhume de cerveau se reproduit souvent, c'est la preuve d'une mauvaise disposition du sang, à laquelle on remédie par une purgation suffisamment prolongée. Voyez les n°* 18 et 221.

Ronce. — Une forte décoction de feuilles de ronces, sucrée avec du miel, est un bon gargarisme, dans les maux de gorge ordinaires. La même décoction, sans miel, est bonne aussi, en injections, contre les flueurs blanches. Voyez le n° 397.

Rots. — Voyez l'article *Anis*, n° 113.

Rougeole. — Voyez *Fièvres éruptives*, n° 278.

496. RUBÉFIANT. — Ce mot veut dire *rougissant*. Lorsqu'on applique, sur une partie de la peau, certaines substances irritantes, le sang y est *attiré*, et la peau devient rouge. En attirant ainsi le sang dans un point, on le détourne d'un autre, et il en résulte ordinairement un effet utile. Les rubéfiants sont des révulsifs (voir ce mot). Les bains de pieds très chauds (n° 132); les sinapismes (n°* 163 et suivants); les frictions sèches avec un gant de crins; la teinture d'iode sont les principaux rubéfiants. Voir l'article 646.

Saburre. — C'est le nom que l'on donne à la matière blanchâtre, muqueuse, qui recouvre la langue dans beaucoup de maladies, lorsque l'estomac est intéressé. On dit : état saburral, pour désigner l'embarras de l'estomac. Voyez les n°* 258 et 360.

497. SAIGNÉE. — Nous ne voulons pas examiner, ici, la question de savoir si la saignée est une chose bonne ou mauvaise, mais, seulement, prémunir nos lecteurs contre certains accidents qui peuvent se produire, à la suite de cette opération.

Quand une saignée a été arrêtée et pansée, il s'écoule toujours quelques gouttes de sang; mais, le médecin une fois parti, il peut arriver que la saignée se rouvre et qu'il s'écoule encore du sang assez pour traverser le pansement et les draps. Si cet écoulement continuait assez fort, il faudrait défaire le pansement, laver la plaie avec de l'eau froide, et la boucher avec le doigt; pendant ce temps, on essuierait le bras avec soin et on préparerait un petit morceau d'amadou, pour placer sur la plaie ; on recouvrirait avec une compresse trempée dans l'eau froide, et on la fixerait par deux petites bandes, l'une sur le bras, l'autre sur l'avant-bras, en ayant soin de serrer un peu plus la dernière. On gardera le bras immobile.

Il peut encore arriver qu'un ou plusieurs jours après l'opération, la piqûre s'enflamme, devienne chaude et rouge, ou que le bras devienne sensible jusque sous l'aisselle ; dans ce cas, il ne faut pas tarder à prévenir le médecin, qui seul pourrait faire le traitement nécessaire pour empêcher le développement d'accidents graves.

498. SAIGNEMENT DE NEZ, Epistaxis. — Le saignement de nez est un accident qui, le plus souvent, n'est pas grave; il ne le devient que lorsqu'il se renouvelle souvent et qu'il y a beaucoup de sang perdu. Salutaire chez les sujets forts, jeunes, sanguins, il fait souvent cesser les maux de tête, les étourdissements. Au contraire, il peut amener de la faiblesse chez les sujets nerveux, d'une constitution faible et dont le sang ne se refait pas aisément.

Dans le cours des fièvres ou des maladies aiguës, le saignement de nez est plus ou moins grave, selon la quantité de sang rendu et la nature de la maladie principale.

Quant au saignement produit par un coup sur le nez, il est ordinairement sans gravité.

En général, l'épistaxis s'arrête d'elle-même. Mais, si elle dure, il faut faire respirer, par les narines, de l'eau froide, soit pure, soit avec addition d'un peu de vinaigre ou de jus de citron. On mettra, sur le front, des compresses trempées d'eau froide, ou même de la glace; on placera, dans le dos, un corps froid, tel qu'une grosse clef ou une compresse imbibée d'eau froide ; si le cas paraît assez grave, on peut mettre des sinapismes aux mains ou aux pieds. On peut souvent arrêter le sang en élevant, droit contre la tête, le bras correspondant à la narine affectée. Enfin, si ces moyens ne suspendaient pas l'écoulement du sang, il faudrait aller chercher un médecin, qui seul pourrait faire les opérations nécessaires pour arrêter complètement.

Voici encore un des meilleurs moyens d'arrêter un saignement de nez opiniâtre : incliner fortement la tête en avant ; avec un doigt, fermer la narine affectée ; rester dans cette position pendant assez longtemps. Voici ce qui arrive : le sang s'amasse dans la narine, l'emplit et finit par y former un *caillot* qui joue le rôle d'un bouchon. Il faut avoir soin de conserver ce caillot le plus longtemps possible, car, en se mouchant trop tôt, on ferait renaître l'hémorragie.

Quelquefois, le saignement de nez arrive pendant le sommeil, le malade étant couché sur le dos ; alors, le sang coule en arrière et descend dans l'estomac. S'il est *digéré*, on ne s'aperçoit de rien ; mais, si on le vomit, cela peut faire croire, à tort, à une maladie inquiétante de l'estomac. Certains crachements de sang, qui effrayent beaucoup, ne sont également que des saignements de nez *postérieurs*.

Si la facilité avec laquelle le saignement se reproduit dépend de la pauvreté du sang, il faut faire le traitement de l'*Anémie*, indiqué au n° 111. Il en serait de même, si l'anémie était le résultat de saignements abondants souvent répétés. Lisez l'article 618.

500. SAISONS, au point de vue de la médication purgative. — Peut-on purger en toute saison ? On enseigne, généralement, qu'il ne faut pas purger pendant les chaleurs caniculaires ; c'est là une erreur que nous tenons à rectifier. On a tort de prétendre que la purgation est alors dangereuse ; Hippocrate, qui a fait de très bonnes observations sur les purgatifs, enseigne que leurs effets sont plus *laborieux*, plus pénibles pendant la canicule; mais, il se garde bien de dire qu'ils sont *dangereux*, ce qui est d'autant plus remarquable que les purgatifs connus dans ces temps anciens étaient très violents. Rien ne saurait mieux établir la fausseté de l'opinion que nous combattons, que l'usage très considérable qu'on fait de la purgation dans les pays les plus chauds. C'est là que l'utilité de la médication purgative est le mieux appréciée, non seulement par le public, mais aussi par les médecins, qui l'emploient surtout contre les maladies aiguës, dont le caractère est si dangereux dans ces contrées. Or, là, la température est constamment plus élevée que nous ne l'observons chez nous, pendant la canicule. Chez nous, la chaleur caniculaire dure quelques semaines seulement; dans les régions tropicales, une température plus forte encore règne pendant toute l'année ; d'où il résulte que, si l'opinion des médecins européens était admise dans ces contrées, à la fois si riches et si malsaines, on n'y emploierait jamais la purgation ; le contraire est bien établi par la plus heureuse expérience.

Sans doute, il serait plus agréable, moins pénible, de suivre un traitement purgatif lorsque la température n'est que modérément chaude. Mais, nous le demandons, serait-il toujours bien prudent d'attendre, pour se traiter, que le temps chaud fût passé ? Ne serait-ce pas, trop souvent, courir le risque de laisser prendre racine au mal, de perdre toute chance de guérir, pour avoir trop tardé à commencer?

Il est donc convenable, en général, de ne pas ajourner ou interrompre le traitement purgatif pendant la saison chaude. Cela se peut d'autant mieux, avec notre purgatif, qu'il se prête aux combinaisons les plus commodes pour les malades. On peut s'arranger pour que les effets arrivent la nuit, alors que la température est le moins désagréable. On prend des doses un peu moins fortes, de manière qu'au total, la fatigue ne soit pas beaucoup plus grande que celle qui résulterait naturellement de la chaleur et de la maladie. En procédant ainsi, on n'obtient pas toujours des résultats aussi favorables, aussi rapides que si la saison était douce ; mais, du moins, on ne perd pas tout le temps.

Nous ferons les mêmes observations au sujet de la saison froide, qui rend aussi la médication purgative moins facile. On aurait souvent tort d'attendre le printemps pour commencer un traitement, qui viendrait peut-être trop tard.

A l'aide de précautions que chacun doit toujours prendre, suivant les circonstances, il est, en général, assez facile de se soustraire aux inconvénients des grands froids ou des grandes chaleurs.

Bien entendu, ces conseils s'adressent plus particulièrement aux personnes qui auraient des motifs pour craindre que leur mal ne fît des progrès inquiétants. Par exemple, s'il s'agissait d'une petite dartre, d'une douleur rhumatismale ou de quelque autre mal très supportable et exempt de tout danger, il n'y aurait aucun inconvénient à remettre le traitement, ou à le suspendre, pour le recommencer lorsque la saison est moins désagréable·

501. SALADES. — Au point de vue hygiénique, l'usage des salades de toutes sortes est favorable à la conservation de la santé ; mais, le vinaigre et tous les *acides* étant contraires à l'action de nos pilules, on doit s'abstenir de manger de la salade au repas choisi pour prendre ce purgatif ; mais, à tous les autres moments de la journée, on peut, et même on doit user de cet aliment, qui n'est pas seulement agréable, mais qui est utile, pour entretenir et exciter l'appétit. Nous recommandons de ne pas abuser du vinaigre, mais les autres assaisonnements usités dans les salades sont bons. Les radis et les autres légumes potagers, que l'on mange *crus* avec du sel, sont utiles, parce qu'ils favorisent la digestion des viandes. Lisez l'article *Assaisonnements*, n° 128.

Les personnes disposées à l'obésité ne doivent pas

rechercher les salades *huilées* fortement, par la raison qu'une salade très grasse est un des aliments les plus utiles aux sujets amaigris par la maladie.

Salsepareille. — Lisez l'article n° 238.

Sang (Moyens d'arrêter le), voyez les mots *Hémorragies*, n° 318 ; *Pertes de sang*, n° 447 ; *Crachement de sang*, n° 392 ; *Hémorrhoïdes*, n° 319 ; *Saignement de nez*, n° 498 ; *Ergotine*, n° 618.

502. SANG. — Le sang cause-t-il des maladies ? On a dû remarquer que, jusqu'ici, nous ne faisons pas figurer le sang parmi les causes des maladies. C'est que le sang ne peut pas être à la fois la source du *bien* et du *mal* ; de la force et de la faiblesse ; de la santé et de la maladie. La vie, la chaleur naturelle, la force viennent du sang. Vous ne causerez pas une grande souffrance à un *bœuf* en lui ouvrant la veine : cependant, observez ce qui arrive alors : la *force*, la *vie* et la *chaleur* s'éteignent, à mesure que le sang se répand. N'est-ce pas là la preuve manifeste que tout cela réside dans le sang ?

Rongé, affaibli par la rouille ou par la pourriture, un tube souterrain servant à conduire l'eau ne peut plus résister à la pression intérieure ; il *crève* dans le point le plus affaibli, et le liquide se répand. Accusez-vous l'*eau* de l'accident, quand il est clair comme le jour que c'est l'affaiblissement du tube *par la rouille* qui en est la cause? — Eh bien ! lorsqu'un poitrinaire crache du sang, ce n'est pas parce qu'il en a trop ; c'est parce que les parois des vaisseaux ont été affaiblies, rongées par les humeurs qui engorgent les poumons. N'accusez donc pas le sang !

N'est-ce pas une chose déplorable que d'entendre répéter à tout propos : « Le sang ne circule pas ; il faut une saignée ou des sangsues. » Mais, si le sang ne circule pas, est-ce que c'est par sa faute? Quand le filtre de votre fontaine est *encrassé* et que l'eau ne passe plus, que faites-vous ? Vous le nettoyez. Quand le sang ne circule pas bien, ne le répandez pas, mais éloignez l'obstacle qui s'oppose à son passage.

Versez de l'eau *pure* sur un filtre, elle passera très vite au travers. Versez-y du *sirop*, c'est-à-dire de l'eau rendue épaisse et visqueuse au moyen de certaines substances solides, telles que du *sucre* ou de la *gomme*; alors, cette eau passera très lentement. Le sang aussi peut se trouver dans le cas de circuler avec peine, à cause de certaines substances solides qui s'y rencontrent *en excès*, et le rendent trop épais pour traverser les vaisseaux les plus fins. Ici encore, est-ce le sang qu'il faut accuser, ou bien la substance nuisible mélangée avec lui ?

Lorsqu'un malfaiteur a mis du poison dans du vin, est-il raisonnable d'imputer au vin la mort de la victime? Quand les mauvais principes mélangés avec le sang causent une maladie, est-il plus juste de dire : « C'est le sang! »

La saignée est utile dans certaines maladies aiguës, cela est vrai; mais, il ne faut pas en conclure que le sang était l'auteur du mal. Lorsque, pendant une tempête, un navire est menacé de *couler à fond*, le capitaine n'hésite pas, pour l'alléger, à faire jeter à la mer une partie du chargement, quelque précieux qu'il soit : ce sacrifice permet, quelquefois, d'arriver jusqu'au port. Il en est de même, dans certaine maladie aiguë à marche rapide : en sacrifiant un peu de sang, le médecin espère gagner un temps précieux pendant lequel la nature pourra prendre le dessus. Relisez les nᵒˢ 2 et 318.

503. SALIVE. — A quoi sert la salive? Elle humecte la bouche et facilite le passage des aliments. Mais, ce n'est pas là son principal emploi. La fonction essentielle de la salive consiste à transformer la partie *féculente* des aliments, qui est insoluble, en substances solubles capables d'être absorbées par l'estomac. La mastication des aliments n'a pas seulement pour but de les écraser, de les moudre; elle sert aussi à opérer le mélange de la salive avec les substances qui doivent subir son action, lorsque ces substances seront descendues avec elle dans l'estomac.

D'où vient la salive? Ce liquide est fabriqué par *six glandes salivaires* qui sont cachées dans les tissus, sous la langue, sous la mâchoire inférieure et au devant des oreilles. Les mouvements de la mastication exercent des pressions sur les glandes et en font sortir le liquide, à mesure qu'il se produit, comme la succion d'un nourrisson fait sortir le lait de la glande mammaire. Toutes les glandes salivaires communiquent avec l'intérieur de la bouche. On voit que c'est la salive qui commence la série des opérations chimiques naturelles dont le résultat est la digestion des aliments.

Le principe actif qui donne à la salive le pouvoir de changer la fécule et l'amidon en sucre se nomme *Diastase salivaire*, ou *Ptyaline*. Lisez l'article *Glandes*, n° 302 et aussi le n° 630.

Lorsque le sang ne peut pas fournir aux glandes salivaires les matériaux avec lesquels ces glandes fabriquent la ptyaline ou diastase salivaire, la digestion des aliments féculents est difficile ou impossible; les malades ressentent, après les repas, des douleurs d'estomac, des pesanteurs, des renvois gazeux aigres. On donne à cet état maladif le nom de *Dyspepsie amylacée*, ce qui veut dire : difficulté de digérer les substances féculentes, comme le pain, les pommes de terre, etc. Voir l'article 248.

Sang de rate. — Le sang de rate des animaux pouvant donner à l'homme le *Charbon* et la *Pustule maligne* (voir le n° 176), il est indispensable que la dépouille *absolument complète* des animaux morts de cette maladie soit enterrée profondément, et *recouverte de chaux vive*. Cette dernière précaution est indispensable, pour empêcher les vers de terre de rapporter à la surface du sol les principes contagieux de la maladie.

504. SANGSUES (Manières d'appliquer les). —
Nous ne sommes pas plus partisan des sangsues que
de la saignée, dans les maladies chroniques, où nous
croyons ces moyens presque toujours nuisibles. Mais,
comme les médecins prescrivent souvent des applications de sangsues, dans les affections aiguës, nous
rendrons encore service à tout le monde en donnant,
ici, des instructions qui permettent à chacun de réaliser, sans danger, les intentions du médecin.

Les meilleures sangsues, celles qui tirent le plus de
sang, sont les sangsues de moyenne grosseur (3 centimètres environ), vives dans leurs mouvements,
faisant rapidement l'*olive* et s'attachant facilement à
la main qui les prend. Les sangsues grosses, lentes
dans leurs mouvements, sont peu disposées à mordre;
elles sont promptement rassasiées ; leurs piqûres sont
petites et donnent peu de sang; les meilleures sont
celles qui ont été pêchées depuis peu et conservées
dans un bocal à moitié rempli d'eau pure, renouvelée
tous les jours.

Pour appliquer des sangsues, il faut d'abord que
le malade prenne, dans son lit, une position commode,
parce que les sangsues doivent rester assez longtemps
en place; il faut, en outre, garnir le lit, au-dessous de
l'endroit où l'on met les sangsues, avec des draps ou
des serviettes sous lesquels on met une toile cirée ou
une autre étoffe imperméable, pour que le sang ne
traverse pas et ne gâte pas la literie.

Il faut, ensuite, nettoyer avec soin la partie où l'on
veut faire prendre les sangsues, et la raser, s'il y a
des poils.

Il n'y a rien à mettre sur la peau pour faire prendre
les sangsues: il suffit que la peau soit bien propre et
bien nette, et le lait ou l'eau sucrée, qu'on emploie
quelquefois, sont bien plus propres à empêcher les
sangsues de prendre qu'à les exciter.

Quand on pose les sangsues à l'anus, il faut, auparavant, que le malade ait pris un lavement et qu'il

l'ait rendu ; si c'est aux jambes ou aux pieds, il faut, avant, faire prendre un bain de pieds chaud.

Pour faire mordre les sangsues, on les prend tout bonnement une par une, par la queue, qui est le gros bout, et on les pose sur l'endroit ; mais, ce moyen répugnant à beaucoup de gens, nous en indiquerons d'autres tout aussi commodes et tout aussi expéditifs.

Si l'on n'en pose que quelques-unes, on les met dans un verre, et l'on renverse ce verre sur la peau. On peut faire la même chose en prenant la moitié d'une pomme, dans laquelle on creuse un trou suffisant pour y placer les sangsues.

Quand il y en a un grand nombre à appliquer, on prend un linge plié en deux ou trois épaisseurs, on le mouille avec un peu de vin, on met les sangsues sur le linge et on le renverse sur la peau, en ayant soin d'appliquer les mains sur les bords, pour que les sangsues ne s'échappent pas.

Enfin, si l'on a besoin de poser les sangsues sur un point bien déterminé, on prend une carte que l'on roule en tube, on met la sangsue dedans, et l'on applique le tube sur la peau, du côté de la tête de la sangsue, en bouchant l'autre bout du tube avec le doigt. Quand la sangsue a pris, on retire le tube.

Une fois que les sangsues ont pris, on les voit s'emplir de sang ; si elles ont l'air de ne tirer que peu, il ne faut pas les exciter ; car, on les ferait tomber plus vite. Si elles ont quitté leurs morsures, il vaut mieux les retirer, parce qu'elles ne tirent guère de sang quand elles vont piquer ailleurs.

Quand les sangsues sont gorgées de sang, elles se détachent ; cela a lieu, en général, au bout d'un temps qui varie d'une demi-heure à deux heures.

Lorsque l'on trouve que les sangsues ont assez tiré de sang, on les détache, en leur pinçant la queue, ou en mettant dessus un peu de tabac à priser, ou de sel de cuisine. Mais, il faut bien se garder de les arracher, leurs dents pourraient rester dans la plaie. Une fois la sangsue tombée, la piqûre donne encore du sang.

Si on veut l'arrêter, il faut mettre sur chaque piqûre, après l'avoir bien essuyée et tamponnée, un petit rond d'amadou; ou, si cela ne suffisait pas, de la sciure de bois très fine, de la toile d'araignée. Si, par extraordinaire, ces moyens ne réussissent pas, on appliquera le bout d'un doigt sur chaque piqûre, et on l'y laissera tout le temps nécessaire pour que le sang soit bien arrêté. On pourrait encore, en cas de difficulté excessive, faire rougir la tête d'une grosse épingle, dans la flamme d'une chandelle, et l'appuyer vivement sur la morsure qui donne le sang, après avoir bien essuyé celle-ci.

Si, au contraire, on veut que le sang continue à couler, on recouvre les piqûres avec un cataplasme émollient. Voir *Cataplasmes*, n° 157.

L'application des sangsues peut être faite par tout le monde; cependant, quand il s'agit de très jeunes enfants, il vaut mieux qu'elle soit faite par le médecin qui les ordonne, parce qu'on risquerait, en tirant trop de sang, de faire plus de mal que de bien.

Si des piqûres de sangsues viennent à s'enflammer, on les couvre de cataplasmes émollients. Voyez n° 157.

On peut utiliser plusieurs fois les sangsues qui ont servi, en les faisant dégorger dans de l'eau fraîche; en les lavant avec soin et les plaçant dans un vase ou bocal dont on renouvelle l'eau; ou, mieux encore, dans l'eau courante. Elles peuvent servir de nouveau au bout de quelques mois. Quand les sangsues ont servi dans une maladie très grave, ou de mauvaise nature, il vaut mieux les jeter.

505. Sangsues à l'anus. — L'intention du médecin qui prescrit des sangsues à l'anus est de tirer du sang des vaisseaux de l'*intestin même*, et non pas de la peau voisine. Pour cela, il est nécessaire que les sangsues prennent sur la membrane de l'intestin. Pour mettre cette membrane *à jour*, le malade *pousse* de manière à faire sortir le fondement. On met les sangsues dans un verre pas trop grand, dans une petite tasse, dans un coquetier que l'on renverse sur le fondement bien lavé. Dans ce cas, il est ordinairement bon de faire couler le sang après la chute des sangsues, soit en restant dans un bain de siège, soit en couvrant les piqûres d'un cataplasme bien mou. On ne fait rentrer le fondement que quand il a saigné suffisamment.

Sanie, *Humeur sanieuse.* — On appelle ainsi le pus de mauvaise nature, grisâtre, sanguinolent, fétide qui sort de certains ulcères, de certaines plaies atteignant les os, de plaies scrofuleuses, de cancers. Voyez les n°s 457 et suivants.

506. SANTONINE. — Le *semen contra*, qui est un des meilleurs vermifuges, possède une odeur très forte et une amertume excessive ; on pourrait croire que son pouvoir vermifuge provient de ces deux propriétés si saillantes, mais il n'en est rien. Les chimistes ont découvert, dans le semen contra, une substance qui n'a ni odeur ni saveur et qui est le véritable poison des vers intestinaux. Cette substance, à laquelle on a donné le nom de *santonine,* sert à préparer des pastilles et des biscuits vermifuges que les enfants prennent sans aucune difficulté et qui ont toute l'efficacité de la poudre odorante et amère si employée autrefois. On trouve les biscuits et les pastilles à la santonine chez tous les pharmaciens. Voyez le n° 581.

Saponaire. — De toutes les plantes indigènes employées comme dépuratives, la saponaire est celle sur laquelle il y a le plus à compter. Elle est utile dans les engorgements internes et dans les maladies de la peau. Voyez, au n° 545, la manière de préparer la tisane de saponaire.

Saumure. — C'est le liquide salé que l'on retire des vases dans lesquels on a fait les salaisons, c'est-à-dire des saloirs. Il est prudent de ne pas faire servir ce liquide dans l'alimentation des hommes ou des animaux, parce que, souvent, il agit comme un véritable poison. Il vaut mieux répandre la saumure sur le fumier, dont elle augmente le pouvoir fertilisant.

Scammonée. — Cette substance résineuse est un des meilleurs purgatifs que l'on connaisse. On l'emploie quelquefois seule, à la dose d'un demi-gramme à un gramme ; mais, le plus souvent, elle entre dans la composition de préparation complexe. Comme toutes les drogues chères, la scammonée est souvent falsifiée par les producteurs et par les marchands en gros.

Scarlatine. — Voyez *Fièvres éruptives*, n° 278.

Sciatique. — Voyez le n° 311.

Sclérotique. — C'est le nom de la partie blanche du globe de l'œil. Voyez le n° 426.

507. SCORBUT. — Le vrai scorbut est une maladie grave, dont le traitement est difficile et ne pourrait être indiqué, ici, d'une manière satisfaisante. Nous voulons seulement prémunir nos lecteurs contre une erreur commise par presque tout le monde, erreur qui consiste à prendre pour un signe de scorbut toutes les maladies des gencives. Toutes les fois que les gencives sont enflammées, saignantes, ulcérées à un degré plus ou moins prononcé, on peut être certain qu'il ne s'agit pas du scorbut si, en même temps, il n'existe pas une faiblesse excessive, une pâleur remarquable, un grand abattement moral.

Dans les maladies non scorbutiques des gencives, pour seconder le traitement interne, il faut d'abord faire enlever tout le tartre des dents ; puis, employer fréquemment le gargarisme n° 296 et tenir les parties parfaitement propres, en se servant journellement, si cela est possible, des dentifrices de Pelletier, expliqués au n° 611. Voyez les n°ˢ 237, 300, 467. Voir aussi 616.

508. SCORPIONS (Piqûre de). — Le scorpion est un petit animal de la famille des araignées, mais qui ressemble, par sa forme, à une petite écrevisse dont la queue, pointue et retroussée, serait terminée par un dard. Ce dard est formé par une pointe recourbée très forte, sous l'extrémité de laquelle sont deux petits trous par où s'écoule le venin contenu dans un réservoir intérieur. Le scorpion d'Europe, que l'on trouve en France, long de 6 à 7 centimètres, est brun, mais il a les pattes jaunes, ainsi que la dernière pièce de la queue.

Au moment de la piqûre, on ressent une douleur vive, qui s'étend quelquefois très loin de la plaie ; la partie se gonfle, devient froide et se couvre, dans certains cas, de cloches remplies d'eau rousse. Il peut y avoir des maux de cœur et de la fièvre ; mais, le plus souvent, ces accidents effrayants ne présentent aucun danger, et la guérison est très rapide, parfois même sans aucun traitement. Nous devons pourtant reconnaître que, dans les pays très chauds, comme l'Afrique, la piqûre du scorpion peut occasionner la mort ; mais cela est très rare.

Pour le traitement de la piqûre du scorpion, il faut agir exactement comme pour la morsure de la *vipère*. Voyez ce mot au n° 591.

Scrofule, *Humeurs froides*. — Voyez le n° 326.

Secrètes (Maladies). — Voyez n° 533.

Sécrétion. — Voyez l'explication de ce mot, à l'article *Glandes*, n° 303.

Sédatifs. — Tout ce qui peut être employé pour adoucir, pour calmer une souffrance, mérite le nom de *sédatif*, mot qui veut dire *calmant*.

Sedlitz (Eau de). — C'est une eau minérale qui doit sa propriété purgative à du sulfate de magnésie. L'eau de Sedlitz des pharmacies est, tout simplement, une solution de sulfate de magnésie, que l'on rend parfois gazeuse, en y faisant dégager un peu d'acide carbonique. Puisqu'il n'y a aucune différence entre l'eau de Sedlitz ordinaire et le sulfate de magnésie, il est plus économique d'employer ce dernier sel. Voyez au n° 48.

Mais, si on n'en fait pas une question d'économie,

il est infiniment préférable de prendre le citrate de magnésie de Rogé. Au lieu d'une eau salée, amère, nauséeuse, on aura une vraie limonade, très agréable à prendre, et tout aussi efficace que l'eau de Sedlitz. Voyez au n° 607.

509. SEINS. — Il n'est pas rare que les seins soient le siège de douleurs plus ou moins vives, mais sans trace d'engorgement ; il s'agit, alors, de névralgies nullement dangereuses. Voyez ce mot, au n° 416.

Si les seins s'enflamment, par suite d'une altération du lait, ou par l'effet d'une contusion donnant lieu à du gonflement, à de la chaleur, à des élancements et à de la fièvre, on est fondé à craindre des *abcès*, et il faut agir en conséquence. Voyez le n° 82.

Le tissu de la glande mammaire peut être envahi lentement, par des humeurs de diverses natures. Le plus souvent, une purgation active et continue triomphe de ces engorgements. Dans les cas malheureux où une guérison radicale ne saurait être obtenue par aucun remède, il est bien certain que notre médication est encore très utile, soit pour retarder les progrès du mal, soit pour assurer le succès d'une opération. Par conséquent, on ne doit hésiter, dans aucun cas, à faire le traitement purgatif, dès que le mal se révèle. Voyez les n°s 155, 157, 162, 429 et 626.

Dans les engorgements sans fièvre, le sein tout entier sera constamment recouvert de pommade à l'iodure de potassium (n° 162) et la malade prendra, chaque jour, *un* gramme de cet iodure (n° 347).

Quelquefois, la tumeur formée dans la mamelle est un *kyste* (voyez ce mot). Si le sein est *ulcéré*, voyez le n° 458. Pour les coups récents, voyez n° 220.

Sel de nitre. — Ce sel est employé, à la dose d'*un* ou *deux* grammes, pas davantage, par 24 heures, dans un litre de tisane, pour faire uriner. Voyez le n° 556.

Sel de Sedlitz. — C'est la même chose que le *sulfate de magnésie* (voyez le n° 48). Il est arrivé, trop

souvent, que des personnes ignorantes, malheureusement trompées par la consonnance, ont demandé *une*
once de sel de *nitre*, croyant prendre du sel de Sedlitz,
pour se purger. Mais, à cette dose, le sel de nitre esÍ
un poison mortel, et ces personnes ont été *empoison-*
nées. On ne saurait donc trop éveiller l'attention sur
cette erreur, qui a déjà causé bien des malheurs.

Sels purgatifs. — Voyez le n° 48 et l'article 647.

Semen contra. — Voyez l'article *Santonine*, n° 506.

Séné. — Voyez le n° 51.

Sérosité. — C'est le nom qu'on donne à la partie
des humeurs, bonnes ou mauvaises, qui ressemble à
de l'eau. La sérosité est très abondante dans les hydropisies.

Serpents. — Voyez *Couleuvre*, n° 219, et *Vipère*,
n° 591.

Sétons. — Voyez le n° 170.

510. SEVRAGE. — L'époque du sevrage est une
des plus critiques pour la femme, à cause des maladies qui peuvent être la conséquence d'un lait *mal*
passé. On se mettra en garde contre ces accidents, en
observant les précautions que voici : Ne pas sevrer
brusquement, mais éloigner l'enfant du sein graduellement, en le nourrissant de plus en plus ; se purger
presque tous les jours, mais d'une manière très modérée, à l'aide d'un purgatif salin, tel que : sulfate de
soude ou de magnésie ; eau de Pullna ou quelque autre eau minérale purgative ; mais, de préférence à tout,
de limonade purgative de Rogé (n° 607) avec la précaution de ne prendre qu'une nourriture *très modérée*.
Dès que la diminution du lait se manifeste, éloigner
l'enfant tout à fait, et continuer encore la purgation,
jusqu'à ce que les seins ne renferment plus de lait.
Voyez n° 359.

Si l'on veut faire usage d'une tisane, choisir parmi
les tisanes *diurétiques* (n° 556).

34

Si les seins deviennent durs et douloureux, il faut les couvrir de cataplasmes émollients et calmants (voyez n° 159). Si la chaleur, la dureté, la rougeur et la douleur augmentent, il est à craindre qu'il ne se forme un abcès, qu'il faudrait faire ouvrir, le plus promptement possible, par un médecin. Voyez le n° 82.

Si l'époque du sevrage est une période difficile à traverser pour la mère, c'est une chose aussi toujours délicate pour l'enfant, et on en voit souvent, même des plus forts et des mieux constitués, qui dépérissent d'une manière inquiétante, à ce moment. A moins de conditions particulières qui peuvent obliger la mère ou la nourrice à avancer le sevrage, il faut toujours attendre que l'enfant ait sa douzième dent. La poussée des dents étant assez irrégulière, on comprendra qu'il ne soit pas possible de déterminer exactement l'âge auquel il est opportun de sevrer un enfant. Comme règle générale, à moins de conditions forcées, un enfant devra toujours être bien portant au moment du sevrage ; on évitera, notamment, de commencer lorsqu'il aura un nombre *impair* de dents, parce qu'alors, il est sous l'influence de la poussée d'une autre dent.

Comme pour la nourrice, le sevrage lent et graduel est de beaucoup préférable pour l'enfant. Pendant les quatre ou cinq mois qui suivent ce moment, l'enfant doit être nourri de lait, de soupes au lait ou au bouillon, de bouillies, d'œufs frais. On ne doit le soumettre à l'alimentation ordinaire, c'est-à-dire viande et légumes, que lorsque la première dentition est terminée (voyez le n° 236). Souvent, on compromet l'existence de ces petits êtres en les nourrissant trop bien, en leur donnant des aliments qui ne sont pas proportionnés à leur âge. Une nourriture trop forte détermine des inflammations d'intestins, de la diarrhée, des convulsions, ou dispose les enfants au rachitisme. Voyez le n° 478.

Au moment du sevrage d'un enfant, il est prudent d'avoir un flacon de sous-nitrate de bismuth de Mentel, pour obvier sans retard aux dérangements intestinaux susceptibles de se produire à ce moment, à cause du changement de nourriture. Il est bon, aussi, d'être muni d'un flacon de sirop de dentition. Si l'on remarque que la poussée des dents est lente ; si les os des jambes paraissent disposés à fléchir sous le poids du petit corps, il faut employer la semoule de Mouriès, qui est destinée à fortifier le système osseux. Lisez les articles *Rachitisme*, n° 478, et les n°ˢ 610 et 627.

511. SIMPLES. — On entend, par ce mot, les plantes communes pouvant servir au traitement des maladies. Beaucoup de personnes croient encore qu'à l'aide de simples, on pourrait remplacer tous les produits de la pharmacie. Quelques explications suffiront pour dissiper cette erreur.

Assurément, si on suppose un médecin de campagne absolument dépourvu de tout l'arsenal de la pharmacie, mais possédant une connaissance parfaite des propriétés des plantes qui croissent autour de lui, ce médecin pourra rendre de nombreux services ; mais, il faut bien reconnaître que son embarras sera grand dans bien des cas, et qu'il regrettera plus d'une fois de voir mourir des malades qu'il pourrait sauver, à l'aide de moyens que ne lui fournissent pas ses plantes indigènes. L'ancienne médecine n'avait guère d'autres ressources que les plantes, et elle en tirait le meilleur parti possible, mais alors, combien de malades succombaient, que l'on guérit aujourd'hui par des moyens inconnus des anciens ! Revenir exclusivement à la médecine des simples ne serait donc pas un progrès.

Croire que la nature ou la providence a toujours pris le soin de faire naître le remède à côté du mal est encore une erreur profonde. C'est dans les forêts de l'Amérique que l'on va chercher le quinquina ; l'aloès nous est apporté du sud de l'Afrique ; c'est dans l'Asie mineure que l'on récolte la scammonée, le roi des purgatifs. Les malades ne seraient pas heureux s'il fallait remplacer ces excellents remèdes par des plantes de nos forêts et de nos prairies.

Les plantes indigènes possédant quelques propriétés médicinales sont très nombreuses. On a publié des ouvrages plus ou moins étendus dans le but louable de les faire connaître au public, et d'enseigner les moyens de les utiliser ; mais, la chose est tellement difficile, on peut dire tellement impossible, que ces ouvrages n'ont jamais rendu aucun service à personne.

On peut partager ces plantes en trois catégories principales : 1° Les plantes véritablement actives, comme la belladone, la digitale, l'aconit, la jusquiame, quelques plantes purgatives, etc. L'énergie de ces plantes est telle qu'il y aurait un danger insurmontable à les mettre dans les mains du public ; 2° les plantes à propriétés adoucissantes, calmantes, rafraîchissantes, telles que les mauves, le chiendent, l'oseille, la chicorée, le tilleul, etc. ; 3° celles qui sont fortifiantes, toniques, stimulantes. Ce sont de beaucoup les plus nombreuses ; on y trouve les plantes amères, telles que le houblon, la gentiane, la centaurée ; les plantes aromatiques, comme l'anis, la camomille, la sauge, le romarin, l'absinthe ; les plantes simplement toniques, comme l'écorce de chêne, la feuille de ronce, la feuille de noyer.

Sinapismes. — Voyez le n° 163 et l'article 629.

512. SIROPS. — La plupart des sirops médicamenteux doivent être préparés par le pharmacien. Mais, il en est un certain nombre, précisément parmi les plus employés, qui n'exigent pas beaucoup de science.

En suivant les indications que nous allons donner, il n'y a guère de ménagère qui ne soit capable de préparer, convenablement, les sirops dont nous allons parler, et cela, avec une grande économie. Sans doute, ces préparations n'auront peut-être pas tout à fait le coup d'œil qu'un habile pharmacien saurait leur donner, mais elles seront tout aussi bonnes.

Lorsqu'un sirop est refroidi, si on s'aperçoit qu'il n'est pas assez *épais*, c'est qu'il contient un peu trop d'eau. On le remet sur le feu, pendant le temps nécessaire. Si, au contraire, il est trop épais, on ajoute plus ou moins d'eau, avec précaution.

Sirop simple. — Pour préparer le sirop simple, il suffit de mettre ensemble deux parties, en poids, de sucre blanc et une partie d'eau pure. On peut en préparer aussi peu que l'on en veut, au moment du besoin. Il est un peu moins limpide que si on l'avait clarifié.

513. *Sirop de gomme.* — Il est très facile de faire un sirop de gomme, aussi bon que celui des meilleurs pharmaciens, et coûtant beaucoup moins cher.

Prenez : Gomme arabique . . . . 100 grammes.
Sucre très blanc. . . . . . . 700 —
Eau . . . . 500 —

Mettez la gomme, avec l'eau froide, dans un vase quelconque ; remuez-la de temps en temps. Vingt-quatre heures suffisent pour que la dissolution soit effectuée. Passez alors le liquide au travers d'un tissu de laine serré, ajoutez le sucre, remuez de temps en temps, jusqu'à ce que le sucre soit fondu, et mettez en bouteilles.

Cette quantité de 1,300 grammes de sirop coûtera 1 fr. 75 c.

514. *Sirop de miel.* — Faites bouillir, pendant quelques instants, un mélange de :

Miel blanc . . . . . . 1,000 grammes (1 kilog).
Eau simple. . . . . . . 250 . . . . . (1/4 de litre).

Passez au travers d'une étoffe de laine.

Ce sirop est rafraîchissant et préférable au sirop de sucre, chez les personnes échauffées.

515. *Sirops de fruits.* — Ces sirops sont utiles, soit pour préparer des boissons d'agrément, soit pour sucrer les boissons rafraîchissantes, dans les maladies inflammatoires.

Il faut commencer par préparer le jus ou suc de ces fruits, en procédant comme il suit :

Les cerises, les groseilles, les framboises, les mûres, l'airelle, le verjus sont simplement écrasés à la
main, sans autres apprêts.

Les citrons, les grenades, les oranges sont d'abord
débarrassés de leur peau et de leurs semences.

Les coings, les pommes, les poires sont réduits en
pulpe, au moyen d'une râpe. Les coings sont débarrassés de leur duvet au moyen d'un linge dur.

Lorsque les fruits ont été ainsi râpés ou écrasés
entre les mains, si on les laisse macérer pendant quelques heures, ils abandonnent leur jus bien plus facilement.

En procédant au-dessus d'un tamis de crin placé
sur une terrine, on recueille la première partie du liquide qui se sépare. On soumet ensuite le résidu à une
forte pression, pour en retirer la plus grande partie
du jus, que l'on réunit au précédent.

Alors, on place la terrine dans un lieu frais et on l'y
laisse pendant deux jours, pour que la fermentation
permette au liquide de s'éclaircir ; après quoi, on filtre
ce liquide au papier ou à l'aide d'un tissu de laine
très serré. On a, alors, le suc *dépuré* avec lequel on
peut faire le sirop. Pour cela, on prend :

Suc dépuré de fruit	1,000 grammes
Sucre blanc	1,700 —

ou telles autres quantités, dans les mêmes proportions ;
on fait chauffer dans une bassine d'argent, ou dans un
vase, marmite, casserole de cuivre *non étamé*, et on
fait encore passer au travers d'un tissu de laine serré.

516. *Sirop antiscorbutique.* — Les propriétés de
ce sirop sont bien connues de tout le monde. C'est un
remède fortifiant qui convient aux enfants faibles ; à
ceux qui ont des gourmes, des glandes ; à tous ceux
auxquels on conseille l'huile de foie de morue (Voyez
l'article *Huile de foie de morue*, pour la manière d'administrer ces deux remèdes). Le *Vin antiscorbutique* a
les mêmes propriétés que le sirop.

Sirop de chicorée. — Purgatif spécial des enfants très jeunes, âgés d'un jour à trois ou quatre ans (prix : 75 c. les 100 grammes ; voyez le n° 421).

517. *Sirop de chloral.* — Le chloral est une substance chimique dont les propriétés ont été découvertes il y a peu de temps. Ces propriétés consistent à produire le sommeil et à engourdir la douleur. Le chloral est le sédatif des violentes douleurs de la goutte, des atroces souffrances des coliques hépatiques et néphrétiques, des rages de dents intolérables, des névralgies excessivement douloureuses, des souffrances causées par les grandes brûlures. Vingt à trente minutes après avoir pris une dose convenable de chloral, la douleur se calme, et le malade tombe dans un sommeil profond qui dure plusieurs heures. Si les souffrances reparaissent après le réveil, on peut administrer une nouvelle dose de chloral, jusqu'à trois fois dans les vingt-quatre heures. Chaque prise donne de deux à cinq heures de sommeil.

La dose de chloral à prendre en une fois est d'*un* à *deux* grammes pour les enfants, et de *trois* à *quatre* grammes pour les adultes.

Dans le cas où ce n'est pas un médecin qui prescrit le chloral, nous ne voyons qu'un moyen pratique d'administrer ce remède ; c'est d'employer le *sirop de chloral* de *Follet,* que l'on trouve tout préparé dans les pharmacies. Ce sirop est dosé de manière à ce qu'une cuillerée à bouche renferme précisément *un gramme* de médicament. Si, donc, on veut, par exemple, donner 3 grammes de chloral, on donnera trois cuillerées à bouche de sirop. En donnant une ou deux cuillerées à *café* de sirop à un jeune enfant, on lui ferait prendre un quart de gramme ou un demi-gramme de chloral, puisque chaque cuillerée à bouche renferme quatre cuillerées à café.

Le sirop de chloral a une saveur assez prononcée que l'on rend moins désagréable en le prenant dans une quantité suffisante d'eau sucrée. Dans le cas où il serait impossible ou très difficile de le faire prendre par la bouche. on obtiendrait le même résultat en mettant la dose de sirop dans un petit lavement d'eau pure. Voyez le n° 370.

518. SIROP DE PAVOT ou sirop diacode.

Prenez : Têtes de pavots brisées et sans graines. 100 gram.
       Eau . . . . 1 litre.

Faites chauffer jusqu'à une température voisine de l'ébullition et laissez le vase près du feu, pendant trois ou quatre heures ; puis, passez au travers d'un linge fin et exprimez, pour laisser le moins possible d'eau dans le pavot gonflé. Si le liquide n'est pas assez clair, filtrez une seconde fois, remettez sur le feu et faites bouillir jusqu'à ce qu'il ne reste plus qu'*un demi-litre* de liquide ; alors, ajoutez : sucre blanc, un kilogramme. Vous obtiendrez ainsi 1,500 grammes de sirop semblable à celui des pharmacies, et que vous conserverez dans des bouteilles bien bouchées (444).

519. SOIF.

— Dans l'état le plus naturel, notre corps perd sans cesse de l'eau, soit par les poumons, soit par toute la surface de la peau, soit par la voie des urines. Des circonstances très diverses, la chaleur, l'exercice, la fièvre, la diarrhée, l'excès d'urine font varier considérablement cette déperdition d'eau. Toutes les fonctions de l'économie sont troublées dès que le sang ne renferme plus une proportion d'eau suffisante, et cette insuffisance nous est révélée par la *soif*, ou besoin de boire. L'ardeur de la soif est proportionnée à la quantité d'eau que le corps a perdue, quelle que soit la voie et la cause de cette perte. Les causes de la soif sont donc les sueurs (chaleur, travail, fièvre), la diarrhée abondante (choléra), l'excès d'urine (diabète).

Rarement il est utile de résister au besoin impérieux de boire. Mais, en même temps qu'on satisfait une soif excessive, il faut tâcher de diminuer la cause qui la provoque. Est-ce l'ardeur du soleil, l'excès de la température ? On cherche l'ombre ou un lieu plus frais.

Est-ce l'exercice, un travail trop actif ? Il faut le modérer. Si c'est le diabète, on fait le traitement de cette maladie (n° 240) ; si c'est la fièvre d'une maladie aiguë, il faut patienter et prendre des boissons rafraîchissantes, principalement la tisane de crème de tartre (n°s 227 et 548).

On sait que les Arabes, les nègres, et tous les habitants des pays où il fait toujours très chaud, ne boivent pas beaucoup. Or, ces gens supportent toujours mieux la chaleur que nous. On remarque encore que les embarras gastriques bilieux, les diarrhées, les dysenteries sont bien plus fréquentes en été et frappent, surtout, ceux qui prennent le plus de boissons. Pendant les grandes chaleurs de l'été, nous conseillons, comme boisson hygiénique, une infusion froide très légère de thé ou de café, prise plutôt *tiède* que froide. Si cette boisson ne satisfait pas sur le coup une bouche altérée, elle amène, peu à peu, dans tout le corps, un sentiment de bien-être qui ne succède jamais à l'absorption de la bière ou des boissons glacées. Mais, cet effet salutaire se produira plus sûrement, si on a la patience de prendre les boissons tièdes à petites gorgées, lentement, et en n'abusant ni de la quantité ni de la fréquence.

Si, soit à cause du travail, soit par suite de la chaleur, le besoin de boire est tel que l'eau au café ne suffise pas, pour la satisfaire complètement, on fera sagement de ne pas boire d'eau pure sans avoir eu le soin d'y ajouter une ou deux cuillerées à café de liqueur de Goudron par litre. Voir le n° 603.

Solution. — On fait une *solution* quand on met, dans un liquide, une substance capable d'y disparaître, en s'y mélangeant intimement. L'eau sucrée est une solution de sucre ; l'eau salée, une solution de sel. Voyez, au n° 543, la liste des principales tisanes qui se préparent par solution.

520. SOMMEIL. — Le sommeil est amené, chez l'homme et les animaux, par le besoin de repos. C'est par ce moyen que la nature rend à nos organes fatigués l'énergie nécessaire pour vaquer à de nouvelles occupations. Pendant le sommeil, les fonctions de la vie se ralentissent ; la circulation, la respiration et la digestion sont moins actives. Le besoin de dormir revient périodiquement, tous les jours, et exige un temps d'autant plus long, que l'homme est plus jeune. Des vingt-quatre heures que dure un jour, le vieillard en dort à peine un cinquième, l'adulte un tiers, l'enfant plus de moitié, et le nourrisson ne fait guère que boire et dormir. C'est au début que le sommeil est le plus profond ; il devient ensuite calme et paisible. Plus léger vers la fin, il s'interrompt pour la moindre cause. Pour être salutaire, le sommeil doit être complet et d'une certaine durée; mais il ne faut dépasser les limites que nous avons données, ni en plus ni en moins. Si l'on dort beaucoup, on engraisse, parce qu'on diminue la consommation des matériaux du corps. Si l'on dort *trop*, le sommeil trop prolongé amène l'obésité, la bouffissure, le manque d'énergie, la pesanteur de tête, la paresse, la tristesse et la diminution de l'intelligence.

Si l'on dort trop peu, la santé se dérange d'une autre façon. Les digestions deviennent difficiles et pénibles ; on a un sentiment de brûlure à l'estomac ; la circulation s'accélère; des palpitations surviennent ; puis, l'hypertrophie du cœur et des gros vaisseaux, la gêne de la circulation dans les veines des membres inférieurs.

Si la privation du sommeil est poussée plus loin encore, l'haleine devient brûlante, la gorge se dessèche et s'irrite, ainsi que les bronches et les fosses nasales ; la peau est le siège d'une chaleur âcre, surtout aux mains ; le visage est tiré, les yeux rougissent, la vue s'émousse, la peau perd sa fraîcheur, la constitution présente les signes d'une usure prématurée.

Si le sommeil manque *tout à fait*, quelle que soit la cause de l'insomnie, la fièvre survient, puis le délire et la mort.

Les mêmes circonstances qui amènent les veilles augmentent leurs fâcheux effets. Les ouvriers qui, en travaillant la nuit, perdent moitié plus de leurs forces, ne réparent pas cela par leur alimentation : ils cherchent une stimulation à la vigueur qui leur manque dans les boissons alcooliques et ajoutent, ainsi, le poison à la fatigue. Si, malgré cela, les vidangeurs, par exemple, quoique pâles, se portent assez bien, cela tient à ce qu'il n'y a, pour entrer dans ce métier, que des hommes très robustes. Les boulangers, qui ont un état moins pénible, meurent souvent de bonne heure, pour les raisons que nous avons indiquées plus haut. Enfin, dans les réunions du monde, où l'on fait de la nuit le jour, la chaleur, les émanations du corps, des fleurs, des lampes, etc., hâtent l'épuisement que la diminution du sommeil amènerait déjà, à elle seule. Voyez l'article *Insomnie*, n° 342.

521. SON. — Le son de froment est utile dans plusieurs circonstances : 1° faites bien bouillir une poignée de son dans un litre d'eau; passez au travers d'un linge, en pressant ; ajoutez un peu de sucre, et vous aurez une bonne tisane à employer dans les affections des intestins, chez les enfants aussi bien que chez les grandes personnes ; 2° faites bouillir deux ou trois kilogrammes de son dans un chaudron, avec quantité suffisante d'eau, passez avec expression et ajouter à l'eau d'un bain, qui sera spécialement utile aux personnes qui ont la peau irritée ; 3° en faisant du pain avec de la farine dans laquelle on a laissé le son, on obtient un aliment qui suffit, chez quelques personnes, pour combattre la constipation.

522. SOUFRE. — L'odeur spéciale qui se fait sentir dans un œuf pourri est produite par une combinaison de *soufre ;* il y a donc du soufre dans les œufs. S'il y a du soufre dans un œuf, c'est, évidemment, parce que cet élément est nécessaire à la construction du poulet qui doit en sortir. Le soufre fait partie de plusieurs de nos humeurs naturelles, et il y en a dans les cheveux, dans les ongles, dans l'épiderme. Le soufre contenu dans nos organes provient des aliments ; ainsi, quand nous mangeons des œufs, nous absorbons du soufre. Toutes les graines alimentaires en contiennent, et c'est parce que les haricots en renferment beaucoup que ceux qui mangent de ce légume rendent des gaz si odorants. Plusieurs substances sont utiles à la santé à cause du soufre qui fait partie de leur composition : les eaux minérales sulfureuses sont dans ce cas ; il en est de même de la moutarde et de toutes les espèces de cresson, dont l'essence piquante renferme du soufre, voir n° 228.

Le soufre, employé à l'extérieur, fait périr un bon nombre de parasites. Voyez, pour cela, les articles 294, 476 et 386.

A l'intérieur, le soufre est utile aux personnes dont les bronches sont obstruées par des humeurs glaireuses, comme dans les vieux catarrhes. Voyez l'article *Expectorants*, n° 271.

523. SPASMES. — On donne le nom assez vague de spasmes à une sorte d'attaques de nerfs, de convulsions internes. C'est comme une crispation, un resserrement indéfinissable qui s'exerce plus particulièrement à la gorge, à l'estomac, aux intestins, aux poumons. Les spasmes sont généralement passagers et se terminent, le plus souvent, par des hoquets ou des bâillements. Ces malaises sans gravité se produisent chez des personnes très nerveuses ; il se dissipent d'eux-mêmes, mais, on peut les abréger en prenant de l'éther, de l'eau de mélisse, de l'eau de fleurs d'orangers, l'infusion de tilleul, d'anis, de camomille (voyez tous ces mots). Deux ou trois perles d'éther de Clertan suffisent, le plus souvent, pour dissiper le malaise. Voyez le n° 601.

Spécialités. — Lorsqu'un médecin s'attache, d'une manière toute particulière, à l'étude et au traitement d'une seule catégorie de maladies, il est aisé de comprendre que ce médecin finit par acquérir une habileté que les autres médecins ne possèdent jamais au même degré, en ce qui concerne cette catégorie de maladies. On appelle spécialistes, les praticiens qui traitent ainsi, *spécialement*, certaines affections. C'est ainsi que tels médecins sont renommés pour les maladies de l'oreille, de la vessie, du larynx, de la peau. Les oculistes et les accoucheurs sont des médecins spécialistes.

C'est seulement dans les grandes villes qu'il est possible de rencontrer des spécialistes. C'est surtout lorsqu'il s'agit de maladies rares et exceptionnelles qu'il est avantageux de se confier à un spécialiste.

En pharmacie, le spécialiste est celui qui organise son laboratoire de manière à fabriquer, en grand, une préparation dont l'usage est fréquent, et dont la manipulation présente des difficultés. Lorsqu'une spécialité pharmaceutique a acquis une renommée universelle, on peut être certain qu'aucun pharmacien n'est en état de préparer ce remède avec la même perfection, et en voici les raisons : Pour fabriquer en grand, il faut avoir un outillage spécial ordinairement très coûteux à établir ; les ouvriers, fabriquant toujours le même produit, acquièrent une habileté qui ne peut venir que de la pratique ; la mise en œuvre de grande quantité de matières premières permet de faire des approvisionnements importants en s'adressant aux sources mêmes, ce qui permet de choisir les produits les plus parfaits, tout en les payant moins cher.

Il n'est pas à craindre qu'un spécialiste, dont le remède a une grande vogue, spécule jamais sur ce fait pour vendre des produits de mauvaise qualité ; car, son intérêt bien entendu l'oblige à faire tout le possible pour que la perfection de sa préparation ne puisse être atteinte par aucun concurrent.

Il est évident, d'après ce qui précède, que toutes les fois que la chose est possible, il est de l'intérêt des malades d'employer des préparations spécialisées.

Mais, il faut s'entendre. Il existe des milliers de spécialités dont le plus grand nombre ne sont que des copies imparfaites, des imitations et même des con-

trefaçons des produits véritables. Des industriels ont
établi de véritables fabriques dans lesquelles on travaille à imiter l'extérieur des préparations les plus
célèbres, en se préoccupant fort peu de l'intérieur.
Assurément, ce ne sont pas ces spécialités-là que nous
recommandons. Mais, comment distinguer le faux du
vrai ? Nous pensons y avoir réussi, dans une large
mesure, en composant les nombreuses notices qui forment la troisième partie de ce Manuel.

Sporadique. — Ce mot signifie *dispersé* et se dit
des maladies qui surviennent en tout temps, en tous
lieux, et n'attaquent que des individus isolés. C'est
le contraire d'*épidémique*. Voyez le n° 384.

Squirrhe. — Les engorgements désignés sous ce
nom ne sont pas toujours incurables, et on en voit
quelquefois se dissiper, sous l'action continue de la
purgation. Leur gravité dépend surtout de la position
qu'ils occupent. Voyez les n°ˢ 45, 304 et 429.

524. STIMULANTS. — Ce nom s'applique à un
très grand nombre de substances qui ont la propriété
d'activer la circulation, d'une façon immédiate et
momentanée. Comme exemples, voici quelques noms
pris parmi les stimulants les plus usités : l'alcool et
tout ce qui en renferme ; le poivre, la canelle, la
moutarde et tous les épices ; les plantes aromatiques,
telles que la menthe, le thym, la mélisse, l'absinthe ;
l'électricité, etc., etc.

Il s'agit, ici, de stimulants internes. Les stimulants
externes sont les révulsifs, depuis les plus légers
jusqu'aux plus forts. Voyez l'article *Révulsifs*, n° 491,
et tous ceux auxquels il renvoie.

525. STOMACHIQUES. — Tout ce qui fait du bien
à l'estomac mérite le nom de stomachique. Si, ce qui
est le cas le plus fréquent, l'estomac souffre par *faiblesse*, les stomachiques seront des substances aromatiques, toniques, amères, fortifiantes. Si l'estomac
souffre parce qu'il est embarrassé d'humeur, le meil-

leur stomachique pourra être un vomitif suivi, le lendemain, d'un purgatif (258). Si l'estomac souffre parce qu'il est le siège d'une inflammation plus ou moins intense, son mal serait aggravé par les stomachiques fortifiants et, dans ce cas, le laitage, la gomme, les boissons acides et rafraîchissantes agiront comme stomachiques.

526. SUC GASTRIQUE. — Les innombrables petits organes glandulaires logés dans la membrane interne de l'estomac fabriquent un liquide compliqué, auquel se joint la salive descendue de la bouche. Ce liquide a pour fonction de dissoudre, de digérer la viande et la fécule, et il se homme *suc gastrique*.

Le suc gastrique doit avoir une certaine acidité. Lorsque cette acidité n'est pas suffisante, ou n'existe pas, il en résulte une certaine difficulté de digérer qui fait désirer des aliments rendus acides par le vinaigre, le jus de citron, l'oseille. Si, au contraire, le suc gastrique est trop acide, il se produit des aigreurs que l'on fait cesser immédiatement, mais passagèrement, avec de l'eau de Vichy, avec du Bi-carbonate de soude ou avec de la magnésie. Voir le n° 97.

Lorsque le suc gastrique n'est pas bon, ce qui arrive souvent, cela provient de ce que les organes qui le fabriquent ne fonctionnent pas bien ; ou bien, de ce que le sang ne fournit pas à ces organes les matériaux dont ils ont besoin pour cette élaboration ; or, si le sang ne leur fournit pas ces matériaux, c'est parce qu'il en est lui-même privé.

Lorsque les aliments ont subi l'action du suc gastrique, ils ne sont pas encore digérés ; la graisse passe de l'estomac dans l'intestin, sans avoir encore éprouvé de changement. Mais, en arrivant dans l'intestin, les matières grasses rencontrent le fluide *pancréatique* et la *bile*, avec lesquels le mélange se fait aisément. C'est seulement lorsque, par ce mélange, la graisse a été changée en un liquide laiteux que le chyle est parfait. Voyez ce mot, n° 188, et les articles *Pancreas*, 439 ; *Foie*, 287 ; *Pepsine*, 630 ; *Peptone*, 645.

527. SUEUR, Moyen de la provoquer, en cas de refroidissement. — Le moyen le plus inoffensif consiste à se mettre dans un lit, bien couvert, et à boire, abondamment, une infusion très chaude, mais légère, de *bourrache*, de *tilleul*, de *camomille* ou de toute autre plante *aromatique ;* ou, tout simplement, de l'eau sucrée chaude dans laquelle on met quelques cuillerées de *lait* par petite tasse. Il faut boire souvent, bien chaud ; rester immobile dans le lit, et ne changer de linge que lorsque la transpiration a **duré assez long-temps**. Les personnes qui voudront se faire **suer** par ce moyen feront bien de prendre la **précaution** d'ôter leur chemise, lorsque la sueur sera sur le point de se produire ; elles s'épargneront, ainsi, la sensation désagréable de froid qu'on éprouve en se débarrassant d'une chemise mouillée, en toile ou en coton, qui se colle à la peau. L'arrangement le plus commode, pour bien transpirer, c'est de s'envelopper, tout nu, dans une couverture ou dans un vêtement quelconque *en laine*. Cette manière de faire transpirer est toujours sans danger. Il n'en est pas de même, lorsqu'on se sert de vin chaud, de liqueur alcoolique, de bains de vapeur ; car, s'il est vrai que ces moyens réussissent ordinairement, ils sont cependant quelquefois nuisibles, en augmentant des inflammations sérieuses déjà commencées.

Il faut bien savoir, en effet, que la sueur provoquée par des boissons échauffantes ou par la chaleur, en cas de refroidissement, est presque toujours nuisible, *quand la fièvre a déjà eu le temps de s'allumer*. Voyez le n° 98.

Dans certains cas, par exemple, chez les sujets rhumatisés, chez les dartreux, il peut être utile de provoquer la transpiration par des bains de vapeur, voyez le n° 133. Dans d'autres circonstances, au contraire, il convient d'empêcher, ou, du moins, de modérer des sueurs qui affaibliraient les malades, ou qui augmenteraient certaines souffrances, comme on l'observe dans les maladies du *foie*, dans la *gravelle*, et dans les échauffements d'urine. On reconnaît comme utiles les sueurs qui procurent du soulagement, et comme nuisibles celles qui augmentent la faiblesse ou la douleur. Voyez le n° 556.

528. SUEUR FÉTIDE DES PIEDS. — La sueur des pieds constitue une incommodité doublement gênante : pour celui qui en est affecté, en l'exposant à des refroidissements, et à des écorchures difficiles à éviter, à cause du ramollissement de la peau ; pour les autres, en les condamnant à sentir une odeur des plus repoussantes. Mais, il faut considérer cette sueur comme une infirmité presque utile, et non comme une maladie ; car, si on parvient à la faire cesser, par quelque moyen que ce soit, on s'expose souvent à des affections bien plus graves. Il faut donc se garder des remèdes proposés pour guérir cette incommodité et tâcher seulement de la rendre supportable pour tout le monde. On y parvient à l'aide des moyens suivants :

Se pourvoir de chaussettes en laine, d'un tissu à la fois doux et épais, en nombre suffisant pour en changer tous les jours ; ne pas laver ces chaussettes au savon ou à la lessive, mais seulement *à l'eau pure et à peine chaude.*

Avant de les mettre, saupoudrer l'intérieur de ces chaussettes avec quelques pincées de *poudre phénique,* de manière à faire pénétrer la poudre dans le tissu. L'expérience apprendra bien vite la quantité qu'il faut en mettre, pour que l'odeur ne se fasse pas sentir pendant toute la journée. Voyez la formule de cette poudre, n° 93.

Sueur fétide des aisselles. — L'emploi de la poudre phénique ne sera pas moins efficace pour mitiger les inconvénients de la sueur des aisselles. On fera bien d'en placer un petit sachet mince sous les aisselles, quand on aura à se trouver dans quelque réunion.

Sueur rentrée. — On désigne, vulgairement, sous

ce nom, toutes les indispositions **ou les** maladies qui surviennent chez les personnes qui se sont laissé refroidir étant en transpiration. **Les rhumes**, les fluxions de poitrine, les rhumatismes aigus, etc., sont les maladies qui succèdent le plus souvent à ce genre de refroidissement. Les maladies qui surviennent à la suite d'un arrêt de la transpiration sont souvent très graves, et c'est pour cela qu'il ne faut pas tarder à appeler le médecin, dès que la fièvre est déclarée. Lisez les articles 79 et suivants, 483 et 527.

Suie. — La suie des cheminées dans lesquelles on brûle du bois, ou du charbon de terre, possède des propriétés importantes, pour le pansement des plaies ou des ulcères. Ces propriétés sont dues à la créosote et à l'acide phénique qui s'y rencontrent toujours.

529. SUPERPURGATION. — Purgation excessive. Quelquefois, un purgatif produit un effet beaucoup plus abondant qu'on ne pouvait le prévoir. Les selles deviennent très nombreuses ; elles sont accompagnées de coliques vives ; elles se prolongent pendant un ou plusieurs jours ; les matières glaireuses et peu abondantes sont parfois accompagnées de traces de sang. Ceux qui ne sont pas familiarisés avec la purgation sont effrayés, mais c'est à tort. Cet accident, plus pénible que dangereux, peut survenir avec des purgatifs énergiques, mais nous l'avons observé avec des purgatifs très doux, tels que la manne, le sulfate de soude. Il n'est aucunement dangereux, et il disparaît de lui-même, dans l'espace d'un à trois ou quatre jours. Les remèdes à employer sont : le repos, des cataplasmes au pavot (voyez le n° 159), de très petits lavements d'huile pure ou d'une substance grasse et mucilagineuse quelconque, avec ou sans addition de pavot ou de laudanum (n°s 367 et 368), des boissons douces (lait, bouillon, thé noir léger, tilleul). Nous n'avons jamais observé deux superpurgations chez la même personne, alors même que le traitement purgatif était continué après l'accident, qui est d'ailleurs, très rare avec nos pilules.

530. SUPPOSITOIRES. — Pour préparer ces remèdes, on se sert, ordinairement, de beurre de cacao ou de suif de bœuf ou de mouton. On fait, avec du papier, de très petits cornets que l'on plante dans du sable, pour les faire tenir ; puis, on verse dans ces cornets le corps gras fondu à la chaleur la plus douce possible.

On peut aussi faire des suppositoires avec du miel solide ou avec de la *manné*, que l'on fait fondre dans une très petite casserole, ou même dans une cuiller. Dans ce cas, les petits cornets doivent être faits de papier *huilé*.

On fait encore un bon suppositoire, en taillant un morceau de savon en pointe.

Tous ces suppositoires sont employés comme moyens de calmer des souffrances siégeant à la fin de l'intestin, et aussi de faciliter l'évacuation, chez les sujets très constipés, principalement chez les jeunes enfants.

Les suppositoires plus compliqués, contenant des médicaments, doivent être préparés par le pharmacien.

Suppression de cautère, *de vésicatoires*. — Voyez le n° 169.

Suppression des règles. — Voyez l'article *Règles*, n° 485.

531. SURDITÉ. — Une surdité complète et irrémédiable existe, lorsque le nerf auditif a été détruit, par une cause quelconque. Lorsque ce nerf est intact, la surdité peut exister à toute sorte de degrés, et alors, on peut avoir l'espoir de retrouver la faculté d'entendre. Si le conduit auditif externe est bouché par un corps étranger, il suffit de l'en débarrasser, pour rétablir l'ouïe (voyez le n° 214). Si l'obstruction provient du cérumen accumulé, il faut faire ce qui est indiqué au n° 172. Si un polype s'est développé dans le voisinage du tympan, le chirurgien fera cesser la surdité en enlevant ce polype. Si la dureté de l'ouïe provient d'un gonflement inflammatoire de la membrane muqueuse du conduit auditif, elle cessera d'elle-même, en même temps que l'inflammation; s'il s'agit d'une inflammation chronique avec écoulement ou suppuration, le rétablissement plus ou moins parfait de l'ouïe suivra la guérison de la maladie (n° 433).

Si une surdité déjà ancienne provient de la destruction du tympan, par une maladie ou par un accident, il n'est plus possible de la guérir entièrement, mais on l'empêchera de s'aggraver, en tenant le conduit auditif très propre, au moyen d'injections d'eau de guimauve tiède, et en fermant l'orifice à l'aide d'une boulette de coton.

L'obstruction de la trompe d'Eustache, par laquelle l'air doit entrer dans l'oreille interne, derrière le tympan, est la cause fréquente d'une surdité avec bourdonnements d'oreilles. Voyez n° 563.

Sureau. — Lisez l'article 460.

Symptôme. — Ce mot veut dire *signe*.

532. SYNCOPE. — **Défaillance, Évanouissement, Lipothymie, se trouver mal, prendre mal.** — Toutes ces expressions servent à désigner un état particulier de l'individu caractérisé par la suspension du sentiment et du mouvement, de la circulation et de la respiration : il semble que la vie vient de cesser. Cet état peut se produire d'une manière plus ou moins rapide ; son invasion est quelquefois si soudaine que le malade tombe et perd connaissance à l'instant même ; mais, le plus souvent, la marche de l'accident est graduelle, et nous allons essayer de présenter ses diverses phases, de telle façon que personne ne puisse s'y tromper.

Le malade éprouve, d'abord, une grande lassitude ; une langueur universelle s'empare de lui ; ses jambes, surtout, sont comme brisées ; il subit un malaise et une anxiété des plus pénibles ; quelquefois même, il éprouve des nausées ; à la région du cœur, il ressent une oppression énorme dont il cherche à se débarrasser ; il croit qu'il va mourir. A ce moment, la vue et les idées se troublent, le visage se décolore, les extrémités se refroidissent, et le corps se couvre de gouttelettes d'une sueur froide ; puis, enfin, le sentiment, le mouvement, la respiration et la circulation semblent complètement abolis.

Il peut arriver que l'indisposition ne traverse pas exactement ces phases ; qu'elle n'arrive pas jusqu'à la perte complète du sentiment et du mouvement ; alors, on dit que c'est une simple défaillance (n° 232).

En général, l'état d'évanouissement ne dure que peu de temps ; les battements de cœur reviennent, la respiration reparaît, les yeux se rouvrent, et la connaissance revient.

Pendant qu'on est en syncope, on ne souffre pas, et, lorsqu'ils reprennent connaissance, les malades semblent se réveiller d'un profond sommeil. La syncope ne laisse aucune trace, si ce n'est de la courbature et un peu d'oppression ; mais, elle peut se reproduire facilement, et il faut surveiller les malades qui viennent d'en avoir une, parce qu'ils pourraient retomber dans une seconde.

En général, cet état est plus effrayant que grave, et, à côté de cette face effrayante, il est bon, pour se rassurer, de savoir que lorsque la syncope survient chez une personne bien portante, ou seulement nerveuse, et qu'elle est produite par une émotion, elle ne présente aucun danger ; néanmoins, il peut arriver qu'un malade ne se réveille pas, surtout si la syncope a été amenée par une maladie du cœur. Quand la syncope se produit souvent et qu'elle se prolonge, il y a lieu de craindre une mort subite.

La syncope peut quelquefois être un bien. En effet, survient-elle, par exemple, chez une femme en mal d'enfant, dans les derniers moments du passage de la tête, elle lui épargne de grandes douleurs. Lorsqu'une personne tombe à l'eau, si le sentiment violent de ce danger la fait tomber en syncope, la respiration étant arrêtée, l'eau n'entre pas dans les poumons, et c'est ainsi qu'on explique le rappel à la vie de personnes qui avaient séjourné plus ou moins sous l'eau. Si une hémorragie violente, capable d'amener la mort promptement, détermine une syncope, la circulattion s'arrête immédiatement, et le sang cesse de couler. Pendant ce temps, un caillot se forme dans le vaisseau lésé, le bouche, et le blessé peut être ainsi sauvé par une syncope.

Quand une personne est tombée en syncope, il faut lui porter secours le plus promptement possible. On commencera par l'étendre par terre, et on lui laissera la tête aussi basse que possible, même un peu plus basse que le corps. On élèvera, en même temps, ses bras, pour que le sang arrive en plus grande quamtité au cerveau. Cette simple position suffit, le plus souvent, pour rappeler à la vie. En même temps, on favorise la circulation et la respiration, en découvrant la poitrine, en ôtant tous les liens qui peuvent comprimer le corps. On fait entrer de l'air frais dans la pièce; on frappe légèrement la figure avec un linge trempé dans de l'eau très froide; on place, sous le nez, du vinaigre fort ou de l'eau de Cologne.

Si la syncope se prolonge, on fera des frictions irritantes sur les tempes, sur la poitrine et l'estomac. Une fois que la connaissance est revenue, il faut bien observer une chose essentielle : c'est de laisser la personne dans la plus grande immobilité, le moindre mouvement pouvant ramener la syncope. Quand la connaissance est tout à fait revenue, on donne un peu de vin ; ou, mieux encore, quelques gouttes d'un liquide spiritueux.

On ne confondra pas la perte de connaissance due à la syncope avec celle qui vient d'un coup de sang, ou attaque d'apoplexie. Dans le coup de sang, la figure est rouge et la respiration continue, tandis que la face est pâle et la respiration arrêtée dans la syncope. Voyez le n° 114.

Les personnes sujettes à se trouver mal pour des causes insignifiantes ne jouissent pas d'une santé parfaite ; elles ont, presque toujours, le sang plus ou moins appauvri. Aussi, on voit cette mauvaise disposition diminuer, et même cesser entièrement, quand notre médication est suivie d'une manière douce et suffisamment prolongée. Voyez les n°s 275, 400, 555, 588.

Synovie. — C'est un liquide très glissant qui existe dans les jointures et dont les fonctions consistent à permettre aux os de glisser l'un sur l'autre, sans qu'il se produise de grippement ni d'échauffement. Lisez l'article *Jointures*, n° 355.

533. SYPHILIS et maladies secrètes. — Les personnes que ces titres intéressent voudront bien comprendre que ce Manuel est un livre de famille, et que, à cause de cela, nous avons dû laisser de côté toute explication trop délicate. Nous dirons seulement que les suites de ce genre d'accidents pouvant être parfois très graves, il est plus prudent de s'adresser à un médecin, dès le début, que d'essayer à se traiter soi-même.

Ajoutons que ceux qui ont eu un chancre induré, à une époque quelconque de leur vie, y eût-il de cela 10 ans, 20 ans, doivent toujours en informer le médecin, lorsqu'il leur survient une affection quelconque, parce que l'ancien mal peut, quelquefois, avoir une grande influence sur le nouveau. Lorsque le médecin est informé, il n'est pas exposé à perdre un temps précieux. Voir les n°s 624 et 626.

Il faut que les personnes atteintes de syphilis sachent bien que les chancres de la bouche, les plaques muqueuses et les ulcérations de la gorge sont contagieux et peuvent transmettre la maladie la plus grave aux personnes les plus innocentes ; par exemple, à des enfants qu'on embrasse ; à une personne qui boit dans un même verre, etc. Lisez l'article *Mercure*, n° 404.

534. TABAC. — Sous quelque forme que ce soit, l'usage du tabac est nuisible aux personnes qui se traitent pour des maladies ayant un caractère *nerveux*, principalement lorsque ces maladies siègent à la tête, et nous engageons les malades à faire tout leur possible pour renoncer à cette habitude ou, du moins, pour la restreindre le plus possible, en faisant remarquer qu'il n'est pas toujours facile, ni même bon, de renoncer brusquement à une habitude, alors même qu'elle est mauvaise. En procédant avec mesure, on peut toujours arriver à supprimer l'usage du tabac. On commence par diminuer de moitié, ou seulement d'un tiers, la ration journalière, pendant deux ou trois semaines. Alors, on diminue encore de moitié cette ration déjà réduite, pendant le même temps ; après quoi, il n'en coûte plus d'y renoncer tout à fait.

Pour s'aider à perdre l'habitude du tabac à priser, on commence par mélanger, avec le tabac, une partie égale de *café en poudre*. Après quelque temps d'usage de ce tabac mitigé, on augmente la proportion de café. Si on est gêné par la sécheresse des narines, on ajoute au mélange un peu de *sel* de table. On finit, ainsi, par ne plus éprouver le besoin impérieux du tabac. Pour ne pas reprendre la mauvaise habitude, il faut se faire une loi de ne jamais accepter une *prise*.

Beaucoup de personnes ont l'intelligence et la mémoire affaiblies par l'usage excessif du tabac. Ces facultés renaissent, peu à peu, par la cessation de cette mauvaise habitude.

Ceux qui ne peuvent travailler que sous l'excitation du tabac sont précisément ceux auxquels ce poison est le plus nuisible ; ils sont déjà menacés de cet affaiblissement intellectuel. Voyez les nᵒˢ 441, 582 et 417.

535. TACHES HÉPATIQUES. — Les plaques jaunâtres plus ou moins étendues, auxquelles on donne ce nom, sont quelquefois l'indication d'une maladie du foie, ce que l'on reconnaît à ce que la santé laisse quelque chose à désirer. Il importe, alors, de se traiter avec exactitude, jusqu'à ce que tout soit rentré dans l'ordre (voyez le nᵒ 287). D'autres fois, ces taches constituent une simple maladie cutanée tout à fait superficielle et exempte de danger, ce que l'on reconnaît au bon état de santé intérieure. Dans ce dernier cas, quelques bains sulfureux suffisent pour faire disparaître les taches. Voyez le n° 386.

Si on n'est pas en position de prendre ces bains, on peut employer la pommade indiquée au n° 94.

535 *bis*. TAFFETAS GOMMÉ. — C'est une sorte de tissu imperméable qui s'emploie pour faire des *bavettes* aux enfants à la mamelle, mais qui peut aussi rendre des services indiqués aux n°ˢ 162 et 166. A défaut de ce taffetas gommé, on peut se servir d'autres tissus imperméables, tels que toile cirée, caoutchouc en plaque mince. A défaut de tout cela, on peut se contenter de feuilles larges de choux, de betterave, de salades, un peu fanées, pour qu'elles soient moins raides et moins cassantes.

536. TAIE. — Lorsqu'un petit ulcère de la cornée met trop longtemps à se guérir, il laisse une cicatrice blanche, qui gêne l'entrée des rayons lumineux dans l'œil ; c'est cette cicatrice blanche que l'on nomme taie. Comme on le voit, la taie n'est pas une maladie, c'est seulement la trace d'une maladie qui s'est guérie lentement. Les moyens à l'aide desquels les oculistes parviennent, quelquefois, à faire disparaître les taies ne sauraient être employés par nos lecteurs ; c'est pourquoi nous n'en parlons pas. L'existence de taies révèle un tempérament très lymphatique. Lisez le n° 378.

Tamarin. — C'est un fruit exotique qui renferme une pulpe aigrelette et agréable. La pulpe de tamarin des pharmaciens est employée comme purgatif très léger et rafraîchissant.

537. TARTRE DES DENTS. — Le tartre est un dépôt *pierreux* qui se fait lentement sur les dents, à leur sortie des gencives. Lorsque, par négligence, on laisse ce dépôt augmenter et durcir, il refoule les gencives, les ulcère, les atrophie (voyez ce mot), et finit, en déchaussant les dents, par en amener la chute, lors même qu'elles ne sont pas gâtées.

Lorsque le tartre des dents a acquis une certaine épaisseur, il est impossible de s'en débarrasser au moyen de la brosse à dents ; il est nécessaire, alors, de se servir d'instruments que les dentistes seuls savent bien manier. Lorsque les dents ont été complètement nettoyées par un dentiste, on empêche la reproduction du tartre, en ayant soin de les brosser, tous les matins, avec une brosse plus ou moins ferme et en se servant de l'une des poudres indiquées au n° 467, ou bien, si on le peut, de l'odontine de Pelletier. Voyez les n°ˢ 237, 467 et 611. Lisez aussi l'article 622.

538. TEIGNE. — Considérée partout comme incurable, cette maladie contagieuse, qui cause une si grande répulsion, cède à notre médication purgative et à l'emploi extérieur de la préparation formulée à l'article *Mentagre*, n° 403 ; ou bien à celle que voici : (prix 3 francs).

> Prenez : Coaltar saponiné de Lebœuf, 200 grammes.
> Glycérine officinale......... 100 —
> Mêlez.

S'il y a des croûtes dures, faites-les tomber, au moyen d'un cataplasme émollient très mou. Ensuite, faites une bonne friction sur les parties malades, avec un morceau de drap bien imprégné du médicament. Répétez cette friction deux ou trois fois par jour.

Teinture aromatique. — Ce remède s'emploie en frictions et en compresses, contre les névralgies et les douleurs rhumatismales *sans fièvre ;* prix 2 fr. 50 c. les 100 grammes. Voyez le n° 244.

Teinture d'iode. — Voyez le n° 349.

539. TEMPÉRAMENT, Constitution. — Ces deux termes ont à peu près la même signification ; on dit indifféremment bon tempérament et bonne constitution ; tempérament délicat, constitution délicate. Tempérament sanguin, nerveux, lymphatique, bilieux, toutes ces expressions n'ont pas une signification bien précise; elles font entendre que tel individu, d'après le fond de son organisation, sera disposé à avoir des affections bilieuses, lymphatiques, nerveuses, etc. Voyez le n° 378.

Il serait impossible d'attribuer, avec certitude, un tempérament plutôt qu'un autre à la plupart des individus.

Les excès de toutes sortes, les privations prolongées, les longs chagrins amènent, dans l'économie, des changements qui s'expriment par les mots : constitution délabrée, détériorée, ruinée, appauvrie.

540. TENDON. — Relisez les articles *Jointures* n° 355 et *Muscles* n° 414. Maintenant, faites fonctionner votre main, de manière à observer la variété infinie de ses mouvements, leur précision et leur force. En voyant tout ce que cette main peut faire, vous reconnaissez que c'est une machine vraiment merveilleuse. Essayez, par la pensée, de fixer sur toutes les pièces osseuses dont la main est composée le nombre de fibres musculaires qu'il faut pour les faire mouvoir les uns sur les autres. Vous aurez, alors, des doigts énormes; une main épaisse comme une boule, molle, sans grâce, sans souplesse, incapable d'aucun mouvement délicat. Par quel moyen l'ingénieur qui a exécuté cette mécanique de précision s'est-il tiré d'une si grande difficulté ? Par l'invention des *tendons*. Au lieu de mettre les fibres musculaires motrices sur les os eux-mêmes qu'il s'agissait de faire mouvoir, l'habile artiste eut l'idée de les porter sur les os de l'avant-bras, où elles ne gênaient en rien. Donc, chaque faisceau de fibres destiné au mouvement des phalanges fut fixé, par une de ses extrémités, sur une partie des os de l'avant-bras, pendant que l'autre extrémité se terminait par un prolongement très long, très mince et très solide.

C'est ce prolongement qui est nommé *tendon;* il tient beaucoup moins de place que le muscle et il suit les os du bras pour aller s'attacher à l'osselet qu'il doit mettre en mouvement. Tous ceux des muscles de la main qui ont pu être ainsi placés à l'avant-bras sont pourvus d'un tendon particulier. Des conduits très rigides, des poulies de renvoi de formes appropriées furent disposées autour des poignets et près des petites jointures, afin que toutes ces longues cordes blanches pussent se placer et jouer sans que l'une put gêner les mouvements des autres.

C'est grâce à cette invention des tendons que notre main possède la finesse, la souplesse, l'adresse qui ont une si grande part dans notre supériorité sur les autres animaux.

Partout où il y aurait de l'inconvénient à ce qu'un muscle fût attaché directement à l'os qu'il doit actionner, ce muscle a été placé plus loin, et un tendon d'une force et d'une longueur suffisantes le rattache à l'os à mouvoir.

Un tendon célèbre, le tendon d'Achille, rattache les gros muscles du mollet à l'os du talon. Lorsque ce tendon vient à être coupé, le pied se renverse en avant, et il n'est plus possible de se tenir debout.

Ténesme. — Besoin fréquent et pénible d'aller à la selle sans résultat, ou sans résultat autre que quelques glaires sanguinolentes. On le combat avec de très petits lavements de deux ou trois cuillerées d'huile pure, ou avec des suppositoires (530).

Le ténesme vésical est un besoin douloureux d'uriner fréquemment et très peu à la fois. Voyez le n° 556.

Térébenthine. — Voyez les n°s 165, 425 et 601.

Tête. — Voyez le n° 382.

Tétanos. — Maladie extrêmement grave, survenant à la suite de blessures, même légères, mais pouvant aussi se produire par l'action du froid ou par d'autres causes encore mal connues. Le mal débute par un resserrement des mâchoires, qui ne peuvent plus s'écarter ; puis, d'autres muscles se contractent, d'une manière énergique et persistante. Si la contraction s'empare des muscles postérieurs du cou et du tronc, le malade est ployé en arrière, comme un demi-cercle. Si le mal est général, tout le corps devient raide, au point que tout mouvement est rendu impossible. On conçoit que, dans une affection aussi terrible, la présence d'un médecin est indispensable. Le chloral est le remède qui a donné le plus de guérisons, jusqu'à présent (n° 517).

Thapsia. — C'est une plante qui croît dans l'Algérie, et dans laquelle on a découvert la substance résineuse qui sert à préparer l'*emplâtre de Thapsia*. Cet emplâtre, tout le monde le sait maintenant, est un des meilleurs moyens pour provoquer, à la peau, une forte éruption, en vue de détourner une inflammation intérieure. L'éruption du thapsia est accompagnée d'une démangeaison extrêmement pénible, et, à cause de cela, il faut éviter de s'en servir chez les jeunes enfants. Voir l'article 634.

541. THÉ. — La substance qui donne au thé ses propriétés excitantes a la même composition chimique que le principe actif du café; seulement, cette substance active est beaucoup plus abondante dans le thé que dans le café, à poids égal. Ceci rend compte de la ressemblance qui existe entre les propriétés de ces deux plantes, et explique pourquoi quelques petites feuilles de thé suffisent pour faire une tasse d'infusion.

Tout ce que nous avons dit, à l'article *Café*, peut s'appliquer au thé qui, lui aussi, a une action immédiate sur l'estomac et une action éloignée et stimulante sur le cerveau, lequel s'habitue à cette action aussi bien qu'à celle du café. Voyez ce mot au n° 152.

Lorsque l'on prend le thé trop fort et abondamment, on s'expose à ressentir des douleurs à la vessie.

Dans les grandes chaleurs, une infusion très légère de thé, prise froide et sans sucre, ou peu sucrée, constitue une très bonne boisson.

Thérapeutique. — C'est la partie des sciences médicales qui s'occupe de la connaissance et de l'application des remèdes.

Tilleul. — Voyez *Plantes utiles*, n° 460, et *Tisanes*, n° 542.

Thorax. — Ce mot grec veut dire *Poitrine*. Affection thoracique, affection de poitrine, signifient la même chose. Voyez le n° 387.

Tiraillements d'estomac. — Voyez le n° 272 *bis*.

542. TISANES. — On donne le nom de *tisane* à tout liquide préparé pour servir de boisson à un malade. Le nombre en est très grand, et nous devons nous borner à faire connaître seulement les principales. Ajoutons que notre but, en faisant cet article, ne saurait être d'indiquer les propriétés de toutes ces tisanes, mais seulement, et c'est déjà beaucoup, de mettre nos lecteurs en état de préparer, sans erreur, celles qui pourraient leur être conseillées.

Pour préparer les tisanes, on emploie quatre procédés principaux, qui sont : la *solution*, la *macération*, l'*infusion* et la *décoction*. Voyez l'explication de ces termes, à leur place alphabétique. Les tisanes *simples* ne renferment qu'une seule substance ; les tisanes *composées* en renferment un nombre variable.

Les tisanes amères ne doivent pas être sucrées. Les tisanes rafraîchissantes seront sucrées de préférence avec le miel ou avec la racine de réglisse. Le sucre ou le sirop serviront pour les autres tisanes. Si on veut sucrer une décoction avec la réglisse, il ne faut mettre celle-ci dans la tisane qu'en la retirant du feu.

A la suite du nom de chaque substance, nous mettons le poids qu'il en faut pour un litre d'eau.

543. *Tisanes préparées par solution*. — On met les substances dans l'eau froide ; les substances solides sont mises en poudre grossière ou divisées en très petits fragments, et on agite de temps en temps, jusqu'à disparition de toute parcelle solide.

Acide tartrique...	2 gram.	Gomme arabique...	20 gram.
Crème de tartre....	4 —	Bicarbonate de soude.	5 —
Miel..	50 —	Acétate de potasse...	5 —

544. *Tisanes préparées par macération.* — Les substances seront mises et laissées dans l'eau froide pendant douze heures; les racines seront d'abord écrasées, aplaties, par un coup de marteau.

Racine de guimauve.	20 gram.	Racine de chicorée.	20 gram.
— gentiane..	5 —	Quassia amara.....	2 —
— consoude.	20 —	Petite centaurée....	10 —

545. *Tisanes préparées par infusion.* — Pour toutes les infusions, on verse l'eau bouillante sur la substance, et on laisse infuser pendant plus ou moins longtemps, selon la dureté de cette substance. Les feuilles et les fleurs ne demandent que dix à quinze minutes. Les substances dures doivent être d'abord écrasées avec un marteau, et l'infusion doit être prolongée pendant une heure au moins. Dans ce cas, pour que l'eau ne se refroidisse pas, on tient le vase près du feu, mais sans laisser bouillir.

Racines de :

Bardane	20 gram.	Patience............	20 gram.
Colombo	10 —	Saponaire..........	20 —
Polygala	10 —	Chicorée	20 —
Angélique	20 —	Gingembre.........	10 —
Asperges	20 —	Nénuphar..........	30 —
Aunée	20 —	Valériane	30 —
Bistorte	20 —	Oseille	20 —
Ratanhia	20 —	Salsepareille.......	50 —
5 racines apéritives	20 —	Réglisse	10 —

Feuilles sèches de :

Absinthe	5 gram.	Oranger	10 gram.
Armoise...........	10 —	Romarin	5 —
Bourrache.........	20 —	Rue...............	5 —
Digitale	1 —	Sauge.............	5 —
Sabine............	5 —	Saponaire..........	10 —
Mercuriale........	20 —	Fumeterre.........	10 —

Capillaire	10 gram.	Menthe	5 gram.
Noyer	20 —	Origan	5 —
Hysope	5 —	Thé	5 —
Lavande	5 —	Thym	5 —
Lierre terrestre	10 —	Uva ursi	10 —
Marrube	10 —	Genévrier	20 —
Ulmaire	20 —	Pensée sauvage	10 —
Pariétaire	20 —		

Feuilles fraîches de :

Bourrache	100 gram.	Mercuriale	100 gram.
Chicorée	100 —	Oseille	50 —
Laitue	100 —		

Fleurs de :

Arnica	5 gram.	Mauve	20 gram.
Bouillon blanc	10 —	Mélilot	15 —
Bourrache	10 —	Millepertuis	15 —
Camomille	5 —	Oranger	5 —
Coquelicot	10 —	Roses	15 —
Guimauve	20 —	Tilleul	10 —
Houblon	10 —	Violettes	10 —

Autres substances :

Baies de genièvre	30 gram.	Espèces vulnéraires	20 gram.
Bourgeons de sapin	20 —	— aromatiques	5 —
— peuplier	20 —	Fenouil	10 —
Cannelle	5 —	Graine de lin	10 —
Coriandre	10 —	Sassafras	10 —
Espèces pectorales	20 —	Simarouba	5 —

546. *Tisanes préparées par décoction.* — On fait bouillir, pendant un temps variable, selon la dureté des substances. Les feuilles fraîches sont cuites en quelques minutes ; les bois, les écorces exigent au moins une demi-heure d'ébullition. Pour les autres substances, telles que fruit, lichen, orge, on voit aisément quand la cuisson est complète. La décoction des substances dures se fait plus vite, quand elles sont divisées le plus possible, et, quand on n'est pas pressé, il est avantageux de les laisser macérer dans l'eau pendant douze heures, avant de les faire bouillir.

Buis...............	30 gram.		Fougère mâle.....	100 gram.	
Café cru...........	20	—	Gaïac rapé........	50	—
Chiendent........	20	—	Jujubes...........	50	—
Dattes............	50	—	Lichen............	10	—
Fécules...........	10	—	Gruau	20	—
Figues	50	—	Orge mondé.......	20	—
Raisins	50	—	Riz..............	20	—
Têtes de pavot	20	—	Pommes	100	—
Quinquina.........	15	—	Pruneaux.........	50	—

547. *Tisanes composées*. — En combinant ensemble plusieurs des substances qui servent à faire des tisanes simples, on prépare des tisanes composées. Pour la préparation de ces tisanes composées, il faut avoir égard au mode de préparation de chacune des substances, considérées séparément. Par exemple, il ne faudrait pas faire bouillir ensemble le *sassafras*, qui est aromatique, avec le *gaïac*, mais faire d'abord la décoction prolongée du gaïac, et ajouter le sassafras en retirant du feu. Lorsqu'on réunit plusieurs substances pour en faire une tisane composée, il faut diminuer la proportion de chacune, en raison du nombre. Ainsi, on met 50 grammes de gaïac pour un litre de tisane simple ; mais, on n'en mettra que la moitié pour la même quantité de tisane composée de *gaïac* et de *sassafras*, en diminuant également de moitié cette dernière substance. Sans cette précaution, les tisanes deviendraient beaucoup trop fortes, surtout si on les composait d'un plus grand nombre de substances.

548. *Tisanes rafraîchissantes*. — Les personnes échauffées, celles qui ont de la fièvre, qui sont très altérées, peuvent choisir dans les tisanes suivantes : jus de citron ajouté à de l'eau sucrée avec du miel, jus d'orange mélangé à de l'eau en quantité suffisante pour lui donner une saveur agréable ; une cuillerée de vinaigre dans un litre d'eau miellée ; infusion mucilagineuse de graine de lin, ou de fleur de mauve, avec miel ; bouillon de poulet, bouillon aux herbes, pris froids (145) ; tisane de crème de tartre (n° 227)

549. *Tisanes, au point de vue du traitement purgatif*. — En général, notre traitement purgatif n'exige aucune tisane. Cependant, comme il peut être utile, dans quelques cas, de faire usage de certaines boissons particulières, nous allons faire connaître celles qui nous rendent journellement le plus de services, comme moyen de faciliter l'action du traitement purgatif.

Nous avons déjà indiqué, dans l'*Instruction générale*, les boissons que nous employons pour *calmer* la soif, lorsqu'il n'y a pas de motif pour prendre une tisane particulière. Voyez le n° 62.

Presque toujours, on doit considérer le vin, pur ou coupé, ainsi que le bouillon gras, comme les meilleures tisanes, pendant l'emploi de la purgation.

Nous rappelons encore que les tisanes *rafraîchissantes* ordinaires, les boissons *acides*, ne sont pas bonnes pendant l'action de notre purgatif. Voyez le n° 63 et les mots *Infusion, Décoction*.

550. *Vulnéraire ou thé suisse.* — Les personnes qui, sans avoir besoin d'une tisane, se trouvent cependant assez altérées pour que ces boissons ne leur suffisent pas, peuvent prendre une infusion de plantes dites *vulnéraire* ou *thé suisse*, qu'on trouve facilement dans tous les pays. Cette tisane, comme toutes les autres, peut être sucrée avec du miel. On la boit chaude ou froide, suivant la saison.

551. *Tisane amère.* — Les personnes auxquelles le vin amer est recommandé et qui ne peuvent pas l'employer, soit parce que le vin blanc les incommode, soit parce qu'elles ne peuvent s'en procurer, peuvent le remplacer par la tisane amère de *quassia amara*, espèce de bois divisé en *copeaux* qu'on trouve dans toutes les pharmacies. Pour préparer cette tisane, on met quelques pincées de ces copeaux dans une carafe remplie d'eau froide. Quand l'eau est devenue amère, on la boit par verres, à volonté. Cette tisane est très utile aux personnes privées d'appétit, pourvu qu'elles soient sans fièvre et qu'elles n'aient pas la langue chargée. Voyez les n°ˢ 258 et 594.

On peut encore préparer une tisane amère très efficace, en faisant infuser, dans de l'eau froide, comme le *quassia amara*, soit du marrube, soit de la racine de gentiane écrasée, soit de la petite centaurée. Les proportions sont indifférentes ; mais, en général, il ne faut pas faire ces boissons trop amères. Quinze grammes de quinquina, macérés dans un litre d'eau, du soir au matin, puis bouilli pendant une heure, forme la meilleure des tisanes amères.

Les tisanes amères se prennent froides.

552. *Tisane aromatique*. — Ceux qui se traitent pour des affections chroniques de la poitrine, comme *vieux rhume, catarrhe, asthme*, feront bien de prendre une infusion *un peu forte* de quelque plante aromatique telle que l'*hyssope*, le *lierre terrestre*, la *sauge*, la *menthe*, le *thym*, etc., ou, mieux encore, d'un mélange de plusieurs de ces plantes.

Si la toux est accompagnée d'irritation à la gorge ou dans la poitrine, on fera l'infusion des mêmes plantes dans de l'eau où l'on aura fait bouillir des *figues* en quantité suffisante, pour que l'eau en soit tellement sucrée qu'on n'ait pas besoin d'y ajouter d'autre sucre que celui du fruit.

A défaut de figues, on se servirait de *réglisse noire*, qui se trouve partout. Cet extrait de réglisse, nous le dirons en passant, vaut mieux, pour adoucir la gorge, que la plupart des pâtes ou pastilles usitées pour calmer la toux et faciliter l'expectoration. Voyez le n° 557.

553. *Tisane de genièvre*. — Quand on se traite pour des *fraîcheurs*, des *douleurs rhumatismales*, des *névralgies*, des *fièvres intermittentes* ou des affections provenant du *froid* ou de l'*humidité*, c'est la tisane de *genièvre* qui convient le mieux.

La tisane de genièvre est aussi celle qui convient le mieux aux personnes qui se purgent pour des maladies de la *peau*, lorsque ces personnes éprouvent le besoin de prendre une tisane.

Pour préparer la tisane de genièvre (*Juniperus com-*

munis, de Linné), on prend deux ou **trois** cuillerées à bouche, bien pleines, de graines ou baies de genièvre, on les écrase entre les doigts, on les met dans une litre d'eau froide, qu'on fait ensuite chauffer *jusqu'à ce qu'elle commence à bouillir* ; alors, on éloigne un peu le vase du feu, et on laisse achever l'infusion pendant une heure, *en évitant de laisser bouillir ou refroidir l'eau*. Les feuilles vertes et piquantes du genévrier seraient encore meilleures que le fruit, pour la préparation de la tisane.

C'est surtout pendant les temps froids et humides que la tisane de genièvre est utile ; il faut, alors, la prendre chaude, le matin, le soir et dans la journée, principalement au moment de sortir. Il convient d'en prendre *un verre* à la fois. On peut la sucrer avec du miel. Pendant l'été, il vaut mieux la prendre froide que chaude.

554. *Tisane de plantain.* — Une décoction **très** forte de plantain commun (*plantago-major*, de Linné) est la tisane que nous conseillons habituellement, en même temps que notre purgatif, contre les *dévoiements* opiniâtres, la *dysenterie*, les *crachements* et les *pertes* de sang. On fait bouillir une poignée de la plante fraîche entière, feuilles et racines, dans un litre d'eau, et on boit la tisane froide. Toutes les espèces de plantain sont également bonnes.

555. *Tisane pour les nerfs.* — Les personnes très nerveuses peuvent faire usage du tilleul ou de feuilles et de fleurs d'oranger, en infusion. Une infusion *très forte* de racine de *valériane* est la meilleure tisane que l'on puisse prendre, dans l'épilepsie et dans les maladies *nerveuses* caractérisées par la tristesse, surtout pour les femmes. Une infusion *légère* de valériane ne peut produire aucun effet ; il faut *une forte poignée* de cette racine, pour un litre d'eau, et l'infusion doit être ménagée, prolongée, comme pour la tisane de genièvre (553), sans atteindre l'ébullition. Voyez le n° 150.

556. *Tisane pour les urines.* — La tisane de queues de cerises, celle de pariétaire, et d'autres tisanes vulgairement usitées dans les maladies des *voies urinaires,* peuvent aussi être employées, si on reconnaît que ces boissons procurent quelque soulagement.

Une décoction un peu forte de *reine des prés* (Spiræa Ulmaria *L.)* ou d'*aigremoine* (Agrimonia Eupatoria, *L.)* est une tisane que nous conseillons souvent à ceux qui n'urinent pas assez abondamment.

On rendra toutes ces tisanes plus actives en y ajoutant *un* ou *deux* grammes de nitrate de potasse (sel de nitre) par litre d'eau. Il ne faut pas dépasser deux grammes de sel par litre et par jour.

Il est avantageux de faire infuser un peu de graine de lin entière dans les tisanes destinées à calmer l'ardeur des urines. Lisez l'article 625.

Observation. — Nous ferons remarquer que la chaleur, comme tout ce qui cause de grandes transpirations, est ordinairement contraire aux personnes sujettes aux affections des voies urinaires, principalement à la gravelle et à la colique néphrétique. Il est donc important que les tisanes employées dans ces circonstances ne soient pas prises chaudes, ou qu'elles soient seulement dégourdies, si la saison est froide.

Cette remarque s'applique aussi aux maladies du foie; mais elle ne concerne pas les hydropiques : ceux-ci ne transpirent jamais assez.

Telles sont, à peu près, les tisanes qui nous offrent des avantages, comme moyen d'aider au traitement purgatif appliqué aux maladies chroniques. Nous ajoutons que, s'il s'agissait de maladies accompagnées de fièvre, ces tisanes devraient être remplacées par des boissons rafraîchissantes. N° 548.

Toutes ces tisanes peuvent être employées aussi, avec avantage, par les personnes qui ne font usage d'aucun purgatif.

Tonique. — Ce mot est à peu près synonyme de *fortifiant*. Les substances amères, le quinquina, les ferrugineux sont les toniques les plus employés. Tout ce qui peut rendre aux tissus affaiblis le *ton* qu'ils ont perdu mérite le nom de tonique.

Topique. — Les emplâtres, les cataplasmes, tout ce qui s'applique extérieurement sur un mal s'appelle *topique*.

Tonnerre. — Voyez le n° 289.

556 *bis*. TORTICOLIS. — Cet accident se produit dans des circonstances différentes. Si on dort pendant longtemps ayant la tête fortement inclinée dans une position non habituelle, certains des muscles chargés de produire les mouvements de la tête peuvent éprouver un *tiraillement* qui y détermine une sensibilité très grande. Il en résulte que, pour ne pas éveiller cette sensibilité douloureuse, on est obligé de tenir la tête penchée, ce qui permet au muscle endolori de demeurer en repos. Le traitement consiste à recouvrir la partie du cou où siège la douleur d'un cataplasme émollient bien humecté de *laudanum* (voyez le n° 160). Peu de jours suffisent pour obtenir la guérison. D'autres fois, l'endolorissement des muscles moteurs de la tête est produit par un refroidissement : c'est le torticolis rhumatismal. On le traite comme les autres douleurs rhumatismales (voyez le n° 244). Une épaisse cravate de ouate suffit, bien souvent. Enfin, certains cas de torticolis *chronique* sont bien plus difficiles à guérir.

Tours de reins. — *Lumbago*. Voyez le n° 376.

Tourniole. — C'est un des noms du panaris superficiel, appelé aussi *mal blanc, mal d'aventure*. Voyez le n° 438.

557. TOUX. — La toux n'est pas, par elle-même, une maladie. C'est un symptôme qui appartient à diverses affections de la poitrine et de la gorge. Il ne faut voir, dans la toux, qu'un mouvement instinctif, dont

le but et le résultat consistent à faire sortir quelques
matières nuisibles, soit que ces matières aient été apportées avec l'air par la respiration, soit qu'elles soient
produites à la surface des bronches, ou de la gorge,
par des maladies. Sans les secousses de la toux, les
crachats si abondants de la bronchite, du rhume, du
catarrhe, etc., s'accumuleraient dans les tuyaux des
poumons, et les malades seraient bientôt étouffés. Mais,
la toux n'est pas toujours en proportion avec la quantité
de matière qu'elle fait expectorer, et c'est alors que
des remèdes sont utiles, soit pour diminuer l'irritation
qui provoque les secousses, soit pour faciliter le dé-
tachement des matières que la toux doit amener au
dehors, soit pour diminuer la production de ces matières.

C'est dans le larynx que se fait sentir l'irritation,
l'espèce de chatouillement qui provoque la secousse
de la toux, et, comme cette irritation n'a pas toujours la
même cause, les moyens de calmer la toux sont variables, selon les cas.

Si cette cause est une vapeur irritante, une poussière aspirée, une goutte de liquide avalée de travers,
la toux cessera d'elle-même, après quelques quintes.

Si c'est une inflammation de la gorge qui s'étend
jusqu'au larynx, la toux pourra être assez pénible,
sans que la poitrine y soit intéressée en aucune façon.
Dans ce cas, c'est en guérissant la gorge que l'on fera
cesser la toux le plus rapidement. Pour cela, lisez l'article gorge, n° 508. C'est un des cas dans lesquels les
pastilles de chlorate de potasse sont le plus utiles ; il
ne faut pas craindre d'en prendre une toutes les heures.

Chez quelques personnes très impressionnables, il
peut se produire une toux purement nerveuse, sur laquelle les moyens pectoraux n'ont pas d'action. Il faut,
alors, essayer l'emploi du bromure de potassium, à
une dose variable entre deux et quatre grammes par
jour, en n'en prenant pas plus d'un demi-gramme à la
fois, et en espaçant les prises dans toute la journée.
Voyez les articles *Bromure de potassium*, n° 150 ; *Maux
de nerfs*, n° 400.

Toutes les fois que la toux est assez fréquente pour troubler le sommeil et le rendre insuffisant, il faut tâcher de la modérer, au moins pour la nuit. Un des meilleurs moyens consiste à prendre, vers huit ou dix heures du soir, une ou deux pilules de *Cynoglosse* de vingt centigrammes (n° 452).

Lorsque l'on prendra, le même jour, des pilules calmantes de cynoglosse et les pilules purgatives, on prendra ces dernières *dans la matinée*, afin que leurs effets soient terminés avant la nuit.

L'infusion de cinq ou six grammes de fleurs de *Coquelicot*, prise dans la soirée, est encore un très bon moyen de procurer une bonne nuit.

La gomme arabique, la pâte de Regnauld (615), et tous les pectoraux possibles peuvent être employés, en vue de calmer l'irritation de la gorge et du larynx qui fait tousser, quelle que soit la cause de cette irritation.

Le lait de poule, les loochs, sont encore des moyens agréables et efficaces de calmer la toux causée par un rhume récent. Voir n° 374.

Lorsque la toux existe en même temps qu'une grande oppression, une forte fièvre et de la faiblesse, il faut appeler un médecin. Voir n° 464.

Il ne suffit pas toujours de calmer la toux pour guérir les maladies qui la provoquent.

Quand la toux résulte d'une inflammation du larynx, il faut faire ce qui est indiqué à l'article *Larynx*, n° 362.

Lorsque le chatouillement du larynx est causé par des crachats montant du fond de la poitrine, la toux est inévitable et se montre en proportion des crachats.

Lorsque, dans une bronchite récente, on emploie quelque bon révulsif, tel que le papier Wlinsi, pour les enfants et les personnes délicates, le thapsia pour les personnes fortes, le coton iodé, etc., la toux cesse, parce que la production des crachats est arrêtée par l'irritation de la peau. Voir les n°s 617 et 634.

Lorsque le goudron, l'hypophosphite de soude ou d'autres remèdes analogues font cesser la toux, peu à peu, c'est parce que ces remèdes diminuent ou suppriment la production des humeurs à expectorer. Voyez les n°ˢ 612 et 250.

Au début d'un rhume, d'une bronchite, d'une grippe, lorsque la toux est très sèche et douloureuse ; ou bien encore, lorsque les crachats, trop épais, ne peuvent se détacher, on facilite singulièrement l'expectoration en respirant longtemps et souvent de la *vapeur d'eau*. Voici un bon moyen de remplir cette indication : On prend une petite tasse d'une boisson quelconque *tout à fait bouillante*, on l'approche des lèvres, et, au lieu de souffler dessus, pour la refroidir, on fait l'inverse : on aspire, on hume très lentement, avec précaution, pour ne pas se brûler. L'air qui entre dans la bouche, en glissant sur le liquide chaud, se charge de vapeur. Si cette manœuvre dure assez longtemps, et si on la répète chaque fois qu'on prend, soit de la tisane, soit un aliment liquide, on introduit dans les bronches une quantité de vapeur qui facilite la progression des crachats et en aide la sortie. Voir l'article 623.

Il faut lire, plusieurs fois de suite, tous les articles relatifs à la poitrine et qui portent les n°ˢ 261, 362, 387, 452, 513, 518, et le mot *rhume*, page 581.

Toxique. — Ce mot veut dire *vénéneux*, poison.

Trachée artère. — Ces deux mots signifient, en grec, *tuyau qui conduit l'air*. C'est ainsi que l'on nomme le gros tuyau qui commence au larynx et descend jusque dans la poitrine, où il se divise en deux branches ; ces deux branches entrent chacune dans un poumon, où elles se ramifient comme les branches d'un arbre, sous le nom de *bronches*. Lisez l'article *Poumon*, n° 471. Chez l'homme, la trachée n'a pas une grande longueur ; elle est beaucoup plus longue chez les animaux dont le cou est allongé. Dans les gros rhumes qui ne durent pas longtemps, c'est souvent la trachée seule qui est intéressée, le mal ne descendant pas jusque dans les bronches.

36.

558. TRAITEMENT. — Que faut-il entendre par ce mot ? Quel que soit le système employé pour traiter une maladie, il est toujours nécessaire que le traitement soit continué jusqu'à ce que la guérison soit complète; cela est de toute évidence. Si l'on adopte la purgation comme traitement, il faut donc, pour être conséquent, la continuer, avec régularité, jusqu'à ce que la guérison soit obtenue. La maladie est-elle tenace ? le traitement purgatif dure longtemps; le mal est-il peu résistant ? la purgation n'a pas besoin d'être prolongée autant; mais, dans tous les cas, il faut aller jusqu'au bout.

Il y a des maladies qui exigent cinquante doses; dans d'autres, il n'en faut pas moins de deux ou trois cents, et même beaucoup plus. Que peut-on espérer, dans des cas pareils, d'une purgation d'un ou deux jours ? Evidemment, rien. Sera-t-on encore surpris, lorsque, ayant besoin, par exemple, de vingt doses du purgatif, on ne se trouvera pas guéri après en avoir pris deux ? C'est pourtant ce qui arrive, journellement, à ceux qui ne se rendent pas compte de la différence que nous cherchons à établir entre un *traitement purgatif* et une simple purgation.

Ceux qui commettent cette faute de raisonnement sont portés à se plaindre du remède et demeurent persuadés que ce genre de médication ne convient pas à leur mal, tandis que, en réalité, l'insuccès provient souvent de ce que la purgation n'a pas été suffisamment prolongée. Cette erreur a été nuisible au système purgatif, en faisant croire qu'il ne convenait pas, ou qu'il ne suffisait pas, dans une foule de cas qui auraient parfaitement cédé à une administration régulière et suffisamment constante du remède, accompagné d'un régime alimentaire convenable.

De ce qu'un individu affamé ne se trouverait pas rassasié après avoir pris du pain gros comme une noisette, serait-il rationnel de conclure que le pain n'est pas un bon aliment ? Voyez les n°s 71 et 197.

559. TRANCHÉES. — On donne ce nom aux douleurs qui se font sentir dans le bas-ventre, chez les femmes qui viennent d'accoucher. Mais, dans le langage ordinaire, le nom de tranchées s'applique à toute colique ou douleur intense siégeant dans le ventre. On parvient, généralement à calmer, ou à faire cesser les tranchées, quelle qu'en soit la cause, en maintenant le ventre très chaud, soit à l'aide de linges chauds constamment renouvelés, soit plutôt au moyen de grands cataplasmes bien chauds (nᵒˢ 159 et 160). Un grand lavement tiède, qui déblaie et lave l'intestin, est souvent suivi d'un soulagement complet. Si un grand lavement ne suffit pas, on en donne un autre, très petit et contenant de dix à vingt gouttes de *Laudanum;* ou bien, la décoction de 20 grammes de pavot. Voyez les nᵒˢ 367 et 368.

Transpiration. — Voyez le n° 527.

Transport, *délire*. — Voyez le n° 233.

560. TRANSPORT des blessés et des malades. — La manière de transporter un blessé, avec le plus de douceur et de ménagement, c'est de le porter à bras. C'est, du reste, le plus souvent, la seule ressource qu'on ait. Il faut, pour cela, deux conditions : un nombre de personnes suffisant, et un objet sur lequel le malade puisse reposer, dans la meilleure position. Le meilleur appareil, pour remplir ces conditions, est une civière ou un brancard recouvert d'un matelas ou d'une paillasse ; mais, il arrive souvent qu'on n'a pas de brancard. On peut le remplacer, à peu près, par des moyens que nous allons indiquer.

La paillasse peut d'abord très bien se remplacer par de la paille, du foin, de l'herbe, des feuilles, etc.

Le brancard pourra être remplacé par une échelle, une forte planche. On pourra même, au besoin, construire, séance tenante, un brancard de la manière suivante : on cherchera deux perches, deux branches de deux mètres de long (à la guerre, on prend des fusils), on les réunira par deux traverses d'une longueur d'un mètre, faites avec des planches, avec des branches que l'on placera de manière à former un cadre. On les attachera ensemble, avec quatre bouts de corde ou quatre mouchoirs roulés en corde, ou avec des liens d'herbes ; on les clouera, si on le peut.

Ensuite, on remplira l'intérieur du cadre avec des sangles, des cordes, de la paille tressée, ou un drap, ou une toile qu'on fixera sur les côtés, en la clouant, en la cousant, ou en la roulant autour des montants. On mettra, sur ce brancard, la paillasse ou les matières qui la remplacent. On aura, ainsi, un lit sur lequel on couchera le patient dans une position commode ; on le recouvrira ensuite, pour le mettre à l'abri du soleil, du froid, de la pluie, de la neige, etc. Tout cela fait, il y a des précautions qui regardent les porteurs. Il faut, d'abord, qu'ils enlèvent le brancard ensemble, et qu'ils aillent au pas, pour éviter toute secousse ou tout tiraillement.

On peut encore, au lieu d'un brancard, se servir d'un fauteuil ou d'une chaise, sur les côtés desquels on fixera deux branches, pour porter comme un brancard ou une chaise à porteurs.

Si l'on doit transporter le patient dans un endroit éloigné et qu'on emploie, pour cela, une voiture ou un traîneau, il faudra y faire un lit comme sur un brancard ; on recommandera ensuite aux conducteurs d'aller soigneusement et d'éviter les mauvais pas et les cahotements. Si l'on va loin, on fera bien de se munir d'une boisson qui ne soit pas échauffante.

Enfin, si le cas est grave, il pourra être nécessaire d'attendre un médecin, pour qu'il dirige lui-même le transport.

561. TREMBLEMENT. — Le tremblement peut être occasionné par des causes très diverses. On tremble de froid, de frayeur. Pendant le frisson d'un accès de fièvre intermittente, le tremblement ressemble à celui du froid. Le convalescent qui commence à se lever tremble, par suite de sa faiblesse. Le tremblement causé par l'âge est sans remède.

Le travail prolongé dans les industries qui emploient le mercure, le plomb amène un tremblement dangereux

L'abus prolongé de l'alcool, du tabac, de l'absinthe amène un tremblement, d'abord léger, mais qui peut aller jusqu'au *delirium tremens*, c'est-à-dire tremblant.

Les pollutions et les autres excès du même genre peuvent aussi amener le tremblement.

Nous signalons les diverses causes de tremblement qui sont sous la dépendance de la volonté de l'homme, pour montrer un danger que l'on peut toujours éviter, si on le veut bien, plutôt que pour tenter de les guérir, parce qu'il est presque toujours trop tard quand le mal est bien établi. Lisez les articles 84, 101, 348, 465 et 534.

562. TRICHINES. — On appelle trichines une espèce de très petits vers qui se développent en grand nombre dans la profondeur des tissus, dans les parties charnues. La présence de ces animaux parasites occasionne des douleurs, de la faiblesse ; les malades dépérissent et finissent, assez souvent, par succomber. Jusqu'à présent, aucun remède n'a réussi contre ce mal, et le seul moyen de s'en préserver consiste à ne pas manger la chair de porc sans qu'elle soit parfaitement cuite ; car, c'est dans la chair de certains porcs que se trouvent les trichines, lesquelles produisent un grand nombre d'œufs lorsqu'elles arrivent vivantes dans l'intestin. A peine écloses, les petites trichines traversent les parois des intestins et vont s'établir dans tous les muscles du corps. Il ne suffit pas que la chair ait été salée et fumée pour que les trichines qu'elle pourrait contenir soient mortes : la cuisson seule peut les détruire. La maladie des trichines est rare en France ; c'est surtout en Amérique et en Allemagne qu'on la rencontre. Il faut donc se défier, tout particulièrement, des jambons et autres produits du porc provenant de ces deux pays. Voyez les n°ˢ 442 et 585.

Trichocéphale. — Ce mot veut dire : tête en forme de *cheveu*, et désigne un ver intestinal assez rare, long d'environ cinq centimètres, dont le corps est épais vers la queue et mince comme un cheveu, du côté de la tête. Voyez le n° 581.

563. TROMPE D'EUSTACHE. — C'est un conduit, une sorte de tube très étroit qui fait communiquer l'oreille interne avec la partie supérieure de la gorge. Cet organe est nécessaire pour que l'air contenu dans l'oreille interne, derrière le tympan, puisse être renouvelé. Lorsque l'air ne peut pas passer au travers de la trompe, il se produit des bourdonnements et une presque surdité qui cessent, dès que le passage de l'air est rétabli. La cause la plus fréquente de l'occlusion de la trompe d'Eustache est le boursouflement de sa membrane muqueuse causé par l'inflammation chronique de la gorge, laquelle inflammation gagne aisément la partie de la trompe qui touche à la gorge. Les rhumes de cerveau souvent répétés amènent aussi l'inflammation de la trompe, en se propageant jusque là. Habituellement, en guérissant la gorge, on guérit aussi la trompe et par suite la surdité. Lisez les articles *Oreille*, n° 433, et *Gorge*, n° 308.

564. TUBERCULES pulmonaires, Tuberculose. — Dans un point quelconque d'un organe vivant, tel que le poumon, par exemple, imaginez que quelques particules imperceptibles s'attachent ensemble et forment un petit corps solide, comparable à un grain de fine poussière ; que d'autres matières s'ajoutent, peu à peu, à ce petit noyau, à ce germe, jusqu'à ce qu'il atteigne le volume d'un grain de millet, rond et transparent ; vous aurez alors ce qu'on appelle un tubercule, une granulation tuberculeuse. Que dix, cent, et même mille tubercules semblables soit disséminés dans le poumon d'un individu, les fonctions de ce poumon ne seront pas troublées d'une manière appréciable. Mais, si ce nombre augmente toujours, les granulations finiront par occuper une si grande partie du tissu pulmonaire que celui-ci perdra sa souplesse ; les cellules pulmonaires (471), remplies par des tubercules, ne pourront plus recevoir l'air nécessaire, et le sujet commencera à ressentir de l'oppression, à perdre ses forces, à maigrir. Il arrivera un moment où certaines portions de poumon seront tellement farcies de tubercules, qu'elles ne fonctionneront plus du tout. Plus **tard** encore, ces masses, composées de millions de petites granulations tuberculeuses, subiront des changements variables ; ou bien, elles deviendront dures comme de la craie ; ou bien, elles deviendront molles, pourries et sortiront des poumons sous la forme de crachats abondants et épais, entraînant avec eux des parties du tissu pulmonaire ; à leur place, il restera un vide, **un** creux, auquel on a donné le nom de caverne.

C'est ainsi que la tuberculose, la phtisie pulmonaire se produit, et on voit que la maladie peut être déjà très développée, que le nombre des tubercules peut être déjà très grand, avant que le malade commence à tousser et à ressentir aucun mal.

La tuberculose à une marche plus ou moins rapide, selon l'état du sang des individus. Quelques-uns ont des tubercules pendant 20 ou 30 ans, sans en mourir ; d'autres voient leur mal faire des progrès assez rapides pour que la destruction des poumons ait lieu en moins d'une année. Lisez l'article phtisie, n° 393.

C'est dans les poumons que les tubercules se développent le plus souvent, mais il peut s'en produire également dans presque tous les organes.

565. TUMEUR. — Le mot tumeur n'a pas, par lui-même, une signification inquiétante. Tumeur veut dire tout simplement grosseur. Il y a des tumeurs malignes, de mauvaises natures ; il y en a aussi qui n'ont pas une gravité forcée. Une fluxion de la joue est une tumeur qui guérit d'elle-même, et rapidement ; les glandes du cou sont des tumeurs qui, souvent, cèdent plus ou moins vite à l'action des remèdes ; une bosse survenant à la suite d'un coup est une tumeur insignifiante. Il ne faut pas croire que tout est perdu, parce que le médecin a prononcé le mot tumeur, mais chercher de quelle espèce de tumeur il s'agit. Les cancers, les squirrhes sont des maux terribles que l'on ne sait pas encore guérir; mais, combien ne voit-on pas d'engorgements plus ou moins anciens céder à de bons remèdes! Les kystes, petits ou gros, sont des tumeurs maintenant traitées avec des succès presque constants par la chirurgie. Lisez l'article 429.

566. TUMEUR BLANCHE. — On appelle ainsi l'inflammation chronique des jointures, l'arthrite chronique. C'est une maladie grave et longue, qui se termine souvent par l'ankylose. Lorsque la suppuration est abondante et prolongée, les extrémités des os se rongent, et on peut être obligé de faire l'amputation du membre, pour conserver la vie au malade. Le plus souvent, c'est au genou ou au pied, au coude ou au poignet que la tumeur blanche se développe. Ce mal demande la surveillance d'un médecin et exige l'emploi prolongé de tous les remèdes indiqués à l'article 378, attendu que les sujets affectés sont toujours lymphatiques à l'excès. Lisez l'article *Jointure*, n° 355.

Tympanite. — Il arrive, parfois, que les intestins sont distendus outre mesure, au point que le ventre, excessivement gonflé, résonne comme un tambour; c'est là ce que l'on nomme *tympanite*. Voyez l'article *Vents*, n° 576.

Tympan. — Voyez le n° 433.

567. ULCÈRE.—C'est le nom que l'on donne aux plaies suppurantes qui n'ont pas de tendance à se cicatriser, qui se prolongent indéfiniment. Les plaies ulcéreuses surviennent quelquefois sans causes apparentes ; d'autres fois, ce sont des plaies accidentelles qui refusent de guérir. Pourquoi les remèdes externes ont-ils si peu d'action sur les ulcères ? Cela provient de ce que les individus affectés n'ont pas le sang en bon état. C'est pourquoi, selon les cas, on dit : ulcère *cancéreux*,

syphilitique, scorbutique, scrofuleux, variqueux, etc.
Les ulcères sont habituellement placés sur quelque
partie de la peau, principalement aux jambes ; mais, il
peut aussi s'en produire sur la membrane muqueuse
des organes internes.

Pour le traitement externe des ulcères, lisez attentivement les articles *Plaies*, n° 457 et suivants ; *Pansement*, n° 440. Si, après quelques semaines d'emploi,
l'onguent du Manuel paraît ne pas suffire, remplacez-
le par l'eau cicatrisante ; si celle-ci ne semble pas
mieux réussir, procurez-vous de la teinture d'iode
(n° 349) et avant d'appliquer le pansement, mouillez la
surface suppurante avec un peu de ce liquide, à l'aide
d'un petit pinceau.

Nous signalons particulièrement le *coaltar saponiné*
comme un excellent moyen de pansement des ulcères.
Voyez le n° 616.

Pour les ulcères siégeant dans la bouche ou dans la
gorge, il n'y pas de pansement possible, et il faut se
contenter, une ou deux fois par jour, de toucher la
partie vive avec de la teinture d'iode. Quant au pansement des ulcères de la matrice, il ne peut être bien
fait que par un médecin ou par une sage-femme instruite. Voyez le n° 394.

Pour le traitement interne, c'est la médication purgative, complétée par tous les accessoires fortifiants,
selon les circonstances.

568. URINE. — La fonction essentielle de l'urine
consiste à emporter, hors de l'économie, les matières
salines qui s'y produisent, ou qui y sont introduites
avec les aliments et les boissons. L'urine se compose
donc d'eau et de différents *sels* ou autres substances
solubles qui s'y trouvent en dissolution. Dans l'état
de santé, la quantité totale de matières salines qui
sortent naturellement du corps, par la voie des urines,
st sensiblement la même tous les jours ; mais, la quanité d'eau varie singulièrement, selon plusieurs causes,

telles que la température, la fatigue, les boissons, etc. Plus il s'échappe d'eau par la peau, sous la forme de transpiration, sensible ou insensible, moins il en sort par la vessie. L'urine est plus salée et plus colorée lorsqu'elle contient peu d'eau ; elle est, au contraire, très douce et peu colorée, lorsqu'elle en contient beaucoup. Lorsque l'urine ne renferme pas assez d'eau, certains des sels qu'elle contient se déposent dans la vessie et dans les reins, sous forme de poussières et de graviers, semblables à ceux qu'on observe souvent dans l'urine du matin et dans celle des fiévreux, lorsque cette urine est refroidie. Moins il y a d'eau dans l'urine, plus elle est salée et irritante. Le but de ces explications est de faire comprendre aux personnes dont les conduits urinaires sont malades, pourquoi elles souffrent davantage quand il fait chaud et lorsqu'elles font usage d'aliments salés, de boissons stimulantes qui activent la transpiration insensible, et pourquoi elles sont soulagées en prenant des bains frais, des boissons douces et surtout celles qui augmentent la quantité totale de l'urine. Voyez les nᵒˢ 312, 336, 556.

Lorsque l'urine mousse fortement, en tombant dans le vase, on peut penser qu'elle contient de l'albumine (voyez le mot *Albuminurie*, n° 99). Elle peut contenir du sucre (voyez *Diabète*, n° 240) ou des glaires qui y forment des nuages plus ou moins épais, au moment même où elle sort de la vessie (voyez n° 584). Dans les maladies accompagnées de fièvre, l'urine est peu abondante, très colorée, et il s'y forme un dépôt, mais seulement par le refroidissement. Un dépôt semblable se fait aussi dans l'urine des personnes qui transpirent beaucoup, qui ont fatigué à l'excès.

Il arrive, très souvent, pendant la purgation, que les urines sont très chargées de matières qui se déposent par le refroidissement. C'est que le purgatif ne produit pas seulement son effet par les intestins ; il fait aussi sortir, par les voies urinaires, une portion des matières nuisibles à l'économie. Quelquefois, dans ce cas, le passage de l'urine cause une douleur qu'il est facile de calmer, en buvant quelques verres d'une tisane indiquée au n° 556. Cette purgation par les urines n'a pas toujours lieu, parce qu'il n'existe pas toujours des matières susceptibles de suivre cette voie. Voyez les n°ˢ 38 et 312.

Rétention d'urine. — Voyez le n° 490.

Utérus. — C'est le nom scientifique de la matrice. Voyez le n° 394.

569. URTICAIRE. — C'est une affection de la peau toute particulière : tout à coup, sur une partie plus ou moins étendue de la peau, une démangeaison se fait sentir ; on frotte ou on gratte, et, tout de suite, on voit survenir des élevures, des plaques presque dures et blanchâtres, dans lesquelles la démangeaison se fixe, pénible et désagréable comme celle qui suit la piqûre de cousins, la morsure des punaises ou l'effet des *orties*, d'où le nom d'urticaire. Plus on gratte, plus la démangeaison s'étend et devient pénible et douloureuse. Si on laisse la peau tranquille, si on cesse de frotter ou de gratter, tout se calme peu à peu, et la peau finit par redevenir naturelle. Quelquefois, plusieurs crises de démangeaison se produisent dans la même journée, soit à la même place, soit sur des parties différentes, et cela se répète pendant un certain nombre de jours. Certaines personnes très sensibles à l'urticaire sont reprises plusieurs fois dans la même année.

Lorsque l'éruption ortiée se fait brusquement, et occupe une grande partie de la peau, elle est accompagnée de fièvre : c'est ce qu'on nomme la fièvre ortiée.

Chez un bon nombre de personnes sujettes à l'urticaire, l'accident est déterminé par la digestion de certains aliments, tels que charcuterie, écrevisses, homards, crevettes, moules, viandes salées, poissons de mer. Ceux qui ont reconnu ce genre de cause de leur mal n'ont qu'à s'abstenir pour ne pas en souffrir.

L'accès d'urticaire ordinaire, même lorsqu'il est

très fort, ne présente aucun danger; il se dissiperait de soi-même et sans aucun remède; mais, on fera bien d'essayer les moyens indiqués au n° 235, pour adopter celui qui soulagera le plus.

Quant à la guérison radicale de la disposition aux accès d'urticaire, elle est fort difficile à obtenir, et le meilleur moyen consiste à conserver la santé générale dans le meilleur état possible, ou à la rétablir.

Dans l'empoisonnement par les moules (n° 412) et dans beaucoup d'autres cas où l'estomac est fortement troublé par quelques substances antipathiques, il se produit, entre autres symptômes possibles, un fort accès d'urticaire, qui dure quelques heures et ne se reproduit généralement pas. Dans ces circonstances, si on remarque que la bouche est mauvaise et la langue chargée, il est bon de prendre, tout de suite, un vomitif à l'ipécacuanha. Voyez le n° 595.

570. VACCINE. — Il se produit, quelquefois, sur le pis des vaches laitières, une éruption de boutons renfermant du pus. Lorsque les personnes chargées de traire les vaches ainsi malades ont, aux mains, des crevasses ou des écorchures, il arrive que la maladie se gagne et que des pustules semblables à celles des vaches se développent sur les mains des trayeuses. Le docteur Jenner, un des plus illustres médecins de l'Angleterre, ayant remarqué que cette maladie n'atteignait jamais deux fois la même vache ou la même personne; ayant encore reconnu que la petite vérole n'attaquait jamais les femmes qui avaient eu cette maladie gagnée des vaches; ayant enfin observé que la pustule en question avait une grande ressemblance avec les pustules de la petite vérole, Jenner eut l'idée d'inoculer la maladie des vaches, qui n'était pas grave et se guérissait d'elle-même en peu de jours, afin de voir si les personnes inoculées ne seraient pas préservées de la variole. Les faits répondirent à son attente, et c'est ainsi que la *vaccine* fut découverte. Le mot vaccine rappelle que c'est la vache qui a été le point de départ de cette merveilleuse découverte, à laquelle des millions de personnes doivent la conservation de leur existence. La pratique de la vaccine est aujourd'hui si simple et si sûre que personne ne doit plus hésiter à y avoir recours.

Le moment où l'on doit pratiquer la vaccination, chez les enfants, est vers trois mois, parce que, dans les premiers moments de la vie, les enfants ne gagnent pas souvent la variole, et que l'opération, si légère qu'elle soit, pourrait être difficile à supporter pour des enfants naissants. Mais, s'il règne une épidémie de variole, il ne faut pas craindre de les vacciner vers l'âge de quinze jours. Il faut également, pour que la vaccine réussisse bien, que les enfants soient en bonne santé; dans le cas de maladie, elle prend moins bien et fait courir quelques risques. On peut vacciner en toutes saisons, mais le printemps et l'automne sont les deux saisons les plus favorables, parce que la chaleur fait développer les boutons de vaccine trop vite et le froid trop lentement. S'il survient une épidémie de petite vérole, il faut vacciner tous les enfants au plus tôt, pour ne pas les exposer à gagner la maladie et les laisser mourir, aveugler ou défigurer.

On a reconnu que, chez certains individus, la propriété préservative de la vaccine se perd après quinze ou vingt ans. Tout le monde ferait bien, d'après cela, de se faire *revacciner* tous les quinze ou vingt ans. Si le vaccin prend, c'est que la variole elle-même aurait pu prendre; s'il ne prend pas, c'est qu'on est encore préservé. C'est surtout en temps d'épidémie de variole que cette recommandation devient importante.

Il ne faut pas admettre les reproches que des personnes ignorantes font à la vaccine; lorsqu'elle est pratiquée par un médecin attentif, avec du vaccin choisi, elle n'a aucun inconvénient et ses avantages sont évidents et nombreux. En effet:

Elle diminue, dans une proportion très notable, *le* nombre des aveugles et des sourds;

Elle n'affaiblit ni la santé ni la constitution;

Elle n'a pas augmenté la gravité ou la fréquence de
a fièvre typhoïde ;

Elle n'est pour rien dans la fréquence de la phtisie ;

Elle ne transmet ni la scrofule ni les dartres.

Il faut vacciner tout le monde le plus tôt possible,
s'il règne une épidémie de variole, car il n'y a pas
d'âge qui préserve de cette maladie.

L'action préservatrice du vaccin s'affaiblit avec le
temps, et il est sage de revacciner tous les dix ans.

Lorsque, par une grande exception, la variole se
déclare chez une personne qui a été vaccinée depuis
moins de dix ou quinze ans, la maladie ne fait pas
mourir, et ses boutons ne laissent pas de cicatrices.

On peut vacciner et revacciner à tous les âges, dans
toutes les saisons, pendant la grossesse, pendant
l'allaitement, pendant la dentition.

On n'affaiblit pas le pouvoir préservatif de la vaccine en prenant du vaccin.

Le vaccin animal n'est pas plus efficace que le vaccin humain bien choisi.

Les seuls soins que réclame la vaccine consistent
à éviter tout refroidissement, pendant une quinzaine
de jours. Voyez le n° 278.

Vaisseaux. — On appelle vaisseaux les tuyaux de
toute grosseur dans lesquels circulent les différents
liquides de l'économie. Les *artères*, les *capillaires* et
les *veines* servent à la circulation du sang. Les vaisseaux *lymphatiques* charrient la lymphe. Les vaisseaux
biliaires, répandus dans toute la masse du foie, servent à conduire la bile dans l'intestin. Les *bronches*
sont de véritables vaisseaux par lesquels l'air pénètre jusqu'au fond des poumons, pour la respiration
Voyez tous ces mots.

Vaisseaux capillaires. — Voyez le n° 156.

Vaisseaux lymphatiques. — Ce sont des vaisseaux extrêmement petits et fort difficiles à voir. Ils

servent à la circulation de la *lymphe* (voyez le n° 378)
qu'ils apportent de toutes les parties du corps, pour
la verser dans une grosse veine, au moment où le
sang va pénétrer dans le cœur. Les vaisseaux lymphatiques passent dans les glangions lymphatiques.
Voyez le n° 295.

Valériane. — La racine de cette plante est très
utile dans les maladies nerveuses, principalement
chez les femmes. Elle possède une odeur particulière
qui cause, tout d'abord, une impression très désagréable, mais à laquelle on s'habitue très vite. Voyez le
n° 555.

Vals (Eau de). — Voyez le n° 141.

Vapeur (Bains de). — Voyez le n° 133.

Vapeurs. — Voyez *Maux de nerfs*, n° 400.

571. VARICES. — A cause de la hauteur du corps,
le sang qui circule dans les veines des jambes
exerce une assez forte pression, à l'intérieur de ces
vaisseaux. Lorsque leurs parois sont trop faibles, ces
veines ne résistent pas à la pression intérieure ; elles
se laissent distendre ; elles deviennent plus grosses et
le sang s'y trouve en plus grande quantité qu'il ne
faudrait. Ce sont les veines ainsi distendues que l'on
nomme *Varices*.

Les veines des jambes peuvent se dilater et devenir *variqueuses*, sans que l'état du sang soit mauvais
d'une manière apparente ; mais, lorsqu'une personne
qui a des varices cesse de se bien porter, il y a tout
lieu de craindre que le mauvais sang se fixe aux
jambes et y détermine des dartres et des *ulcères variqueux*, qui font beaucoup souffrir et ne guérissent
que très difficilement. L'humeur qui sort par les ulcères variqueux est très âcre, quoique peu abondante,
et les souffrances qu'elle occasionne ne sont pas en
rapport avec la petite quantité de matière rendue par
la plaie.

Le meilleur moyen d'empêcher les varices de s'ulcérer, c'est de conserver toujours le sang en bon état, en se purgeant, selon nos principes, chaque fois que quelque signe indique l'utilité de le faire. Un second moyen, qui a aussi une grande importance, c'est d'avoir toujours un *bas élastique*, lorsqu'on doit rester long-temps debout, ou lorsqu'on se fatigue beaucoup. On fabrique, maintenant, des bas élastiques en *caoutchouc vulcanisé* qui ne laissent rien à désirer. Voir n° 639.

On doit porter ces bas comme préservatifs, et non comme remède, pour guérir. Leur action consiste à comprimer légèrement et uniformément, ce qui empêche les varices de se dilater à l'excès. Lorsque les jambes variqueuses sont gonflées et enflammées, par suite de quelque accident ou de fatigue excessive, les bas ne peuvent pas être supportés, et il faut absolument que les malades se reposent, pendant quelques jours, la jambe malade étant tenue très élevée et la partie douloureuse étant constamment recouverte d'un cataplasme émollient au pavot. Voyez le n° 159.

Quand, à force de se négliger, on a laissé se former une plaie, le repos ne suffit plus, et il faut se traiter par la purgation, jusqu'à ce que la plaie soit cicatrisée : c'est alors que le bas élastique redevient utile, pour empêcher une nouvelle rechute.

Pour le pansement des plaies variqueuses, voyez les n°s 458 et 616.

572. VARIOLE. — La variole est une maladie aiguë, et son traitement est parfois des plus difficiles à conduire, même par le médecin qui voit le malade. Pour ces raisons, nous ne devons pas essayer d'en indiquer le traitement ordinaire ; mais, nous voulons faire connaître quelques particularités essentielles dont il est bon que tout le monde soit prévenu.

Au début de l'éruption, les malades ne doivent pas quitter le lit ; mais, ils ne doivent être couverts que modérément, de manière à ne pas souffrir de la chaleur causée par les couvertures. L'air de la chambre doit être assez souvent renouvelé pour qu'une personne venant du dehors ne sente pas *l'odeur de malade*. On favorise l'éruption par des boissons chaudes, aromatiques, et non par la chaleur du feu.

On peut empêcher l'éruption de se faire au visage. On y parvient, en enduisant toute la peau du visage, front, paupières, jusqu'au bord des cils ; nez, jusqu'au bord des narines, avec une couche mince de l'onguent n° 458. Lorsque l'onguent est appliqué, et pendant que le malade tient les yeux fermés, on répand dessus de la fécule de pommes de terre ou de l'amidon en poudre, en appuyant avec les doigts pour faire adhérer le plus possible de cette poudre. Si, par suite des mouvements désordonnés du malade, une partie de ce *masque* se défait, on le raccommode, de manière à le maintenir jusqu'à ce que la suppuration soit terminée. C'est ainsi que, sans nuire à la bonne marche de la maladie, on préserve les malades de ces marques qui les défigurent quelquefois d'une manière si regrettable, surtout chez la femme. Il faut appliquer ce masque au début même de l'éruption. On fera l'onguent tout exprès, si on n'en est pas pourvu. Ajoutons que tout autre moyen d'empêcher l'air et la lumière d'agir sur la peau sera également efficace.

S'il se développe des pustules sur le bord ou à l'intérieur des paupières, le malade peut en perdre la *vue*. Pour le préserver de ce grave danger, il faut, avec patience et adresse, ouvrir toutes ces pustules avant la formation du pus, à l'aide d'un instrument approprié (aiguille, pointe d'un bon canif), et en cautériser le fond avec la pointe d'un crayon de nitrate d'argent, ou, à son défaut, avec de la *teinture d'iode*, appliquée au moyen d'un très petit pinceau. On lave ensuite les yeux avec de l'eau de guimauve tiède. Avons-nous besoin d'expliquer que ce pansement délicat serait beaucoup mieux fait par un médecin ?

Dès que les pustules développées sur tout le reste du corps sont remplies de pus, il faut les ouvrir une à une, avec une pointe d'aiguille ou de canif, et ensuite les laver avec de l'eau de goudron tiède, ou mieux encore, avec du coaltar saponiné (n° 616), ou avec de l'eau phénique au millième (n° 92), cela soulage beaucoup le malade. Ces lotions doivent être répétées plusieurs fois par jour. C'est aussi le cas d'employer la poudre phénique (voir n° 278).

N'oubliez pas que cette affreuse maladie n'existerait plus, si la pratique de la vaccine et des revaccinations était suivie partout. Relisez l'article *Vaccine*, n° 570 et le n° 616.

573. VASES DE CUISINE. — Les vases de cuisine en cuivre ou en fer étamés contiennent toujours du *plomb*, métal *vénéneux* qui se laisse attaquer par les acides et les sels contenus dans les aliments, et est absorbé peu à peu, au détriment de la santé. Les personnes pauvres, qui ne peuvent se donner une bonne nourriture et qui, à cause de cela, voient leur sang s'appauvrir, ces personnes devraient renoncer tout à fait à ces ustensiles plombifères, qui aggravent leur mauvaise condition de santé, et les remplacer par des vases en *fonte de fer non étamés*, qui ont des propriétés tout à fait opposées. En effet, lorsque des aliments séjournent dans un vase de fonte *non étamé*, comme on les faisait autrefois, ils prennent un goût *de fer* et une coloration un peu foncée : or, le fer est précieux pour les personnes dont le sang s'appauvrit, n'importe par quelle cause, et ce goût de fer n'est pas désagréable, surtout lorsqu'on sait qu'il est bienfaisant. Il y aurait donc grand avantage à échanger les vases étamés contre des vases en fonte brute et non émaillée. Voyez *Plomb*, n° 462, et *Fer*, n° 275.

574. VEINES. — Les veines sont les vaisseaux qui rapportent le sang de toutes les parties du corps vers le cœur. Les veines peuvent être comparées à des *rivières*. Celles-ci commencent par des rigoles, qui se réunissent pour former de petits ruisseaux, lesquels, en se réunissant aussi, font des ruisseaux plus grands. Toutes les veines du corps arrivent ainsi, en se rapprochant du cœur, à ne former que deux gros troncs qui versent le sang dans la partie du cœur avec laquelle ils correspondent. Dans les veines, le sang marche *vers le cœur*; il est d'une couleur bleu foncée, presque noire, et passe au rouge par le contact de l'air. Le commencement des veines se confond avec les vaisseaux capillaires. Lisez les articles *Artères*, n° 120 ; *Circulation*, n° 191 ; *Cœur*, n° 193 et *Vaisseaux capillaires*, n° 156.

Ventilation. — Voyez le n° 95.

575. VENTOUSES. — Beaucoup de médecins prescrivent des ventouses, et on nous saura gré des explications que nous allons donner à ce sujet.

Il y a deux sortes de ventouses : les ventouses sèches, dont tout le monde peut faire l'application, et les ventouses *scarifiées*, qui doivent être appliquées par le médecin lui-même. Nous n'avons donc pas à parler de ces dernières.

Prenez un verre de moyenne grandeur; placez au fond de ce verre un morceau de papier grand comme le creux de la main, froissé et un peu roulé en forme de boulette ; allumez ce papier et, lorsqu'il est bien enflammé, appliquez vivement le verre sur la peau d'une partie charnue, en appuyant un peu, de manière que l'air ne puisse pas y entrer. Le papier s'éteint à l'instant, et bientôt on voit la peau se soulever et former une saillie dans le verre. C'est là ce qu'on appelle *ventouse sèche*. On fabrique, spécialement pour cet usage, de petits vases en verre qui sont plus commodes qu'un verre à boire, mais on ne peut pas toujours se les procurer, et il est bon d'apprendre à se servir de verres ou de petites tasses à bords réguliers, qu'on trouve partout.

Lorsque la ventouse a fonctionné pendant quelques minutes, on la détache, en soulevant le verre par un bord ; on y place un nouveau papier allumé, et on l'applique tout près du premier endroit ventousé. On con-

tinue ainsi, jusqu'à ce qu'on ait mis le nombre de ventouses indiqué par le médecin. Pour aller plus vite, on
peut en mettre plusieurs à la fois, et on peut en mettre plusieurs fois sur le même point.

L'effet des ventouses sèches consiste à faire gonfler
la peau, en y attirant le sang des parties profondes, ce
qui a quelquefois pour résultat de faire cesser très vite
des douleurs rhumatismales ou névralgiques. Il ne faut
pas craindre d'employer ce moyen ; car, il est inoffensif,
et quand il ne soulage pas, il ne fait pas de mal. On
peut mettre des ventouses sur toutes les parties du
corps ; mais, elles ne prennent qu'aux places où tout
le pourtour du verre peut s'appliquer exactement.

Est-il nécessaire d'ajouter que ce remède ne guérit
pas radicalement, et que la disposition du sang qui a
permis à la douleur de naître une première fois subsistant
toujours, le mal soulagé par les ventouses pourra reparaître, à la même place ou dans un autre endroit ?
Dans ce cas, on pourra revenir à l'emploi des ventouses ;
mais, on aurait tort de ne pas suivre le traitement purgatif et fortifiant, qui empêchera les récidives, en remettant la santé générale dans un état parfait.

Ventre. — Voyez le mot *Abdomen*.

576. VENTS, gaz, borborygmes. — En mangeant,
en buvant et en avalant la salive, nous introduisons
toujours une certaine quantité d'air dans notre estomac ; cet air est utile dans le travail de la digestion,
et il est nécessaire que les intestins en renferment aussi
bien que l'estomac. Mais, il peut arriver que le tube
digestif renferme de l'air en quantité trop grande ; il
peut même s'y produire des gaz de plusieurs sortes,
soit par la fermentation de certains aliments, soit par
la décomposition de certaines substances, soit par l'effet d'une perturbation nerveuse, chez des personnes
très impressionnables. Quelle qu'en soit l'origine, ces
gaz distendent l'estomac et les intestins, ce qui est
déjà une cause de malaises ; à leur tour, ces organes
devenus plus volumineux, exercent une pression inté-

rieure sur les parois du ventre, ce qui les distend aussi, et augmente encore le malaise primitif.

Les indispositions causées par les vents sont insignifiantes ou plus ou moins pénibles, selon la sensibilité des personnes et selon la quantité des gaz retenus.

Le plus souvent, les gaz s'accumulent dans les intestins parce que ceux-ci n'ont plus leur tonicité naturelle ; ils se laissent distendre, parce qu'ils n'ont pas la force de se resserrer, pour forcer les vents à sortir, soit par en haut, soit par en bas.

La première chose à faire, pour faire cesser les malaises causés par les vents, consiste donc à stimuler, à réveiller l'estomac et les intestins, pour leur rendre, passagèrement, la force nécessaire. Le plus souvent, on obtient ce résultat en prenant une ou plusieurs tasses d'infusion très chaude d'anis ou de camomille, de menthe ou de quelque autre substance très aromatique ; en tenant appliqué, sur la région de l'estomac, des linges bien chauds ; en faisant, sur le ventre, des frictions sèches avec de la flanelle.

Plus tard, si l'on veut se préserver du retour fréquent de tous ces malaises, il faut tâcher d'en supprimer la cause.

Cette cause est-elle la fermentation de certains aliments végétaux, tels que : légumes farineux, choux, pommes de terre, il faut écarter ce genre d'aliments et prendre, de préférence, des viandes rôties ou grillées, un peu épicées ; du vin rouge, du thé, du café noir, et quitter la table ayant encore faim.

Ces gaz, odorants ou sans odeurs, sont-ils le résultat de certaines décompositions chimiques, il faut employer la médication purgative, pour débarrasser la cavité digestive des matières susceptibles de se décomposer et en même temps, prendre le vin amer indiqué au n° 587.

Si les gaz se produisent chez une personne très nerveuse et sous l'influence de causes morales, il faut voir les explications données aux articles 400 et 417.

Le bismuth, la magnésie calcinée, le charbon de

Belloc, sont fréquemment employés, avec avantage, pour soulager les personnes tourmentées par les vents. Nous engageons ces personnes à employer la magnésie et le bismuth de Mentel (n° 605).

Lisez l'article *intestins*, n° 345 pour voir comment se produisent les bruits intestinaux.

Dans certaines maladies très graves, comme la fièvre typhoïde, par exemple, il se produit, parfois, une accumulation de gaz dangereuse ; le ventre est gonflé comme un tambour, ce qui a fait donner à ce symptôme le nom de *Tympanite*. Comme il s'agit là d'affections aiguës, c'est au médecin traitant à chercher les moyens qui conviennent.

577. VERMIFUGES. — Les remèdes capables de chasser les vers qui vivent dans les intestins sont assez nombreux, mais, aucun de ces remèdes ne possède la propriété d'agir sur toutes les espèces de vers. Les remèdes du ténia ne font rien aux ascarides, et ceux qui tuent les ascarides n'empêchent pas le ver solitaire de vivre. Les vermifuges n'ont pas d'action sur les vers qui se développent en dehors des intestins. Voyez les articles *Ascarides vermiculaires*, n° 121, *Ver solitaire*, n° 578, *Vers intestinaux*, n° 581,

Les remèdes qui chassent le ver solitaire sont : le *Kousso*, la *racine de Grenadier ;* la *Fougère mâle ;* l'*Essence de térébenthine*, les graines de courge (potiron ou citrouille) ; l'*étain*. Ceux qui tuent les autres vers intestinaux sont : la *mousse de Corse ;* le *Semen contra ;* la *Santonine ;* le *Calomel ;* l'*Ail ;* l'*Absinthe ;* etc. De tous ces remèdes, la santonine est le plus facile à administrer et le plus efficace. Voir le n° 615.

578. VER SOLITAIRE. — Nous possédons plusieurs vers solitaires expulsés à l'aide seule de nos pilules. C'est donc par là qu'il faut commencer le traitement. Si les pilules paraissent insuffisantes pour chasser le ver en totalité, elles en feront du moins rendre des parties reconnaissables, qui donneront la certitude

que le ver existe bien réellement, et qu'on n'est pas
exposé à prendre un remède désagréable pour rien.

Voici un second moyen, qui n'est pas absolument
certain, mais qui offre assez de chances de réussite
pour qu'on doive l'essayer, avant de passer à la racine
de grenadier, parce qu'il est beaucoup plus doux : Un
soir, en soupant légèrement, on prend une dose de
pilules dont l'effet se produira vers le matin. Ce matin-là,
avant d'avoir pris aucun aliment, on absorbe, en une ou
deux fois, une émulsion préparée avec soixante grammes de semences de courges (potiron ou citrouille).
Ce remède est très facile à prendre et convient bien
aux enfants et aux personnes délicates. Pour préparer
soi-même cette émulsion, on peut procéder comme
cela est indiqué au n° 374, en employant de l'eau pure
au lieu d'eau de gomme. On peut aussi faire préparer ce remède par le pharmacien, la veille au soir.
Une heure ou deux après avoir pris l'émulsion, on
prend une nouvelle dose de pilules, en ayant soin de
manger très peu.

Si le ver n'a pas succombé à ce moyen, on se procurera 50 grammes *d'écorce sèche de racine de grenadier* (prix 1 franc). Un soir, on mettra cette écorce dans
un vase, avec deux verres d'eau ; la macération se fera
pendant la nuit, et, le matin, on fera bouillir pendant
quelques minutes ; on laissera refroidir la décoction,
et on la prendra en deux ou trois fois, à un quart
d'heure de distance. Le résultat sera plus assuré si
on a eu le soin de prendre des pilules la veille, au
dernier repas, parce que, l'intestin étant complètement vide, le ver sera forcément en contact avec le
remède. Deux heures après avoir pris la décoction de
grenadier, on pourra déjeuner et prendre encore une
dose de pilules.

On peut remplacer la racine de grenadier par
15 grammes de *Kousso* en poudre, infusé dans un
verre d'eau bouillante, pendant une demi-heure. Il
faut avaler tout le mélange, sans rien laisser. Le
Kousso granulé de Mentel est beaucoup plus facile à

prendre, et c'est même là le plus sûr des moyens de tuer le ver solitaire (Voir au n° 605).

Lorsqu'on rend le ver, il faut vérifier s'il est bien entier ; car, si la tête était restée, il pourrait se reproduire. La tête ressemble à un point noir à peine de la grosseur d'une tête d'épingle, terminant un cou long, semblable à un gros fils blanc.

579. *D'où vient le ver solitaire, et peut-on s'en préserver?*

Voici la réponse que l'on peut faire à ces questions :

Presque tous les chiens de bouchers et de bergers ont les intestins remplis de vers solitaires ; de temps en temps, ils en rendent des bouts plus ou moins longs; ces bouts de vers sont remplis d'œufs très petits et extrêmement nombreux, que le vent disperse sur l'herbe, lorsque le tissu du ver s'est désagrégé. Les moutons ou les bœufs qui mangent l'herbe, sur laquelle des œufs de ver se sont fixés comme de la poussière, introduisent ces œufs dans leurs intestins, où ils éclosent. Les petits animaux qui sortent de ces œufs ne restent pas dans l'intestin où ils viennent de naître ; ils traversent les parois de cet intestin, ce qu'ils font aisément, étant extrêmement petits; puis, continuant à s'avancer sans que rien les arrête, ils vont jusque dans le cerveau, dans le foie, dans les reins, dans les poumons, où ils trouvent des conditions d'existence qui leur conviennent. L'habitation qu'ils se fabriquent là est une vésicule de la forme et de la grosseur d'une semence de potiron, à laquelle les savants donnent le nom de *cysticerque*. Lorsqu'un boucher rencontre un foie de mouton farci de ces vésicules, ne pouvant le vendre, *il le jette aux chiens*, qui le mangent et introduisent, ainsi, dans leurs intestins, les petites bêtes qui vont s'y développer et former de nouveaux grands vers solitaires, qui recommenceront la série.

Si les choses se passaient toujours ainsi, entre chiens et moutons, l'espèce humaine n'aurait pas trop à s'en préoccuper; mais, voyez ce qui souvent doit arriver:

C'est dans le cerveau, dans le foie et dans les reins que se développent, le plus souvent, les petits êtres qui deviendront des vers solitaires, dans les intestins où le hasard les conduira plus tard. Or, la cervelle, le foie, les rognons, sont extrêmement tendres et faciles à manger, et il suffit, pour ainsi dire, de les présenter au feu pour les cuire à point. Il est, dès lors, facile de comprendre que, si quelques parties renfermant des cysticerques échappent à l'action de la chaleur, l'ennemi pénétrera vivant dans la place, et s'y comportera comme il l'aurait fait dans le corps du chien qui l'aurait mangé.

Mais, ce n'est pas seulement en mangeant de la cervelle, du foie ou du rognon insuffisamment cuits, que nous avalons le germe du ver solitaire ; il se trouve aussi de ces germes dans les cotelettes et dans les beafsteaks, et ceux qui mangent ces viandes saignantes, ou tout à fait crues, ont beaucoup de chance de tomber, un jour, sur un morceau contenant un germe, auquel ils vont donner l'hospitalité de leur intestin.

Les amateurs de viandes crues, même séchées et fumées, telles que jambon, bœuf salé, certains poissons, sont donc plus exposés à contracter le ver solitaire, et c'est ce que l'expérience confirme. En effet, les diverses espèces de vers solitaires n'ont jamais été aussi communes qu'elles le sont aujourd'hui, ce qui doit être attribué à l'usage de la viande crue, conseillé si souvent par les médecins.

On voit, d'après ces explications, que le moyen de se préserver du ver solitaire consiste à ne pas l'introduire soi-même dans son estomac, en mangeant de la viande trop peu cuite. Lisez l'article 357 et 585.

580. VERRUES, poireaux. — Pour faire disparaître une verrue, il suffit de la recouvrir d'un petit cataplasme fait avec un peu de farine de *blé* humectée avec du vinaigre *très fort*. Pour que ce cataplasme n'irrite pas la peau du voisinage, on recouvre d'abord la partie avec un morceau de sparadrap percé d'un petit trou pour le passage de la verrue. Quand le vinaigre n'est pas assez fort, on est obligé de renouveler cette application plusieurs fois. Ce pansement est également très efficace pour les cors aux pieds.

Les moyens violents, tels que l'*eau forte*, l'*acide sulfurique*, la *potasse*, le *feu*, agissent plus promptement; mais, ils sont dangereux, et, puisque le bon vinaigre suffit, il est prudent de se contenter de ce moyen. On doit aussi éviter de couper les verrues avec des rasoirs ou autres instruments tranchants, parce qu'on courrait risque de se blesser. Quant aux anciennes recettes, comme la rouelle de veau, la **ratelle**, elles ne font **absolument rien**. On se sert aussi, avec succès, du suc laiteux de certaines plantes, mais il n'est pas souvent facile de se procurer ces plantes, qui ne donnent leur suc que lorsqu'elles sont *sur pied*.

581. VERS INTESTINAUX. — Plusieurs espèces de vers habitent les intestins. Nous venons de parler du *ver solitaire*; au n° 121, il a été question des Ascarides *vermiculaires*, petits vers semblables à des bouts de fil blanc; il nous reste à parler des Ascarides *lombricoïdes*, ainsi nommés à cause de leur ressemblance avec les vers de terre. Cette espèce est de beaucoup la plus commune. On la rencontre, surtout, chez les enfants et chez les personnes jeunes dont la santé a été plus ou moins détériorée, par suite d'une alimentation mal choisie, de l'humidité, du froid, d'une habitation malsaine.

Beaucoup de personnes ont le corps rempli de vers sans éprouver aucun trouble dans leur santé; mais, le plus souvent, ces parasites (585) sont la cause de maux très variés, qui cessent dès qu'on a pu les expulser.

Habituellement, quelques jours de purgation, à l'aide de nos pilules, suffisent pour amener ce résultat et rétablir la santé, mais, cela ne suffit par toujours. On trouve, dans les pharmacies, des biscuits et des pastilles à la *santonine*, ainsi que le vermifuge Preud'homme, dont l'efficacité est très grande. On peut encore se servir de *semen-contra* en poudre, de deux à cinq grammes à la fois, selon l'âge, pendant plusieurs jours; d'ail pilé, et de bien d'autres remèdes vulgaires. 615

Nous recommandons aux personnes qui ont eu des vers de se bien vêtir; de ne pas dormir dans des lieux froids et humides; de se bien nourrir; de rechercher les aliments fortifiants et épicés, les fruits, les sucreries et les douceurs étant favorables à la production des vers; et, surtout, de ne pas boire de l'eau puisée dans une mare ou dans un fossé marécageux sans que cette eau été ait filtrée ou chauffée jusqu'à l'ébullition. Voyez l'article *Eau potable*, n° 253.

On fera toujours très bien de se purger, pendant quelques jours de suite, plusieurs fois par an.

582. VERTIGES, Étourdissements, Éblouissements. — Si ces troubles nerveux se produisent chez une personne d'un certain âge, forte, rouge, mangeant bien, ils peuvent être considérés comme des menaces de congestion au cerveau. Voyez ce mot, n° 202.

S'ils se produisent chez une personne faible ou affaiblie, pâle, mangeant peu ou mal nourrie, quel que soit l'âge, il y a lieu de les considérer comme des signes de faiblesse. Dans ce cas, il faut un bon régime, aidé d'une purgation douce et régulière. Voyez les n°s 111 et 534.

Verveine. — Dans les vieux livres, cette plante est présentée comme jouissant de propriétés variées et surprenantes. Aujourd'hui, on sait que ces propriétés sont nulles, et que les bons effets que la verveine semble produire, en effet, sont dus au vinaigre, au poivre ou à d'autres substances *révulsives* que l'on est dans l'usage d'y ajouter.

583. VÉSICATOIRES. — Les vésicatoires ne sont pas sans analogie avec la médication purgative; on pourrait les appeler les *purgatifs cutanés*. Ils sont employés avec avantage, dans certaines maladies aiguës, sous la forme de *vésicatoire volant*, et dans certaines maladies chroniques, sous la forme de *vésicatoire à demeure*. L'emploi méthodique de la purgation nous a permis, depuis longtemps, d'abandonner presque entièrement l'usage de ces remèdes utiles, mais fort pénibles et fort désagréables. Cependant, nous donnerons ici quelques indications sur la manière de les appliquer, et de les panser, dans l'intérêt des personnes qui ont des raisons pour s'en servir, de préférence aux purgatifs.

Il y a deux sortes de vésicatoires : le vésicatoire *volant* et le vésicatoire *à demeure*. Ce qui les distingue, c'est que le pansement du vésicatoire volant a pour but de le faire guérir *tout de suite*, sans lui laisser le temps de suppurer ; tandis que, pour l'autre, on cherche à entretenir la suppuration. Lorsqu'on pose un vésicatoire, qu'il soit volant ou à demeure, on met l'emplâtre sur la place indiquée, après avoir bien lavé la peau avec de l'eau-de-vie ou du vinaigre. Environ dix heures après, on regarde, *avec précaution*, si l'ampoule est faite ; dans ce cas, on retire l'emplâtre, et on perce les cloches avec une épingle, *en se gardant bien d'enlever la peau*. Habituellement, on enlève cette peau, et on recouvre la surface vive d'un papier brouillard enduit de beurre ou de cérat. Mais, cette manière de faire n'est pas bonne ; elle fait éprouver au patient des souffrances inutiles. Pour nous, voici comment nous faisons procéder.

Pendant les premières vingt-quatre heures, le meilleur pansement consiste à recouvrir le vésicatoire d'un cataplasme émollient (n° 158), renouvelé toutes les six heures. Sous ce cataplasme, l'écoulement du liquide est bien plus considérable que sous le papier cératé, et la douleur cesse complètement.

Après les premières vingt-quatre heures, la marche à suivre diffère, selon qu'il s'agit d'un vésicatoire *volant*, ou d'un vésicatoire à demeure ou *permanent*. Pour le vésicatoire volant, le but à atteindre est de guérir la plaie le plus vite possible. On y parvient en la couvrant de compresses de vieux linge bien en duites de cérat (n° 171), renouvelées soir et matin, jusqu'à la guérison, qui a lieu en peu de jours.

Pour le vésicatoire permanent, il faut, au contraire, empêcher la plaie de se cicatriser, y faire naître la suppuration et l'entretenir. Pour cela, on enlève la peau morte, ce qui n'est plus douloureux, et on fait le pansement en couvrant la plaie avec un morceau de *papier épispastique* d'Albespeyres, ou de taffetas rafraîchissant de Le Perdriel, qu'on maintient à l'aide d'une compresse, fixée elle-même au moyen d'une bande. Au bout de deux ou trois jours, la suppuration commence, et on l'entretient, plus ou moins active, en mettant le papier plus ou moins grand, ou bien en changeant le n° du papier. (Il y en a de trois degrés différents de force). Lisez l'article 620.

Si la plaie venait à s'enflammer et à suppurer difficilement, on mettrait un cataplasme émollient, pendant un jour ou deux.

Lorsqu'il s'agit de supprimer un vésicatoire qui a suppuré pendant un certain temps, il faut procéder comme pour la suppression des cautères. Voyez n° 170.

584. VESSIE. — Au n° 486, vous avez vu que les reins sont occupés, sans interruption, à séparer du sang qui les traverse, de l'eau contenant en dissolution un grand nombre de substances solubles. C'est le moyen que le Créateur a imaginé pour porter, au dehors, des sels et autres produits solubles dont le sang ne peut pas demeurer encombré. Si ce liquide, qui est l'urine, avait dû sortir du corps à mesure de sa production, sans interruption, cela eût été la cause d'une gêne bien facile à comprendre. C'est pour nous épargner ce grave ennui que la vessie a été créée.

La vessie, placée dans le bas-ventre, est un réservoir assez grand pour recevoir et emmagasiner la quantité de liquide que les reins peuvent produire dans l'espace de plusieurs heures. Les reins étant situés à une assez grande distance de la vessie, ces deux organes ont été réunis par un long tuyau appelé *uretère*, mot qui signifie conducteur de l'urine ; il y a deux uretères, un pour chaque rein, qui apportent l'urine dans la vessie.

La vessie est sujette à de nombreuses maladies dont les plus fréquentes sont : l'inflammation aiguë ou cystite ; l'inflammation chronique, ou catarrhe ; la rétention d'urine (n° 490) ; l'incontinence d'urine (n° 336) ; la pierre (n° 451) ; l'irritation de la vessie, ou simple échauffement des urines ; la paralysie ; le pissement de sang (n° 455).

Dans toutes les maladies de la vessie, l'emploi des perles d'essence de térébenthine est avantageux, ainsi que celui des capsules et de l'eau de goudron.

Catarrhe aigu de la vessie. — L'inflammation de la vessie s'appelle *Cystite*. On l'appelle aussi catarrhe aigu de la vessie. Le malade souffre beaucoup, dans le bas-ventre ; il urine fréquemment, avec douleur, et son urine renferme des glaires ; il est altéré et la fièvre est forte. Le malade qui souffre ainsi a besoin d'être dirigé par un médecin. S'il est *impossible* d'en avoir un, en attendant, le malade boira de la tisane rafraîchissante de graine de lin, de laitue ou de guimauve ; il jeûnera ou ne prendra que des potages au *lait ;* évitant le sel et les épices. Il prendra, chaque jour, deux ou trois lavements d'eau de mauve ou de graine de lin. Le bas-ventre sera constamment recouvert de grands cataplasmes au pavot (n° 159). Si cela est possible, il prendra des bains prolongés, pas trop chauds. Ce régime très rafraîchissant sera continué, malgré la faiblesse du malade, jusqu'à ce qu'il n'y ait plus du tout de fièvre, que l'urine sorte sans douleur. Alors, on augmentera la nourriture, mais en évitant tout ce qui échauffe. Le laitage, les aliments maigres, les viandes blanches, le poisson, formeront la nourriture, pendant plusieurs semaines.

Si le traitement a été bien suivi, le malade guérit

complètement ; mais, s'il y a eu des écarts, si on a repris trop tôt la nourriture fortifiante, le malade n'a plus de fièvre, il a assez bon appétit, mais il continue à rendre des glaires dans l'urine ; il ressent encore une douleur sourde dans la vessie. C'est que l'inflammation a passé à l'état de *catarrhe chronique de la vessie*. Alors, on en vient au traitement purgatif, qu'il faut suivre en n'exagérant pas la bonne alimentation. On complète ce traitement en buvant beaucoup d'eau de goudron (n° 250), ou une forte infusion de bourgeons de sapin, contenant trois ou quatre grammes de bicarbonate de soude par litre (n° 141). Les perles d'essence de térébenthine peuvent remplacer le goudron. On continue ainsi, jusqu'à ce que la santé soit parfaite, qu'il n'y ait plus de douleur dans le bas-ventre ni de glaires dans l'urine. Voir les n°s 601 et 603.

Le catarrhe chronique de la vessie peut s'établir lentement et sans être précédé par le catarrhe aigu.

585. VIANDES NON CUITES. — Beaucoup de personnes ont l'habitude de manger certaines viandes tout à fait crues (viandes salées, jambon) ; ou très peu cuites (cervelle, foie, rognons). Il est bon qu'on soit averti que cette pratique n'est pas toujours sans danger. En effet, lorsque les germes de certains vers, tels que les *trichines*, les vers *solitaires*, se trouvent dans ces viandes, ils pénètrent dans l'estomac et dans les intestins, où ils se développent avec toutes leurs conséquences. Si ces germes avaient été tués par une cuisson suffisante, on aurait pu les ingérer sans aucun danger. Tous les chiens des bouchers ont le corps rempli de vers solitaires, précisément parce qu'on leur donne à manger le foie et les poumons des moutons rendus malades par la présence de ces germes. Voyez les n°s 562 et 578.

586. VIANDE CRUE. — Il y a pourtant des circonstances dans lesquelles on recommande, avec raison, l'usage de la viande crue. Dans ces cas, on évitera l'inconvénient qui vient d'être signalé, en n'employant que la chair d'animaux parfaitement sains, ce que les bouchers savent bien reconnaître. On ne doit manger crue que la chair musculaire de bœuf. ou de veau. (La chair de veau ne renferme presque jamais de parasites.) L'usage de la viande crue est si éloigné des habitudes, que beaucoup de personnes ne s'y soumettent qu'avec une répugnance insurmontable. Un bon moyen de triompher de cette difficulté consiste à faire hacher la viande très menu, par le boucher lui-même, et à la mettre dans du bouillon chaud, pour la prendre en guise de potage. Pour que la viande crue produise des effets appréciables, il faut qu'elle soit employée avec régularité et en quantité assez grande ; ce n'est pas trop de 200 grammes par jour, pour un adulte. Le veau cru, bien haché et pilé, convient beaucoup aux enfants jeunes qui ont souffert en nourrice, qui ont le ventre gros et une diarrhée continuelle. Voir *Parasites*, n° 442.

Vichy (Eau de). — Voyez le n° 252.

Vigne.—A cause d'un peu de tannin qu'elles renferment, les feuilles de vigne servent à faire une tisane fortifiante, utile aux personnes qui ont l'estomac et les intestins faibles.

La sève qui s'écoule des sarments de la vigne, au moment où l'on vient de les tailler, est employée comme collyre, pour fortifier les yeux qui rougissent facilement.

587. VIN AMER. — Nous donnons, ici, deux formules pour la préparation du vin amer, que nous conseillons souvent. On peut, indifféremment et à volonté, employer l'une ou l'autre de ces formules.

Prenez : Marrube sec (*Marubium vulgare*, L.)   50 gr. (50 cent.)
Vin blanc ordinaire . . . .   1 litre.

Mettez la plante dans le vin ; laisser macérer à froid,

pendant deux ou trois jours ; passez au travers d'un linge, et remettez en bouteille.

Ou bien,

Prenez : Racine de gentiane. . . . .   10 gr. (25 cent.).
          Feuille de sauge . . . . . .   15 gr. (25 cent.)
          Vin blanc ordinaire. . . . .   1 litre.

Écrasez la gentiane à l'aide d'un marteau ; introduisez-la, avec la sauge, dans le vin ; laissez macérer pendant deux ou trois jours ; filtrez et remettez en bouteille. On fera bien de préparer, à la fois, plusieurs litres de ce vin, qui se conserve bien, quand les bouteilles sont pleines et bien bouchées.

Doses. — Ce vin n'étant pas un remède *énergique*, on le prend par *verre* ou par *demi-verre*, le matin à *jeun*, une heure ou deux avant chaque repas, et le soir en se couchant. Les personnes très délicates peuvent se contenter d'un quart de verre chaque fois ; mais, en général, il ne faut pas craindre d'en consommer *un litre en trois ou quatre jours.*

Si l'on est altéré au moment de le prendre, on peut l'allonger, en y mettant de l'eau ; ou, mieux encore, de l'eau de Seltz, autant qu'il en faut pour étancher la soif.

Propriétés. — Grâce aux principes amers et aromatiques qu'il renferme dans de bonnes proportions, le *vin amer* peut être employé, avec avantage, dans plusieurs cas que nous allons indiquer ; mais, à la condition qu'il n'y ait pas de *fièvre.*

1° *Appétit.* — Lorsqu'on ne verra pas l'appétit augmenter après avoir pris quelques doses de pilules, et, à plus forte raison, si on le voit diminuer, on fera bien de prendre du vin amer, tout en continuant la purgation. On prendra jusqu'à cinq ou six quarts de verre dans les vingt-quatre heures.

Une heure avant le repas est le moment le plus convenable pour le prendre. Une fois que l'appétit est rétabli, il est permis de supprimer l'emploi du vin amer ,

38

auquel on revient plus tard, si l'appétit redevient faible ou capricieux.

Si la personne qui manque d'appétit a la bouche pâteuse, amère, et la langue chargée, il faut faire ce qui est indiqué au n° 258, et ne prendre le vin amer que lorsque la langue est devenue propre.

Si la perte de l'appétit se produit chez une personne ayant de la fièvre, il faut agir suivant l'article 277.

2° *Bile, Engorgement interne, Teint jaune et maladif.* — Lorsqu'on suit le traitement purgatif pour une affection bilieuse, comme la jaunisse ; ou pour quelque engorgement chronique du foie ou d'un autre organe abdominal, sans qu'il y ait de fièvre, le vin amer est un bon moyen d'accélérer la guérison. On le prend pur ou coupé, suivant la soif.

3° *Règles.* — Le vin amer est très utile aux femmes dont les règles sont mal établies ou dérangées. Dans ce cas, on en prend un grand verre à la fois, soir et matin seulement. Si ces mêmes personnes éprouvent aussi des faiblesses ou des tiraillements d'estomac, avec des pertes blanches, nous conseillons de prendre, en outre, du vin cordial dans l'intervalle des repas, en sorte que leur traitement se compose de trois choses: *pilules* à doses modérées, *vin amer* matin et soir; *vin cordial* entre les repas. Voyez le n° 485.

4° *Poumons.* — Enfin, toutes les fois qu'on se traite pour des affections chroniques des poumons, telles que *vieux rhume, catarrhe, asthme humide*, nous recommandons le vin amer, comme la meilleure tisane qui puisse être employée concurremment avec les pilules.

On prend, dans ce cas, un grand verre, le matin en s'éveillant, pour aider les poumons à se débarrasser des crachats qui se sont amassés pendant la nuit. On en prend aussi dans le courant de la journée, soit pur, soit coupé, en cas de soif. Voyez le n° 551.

Ajoutons, enfin, que les personnes qui ne font aucun usage de nos pilules, peuvent employer avec succès ce vin amer, comme elles emploieraient toute autre préparation du même genre.

Vin antiscorbutique. — Voyez *Sirop antiscorbuti-que*, n° 516.

588. VIN CORDIAL. — Vin de muscades. — Il y a deux procédés pour effectuer cette préparation.

Prenez : Muscade de grosseur moyenne. .   une (20 c.).
        Cachou entier . . . .   5 gr. (10 c.).
        Sucre . . . .   50 gr.
        Eau-de-vie ordinaire . . . .   5 cuillerées à
                                   bouche.
        Vin rouge ordinaire . . . .   une bouteille.

Mettez ensemble, dans un mortier, le sucre, la muscade et le cachou ; pilez le tout, de manière à obtenir une poudre aussi fine que possible (sans tamiser) ; introduisez cette poudre dans une bouteille à vin ; ajoutez-y les cinq ou six cuillerées d'eau-de-vie, et laissez infuser pendant un jour ou deux ; alors, achevez d'emplir la bouteille avec le vin, et laissez encore infuser pendant deux ou trois jours, en agitant de temps en temps. Enfin, passez au travers d'un linge, et remettez en bouteille.

Il est bon de préparer, à la fois, plusieurs bouteilles de ce vin.

A défaut d'un mortier, on peut pulvériser les substances en se servant d'un marteau et d'une planche ou d'un marbre. Avec un peu de patience et d'adresse, en frappant à petits coups, on parviendra ainsi à faire une poudre suffisamment fine.

Le second procédé, pour la préparation du vin cordial, est beaucoup plus simple. Il suffit d'introduire, dans une bouteille de vin, quelques morceaux de sucre (environ 50 grammes) et d'y ajouter une cuillerée à bouche de *teinture de muscades*. Quand le sucre est fondu, on agite pour effectuer le mélange, et le vin peut être employé immédiatement. Ainsi préparé, le vin de muscade doit être un peu louche.

Voici la manière de préparer la teinture de muscades destinée à faire le vin cordial :

Prenez : Muscades choisies et non moisies à
l'intérieur. . . . .   50 gr. (1 fr.).
Cachou entier . . . .   50 gr. (50 c.).
Esprit de vin de bonne qualité. . .   250 gr.

Réduisez les muscades et le cachou en poudre; mettez-les dans une bouteille avec l'esprit de vin, et agitez de temps en temps. Après trois au quatre jours d'infusion, on peut commencer à se servir de cette teinture, mais on fera bien de laisser les substances en contact avec l'esprit de vin, jusqu'à ce que toute la liqueur ait été employée.

Le vin préparé avec la teinture doit être un peu trouble.

Doses du vin cordial. — La dose ordinaire de ce remède est d'un moyen verre, le matin à jeun, et autant le soir, en se couchant, trois heures après le dernier repas. Lorsque l'estomac est très affaibli, il est convenable d'en prendre aussi un demi-verre une heure ou deux avant chaque repas. Les personnes délicates, ou qui n'ont pas l'habitude de prendre du vin, peuvent commencer par des doses moindres, et augmenter graduellement. En général, il ne faut pas craindre d'en employer une bouteille en deux ou trois jours.

Le vin cordial est un médicament très utile, surtout pour les femmes et les jeunes gens dont l'estomac est souvent délabré. C'est le meilleur auxiliaire pour les femmes tourmentées par des *pertes blanches*. Il est extrêmement rare qu'on n'en ressente pas très vite de bons effets.

Les maladies chroniques sont très souvent accompagnées de maux d'estomac, de tiraillements, de faiblesses, d'aigreurs. Il y a même des personnes dont la maladie consiste uniquement dans quelques-uns de ces dérangements de l'estomac, lesquels, d'ailleurs, sont bien plus fréquents chez les femmes que chez les hommes. Quelquefois, le *délabrement* de l'estomac ne se manifeste que lorsqu'on est en train de faire usage des pilules pour quelque autre maladie.

Dans toutes ces circonstances, le *vin cordial* est d'une grande utilité pour fortifier l'estomac, aider à digérer une plus grande quantité de bons aliments, et permettre, ainsi, de supporter l'action du purgatif jusqu'à guérison radicale.

Lorsque l'estomac paraît rétabli, on cesse l'emploi du vin cordial, sans interrompre celui des pilules. Voyez les nᵒˢ 184, 241, 272, 397.

Observation. — Parmi les personnes auxquelles nous conseillons si souvent les deux sortes de vin dont il vient d'être question, il s'en trouve qui ont le palais délicat, qui prennent difficilement les remèdes ayant de la saveur ou de l'odeur. Il y en a aussi qui voudraient s'épargner la peine de faire elles-mêmes ces deux préparations. Il y en a, enfin, qui ne sont pas arrêtées par la question d'économie et qui aimeraient mieux prendre une bonne spécialité, préparée avec toute la perfection que comporte une fabrication vaste et intelligente. Nous renvoyons ces personnes aux nᵒˢ 604 et 633. Là, elles trouveront des explications complètes sur deux excellentes préparations qui remplacent très bien les nôtres et qui sont beaucoup plus agréables à employer. Le vin de Bellini, au quinquina et au colombo, remplace le vin cordial ; le vin de quinium remplacera le vin amer, principalement chez les personnes qui ont souffert de fièvres ou d'autres maux intermittents, ou qui ont subi l'influence marécageuse.

Vin de quinquina. Dans nos précédentes éditions, nous donnions une formule pour préparer ce vin. Mais, en présence de la difficulté qu'il y a maintenant à se procurer du quinquina de bonne qualité, nous préférons nous abstenir.

En lisant les nᵒˢ 597 et 633, on verra les raisons qui nous déterminent à prendre cette résolution.

38.

590. VINAIGRE. — Pour que la partie de la digestion qui a lieu dans l'estomac s'opère convenablement, il faut que toute la masse alimentaire à digérer soit *acide*, dans une certaine mesure. Cela explique le besoin instinctif qui nous porte à rechercher les assaisonnements acides, et particulièrement le vinaigre. Si ce besoin d'acide est très marqué, on peut en conclure que le suc *gastrique* fabriqué par l'estomac n'est pas suffisamment acide. C'est alors que les salades et les sauces au vinaigre sont véritablement utiles. Il n'est pas rationnel d'interdire le vinaigre aux personnes dont l'estomac réclame impérieusement cet assaisonnement. Voir l'article *Instinct* n° 343.

591. VIPÈRES (morsure de). — A l'instant où l'on est mordu par un serpent, il faut tâcher de reconnaître s'il s'agit d'une vipère ou d'une couleuvre; car, si c'est une couleuvre, il n'y a aucun danger, et il suffit de faire saigner la plaie et de la recouvrir de compresses d'eau claire ou d'eau salée. Voir le n° 453.

La tête de la vipère est d'une forme *triangulaire*, et un peu plus large que le cou, ce qui n'existe pas dans la couleuvre. La queue de la vipère est courte et s'amincit brusquement; celle de la couleuvre est longue et continue insensiblement la forme du corps. La vipère aime les lieux secs, la couleuvre recherche, assez souvent, les endroits humides, et va même dans l'eau.

C'est à l'aide de ses deux grandes dents que la vipère fait pénétrer son venin dans les chairs, et on peut être certain que la morsure ne sera pas dangereuse, si elle a été faite au travers d'un vêtement qui *essuie* les dents. Si la morsure est faite *à nu*, le danger sera proportionné à la force de la vipère et à la faiblesse de la personne mordue; mais, en général, il ne faut pas trop s'effrayer; car, en France, cette morsure est rarement mortelle, quoiqu'elle rende très malade.

Dans tous les ouvrages, on recommande de cautériser la morsure avec une pointe de fer rougie au feu, ou avec de l'ammoniaque liquide. Sans doute, ces moyens seraient excellents ; mais, le temps perdu à se les procurer peut être employé plus utilement. Comme le venin des serpents peut être avalé sans danger, il faut, sans perdre une minute, et avant même de savoir s'il s'agit d'une vipère, *sucer* la plaie avec vigueur, si la chose est possible, et la presser en tous sens, pour la faire saigner le plus possible. Dans le cas où la morsure a eu lieu sur un membre, on rendra cette manœuvre beaucoup plus efficace en *serrant fortement* ce membre, au-dessus de la blessure, pour empêcher le sang de remonter vers le cœur ; pour cela, on peut se servir d'une corde, d'un mouchoir, d'un lien d'herbe faisant plusieurs tours. Comme il importe beaucoup que le cours du sang ne soit pas arrêté tout à fait pendant trop longtemps, il faut desserrer le lien dès que le malade commence à se trouver un peu moins mal, sauf à le serrer de nouveau, si les accidents augmentent.

Ce n'est guère qu'une ou deux heures après la morsure de la vipère (comme de la piqûre du scorpion) que le blessé commence à éprouver de l'oppression, de l'angoisse, des envies de vomir, de la diarrhée. Il aura donc presque toujours le temps de regagner son domicile, ou un autre, pour y recevoir les autres soins nécessaires.

Dès que le blessé sera dans son lit, on le réchauffera, par tous les moyens possibles. On lui fera prendre une infusion de plantes aromatiques dans laquelle on ajoutera, pour chaque tasse, une cuillerée d'un liquide stimulant, tels que : eau-de-vie, eau de Cologne, eau de mélisse ; alcali volatil à la dose de cinq à six gouttes par tasse. S'il a des défaillances, on lui donnera de bon vin sucré, par cuillerée. On tâchera d'amener des sueurs par l'abondance de ces boissons, aidées de quelques bouteilles d'eau chaude placées dans le lit. On maintiendra, sur les parties enflées, des compresses trempées dans l'eau-de-vie. Voyez les n⁰ˢ 133 et 527.

592. VIRUS, Venin. — On appelle venin le principe malfaisant dont certains animaux sont pourvus, soit pour attaquer des proies plus fortes qu'eux, soit pour se défendre. Le cousin, par exemple, l'abeille, le scorpion, certains serpents, sont armés de venins plus ou moins puissants.

Les virus sont des principes qui se produisent dans certaines maladies, et qui ont la propriété de développer la même maladie dans l'homme ou dans l'animal chez lequel ce principe pénètre, par une voie quelconque. Le virus est comme la graine au moyen de laquelle les maladies contagieuses se communiquent d'un individu à d'autres. Certains virus sont volatils ou gazeux, comme dans la coqueluche, la rougeole, la scarlatine ; ceux-là vont trouver leurs victimes au loin ; d'autres sont liquides et ne se transmettent que par le contact, comme dans la vaccine, la rage, la syphilis, etc.

Les venins font sentir leur effet à l'instant même où ils pénètrent dans les tissus. Il n'en est pas de même des virus ; ceux-ci exigent un temps plus ou moins long pour manifester leur présence, par l'explosion de la maladie dont ils sont le germe. Le temps qui s'écoule depuis le moment où l'on a été exposé à l'action d'un virus, jusqu'à celui où éclate la maladie, s'appelle *incubation*. Voyez ce mot, n° 337.

On peut se garantir des venins, en évitant ou en éloignant les animaux venimeux. On se garantirait aussi des virus, s'il était toujours possible d'éviter tout rapport, même éloigné, avec les malades atteints d'affections contagieuses ; mais, cela est presque toujours impossible, quand il s'agit de virus volatils et invisibles. Quant aux virus non volatils, il suffit de connaître les maladies qui les produisent, pour s'en préserver. Voir *Acide phénique*, n° 89 ; *Purification*, n° 476 ; et les n°ˢ 229, 278, 533, 616, 206, 405.

Voix. — Lisez l'article *Larynx*, n° 362.

593. VOMISSEMENTS. — Lorsque la bile remonte

dans l'estomac, des maux de cœur peuvent être suivis de vomissements amers, ce qui indique le besoin de purger.

Une indigestion est une cause de vomissements que tout le monde comprend. Voyez l'article *Indigestion*, n° 338.

L'embarras gastrique amène quelquefois des vomissements qui soulagent, ce qui invite à prendre de l'ipéca, pour que des vomissements plus complets nettoient l'estomac à fond, ce qui amène la guérison. Voyez le n° 258.

Au commencement de la grossesse, il y a ordinairement des maux de cœur, des dégoûts qui se dissipent d'eux-mêmes. Voyez le n° 313.

Dans quelques cas rares, les vomissements dus à cette cause ne peuvent être arrêtés que très difficilement, et exigent les soins d'un médecin. Voyez le n° 399.

La toux est, quelquefois, une cause de vomissement, alors même que l'estomac est très sain. Ce sont les efforts causés par les quintes qui compriment l'estomac et en font remonter des liquides ou des aliments. C'est en calmant la toux que l'on fait cesser ce genre de vomissement. Voyez les n°ˢ 211 et 557.

Lorsqu'une hernie est étranglée depuis quelques heures, les matières contenues dans l'intestin remontent dans l'estomac et les vomissements, qui surviennent alors, ont une odeur à laquelle on ne peut pas se tromper. Quelquefois, un étranglement intestinal se produit à l'intérieur, sans qu'il existe de hernie ; l'odeur des matières vomies fait reconnaître la nature de l'accident. Voyez l'article *Hernies*, n° 322.

Les coliques hépatiques, néphrétiques, et, en général, toutes les souffrances violentes ayant leur siège dans le ventre, occasionnent des vomissements qui ne cessent qu'avec la crise. Voyez les n°ˢ 195, et 312.

Lorsque le *pylore* est rétréci par quelque tumeur, les vomissements sont inévitables, comme cela est expliqué à l'article *Estomac*, n° 267. Voir le n° 645.

Au commencement de certaines maladies très graves,

comme la méningite, la péritonite, il se produit des vomissements qui sont des indications pour le médecin, dont les soins sont alors absolument indispensables.

Le choléra est caractérisé par une diarrhée et par des vomissements incessants, qui ne permettent d'administrer aucun médicament par l'estomac.

Enfin, dans la plupart des empoisonnements, il se produit des vomissements indiquant que l'estomac cherche à se débarrasser.

594. VOMITIFS. — Dans beaucoup de maladies aiguës, il est nécessaire de faire vomir, c'est-à-dire de purger par le haut; mais, dans les maladies chroniques traitées par notre méthode, on a moins souvent besoin de recourir à ce moyen.

Lorsque, malgré l'emploi de la purgation, un malade continue à avoir la bouche mauvaise, la langue sale, des maux de cœur ou envies de vomir continuels, nous l'engageons à se faire vomir. Un seul vomitif suffit, quelquefois, pour bien nettoyer les voies hautes; mais, on rencontre certains malades chez lesquels il est utile de recommencer plusieurs fois, à trois ou quatre jours d'intervalle. Le jour du vomitif, on ne prend pas de pilules, mais il convient d'en prendre les autres jours.

Émétique. — Voici quelques détails sur la manière d'employer ce vomitif.

La première fois qu'on prend ce remède, rien ne peut faire savoir, à l'avance, si on sera facile à émouvoir, et, par précaution, on fera bien de se munir de *trois* petits paquets contenant chacun *un grain* (cinq centigrammes) d'émétique, sauf à en avoir de reste, et on procèdera de la manière suivante :

Faire fondre un de ces paquets dans un moyen verre d'eau, en prendre la moitié, et attendre trois quarts d'heure, pour prendre le reste. Après une demi-heure, si les vomissements ne commencent pas, préparer un second paquet et le prendre aussi en deux fois, comme le premier, à une demi-heure d'intervalle. Il n'est pas rare qu'on soit obligé de prendre le troisième grain, pour obtenir l'effet voulu.

Lorsqu'on connaît, par expérience, la dose nécessaire pour faire vomir abondamment, on la prend en une seule fois, dans un grand verre d'eau.

Dès que l'effet commence à se produire, il est très utile de boire de l'eau tiède légèrement sucrée, le plus abondamment possible, afin de rendre les efforts de l'estomac moins pénibles ; mais, on évitera de boire beaucoup avant le premier vomissement. Quand l'effet semble terminé, on prend d'abord du thé ou du bouillon gras ; puis, un potage, et plus tard encore un repas modéré.

S'il s'agissait du *croup*, il ne faudrait pas chercher à faciliter les vomissements avec beaucoup de liquide, à cause de l'utilité des *secousses* du vomissement, pour détacher les *couennes* ou fausses membranes qui étouffent le malade.

Il n'est pas nécessaire que le vomitif soit pris le matin ; on choisit le moment qui plaît le mieux, pourvu seulement que l'estomac n'ait pas reçu d'aliments depuis cinq ou six heures.

595. — L'*Ipécacuanha* est un vomitif qu'on devrait préférer à l'émétique, dans les maladies chroniques, s'il n'était pas beaucoup plus cher. Nous indiquerons aussi la manière de l'employer, en laissant à chacun la liberté de choisir entre ces deux vomitifs.

La dose ordinaire d'ipécacuanha, pour une grande personne, est d'*un gramme*. Si un gramme ne suffit pas, on peut, comme pour l'émétique, répéter cette dose deux fois et même trois. On le prend en poudre très fine, on le délaye avec soin dans un verre d'eau sucrée tiède, et on l'absorbe en une fois. De même que pour l'émétique, on boit de l'eau tiède en abondance, lorsque les vomissements commencent, pour les faciliter.

Le sirop d'ipécacuanha, qui se trouve dans toutes les pharmacies, est le meilleur vomitif pour les jeunes enfants. Il ne faut pas craindre de l'employer, quand ils ont la poitrine et l'estomac embarrassés. (Voyez au n° 211, article *Coqueluche*, la manière d'administrer ce remède aux enfants.)

Lorsqu'on veut faire vomir des enfants, on procède exactement de la même manière que pour les grandes personnes, mais, en donnant des doses proportionnées à l'âge. Ainsi, par exemple, un grain d'émétique étant fondu dans un verre d'eau, on fera prendre, par intervalle de vingt minutes, seulement le quart ou le demi-quart de ce verre d'eau, à la fois, jusqu'à ce que les vomissements aient lieu. Si on emploie la poudre d'ipécacuanha, on en donne le quart d'un gramme à la fois, dans un peu d'eau sucrée, au lieu d'un gramme.

Dans toutes les familles éloignées d'un pharmacien, il devrait exister une petite provision d'émétique par paquet d'un grain; ou d'ipéca, en paquet d'un gramme.

Les personnes qui se trouvent bien de l'emploi des vomitifs ne doivent pas craindre d'y recourir, aussi souvent qu'elles le sentent utile. Voyez le n° 258.

On s'abstiendra d'employer les vomitifs dans les cas suivants : Si le malade est trop faible ; s'il a une trop grande répugnance pour ce genre de remède ; s'il existe une hernie, un dérangement de matrice sérieux ou un anévrisme.

Voyez, à l'article *Empoisonnement*, n° 207, le moyen de faire vomir en cas d'empoisonnement, d'indigestion ou d'ivresse grave.

596. VUE FAIBLE. — L'affaiblissement de la vue peut provenir de causes bien diverses.

Quelquefois, il est le résultat d'un changement dans la conformation de l'œil, et, dans ce cas, ce n'est pas à des médicaments qu'il faut avoir recours, mais à des verres appropriés : adressez-vous, pour cela, à un bon opticien.

Si l'imperfection de la vue ne peut pas être corrigée par l'emploi de lunettes, c'est qu'il s'agit d'une maladie, laquelle peut être une *cataracte* plus ou moins avancée, une *amaurose*, etc. Voyez les n°˙ 105 et 167.

Mais, très souvent, la vue n'est affaiblie que par suite de l'appauvrissement général du sang. Dans ce cas, les collyres et les lunettes sont inutiles, et c'est seulement en rétablissant la santé, d'une manière parfaite, qu'on rendra *sûrement* à la vue la force qu'elle doit à la richesse du sang. Voyez le n° 111.

Vulnéraire. — On donne ce nom à tous les remèdes capables de faciliter la cicatrisation des plaies ou des blessures. Ces remèdes sont très nombreux. Le vin pur, l'eau-de-vie et toutes les liqueurs alcooliques, même celles qui sont sucrées, mélangées à de l'eau, peuvent servir au pansement de toute blessure accidentelle récente, que la peau soit entamée ou non. On peut aussi se servir, pour les premiers pansements, des feuilles fraîches de la plupart des arbres. La *millefeuille* pilée, crue ou cuite, forme un bon topique. On trouve dans les pharmacies la teinture *vulnéraire*, la teinture d'*arnica* (n° 118), le baume du commandeur (n° 140), tous remèdes de renommée ancienne. Le coaltar saponiné de Le Beuf est un vulnéraire excellent (n° 616). Voyez l'article *Plaies*, n° 457.

A l'intérieur, les teintures vulnéraires ou d'arnica peuvent aussi être employées, dans les cas d'accidents, de frayeur, de commotion physique ou morale. On en prend une cuillerée dans un verre d'eau.

Yeux. — Lisez les articles *Œil*, n° 426 ; *Amaurose*, n° 105 ; *Cataracte*, n° 167 ; *Corps étrangers, poussières dans l'œil*, n° 213 ; *Larmes*, n° 361 ; *Ophthalmie purulente*, n° 430 ; *Collyres*, n° 196 ; *Vue faible*, n° 596 ; *Taie*, n° 536. ; *Paupières*, n° 443.

TABLE DES MATIÈRES

DE LA DEUXIÈME PARTIE

Les centaines de mots ou d'articles qui forment la 2e partie de ce Manuel, commençant à la page 92 et finissant ici, sont placés selon l'ordre alphabétique et forment un véritable dictionnaire. Or, un dictionnaire n'a pas besoin de table. Il suffit de chercher le mot dont on a besoin à sa place alphabétique. Si ce mot n'est pas suivi de l'explication désirée, il est suivi d'un numéro auquel il n'y a qu'à se reporter pour trouver cette explication.

Quand on étudie un sujet, il faut avoir la patience de lire tous les articles auxquels on est renvoyé par des numéros; mais, ce n'est pas assez de lire une fois, il faut recommencer à plusieurs reprises, soit immédiatement, soit à des intervalles plus ou moins longs. Cette manière de procéder est indispensable pour les personnes qui n'ont pas une grande habitude d'étudier.

Rappelons encore que, toutes les fois que nous conseillons la médication purgative, sans détail particulier, il faut se reporter aux instructions données aux n°' 59 et suivants.

Rappelons enfin que nos pilules sont connues universellement sous le nom de *Pilules purgatives du docteur Dehaut*, ou, plus simplement, *Pilules Dehaut;* qu'elles sont tout à fait *blanches*, faites avec une grande perfection, et que les mots DEHAUT A PARIS sont imprimés très nettement sur chacune d'elles.

On les trouve dans toutes les pharmacies, par boîtes de 5 francs et par demi-boîtes de 2 fr. 50 c. On peut aussi les recevoir franco, par la poste, en envoyant un mandat à M. Dehaut, à Paris, rue du Faubourg-Saint-Denis, n° 147. Avoir soin d'écrire son nom et son adresse très lisiblement.

TROISIÈME PARTIE

RENSEIGNEMENTS ET NOTICES

SUR LES PRINCIPAUX REMÈDES SPÉCIAUX.

AVERTISSEMENT.

597. — Le nombre des spécialités pharmaceutiques est si considérable que le public ne peut plus s'y reconnaître ; l'embarras n'est guère moindre pour les médecins eux-mêmes. Comment distinguer les préparations sérieuses, ayant une véritable valeur, de celles qui sont insignifiantes ? Plusieurs personnes ayant pensé qu'il serait utile de compléter notre Manuel en y ajoutant des renseignements sur les spécialités qui justifient le mieux la confiance des médecins, nous avons rédigé un certain nombre de notices qui, nous l'espérons, rempliront ce but à la satisfaction de nos lecteurs. Dans ces courtes notices, nous n'insisterons pas sur le mode d'emploi, chaque spécialité étant toujours accompagnée d'une instruction détaillée.

Pour mieux faire saisir à notre lecteur l'utilité de cette troisième partie de notre ouvrage, nous le conduirons, par la pensée, dans un de ces grands magasins de droguerie où les pharmaciens s'approvisionnent de leurs matières premières. Là, on trouve réunis tous les produits, soit naturels, soit industriels qui sont destinés à entrer dans le corps humain, après qu'ils auront été mis en œuvre par le pharmacien. Voici le quartier des quinquinas ; il y en a des monceaux, de toutes les espèces, de toutes les qualités, de tous les prix. En voilà deux qui se ressemblent, et cependant, l'un vaut 20 francs le kilogramme, tandis que le marchand vous cèdera l'autre à 3 ou 4 francs. Voyez les opiums, il y en a aussi de plusieurs qualités ; en voilà à 30 francs le kilogramme, en voici à 75 francs. Les échantillons de scammonée ne diffèrent pas beaucoup les uns des autres ; pourtant, celui-ci se vend 80 francs, tandis que d'autres ne valent que 50, 40 et même 30 francs.

Si nous passions en revue tous les produits qui sont là devant vous, vous verriez qu'il y en a toujours à plusieurs prix et que, parfois, il y a une très grande différence entre le prix le plus élevé et le plus bas, et vous pouvez voir, aussi, que les produits les plus chers sont de beaucoup le moins abondants. Évidemment, ces différences de prix correspondent à des différences de qualités. Pourquoi y a-t-il de si grandes différences de qualité ? Cela tient à une multitude de causes ; aux différents pays de provenance, aux soins apportés à la récolte, à la conservation, aux altérations produites pendant le transport, dans des magasins malsains ; mais, la cause la plus sérieuse de ces différences de prix, c'est la *falsification !*

On ne saurait se figurer jusqu'où est poussé l'art de sophistiquer les produits apportés de tous les pays, pour la préparation des médicaments. Cela va si loin que plusieurs professeurs des écoles de pharmacie ont composé des dictionnaires en plusieurs volumes, destinés uniquement à faire connaître ces fraudes et les moyens de les découvrir.

Voici un fait monstrueux qui vient de se produire, il y a quelques jours seulement : l'Administration générale des hôpitaux de Paris, qui a plus de 20 millions à dépenser par an, avait adjugé la fourniture du sulfate de quinine, dont elle emploie chaque année des centaines de kilogrammes. Depuis deux ans, les médecins observaient des effets étranges et imprévus chez les malades auxquels ce médicament était administré; des malades mouraient, qui auraient dû guérir; des discussions s'élevaient entre les médecins, qui se contredisaient sans cesse. Un de ces médecins, plus vivement préoccupé que les autres, eut l'idée d'analyser le sulfate de quinine que la pharmacie donnait à ses malades, et, à sa grande stupéfaction, il reconnut que ce sel renfermait jusqu'à 75 0/0 d'une matière étrangère imitant le vrai sel de quinine. Tout s'expliqua alors, mais, n'est-il pas épouvantable de penser que depuis deux ans, des milliers de malades, qui avaient besoin de véritable sulfate de quinine, ont reçu cette drogue fraudée? Combien sont morts, qui seraient bien portants s'ils avaient pris le remède prescrit par le médecin, au lieu d'un mélange agissant d'une manière contraire !

Si de tels faits ont pu se passer dans les hôpitaux de Paris, vantés avec raison pour leur bonne tenue, que ne trouverait-on pas, si on pouvait analyser le sulfate de quinine livré par la plupart des droguistes à des pharmaciens qui ne font pas cette analyse ! Combien de victimes succombent à la fièvre pernicieuse, parce que la quinine qui les aurait sauvés est falsifiée !

Or, remarquez-le bien, la fraude ne s'attaque pas seulement aux substances les plus chères; aucune n'est épargnée, et la simple farine de lin renferme, parfois, du son ou d'autres matières sans valeur.

Et maintenant, est-ce qu'une réflexion terrible ne se présente pas à votre esprit? Ne vous demandez-vous pas où vont ces drogues dont le prix inférieur indique si bien la qualité inférieure aussi? Qui est-ce qui achète ces mauvais produits avec lesquels on vous prépare des potions, des sirops, des emplâtres, des pilules, etc., etc. ? Et, par contre, qui achète ces belles marchandises dont le prix vous paraît si élevé, en comparaison du reste? Nous vous répondrons que les drogues les plus chères sont achetées par les pharmaciens qui vendent cher les préparations dans lesquelles ils les font entrer ; mais, surtout, par les spécialistes, qui opèrent en grand, et qui mettent leur point d'honneur à ne livrer que des médicaments qui ne puissent être mieux faits par personne. Croyez-le bien, ceux qui vendent des médicaments au rabais ne sont pas les acheteurs de ces beaux échantillons dont le prix est trop élevé pour eux, et ce n'est pas une exagération que d'affirmer que ces remèdes à bon marché sont les plus chers ; cela est pénible à dire, mais demandez-vous, sans cesse, où passe cette énorme quantité de toutes les espèces de drogues que les bons pharmaciens ne voudraient employer à aucun prix ?

Voici une expérience qui a été faite plusieurs fois. On prend une ordonnance rédigée avec attention, par exemple une potion ; on va la faire exécuter dans plusieurs pharmacies ; puis, après, on fait une analyse exacte de toutes les potions exécutées en vertu de cette ordonnance. Le résultat de cette analyse devrait être absolument le même, pour chaque potion ; il n'en est rien, et pourtant, chaque préparateur a bien mis les quantités indiquées. Comment expliquer cela ? Rien n'est plus facile : l'un emploie de l'opium à 80 francs ; un autre avait de l'opium à 40 francs, et ainsi pour les autres substances de l'ordonnance. Des faits semblables se répètent tous les jours et partout. Cela déroute les médecins, qui sont portés à croire que les malades d'une région ressentent l'action des remèdes autrement que ceux d'une autre. La vérité est qu'ils n'ont souvent pas pris le même remède, sans que personne s'en doute, pas même le pharmacien qui a bien exécuté l'ordonnance. Il ne suffit pas que les drogues portent le même nom, la même étiquette : il faut encore qu'elles soient d'une qualité identique.

Pareilles choses n'arrivent pas, lorsqu'on emploie des spécialités. On est absolument certain, alors, d'avoir toujours le même remède, partout et toujours, et si les effets ne concordent pas, le médecin en cherche la raison dans la maladie, et il n'est pas dérouté.

Il est évident, d'après tout ce qui précède, que les

malades, aussi bien que les médecins, ont intérêt à employer des médicaments spéciaux, toutes les fois que la chose est possible.

Mais si, comme on l'a vu tout à l'heure, la cupidité pousse des individus à sophistiquer les drogues simples, il faut bien s'attendre à ce que cette même cupidité ne s'arrêtera pas devant les bonnes spécialités. Dans ce cas, elle procédera d'une manière différente. On fera un produit analogue par le nom, par la forme ; on fera une imitation que l'on vantera comme supérieure et moins chère que le produit vrai ; on ira même jusqu'à faire une contrefaçon complète de toute l'apparence extérieure, en négligeant d'imiter aussi parfaitement le contenu.

Ici, nous le reconnaissons, il n'est pas facile de défendre le consommateur contre la fraude, sans qu'il y mette un peu du sien. On doit s'attacher à reconnaître la marque de fabrique de chaque produit dont on use ; il faut acheter chez un pharmacien sur la moralité duquel on puisse compter ; il faut tâcher de se souvenir des explications que nous donnons dans nos différents articles.

Est-il nécessaire d'ajouter que nous ne préconisons aucune imitation ni contrefaçon ; que ces notices, au contraire, ne sont consacrées qu'aux produits fabriqués par les inventeurs, avec leur garantie, et que, parmi ces produits-là, nous n'admettons que ceux dont le succès universel a démontré la bonté ; que notre travail n'est pas fait dans l'intérêt des fabricants de ces bons produits, mais dans celui des personnes qui en font usage, et en vue de les protéger contre les tromperies auxquelles elles sont si souvent exposées ? Aussi, chaque fois que la chose sera possible, nous indiquerons les signes auxquels on peut reconnaître les produits véritables. Le plus souvent, le meilleur indice sera la signature même de l'inventeur.

Une remarque qui trouve naturellement sa place ici, c'est que le plus grand nombre de nos articles se rapportent à des préparations qui ont reçu l'approbation de l'Académie de Médecine. Quant aux autres, si elles ne l'ont pas reçue aussi, c'est, le plus souvent, parce que cette approbation n'a pas été sollicitée pour elles ; car, elles jouissent, auprès de la généralité des médecins, d'une réputation non moins universelle.

Nous terminons ces explications par un conseil qu'il est bon de ne pas oublier : c'est qu'il ne faut pas se laisser séduire par les belles paroles de certains pharmaciens, qui essaient de vous persuader que leurs imitations sont tout aussi bonnes, et même meilleures, que les produits vrais que vous leur demandez. Si vous rapprochez ce qui est expliqué à l'article *Spécialités*, page 610, de ce que vous venez de lire, vous demeurerez persuadé que cela n'est pas possible.

598. CHARBON DE BELLOC

APPROUVÉ PAR L'ACADÉMIE DE MÉDECINE.

Qu'est-ce que le charbon de Belloc ?

Lorsque l'on place une parcelle de charbon sous un fort microscope, on constate que ce charbon est criblé de *pores*, de cavités qui permettent de le comparer à une éponge d'une extrême finesse. Quand le charbon se trouve en contact avec des gaz, des vapeurs odorantes, des liquides colorés, il attire, dans l'intérieur de ses pores, toutes ces substances gazeuses et fétides, en quantité énorme. C'est en cela que consiste ce qu'on appelle pouvoir *absorbant* du charbon.

Le docteur Belloc, médecin distingué de la marine française, pensa que cette faculté absorbante du charbon pourrait être utilisée dans certaines maladies de l'estomac et des intestins, très fréquentes et caractérisées par l'existence de gaz et de liquides irritants. Affligé, lui-même, d'un appareil digestif très délicat, il fit des essais qui furent satisfaisants et l'encouragèrent à suivre cette voie. Après plusieurs années d'études, de tâtonnements, d'expériences variées, il put faire connaître sa découverte, dans un mémoire adressé à l'Académie de médecine. Rempli d'observations de malades guéris ou grandement soulagés, ce mémoire faisait connaître les conditions à remplir, pour obtenir un charbon doué des propriétés requises ; car, il s'en faut de beaucoup que tous les charbons soient également propres à l'usage médical ; il faut tenir compte de la nature du bois employé, de l'âge de l'arbre, de la grosseur des branches. Il faut que le bois soit exempt de nœuds ; qu'il ait été conservé sous un hangar bien aéré pendant plus d'une année ; il faut que la calcination ait été produite à une température donnée ; que le charbon soit pulvérisé à un certain degré fixe de finesse. Il faut, enfin, que le charbon, une fois préparé, soit conservé dans des flacons parfaitement bouchés.

Après avoir examiné et contrôlé toutes les assertions formulées dans le mémoire intéressant du docteur Belloc, l'Académie de médecine lui donna une approbation sans réserves.

Voilà ce que c'est que le charbon médicinal de Belloc.

Quant à ses propriétés médicales, on peut les résumer ainsi :

Lorsqu'il est absorbé en quantité suffisante, le charbon de Belloc produit une sensation agréable dans l'estomac ; il augmente l'appétit, accélère la digestion et souvent fait cesser la constipation.

Dans les affections nerveuses de l'estomac et des intestins ; dans les indispositions si communes qui ne forcent pas le malade à garder le lit, mais qui, cependant, font beaucoup souffrir, telles que les pesanteurs d'estomac après le repas, les migraines résultant de mauvaises digestions, les douleurs de l'estomac, etc. ; dans tous ces cas, le charbon de Belloc est souvent le meilleur moyen de faire cesser les douleurs, de faire renaître l'appétit, de faire supporter les aliments.

Ajoutons que l'emploi de ce remède n'est pas incompatible avec notre médication purgative, et même qu'il en est un bon auxiliaire, dans les cas où les remèdes stomachiques recommandés dans ce livre ne se montreraient pas d'une efficacité assez rapide.

Ce remède possède un avantage précieux pour nos lecteurs : c'est que si, par erreur, on le prend dans des cas où il n'a pas d'action utile, il ne peut en résulter aucun autre mal qu'un espoir déçu. Aussi, il n'y a pas lieu d'hésiter à en entreprendre l'essai, toutes les fois que l'estomac ou les intestins se montrent dérangés. Si le mal est trop vieux pour pouvoir être guéri, le charbon procure toujours du soulagement.

Dans les diarrhées inquiétantes qui se produisent si fréquemment dans la saison chaude et dans les pays chauds, l'emploi du charbon de Belloc, à doses abondantes, est un des meilleurs remèdes que l'on puisse employer. Si on peut y ajouter du sous-nitrate de bismuth, on augmente beaucoup les chances d'arrêter le mal rapidement. Ces deux remèdes, charbon et bismuth, peuvent être administrés aux enfants très jeunes, comme on peut le voir au n° 241.

On ne peut pas dire que le charbon de Belloc soit précisément un remède agréable à prendre, la couleur noire de cette poudre produisant, tout d'abord, une impression assez peu flatteuse. Mais, si l'on réfléchit que rien n'est plus pur que le charbon bien préparé et que, d'ailleurs, cette substance ne possède aucun goût, on revient bien vite de ce sentiment de prévention.

Les *pastilles de charbon de Belloc* se prennent, à la dose de deux ou trois à la fois, au moment du besoin, c'est-à-dire, lorsqu'une souffrance dans l'estomac en indique le besoin. Elles se délitent dans la bouche, et en avalant la salive, on fait descendre la poudre jusque dans l'estomac.

Lorsqu'il s'agit de supprimer la mauvaise odeur de l'haleine causée par quelque mal siégeant dans la bouche ou dans la gorge, on en prend une à la fois, à une ou deux heures d'intervalle.

La *poudre de charbon de Belloc* se prend à la dose

d'une ou de deux cuillerées à bouche. On la délaie dans un verre d'eau sucrée que l'on boit à volonté, en une ou en plusieurs fois. La poudre qui demeure attachée aux parois de la gorge et de l'œsophage y produit un effet utile.

Les doses de ce remède n'ont rien d'invariable ; chaque personne apprend vite, par l'usage, quelle est la quantité qui lui convient le mieux. Il n'y aurait aucun inconvénient à en absorber plus qu'il n'est nécessaire.

Il ne faut accepter, comme véritables, que les boîtes ou flacons portant la signature que voici : *Bellos*

599. SIROP DE BÉRAL

AU CITRATE DE FER.

Béral était un pharmacien savant qui a fait avancer la science et l'art pharmaceutique.

Avant lui, les préparations ferrugineuses liquides étaient d'un emploi difficile et désagréable, à cause *du goût de fer* qu'elles avaient forcément, et à cause de leur action trop astringente. Cependant, il y a bien des cas dans lesquels les médecins jugent nécessaire l'emploi du fer en solution. Les recherches de Béral l'ont conduit à la découverte d'une combinaison du fer avec l'acide du citron, qui n'a aucun goût désagréable, et qui possède, au plus haut degré, les propriétés reconstituantes du fer.

Nous prescrivons souvent le sirop de Béral ; il est très efficace, et, en même temps, il est *agréable* à prendre, cas assez rare, en fait de médicament.

La dose, pour les grandes personnes, est de deux ou trois cuillerées à café dans un demi-verre d'eau, le matin au lever, et autant le soir, un peu avant le dernier repas.

Pour les enfants, on donne, de la même manière, une ou deux cuillerées à café, selon l'âge.

Ne pas accepter de flacon dont l'étiquette ne porte
pas la signature

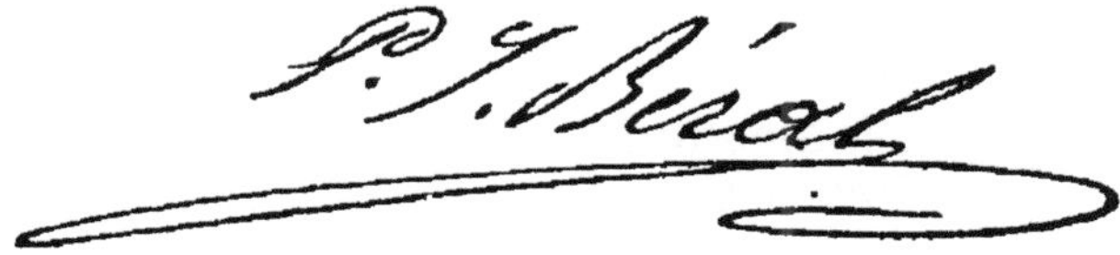

600. HUILE DE FOIE DE MORUE DE BERTHÉ

APPROUVÉE PAR L'ACADÉMIE DE MÉDECINE.

Nous n'apprendrons à personne ce que c'est que
l'huile de foie de morue. Soit seule, soit accompagnée
d'autre remèdes, tous les médecins du monde entier
prescrivent cette huile, dans le traitement d'une multitude d'affections chroniques. (Nous disons *chroniques*, parce que ce remède ne doit être employé dans
aucune maladie *fébrile*.) Les humeurs *froides*, les
glandes, les *engorgements*, les tumeurs *blanches*, la
carie des os, les maladies de *poitrine* qui amènent la
consomption, les *gourmes*, les maladies de la *peau*,
le *rachitisme*, qui déforme les os, sont les plus communes, parmi les maladies qui sont guéries ou amoin-
dries par l'huile de foie de morue. Toutes ces maladies sont chroniques; c'est dire qu'elles ne cèdent
rapidement à aucune médication; qu'il faut toujours
que les remèdes soient employés pendant longtemps.

On voit un grand nombre de personnes chez lesquelles il est évident, d'après l'expérience des autres,
que l'huile de foie de morue doit produire de bons
effets, et chez lesquelles les bons résultats attendus
légitimement ne se produisent pas. Comment cela se
fait-il? En voici probablement la meilleure raison:
sur tous les points du globe, on fait une consommation considérable d'huile de foie de morue; or, personne ne se demande si les pêcheurs pourraient trouver, dans la mer, assez de morues pour fournir cette
énorme quantité de produit. Eh bien ! nous n'hésitons
pas à affirmer que non. Il est donc certain que des

milliers de malheureux malades sont trompés. On leur vend de l'huile de baleine, de phoque; de l'huile de toutes sortes de poissons qui ne sont pas de la morue. Nous n'accusons pas les personnes qui délivrent cette fausse marchandise aux malades; ces personnes sont trompées, elles-mêmes, par les marchands en gros, parce qu'il est très difficile de distinguer l'huile vraie de la fausse; mais, il n'est pas moins vrai que, trop souvent, malades et médecins, ainsi abusés, abandonnent une médication qui était pourtant la bonne. Ces fraudes sont d'autant plus criminelles que leurs conséquences peuvent compromettre la santé et la vie des individus trompés. S'il est impossible d'atteindre les coupables et de les punir, n'y aurait-il donc aucun moyen de s'en garer ? Ce moyen existe; mais, il n'y en a pas d'autre : il faut se défier des produits vendus au rabais, et exiger du vendeur une huile portant la marque de fabrique d'une maison honnête, comme il n'en existe pas beaucoup, malheureusement. Pour guider nos lecteurs, nous leur indiquons l'huile de foie de morue de Berthé.

Dans un savant mémoire qu'il a adressé à l'Académie de médecine, M. Berthé a démontré, par l'analyse, que l'huile brune renferme beaucoup plus de principes actifs que les huiles blondes ou blanches, et il a fait connaître un procédé de préparation qui a obtenu l'approbation de cette Académie.

L'huile de foie de morue de Berthé étant *la seule* qui ait reçu une telle approbation, et étant, d'ailleurs, vendue par une maison de premier ordre et de la plus grande honorabilité, c'est celle-là que les malades doivent employer, de préférence, s'ils veulent obtenir sûrement les bons résultats qui ont valu une si grande renommée à ce médicament. Lisez l'article 325.

Voici la signature de M. Berthé qui figure sur les étiquettes

601. PERLES DU DOCTEUR CLERTAN.

L'éther, le chloroforme, l'essence de terébenthine sont des remèdes dont l'usage est fréquent, mais dont l'administration offre des difficultés, soit à cause du goût, soit à cause de la grande volatilité de ces substances. Ainsi, par exemple, l'éther, qui est si souvent utile dans des familles où il y a des personnes nerveuses, ne peut pas même être conservé en flacons ; il s'échappe, peu à peu, au travers des bouchons, et souvent, quand on va le chercher dans l'armoire, on trouve le flacon vide. Quand on verse de l'éther sur un morceau de sucre, pour le prendre rapidement, le remède s'évapore tellement vite qu'on n'est pas sûr d'en avoir absorbé une quantité appréciable. Tous les médecins connaissent bien ces difficultés ; aussi, tous furent émerveillés, lorsque M. Clertan présenta sa jolie invention à l'Académie de médecine. Cette invention consiste à enfermer plusieurs gouttes d'éther dans une petite boule creuse de gélatine, souple et transparente. Ainsi emprisonné, le liquide se conserve indéfiniment, et, lorsque l'on veut en faire usage, il suffit d'avaler une ou plusieurs de ces petites boules, comme des pilules ; quelques minutes après leur arrivée dans l'estomac, la gélatine s'étant fondue, l'éther s'échappe et produit son effet calmant sur les parois de l'estomac, sans qu'il s'en perde un atome.

Le chloroforme, l'essence de térébenthine, et d'autres substances analogues, se conservent parfaitement dans les capsules de Clertan, et l'administration de ces remèdes est devenue des plus faciles.

Les *perles d'éther* sont d'une efficacité très rapide dans les crampes d'estomac, les palpitations nerveuses, les coliques hépatiques, les vomissements nerveux, les étouffements causés par des points douloureux provenant d'une digestion difficile. Enfin, dans les cas de douleurs intérieures dépendant d'une surexcitation nerveuse.

Les *perles de chloroforme* ont les mêmes propriétés rapidement calmantes que celles d'éther, et on peut les employer dans les mêmes circonstances. Les personnes très nerveuses, qui ont souvent besoin de calmer des crises plus ou moins pénibles, peuvent employer les deux sortes de perles, pour savoir, par expérience, si l'une d'elles présente un avantage sur l'autre, et s'en tenir, pour la suite, à celle-là.

Une remarque importante, c'est que, absorbés par l'estomac, le chloroforme et l'éther ne produisent pas le sommeil, comme dans le cas où leurs vapeurs sont aspirées par la voie des poumons.

Les perles d'*essence de térébenthine* rendent facile l'emploi de ce remède, si désagréable à prendre quand on le donne dans des potions ou autrement. Nous engageons les personnes auxquelles leurs médecins prescriront de l'essence de térébenthine à réclamer des perles de Clertan. Par ce moyen, elles éviteront la répugnance qui empêcherait, dans une proportion notable, le remède de produire tous ses bons effets.

Les perles d'essence de térébenthine sont utiles dans les affections des voies urinaires, dans les catarrhes, dans les calculs biliaires ; mais, leur utilité la plus fréquente se trouve dans le traitement des névralgies de toutes sortes, ainsi que contre la migraine, qui est aussi une névralgie. Les bons effets du remède sont quelquefois très rapides, et il suffit, parfois, d'absorber cinq ou six capsules, dans l'espace d'une heure ou deux, pour voir cesser une migraine ou une névralgie, intercostale ou autre. Contre les névralgies tenaces et rebelles, il faut combiner l'emploi de notre médication purgative avec celui des perles ; on peut prendre une perle toutes les heures ou toutes les deux heures, ce qui n'empêche pas de faire le régime alimentaire le plus confortable possible. Ce traitement présente les plus grandes chances de réussite, dans les cas très graves, et, à plus fortes raisons, dans les cas moins difficiles. Bien entendu, si les douleurs dépendent de la pauvreté du sang, il faut s'attendre à des rechutes, tant que le traitement de l'anémie n'aura pas été suivi complètement. Lisez le n° 111 et l'article *Névralgies*, n° 416.

Perles de sulfate de quinine. A l'article *Fièvres intermittentes*, n° 279, nous avons parlé déjà de ces perles. Nous ajouterons seulement, ici, que toutes les personnes qui ont besoin de prendre du sulfate de quinine, soit par leur propre initiative, soit par la prescription du médecin, devront tâcher de se procurer des perles de Clertan, qui renferment le sulfate de quinine dans un état de pureté que bien peu de pharmaciens pourraient garantir. Si l'on ajoute à cet avantage énorme celui de pouvoir avaler le remède sans le sentir, on ne saurait hésiter, surtout s'il s'agit d'enfants, de femmes ou de personnes délicates.

Il est toujours bon, après avoir pris des perles de sulfate de quinine, de boire un verre d'eau sucrée contenant soit un peu de vinaigre, soit du jus de citron, soit du sirop de groseilles. Ces substances acides rendent l'action du remède plus rapide.

Comme il y a beaucoup d'imitation des perles de Clertan, il faut s'assurer que les flacons portent, bien la signature que voici :

603. GOUDRON ET LES CAPSULES DE GUYOT

Beaucoup de personnes savent ce que c'est que le goudron, mais le plus grand nombre l'ignore, et c'est pour être agréable à celles-ci que nous allons donner quelques détails sur ce produit, dont il est tant question depuis quelques années.

Pour fabriquer le goudron, on se sert d'une sorte d'alambic particulier et peu compliqué dans sa construction. On emplit cet alambic de rameaux de sapin, ou d'autres arbres du même genre, et on chauffe à une température suffisante. Alors, une vapeur épaisse, noire et odorante sort de l'instrument ; on fait passer cette vapeur dans de grands tubes réfrigérants dans lesquels se dépose un liquide noir et épais qui est le goudron brut. Après avoir fait subir à ce goudron une purification grossière, on le met dans des tonneaux, et on l'expédie dans les ports de mer.

Quand on fait l'analyse du goudron, on y trouve un grand nombre de substances qui ont, presque toutes, des propriétés conservatrices pour les substances animales ou végétales, et c'est à cause de la réunion de ces propriétés que le goudron est si utile dans la marine, pour empêcher la destruction des bois et des cordages par l'humidité.

C'est en Norvège que croissent les sapins qui donnent le meilleur goudron, et c'est pour cela que le produit norvégien est employé de préférence, dans la médecine, malgré son prix plus élevé.

Dès l'antiquité la plus reculée, les médecins furent frappés de la vigueur remarquable des hommes employés aux travaux de la mer, et ils attribuèrent, en grande partie, cette santé florissante au contact et aux émanations du goudron.

Les propriétés du goudron étaient donc connues depuis longtemps ; mais, on pourrait dire qu'elles étaient plutôt soupçonnées que réellement connues, par suite de la difficulté qui a toujours existé de le faire prendre en quantité suffisante pour produire des effets sérieux.

Qui ne se rappelle cette façon barbare de préparer l'eau de goudron qui figure encore dans le Codex, et qui consiste à barbouiller de goudron l'intérieur d'une cruche dans laquelle on faisait séjourner de l'eau ? Lorsque l'eau avait pris le goût et l'odeur du goudron, on la buvait, et on la remplaçait par de nouvelle eau pure. On continuait à boire et à renouveler l'eau, jusqu'à ce que l'odeur du goudron ne fût plus appréciable. Alors, on retirait le goudron, qui n'avait guère diminué de volume, et on le remplaçait par du produit neuf. Les malades, qui croyaient prendre ainsi du goudron, ne prenaient, en réalité, presque rien, et, bientôt découragés, malades et médecins renonçaient au remède.

M. Guyot, pharmacien habile de Paris, entreprit de donner au goudron toute la réputation qu'il méritait, en cherchant une préparation qui permît de le prendre aisément, et en quantité suffisante pour produire un véritable effet, et le résultat de ses recherches fut la découverte de la liqueur qui a donné une si grande célébrité au nom de Guyot.

Dans cette liqueur, le goudron est devenu entièrement soluble dans l'eau, et, dès lors, rien n'est plus facile que de faire une eau de goudron aussi riche qu'on le désire.

Mais il y a des personnes qui ne se servent pas volontiers de l'eau de goudron, soit parce qu'elles ne peuvent pas boire beaucoup, soit parce que leurs occupations ne leur permettent pas de se trouver chez elles, chaque fois qu'il faudrait prendre un verre d'eau. C'est pour répondre à cette difficulté que M. Guyot eut l'idée, vraiment heureuse, de mettre le goudron parfaitement pur dans des capsules qui ne sont pas plus difficiles à prendre que des pilules, et qui sont faciles à transporter dans la poche.

De là, l'existence de deux produits : le goudron Guyot, liquide servant à préparer l'eau de goudron, et les capsules de Guyot, contenant le goudron absolument purifié et sans aucun mélange.

Le goudron Guyot est employé comme agent hygiénique et comme médicament.

Comme moyen d'hygiène, l'usage habituel de l'eau de goudron faible, c'est-à-dire, contenant une cuillerée à bouche de liqueur par litre d'eau, met le consommateur dans des conditions analogues à celles où vivent les marins. Cette eau de goudron légère convient à tout le monde, mais surtout aux personnes

qui vivent et travaillent dans des conditions hygiéniques laissant à désirer, comme les moissonneurs, les
ouvriers de la terre, dans les contrées marécageuses ;
ceux des usines où il y a encombrement. Si on ajoute
la liqueur de goudron dans de l'eau sucrée à l'aide de
la réglisse, on a une boisson encore plus agréable,
qui peut se prendre aux repas ou en dehors des repas,
et à discrétion. Un nombre considérable de personnes
ont pris l'habitude louable de ne boire que cette eau
de goudron. Lisez les articles, *Eaux potables*, n° 253,
et *Boissons*.

Comme médicament, le goudron Guyot s'emploie, à
volonté, sous la forme de capsules ou sous la forme
de boisson. Dans ce dernier cas, on met deux bonnes
cuillerées à soupe de liqueur de Guyot dans un litre
d'eau, que l'on boit à volonté, sans mesure, à toute
heure, à jeun ou en mangeant ; non sucré ou sucré
avec du sucre, du miel ou de la réglisse. Quant aux
capsules, on peut en prendre deux le matin, au réveil,
deux à chaque repas, et deux en se couchant. Elles
n'ont aucun goût, et on les fait descendre à l'aide d'un
peu de liquide quelconque ou d'une bouchée de n'importe quel aliment.

Les propriétés du goudron se font sentir sur toutes
les membranes muqueuses du corps (Lisez le n° 18).
Lorsque ces membranes fonctionnent bien, le remède
n'y produit aucun effet ; lorsqu'elles sont malades et
produisent des glaires en excès, l'effet du goudron
consiste à rendre cette production de glaires moins
active, et finit par la faire cesser entièrement, du moins
habituellement, et à la condition que le goudron soit
pris en quantité suffisante.

On peut juger, par là, de l'avantage qu'il y a à joindre l'emploi du goudron à celui de notre médication
purgative et fortifiante, dans les affections catarrhales
ou glaireuses de la gorge, du larynx, des poumons,
de la vessie, de la matrice, des oreilles. Si chacun de
ces moyens peut suffire, souvent, à amener la guérison,

la réunion de deux bons remèdes, qui s'entr'aident, ne peut qu'augmenter les chances de guérison.

Voici la signature de M. Guyot, qui est reproduite en travers, sur les étiquettes, imprimée en 3 couleurs et très agrandie

604. QUINIUM LABARRAQUE.

Il existe plusieurs espèces d'arbres à quinquina, comme il existe, par exemple, plusieurs espèces de cerisiers, de pommiers, etc. Quand on fait l'analyse des écorces provenant de ces diverses sortes de quinquinas, on voit qu'ils renferment les mêmes principes, mais en proportions et en quantités très différentes.

Il résulte de cette particularité que les meilleures préparations, faites avec des écorces de choix, diffèrent pourtant beaucoup entre elles, malgré tout le bon vouloir des préparateurs.

M. Labarraque, chimiste habile, pensa faire une chose très utile en cherchant à remédier à cet état de choses, ce qui, à la vérité, ne semblait guère possible.

Voici la marche qu'il suivit, pour arriver à la solution du problème :

Il prit les quatre meilleures espèces de quinquina qui, malgré leurs qualités, étaient loin d'avoir une valeur égale ; se basant sur de bonnes analyses, il fit un mélange de ces quatre écorces, en proportions inégales, de manière à obtenir une *moyenne*. Ce mélange, pulvérisé et traité par des moyens chimiques appropriés, fournit un extrait auquel on donna le nom de *quinium*.

C'est avec ce quinium que l'on exécute les diverses préparations, et il est aisé de voir que ces préparations seront toujours identiques et semblables, puisque c'est le même produit qui est employé pour les faire.

Lorsqu'on a besoin de faire une nouvelle fabrication

de quinium, on se procure, en grande quantité, les quatre bonnes sortes d'écorces ; on en fait l'analyse, et on en varie les proportions, selon les résultats de ces analyses, de façon à obtenir toujours la moyenne primitivement arrêtée.

L'importance de cette uniformité de composition a été si bien comprise que la plupart des médecins de tous les pays ont adopté le quinium Labarraque, de préférence aux extraits et aux autres préparations des pharmacies.

Le quinium possède toutes les propriétés du bon quinquina, et beaucoup de médecins qui exercent dans des contrées à fièvres intermittentes le préfèrent au sulfate de quinine, lui-même, dans le traitement des fièvres qui n'ont pas une gravité extrême. On en fait des pilules, des potions, selon les circonstances qui guident le médecin. Ici, nous ne pouvons parler que du *vin de quinium*, préparation dont l'usage est à la portée de tout le monde. On ne saurait en douter, d'après ce qui précède, le vin de quinium est bien la meilleure préparation de ce genre, et, d'ailleurs, c'est la seule qui ait reçu l'approbation de l'Académie de médecine.

Pour préparer ce bon remède, on se sert du meilleur vin d'Espagne, du vin de Malaga, dans lequel on fait dissoudre du quinium autant qu'il peut en absorber. Ce vin est plus amer que les autres préparations analogues, ce qui tient à la grande proportion des principes fébrifuges qu'il renferme ; mais, cette amertume n'est pas désagréable et n'empêche pas de prendre le remède avec plaisir. Néanmoins, il y a des enfants, et mêmes des adultes, qui ne supportent pas même l'amertune franche du quinium ; dans ce cas, il suffit de mettre le vin dans un verre d'eau ; ainsi étendu, il est très agréable à prendre, et son action bienfaisante n'en souffre pas.

La dose du vin de quinium Labarraque varie de deux à cinq ou six cuillerées à bouche, à la fois, à renouveler de deux à quatre fois par jour, selon que le besoin du remède est plus ou moins marqué.

Comme tonique, on en prend une dose le matin, en s'éveillant ; une dose pareille avant chaque repas, et une dernière en se couchant, soit pure, soit allongée d'eau, à volonté. Lorsque l'estomac semble bien fortifié, on ne prend plus que les doses du matin et du soir ; puis, on cesse tout à fait, pour recommencer plus tard, dans le cas où le besoin de tonique se rencontrerait de nouveau.

Les cas dans lesquels ce vin est bon, comme tonique, sont nombreux ; il s'emploie surtout dans la dyspepsie (n° 248), les faiblesse d'estomac (n° 272 *bis*), la chlorose (n° 184), l'anémie (n° 111), les convalescences paresseuses (n° 208), les malaises de la grossesse (n° 313), les suites de couches (n° 218), les états de langueur causés par les fièvres intermittentes (n° 279), et, en général, toutes les fois qu'il existe de la faiblesse ne dépendant pas d'une affection aiguë.

Comme préservatif des fièvres d'accès. Lorsqu'on habite un pays malsain et sujet aux fièvres intermittentes, il suffit de prendre, le matin, une dose un peu forte de vin de quinium pour se préserver du mal.

Comme fébrifuge. Lorsqu'il existe des accès de fièvre intermittente qui ne sont pas d'une violence inquiétante, il convient de prendre le vin de quinium, exactement comme on prendrait le sulfate de quinine et en suivant les indications données à l'article *Fièvres intermittentes*, n° 279. Dans ce cas, il ne faut pas craindre de forcer la dose. La guérison obtenue par le vin de quinium est plus radicale, plus sûre qu'à l'aide du sulfate de quinine seul, à cause des autres principes du quinquina que le quinium renferme.

Prévoyant le cas où il serait impossible, pour une cause quelconque, de se procurer le vin de quinium, voici ce qu'il conviendrait de faire : S'il s'agit de faiblesse d'estomac, d'anémie ordinaire, d'apauvrissement du sang, cas des plus fréquents, employer le vin cordial indiqué au n° 588, en faisant, soi-même, la teinture de muscades, selon la formule donnée à cet article.

Si la personne qui aurait besoin de prendre le quinium est affaiblie par suite de fièvres intermittentes plus ou moins prolongées, causées par des marécages ou par un climat malsain, il faut employer le vin amer formulé au n° 587. Dans les deux cas, il est important d'employer la médication purgative, selon les indications données aux n°s 111 et 279.

Il faut avoir soin de demander toujours le vin de *Quinium* LABARRAQUE, et ne pas dire vin de quinium tout court. On doit aussi s'assurer que l'étiquette porte bien la signature que voici :

605. MÉDICAMENTS GRANULÉS DE MENTEL

Parmi les médicaments qui sont d'un emploi très fréquents, quelques-uns, qui ne sont pas très énergiques, doivent être pris à doses volumineuses. Plusieurs de ceux-ci sont assez désagréables à absorber, et causent à certains malades un dégoût qui les empêche de continuer à les prendre. Le Kousso, la magnésie, le bismuth, sont dans ce cas. M. Mentel, pharmacien à Paris, a trouvé un bon moyen de remédier à cette difficulté. Voici comment il procède :

Il fait un mélange intime de la substance désagréable, finement pulvérisée, avec une partie égale de sucre en poudre impalpable ; puis, avec cette poudre, et en se servant des moyens employés par les confiseurs pour fabriquer les petites dragées, M. Mentel obtient des petits grains du volume du millet, dont la dernière couche est formée de sucre pur. Ces petits grains, ces granules ont une apparence très appétissante ; ils occupent un volume moindre que celui des poudres qui ont servi à les confectionner, et rien n'est plus aisé que de les avaler, en les mettant dans une cuillerée d'eau. Ce n'est pas là une bien grande invention, mais il est certain que ceux qui sont obligés de prendre souvent du bismuth ou de la magnésie, par exemple, sont très satisfaits de pouvoir absorber leur remède sans en sentir le goût.

M. Mentel n'emploie jamais que les substances les plus pures et les mieux choisies, pour fabriquer ses granules, et c'est parce que nous savons cela pertinemment que nous engageons nos lecteurs à se servir des granules de Mentel.

Une cavité servant de mesure est creusée dans le bouchon qui ferme les flacons de granules.

Sous-nitrate de bismuth granulé de Mentel. C'est le bismuth ordinaire le plus pur, granulé à l'aide du sucre également pur ; ce n'est pas un remède composé, et il ne diffère de celui des pharmaciens que par son extrême pureté, le sucre ne comptant pas, au point de vue de l'effet. C'est un médicament d'une grande efficacité dans les cas de diarrhée, de cholérine, de flux bilieux, muqueux, dysentériques, de dévoiements graves et dans lesquels les matières évacuées sont infectes. Il est souvent efficace dans les maladies de l'estomac, et convient aux personnes dont les digestions sont laborieuses et s'accompagnent d'éructations.

Ce remède ne guérit pas, ou ne soulage pas toutes les maladies de l'estomac et des intestins, sans exception ; mais, il est inoffensif et incapable d'aggraver aucun mal. Il ne faut donc pas hésiter à en faire l'essai ; si on n'a pas la bonne chance de réussir tout de suite, on n'a rien risqué, et on peut chercher un autre remède.

C'est surtout chez les jeunes enfants que le bismuth granulé convient, parce qu'ils le prennent aisément, comme bonbon. Il suffit de leur mettre une pincée de granules dans la bouche, où la salive les dissout lentement; on recommence de temps en temps, de façon à leur faire absorber un ou deux grammes de bismuth par 24 heures, afin que la muqueuse de l'estomac et des intestins soit en contact avec la substance blanche et fine du remède.

Lisez les articles *Nouveau-né*, n° 420 ; *Sevrage*, n° 510 ; *Diarrhée*, n° 241 ; *Estomac*, n° 267 ; *Intestins*, n° 345. L'emploi de sous-nitrate de bismuth ne s'oppose pas à celui de la médication purgative suivie avec douceur.

Magnésie granulée de Mentel. Quel que soit le but que l'on se propose, en prenant de la magnésie, il est toujours préférable de la prendre sous la forme de granules, qui permettent de ne jamais se dégoûter du remède. Voyez le n° 379.

Bromure de potassium granulé de Mentel. Pour les propriétés du bromure de potassium, lisez l'article 150. Nous dirons seulement, ici, que les personnes nerveuses, les mères de famille qui ont des enfants très impressionnables feront bien d'avoir, en réserve, un flacon de bromure granulé, qui se conserve très bien. En cas d'émotion, de trouble nerveux, d'agitation, on fait prendre un demi-gramme de granules, si le sujet est très jeune ; un gramme ou davantage, selon l'âge ; il suffit de boire un peu d'eau par-dessus.

Kousso granulé de Mentel. On sait que le kousso est le meilleur des remèdes contre le ver solitaire ; mais, la dose de cette substance est de 15 grammes, qu'il faut absorber en totalité, ce qui n'est vraiment pas facile. Il n'en est pas ainsi avec le kousso granulé, que les enfants eux-mêmes prennent sans répugnance.

Rhubarbe granulée de Mentel. C'est le même remède qui se prend si souvent en poudre, entre deux tranches de soupe, lesquelles se dérangent parfois et laissent la bouche empoisonnée d'amertume. Cela n'arrive pas avec la rhubarbe granulée.

Voici la signature de M. Mentel qu'il faut exiger sur chaque flacon.

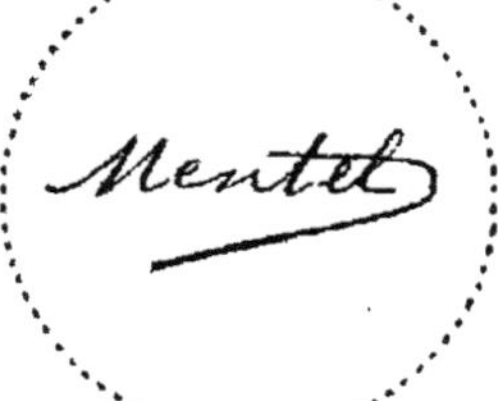

606. PATE PECTORALE BALSAMIQUE

DE REGNAULD AÎNÉ, PHARMACIEN A PARIS.

Ce bonbon pectoral est populaire, et pour montrer que cette popularité ne date pas d'hier, nous citons ici un passage d'un article publié dans un journal de médecine daté de 1820, c'est-à-dire, il y a plus de soixante ans.

« C'est non seulement pour suppléer à l'usage des
« tisanes qui dégoûtent à la longue, fatiguent et af-
« faiblissent l'estomac, mais encore comme médica-
« ment plus efficace et d'un usage plus facile, que la
« pâte pectorale balsamique a été préparée. Les
« plantes pectorales les mieux choisies entrent dans
« sa composition; elle n'est pour ainsi dire qu'un
« extrait rapproché de toutes les substances béchiques
« et adoucissantes dont les vertus ont été depuis
« longtemps éprouvées. L'opium seul, si imprudem-
« ment prodigué dans les autres préparations de ce
« genre, en a été banni. La pâte pectorale balsamique
« apaise l'inflammation des voies aériennes; en dimi-
« nuant les quintes de toux, elle calme la douleur et
« la chaleur de la gorge; son usage a été suivi des
« plus heureux effets dans les enrouements les plus
« opiniâtres, dans la coqueluche, les catarrhes aigus
« aussi bien que dans les maladies de poitrine les
« plus invétérées. Enfin, la pâte balsamique peut être

« encore d'une grande utilité pour les personnes qui,
« sans avoir la poitrine affectée, sont obligées de
« parler ou de chanter en public. Ces succès sont
« constatés par les éloges des différents journaux de
« médecine que nous venons de citer, et par l'expé-
« rience des médecins les plus distingués. »

Nous avons peu de chose à ajouter à ces lignes.
Depuis 60 ans, la pâte de Regnauld est toujours le
remède calmant de la toux. Il ne diffère aujourd'hui
de ce qu'il était alors que sous le rapport des perfectionnements, résultant d'une fabrication en grand,
qui donnent toujours des produits plus parfaits. Ceux
qui, il y a 60 ans, ont calmé leur coqueluche avec ce
remède, peuvent aujourd'hui adoucir leur catarrhe
avec une pâte pectorale d'un goût et d'un aspect plus
agréable que ceux dont ils ont sans doute conservé
le souvenir.

La pâte de Regnauld calme la toux, et cela suffit,
lorsqu'il s'agit de rhume simple, d'irritation de gorge,
du larynx et des bronches ; mais il ne faut pas attendre
de ce remède la guérison radicale des maladies anciennes telles que catarrhes, phthisie, asthme. Dans ces
cas, il faut employer des moyens plus actifs indiqués
dans les articles 491, 387 et suivants.

Le long succès de la pâte de Regnauld a suscité des
imitations nombreuses, et nous engageons nos lecteurs
à ne recevoir que des boîtes qui portent la marque
que voici et qui fait partie de l'étiquette.

607. LIMONADE PURGATIVE DE ROGÉ
POUDRE DE ROGÉ

APPROUVÉES PAR L'ACADÉMIE DE MÉDECINE.

Au n° 48, nous avons parlé des sels purgatifs et
indiqué la manière de les employer. Ici, nous dirons

quelques mots des eaux minérales purgatives et de la possibilité de remplacer agréablement ces eaux par la *limonade de Rogé*.

La propriété purgative des eaux minérales est le résultat de la présence, dans ces eaux, des sels mêmes dont il a été question au n° 48. C'est, presque toujours et presque exclusivement, du sulfate de magnésie ou du sulfate de soude qui s'y trouvent, en quantités et en proportions diverses. Aussi, toutes sont-elles salées et amères ; quelques-unes possèdent, en outre, une odeur désagréable, nauséabonde. Toutes ces eaux nous sont apportées des pays allemands, ce qui n'empêche pas qu'elles soient fort à la mode, aujourd'hui. On les prend, malgré leurs imperfections, parce qu'elles sont assez actives pour bien opérer le lavage des intestins. Néanmoins, beaucoup de personnes, des femmes et des enfants surtout, ont autant de répugnance pour les eaux purgatives que pour les sels mêmes, et nous croyons rendre service aux personnes qui ont des motifs pour prendre un purgatif salin, de préférence à nos pilules, en leur donnant quelques détails sur la limonade de Rogé.

Il existe un sel purgatif qui ne possède aucune odeur, et qui n'est ni amer ni salé ; c'est le citrate de magnésie, combinaison de l'acide du citron avec la poudre de magnésie. M. Rogé, pharmacien très habile, a fait sur ce sel, qui n'était connu que des chimistes, des recherches en vue de le fabriquer en grand et de l'utiliser en médecine. Il s'assura, d'abord, que ses propriétés purgatives sont les mêmes que celles des eaux minérales et des autres sels usités, mais avec plus de douceur. Il tenait, avant tout, à obtenir un purgatif salin qui fût, non pas tolérable, mais agréable à prendre, et il ne fit connaître ses projets que lorsqu'il eut trouvé la formule de sa limonade, qui ressemble, à s'y tromper, à la limonade rafraîchissante des limonadiers. Le mémoire dans lequel M. Rogé fit connaître, à l'Académie de médecine, le résultat de ses recherches fut l'objet d'une approbation des plus élogieuses, et la formule de sa limonade purgative fut insérée au codex.

La limonade purgative, telle qu'on doit la boire, n'est pas un liquide qui puisse s'emmagasiner et s'exporter ; elle ne se conserve que pendant quelques jours. M. Rogé fut donc obligé de chercher le moyen d'obvier à cet inconvénient. Il y parvint, en mettant dans un flacon, à l'état de poudre, tous les éléments qui composent le remède, *moins l'eau*. Chaque flacon, renfermant la dose d'une bouteille de limonade, occupe un petit espace, ce qui en rend le transport et la conservation très faciles.

Nous terminerons cette notice par une observation qui a son importance : si, avec la formule du codex, tout pharmacien peut faire une limonade purgeant bien, il faut bien savoir que pour obtenir la limonade purgative parfaite et agréable, comme la prépare M. Rogé, il est indispensable d'employer des produits extrêmement purs, et d'opérer, à la fois, sur de grandes quantités. Cela explique ce fait constant : c'est que le plus habile pharmacien à qui on demandera une bouteille de limonade ne pourra pas obtenir un produit comparable à celui de l'inventeur. Que ceux qui ont pris de la limonade purgative des pharmacies essaient, un jour, de prendre le vrai remède de Rogé, et nous sommes certain qu'elles ne voudront plus en prendre d'autres.

Ce n'est donc pas la limonade purgative qu'il faut demander dans les pharmacies, mais la vraie *poudre de Rogé*, avec laquelle on fait, soi-même, le liquide agréable qui a été approuvé par l'Académie de médecine. Une instruction, qui enveloppe le flacon, explique la manière de procéder, qui est, d'ailleurs, des plus simples, pour obtenir la limonade, gazeuse ou non gazeuse, à volonté.

Pour finir, on peut dire que si nos pilules, avec leur bon régime alimentaire, constituent le meilleur purgatif dépuratif, la poudre de Rogé est un purgatif salin agréable et plus doux que les autres sels, et même que les eaux minérales allemandes.

Pour se garantir contre les contrefaçons de la *Poudre de Rogé*, il faut s'assurer que les flacons portent bien le cachet que voici, imprimé en quatre couleurs.

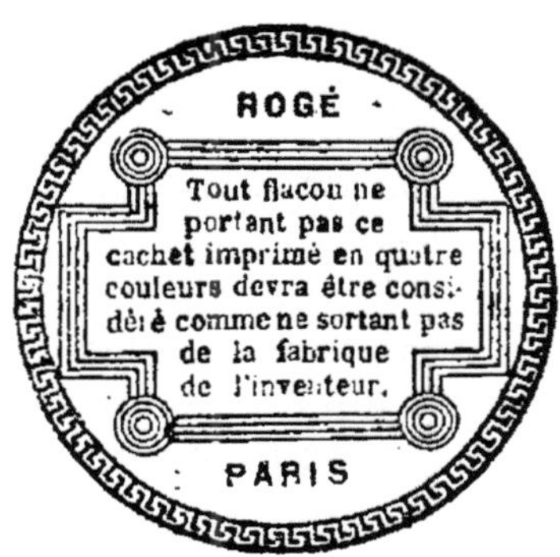

608. PILULES FERRUGINEUSES DE VALLET

APPROUVÉES PAR L'ACADÉMIE DE MÉDECINE.

Les propriétés des pilules de Vallet sont celles des bons ferrugineux, expliqués aux articles *Fer*, n° 275, *Chlorose*, n° 184, *Anémie*, n° 111, et dans beaucoup d'autres articles.

Quant au mode d'emploi des pilules de Vallet, il est très simple, et voici comment nous avons l'habitude de procéder : Prendre une pilule le matin, une à chaque repas et une le soir; cette quantité suffit le plus souvent. Si la personne qui les prend est très anémique, très pâle, elle peut augmenter la dose, en en prenant deux à la fois, au lieu d'une. Lorsque la guérison approche, ou lorsque le besoin du remède ferrugineux n'est pas bien prononcé, on peut se contenter d'en prendre une à chaque repas.

Ces pilules n'ont aucun goût et sont très faciles à avaler.

Les personnes que le fer échauffe feront bien de lire attentivement l'article *Constipation*, n° 203.

Pourquoi l'Académie de médecine a-t-elle approuvé les pilules de Vallet ? C'est parce que, avant l'invention de Vallet, le fer contenu dans les diverses pilules alors connues y subissait des changements chimiques continuels, en sorte que les médecins ne savaient jamais au juste la composition du remède qu'ils prescrivaient, et qu'ils ne pouvaient se rendre compte des différences qui se produisaient incessamment, dans les effets de ces remèdes. M. Vallet fit connaître ces changements et la cause qui les produisait, en même temps qu'il apportait un procédé permettant d'obtenir des pilules de carbonate de fer dans lesquelles aucun changement de ce genre ne se produit, même avec le temps.

Les médecins qui prescrivent les pilules de Vallet sont donc assurés que le remède sera toujours constant dans sa composition, à tous les moments du traitement, et pour tous les malades. Cet avantage est très apprécié par la plupart des praticiens, et cela explique l'emploi universel de ce ferrugineux, qui est placé par eux au premier rang ; mais, cela explique aussi l'empressement avec lequel les imitateurs et les contrefacteurs se servent du nom de Vallet, pour donner le change et faire croire que leur mauvaise marchandise sort de la bonne fabrique.

Voici à quel signe on reconnaîtra les véritables pilules de Vallet : chaque pilule, parfaitement faite et non argentée (comme elles l'étaient autrefois), porte le mot Vallet, très bien imprimé.

Le cachet ci-dessous, imprimé en quatre couleurs, est fixé à chaque extrémité du flacon. La signature de M. Vallet, reproduite ici, se trouve sur les étiquettes et sur les prospectus.

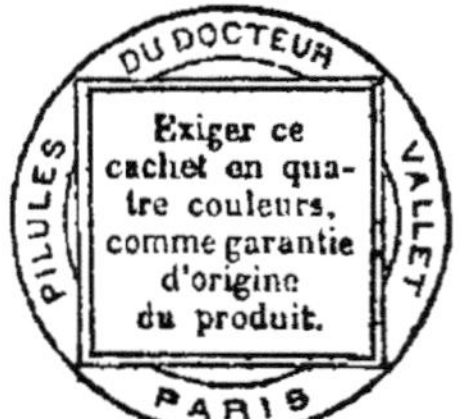

609. PARFUMERIE GLYCÉRIQUE DE BRUÈRE PÉRIN

Les propriétés pénétrantes et assouplissantes de la glycérine sont maintenant connues et appréciées partout ; tout le monde sait que c'est le meilleur moyen connu pour préserver la peau des gerçures, des crevasses, des engelures, etc.

Mais, il n'est que juste de reconnaître que c'est M. Bruère Périn qui a pensé, le premier, à faire entrer la glycérine dans les préparations de parfumerie, à une époque où cette substance n'existait pas encore dans le commerce. Cela résulte du rapport à la Société d'encouragement pour l'industrie nationale, rapport qui approuve les procédés imaginés par M. Bruère Périn pour obtenir la glycérine complètement purifiée, ce qui n'était pas une chose facile. Voici un passage de ce rapport, qui a été fait par M. Chevalier, membre de l'Académie de Médecine.

« La *Glycérine*, comme l'eau, se mêle aux liquides
« aqueux, à l'alcool, aux vinaigres ; elle mouille les
« corps sans les graisser comme l'huile ; elle est onc-
« tueuse et ne s'évapore pas au contact de l'air ; elle
« se charge facilement de l'arome des huiles volatiles ;
« elle n'est pas susceptible de rancir et de fermenter.

« M. Bruère-Perin a fait entrer la *Glycérine* dans
« des savons de toilette ; il l'a fait servir à la prépara-
« tion d'un vinaigre cosmétique, d'alcoolats aromati-
« ques et de divers autres objets de parfumerie. Nous
« nous sommes assurés que le *Savon à la Glycérine*
« conserve sa consistance première ; qu'il donne de
« *l'onctuosité à la peau*. Nous avons fait essayer, et de
« la *Glycérine* pure pour le lavage des mains, et du *Vi-*
« *naigre à la Glycérine*, dans le cas où l'on fait usage
« du vinaigre cosmétique, et on nous a déclaré qu'on
« s'était *très bien trouvé* de cet usage.

« Nous pensons, d'après ce qui vient d'être dit, que
« l'application de la *Glycérine* à l'art du parfumeur
« est une heureuse idée »

Vinaigre de Bruère Périn, aromatique et dulcifié.
En raison de ses propriétés onctueuses et lénitives,
dont les heureux effets ont été constatés dans le Rapport officiel, ce Vinaigre est appelé à remplacer, avec
grand avantage, toutes les préparations cosmétiques
analogues.

En effet, l'action irritante et siccative que les Eaux
de Cologne et les Vinaigres *seulement aromatiques*
exercent sur les personnes dont la peau est irritable,
se trouve complétement neutralisée, dans celui-ci, par
sa combinaison avec la *Glycérine*, principe essentiellement *pénétrant* et *assouplissant.*

On arrête la chute des cheveux causée par les pellicules, ainsi que les démangeaisons, en mouillant la
racine des cheveux avec ce vinaigre.

Savon de Bruère Périn, à la Glycérine. Ce savon,
qui ne durcit pas, pénètre et assouplit la peau, lui
communique une onctuosité qui préserve les mains
des *crevasses* et des *gerçures.*

Employé pour la barbe, il l'attendrit, facilite l'action
du rasoir et garantit le visage de l'irritation douloureuse appelée *feu du rasoir*, effet produit, le plus
souvent, par la causticité du savon.

Pâte de Bruère Périn, à la Glycérine. Cette pâte
onctueuse est généralement employée par les personnes dont la peau délicate et susceptible ne peut supporter le contact d'un savon, quelque *dulcifié* qu'il
soit ; aussi est-elle préférée, avec raison, aux pâtes
d'amandes, solides ou liquides, car elle a sur elles l'a-
vantage de préserver les mains des crevasses et des
gerçures, tout en les blanchissant et en assouplissant
la peau.

On en prend gros comme une noisette, que l'on met
dans le creux de la main, avec quelques gouttes d'eau;
on s'en frotte pendant un moment toute la surface des
mains, puis on les lave.

L'hiver, pour se préserver les mains des crevasses
et des gerçures, on devra, le soir, les enduire d'un peu

de cette pâte, les recouvrir, ensuite, avec des gants, et ne les laver que le lendemain matin.

Glycérine pure de Bruère Perin. Cette glycérine est celle qui est employée pour les préparations ci-dessus. Elle est agréablement parfumée et peut servir à tous les usages de la glycérine des pharmacies. Elle n'est guère plus chère que les produits douteux que l'on achète au détail, on la trouve chez les parfumeurs, et par flacons du prix de 1 fr. 50.

Voici la signature de M. Bruère Périn

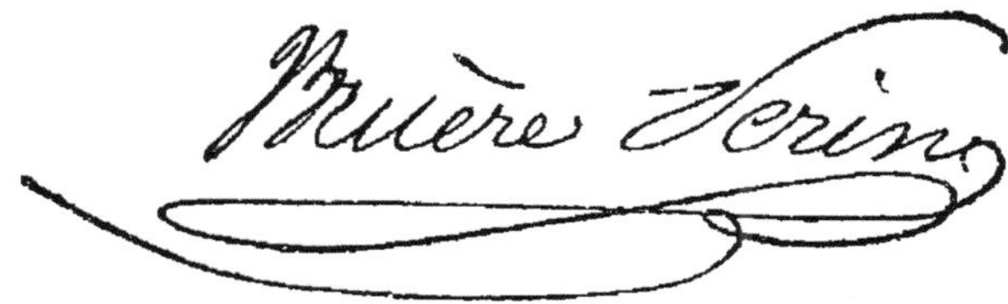

610. SEMOULE DE MOURIÈS.—OSTÉINE DE MOURIÈS

MÉDAILLE D'OR DU PRIX MONTYON, A L'ACADÉMIE DES SCIENCES
APPROBATION DE L'ACADÉMIE DE MÉDECINE.

Avant de lire ce qui suit, relisez l'article *Rachitisme*, n° 478.

On savait, depuis longtemps, que le phosphate de chaux est indispensable à la construction du système osseux, mais personne n'avait songé à chercher le moyen de suppléer à ce qui manque, parfois, de cet élément dans la nourriture des enfants et des personnes dont les os tendent à se ramollir. M. Mouriès est le premier qui se soit occupé de ce sujet, au point de vue pratique, et les résultats qu'il a obtenus ont frappé si vivement l'attention du monde savant que l'Institut de France et l'Académie de médecine se sont empressés de récompenser ce savant.

Le résultat final des recherches de M. Mouriès a été la création d'une combinaison du phosphate retirée des os avec le principe albumineux des œufs. Cette combinaison ressemble à celle qui existe, naturellement, dans les aliments riches en phosphate, et se trouve, à cause de cela, bien plus apte à pénétrer dans le sang, par suite de la digestion, que le phosphate brut qui résulterait de la calcination des os. Cette combinaison a reçu le nom d'*ostéine*, mot qui rappelle son origine et sa destination à régénérer les os, chez les sujets qui sont délicats sous ce rapport.

La manière qui a été jugée la plus commode, pour administrer l'ostéine, consiste à l'introduire dans une préparation alimentaire, ce qui était très facile, puisque cette substance ne possède ni saveur, ni odeur : on a donc fait une semoule à laquelle il était juste de donner le nom de l'inventeur.

Voici comment M. Mouriès résume, lui-même, les avantages de cet aliment, qui est aujourd'hui connu à peu près dans le monde entier.

Chez les femmes enceintes, la semoule de Mouriès prévient les indispositions et de nombreuses fausses couches qui ont pour cause l'insuffisance du principe phosphaté, sans lequel l'enfant ne peut pas se former.

Chez les nourrices, elle améliore le lait, en fournissant la quantité de nourriture osseuse dont l'enfant a besoin pour grandir.

Chez les enfants, pendant le sevrage, cette nourriture peut prévenir les nombreux accidents et les chances de mort qui sont occasionnés par le développement imparfait des os et des dents.

Chez les enfants, après le sevrage, jusqu'à la fin de la croissance, elle empêche l'affaiblissement du système osseux, et conséquemment, la cause la plus directe du rachitisme, des vices de constitution, des difformités de la taille, etc.

Chez les convalescents, elle répare les pertes éprouvées pendant une diète plus ou moins prolongée.

Chez les vieillards, cette nourriture est également fort utile, pour maintenir leur constitution si souvent disposée à se débiliter.

611. ODONTINE ET ÉLEXIR ODONTALGIQUE DE PELLETIER

MEMBRE DE L'ACADÉMIE DE MÉDECINE.

La question des dents peut être envisagée à trois points de vue différents : 1° la conservation des dents; 2° le traitement des dents malades; 3° le moyen de remplacer les dents perdues. Dans cette notice, nous nous bornerons au côté hygiénique, c'est-à-dire, aux moyens de conserver les dents.

L'*hygiène des dents* consiste à éloigner les causes capables de nuire à leur conservation. Les causes d'altération des dents sont nombreuses; cependant, on peut, à la rigueur, les ramener à une seule : la production d'une substance *acide* qui a la propriété chimique de *dissoudre* la substance de l'émail protecteur des dents. En effet, si l'on place une dent recouverte de son émail dans un liquide acide, on verra, peu à peu, cet émail se dissoudre, disparaître et laisser, une dent toute *ramollie*. Or, la plupart des substances alimentaires ont la propriété de devenir acides, lorsque leur séjour se prolonge dans les interstices des dents, à cause de la chaleur de la bouche et de la présence de ferments naturels de la salive. Cela revient à dire que la conservation des dents serait presque toujours assurée, si on avait le soin de ne permettre à aucune matière étrangère de séjourner dans leurs interstices. Il faut donc, chaque fois qu'on a mangé, rincer la bouche avec de l'eau froide ou tiède, en se servant d'une bonne brosse, et en employant un cure-dent en bois mou, pour retirer, sans blesser la gencive, les parcelles que la brosse n'a pu enlever. Quant à la toilette du matin, il ne suffit pas toujours de frictionner les dents et les gencives avec la brosse, à cause d'un enduit muqueux très mince qui se forme pendant la nuit et qui adhère fortement à la surface des dents, dans les parties qui ne sont soumises à aucun frottement. Cet enduit retient des particules solides qui s'y attachent et finissent, peu à peu, par former des amas durs et épais qui constituent le *tartre* des dents. On empêchera la production du tartre en chargeant la brosse d'un peu d'une bonne poudre dentifrice, et on terminera la toilette de la bouche en la rinçant avec de l'eau contenant quelques gouttes d'élixir ou d'eau dentifrice.

Lorsque ces soins élémentaires sont négligés pendant trop longtemps, la couche de tartre augmente dans tous les sens; elle comble les interstices des dents et, ce qu'il y a de plus grave, elle descend entre les dents et les gencives, dont elle prend la place, en les rongeant et en les écartant. De là naissent la fétidité de l'haleine et des névralgies incessantes. Lorsqu'on en est arrivé là, il faut absolument avoir recours à un dentiste, pour enlever tout le tartre, après quoi, on tâchera de guérir la gencive, de la raffermir, en se servant, alternativement, d'un élixir tonique et d'une poudre dentifrice, pour empêcher le tartre de se reproduire.

Le choix d'une poudre dentifrice n'est pas indifférent. Pour que ces poudres soient judicieusement préparées, il faut qu'elles ne renferment ni sucre, ni acide, ni alun, ni autre substance capable de rayer l'émail par l'action de la brosse, mais, au contraire, qu'elles contiennent des principes alcalins. Ces principes alcalins sont nécessaires, pour neutraliser les acides qui ont une si grande tendance à se produire entre les dents. Malheureusement, les dentifrices sont, le plus souvent, préparés par des personnes étrangères à l'art du dentiste et du pharmacien, et on peut dire, sans crainte d'exagération, que bon nombre de ces préparations contiennent du miel, du sucre, de l'alun ou quelque acide ayant bien la propriété de blanchir les dents, mais capables, aussi, de hâter la destruction de ces organes.

C'est donc rendre un véritable service à nos lecteurs que de leur signaler les préparations de ce genre qui jouissent d'une réputation méritée et dont on peut se servir sans aucune crainte.

Le savant et si célèbre auteur de la découverte du sulfate de quinine, M. J. Pelletier, membre de l'Académie de médecine, n'a pas cru déroger à la dignité de la science, en s'occupant avec soin de la question de l'hygiène de la bouche. C'est à ses nombreuses recherches que l'on doit la connaissance des faits dont il vient d'être question. Comme conséquence de ses études sur la cause du mal, il fut naturellement amené à chercher et à trouver le moyen de le prévenir : ces moyens sont : l'odontine et l'élixir odontalgique. Ces deux préparations ont été approuvées par l'Académie de médecine, et nous croyons que ce sont les seuls de tous les dentifrices qui aient reçu cette rare distinction.

L'odontine, sorte de pâte rose d'une consistance un peu ferme, a une odeur et une saveur agréables; elle joint à la propriété de blanchir les dents celle d'en conserver et d'en durcir l'émail, ainsi que celle d'en prévenir et d'en arrêter la carie. Pour s'en servir, il faut mouiller une brosse à dents, la passer sur l'odontine, pour l'en charger d'une couche légère, s'en frotter les dents, et ensuite, rincer la bouche avec de l'eau pure; ou mieux, avec de l'eau dans laquelle on a mis quelques gouttes d'élixir odontalgique.

L'*élixir odontalgique de Pelletier* raffermit et fortifie les gencives, empêche les dents de se déchausser, enlève toute mauvaise odeur et procure à la bouche une fraîcheur très agréable. Il suffit d'en mettre quelques gouttes dans un verre d'eau, pour se nettoyer la bouche et les dents, comme on le fait avec tout autre liquide dentifrice. Voir le n° 237.

On trouve ces excellentes préparations partout, chez les pharmaciens et chez les parfumeurs bien assortis.

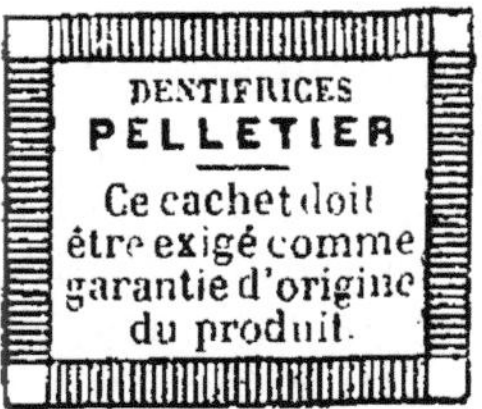

612. HYPOPHOSPHITE DE SOUDE

DU DOCTEUR CHURCHILL.

Depuis plus de dix ans, nous expérimentons la méthode du docteur Churchill, et si nous en parlons aujourd'hui pour la première fois, c'est que nous voulions auparavant être parfaitement édifié et parler surtout d'après notre propre expérience.

Beaucoup de découvertes sont dues à un heureux hasard ; il n'en a pas été ainsi de la découverte des propriétés des hypophosphites. Il y a environ 20 ans, guidé par des considérations théoriques suggérées par une science profonde, le docteur Churchill pensa que la phtisie provenait de l'insuffisance du phosphore dans l'économie.

Mais, comment fallait-il procéder pour rendre à cette économie le phosphore qui lui manquait? La solution de ce problème exigea plusieurs années de recherches persévérantes, d'expérimentations chimiques et médicales dont le récit détaillé forme un énorme volume. Dans ce bel ouvrage, le docteur Churchill fait connaître la marche qu'il a suivie pour arriver au but qu'il poursuivait, et il donne de nombreuses observations de guérison de malades, phtisiques à différents degrés. Ayant expérimenté les nombreuses combinaisons chimiques du phosphore, il fait voir pourquoi il ne s'en trouve qu'un très petit nombre qui soient susceptibles d'être employés utilement, et il démontre que les hypophosphites sont infiniment plus efficaces que les autres sels, et que, parmi les hypophosphites, ceux de soude et de chaux sont les plus importants.

Dans plusieurs articles, nous avons conseillé l'hypophosphite de soude, sans aucune explication, renvoyant ici, pour les détails nécessaires aux personnes qui voudraient faire un bon emploi de ce remède important. Pour ne pas répéter ce qui a été déjà expliqué ailleurs, nous engageons le lecteur à relire, avec attention et à plusieurs reprises, les articles *Tuber-*

cules, n° 564, et *Phtisie*, n° 393. Cette lecture préalable est indispensable pour comprendre les explications qui vont suivre.

L'hypophosphite de soude et l'hypophosphite de chaux sont des sels dans lesquels du phosphore se trouve combiné d'une façon particulière, combinaison qui lui donne des propriétés toutes spéciales contre la phtisie et contre les affections tuberculeuses. Il y a encore d'autres hypophosphites, mais ces deux-là sont les seuls que nous ayons l'habitude d'employer.

Il ne faut pas confondre le mot hypophosphite avec phosphate. Il existe plusieurs sortes de phosphates, dont les propriétés médicales ne sont pas les mêmes que celles des hypophosphites, malgré la ressemblance des mots.

Propriétés. — Les propriétés des hypophosphites ont été découvertes il y a une vingtaine d'années. Ces propriétés consistent à détruire la disposition à produire des tubercules, qui sont la cause de la phtisie pulmonaire. Ceux qui, sans l'être encore, ont des raisons pour craindre de devenir phtisiques, ne le deviendront pas, s'ils font usage de l'hypophosphite de soude comme préservatif. Ceux chez lesquels ce mal n'est encore que commencé peuvent l'arrêter sûrement par ce moyen. Ceux chez lesquels la maladie est constatée par des signes trop positifs ont des chances de guérison proportionnées à l'étendue et à la gravité des lésions déjà produites, au moment où le traitement est commencé.

On ne connaît pas encore bien la manière d'agir de l'hypophosphite de soude pour arrêter la production des tubercules. Selon nous, on peut admettre que ce remède agit sur les *germes* qui produisent les granulations. Ces germes étant tués, il ne reste plus que les tubercules existant au début du traitement. Ceux-ci peuvent se ramollir et sortir sous la forme de crachats; ils peuvent aussi se transformer en une matière crayeuse qui peut persister indéfiniment, sans causer aucun dommage. Nous revoyons souvent des personnes qui se portent très bien depuis plusieurs années, et dont la poitrine présente, à l'auscultation et à la percussion, les signes de tubercules qu'ils offraient lorsque nous avons soumis ces personnes au traitement par l'hypophosphite ; les tubercules se sont, pour ainsi dire, desséchés, en devenant incapables de produire de nouveaux germes.

Effets immédiats. — Lorsqu'on prend de l'hypophosphite, on ne ressent aucun effet immédiat, tel que maux de cœur, colique, etc. ; mais, après très peu de jours, quelquefois dès le premier jour, le malade commence à constater des signes d'amélioration : il est un peu plus fort ; il a meilleur appétit ; il dort mieux ; il tousse moins. Ces bons résultats, qui s'accentuent de jour en jour, sont très encourageants et sont la preuve que, si la maladie existe bien, l'hypophosphite en triomphera, à moins qu'il ne se manifeste des complications sur lesquelles ce remède ne peut avoir d'action.

Mode d'emploi. — Le docteur Churchill a reconnu que la forme sirupeuse est celle qui convient le mieux pour l'emploi des hypophosphites de soude et de chaux. Les deux sirops ont sensiblement la même action, et on peut les employer indistinctement aux mêmes doses ; si nous employons plus souvent celui de soude, c'est parce qu'il a moins de saveur.

La cuillerée à café renferme cinq centigrammes de sel. On prend chaque dose dans un demi-verre d'eau.

Doses. — C'est plutôt le développement de la taille des individus, leur poids, qu'il faut considérer que leur âge, pour apprécier les doses de médicaments qu'ils peuvent supporter. La dose de ce sirop d'hypophosphite varie selon les circonstances suivantes : Les enfants de 5 à 10 ans prennent deux ou trois cuillerées à café par jour ; de 10 à 15 ans on peut donner une cuillerée à bouche, dose qui suffit également pour les femmes de petite taille. Pour les jeunes gens et pour les femmes de taille ordinaire, on donnera deux cuillerées. Les hommes adultes et les femmes fortes prendront trois cuillerées. On n'arrivera à la dose de quatre cuillerées à bouche que pour les personnes très fortes, ou de taille exceptionnelle. Pour les enfants très jeunes, voyez le mot *Dentition*, n° 236.

Heures. — Il n'y a pas d'heure choisie pour prendre ce remède, et il est indifférent de le prendre à jeûn ou au moment d'un repas. La dose journalière se prend en une seule fois, dans un demi-verre d'eau.

Durée de traitement par l'hypophosphite. — En ce qui touche la durée du traitement, il n'y a rien de fixe ; elle varie entre deux ou trois mois et deux ou trois années, selon les conditions de la maladie. S'il s'agit seulement d'un traitement de précaution, en vue d'empêcher le développement d'un mal que l'on redoute, mais dont il n'existe pas encore de signes positifs, on prend l'hypophosphite pendant deux mois ; puis, on cesse pendant un mois et on recommence à plusieurs reprises dans le cours d'une année. Si le malade présente les symptômes du premier degré de la phtisie, il faut continuer à prendre le remède, sans interruption, aussi longtemps qu'on en ressent de bons effets. Dans ce cas, il serait imprudent de se croire guéri radicalement et de quitter le traitement sans retour ; il faut assurer la guérison, en reprenant le remède de temps en temps, pendant un mois ou deux. Ces recommandations sont encore plus nécessaires quand il agit du deuxième ou du troisième degré, d'autant plus que, dans ces cas-là, il survient souvent des complications qui obligent à interrompre le remède pendant plus ou moins longtemps.

Toux. — Lorsque la toux et les autres symptômes ressentis dans la poitrine ne sont pas dus à la présence de granulations tuberculeuses dans le tissu des poumons, on reconnaît ce fait à ce que l'hypophosphite ne produit pas d'effets utiles apparents ; après un essai de deux ou trois semaines, on renonce à ce remède, car on est fondé à croire qu'il s'agit simplement de bronchite ou de catarrhe pulmonaire, réclamant d'autres remèdes, qui sont indiqués aux n°s 388 et suivants.

Si l'inflammation plus ou moins forte des bronches existe en même temps que des tubercules, l'hypophosphite agit sur la tuberculose, en ramenant promptement les forces et l'appétit ; mais le malade continue à tousser et à cracher, jusqu'à ce que le traitement de la bronchite aiguë ou chronique en ait amené la guérison. Dans les cas de ce genre, qui sont très fréquents, on prend l'hypophosphite en même temps que l'on emploie les moyens indiqués aux n°s 388 et suivants.

Anémie. — Une personne qui ne tousse pas, mais qui est pâle, faible, anémique, emploie les moyens indiqués au n° 111. Si, après quelques semaines, cette personne n'éprouve pas l'amélioration prévue, on est fondé à croire qu'il ne s'agit pas d'une anémie simple ; il peut y avoir un commencement de tuberculose, et, pour s'en assurer, on prend l'hypophosphite de soude. Si une amélioration prompte et évidente suit l'emploi de ce remède, on peut considérer le soupçon comme bien fondé ; mais, il n'y a pas lieu de s'en désoler, puisqu'il suffit alors de continuer à prendre l'hypophosphite, pour arriver à une guérison complète. Voyez l'article 111.

Chlorose. — Ce que nous venons de dire au sujet de l'anémie, on peut le dire aussi à l'occasion de la chlorose, des pâles couleurs. Si, après avoir suivi attentivement le traitement indiqué au n° 184, pendant plusieurs semaines, on ne constate pas une amélioration encourageante, il faut se demander s'il n'y aurait pas là quelque germe de tuberculose, assez faible pour ne pas donner lieu à des accidents manifestes, mais suffisant pour faire croire à une chlorose vraie. Que l'on essaye alors l'emploi de l'hypophosphite de soude.

Si l'amélioration que l'on espérait en vain des remèdes ferrugineux se produit en peu de temps, il est permis d'en conclure que la continuation suffisante de l'hypophosphite préservera la malade de la plus grave des affections de la poitrine.

Rachitisme, malformation des os. — A l'article *Rachitisme*, nous avons indiqué l'emploi de l'hypophosphite de chaux. Voyez le n° 478.

Crachement de sang. — L'existence de crachements de sang, antérieurs ou actuels, n'est pas un motif pour empêcher de commencer l'emploi de l'hypophosphite, au contraire; mais, lorsqu'une hémoptysie se produit après plusieurs mois de traitement, on doit interrompre le remède pendant deux ou trois semaines.

Fièvre. — Lorsqu'il existe un état fébrile modéré, chez une personne qui a des tubercules dans les poumons, on peut essayer l'effet de l'hypophosphite. Souvent le remède fait disparaître la fièvre rapidement; dans ce cas, il faut continuer à le prendre. Mais, si la fièvre ne diminue pas au bout de peu de jours, il convient de cesser l'emploi de l'hypophosphite et de ne le reprendre que lorsque la fièvre aura disparu, soit d'elle-même, soit par l'action des remèdes usités.

Si, pendant le cours du traitement par l'hypophosphite, il survient un état fébrile dû à une cause quelconque, il faut interrompre ce traitement et ne le reprendre qu'après la cessation de la fièvre. (Voir l'article *Fièvre*, n° 277.)

Lymphatisme, maladies scrofuleuses. — Aux moyens indiqués au n° 378, on peut ajouter les hypophosphites, qui doivent être considérés comme un des remèdes les plus sérieux qu'on puisse employer contre la disposition aux humeurs froides ; celui de chaux convient principalement, lorsque le mal tend à se fixer sur le système osseux. Comme les personnes très lymphatiques sont plus exposées que les autres à devenir phtisiques, elles ont toujours un véritable intérêt à employer l'hypophosphite, à titre de préservatif, ce remède ne pouvant pas faire de mal à ceux qui le prendraient sans en avoir un véritable besoin. Voyez l'article 378.

Dentition. — Lorsque la dentition présente des difficultés, lorsqu'elle est tardive, cela indique quelque imperfection dans la vitalité du système osseux. Il y a donc là une indication formelle d'employer les moyens qui sont de nature à corriger cette imperfection. Si on emploie l'hypophosphite de chaux, qui convient dans ce cas-là, il ne faut pas oublier que les petits sujets sont très jeunes et que la dose du remède ne doit pas dépasser *dix centigrammes* par jour ; c'est-à-dire une ou deux cuillerées à café. Voyez l'article 236.

Lorsqu'on a été guéri ou grandement soulagé par l'hypophosphite de soude, il est prudent, pour se préserver d'un retour du mal, de ne pas rester trop longtemps sans revenir à l'usage de ce remède. Nous conseillons d'en prendre pendant un mois sur deux, la première année, et un mois sur trois pendant la deuxième année.

Du moment que l'hypophosphite produit des effets favorables évidents, c'est la preuve que le sujet en avait besoin. Avoir besoin d'un remède, c'est avoir le mal contre lequel ce remède possède de la vertu. Il faut donc absolument que ceux que ce remède paraît avoir guéris en continuent l'emploi pendant le plus longtemps possible, pour s'assurer mieux contre un retour du mal.

Les personnes qui font usage d'hypophosphite n'ont pas besoin de prendre en même temps des préparations arsenicales ; mais, si elles n'en ont pas le dégoût, elles peuvent prendre de l'huile de foie de morue. Cette adjonction n'est pas indispensable, mais elle peut accélérer la guérison. Voyez l'article 325.

Lorsque l'hypophosphite n'arrête pas la marche de la phtisie, cela provient de ce que l'abondance et la dissémination des tubercules ont produit dans les poumons des désordres secondaires sur lesquels ce remède n'a pas d'action, désordres qui sont, à eux seuls, capables d'amener la mort.

L'emploi des hypophosphites n'est pas incompatible avec notre médication purgative, et cela est heureux, car ce remède s'attaque seulement à la cause spéciale qui produit les tubercules, et la purgation méthodique est souvent nécessaire, pour combattre les autres causes de mal qui existent en même temps. Dans ces cas, les pilules et le sirop peuvent être pris les mêmes jours, l'un ne gênant pas l'autre.

Pour résumer ce qui a du rapport avec la phtisie, voici ce que nous disons : Lorsqu'une personne ayant ou ayant eu des poitrinaires dans sa famille voit son teint pâlir, ses forces et son embonpoint diminuer, sans causes naturelles et évidentes, elle doit se préoccuper de cette circonstance et se considérer comme menacée du même mal, alors même qu'elle n'éprouve rien de particulier du côté de la poitrine. Que cette personne se soumette sans retard à l'usage de l'hypophosphite de soude ; si aucune amélioration ne se produit après cinq ou six semaines de ce traitement, c'est qu'elle n'a rien à craindre de ce côté. Si, au contraire, le remède produit un très bon résultat, c'est que la crainte était fondée ; mais alors il suffit de continuer pendant longtemps ce remède facile, pour éviter tout danger et empêcher l'explosion d'une maladie qui était déjà commencée.

Si, le dépérissement existant déjà depuis un certain temps, on voit survenir une petite toux sèche ; surtout si on remarque de petits crachements de sang on peut avoir à redouter la phtisie au premier degré.

Si ces premiers symptômes s'aggravent et durent plus longtemps ; s'il s'y ajoute des crachats purulents, de l'oppression, des sueurs nocturnes, du dégout pour les aliments, il est probable que l'auscultation ferait reconnaître les signes positifs de la phtisie au deuxième degré.

Enfin, si on a beaucoup tardé à se soigner, on peut se trouver au troisième degré.

Dans tous ces cas, il faut agir selon les instructions que nous avons données à l'article *Phtisie*, n° 393.

La fabrication des hypophosphites de soude et de chaux est difficile; elle présente même des dangers pour les opérateurs. Il en résulte que ces sels sont assez chers; il en résulte aussi une assez grande variation dans les prix, selon que les fabricants sont plus ou moins sérieux. Mais, on le sait (n° 597), il y a des pharmaciens qui achètent les produits qui leur coûtent le moins cher, se préoccupant peu de la qualité. Il y en a même qui, se trouvant dépourvus d'hypophosphite, croient pouvoir le remplacer par le *phosphate de soude*, qui n'a pas du tout les mêmes propriétés; c'est pourquoi le dernier conseil que nous donnons est de ne pas faire préparer le sirop d'hypophosphite par le pharmacien, mais de demander toujours le sirop du docteur *Churchill* préparé par *Swann*; la dépense journalière ne sera augmentée que d'une manière trop insignifiante pour que l'on s'y arrête.

Il ne faut pas recevoir de flacon de sirop d'hypophosphite qui ne porte pas la signature ci-contre :

613. EMPLATRE DU PAUVRE HOMME

DE BÉRAL.

L'emplâtre du pauvre homme est un remède usité en Angleterre depuis un temps immémorial. Il y jouit d'une réputation immense et si bien méritée qu'aux yeux des matelots, qui sont nombreux en ce pays, c'est un remède universel pour toutes les douleurs auxquelles ils sont exposés si fréquemment par leur rude métier.

C'est le goudron de Norvège qui forme la base de ce médicament.

Malgré sa grande vogue, ce remède était préparé, en Angleterre, d'une manière souvent défectueuse, par les nombreuses personnes qui s'en occupaient, et c'est en vue d'obtenir un produit irréprochable et toujours semblable que M. Béral s'est attaché à en organiser la préparation en grand ; ces perfectionnements étaient nécessaires pour faire accepter ce remède par le public francais.

L'emplâtre du pauvre homme est un révulsif analogue à l'emplâtre de poix de Bourgogne, mais d'un emploi plus facile. Il amène à la peau une chaleur, une rougeur et une éruption plus ou moins prononcée de très petits boutons qui causent une démangeaison salutaire.

Cet emplâtre est souvent employé pour calmer et guérir les douleurs occasionnées par le froid ou par l'humidité, c'est-à-dire les fraîcheurs, les rhumatismes chroniques. Il convient, notamment, dans le rhumatisme musculaire et dans celui des articulations, lorsqu'il n'existe pas de fièvre.

Mais, ce n'est pas seulement contre ce genre de douleur que l'emplâtre du pauvre homme est utile ; il peut aussi être employé comme révulsif, sur la poitrine et dans le dos, dans le cas d'irritation des bronches, de bronchite commençante, de gros rhumes, de points de côté.

Lorsqu'on veut se servir de cet emplâtre, on en coupe un morceau dont la grandeur doit être appropriée à l'étendue de la douleur, et on l'applique sur le mal, après l'avoir préalablement chauffé *très légèrement* devant le feu ; ou mieux, en promenant un instant le côté imprimé sur une bouteille contenant de l'eau chaude. On doit le laisser en place pendant cinq ou six jours, après quoi on l'enlève et on le remplace par un autre, lorsque la douleur persiste. Pour nettoyer la place, on se sert d'un linge imbibé d'huile d'olive.

Il ne faut pas demander simplement l'emplâtre du pauvre homme ; pour être certain de la vraie provenance du produit, il faut s'assurer que le rouleau porte bien la signature *Béral* que nous reproduisous ici.

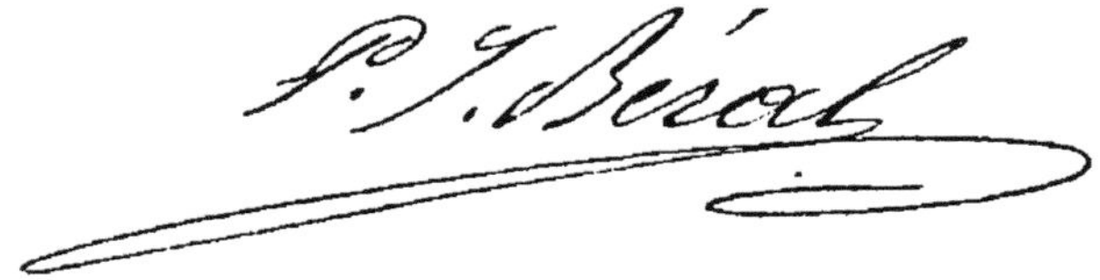

615. VERMIFUGE PREUD'HOMME

Aux n⁰ˢ 506 et 581, nous avons dit que la santonine, qui est le principe actif du *semen contra*, est le meilleur remède, lorsqu'il s'agit spécialement des grands vers nommés ascarides lombricoïdes, ainsi nommés à cause de leur ressemblance avec les vers de terre, qui portent le nom de *lombrics*. C'est principalement sous la forme de biscuits que l'on administre la santonine, parce que, de cette manière, les enfants prennent le remède sans trop de difficulté. Mais les pharmaciens qui vendent ces biscuits ne les font pas eux-mêmes ; ils les achètent à leurs droguistes, qui eux-mêmes les achètent à des fabricants ne présentant aucune garantie scientifique. Des pharmaciens ont subi des condamnations pour avoir délivré des biscuits à la santonine achetés ainsi, et dans lesquels cette substance avait été remplacée par du calomel, autre vermifuge qui coûte beaucoup moins cher, mais qui est un composé de mercure.

Pour préserver nos lecteurs de toute espèce de tromperie de ce genre, nous leur signalons le *vermifuge Preud'homme*, dont nous connaissons personnellement le mode de fabrication.

Le vermifuge Preud'homme n'est pas un biscuit, mais un gâteau de *pain d'épice*, qui plaît toujours beaucoup aux enfants. Il renferme la santonine la plus pure, dosée d'une manière très exacte.

On se procure ce vermifuge chez les pharmaciens ; ou bien, si on le préfère, on peut s'adresser directement à M. Preud'homme, pharmacien à Paris, rue Saint-Denis, n° 29. En envoyant 75 centimes, on recevra la boîte par la poste et franco.

616. COALTAR SAPONINÉ

DE LE BEUF.

Ainsi que nos lecteurs peuvent le constater partout, dans ce livre, nous cherchons toujours à leur faire comprendre les choses dont nous parlons. Ici, par exemple, au lieu de dire simplement à nos lecteurs que le coaltar saponiné est un excellent remède, nous les intéresserons davantage, nous en sommes bien certain, si nous commençons par leur expliquer, en quelques lignes, ce que c'est que le coaltar lui-même.

Lorsque l'on veut faire du gaz d'éclairage, on met de la houille dans de grandes cornues, sous lesquelles on entretient un foyer bien allumé. La houille se ramollit, se fond, puis se décompose ; il se produit des gaz et des vapeurs composés d'un grand nombre de choses très diverses. Les cornues communiquent, par des tuyaux, avec des récipients de formes appropriées. Le gaz éclairant va dans le gazomètre, et les vapeurs, en se refroidissant, forment des liquides de composition diverse et compliquée. Le plus important de ces liquides est une espèce de goudron, d'un noir brillant, possédant une forte odeur de gaz : c'est ce liquide poisseux que l'on nomme **coaltar**.

Le coaltar renferme un grand nombre de substances que les chimistes ont pu séparer les unes des autres, et qui sont devenues précieuses, à différents titres.

L'acide phénique est une de ces substances, et nous en avons expliqué les propriétés antiseptiques au n° 89. Mais, parmi les substances dont la réunion forme le coaltar, l'acide phénique n'est pas la seule qui possède des propriétés médicales énergiques, et c'est pour cela qu'il y a certains avantages à employer le coaltar lui-même, plutôt que l'acide phénique, lorsqu'il s'agit de pansements.

Les premiers médecins qui songèrent à utiliser le coaltar, dans le pansement des mauvaises plaies, se trouvèrent fort embarrassés par la difficulté de manier cette matière poisseuse, collante, salissant tout, et ils allaient renoncer à son emploi, malgré les résultats merveilleux qu'ils avaient obtenus, lorsque M. Ferdinand Le Beuf, savant chimiste et pharmacien habile de Bayonne, fit connaitre son procédé, qui apportait la meilleure solution que l'on peut souhaiter de ce problème embarrassant.

Mettant à profit une découverte qu'il avait faite auparavant, M. Le Beuf parvint à donner au coaltar la forme d'une émulsion laiteuse susceptible de se mélanger à l'eau, tout comme le ferait du lait. Il obtint ce résultat à l'aide de la *saponine*, substance retirée de la saponaire, qui est une plante dépurative bien connue de tout le monde, ce qui explique la dénomination de *coaltar saponiné*, qui désigne ce produit.

Le coaltar saponiné est un liquide laiteux, d'une couleur jaune verdâtre, doué d'une odeur presque agréable, se conservant toujours et ne ressemblant aucunement à cet affreux goudron, qui s'y trouve, pourtant, avec toutes ses propriétés et sans avoir subi aucune décomposition chimique.

Dès qu'ils furent en possession d'un moyen si commode d'utiliser le coaltar, un grand nombre de médecins, et surtout de chirurgiens, commencèrent à l'employer. Cet emploi eut lieu sur une grande échelle, surtout dans les hôpitaux de la marine et dans ceux de Paris. Nous-même, depuis cette époque, nous n'avons pas cessé de nous servir du coaltar Le Beuf, comme on peut le voir dans toutes les éditions de notre manuel. Ce remède est tellement efficace, tellement supérieur, que nous aurions pu nous dispenser de donner des formules d'onguent ou d'eau cicatrisante, si nous n'avions craint que certains de nos lecteurs ne fussent parfois dans l'impossibilité de se le procurer.

A cause de l'importance exceptionnelle de ce remède, nous donnerons quelques explications pratiques sur son emploi, dans les cas les plus communs.

La propriété la plus frappante du coaltar saponiné, c'est la rapidité avec laquelle il fait cesser la mauvaise odeur des suppurations. Cet effet est instantané, et on peut considérer le retour de la mauvaise odeur comme l'indice qu'il faut renouveler le pansement, ou remouiller la charpie ou les compresses.

Angine couenneuse. — Dans les cas où il y a des fausses membranes sur les amygdales et dans la gorge, il faut employer le coaltar saponiné pur, et s'ingénier pour arriver à bien mouiller toutes les parties malades, et cela le plus souvent possible, même pendant la nuit.

Pour se garantir de la contagion, il faut que la personne qui va panser le malade, et qui est exposée à recevoir son haleine et les matières projetées par la toux, il faut que cette personne s'imprègne la figure et les mains d'eau additionnée d'un peu de coaltar saponiné et qu'elle s'en mette un peu dans la bouche, à chaque pansement.

Il est très bon de seringuer dans chaque narine un peu d'eau coaltarée qui retombe dans le haut de la gorge. Lisez l'article *Croup*, n° 229.

Bouche. — Dans l'inflammation des gencives ; dans le scorbut, qu'il s'agisse du vrai ou du faux ; dans toutes les inflammations de la bouche accompagnées d'une mauvaise haleine, il faut renouveler le gargarisme aussi souvent que la mauvaise odeur reparaît. Pour cet usage, il suffit de mettre une cuillerée à bouche de coaltar pur dans un verre d'eau, et c'est assez d'employer chaque fois une cuillerée de ce liquide, que l'on conserve dans la bouche aussi longtemps qu'on le peut.

Bouche (Hygiène de la). — En ce qui concerne l'hygiène journalière de la bouche, l'emploi du coaltar Le Beuf, comme dentifrice, est un excellent moyen de l'assainir et d'empêcher qu'il s'y produise aucun de ces ferments si nuisibles à la conservation des dents. Pour cet usage, il suffit de verser une vingtaine de gouttes du liquide pur dans le verre d'eau employé, le matin, à la toilette de la bouche.

Brûlures. — Lorsque des brûlures sérieuses ont produit des cloches et entamé la peau, on les guérit, à l'aide du coaltar saponiné, plus vite et plus sûrement que par aucun autre remède. Il faut que les bourdonnets de charpie ou les compresses soient constamment humides et que l'odeur du remède ne soit jamais dominée par celle de la suppuration ; on renouvelle les pansements en conséquence.

Cancers. — Le coaltar saponiné ne guérit pas radicalement les cancers ; mais, lorsque ces affreux maux sont ulcérés, il soulage beaucoup les malades et il détruit à l'instant l'odeur si repoussante qui accompagne ce genre de suppuration. Il y a des plaies qui ressemblent à des cancers, mais qui n'en sont pas ; dans ce cas, la guérison finit par arriver, plus ou moins promptement. Lorsque les plaies cancéreuses sont externes, on procède comme il est expliqué à l'article *Pansement*, n° 440, en mouillant la charpie ou les compresses avec le coaltar saponiné, et on renouvelle ces pansements soir et matin, ou plus fréquemment, selon que l'odeur reparaît plus ou moins vite.

Cataplasmes. — Lorsqu'on applique des cataplasmes sur des parties suppurantes ou enflammées, comme l'érysipèle, l'eczéma, les varices ulcérées, etc., il est très utile d'en mouiller la surface avec du coaltar saponiné pur, comme on le fait pour le laudanum (n° 160).

Cheveux. — Dans les maladies du cuir chevelu, comme pityriasis, pellicules, gourmes, teignes, démangeaisons, il suffit, une ou deux fois par jour, de bien humecter la peau, à la racine des cheveux, avec un mélange de partie égale de coaltar saponiné et de glycérine, ou même d'eau simple, en évitant l'emploi de pommade ou de corps gras.

Cheveux (Hygiène des). — Si, deux ou trois fois par semaine, on humecte la racine des cheveux avec ce liquide, on conserve la souplesse de ces organes et on empêche qu'il s'y produise aucune maladie capable de les faire tomber.

Clous, Furoncles, Anthrax. — Si on a le soin d'arroser les cataplasmes que l'on applique sur ces maux avec du coaltar saponiné pur, on neutralise la tendance qu'ils ont à se multiplier. On n'a pas besoin d'autres pansements jusqu'à la fin de la guérison.

Couches. — Chez les femmes en couches, on met une cuillerée de coaltar saponiné par verre d'eau tiède employée à faire la toilette et les injections. Si l'accouchement a été difficile, si le liquide des lochies exhale une mauvaise odeur, il faut deux ou trois cuillerées par verre d'eau, et renouveler les injections assez fréquemment pour empêcher le retour de la mauvaise odeur. On ne doit sentir que l'odeur du coaltar.

Désinfectant. — A l'article *Désinfectants*, n° 239, nous indiquons plusieurs moyens pour détruire la mauvaise odeur. Le coaltar saponiné peut remplacer presque tous ces moyens avec une efficacité complète. Il suffit que l'eau contenant un flacon de coaltar par litre soit en contact avec l'objet qui sent mauvais, pour que l'odeur disparaisse.

Écorchures. — Voyez, ci-dessous, les mots *Plaies* et *Pansements*.

Engelures. — Employer le mélange de coaltar saponiné et de glycérine, par égales parties, pour mouiller souvent les parties affectées. S'il y a ulcération, mettre des compresses. Le soulagement est très prompt.

Erysipèle. — On ne peut pas employer un remède

plus sûr que des compresses imbibées de coaltar saponiné coupé avec partie égale d'eau, ou des cataplasmes arrosés du remède pur.

Fistules. — Pour le pansement des fistules de toute sorte, on fait des injections fréquentes avec de l'eau tiède, contenant deux ou trois cuillerées de coaltar saponiné par verre. Quand la chose est possible, il faut laisser sur l'orifice de la fistule une compresse imbibée du liquide. Lisez l'article *Fistules*, n° 282.

Flueurs blanches. — Dans un très grand nombre de cas, le coaltar saponiné est d'une efficacité rapide contre ce genre de mal si fréquent, principalement lorsqu'il existe une odeur fâcheuse, et lorsque l'on craint l'existence d'un mal contagieux. Il faut procéder de la manière indiquée à l'article *Injections*, n° 341, en employant l'eau tiède, pour opérer un bon lavage, et en finissant par une petite injection de coaltar, à raison de quatre cuillerées environ par litre d'eau.

Si le coaltar saponiné peut guérir ce genre de maux, il peut aussi, à plus forte raison, les empêcher de se produire. On ferait donc bien, après avoir obtenu la guérison par ce remède, de continuer à s'en servir, comme moyen hygiénique, pour la toilette intime. Pour beaucoup de femmes, c'est là un des meilleurs emplois qu'on puisse faire du coaltar saponiné, et nous savons qu'un grand nombre de personnes en usent ainsi avec succès.

Gargarismes. — Voyez le mot *Bouche*.

Gencives. — Voyez le mot *Bouche*.

Gorge. — Dans les inflammations de la gorge et des amygdales qui donnent à l'haleine une mauvaise odeur, il faut employer le coaltar saponiné de la manière indiquée à l'article *Gorge*, n° 308, en se servant d'un pinceau ou d'un pulvérisateur. Dans ce cas, on met deux cuillerées de coaltar pur dans un verre d'eau, et, comme pour la bouche, on recommence chaque fois que l'odeur du mal se fait sentir de nouveau.

Haleine fétide. — Voyez, ci-dessus, les mots *Bouche* et *Gorge*.

Mentagre. — Lisez l'article 403.

Microbes. — Tous ces petits êtres microscopiques, qui sont la cause des maladies contagieuses, sont tués par le contact du coaltar saponiné.

Morsures. — Voyez, ci-dessous, les mots *Pansements* et *Plaies*.

Muguet. — Mélangé avec deux ou trois fois autant d'eau, le coaltar saponiné guérit le muguet des enfants. Voyez l'article muguet, n° 413.

Nécroses. — Voyez, ci-dessus, les mots *Fistules*, n° 282 ; *Injections*, n° 341, et *Nécrose*, n° 415.

Pansements. — On peut dire, d'une manière générale, que, lorsque la peau est entamée d'une manière quelconque, le coaltar saponiné, bien employé, suffit pour empêcher le développement de complications et amener la guérison.

Lorsqu'il s'agit de maux étendus, suppurant beaucoup et exigeant une grande quantité de liquide pour leur lavage, si on a des motifs de viser à l'économie, on peut employer de l'eau tiède pour effectuer ce nettoyage, et se servir de compresses et de charpie imbibées de coaltar, lorsque la partie malade est bien propre.

Plaies. — D'après tout le contenu de cet article, on voit que le coaltar saponiné peut être employé avec avantage dans toute espèce d'accident entamant la peau. S'il s'agit d'accidents récents, piqûres, coupures, morsures, froissements, le liquide employé en compresses n'a pas besoin d'être aussi fort que dans les cas anciens.

Piqûres. — Voyez, ci-dessus, les mots *Pansements* et *Plaies*.

Ulcères variqueux. — Dans ce cas, nous faisons verser un flacon entier dans une bouteille d'un litre, que l'on remplit d'eau ; c'est ce liquide qui sert pour le pansement. On y trempe des bourdonnets de charpie dont on recouvre la plaie proprement dite, on recouvre cette charpie d'une compresse aussi grande que la partie rouge qui entoure la plaie, et on ajoute la toile cirée, que l'on maintient comme cela est indiqué à l'article *Pansement*, n° 440. Lisez l'article *Varices*, n° 571.

Il faut procéder de la même manière pour le pansement de toutes les vieilles plaies et de tous les ulcères, qu'elle qu'en soit la position.

Variole. — Depuis la formation des pustules jusqu'à ce que la suppuration soit terminée, il est très utile de laver toutes les parties affectées avec de l'eau contenant un flacon de coaltar par litre. On se sert, pour cela, d'une éponge douce ou d'une compresse en vieux linge, et on renouvelle cette lotion très souvent; elle empêche la contagion de se répandre. On peut agir de même dans la scarlatine.

Vulnéraire. — Tous les remèdes employés à l'extérieur sous la dénomination de vulnéraires peuvent être remplacés par le coaltar saponiné.

Remarques générales

D'une manière générale, on peut dire qu'il est avantageux, quoique cela ne soit pas indispensable, d'ajouter de la glycérine au coaltar, parce que cette substance possède des propriétés analogues, et surtout parce qu'elle empêche la charpie et les linges de durcir, en séchant. Il n'y a pas de mesure rigoureuse pour la quantité de glycérine à ajouter; on peut aller jusqu'à parties égales des deux liquides.

D'une manière générale encore, il faut tâcher que la charpie ou les compresses soient recouvertes d'une pièce de taffetas gommé, qui dépasse les bords du pansement; cette précaution a pour résultat d'empêcher l'évaporation des parties essentielles du remède, et aussi de prévenir le durcissement du pansement.

Nous ne devons pas omettre de rappeler ici les réflexions que nous avons faites, à plusieurs reprises, sur les inconvénients et même le danger qu'il y a quelquefois à guérir certaines plaies, certaines suppurations. Relisez, à ce sujet, les articles *Cautères*. n° 170 ; *Plaies*, n° 457 ; *Écoulements*, n° 256 ; *Maladies de la peau*, n° 385. Vous comprendrez alors que, si le coaltar saponiné est un excellent moyen pour faire cicatriser les ulcères et les vieilles suppurations, ce remède n'est pas un dépuratif capable de purifier le sang, et que, par conséquent, il est prudent de suivre notre médication dépurative, en même temps que l'on fait les pansements par le coaltar. Il est même bon, quand les sujets sont débilités depuis longtemps, d'ajouter à ces moyens l'emploi du fer (n° 275), et des remèdes fortifiants et reconstituants indiqués aux n°s 587, 589 et 604.

617. PAPIER WLINSI.

Toutes les fois qu'à l'aide de moyens énergiques, comme les vésicatoires, la moutarde, l'essence de térébenthine, le thapsia, l'huile de croton, le papier Wlinsi on provoque à la peau une souffrance volontaire, pour apaiser une souffrance interne, on fait de la révulsion, et les moyens employés sont des révulsifs.

Au n° 491, nous avons cité un certain nombre de révulsifs ayant chacun quelque avantage particulier ; ici, nous parlerons du papier Wlinsi, qui, avec le thapsia dont il est question plus loin, est un de ceux dont l'emploi est le plus fréquent.

Le papier Wlinsi agit avec une énergie moyenne, d'une façon régulière, et, à cause de cela, il convient plus spécialement dans les cas d'une intensité moyenne aussi, et surtout chez les sujets jeunes et délicats.

C'est principalement dans les affections aiguës des voies respiratoires, dans les bronchites commençantes, que ce révulsif est employé. Voici comment

on procède, pour obtenir le meilleur résultat possible
dès qu'on commence à ressentir, dans le haut de l
poitrine et dans la gorge, une sensation de chaleu,
et d'irritation qui annonce le commencement d'un
rhume, et, à plus forte raison, si une toux douloureuse et sèche existe déjà, on place une feuille de papier Wlinsi en travers, sur le devant de la poitrine, le
bord supérieur arrivant au niveau des clavicules. Il
suffit de presser avec la main sur la feuille de papier, pour qu'elle se fixe à la peau et y reste adhérente,
sans aucun bandage. Au bout de quelques heures, on
commence à ressentir une chaleur qui va en augmentant et finit par être une cuisson assez forte, mais tolérable ; puis, peu à peu, il se produit une éruption de
petites vésicules remplies d'une sérosité incolore.
Cette éruption s'étend quelquefois bien au delà du
papier ; elle est accompagnée d'une démangeaison que
l'on calme, en frottant avec un linge un peu ferme, ou
bien avec de l'huile à manger.

Si, après deux jours, on ne constate pas une amélioration évidente, on applique une seconde feuille de
papier Wlinsi entre les épaules. On peut même en appliquer successivement sur toutes les parties de la
poitrine où le mal semble le plus intense, et revenir
à un même endroit, lorsque l'éruption est passée.

Bien entendu, l'application du papier Wlinsi n'empêche pas d'employer en même temps les autres
moyens indiqués dans les articles *Rhumes*, n°ˢ 388 et
suivants ; *Toux*, n° 557. La combinaison de ce moyen
externe avec les remèdes internes rend la guérison
bien plus rapide. Un grand nombre de personnes sujettes à des rhumes ou à des bronchites fréquents sont
devenues très habiles dans l'emploi du papier Wlinsi,
qu'elles s'appliquent sans aucune crainte. Les médecins aiment ce remède, qui suffit fréquemment, et qui,
en tout cas, n'empêche pas l'emploi des moyens internes réclamés par les circonstances.

Nous pensons qu'il ne convient pas de se servir de
ce révulsif pour les enfants très jeunes, à cause de

la démangeaison qui est trop pénible pour eux ; mais, à partir de cinq ou six ans, cet inconvénient n'existe plus.

Ce n'est pas seulement dans les irritations de la poitrine que le papier Wlinsi rend des services ; on l'emploie avec avantage contre les douleurs persistantes causées par le froid ou l'humidité, contre les rhumatismes musculaires et les névralgies, pourvu que les parties douloureuses ne soient pas le siège d'inflammation. (Voyez ce mot, n° 340.)

Le mot *Wlinsi* est imprimé sur chaque feuille de ce papier, et il ne faut accepter comme véritables que les boîtes portant la marque que voici :

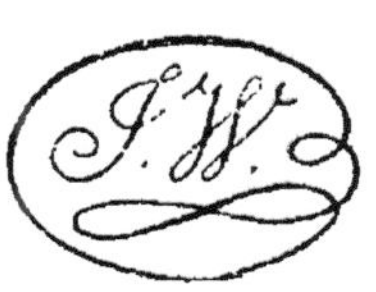

618. ERGOTINE DE BONJEAN.

Au moment où le seigle arrive à maturité, on remarque sur certains épis des grains qui sont devenus énormes, noirs, mal formés ; on a comparé ces grains à des *ergots* d'oiseaux, et c'est là ce qui a donné lieu au nom de *seigle ergoté*, qui sert à désigner ces grains malades.

Il y a bien mille ans que l'on connaît la propriété remarquable que le seigle ergoté possède de faciliter l'accouchement, dans certains cas difficiles ; mais, les autres propriétés de cette substance ne sont bien connues que depuis les travaux de M. Bonjean, savant pharmacien de Chambéry, et l'un des plus respectables doyens de la pharmacie française.

Il résulte des nombreuses expériences de M. Bonjean que le seigle ergoté renferme deux substances actives ; l'une, malfaisante, vénéneuse, est un poison dont on ne peut rien tirer d'utile ; l'autre, qui est l'*ergotine*, est douée de propriétés importantes, et son usage est exempt de danger.

La propriété la plus essentielle de l'ergotine consiste à resserrer les petits vaisseaux, à les rétrécir, au point que le sang ne peut plus les traverser pour s'échapper, lorsque ces vaisseaux ont été ouverts, soit par une maladie, soit par un accident. Tous les emplois de l'ergotine qui peuvent être utilisés par nos lecteurs dérivent de cette précieuse propriété d'arrêter l'écoulement du sang.

Règles excessives. — Les femmes qui, chaque mois, sont affaiblies par une perte de sang trop abondante, ou trop prolongée, peuvent modérer cette perte, en prenant une dragée d'ergotine toutes les deux ou trois heures, pendant un ou plusieurs jours. Après quelques mois de cette pratique, on n'a plus à tâtonner et, connaissant par expérience la dose la plus convenable, on obtient un résultat plus sûr et plus rapide.

Pertes de sang, métrorragie. — L'ergotine Bonjean agit aussi contre les pertes de sang dues à une autre cause que les règles excessives ; ainsi, les polypes, les ulcérations, les cancers, le retour d'âge, amènent des pertes que l'on arrête ou que l'on modère, en prenant une dragée chaque heure ou chaque deux ou trois heures. (Si des pertes surviennent pendant la grossesse, il ne faut pas prendre d'ergotine, mais consulter un médecin. Voyez le n° 447)

Saignements de nez. — Lorsque les saignements de nez se répètent, se prolongent et amènent de l'épuisement, on prend des dragées d'ergotine, une à la fois, toutes les deux ou trois heures, et pendant plusieurs jours, alors même que le sang est déjà arrêté. Voyez le n° 498.

Crachements de sang. — Prendre les dragées d'ergotine, à intervalles plus ou moins rapprochés. On peut en absorber jusqu'à douze par vingt-quatre heures. Voyez le n° 392.

Hémorroïdes.—Lorsque des hémorroïdes très développées amènent chaque jour une perte de sang capable d'épuiser le malade, on emploie des *suppositoires* dans lesquels on fait mettre *un quart* de gramme d'ergotine Bonjean. On introduit chaque jour plusieurs de ces suppositoires, à plusieurs heures d'intervalle. (Voyez les n⁰ˢ 319, 320 et 530.)

Observation importante. — Dans toute espèce d'hémorragie, quels que soient les moyens employés pour l'arrêter, il importe toujours que le patient garde le repos le plus complet possible, jusqu'à ce que l'on soit assuré que le sang est bien arrêté. De plus, si la perte de sang est inquiétante, on augmente les chances de succès en joignant à l'ergotine l'emploi des autres moyens indiqués aux articles 318 et 320.

Dans cette notice, nous ne parlons que des dragées d'ergotine Bonjean, parce que, sous cette forme, le remède est à la portée de tout le monde ; mais, pour les médecins, il y a d'autres préparations et d'autres moyens de s'en servir. Ainsi, par exemple, l'ergotine peut s'employer à l'extérieur, sur toute espèce de plaies nouvelles ou anciennes rendant du sang. Lorsque l'ergotine pure est injectée sous la peau, à l'aide de la seringue de Pravas (n⁰ 408), son action est bien plus sûre et plus rapide, dans les cas graves ; mais, cette application ne peut être faite que par un médecin. Il en est de même de certaines paralysies, de certaines maladies de l'utérus, sur lesquelles nous ne pourrions rien dire qui soit à la portée de nos lecteurs.

D'une manière générale, on peut dire que l'ergotine peut être employée toutes les fois que du sang s'écoule, n'importe par quelle voie. Sous la forme de dragées, la seule qui puisse être employée par tout le monde, on ne saurait pourtant affirmer que toujours on obtiendra un résultat certain et complet ; mais, comme ce remède est inoffensif, il faut y avoir recours, lorsque l'écoulement du sang se prolonge et inquiète.

Accouchement difficile. — Lorsque le travail de l'accouchement s'arrête ou n'avance pas assez vite, c'est le cas d'employer le seigle ergoté, ou, de préférence, l'ergotine Bonjean. Mais, comme il importe de ne pas commettre d'erreur, c'est seulement au médecin ou à la sage-femme qu'il faut laisser le soin d'administrer ce remède. Nous ferons seulement une recommandation : c'est que, chaque fois qu'un accouchement est attendu, on doit, *à l'avance*, se précautionner d'un flacon d'ergotine Bonjean, dût-on n'en avoir pas besoin. Cette précaution permettrait de parer sans retard à un danger qui pourrait survenir. Après la délivrance, si le médecin ou la sage-femme ont de l'ergotine sous la main, ils ne laisseront pas à une hémorragie le temps de se produire.

Nous terminons ces explications par une remarque qu'il ne faut pas oublier : les droguistes fabriquent, on ne sait comment, de l'ergotine qu'ils livrent aux pharmaciens comme étant excellente et pas chère ; moins chère que celle qui est préparée par l'inventeur. Ne vous laissez pas tenter par ce bon marché trompeur, et *exigez* toujours du pharmacien qu'il vous donne de la véritable ergotine Bonjean, soit que vous la preniez en flacon, soit que l'on vous prépare une ordonnance qui en renferme. Vous ne sauriez être trop exigeant, lorsqu'il s'agit d'un remède qui doit empêcher votre sang de sortir de vos veines.

Voici la reproduction des deux signatures qui doivent se lire sur tous les flacons d'ergotine de Bonjean.

619. SIROP DE DENTITION.

DU DOCTEUR DELABARRE.

Lorsque les premières dents commencent à se former chez un jeune enfant, le sang se porte aux gencives avec une plus grande abondance ; ces organes se gonflent, deviennent plus volumineux, et il s'y produit une légère augmentation de température. Chez la plupart des sujets, ces modifications dans l'état des gencives n'occasionnent que des troubles insignifiants : les enfants portent à leur bouche leurs doigts et tous les objets qu'ils peuvent saisir ; ils éprouvent une salivation abondante et sont un peu agacés, ce qui provient d'une sorte de démangeaison qui se produit dans la partie gonflée de la gencive. Mais, bien souvent, les choses ne se passent pas aussi simplement, et on voit de pauvres petits êtres qui sont de véritables martyrs de leur dentition ; la démangeaison des gencives, au lieu d'être modérée, devient insupportable. Alors, les enfants s'agitent, se tordent en tous sens et jettent des cris furieux ; rien ne peut les calmer. Ces crises durent longtemps, elles reviennent souvent ; les petites victimes n'ont plus de repos, ne se nourrissent plus qu'avec peine, et on voit leur santé dépérir de jour en jour. Tantôt, il survient une diarrhée inquiétante ; tantôt, ce sont des convulsions.

Le docteur Delabarre, longtemps dentiste de l'hôpital des enfants, a, le premier, reconnu que la cause de tous ces accidents si pénibles est précisément la démangeaison dont nous venons de parler, et il a donné à cette démangeaison le nom de *Prurit de dentition*. C'était une véritable découverte, et, de là à l'invention d'un remède, il n'y avait pas loin. La forme sirupeuse a été choisie en vue de rendre facile l'application de ce remède. En effet, grâce à sa viscosité, il est aisé de faire adhérer une goutte de *Sirop de dentition* à l'extrémité d'un doigt. Pour cela, on ôte le bouchon, on place le bout du doigt sur l'orifice du flacon, que l'on incline, pour amener le liquide au contact du doigt, avec lequel on n'a qu'à frictionner la gencive malade. Cette friction, un peu prolongée, est très agréable à l'enfant ; elle fait cesser la démangeaison et ramène le calme, pour un temps plus ou moins long. On peut, d'ailleurs, la réitérer chaque fois que l'enfant paraît souffrir des gencives.

Lisez les articles *Dentition*, n° 236; *Sevrage*, n° 510; *Allaitement*, n° 103.

On ne saurait trop engager les jeunes mères à se tenir toujours pourvues d'un flacon de ce sirop, en cas de besoin, et à consulter la petite brochure qui l'accompagne. Elles trouveront dans ce petit opuscule les meilleurs conseils sur les soins à donner aux très jeunes enfants. De même que le sirop de dentition, ce petit livret se trouve dans les bonnes pharmacies.

Voici la signature du docteur Delabarre, qui est imprimée sur l'étiquette :

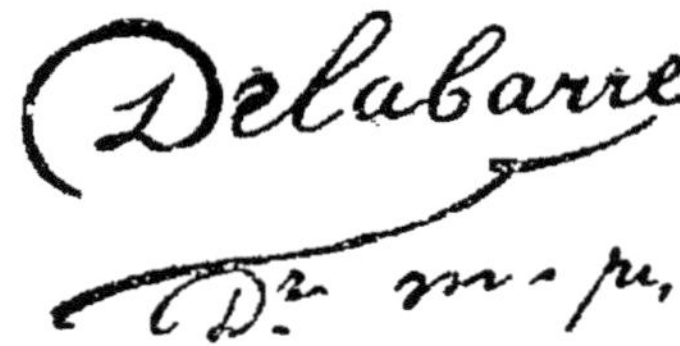

620. VÉSICATOIRES

ET PAPIERS ÉPISPASTIQUES D'ALBESPEYRES

Au n° 583, nous avons donné des explications suffisantes sur la manière d'établir les vésicatoires, et nous ne reviendrons pas sur ce point; mais nous ajouterons quelques détails qui nous semblent nécessaires, pour obtenir de ce puissant moyen tous les avantages qu'il comporte.

Vésicatoire volant. — On peut, avec un grand succès, se servir de vésicatoires volants pour combattre des douleurs névralgiques ou rhumatismales qui n'ont pas cédé aux remèdes calmants indiqués à l'article *Douleur*, n° 244. Il est rare, par exemple, qu'une douleur de côté sans fièvre ne soit pas enlevée en quelques heures par un vésicatoire grand comme la main. Dans les cas de ce genre, on n'a pas besoin de l'avis d'un médecin, comme dans les cas d'affections aiguës, qui réclament impérieusement la direction d'un homme instruit. (Voir le n° 98.)

En effet, le plus souvent, c'est dans les grandes inflammations, telles que les fluxions de poitrine, les pneumonies, les pleurésies, l'inflammation des jointures, etc., que les vésicatoires volants sont employés. Dans ces cas, toujours graves et urgents, c'est souvent à l'action précise et sûre de ce remède que le médecin attribue le salut du malade. Mais, si le vésicatoire sort d'une mauvaise fabrique ; s'il ne prend pas, où s'il prend avec un long retard, dans des maladies où les heures sont précieuses, le malade succombera peut-être, et cela, par la faute d'un remède mal fabriqué (1).

Nous voulons préserver nos lecteurs d'un pareil danger, et nous sommes certains d'y parvenir, en leur faisant connaître les vésicatoires d'*Albespeyres*. C'est surtout à ce savant pharmacien qu'on doit les perfectionnements si importants qui ont été réalisés dans les moyens d'établir et d'entretenir les vésicatoires. En inventant la toile vésicante verte, qui porte son nom, il fournit aux médecins le moyen d'établir, *à coup sûr, en peu de temps et sans embarras*, un vésicatoire tel qu'il pouvait le désirer. En inventant le papier épispastique, il fit disparaître les ennuis si désagréables dépendant des modes de pansement usités jusqu'alors.

Ces deux inventions répondaient si bien au besoin général qu'elles furent acceptées par les médecins de tous les pays, et que le gouvernement français les adopta pour le service des ambulances et des hôpitaux militaires.

Mais, comme toujours, les imitateurs sans scrupules sont venus, vendant aux pharmaciens des oiles vésicantes de belle apparence et à bas prix, sans se préoccuper des dangers que peuvent courir, de leur fait, de pauvres malades qui ont un

---

(1) Nos critiques s'adressent surtout aux produits livrés par le commerce de la droguerie; mais, l'équité nous fait un devoir de déclarer qu'elles ne sauraient s'appliquer à la maison Le Perdriel, dont la loyauté commerciale est bien connue de tout le monde et cela, depuis longtemps.

urgent besoin d'un remède fidèle et énergique. Et pourquoi se livre-t-on à ces fraudes criminelles ? Pour économiser quelques centimes sur le prix de revient d'un vésicatoire ! C'est donc à bon droit que nous disons à nos lecteurs :

Toutes les fois que vous aurez besoin de poser un vésicatoire, qu'il soit volant ou à demeure, qu'il soit conseillé par un médecin ou que vous agissiez par votre initiative personnelle, insistez auprès du pharmacien pour qu'il vousdonne la toile vésicante d'Albespeyres; cette toile est de couleur verte et elle porte, bien imprimée, la signature que voici :

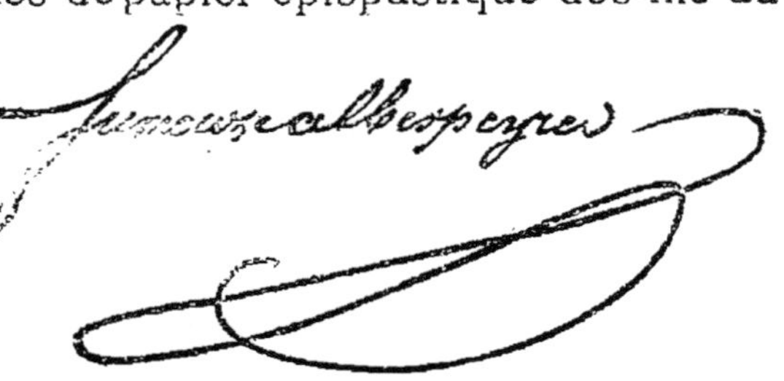

Quant aux boîtes de papier épispastique destiné au pansement des vésicatoires à demeure, elles doivent porter sur leur étiquette la signature :

Vésicatoire à demeure. — Ce genre de vésicatoire ne s'emploie que dans des affections chroniques, et, le plus souvent, lorsque ces affections sont extérieures, comme les gourmes tenaces, les maux de paupières, les écoulements des oreilles, qu'ils sortent de l'oreille elle-même ou que leur siège soit à l'extérieur. Mais, ils réussissent aussi très fréquemment à détourner les humeurs qui causent l'inflammation persistante de la gorge et des bronches.

Dans toutes ces circonstances, l'action continue du vésicatoire attire les humeurs et les fait sortir par l'endroit que l'on a choisi comme étant le moins gênant. Comme on le voit, ce remède ne guérit pas en supprimant les humeurs qui causent le mal, mais en les faisant sortir à mesure de leur production dans l'économie. C'est principalement chez les enfants et les personnes lymphatiques que les vésicatoires bien entretenus produisent de bons résultats. Ils ne s'opposent pas à l'emploi des autres moyens indiqués au n° 378.

Les vésicatoires volants doivent être appliqués sur le point malade lui-même, ou du moins le plus près possible de ce point ; mais il n'en est pas de même quand il s'agit du vésicatoire à demeure. Celui-ci peut-être placé très loin de l'endroit malade, parce que son action dépurative se produit lentement, et qu'elle a le temps de se faire sentir au loin. Grâce à cette propriété, on a pu choisir la partie du corps qui se prête avec le moins d'embarras à l'entretien de l'exutoire ; cette partie est le bras, au voisinage de l'épaule, et, le plus souvent, c'est le bras gauche.

L'entretien d'un vésicatoire à demeure consiste à l'empêcher de se cicatriser, afin que la suppuration ne cesse pas un jour de se produire. On obtient ce résultat en mettant chaque jour sur la plaie un morceau de papier d'Albespeyres de la grandeur que l'on veut conserver à cette plaie, et en choisissant le papier du degré voulu pour donner à la suppuration la force que l'on désire. Les trois degrés de ce papier indiqués par les numéros 1, 2 et 3, le numéro 3 étant le plus fort, permettent d'augmenter ou de diminuer l'activité de l'écoulement d'humeur.

La durée pendant laquelle on doit conserver les vésicatoires varie beaucoup; elle est toujours longue, et il y a des personnes qui les gardent toute leur vie, ayant reconnu, par expérience, qu'elles ne sont bien portantes qu'à la condition de ne pas laisser fermer l'espèce de fontaine par laquelle s'écoule sans cesse les humeurs, qui, sans cela, se porteraient ailleurs.

Lorsque, après un temps plus ou moins long, toujours plusieurs mois au moins, on veut se débarrasser d'un vésicatoire permanent, il faut faire la plus grande attention aux explications qui sont données aux articles 169, 385, 433, 567.

621. PAPIER ET CIGARETTES ANTIASTHMATIQUES

DE B. BARRAL

L'oppression, la difficulté de respirer qui s'observe dans plusieurs maladies chroniques n'est souvent qu'un effet nerveux. On a reconnu que la *fumée* de certaines substances a la propriété de faire cesser le spasme des nerfs pulmonaires, lorsque cette fumée pénètre dans les bronches par la respiration, et c'est ainsi qu'on a été conduit à inventer diverses sortes de cigarettes antiasthmatiques, au moyen desquelles, fréquemment, de nombreux malades réussissent à faire cesser très vite leurs accès d'oppression. Mettant à profit tous les perfectionnements apportés depuis trente ans à cette manière de traiter l'asthme et les maladies dans lesquelles l'oppression nerveuse domine, M. Barral a réussi à préparer un papier et des cigarettes dont l'efficacité est journellement constatée par de nombreux médecins. Toutes les fois que le système nerveux est pour quelque chose dans la difficulté de respirer, on a de grandes chances d'obtenir un soulagement rapide par l'emploi de ce moyen.

Mode d'emploi. — Pour les personnes qui savent fumer, l'usage des cigarettes Barral est des plus simples. On procède comme avec une cigarette ordinaire, avec la précaution d'aller lentement ; lorsqu'elle est remplie de fumée, on respire par la bouche, afin d'entraîner lentement cette fumée jusque dans la profondeur des poumons.

Pour les personnes qui ne savent pas, ou qui ne peuvent pas employer la cigarette, on se sert du papier. Les boîtes renferment un petit support que l'on pose sur une assiette et sur lequel on place la feuille de papier allumée par un de ses coins, et on tient ce support à une petite distance de la figure, mais plus bas, afin que la fumée qui se forme arrive à la bouche ou aux narines. Un petit apprentissage est quel-

~~tre~~fois nécessaire, pour arriver à obtenir promptement le résultat cherché.

Ce moyen ne guérit pas l'asthme radicalement ;
mais il procure souvent un soulagement rapide, et il
n'empêche pas d'employer les autres remèdes indiqués au n° 391.

Si, après plusieurs essais persévérants, on n'obtient
pas de soulagement, c'est que ce moyen ne convient pas au cas particulier.

On trouve le papier et les cigarettes de Barral dans
les bonnes pharmacies. Il faut faire attention à la signature de M. Barral, que
voici :

622. TROUSSES DENTAIRES

DU DOCTEUR DELABARRE.

Au n° 237, nous avons indiqué quelques moyens à
employer pour calmer ou guérir le mal de dents. Ici,
nous complétons cet article, à l'occasion de ce que
nous avons à dire du docteur Delabarre, en faisant
remarquer que, dans un espace aussi restreint que
celui que nous pouvons consacrer à ce sujet, il est
impossible de parler de toutes les maladies des dents.

Si une dent paraissant très saine devient douloureuse, on est fondé à croire qu'il s'agit d'une simple
névralgie. Dans ce cas, faire bouillir deux grosses
têtes de pavot dans un demi-litre d'eau, à employer
en gargarisme ; avoir soin, en même temps, de préserver la joue de l'action du froid.

Si, une dent devenant très douloureuse, on remarque que la gencive correspondante est rouge, gonflée et
très sensible à la pression, on doit s'attendre à une
fluxion (n° 285), parce que le mal dépend d'une inflammation autour de la racine de la dent. S'il se forme
un abcès, le soulagement est instantané, dès que
le pus se fait jour, soit naturellement, soit par une

piqûre de lancette. Employer le pavot, comme ci-dessus. (Voir le n° 444.)

La plus fréquente des maladies des dents est la carie, et l'arrachement en est le remède habituel. Mais, nous ne saurions trop engager nos lecteurs à ne pas recourir à ce moyen brutal, avant d'avoir tenté la guérison de leur dent. Cette guérison n'est pas toujours possible, mais elle l'est le plus souvent, et la conservation des dents a tant d'influence sur celle de la santé qu'il n'y a pas lieu d'hésiter à l'entreprendre. Si vous n'êtes pas en position de recourir aux soins d'un bon dentiste, procurez-vous le petit ouvrage que le docteur Delabarre a composé dans le but spécial de mettre chacun en état de soigner ses dents, de les guérir et de les plomber. Ce savant praticien a réuni dans un petit nécessaire tout ce qu'il faut pour obtenir le meilleur résultat possible. Les moyens à employer sont inoffensifs, et les explications pour les mettre en œuvre sont d'une parfaite clarté.

Le docteur Delabarre a été pendant trente ans le médecin dentiste des hôpitaux de Paris. Pendant sa longue carrière, il a publié de nombreux travaux sur des questions relatives à l'art dentaire. C'est lui qui a songé à délivrer les petits enfants de ces tortures si pénibles causées par la sortie des premières dents (voir n° 619); on ne sera donc pas surpris que ce travailleur ingénieux ait aussi trouvé et mis à la portée de tout le monde des moyens de soigner les dents et de les guérir dans les cas si fréquents où il est impossible de rencontrer un bon dentiste. Certes, on ne remplacera pas toujours complètement ce bon dentiste, dans tous les cas ; mais, on peut assurer que la plupart de ceux qui le voudront seront à même de se débarrasser, eux ou les leurs, des souffrances souvent si cruelles du mal de dents, et cela, sans les arracher, mais au contraire, en assurant leur conservation pour longtemps.

La trousse dentaire du docteur Delabarre est un petit coffret élégant, qui renferme ce qui est nécessaire pour panser, guérir et plomber les dents cariées.

Les principaux objets contenus dans ce coffret sont :

Un flacon de liqueur chlorophénique de Brown, destinée à faire cesser la douleur et à rendre la dent assez insensible pour que l'on puisse nettoyer à fond la cavité creusée par la carie ;

Un flacon de mixture dessiccative, pour dessécher le cartilage dentaire, dans les cas de carie molle, afin de rendre possible l'application du ciment obturateur ;

Une boîte de ciment de gutta-percha, pour plomber les dents ;

Une série d'instruments en acier fin, nécessaires, les uns, pour préparer la cavité à recevoir le ciment, les autres, pour effectuer l'application de ce ciment.

Il y a trois modèles de trousses, dont le prix varie de 15 à 50 francs, selon que l'assortiment des instruments est plus ou moin complet. Le modèle le plus simple est, en général, suffisant, et si, par l'usage, on reconnaît qu'il manque quelque pièce, telle que miroir, limes, etc., on peut se procurer les pièces détachées qu'on désire, en les demandant par la poste.

On peut se procurer les trousses dentaires par l'intermédiaire des pharmaciens, ou bien en s'adressant directement au docteur Delabarre, à Paris, rue du Faubourg-Saint-Denis, n° 78.

623. PULVÉRISATEUR DE MARINIER.

Si on force de l'air à s'échapper par un orifice extrêmement petit, près duquel se trouve une gouttelette d'eau, cette eau sera dispersée et réduite en parcelles innombrables et infiniment petites. Si la gouttelette d'eau est remplacée à mesure de sa dispersion, on produira un *nuage*, un *brouillard* assez étendu. L'eau n'est pas mise en vapeur, mais elle est comme pulvérisée, et le nom de *pulvérisation* a été adopté pour désigner ce résultat. On peut remplacer l'eau par toute sorte de liquides contenant des substances médicamenteuses, par des eaux *minérales*, sulfureuses ou autres. Si on se place dans ce nuage de liquide pulvérisé pour respirer, on introduit, dans un état de division extrême, jusque dans la profondeur des poumons, la substance médicamenteuse que le liquide renfermait. On appelle *inhalation* cette action de respirer un brouillard médicamenteux produit par la pulvérisation d'un liquide.

Un grand nombre de médecins attachant une sérieuse importance à cette manière de faire absorber certains médicaments utiles dans les maladies des voies respiratoires, plusieurs inventeurs ont cherché à construire des appareils permettant d'effectuer la pulvérisation, et il existe aujourd'hui des pulvérisateurs de plusieurs systèmes, les uns simples, les autres compliqués ; les uns très fragiles, les autres très solides. Un de ces appareils est remarquable, parce que, à la fois simple et très solide, il est en même temps *irrigateur* et *pulvérisateur* : c'est celui de M. Marinier. Le pulvérisateur Marinier se distingue par un autre avantage tout spécial : il peut s'adapter à toute espèce de flacon, et, par le changement d'une pièce mobile, il se transforme en un véritable clysoir des plus commodes, remplaçant tous les instruments de ce genre destinés aux injections et aux lavements, en sorte que, lorsqu'on n'a plus besoin de pulvérisateur, on reste en possession d'un bon irrigateur.

Les pulvérisateurs sont employés principalement dans les maladies des bronches et de la gorge ; mais notre but n'est pas d'expliquer les cas dans lesquels ce moyen est bon, ni d'énumérer tous les remèdes qui peuvent être employés de cette manière, ce que nous ne pourrions faire d'une façon suffisamment intelligible pour nos lecteurs : nous voulons seulement faire connaître un des meilleurs pulvérisateurs, et montrer comment on s'en sert. C'est le médecin qui prescrit l'espèce de liquide que le cas réclame, liquide qui peut être une eau minérale, ou bien de l'eau renfermant quelque médicament en dissolution.

Voici une figure qui représente, très en petit, le pul-

43

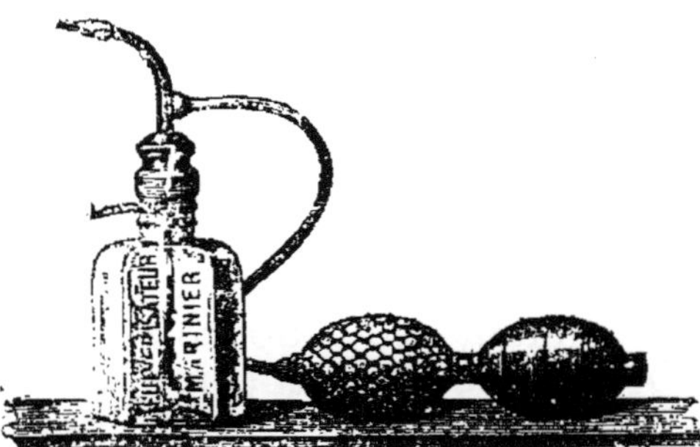

erisateur Marinier. Pour s'en servir, on introduit du liquide médicamenteux prescrit par le médecin jusqu'à la moitié du flacon; on pose celui-ci sur une table, devant laquelle on s'assied; on prend dans la main la petite boule en caoutchouc servant de soufflet, on la fait fonctionner en la pressant et en la relâchant alternativement, de manière à produire un souffle continu. Ce courant d'air forcé traverse le flacon et sort par la pointe, entraînant du liquide sous la forme d'un brouillard. On se place de manière à recevoir commodément ce brouillard en pleine figure, et on respire tranquillement, à pleins poumons, de façon à faire pénétrer le liquide pulvérisé dans la poitrine. On continue ainsi pendant dix minutes, et on recommence plusieurs fois par jour.

Lorsqu'on veut transformer le pulvérisateur en irrigateur, on dévisse la pièce qui produit le brouillard, et on la remplace par une autre pièce munie d'un tube suffisamment long et d'une canule de la forme voulue, selon qu'il s'agit d'injection ou de lavement.

On peut se procurer cet instrument par l'intermédiaire des pharmaciens.

624. CAPSULES DE RAQUIN

APPROUVÉES PAR L'ACADÉMIE DE MÉDECINE

Le Baume de Copahu est un médicament d'une haute valeur et dont l'emploi est extrêmement fréquent; mais il a l'inconvénient de posséder une odeur et un goût des plus désagréables, ce qui en rend l'administration excessivement difficile. Un des plus habiles pharmaciens de notre époque, M. RAQUIN, a eu l'heureuse idée d'emprisonner cette substance dans une sorte de coque flexible qui en masque absolument l'odeur et la saveur, et permet aux personnes les plus délicates de prendre ce remède sans la moindre répugnance. La substance employée pour former cette enveloppe ou capsule est le *Gluten*, partie nutritive de la farine de froment que les organes digestifs tolèrent parfaitement. Cette précieuse invention a valu à son auteur un témoignage éclatant de l'approbation des savants. En effet, l'Académie de Médecine approuva à l'unanimité le rapport lu par un de ses membres les plus éminents sur le nouveau procédé que M. RAQUIN venait de soumettre à son jugement, et déclara *que les capsules de* RAQUIN, *à enveloppe de gluten, sont supérieures à toutes les autres préparations analogues ; qu'elles ne causent dans l'estomac aucune sensation désagréable, ne donnent lieu à aucun renvoi, et, enfin, que leur efficacité n'avait présenté aucune exception.* Aujourd'hui, ce médicament est universellement connu et prescrit par tous les médecins contre la Blennorragie et tous les écoulements contagieux, ainsi que dans le catarrhe de la vessie et les affections de la prostate.

Les capsules de RAQUIN se trouvent dans toutes les pharmacies du monde. Elles sont accompagnées d'instructions précises indiquant tout ce qui en assure le bon emploi.

Pour se préserver des imitations frauduleuses qui ne pouvaient manquer de surgir, on ne doit accepter comme véritables que les flacons portant sur l'enveloppe extérieure la signature que voici :

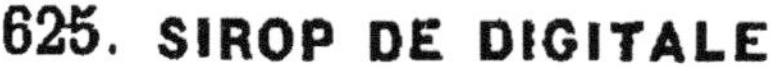

625. SIROP DE DIGITALE

DE LABÉLONYE.

Parmi les plantes qui, au printemps, font l'ornement des clairières, dans les bois montueux, aucune ne produit un effet aussi brillant que la digitale. Cette plante est formée d'une tige de 60 centimètres de hauteur, s'élevant d'une rosace de larges feuilles ; le long de cette tige unique se voit une rangée de clochettes d'un beau rose, toutes suspendues d'un seul côté. Ces clochettes sont assez grandes pour loger l'extrémité d'un doigt, ce qui les a fait comparer à un *dé à coudre*, d'où vient le nom de digitale.

Aucun animal ne broute la digitale, et ce fait suffirait pour faire prévoir qu'elle possède des propriétés énergiques. En effet, absorbée en quantité suffisante, cette plante retarde les mouvements du cœur, au point de l'arrêter tout à fait, et de causer ainsi la mort. Un grand nombre de médecins ont étudié cette propriété de ralentir les mouvements du cœur, en vue de remédier aux maladies de cet organe dans lesquelles les battements sont devenus irréguliers, trop forts ou trop fréquents.

Il résulte, de toutes ces études, que la digitale fournit le seul remède efficace dans les maladies chroniques du cœur. Cette plante, dont l'énergie est très grande, est employée sous des formes diverses, mais les manipulations qu'on lui fait subir, pour en obtenir ces diverses préparations, sont capables d'altérer ses propriétés, et on n'est jamais certain que le remède sorti d'un laboratoire sera parfaitement semblable à celui qui provient d'un autre.

D'un autre côté, les maladies du cœur ont une longue durée, et elles sont susceptibles de se reproduire après une amélioration plus ou moins prolongée. Il y a donc une grande importance à ce que les malades aient à leur disposition une préparation toujours identique, absolument semblable à elle-même, qui leur permette de reprendre le traitement qui leur a réussi précédemment, sans être astreints à des tâtonnements renouvelés à chaque rechute. C'est pour cela que nous engageons les malades, aussi bien que les médecins, à adopter le *Sirop de digitale de Labélonye,* qui remplit parfaitement cette condition d'uniformité de composition. En effet, depuis plus de trente ans, ce sirop a toujours été fabriqué exactement de la même manière, avec la plante récoltée dans les mêmes conditions de saison, de terrain et de maturité.

Les propriétés essentielles du Sirop de Labélonye sont celles de la digitale elle-même ; elles consistent à ralentir et à régulariser les mouvements du cœur, lorsqu'ils sont violents et déréglés ; à calmer l'irritation du système nerveux ; à augmenter la fonction urinaire ; à diminuer la toux et l'oppression, lorsqu'elles sont causées par le trouble de la circulation.

Mode d'emploi. — Il ne faut pas oublier que le sirop de digitale est un remède sérieux, dont l'emploi doit être surveillé. Nous avons l'habitude de régler les doses par cueillerées à café. Les premiers jours, on en prend deux petites cuillerées le matin, dans un verre d'eau, et autant vers le soir. Après quelques jours, on peut prendre encore deux cuillerées vers le milieu du jour, et trois ou quatre jours plus tard, deux cuillerées vers le milieu de la nuit, ce qui fait, pour les 24 heures, huit cueillerées *à café* en tout. On peut augmenter la dose totale, successivement, jusqu'à douze cueillerées à café, ce qui correspond à trois cueillerées à bouche ; mais on ne doit pas aller au delà sans l'ordre du médecin.

Bien entendu, on n'augmente pas ainsi la dose sans y être obligé par l'insuffisance de l'effet.

Il importe que les doses soient écartées les unes des autres, afin que l'estomac ne renferme, à la fois, que la plus petite quantité possible du remède. Si, après plusieurs jours d'emploi du sirop, on s'aperçoit de quelque dérangement d'estomac, comme envie de vomir, douleur, langue sale, il faut interrompre le remède pendant deux ou trois jours, et recommencer par une quantité moindre. Après avoir fait ainsi quelques tâtonnements, on est fixé sur la dose que l'estomac peut supporter. Au reste, dans tous les cas, il ne faut jamais prendre la digitale pendant plus de huit ou dix jours, sans faire une petite interruption, alors même que l'on n'y est pas forcé par quelque malaise d'estomac.

S'il s'agit de battements de cœur irréguliers, trop forts et trop fréquents, sans qu'il y ait enflure des pieds, on continue à prendre le sirop jusqu'à ce qu'on ait obtenu une amélioration satisfaisante, sans prétendre arriver à une guérison complète et radicale. On recommence à prendre le remède, lorsqu'on sent que le mal veut reprendre le dessus.

S'il s'agit d'une hydropisie, avec ou sans dérangement du cœur, on règle les doses de manière à ce que la quantité d'urine soit sensiblement augmentée, sans vouloir aller trop vite, et on continue jusqu'à ce que l'anasarque ait entièrement disparu (n° 329).

S'il s'agit d'une oppression, d'une toux humide, entretenues par un dérangement du cœur, il faut revenir souvent à l'emploi du sirop de digitale, en prenant les doses petites et souvent répétées, pour éviter de fatiguer l'estomac.

Généralement, l'effet utile de la digitale ne se fait pas sentir le premier jour.

Pendant l'usage du Sirop de Labélonye, il faut se nourrir comme on a l'habitude de le faire. Il faut seulement avoir le soin de prendre le remède une heure avant le repas, ou deux ou trois heures après.

Chez les enfants, il est rare que l'usage de la digitale soit indiqué, et il ne faut jamais l'employer, dans ce cas, sans l'ordre du médecin.

Les personnes qui ont besoin d'employer la digitale se trouvent bien d'une purgation fréquente selon nos principes. Lisez les articles 193 et 383.

Voici la signature de M. Labélonye, qu'il faut vérifier sur chaque flacon.

626. SIROP D'ÉCORCES D'ORANGES AMÈRES
DE LAROZE

AU BROMURE ET A L'IODURE DE POTASSIUM.

L'écorce d'oranges amères a été recommandée autrefois par de nombreux médecins, à cause de la propriété qu'elle possède de tonifier sans échauffer, sans déterminer de constipation, comme cela arrive avec d'autres remèdes, d'ailleurs excellents. Les anciens livres de médecine sont remplis de recettes dans lesquelles cette écorce a joué un rôle important, et qui montrent en quelle estime elle était, aux yeux des plus célèbres médecins. Comment expliquer l'oubli dans lequel était tombé un remède de cette valeur? Nous pensons que cet abandon provient de ce que l'écorce d'oranges amères, substance facile à altérer, nous arrive de pays lointains, et que, pendant les longues traversées, elle était souvent exposée à des avaries qui lui donnaient un mauvais goût et en changeaient les propriétés.

Il y a environ quarante ans, M. Laroze reprit l'étude de l'écorce d'oranges amères. Il prit des dispositions pour être toujours approvisionné d'écorce parfaitement saine, ce qui lui permit de livrer des préparations toujours semblables à elles-mêmes. Grâce aux soins et à la persévérance de ce pharmacien distingué, l'écorce d'oranges amères a repris sa place parmi les meilleurs remèdes de sa classe.

Disons maintenant quelques mots sur les deux principales préparations dans lesquelles M. Laroze fait un emploi si utile de l'écorce d'oranges amères. Nous n'insisterons pas sur les doses et les modes d'emploi de ces deux remèdes, parce que tout cela est indiqué clairement dans les instructions précises qui les accompagnent.

Sirop sédatif de Laroze à l'écorce d'oranges amères et au bromure de potassium. — On a pu voir, dans le cours de ce manuel, que nous avons fréquemment l'occasion de prescrire le bromure de potassium ; ce n'est donc pas ici le lieu d'indiquer toutes les propriétés de ce remède ; nous rappellerons seulement les principaux articles où il en est question ; ce sont : l'*Epilepsie*, n° 264 ; l'*Hystérie*, n° 400 ; l'*Excitation maladive* de l'appareil génital, n° 465 ; l'*Incontinence d'urine* des jeunes sujets, n° 336 ; la *Coqueluche*, n° 211 ; la *Dysménorrhée*, n° 247 ; les *Convulsions* des enfants, n° 209 ; la *Migraine*, n° 406 ; la disposition aux attaques de nerfs, **n° 129** ; **le *Diabète*, n° 240.** Cette énumération suffit pour montrer que le bromure de potassium est utile à un grand nombre d'individus.

Parmi les personnes si nombreuses qui ont besoin d'employer ce bromure, il y en a qui ont le palais délicat et pour lesquelles c'est une vraie peine que de prendre un remède au goût salé. D'un autre côté, les gens nerveux qui ont des affections réclamant ce remède ont souvent des organes digestifs plus ou moins affaiblis, débilités ou délabrés. Il était donc rationnel de chercher une combinaison permettant de masquer le goût salé du bromure de potassium et de fournir en même temps aux organes digestifs un principe tonique non échauffant. C'est là le problème que M. Laroze a résolu en faisant son *sirop sédatif d'écorces d'oranges amères au bromure de potassium.* Cette préparation est d'un emploi agréable et convient surtout aux femmes, aux enfants et aux personnes qui prennent les remèdes avec répugnance ; elle a encore un avantage que nous nous plaisons à signaler à toute occasion : c'est que le bromure employé par M. Laroze est parfaitement pur.

Sirop dépuratif de Laroze à l'écorce d'oranges amères et à l'iodure de potassium. — Nous ferons ici les mêmes remarques qu'à l'occasion du bromure de potassium. En effet, nous avons indiqué à leur place les maladies dans lesquelles l'iodure de potassium doit être employé, et nous nous bornerons à rappeler que les principales indications de l'emploi de ce re-

mède sont : les engorgements du système glandulaire
(n° 378) ; les maux causés par l'absorption du mercure,
du plomb (n° 462) ; l'asthme (n° 391); le goitre (n° 307);
les accidents lointains qui succèdent aux maladies
syphilitiques mal guéries (n° 533). Mais, l'administration de l'iodure de potassium est plus difficile encore que celle du bromure, et, en ajoutant l'écorce
d'oranges amère au sirop d'iodure, M. Laroze a rendu
un vrai service aux personnes délicates, service d'autant plus important que l'iodure de potassium doit
toujours être employé pendant un temps assez long.

Une cuillerée à bouche de ce sirop remplace exactement une cuillerée semblable de la solution formulée
au n° 348, et peut s'employer exactement de la même
manière ; c'est-à-dire que, selon qu'on veut prendre
un, deux ou *trois* grammes d'iodure par jour, on met
une, deux ou *trois* cuillerées de sirop dans la carafe de
liquide que l'on se propose de boire, par fractions,
dans les 24 heures. Comme argument en faveur du
sirop de Laroze, nous ajoutons que le sel employé
est absolument pur, ce qui n'arrive pas toujours,
lorsqu'on l'achète dans une pharmacie. Lisez l'article
Iode et *médicaments iodurés,* n° 346.

627. SEMOULINE

NOUVEL ALIMENT RECONSTITUANT

inventé par les RR. PP. Trappistes du Port-du-Salut.

Dans l'état normal de la santé, les matériaux
salins qui font partie de nos tissus leur sont fournis
par les aliments. Mais parfois il arrive que les aliments
ne renferment pas ces matériaux en quantité suffisante;
tandis que d'autres fois c'est l'économie qui les dépense trop vite, d'où résulte la nécessité de les administrer en supplément, sous la forme de médicaments
divers.

S'inspirant des travaux récents de chimistes et de
médecins distingués, les Trappistes ont composé un

aliment qui renferme les principes nécessaires à l'économie, en quantité plus grande que celle qui se trouve normalement dans les aliments ordinaires. Avec cet aliment plus riche, les personnes dont le corps ne trouve pas dans la nourriture habituelle toute la quantité de matières minérales assimilables dont il a besoin, peuvent conserver ou même recouvrer une santé et une vigueur qui sont le résultat d'une alimentation complète.

Dans leurs recherches, les Trappistes se sont inspirés de la nature elle-même, et voici les bases sur lesquelles ils se sont appuyés :

Personne n'ignore que le blé, le maïs, ainsi que d'autres semences de céréales, sont des aliments complets. ce qui veut dire que des animaux, nourris exclusivement de ces graines, peuvent vivre et se développer avec tous les attributs d'une santé et d'une organisation parfaites, ce qui ne serait pas possible, si ces grains ne renfermaient pas les phosphates et les autres minéraux qui font nécessairement partie de l'économie animale.

Mais on sait que ces éléments minéraux ne se trouvent pas répartis dans toutes les parties de la graine d'une manière régulière et homogène. Les parties centrales du grain sont constituées par de l'amidon presque pur, tandis que la portion externe, celle qui touche à l'écorce, renferme presque tous les principes minéraux et azotés qui constituent, pour une si grande part, le pouvoir alimentaire de ces graines.

Une autre particularité de la structure du blé et d'autres semences consiste en ce que leurs parties centrales et pauvres sont beaucoup moins dures que les parties externes et riches. Il résulte de ce fait que, à l'aide d'un artifice tout mécanique, on peut opérer la mouture de ces grains de manière à les séparer en deux portions inégales, dont la plus faible renferme presque toutes les parties riches en matières minérales et azotées.

Utilisant les ressources que leur procure une **ma-gnifique** minoterie qui fait partie du monastère, les Trappistes n'ont eu qu'à mettre en œuvre cette donnée pour obtenir une farine dans laquelle se trouve tout naturellement une proportion de substances miné-rales et azotées supérieure à la moyenne renfermée dans le grain tout entier. Mais, ce n'est pas tout :

Le lait aussi est un aliment complet, renfermant tout ce qui est nécessaire à la constitution du corps humain. Or, les parties salines de ce liquide ne se trouvent ni dans le beurre ni dans la caséine. C'est dans le petit-lait qu'il faut les chercher, et qu'on les trouve en dissolution en même temps que le sucre de lait. Possédant une vaste fromagerie qui laisse disponible une grande quantité de petit-lait, les Trap-pistes ont eu l'ingénieuse idée de traiter ce petit-lait par des procédés spéciaux, afin d'en retirer tous les prin-cipes utiles, sans leur faire subir aucune altération. Ils ont obtenu ainsi un produit complexe, renfermant les divers phosphates qui existent dans le lait, avec les autres sels naturels de fer, de soude, etc., qui se trouvent là dans les proportions combinées par la nature elle-même.

Eh bien, c'est ce produit, cet extrait du lait, qu'un savant médecin a eu l'idée de faire intervenir dans la composition déjà heureuse de l'aliment des RR. PP. Trappistes.

Ainsi, les principes reconstituants de la *Semouline* sont fournis à la fois par la portion corticale des meilleures céréales et par les sels naturels du lait de vache, qui n'ont subi aucune altération, qui sont là dans l'état soluble tout particulier que la nature elle-même a créé.

Des appareils spéciaux, très perfectionnés, ont été imaginés, tant pour évaporer le petit-lait et le mé-langer à la farine, que pour donner à ce mélange une forme granulée qui flatte la vue.

C'est ce produit perfectionné que nous conseillons aux personnes faibles, aux convalescents, aux enfants, aux nourrices, aux estomacs fatigués, aux poitrines débilitées et à toutes les constitutions délicates, avec l'assurance de leur apporter un auxiliaire efficace.

La semouline s'emploie en potages ou en bouillies, et peut se prendre en tous temps.

On peut se procurer la semouline dans toutes les pharmacies et dans les bonnes maisons de produits alimentaires.

628. CAPSULES D'APIOL

DES DOCTEURS JORET ET HOMOLLE.

Les bonnes femmes de la Bretagne ont la coutume de faire prendre de la semence de persil aux jeunes filles et aux femmes dont les règles ne viennent pas, ou viennent difficilement.

Le docteur Joret, qui était Breton, voulut savoir si cette pratique était fondée sur quelque chose de sérieux, et, après avoir pris, dans le pays même, toutes les informations possibles, il en rapporta une bonne provision de graine du persil qu'il avait vu employer. Pendant plusieurs années, il fit, de concert avec le docteur Homolle, de nombreuses expériences, desquelles il résulta que le persil renferme, en effet, une substance qui possède la propriété d'agir sur les fonctions utérines, de manière à les activer ou bien à les réveiller.

L'emploi de la graine de persil en nature n'étant pas commode, les docteurs Joret et Homolle cherchèrent et trouvèrent le moyen d'extraire de cette graine la substance active qui lui donne ses propriétés. Cette substance possède l'apparence d'une *huile*, et c'est pour cela qu'on lui a donné le nom d'*Apiol*, mot qui signifie *huile de persil*. L'odeur et la saveur de l'apiol ne sont pas agréables ; mais, lorsque cette substance est renfermée dans des capsules, on ne s'en aperçoit pas du tout, et le remède est vraiement d'un emploi très facile.

Nous avons eu l'occasion, dans ce Manuel, de dire qu'il ne faut pas chercher à provoquer les règles par des moyens violents, et nous nous sommes abstenus de mentionner des moyens de ce genre, qu'il vaut mieux ne pas connaître; mais, cette réserve ne s'applique pas à l'apiol.

En effet, d'après le témoignage d'un grand nombre de médecins, si, par erreur, on employait les capsules d'apiol dans des cas où elles ne seraient pas efficaces, il n'en résulterait aucun mal. Par conséquent, on peut conseiller l'emploi de ces capsules à toute personne dont les règles sont arrêtées par suite d'un refroidissement, d'une émotion violente ou de quelque accident, ainsi qu'à celles qui ne perdent pas assez, ou qui éprouvent, à ce moment, des souffrances plus ou moins pénibles, ce qui constitue la *dysménorrhée*. (Voir le n° 247.)

On ne saurait affirmer que ce remède réussira chez toutes les malades ; mais, puisqu'il est sans danger, on fera toujours bien d'en faire l'essai. En cas de succès, cas qui se présente *souvent*, on aura trouvé le moyen de s'épargner des souffrances qui reviennent trop fréquemment.

Mode d'emploi. — Il est des plus faciles. On attend le moment où les malaises annonçant l'approche des règles se font sentir, ou, en cas de suppression, le moment présumé où elles doivent venir ; alors, on prend une capsule le matin et une autre le soir, en se couchant. On continue pendant le nombre de jours que dure, ou que devrait durer le cours du sang, et on cesse jusqu'au mois suivant, pour recommencer de la même manière. Que l'action du remède ait été plus ou moins favorable, ou qu'elle ait été entièrement nulle, on persiste encore le troisième mois. En cas d'insuccès, on renonce à l'emploi des capsules ; si le succès est complet, on cesse de même ; mais, si on a obtenu un soulagement plus ou moins marqué, on continue tous les mois, jusqu'à ce que la guérison soit complète.

Nous ajouterons que l'emploi des capsules d'Apiol ne s'oppose en rien à celui des autres moyens indiqués aux n°ˢ 247 et 485, tous ces moyens pouvant s'entr'aider et augmenter les chances de succès.

La préparation de l'Apiol est très minutieuse, très longue et très coûteuse ; aussi, certains fabricants de droguerie au rabais, s'épargnant cette peine, se contentent de mettre dans des capsules un liquide huileux qui n'a d'autre mérite que de porter le nom d'Apiol sur l'étiquette. Il est facile de reconnaître ce genre de fraude ; il suffit, pour cela, d'ouvrir une capsule et d'en laisser tomber le contenu dans un verre d'eau claire : s'il gagne le fond du verre, c'est l'apiol vrai ; s'il nage à la surface de l'eau, ce n'est pas de l'apiol, et il faut le rejeter sans hésitation.

Ne demandez pas aux pharmaciens des capsules d'Apiol, tout simplement ; mais n'acceptez que des flacons portant bien les noms des docteurs Joret et Homolle.

629. SINAPISMES RIGOLLOT.

Au n° 163, il a été question du sinapisme ordinaire et des particularités de son emploi. On a vu que, pour effectuer la préparation de ce remède, il faut avoir : 1° de la farine de moutarde ; 2° de la farine de graine de lin ; 3° de l'eau chaude ; 4° de la toile à cataplasmes. Mais on peut manquer de l'une ou l'autre de ces choses et se trouver embarrassé dans un moment pressant, ce qui est fréquemment le cas, lorsqu'il s'agit d'accidents réclamant une action prompte. Ajoutez à cela que la farine de moutarde n'est pas toujours de première qualité, soit parce qu'elle est vieille et éventée, soit parce qu'elle a été falsifiée avec du son, de la sciure de bois, avec de la farine de lin, ou autrement. Il y avait donc quelque chose à améliorer dans cette partie du domaine de la pharmacie, et M. Rigollot était dans le vrai, lorsqu'il se mit à l'œuvre pour faire disparaître toutes les difficultés relatives à l'emploi de la moutarde comme sinapisme.

L'invention de M. Rigollot consiste à fixer, sur un papier spécial, de la farine de moutarde, en couche mince. Ce problème paraît bien simple, mais son exécution présente des difficultés très grandes et dont il nous serait difficile de donner une idée complète. Disons seulement que la graine de moutarde doit être d'une qualité parfaite ; qu'il faut la moudre avec des précautions toutes particulières ; qu'il faut la débarrasser de son huile, avant de la fixer sur le papier. Lorsqu'elles sont terminées, les grandes feuilles de papier couvertes de moutarde sont divisées en morceaux de la grandeur de la main et enfermées dans des boîtes en fer-blanc, où elles se conservent indéfiniment.

Grâce à cette disposition tout à fait ingénieuse, l'application du sinapisme est devenue la chose la plus facile ; il suffit de prendre une feuille de Rigollot, d'en humecter la surface préparée avec un peu d'eau froide, et de la poser sur le point où l'on veut amener une rougeur intense.

Avec une même feuille de Rigollot, on peut obtenir l'irritation d'une plus grande surface de la peau ; il suffit, pour cela, dès que la peau est bien rouge, de placer la feuille à côté, pendant le temps nécessaire, et de la déplacer ainsi, jusqu'à ce que la surface sinapisée soit assez grande pour le but que l'on se propose. Lorsqu'on veut procéder ainsi, il est bon de maintenir une compresse de linge humide sur la feuille de sinapisme, pour empêcher qu'elle ne sèche trop vite, ce qui arrêterait l'action irritante.

Le succès du sinapisme Rigollot a été singulièrement rapide, et ce nom facile à retenir est aujourd'hui connu dans tout le monde civilisé. Mais, comme on devait s'y attendre, les faussaires se sont mis à l'œuvre, et des fabriques d'imitations se sont établies dans plusieurs pays, répandant des produits dont l'apparence et la qualité sont également trompeuses. C'est pour préserver nos lecteurs de ces fraudes que nous reproduisons la figure d'une feuille de sinapisme Rigollot, dans les avis divers placés à la fin de ce volume.

630. PEPSINE DE BOUDAULT.

Lorsqu'on introduit de la viande ou quelque substance analogue dans un estomac sain, un changement ne tarde pas à se produire dans cette substance ; elle se ramollit, se désagrège et finit par former un liquide. On connaissait ce fait depuis longtemps, mais on en ignorait la cause, aujourd'hui bien connue. Il y a, dans l'épaisseur de la paroi interne de l'estomac, une multitude de très petites glandes qui ont pour fonction de fabriquer une substance qu'on nomme *Pepsine*. C'est cette pepsine qui a la propriété de rendre liquides les substances alimentaires dont la composition chimique est analogue à celle de la viande.

Il arrive assez souvent que ces petites glandes de l'estomac ne fonctionnent pas bien, et que la pepsine n'est pas fabriquée en quantité suffisante ; alors, la viande et les substances analogues sont mal digérées, ou ne le sont pas du tout, et les malades souffrent d'une *dyspepsie* (voyez ce mot, n° 248) à laquelle, autrefois, on ne remédiait que bien difficilement. Le docteur Corvisart, ayant fait à ce sujet des expériences nombreuses et très ingénieuses, a reconnu que la pepsine retirée de l'estomac des animaux de boucherie pouvait remplacer celle qui, parfois, fait défaut dans l'estomac de l'homme. C'est sous l'inspiration et avec le concours de ce savant médecin que M. Boudault a créé les procédés à l'aide desquels la pepsine des animaux est obtenue à l'état de pureté. Les médecins qui savent combien est délicate la préparation de cette substance ont toujours l'attention de prescrire la *Pepsine de Boudault*, la seule, d'ailleurs, que l'on trouve dans les bonnes pharmacies.

Lorsque, pendant plus ou moins longtemps après les repas, une personne souffre de gastralgie, de crampes d'estomac, de malaises pénibles et prolongés, on peut attribuer ces souffrances à des causes diverses. Si tous les digestifs ont été employés successivement sans résultat, on est fondé à croire que la dyspepsie est due à la cause que nous venons d'expliquer, et il est probable que l'emploi de la pepsine fera cesser le mal, en assurant la digestion. Mais, il n'est pas nécessaire de commencer par essayer tous les stomachiques avant d'arriver à celui-ci, et nous conseillons à toute personne qui souffre de l'estomac de ne pas tarder à essayer de cet excellent remède. Si le résultat est bon, ce que l'on sait bientôt, on continue, à chaque repas, de prendre la dose reconnue suffisante, après quelques jours de tâtonnements. De temps en temps, on essaye d'interrompre, pour savoir si la guérison est obtenue. Mais, nous devons dire qu'il n'y aurait aucun danger à continuer à prendre la pepsine après le rétablissement des fonctions de l'estomac.

L'emploi de la pepsine est des plus simples : elle se prend à la dose d'*un demi-gramme* pour les enfants et d'*un gramme* pour les adultes, au commencement ou à la fin des repas. On peut la prendre soit dans du pain azyme, soit dans de l'eau ou dans du vin, soit entre deux tranches de soupe. Une cuiller-mesure contenant un quart de gramme accompagne les flacons de Pepsine Boudault, et permet ainsi au malade de mesurer la dose à prendre. (Voir le n° 637.)

Pour les malades ayant quelque difficulté à prendre une poudre, M. Boudault prépare un vin de pepsine d'un goût excellent, qui peut remplacer l'usage de la pepsine en poudre, à la dose d'une ou deux cuillerées à café pour les enfants, et d'une cuillerée à bouche pour les adultes.

La pepsine artificielle remplace la pepsine naturelle ; mais, elle ne saurait guérir l'affection de l'estomac qui s'oppose à la production normale de celle-ci. Il faut donc continuer à prendre ce digestif à tous les repas, pour ne pas souffrir, jusqu'à ce que l'estomac, bien guéri, ait retrouvé la faculté de produire lui-même toute la pepsine nécessaire. On rendra plus rapide cette guérison de l'estomac si, en même temps qu'on emploie la pepsine, on fait ce qui est expliqué aux articles *Estomac*, n° 267, et *Gastralgie*, n° 298.

Relisez aussi les articles 302, 503 et 526, et ceux auxquels vous serez renvoyé.

La préparation de la pepsine est extrêmement délicate et difficile. Aussi, le produit du commerce, fabriqué sans aucun contrôle, présente des variations de qualité considérables. Malgré cela, beaucoup de pharmaciens s'en contentent, et cela rend compte des résultats insignifiants obtenus par des malades auxquels la vraie pepsine Boudault procure un soulagement quelquefois miraculeux. C'est donc une des préparations pour lesquelles la garantie de la signature de l'inventeur est le plus indispensable. Lorsque, dans son ordonnance, le médecin oublie de mentionner le nom de Boudault, le malade doit exiger du pharmacien que la pepsine qu'il lui délivre soit bien la pepsine Boudault.

631. PILULES DE BLANCARD

AU PROTO-IODURE DE FER INALTÉRABLE.

Dans beaucoup de maladies dépendant du développement excessif du système lymphatique, ou se rattachant à des accidents syphilitiques antérieurs, ou bien à une constitution scrofuleuse, les médecins désiraient administrer l'*Iode* en même temps que le *Fer*, cette association donnant les meilleurs résultats. Mais, l'iodure de fer est un composé instable ; peu à peu, l'iode se sépare du fer et se disperse dans l'air, en sorte que les médicaments préparés avec ce remède ne se conservent pas. Aussi, on comprend l'empressement sympathique avec lequel l'Académie de Médecine approuva l'invention de M. Blancard, laquelle consistait à enfermer les pilules d'iodure de fer dans une enveloppe résino-balsamique pouvant empêcher l'iode de s'échapper. Grâce à ce procédé ingénieux, on a maintenant des pilules d'iodure de fer qui se conservent toujours, sans que le remède subisse aucune altération. Cependant, depuis quelque temps, M. Blan-

card reçoit des plaintes qui tendraient à faire supposer que son produit n'est pas toujours aussi efficace
qu'autrefois. Cela provient de ce que certains industriels fabriquent mal, avec des matières impures, des
pilules qu'ils font passer pour les véritables. Dans le
but de prémunir le public contre ces tromperies, nous
reproduisons ici une déclaration publiée par M.
Blancard à ce sujet :

AVIS IMPORTANT

CONCERNANT LES VÉRITABLES PILULES DE BLANCARD

« Pour empêcher toute confusion entre les pilules
« qui sortent de notre maison, les SEULES qui puis-
« sent être désignées sous le nom de PILULES DE
« BLANCARD, et celles d'une autre provenance, qui,
« légalement, ne peuvent être livrées au public sous la
« même dénomination, nous croyons devoir prévenir
« ici nos confrères et les malades que nos pilules ne se
« vendent jamais en vrac, mais seulement en flacons et
« demi-flacons de 100 et 50 pilules, qui tous portent
« notre SIGNATURE, apposée au bas d'une ÉTIQUETTE
« VERTE, et notre CACHET D'ARGENT RÉACTIF fixé à la
« partie inférieure du bouchon. — Depuis longtemps,
« ces marques de fabrique sont déposées au greffe du
« Tribunal de commerce de Paris.
« Nos pilules d'iodure de fer se
« trouvent dans toutes les pharma-
« cies.

« *Pharmacien, rue Bonaparte, 4o, Paris.* »

Rien ne montre mieux l'acharnement des contrefacteurs et des imitateurs de mauvaise foi que le
grand nombre de condamnations qui ont été prononcées
par les tribunaux français et étrangers, à la requête
de M. Blancard ; mais, n'est-ce pas là aussi la preuve
de la grande faveur dont jouissent partout les vraies
pilules de Blancard? Aussi, dans cette note, notre
intention est moins d'indiquer les propriétés recons-

tituantes d'un remède connu et apprécié par tous les médecins, que de fixer l'attention de nos lecteurs sur les diverses sortes de concurrence déloyale qui s'exercent sur le nom de Blancard : les uns mettent sur leur étiquette : *Façon Blancard* ; d'autres disent : *Formule* de Blancard, *Procédé* de Blancard, etc. Défiez-vous de toutes ces insinuations trompeuses, et ne recevez que des flacons portant la signature représentée plus haut.

Il y a des médecins qui, dans certains cas, préfèrent donner l'iodure de fer à l'état liquide. Cette indication est facile à remplir, à l'aide du sirop d'iodure de fer inaltérable que M. Blancard prépare aussi. Ce sirop convient surtout aux jeunes enfants qui ne savent pas avaler les pilules.

632. PASTILLES DE DETHAN

AU CHLORATE DE POTASSE.

Dans les articles *Salive*, *Gorge*, *Larynx*, *Glandes*, nous avons expliqué que la peau interne qui tapisse toutes ces parties renferme dans son épaisseur un très grand nombre de petits organes microscopiques ayant pour fonction de fabriquer une substance muqueuse, onctueuse. Cette matière, presque liquide, qui s'étend sur toutes les surfaces, est nécessaire pour entretenir leur souplesse, pour faciliter le jeu des organes et pour aider les aliments à passer sans causer de froissements.

Lorsque la bouche, la gorge et le larynx sont en parfaite santé, tout leur système glandulaire fonctionne au mieux, sans que nous en ayons conscience ; mais, lorsqu'il se produit une inflammation, même très légère, les petites glandules ne travaillent plus correctement, et le mucus qu'elles sécrètent ne remplit plus les conditions nécessaires ; ou bien, il est trop épais ; ou bien, il n'est pas assez abondant ; ou bien, il manque tout à fait. Nous sommes avertis de ce fait par une sensation de sécheresse ; par une gêne pour parler, pour avaler ; par une voix enrouée ; quelquefois, par des crachats collants qui sont constitués par du mucus mal élaboré, etc.

On sait que souvent il suffit de penser à une chose très savoureuse pour que les glandes salivaires se mettent à fonctionner ; dans ce cas, elles fabriquent de la salive dont on n'a pas besoin pour le moment. S'il était possible de commander aux glandes muqueuses, si on pouvait les forcer à travailler plus activement, on remédierait ainsi à la sécheresse et aux troubles qui en résultent. Eh bien, cela est possible.

Il y a 25 ans, on a découvert ce fait, que le chlorate de potasse possède la singulière propriété de sortir par les glandes en question, lorsqu'il a été absorbé n'importe comment. Or, pendant que le sel traverse tous ces petits organes, pour s'en aller, il les oblige à fonctionner, d'où résulte un soulagement rapide. Il suffit de continuer a prendre le remède, à dose suffisante, pour que la guérison arrive.

Dès le début, se rendant bien compte de l'importance que cette découverte promettait d'acquérir bientôt, M. Dethan, pharmacien de Paris, chercha quel serait le moyen le plus pratique de mettre ce nouveau remède à la portée de tout le monde. Le chlorate de potasse devant produire son action sur les parois de la bouche et de la gorge, la forme de pastilles se présentait tout naturellement, et cette forme rationnelle fut si bien appréciée par tous les médecins, que les pastilles de Dethan furent bientôt connues et employées dans le monde entier.

D'après ce qui précède, il est aisé de se rendre compte de l'efficacité des pastilles de Dethan dans les diverses espèces *d'angines* ou esquinancie ; dans les *extinctions de voix* par irritation du larynx ; dans le *croup*, les *aphtes*, les inflammations aiguës ou chroniques des *amygdales*. Elles sont d'une véritable utilité aux personnes qui fatiguent leur gorge ou leur larynx, comme les avocats, les prédicateurs, les chanteurs, les professeurs, etc. On les recommande particulièrement aux fumeurs, pour calmer ou éviter l'irritation produite par le tabac. Elles produisent les meilleurs effets dans les maladies de la bouche, de la langue et des gencives.

Le triomphe du chlorate de potasse se montre, de la manière la plus évidente, dans les maux de la bouche causés par le *mercure*.

Il y a des personnes dont la gorge ou le larynx redeviennent malades à tout propos, soit pour avoir trop parlé, soit pour avoir eu froid, soit pour avoir fumé. Que ces personnes soient toujours munies d'une boîte de pastilles de Dethan, afin d'en prendre aussitôt que la gorge commence à souffrir ; elles pourront ainsi diminuer considérablement leur malaise ou en arrêter le développement.

On ne doit pas s'attendre à ce que les pastilles de Dethan guérissent toutes les maladies pouvant survenir dans la bouche ou dans la gorge ; mais, comme il est toujours avantageux d'activer la sécrétion muqueuse, et comme, d'ailleurs, le chlorate de potasse est inoffensif, il est toujours bon d'employer ces pastilles, même lorsque d'autres moyens sont nécessaires.

Les deux gargarismes formulés aux nos 296 et 297 sont certainement excellents ; mais, nous le croyons, dans un grand nombre de cas, ils pourraient être remplacés, comme étant plus commodes, par les pastilles de Dethan, prises à dose convenable, c'est-à-dire une toutes les heures ou toutes les deux heures.

L'emploi du chlorate de potasse n'est pas incompatible avec celui de nos pilules ; en effet, il est bien reconnu que la constipation et l'embarras des intestins aggravent tous les maux susceptibles de se produire dans la gorge et dans son voisinage. Notre médication purgative et alimentaire, suivie avec persévérance, est souvent le meilleur, ou même le seul moyen de faire cesser la disposition aux maux répétés de la gorge, que les pastilles de Dethan dissipent bien chaque fois, mais dont elles ne sauraient empêcher le retour.

Mode d'emploi. —Il est extrêmement simple:il suffit de laisser fondre lentement une pastille dans la bouche, en ayant soin d'avaler la salive. S'il s'agit d'un mal peu intense, on prend une pastille toutes les deux heures environ. S'il s'agit d'un mal sérieux ou pénible, on prend tout de suite trois ou quatre pastilles; puis, on continue en en prenant une par heure. Il n'y a pas à se préoccuper du moment des repas.

Dans toutes les pharmacies, on trouve des pastilles de chlorate de potasse faites à l'imitation de celles de Dethan. Quelques pharmaciens les préparent eux-mêmes ; mais, le plus grand nombre trouvent plus commode de les acheter toutes faites chez leurs droguistes, lesquels, à leur tour, s'en approvisionnent chez des fabricants quelconques. Là encore, on le voit, il n'y a aucune garantie pour le public sur la qualité du produit.

Il faut donc, comme nous le recommandons toujours, demander les pastilles de Dethan, portant sur l'étiquette la signature de l'inventeur, dont nous donnons la reproduction. Nous sommes bien assurés que ceux qui prendront des pastilles vraies, après avoir employé celles des pharmacies, n'auront pas de peine à constater la différence qu'elles présentent.

633. VIN DE BELLINI

AU QUINQUINA ET AU COLOMBO.

Il arrive parfois dans nos ports de mer des navires chargés de quinquina qu'on offre au prix infime d'*un franc* le kilo. Ce bas prix montre bien qu'il s'agit d'une marchandise de qualité très inférieure, malgré sa belle apparence. De tels produits ne sont pas jetés au feu, comme ils le mériteraient; mais ils trouvent des acheteurs qui les répandent dans le commerce.

Il y a des industriels assez habiles pour extraire tous les principes contenus dans les meilleurs quinquinas, sans modifier l'apparence de l'écorce, laquelle est remise dans le commerce! Les pharmaciens eux-mêmes y sont trompés, parce qu'ils ne font presque jamais l'analyse, qui seule permet de reconnaître les fraudes.

Il y a d'ailleurs un fait qu'il est bon de faire connaître au public : c'est que, depuis quelques années, il est à peu près impossible aux pharmaciens qui le voudraient de trouver dans tout le commerce de la droguerie du quinquina passable ; *il n'y en a plus !* et voici l'explication de ce fait qui semble étrange :

Les usines qui fabriquent le sulfate de quinine ont, dans les ports de mer, des agents chargés d'attendre l'arrivée des navires qui apportent le quinquina des pays lointains. Ces agents s'empressent d'examiner tout ce qui arrive, et, sans hésitation, ils achètent tout le quinquina qui renferme assez de quinine pour supporter les frais de manipulation. Seuls, les grands spécialistes sont assez forts pour aller faire concurrence aux fabricants de quinine et acheter en grand du quinquina riche en principes actifs. Toutes les écorces pauvres ou nulles sont laissées de côté, et c'est là ce qui finit par arriver dans les pharmacies, après avoir passé par les drogueries. Relisez l'article 597.

Est-il surprenant, après cela, que tant de personnes, croyant faire une économie en achetant du quinquina pour faire elles-mêmes leur vin, n'obtiennent qu'un produit sans aucune valeur médicale ? Dans l'impossibilité, pour le public, de distinguer le mauvais quinquina du bon, ou de reconnaître les préparations faites avec cette écorce si inférieure, nous conseillons aux malades qui peuvent le faire de ne prendre que des spécialités de premier ordre, telles que le vin de Quinium, le vin de Bellini. Ceux qui fabriquent ces préparations si renommées sont des gens instruits, honnêtes, habiles, mais dont l'habileté consiste à faire tellement bien que personne ne puisse arriver à faire mieux qu'eux.

Au n° 604, nous avons parlé du Quinium ; il nous reste à expliquer ce que c'est que le vin de Bellini.

L'origine de ce vin est assez curieuse. Bellini, le grand compositeur de musique, avait une santé très délicate. A bout de combinaisons, son médecin eut l'idée de faire venir du vin de *Palerme*, patrie de Bellini, espérant en faire la base de quelque préparation réconfortante. La racine de colombo, produit de l'île de Ceylan, était appréciée pour sa propriété d'être à la fois tonique, amère et non astringente, ce qui la rendait spécialement favorable aux intestins délicats. Ce sont les principes actifs de cette racine qui furent ajoutés au vin de Palerme, pour en augmenter le pouvoir réconfortant. Le maëstro se trouva bien du remède ainsi préparé; mais l'expérience apprit bientôt que l'addition du quinquina royal améliorait encore les bons effets déjà obtenus, et c'est ainsi que fut trouvée la formule définitive du remède auquel Bellini dut le retour et la conservation de ses forces. Comme tout bon malade doit le faire, Bellini ne manqua pas de vanter son remède à ses amis ; on vint en demander au préparateur, et l'habitude fut bientôt prise de demander simplement du vin de Bellini. Tel est le point de départ de cette spécialité, dont la renommée est aujourd'hui si étendue.

C'est à bon droit que nous pouvons indiquer le vin de Bellini comme remplaçant notre vin cordial ; car, nous avons vu, dans l'établissement où il se fabrique, des celliers remplis de tonneaux de vin de Palerme arrivant de la Sicile ; nous avons admiré les beaux appareils à l'aide desquels on extrait du colombo et du quinquina royal, achetés en grande masse, les principes que l'on ajoute au vin de Palerme ; nous avons mesuré du regard les immenses réservoirs dans lesquels le vin préparé séjourne pendant le temps nécessaire à sa clarification.

Propriétés. Ses propriétés sont les mêmes que celles du vin cordial (n° 588). Elles sont assurément supérieures à celles de tous les vins de quinquina ordinaires

44

qui ne sont pas préparés avec le quinquina royal vrai et riche et qui ne renferment pas de colombo. On peut donc employer le vin de Bellini toutes les fois qu'il y a lieu de fortifier l'estomac, l'intestin, ou bien une constitution délabrée par des maladies aiguës, par des privations, par le séjour dans des contrées plus u moins marécageuses.

Doses. —Le vin de Bellini n'a pas besoin d'être pris en quantité aussi grande que le vin cordial. En général il suffit d'en prendre deux ou trois cuillerées à bouche à la fois, soit pur, soit plutôt dans un demi-verre d'eau. Pour les enfants, c'est assez d'une cuillerée à bouche, plus ou moins remplie, selon l'âge ; mais, en définitive, comme il s'agit d'un remède simplement fortifiant et non dangereux, il ne faut pas trop se préoccuper de la quantité à prendre chaque fois.

Heures. — Les médecins conseillent de le prendre au commencement ou à la fin des repas ; mais nous croyons qu'il vaut encore mieux le prendre lorsque l'estomac est vide, comme le vin cordial.

Comme moyen d'éviter la contrefaçon, indépendamment de la signature du fabricant que voici, 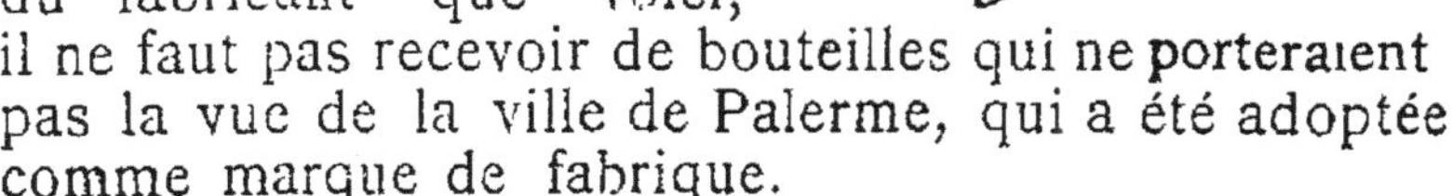 il ne faut pas recevoir de bouteilles qui ne porteraient pas la vue de la ville de Palerme, qui a été adoptée comme marque de fabrique.

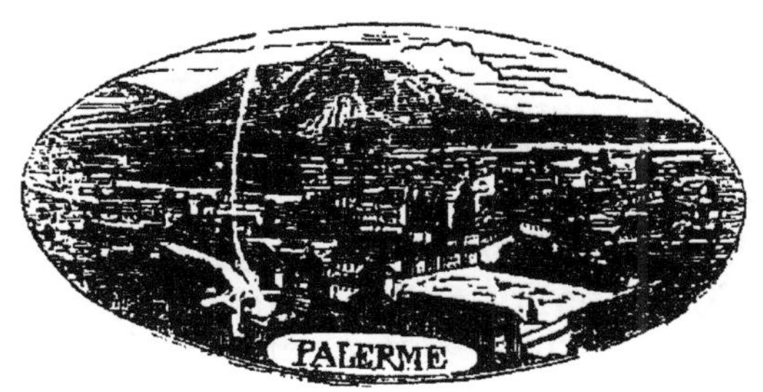

634. THAPSIA

Daйs les ouvrages de médecine écrits il y a plus de deux mille ans, il est question des propriétés remarquables d'une plante appelée *Thapsia*, qui se récoltait en Afrique. L'état de barbarie dans lequel cette contrée était tombée plus tard ayant interrompu la récolte et le commerce de cette plante précieuse, les médecins avaient fini par l'oublier entièrement. On connaissait bien, par les livres anciens, les propriétés de la plante, mais personne ne savait à quelle herbe s'appliquaient les descriptions.

Il était réservé à un savant médecin d'Algérie, placé depuis longtemps à la tête du service hospitalier de Constantine, d'éclaircir ce mystère. Le docteur Reboulleau, bien au courant de l'histoire de la médecine ancienne, ne négligeait aucune occasion d'étudier les procédés employés par les Arabes, dans le traitement de leurs maladies. Il fut plusieurs fois frappé des résultats surprenants obtenus par les guérisseurs arabes, dans des affections aiguës de la poitrine, à l'aide d'une plante connue dans le pays sous le nom de *Bounefa*. Sans entrer dans les détails de la découverte, disons tout de suite qu'il finit par démontrer que cette plante était bien le thapsia des anciens.

La manière d'employer le thapsia par les Arabes est trop barbare pour que notre médecine civilisée puisse s'en accommoder, et il fallut chercher un mode d'emploi qui pût satisfaire tout le monde. Le docteur Reboulleau chargea de ce soin M. Le Perdriel, bien connu comme vulgarisateur de préparations renommées. L'emplâtre de thapsia, si connu aujourd'hui, et si souvent employé par tous les médecins, naquit de la collaboration de ces deux savants.

Lorsqu'on applique l'emplâtre de thapsia sur la peau, celle-ci devient rouge, et bientôt il se produit une éruption composée d'innombrables vésicules très petites et remplies d'un liquide séreux ou purulent.

Cette éruption, qui s'accompagne d'une vive démangeaison, constitue une révulsion très énergique, très rapide et très sûre, dont les médecins tirent un excellent parti dans les maladies de la poitrine, principalement dans les rhumes tenaces, les bronchites ; contre les rhumatismes et les névralgies rebelles et dans nombre de cas dans lesquels il est avantageux de produire à la peau une forte irritation artificielle, pour détourner un mal intérieur.

L'éruption produite par le thapsia se guérit d'elle-même, en peu de jours, sans laisser sur la peau ces traces qui font quelquefois regretter d'avoir employé certains autres révulsifs.

Est-il nécessaire de dire qu'un remède si grandement employé ne pouvait pas manquer d'attirer l'attention de certains industriels, parasites qui ne savent rien inventer, mais qui sont habiles à tromper le public par des imitations plus ou moins serviles ? Si l'on tient à avoir le véritable thapsia des inventeurs, il faut n'accepter que des emplâtres sur lesquels se trouvent les deux signatures que voici :

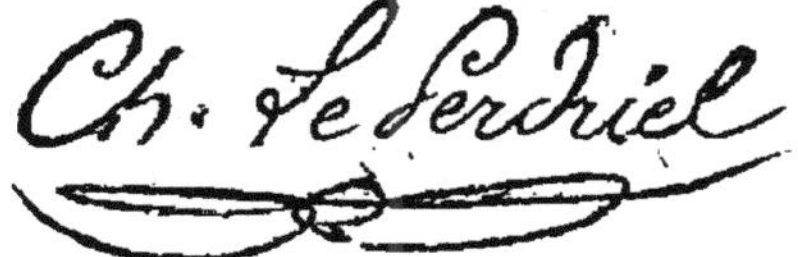

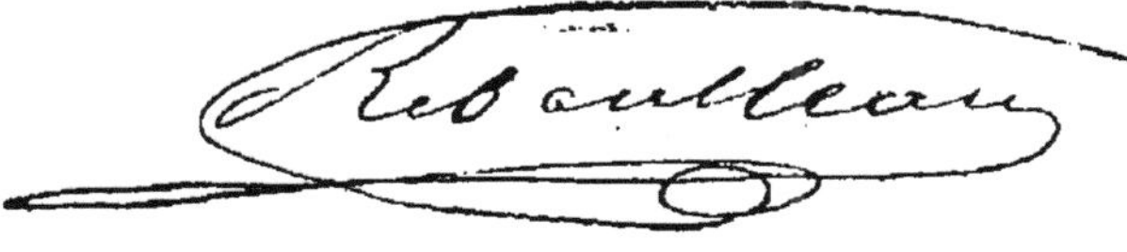

635. POIS A CAUTÈRES DE LE PERDRIEL.

Un cautère est une petite plaie artificielle que l'on établit en vue d'entretenir une suppuration active et continue. Le cautère diffère du vésicatoire à demeure, en ce que celui-ci entretient une suppuration superficielle, tandis que le cautère traverse la peau et attire l'humeur d'une certaine profondeur. Dans certains cas, on attache une grande importance à cette disposition.

L'établissement d'un cautère est bien plus difficile que celui d'un vésicatoire, et il exige absolument l'intervention d'un médecin. Ce fait nous dispense de toute explication sur l'opportunité d'établir cet exutoire et sur le lieu où il convient de l'établir; car, cela est évident, le médecin ne met un cautère que s'il le juge utile, et il connaît la place qu'il faut choisir, laquelle varie, suivant les circonstances.

Notre but n'est donc pas de faire connaître ici les circonstances dans lesquelles l'usage du cautère est salutaire. Nous voulons seulement compléter ce que nous avons expliqué au n° 169, en faisant connaître à ceux de nos lecteurs qui se servent de ces exutoires, des moyens de pansement et d'entretien perfectionnés, moyens que beaucoup ignorent encore, quoique leur invention remonte déjà assez loin.

Ces perfectionnements se rapportent surtout à la confection des *pois*, qui sont la base du pansement des cautères. Les pois faits avec la racine d'iris, avec les petites oranges ou avec d'autres matières solides, ont l'inconvénient d'être durs, de se dilater inégalement et, à cause de cela, de blesser les surfaces vives de la plaie qu'ils doivent entretenir. Il y a là une cause de souffrance pour les personnes délicates et impressionnables.

M. Le Perdriel, dont l'ingéniosité s'est révélée dans tant d'inventions utiles, a imaginé de faire des pois *élastiques*, en se servant du caoutchouc. Ces pois sont souples ; ils ne blessent pas, et leur forme ronde se conserve lorsqu'ils se gonflent dans la plaie. Mais, ce n'est pas tout. En mélangeant au caoutchouc de la poudre de guimauve, on rend les pois plus émollients ; en y mélangeant de la poudre de garou, on les rend suppuratifs au degré voulu ; en y incorporant d'autres substances, on leur communique les propriétés qu'on désire, selon les circonstances.

Les personnes qui sont obligées de garder leur cautère pendant longtemps sont exposées à voir des modifications se produire dans la marche de leur exu-

44.

loire, par suite de circonstances diverses et accidentelles. Or, cette variété de composition des pois permet à ces personnes de remplacer l'un par l'autre, et
de régler ainsi la marche de leur cautère.

Voilà pour ce qui concerne les pois à cautères, ce
qui est la partie la plus importante ; quant aux autres
détails du pansement, ils sont également simplifiés.
Le diachylon, les feuilles de lierre, les papiers emplas-
tiques, sont remplacés par le taffetas rafraîchissant
de Le Perdriel, qui n'a pas besoin d'être graissé et
dont l'emploi est très commode, et des compresses
en papier lavé, fabriqué spécialement pour cet usage,
remplacent le linge destiné à absorber l'humeur et à
protéger le cautère contre les chocs et les froissements.

Il faut être condamné à la sujétion d'un cautère
pour bien apprécier le mérite de ces perfectionnements.
Aussi, il est sans exemple qu'une personne habituée à
se servir de ces moyens les ait abandonnés pour en
employer d'autres ; c'est le contraire qui s'observe
toujours.

Lorsqu'une démangeaison se produit et persiste
autour d'un cautère, on peut la faire cesser en employant l'un ou l'autre des moyens indiqués au n° 235.

Lorsque, par suite de quelques circonstances passagères, un cautère devient douloureux et s'enflamme
à son pourtour, on met des pois à la guimauve, sans
taffetas, et on recouvre le mal d'un cataplasme d'a-
midon, de fécule, ou simplement de farine de blé, jusqu'à ce que l'inflammation soit passée. (Voir le n° 161.)

Si la suppuration d'un cautère vient à prendre une
mauvaise odeur, on pourra empêcher cette odeur de
se produire en le saupoudrant d'un peu de la poudre
phénique formulée au n° 93, avant de poser la feuille
de taffetas rafraîchissant.

Au n° 169, vous trouverez le complément de ce qu'il
faut savoir pour bien diriger un cautère.

636. TAFFETAS VULNÉRAIRE

DE MARINIER.

Au n° 255, nous avons montré le danger qu'il peut y avoir à négliger les petites blessures qui atteignent la peau, et indiqué les moyens à employer pour les guérir rapidement. Pour ne pas allonger cet article, nous avons renvoyé ici ce qui a trait au taffetas vulnéraire de Marinier, sur lequel nous avions quelques explications à donner.

On connaît, sous le nom de *Taffetas anglais*, ces petits carrés de toile rose ou noire dont une face est couverte d'un enduit de gélatine. Pendant longtemps, on n'a pas eu d'autre moyen pour panser les petites blessures, les coupures, les écorchures qui arrivent si souvent. Aujourd'hui, on n'a plus de raison pour employer cette toile raide et peu commode ; elle est remplacée avec un immense avantage, par le taffetas de Marinier. Dans cette préparation, la toile est remplacée par de la baudruche, et la gélatine par une matière souple et très adhésive. Le taffetas Marinier est un véritable épiderme factice, protégeant parfaitement les surfaces écorchées, coupées, froissées ou brûlées, sur lesquelles il adhère sans causer de raideur, en leur laissant toute leur souplesse.

Pour appliquer le taffetas Marinier, il suffit d'humecter la peau avec de l'eau ou avec de la salive, et de poser le morceau de tissu, sans le mouiller lui-même ; on presse dessus avec la main, jusqu'à ce que l'adhérence soit complète.

Dans les cas où il existe de la suppuration, le pus décollerait le taffetas, en s'insinuant dessous, si on n'avait pas la précaution de faire une petite fente au milieu. S'il s'agit de large surface, comme dans les brûlures, il faut faire un assez grand nombre de petites fentes pour que toute l'humeur puisse sortir.

Le taffetas Marinier se trouve dans toutes les pharmacies, par pièces carrées de dix centimètres, comme celles du taffetas anglais, et par rouleaux d'un mètre de longueur sur dix centimètres de largeur. Nous ajoutons qu'on devrait le trouver aussi dans toutes les maisons, dans tous les portefeuilles, et même qu'une loge du porte-monnaie devrait toujours en renfermer quelques bandelettes, ce qui permettrait de parer sans retard aux petits accidents dont on peut se trouver victime ou témoin, car il est de la plus grande importance d'agir sans retard et de ne pas laisser à la suppuration le temps de s'établir, surtout dans les brûlures.

Il y a dans le commerce des imitations du Taffetas Marinier, imitations fabriquées par des industriels qui vendent leurs produits aux pharmaciens. Avons-nous besoin d'expliquer à nos lecteurs qu'ils feront toujours bien de demander du taffetas dont l'étiquette porte le nom de l'inventeur?

637. CAPSULES VIDES DE LE HUBY

POUR FACILITER LA PRISE DES REMÈDES DÉSAGRÉABLES.

Lorsqu'on connaît la manière dont les remèdes étaient préparés autrefois et qu'on la compare à ce qui se pratique aujourd'hui, on est forcé d'avouer que nos malades doivent de la reconnaissance aux pharmaciens savants qui ont perfectionné les remèdes au point de les rendre toujours plus faciles, et quelquefois même agréables à prendre. S'il est toujours triste de souffrir, notre mal, du moins, n'est plus aggravé par l'appréhension de ces médecines qui soulevaient le cœur de nos grands-parents.

Les capsules de Le Huby constituent un de ces perfectionnements de détails qui sont loin d'être sans importance dans le traitement des maladies. Ces capsules sont composées de deux petits tubes très bien confectionnés, en gélatine mince, fermés par un bout et s'emboîtant l'un dans l'autre, comme des étuis à aiguilles. Elles ont été inventées pour rendre facile la prise de beaucoup de médicaments dont l'odeur et la saveur sont désagréables, comme la rhubarbe, l'aloès, le quinquina, la magnésie, le semen-contra, le sulfate de quinine, diverses poudres composées, etc.

Pour s'en servir, on ôte la partie servant de couvercle; puis, à l'aide d'une très petite spatule que l'on taille dans un morceau de papier fort, on emplit la capsule de la substance médicamenteuse ; on peut tasser celle-ci, pour en faire tenir davantage, en se servant d'un bout d'allumette en guise de pilon, et on remet le couvercle. Si une seule capsule ne suffit pas pour renfermer la dose de médicament à prendre, on en emplit plusieurs.

Les capsules Le Huby sont préférables aux cachets en pain azyme, parce que chacun peut les emplir, sans appareil spécial, et aussi parce que leur emploi est plus économique, ce qui n'est pas indifférent, dans les familles où l'on a souvent besoin de prendre des remèdes désagréables.

Pour avaler les capsules Le Huby, on les met dans une cuillerée d'eau pure ou sucrée ; la gélatine se ramollit aussitôt, sans se déchirer, et on a le temps d'avaler le tout avec la plus grande facilité, et sans répugnance.

Les capsules vides de Le Huby se trouvent dans les pharmacies. Il y en a de cinq grandeurs différentes, pour contenir depuis un demi-gramme jusqu'à deux grammes de substance. Le n° 2, contenant un gramme, est celui dont l'emploi est le plus fréquent.

638. PHARMACIES PORTATIVES

DE LE PERDRIEL.

La Maison *Le Perdriel*, de Paris, a établi dans son importante usine une fabrication spéciale de *pharmacies portatives* de divers modèles, depuis le plus simple jusqu'au plus complet. Les modèles les plus portatifs se nomment *pharmacies de poche* ; ils sont destinés aux chasseurs, aux pêcheurs, aux ecclésiastiques, aux militaires et à toutes les personnes qui voyagent. Les autres modèles, beaucoup plus complets, sont nommés *coffre de secours ;* ils sont destinés aux usines, aux manufactures, aux navires, aux maisons de charité, aux écoles, aux châteaux, aux fermes, aux exploitations industrielles et, en général, aux familles nombreuses.

Pour répondre aux besoins les plus variés, on a établi plus de vingt modèles différents, ce qui a nécessité la composition d'un *catalogue-album* dans lequel se trouvent toutes les indications sur le prix, la composition et les dimensions de chaque modèle. On peut se procurer gratuitement ce *catalogue des pharmacies portatives de Le Perdriel* dans les principales pharmacies de la France.

Dans les avis divers qui terminent ce volume, on trouvera un dessin représentant quelques-uns des nombreux modèles de pharmacie portative.

639. BAS ÉLASTIQUE LE PERDRIEL

CONTRE LES VARICES.

Au n° 571, nous avons essayé de faire comprendre ce que c'est que les varices, et nous avons dit que l'emploi de bas élastiques est d'une grande importance, pour en empêcher le développement excessif et en prévenir l'ulcération. C'est ici le lieu d'expliquer ce que c'est que le bas élastique.

Tout le monde connaît la propriété élastique du caoutchouc. On est parvenu à mettre cette matière en fils assez fins et à envelopper ces fils d'un tissu très mince, qui empêche de voir le caoutchouc. C'est avec ce fil qu'on a eu l'idée de faire des bas élastiques destinés à soutenir les varices, et c'est M. Le Perdriel qui a eu le mérite d'organiser cette fabrication et de la rendre tout à fait pratique. Cette invention a été un grand bienfait pour les personnes atteintes de varices;

car, grâce à elle, les graves inconvénients résultant de cette infirmité n'existent plus pour ceux qui ont le soin de porter de bons bas en caoutchouc. Avec ces bas, les variqueux peuvent marcher et supporter toutes les fatigues, sans danger d'aggraver leur affection.

Le bon caoutchouc coûtant assez cher, l'esprit de tromperie n'a pas manqué de s'exercer sur les objets fabriqués en tissus élastiques inférieurs. On trouve, en effet, dans le commerce des bas en caoutchouc qui ont la plus belle apparence, qui sont très beaux et bien faits, mais qui ne conservent leur élasticité que pendant quelques jours, après quoi ils ne rendent plus aucun service. C'est ce qui n'arrive pas avec les bas fabriqués par M. Le Perdriel. Ceux-ci se font remarquer par leur longue durée, par leur grande souplesse et par leur propriété de ne pas retenir la transpiration.

Il importe que la pression exercée par le bas élastique soit suffisante, mais non trop forte. Pour obtenir ce résultat, il faut prendre les mesures de la jambe le matin, avant que le gonflement ait eu le temps de se produire.

Lorsqu'on s'adresse à M. Le Perdriel, directement ou par correspondance, ces mesures sont mises sur le métier spécial, et le bas est fabriqué tout spécialement pour la personne qui a donné ces mesures.

Lorsqu'on va chez le pharmacien pour acheter un bas, il faut être muni de ces mesures, prises à l'avance, et ne pas essayer le bas directement, à cause du gonflement qui s'est déjà produit et qui est une cause d'erreur. De plus, il faut demander et *exiger* des bas portant la marque Le Perdriel. Si le pharmacien n'a pas ce qu'il faut, on le charge de le faire venir ; il vaut mieux attendre un peu que d'acheter un bas dont la qualité n'est pas sûre.

Comme les varices constituent une infirmité qui dure toute la vie ; comme, d'autre part, un bas élastique finit toujours par s'user, quelque bon qu'il soit, les personnes affectées ont un grand intérêt à se mettre en relation directe avec un fabricant qui les serve bien. En effet, le fabricant inscrivant sur ses livres le nom de son client et les mesures reconnues bonnes, dès le principe, il suffit de lui adresser chaque nouvelle commande, avec le prix, en indiquant le numéro du bas précédent, pour recevoir ce bas par la poste et sans frais de port.

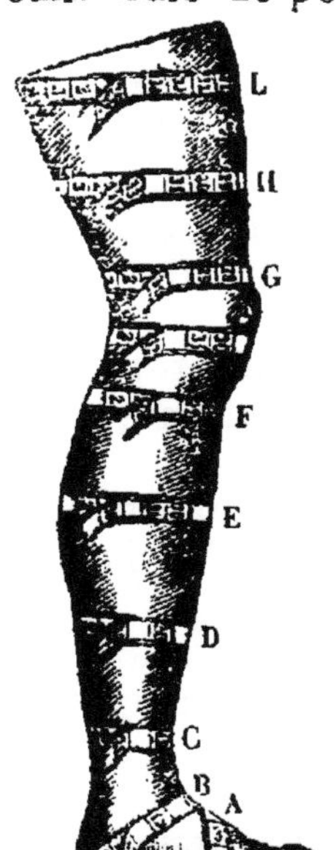

Voici le dessin d'une jambe disposée de manière à montrer comment il faut faire pour prendre les mesures. Pour cela, on se sert d'un mètre en ruban, que l'on enroule autour de la partie dont on veut avoir la mesure, en ayant soin que le ruban touche bien, mais sans serrer.

On commence par la lettre A et on va jusqu'à la lettre C, s'il s'agit seulement d'une chaussette élastique. Pour un bas proprement dit, on va jusqu'à la lettre F. S'il s'agit d'une simple genouillère, on marque seulement les lettres F et G. en indiquant la distance qu'il y a entre les deux points.

Lorsque les varices remontent jusqu'au haut de la cuisse, on note toutes les dimensions du dessin, en n'oubliant pas de marquer la distance qu'il y a entre chaque point mesuré.

Le mieux serait de copier la figure, d'indiquer les centimètres de circonférence en face des grandes lettres, et de marquer la distance entre chaque point mesuré, pour avoir la hauteur de la pièce.

Nous ne parlons ici que des bas élastiques, mais M. Le Perdriel fabrique aussi tous les objets médicaux en tissus élastiques, tels que ceintures, etc.

640. EAU FERRUGINEUSE ET GAZEUSE D'OREZZA.

Orezza est une localité située dans les montagnes de la Corse. Sa célébrité lui vient d'une source abondante et gazeuse qui s'échappe d'un immense rocher. De temps immémorial, les habitants des plaines fertiles, mais insalubres, qui s'étendent au pied des montagnes venaient boire l'eau de cette fontaine, pour rétablir leur santé délabrée par de nombreux accès de fièvres intermittentes, affection si grave et si fréquente dans cette contrée.

Mais la renommée d'Orezza ne s'étendait pas au delà des limites du pays, à cause de la difficulté des communications.

Informée des résultats remarquables qu'on obtenait à Orezza, l'Académie de Médecine de Paris chargea deux de ses membres les plus habiles de faire l'analyse de cette eau. Cette analyse établit deux faits qui rendent bien compte des effets médicaux constatés depuis des siècles, savoir : qu'aucune source gazeuse n'est aussi riche que celle-là en acide carbonique, et, en même temps, qu'aucune source ferrugineuse n'est aussi riche en bicarbonate de fer. L'eau d'Orezza est donc la première parmi les eaux naturelles gazeuses et ferrugineuses.

Il y a moins de vingt ans, aucun praticien ne pouvait prescrire cette eau, parce qu'il fallait aller la prendre à la source ; mais, aujourd'hui, grâce à des efforts énergiques, intelligents et persévérants, l'eau d'Orezza se trouve dans toutes les bonnes pharmacies de l'Europe, et nous pouvons, imitant l'exemple de la plupart des médecins, recommander son emploi à nos lecteurs.

Propriétés. Les propriétés de l'eau d'Orezza sont celles des autres remèdes ferrugineux, et son emploi convient dans tous les cas où la pauvreté du sang joue un rôle appréciable. Nous avons indiqué toutes ces

45

circonstances dans de nombreux passages de ce manuel, et nous rappellerons seulement les articles *Anémie*, nº 111 ; *Chlorose*, nº 184 ; *Convalescence*, nº 298 ; *Faiblesse d'estomac*, nº 272 bis; *Pertes blanches*, nº 307. Mais, ce qui constitue le mérite exceptionnel de l'eau d'Orezza, c'est la facilité de son emploi. En effet, elle est d'une limpidité parfaite, d'une saveur aigrelette, piquante et réellement agréable à boire. Elle pétille comme les vins mousseux ; c'est comme une eau de seltz ferrugineuse. On la prend comme on veut, soit pure et à jeun, soit mélangée au vin et au repas. Selon que le besoin de fer est plus ou moins prononcé, on en prend une bouteille par jour, ou seulement un ou deux verres. Aucune personne n'éprouve jamais la moindre répugnance à boire cette eau.

Certains médecins font prendre l'eau d'Orezza alternativement avec d'autres bonnes préparations ferrugineuses, telles, par exemple, que les pilules de Vallet et celles de Blancard.

Si l'eau d'Orezza convient aux personnes à sang pauvre et faible, il faut bien savoir qu'elle doit être évitée par les sujets qui ont le sang riche et fort, ainsi que par celles qui ont de la fièvre, comme cela est expliqué à l'article 275, à l'occasion des ferrugineux en général.

641. PILULES DE LARTIGUE

CONTRE LA GOUTTE.

Les goutteux ont souvent de la répugnance pour les remèdes qui les ont soulagés dans des crises précédentes. C'est pour cela que nous indiquons plusieurs traitements dont la bonté est reconnue et qui peuvent se remplacer, n'ayant pas l'un sur l'autre une action contraire. (Voir les nºs 310 et 647).

Un de nos plus savants pharmaciens, M. Lartigue, de

Bordeaux, membre correspondant de l'Académie de médecine de Paris, a inventé un médicament connu sous le nom de Pilules de Lartigue, dont on ne saurait trop recommander l'emploi contre la goutte et toutes ses manifestations.

La plupart des remèdes en usage dans le traitement de la goutte sont, comme les pilules de Lartigue, à base de *colchique;* mais, voici en quoi les pilules de Lartigue diffèrent des autres préparations : le colchique présente un inconvénient très sérieux, c'est de produire assez souvent une vive irritation des organes digestifs; or, à la suite de nombreuses recherches, M. Lartigue a reconnu que ces accidents dépendaient de la présence, dans le colchique, d'un principe âcre, nuisible, qu'il a réussi à séparer, par un procédé spécial, des autres principes du colchique.

Préparées avec l'extrait dépouillé du principe âcre, les pilules de Lartigue ne présentent aucun des inconvénients des autres préparations de colchique. Leurs effets sont tellement certains qu'on peut les considérer comme un remède par excellence, comme un véritable spécifique de la goutte.

Par l'emploi prolongé de ces pilules, dans l'intervalle des crises, ou lorsqu'une crise menace de se produire, on réussit presque toujours à prévenir le retour des accès, sinon à guérir tout à fait la maladie. (Consulter à ce sujet le *Manuel des goutteux,* du docteur Lartigue.)

645. PEPTONE DE CATILLON.

Lisez l'article 630. Vous y verrez que c'est la pepsine fabriquée naturellement par les petites glandes de l'estomac, qui opère, dans cet organe, la digestion de la viande et des aliments analogues, et que, si la pepsine naturelle ne se fait pas en quantité suffisante, on peut la remplacer par la pepsine artificielle. Mais encore faut-il que le sujet mange la viande. Or, il y a des malades qui, pour des causes diverses, ne peuvent pas même absorber cet aliment. Ce cas se présente fréquemment chez des personnes malades depuis longtemps, ou très âgées, ou dont le mal consiste dans quelque obstruction interne, de cause accidentelle ou autre.

L'état désespéré de ces pauvres malades a excité la compassion de plusieurs savants, qui ont pensé que, peut-être, on pourrait prolonger leur existence en leur faisant absorber des aliments qui seraient *digérés à l'avance*.

C'est M. Catillon, l'un de ces savants laborieux, qui a fait faire à cette question le plus grand pas. Il a démontré, par son propre exemple, qu'il est possible de vivre en n'absorbant absolument aucune autre nourriture que de la viande ainsi digérée à l'avance. Il s'est nourri, et il a nourri des animaux, pendant plusieurs mois, à l'aide de sa peptone, employée en lavement, sans que l'estomac ait eu à fonctionner en aucune façon pendant tout ce temps-là.

Le nom de peptone a été adopté pour désigner la viande qui a été digérée artificiellement, et voici comment M. Catillon procède dans son usine. Disons tout d'abord que cette usine a été placée tout près des grands abattoirs de Paris, afin de pouvoir choisir la viande à la fois la meilleure et la plus fraîche. Après avoir débarrassé cette viande de la graisse et des peaux nerveuses, on la divise à l'aide d'une machine spéciale, et on la place dans l'appareil à digérer, en y ajoutant un peu d'eau et la quantité de *pepsine* nécessaire ; puis on maintient le récipient à une température égale à celle de l'estomac vivant, pendant le temps nécessaire, environ 10 heures. Lorsqu'on ouvre le digesteur, qui peut être considéré comme un estomac artificiel, on n'y trouve plus de viande ; celle-ci est devenue un liquide un peu coloré, ayant une faible odeur spéciale et une saveur non désagréable : ce liquide est la peptone. Il représente trois fois son poids de viande fraîche, lorsqu'il a été suffisamment concentré par des procédés convenables.

En évaporant toute l'eau contenue dans la peptone

liquide, on obtient une poudre, qui est la forme la plus riche en substance alimentaire.

On voit qu'il ne faut pas confondre peptone avec pepsine. La peptone est le résultat de l'action de la pepsine sur la viande, que cette action ait lieu dans un estomac sain ou dans un appareil de laboratoire. La pepsine est un médicament ; la peptone est un aliment.

Le plus souvent, les personnes qui ont besoin de la peptone sont faibles et très disposées à se dégoûter de tout aliment; il fallait donc présenter cette peptone sous des formes diverses, afin de pouvoir varier et éviter cette répugnance. C'est ainsi que M. Catillon a été amené à faire un vin, un élixir, un chocolat à la peptone, dans lesquels on ne perçoit pas du tout la légère odeur du produit pur.

Mais nous n'insisterons pas davantage sur les diverses manières d'administrer la peptone aux malades, tout cela étant bien expliqué dans les instructions de M. Catillon qui accompagnent toutes ses préparations.

Lorsque la peptone ne peut pas être prise par la bouche, soit à cause d'un dégoût insurmontable pour tout aliment, soit parce que le chemin de l'estomac est intercepté par une cause quelconque, on à la ressource de pouvoir l'administrer par l'intestin, sous la forme de petits lavements dans lesquels on met deux ou trois cuillerées à bouche de peptone. On réitère ces petits lavements deux ou trois fois par jour, de manière à ce que le malade ne sente pas ses forces diminuer. Bien entendu, il faut conserver ces lavements le plus complètement possible. (Voir n° 369.) Pendant que le malade est ainsi soutenu par la peptone, l'affection qui l'empêche de manger peut être traitée et finir par disparaître. Alors, la peptone ayant rendu le service qu'on attend de son usage, on peut vivre comme tout le monde.

Il est aisé de comprendre que si la peptone est capable de faire vivre une personne dont l'estomac ne fonctionne pas du tout, elle permet, à plus forte raison, d'ajouter un supplément d'alimentation, dans les cas où les malades ne peuvent absorber une quantité suffisante de nourriture, soit par suite d'un dégoût profond, soit à cause d'une grande paresse de l'estomac. Ces cas se rencontrent surtout dans les dyspepsies, les maladies de langueur, chez certains enfants, chez des convalescents, chez des sujets accablés par l'ennui, par des chagrins, par des fatigues excessives, etc. (1).

La préparation de la peptone est très délicate ; elle exige une attention et des soins soutenus, et nécessite des appareils parfaitement conditionnés et très coûteux. C'est pour cela qu'il importe de n'employer que celle qui porte une marque de fabrique de premier ordre, et c'est pour cela que nous engageons nos lecteurs à ne recevoir des pharmaciens que la peptone de Catillon, dont voici la signature:

646. COTON IODÉ DE THOMAS

L'iode se met facilement en vapeur, et cette vapeur se fixe avec une égale facilité sur certains corps, qui se *teignent*, pour ainsi dire, en prenant la couleur de l'iode. C'est le cas du coton, qui devient presque noir, lorsque ces fibres se sont recouvertes d'une couche mince d'iode. Ce qui est remarquable, c'est que ce coton iodé abandonne lentement l'iode qu'il retient à sa surface et finit par redevenir blanc. On a pensé, avec raison, que le coton ainsi chargé d'iode offrirait un

---

(1) M. Catillon a fait aussi sur la glycérine des recherches et des publications importantes desquelles il résulte que cette substance n'est pas seulement utile à l'extérieur, comme M. Bruère-Périn l'a montré le premier, mais qu'elle peut aussi être employée à l'intérieur avec beaucoup d'avantage. Nous regrettons de ne pouvoir entrer, à ce sujet, dans des explications pratiques capables d'intéresser nos lecteurs.

bon moyen d'employer cette substance pour les usages extérieurs, et on a cherché des procédés permettant de préparer le coton iodé de la manière la plus parfaite possible, pour l'usage médical. M. Thomas, pharmacien distingué de Paris, a été le mieux inspiré dans cette recherche, et le coton auquel il a donné son nom est le mieux approprié à cet usage ; c'est pour cela que nous recommandons son produit.

Au n° 350, nous avons expliqué l'emploi du coton iodé comme *révulsif*, pour amener très rapidement à la peau une chaleur, une rougeur et une irritation capables de détourner un mal près de se fixer à l'intérieur, comme dans les rhumes et les bronchites qui commencent ; nous ne répéterons pas ces choses ici, mais nous parlerons du coton iodé comme *résolutif*. (Voyez ce mot, n° 489.)

Dans les engorgements du cou, des aisselles et des aînes ; dans plusieurs sortes de tumeurs à marche lente ; dans les engorgements chroniques des seins, des jointures, la pommade à l'iodure de potassium est le topique le plus employé (n° 347). Or, le coton iodé, qui est le même remède sous une autre forme, est d'un emploi à la fois plus efficace et plus commode que la pommade. Tout récemment, nous avons fait disparaître un volumineux engorgement de la glande mammaire dans l'espace de quelques semaines, en enveloppant tout simplement le sein d'une couche très mince de coton iodé, maintenu à l'aide d'une feuille de taffetas gommé bien souple. Comme on le voit, rien n'est plus facile ni plus propre que le pansement au coton iodé.

La seule précaution à prendre consiste à mettre suffisamment de coton pour que l'odeur de l'iode se sente bien, mais à n'en pas mettre assez pour produire l'effet révulsif. En un mot, il faut que le malade ressente une très légère chaleur produite par le pansement, mais il faut que cette chaleur n'aille pas jusqu'à la cuisson, à la rougeur de la peau. Dans le cas où l'épiderme serait trop sensible, on n'aurait qu'à placer une couche de ouate blanche sur la peau avant de poser le coton iodé et le taffetas gommé.

On ne renouvelle le coton iodé que lorsqu'il a presque perdu sa couleur et son odeur, ce qui prend plusieurs jours, et il faut tâcher que le pansement demeure en place constamment, le jour comme la nuit.

Nous terminerons cette notice en faisant remarquer que le coton iodé, employé comme révulsif, présente un avantage tout spécial dans la médecine des enfants très jeunes, chez lesquels on n'ose pas se servir de sinapismes, d'huile de croton ou d'autres révulsifs trop énergiques pour cet âge. Avec le coton iodé, on peut faire rougir la peau au degré désiré et maintenir l'irritation pendant le temps nécessaire ; il suffit, pour cela, de retirer la petite compresse sèche, lorsque l'effet paraît suffisamment marqué, et de l'appliquer de nouveau, dès qu'on voit que la rougeur tend à disparaître.

647. SELS GRANULÉS EFFERVESCENTS

DE LE PERDRIEL.

Lorsqu'on met dans un verre d'eau une cuillerée de sels granulés effervescents de Le Perdriel, on voit ces petits corps ronds et légers se couvrir de bulles de gaz qui se détachent et viennent crever à la surface du liquide, produisant une sorte de bouillement ; c'est là ce que l'on nomme *effervescence*, et on comprend pourquoi le mot effervescent est donné aux divers produits granulés médicamenteux fabriqués par M. Le Perdriel. On donne cette forme à un certain nombre de médicaments qui se prennent habituellement en solution dans l'eau, et on le fait dans le but de les rendre à la fois moins désagréables à prendre, et plus faciles à tolérer pour l'estomac. Presque tous les sels employés en médecine peuvent recevoir cette forme, que beaucoup de médecins considèrent comme un perfectionnement notable ; mais nous ne parlerons ici que d'un petit nombre de préparations qui intéressent plus particulièrement nos lecteurs habituels ; ce sont : les sels de fer, le sel de Vichy, les divers sels purgatifs, et surtout les sels de lithine, sur lesquels nous donnerons des explications plus détaillées, à cause de leur grande utilité contre la goutte, la gravelle et certains rhumatismes.

Sels de fer. — Les sels granulés effervescents ferrugineux sont préparés soit avec le pyrophosphate, soit avec le citrate, soit avec le carbonate de fer. Une dose de granules au carbonate de fer, mise dans un verre d'eau fraiche, s'y dissout instantanément et donne l'équivalent d'une eau ferrugineuse gazeuse qu'on prendrait à la source même. C'est là un excellent ferrugineux, agréable à prendre et facile à tolérer.

Sel de Vichy. — Le bicarbonate de soude granulé effervescent est infiniment préférable au sel de Vichy expliqué au n° 141, à cause de l'état gazeux qu'il donne au liquide dans lequel on le dissout , au moment de la boire; l'eau ressemble alors beaucoup plus à ce qu'elle est à la source, et le gaz qui la fait pétiller empêche de sentir le goût fade du bicarbonate de soude. Nous engageons les personnes qui ont besoin de prendre de l'eau de Vichy artificielle à demander au pharmacien le sel de Vichy granulé de Le Perdriel.

Les *sels purgatifs* effervescents de Le Perdriel sont bien plus faciles à prendre que les mêmes sels qui se délivrent couramment dans les pharmacies ; aussi, ceux qui veulent se purger, par exemple, avec le sulfate de magnésie, le sulfate de soude ou l'eau de sedlitz, feront toujours bien de demander le sel effervescent de Le Perdriel, sans trop se préoccuper de la légère augmentation de dépense.

Sels granulés effervescents de LITHINE. — La lithine est une substance terreuse analogue à la magnésie et dont les propriétés médicales ne sont connues que depuis peu d'années. Ces propriétés remarquables consistent à rendre très soluble l'acide *urique*. Qu'est-ce que c'est que l'acide urique? Ainsi que son nom l'indique, c'est une des nombreuses substances qui se trouvent dans l'urine, comme résidu provenant du fonctionnement de la vie, expliqué au n° 6. Cet acide se produit en quantité beaucoup plus grande chez les personnes qui ont un régime de vie trop succulent, qui mangent trop de viande, boivent trop de vin, et ne font pas assez d'exercice ; mais, comme il est très peu soluble, l'acide urique s'arrête et s'amasse facilement dans certains points. S'il se dépose dans les reins, il forme l'espèce de gravelle la plus commune (n° 312). S'il se fixe dans les petites jointures, il détermine les attaques de goutte; s'il se fixe en petite quantité dans les tissus fibreux et musculaires, il donne lieu à une catégorie fréquente de douleurs rhumatismales, etc. Or, remarquez le bien, tous ces accidents ne se produiraient pas, si l'acide urique était plus soluble, puisque les urines l'emporteraient toujours hors de l'économie, à mesure de sa production incessante (1).

Ces explications, nous en sommes persuadé, suffiront pour faire comprendre pourquoi les préparations de lithine produisent des effets si satisfaisants dans la gravelle, dans la goutte et dans certains rhumatismes. En effet, dès que le sang renferme une quantité suffisante de lithine, l'acide urique devient très soluble, en se combinant avec elle, et l'urine l'emporte sans retard. S'agit-il de dépôts déjà formés, soit dans les reins, soit dans les jointures ou ailleurs, le sang qui passe chargé de lithine redissout des parcelles de ces dépôts, qui diminuent peu à peu, jusqu'à ce qu'il ne reste plus rien.

Les sels de lithine façonnés en granules effervescents, par M. Le Perdriel, sont les suivants : carbonate, ci-

---

(1) C'est cet acide urique que nous avons en vue, lorsque, dans l'article *Goutte*, n° 310, nous employons les mots **humeurs** ou **principes goutteux**.

trate, bromhydrate, salicylate et benzoate de lithine.
Le carbonate est le plus simple et le plus naturel de
tous, et c'est celui-là que nous conseillons toujours.

Mode d'emploi. — Chaque flacon de carbonate effervescent de lithine est muni d'une mesure qui contient
trois grammes de granules renfermant vingt centigrammes de sels. On en prend de deux à six mesures par
24 heures. On verse la mesure dans un demi-verre d'eau
fraîche, et on attend quelques secondes ; on boit aussitôt que la dissolution est effectuée. Si le mal est
modéré, on s'en tient à deux mesures, une le matin et
une le soir. S'il est plus fort, on prend une autre
mesure vers le milieu du jour, et, dans le cas ou cela
ne suffit pas encore, on s'arrange pour mettre environ
quatre heures d'intervalle entre chaque prise. Il n'y a
pas à se préoccuper du moment des repas ; le remède
peut se prendre à jeun, aussi bien qu'en mangeant.

Ce remède soulage rapidement ; mais, à lui seul, il ne
détruit pas la *disposition* au retour du mal. On est
bien plus assuré d'une guérison radicale et durable,
si la médication purgative est suivie en même temps.

Dans l'article *Gravelle*, n° 312, nous conseillons de
boire une tisane diurétique *froide* contenant 5 grammes de bicarbonade de soude par litre ; mais, lorsqu'on se servira de carbonate de lithine, qui est
bien préférable à celui de soude, il faudra, bien
entendu, ne pas mettre de bicarbonate de soude.

648. EXTRAIT DE VIANDE DE LIÉBIG.

Dans l'instruction générale pour l'emploi de nos
pilules, n°ˢ 60 et suivants, nous avons recommandé
le *bouillon gras* comme étant un excellent moyen de
calmer les malaises causés quelquefois par le remède,
et surtout de neutraliser la fatigue qui pourrait résulter de ses effets. Mais, pour qu'il produise un bon
résultat, il est indispensable que le bouillon soit bon,
c'est-à-dire qu'il soit fait avec de la viande de bœuf

à la fois bonne et en quantité suffisante. Or, bien souvent, surtout en dehors des villes, il arrive qu'on ne peut pas se procurer tous les jours la quantité de bonne viande nécessaire.

L'effet réconfortant du bon bouillon de bœuf étant pour beaucoup dans la facilité avec laquelle notre médication est supportée sans fatigue, nous sommes heureux de pouvoir assurer les personnes qui éprouvent cet embarras qu'elles peuvent y échapper entièrement à l'aide de l'extrait de viande de Liébig.

Pour ceux qui ne le connaissent pas encore, nous dirons, en quelques lignes, comment on prépare l'extrait de Liébig dans l'immense fabrique que la compagnie a établie dans l'Amérique du Sud :

Les bœufs, élevés dans de vastes prairies, sont abattus ; la viande, immédiatement débarrassée de la graisse, est hachée menue par des procédés mécaniques puissants ; puis, elle est portée dans des chaudières gigantesque où, presque instantanément, elle est cuite par la vapeur. Le bouillon qui en résulte est ensuite traité par les procédés ingénieux indiqués par le baron Liébig, un des plus célèbres chimistes de l'époque ; toute l'eau est évaporée, et il ne reste que la substance brune qui est l'extrait de la viande, ou plutôt du bouillon.

Il est évident que cet extrait renferme tout ce qui, de la viande, peut passer dans l'eau, et qu'il ne renferme que cela.

Nous admettons qu'une forte cuillerée à café d'extrait de Liébig correspond à un litre de très bon bouillon. Cette quantité, employée dans la journée, est suffisante pour une personne en traitement, et voici comment il convient de procéder : on prépare, par les moyens ordinaires de la cuisine, un bouillon maigre, en se servant des légumes dont on dispose ; on sale convenablement ; on ajoute un peu de beurre ou d'une autre graisse ; on retire du feu, et alors seulement on ajoute l'extrait préalablement délayé dans un peu d'eau froide ou tiède.

Ce bouillon sera aussi réconfortant que s'il avait été préparé avec la meilleure viande de bœuf.

Ajoutons que si l'on avait de la viande de qualité inférieure, ou en quantité insuffisante, on n'aurait qu'à ajouter au bouillon faible ainsi obtenu une certaine quantité de Liébig, pour lui donner les qualités réconfortantes désirées.

Nous engageons vivement nos clients à user largement de ce moyen d'augmenter la puissance nutritive des aliments ordinaires. Dans le *Carnet de la ménagère*, petit livret que la compagnie Liébig fait distribuer par ses correspondants, on trouve toutes les indications nécessaires pour bien guider la cuisinière qui veut se servir de ce produit.

Bien entendu, ceux de nos lecteurs qui ne se servent pas de notre médication purgative auront souvent un grand profit à se souvenir de ces renseignements, lorsque, par hasard, ils se trouveront dépourvus de bonne viande, soit pour le pot-au-feu, soit pour quelque autre préparation culinaire.

Désirant prémunir nos lecteurs contre des concurrences qui ne sont pas toujours loyales, nous reproduisons, plus loin, dans les avis divers, un dessin représentant la forme d'un des pots dans lesquels est renfermé l'extrait de viande, pour montrer comment est disposée la signature du baron Liébig, qui doit être imprimée en couleur *bleue*.

649. POUDRE ET PASTILLES AMÉRICAINES

DU DOCTEUR PATERSON.

L'estomac et les intestins sont sujets à des maux chroniques variés, fréquents, souvent capricieux, et on ne saurait être surpris de voir les meilleurs remèdes guérir ou soulager les uns, et se montrer sans action chez d'autres, qui semblent pourtant affectés de maladies semblables. C'est à cause de cela que, dans le cours de notre ouvrage, nous avons indiqué plusieurs remèdes, afin que les personnes difficiles à guérir fussent à même de passer de l'un à l'autre, jusqu'à ce qu'elles aient rencontré celui qui s'adapte le mieux à leur cas particulier. Pour compléter la liste de ces remèdes stomachiques, nous donnerons ici quelques explications sur les pastilles et la poudre du docteur Paterson.

Comme tout le monde le sait, les Anglais et les Américains du Nord font un usage exagéré de toutes espèces de viandes, ce qui les oblige à faire un emploi non moins exagéré des épices les plus fortes, pour rendre la digestion possible. Une conséquence de ce régime échauffant, c'est la grande fréquence des maladies de l'estomac et des intestins. C'est en s'adonnant spécialement à l'étude de cette catégorie de maladies si communes que le docteur Paterson, qui exerçait à New-York, acquit une grande réputation dans toute l'Amérique. Un des remèdes dont il faisait un usage fréquent, et auquel son nom demeure attaché, consistait en une combinaison de bismuth et de magnésie, combinaison calculée de manière à neutraliser les quelques inconvénients attachés à chacune de ces substances. C'est la formule de cette préparation qui a été importée en France par M. Fayard, et qui se présente sous les deux formes de pastilles et de poudre.

Les pastilles de Paterson sont destinées aux personnes qui n'ont besoin du remède qu'à petites doses, à celles qui voyagent ou qui sont obligées de s'absenter souvent et qui prennent le remède dans l'intervalle des repas.

La poudre de Paterson, qui renferme le bismuth et la magnésie dans les mêmes proportions que les pastilles, est disposée en paquets destinés à être absorbés au commencement du repas.

Propriétés.— Ces propriétés consistent essentiellement à régulariser les fonctions de l'estomac et des intestins et à calmer une foule de malaises, de troubles et de souffrances plus ou moins intenses ayant leur siège dans ces organes. Il faudrait énumérer tous les maux qui peuvent atteindre les diverses parties de l'appareil digestif pour montrer les cas dans lesquels ces poudres ou ces pastilles peuvent rendre des services signalés. Il nous paraît plus simple de dire aux personnes délicates dont les organes digestifs présentent quelque imperfection, qu'elles ont de grandes chances d'y remédier par l'emploi de ce remède.

Bien entendu, on ne saurait prétendre que le remède de Paterson réussira également bien dans tous les cas où il sera employé, puisque aucun remède ne possède un tel pouvoir; mais il est inoffensif, et on ne doit pas hésiter à en faire l'essai, car ceux qui n'en retireraient aucun bien n'ont pas à craindre d'en ressentir aucun mauvais effet. En Europe, et dans toute l'Amérique, une multitude de personnes de tout âge, de toute condition, ont pris l'habitude de prendre quelques pastilles de Paterson aussitôt qu'elles ressentent quelque menace de souffrance intestinale.

Doses et mode d'emploi. — Les pastilles de Paterson contiennent chacune cinq centigrammes de magnésie et de sous-nitrate de bismuth. Elles conviennent dans les cas d'indisposition légère ou de troubles chroniques des voies digestives sans gravité. La dose est de dix à vingt pastilles par jour pour les adultes, et de cinq à dix pour les enfants.

La poudre de Paterson est beaucoup plus active que les pastilles. Elle est divisée en prises contenant chacune cinquante centigrammes de magnésie et de bismuth. Elle s'emploie à la dose de une à huit par jour pour les adultes, et de une à quatre pour les enfants.

On peut aussi employer les deux préparations simultanément : la poudre en se levant, en se couchant et à la fin des repas, et les pastilles dans l'intervalle.

On trouvera des explications plus étendues dans l'instruction qui accompagne les boîtes.

Nous ajoutons, pour terminer, que ces pastilles et cette poudre ne sont incompatibles avec aucun autre médicament, et que les personnes qui font emploi de notre médication peuvent s'en servir en même temps, lorsqu'il y a lieu.

Nous reproduisons ici la signature de M. Fayard, le préparateur qui a fait connaître, en France, les pastilles et la poudre Paterson.

CONCLUSION.

Nous terminons ici la troisième partie de notre Manuel. Nous aurions pu allonger encore cette série de notices, mais nos lecteurs n'y auraient pas trouvé beaucoup d'avantages, par la raison que voici : les spécialités ont été choisies, par nous, de manière à répondre à peu près à tous les cas qui peuvent se présenter, en sorte que toute personne attentive, qui désire se soigner elle-même, sera amenée naturellement à un article qui lui convient.

La plupart des remèdes expliqués dans la troisième partie peuvent être considérés comme des moyens auxiliaires capables d'assurer les bons effets de notre médication purgative, dépurative et reconstituante.

Nous rappellerons encore la recommandation faite au commencement de cet ouvrage : c'est que, pour en tirer un parti vraiment utile, il est nécessaire d'avoir souvent le livre dans les mains ; de lire et relire, en ne négligeant pas d'aller à tous les renvois ; à chaque lecture nouvelle, on comprend mieux.

TABLE SPÉCIALE

POUR LA TROISIÈME PARTIE

Les nombreux articles formant la deuxième partie de ce Manuel, depuis la page 89 jusqu'à la page 684, n'ont pas besoin d'être rappelés dans une table, puisqu'ils sont disposés selon l'ordre alphabétique, comme un véritable dictionnaire ; mais il n'en est pas de même des notices formant la troisième partie, ces notices ne se prêtant pas à l'arrangement alphabétique. C'est pour cela que nous leur consacrons ici une table spéciale.

Les chiffres placés avant les noms des spécialités renvoient à leurs numéros d'ordre, et non aux pages. Les prix des objets sont indiqués à la suite des noms.

628 Apiol........... flacon, 4 fr. 50 ; 1/2 flacon, 2 fr. 25.

639 Bas à varices...... 10 fr. et au-dessus, suivant les mesures.

637 Capsules vides de Le Huby... 3 fr. la boîte de cent.

603 Capsules de Goudron Guyot............... 2 fr. 50.

624 Capsules de Raquin................. flacon, 5 fr.

598 Charbon de Belloc........ poudre, flacon, 2 fr.

—   —   ...... pastilles, boîte, 1 fr. 50.

645 Chocolat à la peptone de Catillon ... la livre, 5 fr.

621 Cigarettes anti-asthmatiques......... boîte, 3 fr.

616 Coaltar saponiné de Le Beuf......... flacon, 2 fr.

646 Coton iodé. .... flacon, 3 fr. 50 ; 1/2 flacon, 2 fr.

611 Dentifrices Pelletier ... odontine, 3 fr. ; élixir, 3 fr.

640 Eau d'Orezza.... prix variable selon les distances
613 Emplâtre du pauvre homme........ rouleau, 1 fr.
634 — de Thapsia......... boîte de cinq, 3 fr.
— — .... le mètre, 5 fr.
618 Ergotine de Bonjean .... flacon, 3 fr.
— — .... 1/2 flacon, 1 fr.
648 Extrait de viande de Liebig .... la boîte, fr.

603 Goudron de Guyot, liqueur, 2 fr.; capsules, 2 fr. 50.
605 Granules de Mentel...... .... bismuth, 4 fr.
— — .... magnésie, flacon, 2 fr.

600 Huile de foie de morue de Berthé.. flacon, 2 fr. 50.

607 Limonade de Rogé................. flacon, 2 fr.

610 Ostéine de Mouriès................ flacon, 2 fr.

617 Papier Wlinsi .... 1 fr. 50.
620 Papier épispastique d'Albespeyres..... boîte, 1 fr.
609 Parfumerie glycérique .... vinaigre, 1 fr. 50.
— — savon, 1 fr. 50; pâte, 3 fr.
632 Pastilles de Dethan.................. 2 fr. 50.
598 Pastilles de Belloc............. boîte, 1 fr. 50.
649 Pastilles de Paterson................ 2 fr. 50.
606 Pâte de Regnauld, boîte, 1 fr. 50; 1/2 boîte, 0 fr. 75.
630 Pepsine de Boudault................ flacon, 6 fr.
645 Peptone de Catillon .... 6 fr.; élixir, 5 fr.
601 Perles du docteur Clertan .... éther, 2 fr. 50.
— — — ...... térébenthine, 2 fr.
— — — ... chloroforme, 2 fr. 50.
— — — ... sulfate de quinine, 3 fr.
638 Pharmacies portatives, depuis 5 fr. jusqu'à 600 fr.
631 Pilules de Blancard, flacon, 4 fr.; 1/2 flacon, 2 fr. 25.

59 Pilules du docteur Dehaut .... boîte, 5 fr.

   —   —   — .... 1/2 boîte, 2 fr. 50.

641 Pilules de Lartigue ...., flacon, 10 fr.

608 Pilules de Vallet, flacon, 3 fr., 1/2 flacon, 1 fr. 50.

635 Pois à cautères .... le cent, 2 fr.

649 Poudre de Paterson .... 5 fr.

623 Pulvérisateurs Marinier.... modèles de 15 à 22 fr.

604 Quinium Labarraque, flacon, 6 fr.; 1/2 flacon, 3 fr.

627 Semouline .... boîte de 500 grammes, 3 fr. 50.

599 Sirop de Béral au citrate de fer....... flacon, 3 fr.

631 Sirop de Blancard à l'iodure de fer.... flacon, 3 fr.

517 Sirop de chloral, de Follet.......... flacon, 3 fr.

619 Sirop de dentition, du Dr Delabarre, flacon, 3 fr. 50.

625 Sirop de digitale de Labélonye, flacons, 3 fr. et 5 fr.

612 Sirop d'hypophosphite du Dr Churchill, flacon, 4 fr.

626 Sirop de Laroze { au bromure de potassium, flacon .... 3 fr. 50. / à l'iodure de potassium, flacon .... 4 fr. 50.

636 Taffetas Marinier .... le cahier, 0 fr. 30.

622 Trousses dentaires........ modèles de 15 à 50 fr.

615 Vermifuge Preud'homme.......... boîte, 0 fr. 75.

620 Vésicatoires d'Albespeyres..... selon la grandeur.

633 Vin de Bellini .... bouteille, 4 fr.

604 Vin de quinium, bouteille, 6 fr.; 1/2 bouteille, 3 fr.

NOTA. — Nous ne donnons pas les adresses des personnes qui fabriquent les préparations indiquées dans cette table, parce qu'on doit les trouver dans toutes les bonnes pharmacies.

AVIS IMPORTANT

Lisez souvent les articles qui vous intéressent, sans négliger ceux qui vous sont signalés par des numéros de renvois. Lisez aussi ceux qui ne vous intéressent pas actuellement ; car, demain, peut-être, vous en aurez besoin, soit pour vous, soit pour d'autres. Après chaque lecture, vous aurez la satisfaction de savoir, en plus, quelque chose d'utile ou d'intéressant.

Lisez les pages 9, 92 et 684.

Rappelons encore que, toutes les fois que nous conseillons la médication purgative, sans détail particulier, il faut se reporter aux instructions données aux n°ˢ 59 et suivants.

Rappelons enfin que nos pilules sont connues universellement sous le nom de *Pilules purgatives du docteur Dehaut,* ou, plus simplement, *Pilules Dehaut ;* qu'elles sont tout à fait *blanches,* faites avec une grande perfection, et que les mots DEHAUT A PARIS sont imprimés très nettement sur chacune d'elles.

On les trouve dans toutes les pharmacies, par boîtes de 5 francs et par demi-boîtes de 2 fr. 50 c. On peut aussi les recevoir franco, par la poste, en envoyant un mandat à M. Dehaut, à Paris, rue du Faubourg-Saint-Denis, n° 147. Avoir soin d'écrire son nom et son adresse très lisiblement.

FIN DU MANUEL

RENSEIGNEMENTS

ET AVIS DIVERS

AYANT DU RAPPORT AVEC LA SANTÉ

ET L'HYGIÈNE

Il existe un certain nombre d'établissements d'utilité générale qui ont leur siège à Paris, mais qui n'appartiennent pas en propre à la population de cette ville. Par exemple, les *Quinze-Vingts*, les *Sourds-Muets* dépendent du gouvernement, et tous les Français ont les mêmes droits d'y être admis. Il est intéressant pour le public de la province de connaître ces choses, et c'est pour cela qu'on donne les indications suivantes. Ceux qui voudraient en tirer profit n'auront qu'à s'adresser à qui de droit, pour obtenir des renseignements plus complets.

INSTITUTION NATIONALE DES SOURDS-MUETS

Rue Saint-Jacques, 254, à Paris.

Cet établissement est spécialement affecté aux élèves du sexe masculin. Il y existe 140 places d'élèves entretenus par le gouvernement, lesquelles sont divisibles par fractions de bourses. Les conseils généraux des départements ou les conseils municipaux votent des bourses dont le taux est de 600 francs. Les boursiers sont admis de 10 à 13 ans. La durée des études est de 7 ans. Cette institution est aussi ouverte aux sourds-muets dont la famille peut faire les frais de leur éducation. Le maximum de la pension, dans ce cas, est de 1,000 francs.

La Société centrale d'éducation et d'assistance pour les sourds-muets en France, dont le siège est à l'institution, s'occupe du patronage des enfants, quand ils n'ont pas l'âge voulu pour l'admission à l'institution, et du patronage des adultes dont la position peut réclamer encore l'assistance (matérielle ou morale), après le temps de l'éducation expiré.

S'adresser, pour tous renseignements, au secrétaire général de la Société, à l'institution, rue Saint-Jacques, 254

INSTITUTION NATIONALE DES SOURDS-MUETS

de Chambéry.

Cet établissement, destiné à l'éducation des jeunes sourds-muets des deux sexes, était une institution royale des États sardes. Depuis l'annexion, il a été classé parmi les établissements généraux de bienfaisance et d'utilité publique. Ecrire au directeur de l'institution.

INSTITUTION NATIONALE DES SOURDES-MUETTES

à Bordeaux.

Un décret du 11 septembre 1859 affecte exclusivement l'institution de Bordeaux aux jeunes filles atteintes de surdi-mutité. La durée des études y est de six ans. L'État y entretient à ses frais 85 bourses divisibles par fractions. Ecrire au directeur de l'institution.

MAISON DE SANTÉ

DES RELIGIEUX HOSPITALIERS DE SAINT-JEAN-DE-DIEU

Rue Oudinot, 19, à Paris.

Cette maison est établie spécialement pour le traitement des malades, surtout de ceux qui sont éloignés de leurs familles, ou qui voudraient consulter les médecins de la capitale et recevoir leurs soins. Elle n'en admet aucun qui soit atteint d'épilepsie, de quelque affection mentale ou cutanée, ni de maladie secrète.

La pension varie selon la grandeur et la position des appartements et selon le régime alimentaire. Pour le prix déterminé de 8 francs, 10 francs et 12 francs, la maison fournit : chambre meublée, nourriture, linge, soins de jour et de nuit, visite quotidienne du médecin.

Les visites sont permises depuis 8 heures du matin jusqu'à 8 heures du soir.

AVEUGLES

HOSPICE NATIONAL DES QUINZE-VINGTS

Rue de Charenton, 28, à Paris.

Cet établissement fut fondé en 1260, par le roi saint Louis, qui voulut que 300 ou 15-20 aveugles y fussent admis à perpétuité, et que ce nombre de 300 fût toujours tenu au complet. Il dota leur maison d'une rente annuelle de 30 livres parisis, sur son trésor particulier, et, à l'aide de ce don tout personnel à saint Louis et des libéralités successives de nombreux bienfaiteurs, elle put, à l'ombre de la protection de l'Etat, se suffire avec ses propres ressources. Aujourd'hui, tout en restant fidèle au principe de sa fondation qui veut que ses revenus soient, avant tout, consacrés au paiement de la dépense des 300 pensionnaires internes, l'hospice secourt 1,550 aveugles externes, dont 200 reçoivent une pension de 200 francs, 400 une pension de 150 francs et 950 une pension de 100 francs. Toutes les nominations, soit à l'internat, soit aux pensions d'externes, sont faites par le ministre de l'intérieur. Pour être admis à l'internat, il faut : 1° être Français ; 2° être âgé de 40 ans au moins ; 3° justifier d'une cécité complète et incurable ; 4° établir que l'on est sans moyens suffisants d'existence. Tout aspirant à l'un des secours annuels doit remplir les mêmes conditions, sauf cette différence qu'il peut l'obtenir dès l'âge de 21 ans. Les choix sont faits parmi les aveugles dispersés sur toute l'étendue du territoire français. Adresser les pétitions au ministre de l'intérieur.

INSTITUTION NATIONALE DES JEUNES AVEUGLES

Boulevard des Invalides, 56, à Paris.

120 bourses gratuites, subdivisées en demi et 3/4 de bourse, accordées par le ministre de l'intérieur à des enfants aveugles de l'un et de l'autre sexe, âgés de 10 à 13 ans accomplis. Durée de la bourse 8 ans. — Bourses du prix de 600 francs aux frais des départements et des administrations hospitalières. Pensionnaires aux taux de 1,000 francs, aux frais des familles de France et de l'étranger. Instruction intellectuelle, musicale et industrielle. — Exercice public musical auquel on peut assister en demandant au directeur une carte d'entrée.

MAISON MUNICIPALE DE SANTÉ

Rue du Faubourg-Saint-Denis, 200.

Cette maison, fondée et dirigée par l'administration municipale depuis 1802, est destinée aux personnes malades ou blessées qui, ne pouvant se faire soigner chez elles, sont à même de payer un prix de journée fixé ainsi qu'il suit : chambres particulières avec antichambre et cabinet, 12 francs et 10 francs ; chambres sans antichambre ni cabinet, 8 francs, 7 francs et 6 francs ; chambres communes à 2 lits, 7 francs et 6 francs ; chambres communes à 3 lits, 5 francs et 4 fr. 50 c.; chambres communes à 4 lits, 4 francs. Dans ces prix de journées sont compris les visites des médecins et chirurgiens, les frais de pansements, de nourriture, de médicaments, des linge, de chauffage, etc, les bains de toute nature, les opérations, les accouchements ainsi que le traitement des maladies de la peau. La quinzaine se paie d'avance, et le prix des huit premières journées reste toujours acquis à l'établissement : on n'admet ni fous, ni épileptiques, ni varioleux. On n'a qu'à se présenter à la maison.

ALIÉNÉS

MAISON NATIONALE DE CHARENTON

Pour les aliénés des deux sexes.

Cet établissement est placé sous l'autorité immédiate du ministre de l'intérieur ; la surveillance du quartier des dames, qui est entièrement séparé de celui des hommes, est confiée à des sœurs Augustines. Il y a trois classes de pensions : 1re classe, 1,800 francs ; 2e classe, 1,400 francs ; 3e classe, 1,000 francs. La maison fournit tout au malade, excepté les vêtements et le linge de corps. Il y a, en outre, des bourses et des demi-bourses qui sont données par le ministre de l'intérieur. Les malades sont reçus à toute heure de la journée. On ne peut les voir que le jeudi et le dimanche, de midi à 4 heures.

HOPITAL DE L'ENFANT-JÉSUS

Rue de Sèvres, n° 149.

On y reçoit les enfants âgés de *deux* à quinze ans. Consultations gratuites tous les jours, de 8 à 10 heures du matin, excepté les dimanches. Traitement externe pour les scrofuleux, dartreux. teigneux, les lundis pour les garçons, et les jeudis, pour les filles.

HOSPICE DES ENFANTS-TROUVÉS.

Rue d'Enfer, n° 74.

Destiné à la réception, à l'allaitement et au placement à la campagne des enfants abandonnés, et aussi à la réception des enfants *en dépôt*, par suite de la maladie ou de la détention de leurs parents.

INDICATION

DES

PRINCIPAUX MÉDECINS ET CHIRURGIENS

DE PARIS ET DE LA PROVINCE

auxquels on peut s'adresser pour des consultations, dans les cas difficiles.

Dans les questions de santé et de maladie, il se présente des cas particulièrement difficiles et embarrassants, même pour les médecins les plus attentifs, soit par leur rareté, soit par leur gravité. Dans ces cas, on éprouve le besoin de prendre l'avis de quelque praticien bien placé pour connaître les choses rares de la médecine, comme les chefs de grand service d'hôpitaux, les professeurs des différentes écoles. C'est à Paris que l'on rencontre la plus abondante réunion de savants compétents, pour répondre à toutes les questions possibles. Mais Paris n'est pas à la portée de tout le monde, et nous croyons rendre un vrai service au public, en lui indiquant les noms des médecins auxquels on peut s'adresser, dans les principales villes de la province, pour obtenir des consultations dans les cas difficiles. Presque tous ces noms appartiennent à des professeurs des écoles de médecine ou à des médecins de grands hôpitaux.

En ce qui concerne Paris, nous ferons une remarque importante, c'est que, dans aucun pays, on ne saurait trouver une réunion de médecins et de chirurgiens aussi instruits, aussi habiles que le corps médical des hôpitaux de Paris, ce qui provient de ce que les nominations de ces médecins dépendent de concours extrêmement difficiles. On peut donc dire qu'en s'adressant à n'importe lequel de ces médecins ou chirurgiens, on est déjà assuré de rencontrer un savant plus compétent que la plupart des médecins ordinaires ne peuvent l'être, dans les questions embarrassantes.

Un certain nombre de ces savants maîtres s'étant attachés plus particulièrement à l'étude de quelque spécialité, nous citerons ceux qui sont le plus célèbres dans chacune de ces catégories.

Nous n'indiquerons ni les adresses ni les heures de consultation, parce qu'il suffit d'ouvrir l'*Almanach Bottin* pour trouver tout de suite ces renseignements.

LISTE POUR PARIS

ACCOUCHEURS.

MM. Budin. — Bailly. — Tarnier. — Guéniot. — Verrier — Mmes Henry, sage-femme en chef de la Maternité. — De Soyre, sage-femme en chef de la clinique d'accouchement. — Schwartz, docteur en médecine de la faculté de **Paris.**

AFFECTIONS SYPHILITIQUES.

MM. Ricord. — Calvo. — A. Fournier. — Langlebert. — L. Martineau. — Mauriac.

MALADIES MENTALES.

MM. Baillarger. — Ball. — Blanche. — Legrand du Saulle. — Luys. — Magnan. — Mesnet. — Voisin.

MALADIES DU CŒUR.

MM. Constantin Paul. — Bucquoi. — Péter. — Duroziez.

MALADIES NERVEUSES.

MM. Charcot. — Vulpian. — Dumontpallier.

MALADIES DES OREILLES.

MM. Desarènes. — Fournié. — Ladreit de la Charrière. — Menière.

MALADIES DU LARYNX.

MM. Ch. Fauvel. — E. Fournié. — Moura.

MALADIES DES YEUX.

MM. Panas. — Abadie. — Desmares. — Fano. — Galezowski. — **Landolt.**

MALADIES DES VOIES URINAIRES.

MM. Guyon. — Le Dentu. — Mallez. — Reliquet.

MALADIES DES FEMMES.

MM. Péan. — Bernutz. — De Sinéty. — Apostoli. — Mme de Soyre. — Mme Schwartz.

MALADIES DES ENFANTS.

MM. Barthez. — Blache. — Bouchut. — Roger. — De Saint-Germain. — Jules Simon.

MALADIES DE LA PEAU.

MM. Besnier. — A. Fournier. — Hardy. — Laillier. — Vidal. — Debout.

LISTE POUR LA PROVINCE.

Il existe des écoles de médecine dans les **23** plus importantes villes de la France. On donne, ici, les noms des principaux professeurs de ces écoles auxquels on peut s'adresser pour les cas difficiles.

Dans beaucoup de villes qui n'ont pas d'école de médecine, il existe un hôpital. Dans ce cas, les personnes embarrassées auront le plus de chances de trouver un bon conseil en s'adressant au médecin ou au chirurgien de l'hôpital, ces praticiens ayant plus souvent que les autres médecins des occasions d'observer des maladies rares et difficiles à soigner.

ALGER.

MM. **Texier, Gros**, professeurs de médecine pratique.— **Vincent et Bruch**, professeurs de chirurgie. — **Mertz**, accouchements et maladies des femmes.

AMIENS

MM. **D'Heilly, Mollien**, professeurs de médecine pratique. — **Herbet, Peulevé**, professeurs de chirurgie. — **Lenoël**, accouchements, maladies des femmes et des enfants.

ANGERS.

MM. **Feillé, Farge**, professeurs de médecine pratique. — **Douet, Dezaneau**, professeurs de chirurgie. — **Guignard**, accouchements, maladies des femmes et des enfants.

ARRAS.

MM. **Dusard, Trannoy**, professeurs de médecine pratique. — **Lescardé, Lestoquoy**, professeurs de chirurgie. — **Germe**, accouchements, maladies des femmes et des enfants.

BESANÇON.

MM. **Gauderon**, professeur de médecine pratique. — **Druhen** jeune, **Saillard**, professeurs de chirurgie. — **Sanderet de Valonne**, accouchements, maladies des femmes et des enfants.

BORDEAUX.

MM. **Picot**, **Pitres**, **Dupuy**, professeurs de médecine pratique. — **Denucé**, **Lannelongue**, **Azam**, professeurs de chirurgie. — **Moussons**, accouchements et maladies des femmes. — **Lagardelle**, maladies mentales. — **Moure**, spécial pour les maladies du larynx, des oreilles et des yeux.

CAEN.

MM. **Delouey** et **M. Simon**, professeurs de chirurgie. — **Maheut**, professeur de médecine pratique. — **Leroy**, accouchements, maladies des femmes et des enfants.

CLERMONT-FERRAND.

MM. **Fouriaux**, **Dourif**, professeurs de médecine pratique. — **Gagnon**, **Ledru**, chirurgiens. — **Fredet**, accouchements, maladies des enfants et des femmes.

DIJON.

MM. **Fleurot**, **Parizot**, professeurs de chirurgie. — **Misset**, **Deroye**, professeurs de médecine pratique. — **Gautrelet**, accouchements, maladies des femmes et des enfants.

GRENOBLE.

MM. **Bisch**, **Berger**, professeurs de médecine pratique. — **Turel**, **Girard**, professeurs de chirurgie. — **Rey**, accouchements, maladies des femmes et des enfants.

LILLE.

MM. **Desplats**, **Bouchaud**, **Wannebrouch**, **Hallez**, professeurs de médecine pratique. — **Faucon**, **Parise**, **Housé de l'Aulnoit**, professeurs de chirurgie. — **Eustache**, **Pilat**, accouchements et maladies des femmes. — **Augier**, **Castelin**, maladies de la peau et syphilis. — **Dujardin**, **Delassus**, **Guignet**, maladies des yeux. — **Redier**, maladies de la bouche et des dents. — **Wintrebert**, **Looten**, maladies des enfants.

LIMOGES.

MM. **Mozard, Deperet, Muret**, professeurs de médecine pratique. — **Chenieux, Raymondeau**, professeurs de chirurgie. — **Bleynie**, accouchements, maladies des femmes et des enfants.

LYON

MM. **Boudet, Teissier, Lépine**, professeurs de médecine pratique. — **Berne, Ollier, Desgranges**, professeurs de chirurgie.—**Bouchacourt, Laroyenne**, accouchements et maladies des femmes. — **Perroud**, maladies des enfants. — **Gayet**, maladies des yeux. — **Gailleton**, maladies de la peau et syphilis. — **Arthaud**, maladies mentales.

MARSEILLE.

MM. **Chaplain, Combalot, Pirondi**, professeurs de chirurgie. — **Girard, Fabre, Villard**, professeurs de médecine pratique. — **Villeneuve, Magail, Queirel**, accouchements, maladies des femmes et des enfants.

MONTPELLIER.

MM. **Dumas**, professeur d'accouchements. — **Combal, Dupré**, professeurs de médecine pratique.— **Dubreuil**, chirurgien.— **Courty**, maladies des femmes.—**Cavalier**, maladies mentales et nerveuses.—**Hamelin**, maladies des vieillards.— **Battle**, maladies des enfants. — **Gayraud**, affections cutanées et syphilitiques.

NANCY.

MM. **Michel, Grosse**, professeurs de chirurgie. — **Bernheim, Parisot**, professeurs de médecine pratique. — **Hergott, Rouzel**, accouchements et maladies des femmes. — **Weiss**, maladies des yeux. — **Spillmann**, maladies syphilitiques.—**Hergott** fils, affections de la peau. — **Demange**, maladies des vieillards.—**Langlois**, affections mentales.

NANTES.

MM. **Viaud, Grandmarais, Trastour, Malherbe** père, professeurs de médecine pratique. — **Montfort, Heurtaux, Chenantais**, professeurs de chirurgie. — **Vignard, Guillemet**, accouchements, maladies des femmes et des enfants.

POITIERS.

MM. **Guérineau, Delaunay**, professeurs de chirurgie.—

Brossard, Guignard, professeurs de médecine pratique.
— **Bonnet**, accouchements, maladies des femmes et des enfants.

REIMS

MM. **Galliet, Gentilhomme, Levêque**, professeurs de chirurgie. — **Strapart, Luton**, professeurs de médecine pratique. — **Panis**, accouchements et maladies des femmes.

RENNES.

MM. **Bruté, Delacour, Regnault, Marty**, professeurs de médecine pratique. — **Petit, Aubrée, Dayot**, professeurs de chirurgie. — **Perret, Blin**, accouchements, maladies des femmes et des enfants.

ROUEN

MM. **Lévesque, Leudet, Pétel**, professeurs de médecine pratique.— **Flaubert, Merry-Delabost, Duménil**, professeurs de chirurgie. — **Thierry**, accouchements, maladies des femmes et des enfants.

TOULOUSE.

MM. **Pégot, Resseguet, Ripolls**, professeurs de chirurgie. — **Caubet, Noguès, Bonnemaison**, professeurs de médecine pratique.— **Laforgue, Maynard**, accouchements, maladies des femmes et des enfants.

TOURS

MM. **Charcellay, Duclos**, professeurs de médecine pratique. — **Herpin. Courbon**, professeurs de chirurgie. — **Thomas**, accouchements et maladies des femmes.

RENSEIGNEMENTS

SUR LES PRINCIPALES

EAUX MINÉRALES DE FRANCE.

Aix-les-Bains (SAVOIE), station de la ligne de Lyon, Mâcon, Culoz, à 14 kilomètres de Chambéry. — Il y a deux sources (43° à 45° C.) : l'une porte le nom de *soufre*, l'autre d'eau d'*alun*.

Ces eaux sont ordonnées pour les rhumatismes, dermatoses, syphilis, nécroses, traumatismes, lymphatisme et scrofule.

Il y a, à *Marlioz*, à 15 minutes d'Aix-les-Bains, trois sources d'*eaux sulfurées sodiques froides* qui sont considérées comme des annexes d'Aix-les-Bains. — Etablissement spécial pour les affections des voies respiratoires.

Allevard (Isère), près de Grenoble. — *Eaux sulfurées calciques*, pour les maladies de poitrine, de la peau, scrofules, anciennes blessures par armes à feu.

Amélie-les-Bains (Pyrénées-Orientales), à 38 kilomètres de Perpignan, en voiture. — Eaux sulfurées sodiques, thermales. — Trois établissements. — Maladies de poitrine.

Aulus (Ariège), à 33 kilomètres de Saint-Girons. — *Eaux sulfatées calciques*. — Trois sources (18° C.). — Boissons, bains et douches. Asthénie de l'estomac ou des intestins, catarrhes de la vessie, gravelle, goutte, syphilis.

Bagnères-de-Bigorre (Hautes-Pyrénées), chemin de fer du Midi, ligne de Tarbes à Bagnères. — *Eaux sulfatées calciques, sulfurées calciques, ferrugineuses, arsenicales.* — Buvette spéciale de Labassère : *Eau sulfureuse froide.* — Anémie, chlorose, névralgies rhumatismales, rhumatismes chroniques, palpitations nerveuses, maladies de la peau, affections catarrhales.

Bagnères-de-Luchon (Haute-Garonne), chemin de fer du Midi, par Toulouse, Montréjeau et Luchon. — *Eaux sulfurées sodiques*, 49 sources (de 16° à 58° C.), plusieurs sources ferrugineuses. — Rhumatismes chroniques, diathèse scrofuleuse, engorgements glanduleux, ulcères, fistules, caries et nécroses, ancienne syphilis.

Bains-en-Vosges (Vosges), chemin de Port-d'Atelier à Epinal, station de bains. — Eaux sulfatées sodiques arsenicales (29° à 50°C.), rhumatisme, débilité, affections nerveuses, maladies utérines.

Barèges (Hautes-Pyrénées), chemin de fer du Midi, de Bordeaux, Bayonne, Agen, Toulouse, à Lourdes et à Pierrefitte, service de voitures (18 kilomètres). — *Eaux sulfurées sodiques* (32° à 44° C.), établissement thermal, hôpital thermal militaire, hospice Sainte-Eugénie.— *Paralysies essentielles, rhumatismes avec engorgement indolent des articulations, rétractions musculaires et tendineuses, dermatoses invétérées, syphilis, scrofule, engorgements glandulaires suppurés, lésions traumatiques des os ou des articulations, blessures de guerre, ulcères atoniques cachectiques.*

Bourbonne-les-Bains (HAUTE-MARNE). — *Eaux chlorurées sodiques fortes* (60° à 65°C.).— Établissement civil, établissement militaire.—*Engorgements des glandes, maladies du système osseux, tumeurs blanches, paralysies, ataxie locomotrice, rhumatismes, arthrites, rhumatismale sèche, névralgies, sciatique, luxation, entorses, plaies de guerre, syphilis.*

La Bourboule (PUY-DE-DÔME), chemin de fer de Clermont à Tulle, station de Laquenille (8 kilomètres en voiture). — *Eaux chlorurées sodiques, bicarbonatées arsenicales* (6° C.). Trois établissements. *Maladies cutanées, scrofule, rhumatismes, maladies de poitrine, fièvres intermittentes, chlorose, anémie, diabète.*

Bussang (VOSGES), à 28 kilomètres de Remiremont. —*Eaux ferrugineuses, gazeuses, arsenicales froides,* contre la dyspepsie, l'anémie et la chlorose.

Capvern (HAUTES-PYRÉNÉES), ligne de Tarbes à Toulouse, station de Capvern. — Eaux sulfatées calciques et ferrugineuses (25° C.). — *Engorgements* du foie et de la rate, affections des voies urinaires, de l'utérus et des centres nerveux, gravelle, néphrite calculeuse, goutte, diabète, affections hémorroïdales.

Cauterets (HAUTES-PYRÉNÉES), ligne de Bordeaux à Pierrefitte, par Tarbes ou Pau ; 8 kilomètres de Pierrefitte à Cauterets. — *Eaux sulfurées sodiques.*— Maladies chroniques des organes respiratoires, maladies du tube digestif, herpétisme, goutte, maladies des organes urinaires et du système nerveux.

Challes (SAVOIE), à 4 kilomètres de Chambéry. — *Eaux sulfureuses alcalines, iodurées et bromurées froides.* —Affections scrofuleuses, affections des voies respiratoires et de l'estomac, goutte, gravelle, lymphatisme, scrofule, dartres, maladies chroniques de la gorge, du larynx des oreilles, du nez et des yeux.

Châteauneuf (Puy-de-Dôme), de Riom (Auvergne) à Châteauneuf, 24 kilomètres en voiture. — Eaux bicarbonatées sodiques (16° à 35° C.), quatre établissements. — *Rhumatismes, irritations gastro-intestinales, gravelle, eczéma.*

Contrexéville (Vosges). — Eau sulfatée calcique alcaline (12° C.). — Gravelle. goutte atonique, chlorose, catarrhe vésical.

Eaux-Bonnes (Basses-Pyrénées), ligne de Bordeaux à Pau et de Pau aux Eaux-Bonnes, 4 heures de voiture. — *Eaux sulfurées sodiques* (12° à 32°C.). — Affections de l'appareil respiratoire, pharyngites, laryngites, phtisies, bronchites, asthme, pneumonie et pleurésie chroniques.

Enghien-les-Bains (Seine-et-Oise), près Paris. — *Eaux sulfurées calciques* (14° C.). — Affections catarrhales du larynx et des bronches, eczéma, impétigo, acné, pityriasis, lichen, rhumatismes, engorgements articulaires, leucorrhées.

Évian-les-Bains (Haute-Savoie), au bord du lac de Genève. — Eaux bicarbonatées calciques (12° C.). — Hydrothérapie complète. — Affections calculeuses, maladies de l'estomac et des intestins.

Forges-les-Eaux (Seine-Inférieure). — Eaux ferrugineuses crénatées froides. — Chlorose, anémie, dyspepsie, diarrhées séreuses par inertie de l'intestin.

La Bauche (Savoie), près Chambéry. — Eaux ferrugineuses bicarbonatées (12° C.). — Chlorose, anémie, dyspepsie, lymphatisme, maladies du sang.

Luxeuil (Haute-Saône). — Eaux chlorurées sodiques (24° à 52° C.). Eaux ferrugineuses manganiques ; trois sources (24° à 29° C.). — Rhumatismes, anémie, chlorose.

Mont-Dore (Puy-de-Dôme). — Chemin de fer de Clermont à Tulle, station de Laquenille, à 1 kilomètre du Mont-Dore. — Eaux arsenicales, bicarbonatées, ferrugineuses et gazeuses (42° à 45° C.); huit sources. — Maladies des voies respiratoires (laryngites, bronchites, asthme, phtisie pulmonaire), affections oculaires, utérines et cutanées.

Orezza (Corse), à une journée d'Ajaccio. — Eaux ferro-gazeuses (14° C.) — Chlorose, aménorrhée, hémorragies passives, anémie, leucorrhées, gastralgies, diarrhées chroniques.

Il se fait maintenant une très grande consommation d'eau d'Orezza, qui convient à toutes les maladies provenant de l'appauvrissement du sang. (*Voyez* n° 640). — La possibilité de la conserver et de la transporter fait qu'on peut s'en procurer presque partout.

Pierrefonds (Oise), à 16 kilomètres de Compiègne. — *Eaux sulfurées calciques froides.* — Maladies de la peau et des muqueuses, maladies de poitrine, catarrhe chronique du larynx et des bronches.

Plombières (Vosges). — *Eaux silicatées sodiques* (15° à 71° C.), sources diverses. Six établissements. — Gastralgies, affections de la matrice, névroses, névralgies sciatiques ou faciales, rhumatismes nerveux, paralysies, fièvres intermittentes rebelles.

Pougues (Nièvre). — Eaux bicarbonatées calciques froides. — Maladies des voies digestives, dyspepsies, gastralgies, maladies du foie et de la rate, gravelle, catarrhe vésical, diabète, pâles couleurs, anémie.

Royat (Puy-de-Dôme) à 3 kilomètres de Clermont (omnibus). — Eaux bicarbonatées sodiques chlorurées, ferrugineuses et arsenicales (19° à 35° C.). — Affections utérines, goutte, gravelle, chlorose, anémie, gastralgie, dyspepsie, maladies de la peau et des voies respiratoires.

St-Alban (Loire), à 12 kilomètres de Roanne. — Eaux bicarbonatées sodiques, ferrugineuses et gazeuses (17° C.). — Maladies du tube digestif et de la vessie, goutte, chlorose, anémie, diabète, maladies de la peau, traitement par l'acide carbonique ; maladies des yeux, des fosses nasales, du larynx, des voies respiratoires profondes, de l'utérus, de la vessie.

St-Amand (Nord), station de Raismes, près Valenciennes. — Eaux sulfatées calciques (21° C.) Boues sulfatées. — Atrophie des membres, rétractions musculaires, foulures, raideurs des articulations, paraplégies, rhumatismes, engorgements du foie.

St-Galmier (Loire). — Eaux bicarbonatées calciques, gazeuses froides, employées comme eau de table.

Salins (Jura), entre Dôle et Pontarlier, chemins de fer de Lyon. — Eaux chlorurées sodiques, bromurées froides, eaux-mères, sels d'eaux-mères. — Scrofule, lymphatisme, anémie, convalescences, rhumatismes, stérilité.

Uriage (Isère), ligne de Grenoble à Chambéry. — Eaux chlorurées sodiques sulfureuses (27° C.), source ferrugineuse froide. — Affections cutanées, paraplégies essentielles, lymphatisme, scrofules, affections nerveuses.

Vals (Ardèche), chemin de fer de Lyon, embranchement de Livron jusqu'à la Bégude-Vals. — *Eaux bicarbonatées sodiques* (13 à 16° C.). Nombreuses sources.

Source *Victoire* bicarbonatée sodique à 2 grammes de bicarbonate de soude par litre. — Dyspepsies gastralgie, gastro-entéralgie.

Source *Amélie*, acidulée bicarbonatée sodique à 4 grammes. — Gastrite, maladies du foie, rhumatismes, hémorroïdes.

Source *Marquise*, bicarbonatée sodique à 7 grammes — Engorgements utérins, obstructions du foie et de la rate, carreau, pléthore abdominale.

Source *Saint-Louis*, arsenicale. — Cachexie paludéenne, spermatorrhée, fièvres intermittentes, eczéma, urticaire, psoriasis, gravelle rouge, catarrhes de la vessie, dyspepsie, engorgements des viscères abdominaux, hydropisies passives, leucorrhée.

Vernet (Pyrénées-Orientales). De la station de Prades au Vernet, 11 kilomètres en voiture. — Eaux sulfurées sodiques (18° à 58° C.). — Maladies de la peau et des poumons, catarrhes, maladies des voies urinaires et des voies digestives, douleurs rhumatismales, blessures.

Vichy (Allier). Eaux bicarbonatées sodiques (14° à 44° C.); treize sources de composition variée. — Maladies des voies digestives, du foie, de la peau, catarrhe vésical, gravelle, goutte et rhumatismes, engorgements de l'utérus, diabète sucré, albuminurie.

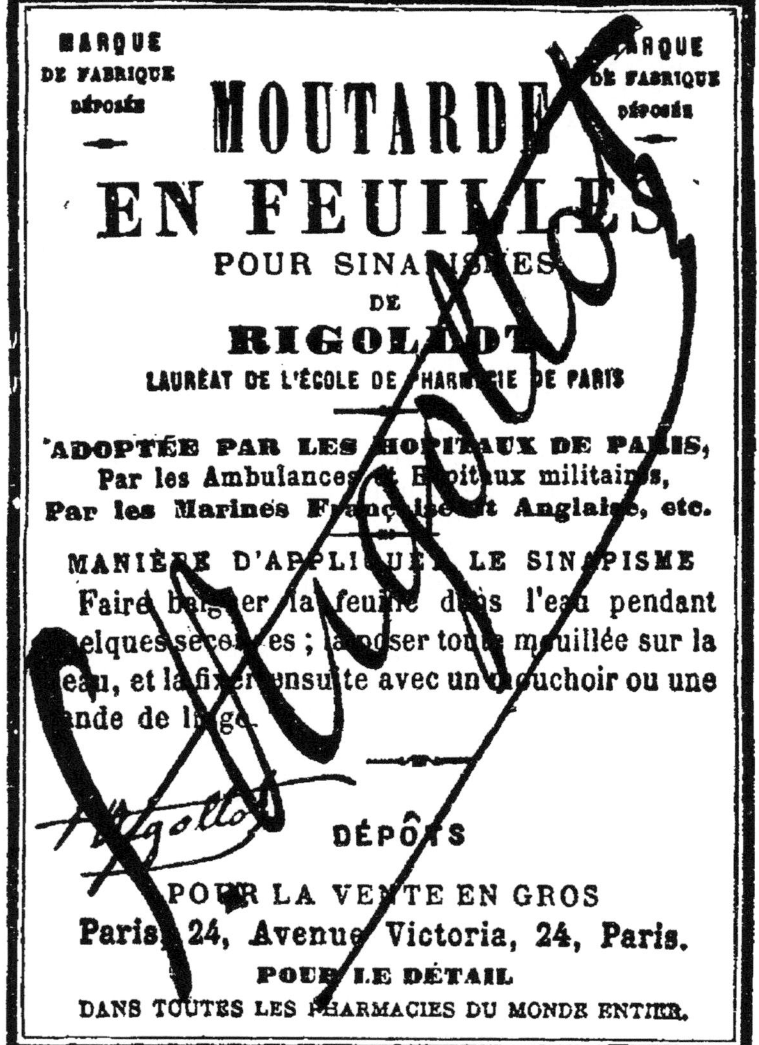

Ce dessin est imprimé en noir sur chaque feuille de papier-sinapisme de RIGOLLOT; mais, il faut se souvenir que la signature est *en rouge*.

NOTICE

sur la

FUCOGLYCINE

DU DOCTEUR GRESSY

SUCCÉDANÉ DE L'HUILE DE FOIE DE MORUE

L'huile de foie de morue renferme, en très faible quantité, de l'*iode*, du *brome* et du *phosphore*. C'est à ces substances que l'on attribue les propriétés de cette huile, employée depuis près de cinquante ans partout et par tous les médecins. Mais, de nombreux sujets, éprouvant pour cette huile une répugnance insurmontable, se trouvent privés des bienfaits qu'ils pourraient en retirer.

Le docteur Gressy, qui exerçait au bord de la mer, considérant que la morue est un poisson qui se nourrit de plantes maritimes, et que tout ce que renferme le corps de l'animal provient, nécessairement, de ses aliments, eut l'idée de rechercher dans les plantes que le poisson mange les substances qui donnent à son huile ses propriétés curatives.

Des études prolongées dans cette voie lui ont démontré que les algues marines et les fucus renferment les principes actifs de l'huile de foie de morue, en proportions plus grandes que cette huile elle-même. C'est ainsi que des essais sans nombre et une expérimentation pratique très étendue ont conduit le docteur Gressy à la découverte de la *fucoglycine*, préparation entièrement végétale, qui remplace l'huile de foie de morue avec avantage, au point de vue des propriétés, et surtout comme facilité d'emploi.

En effet, la fucoglycine est agréable au palais et ne détermine aucun trouble dans l'estomac. Son mode d'action est analogue à celui de l'huile de foie de morue, et ses effets se manifestent quelquefois en moins de temps, surtout chez les enfants. Après quelques jours de l'usage de ce médicament, on voit l'appétit renaître ou augmenter. A la pâleur des tissus succède une coloration plus vive, et la sensation de faiblesse générale fait place à une sensation de force et de vigueur.

En résumé, la fucoglycine est un produit végétal, extrait des fucus, plantes marines dont se nourrissent les poissons qui donnent l'huile de foie de morue; il possède les mêmes propriétés que cette huile et il est, en même temps, agréable et facile à prendre. Il est présenté sous la forme d'un sirop d'une saveur franchement sucrée, et son odeur rappelle celle des plantes marines.

Le mode d'emploi de la fucoglycine est des plus simples : une cuillerée à café matin et soir pour les enfants; une cuillerée à bouche matin et soir pour les adultes, dans une quantité d'eau suffisante pour que la saveur ne soit pas trop sucrée. Il est indifférent de la prendre à jeun ou aux repas.

La fucoglycine est fabriquée par la Maison LE PER-DRIEL, de Paris; elle se vend dans les bonnes pharmacies, en flacons du prix de **3** francs.

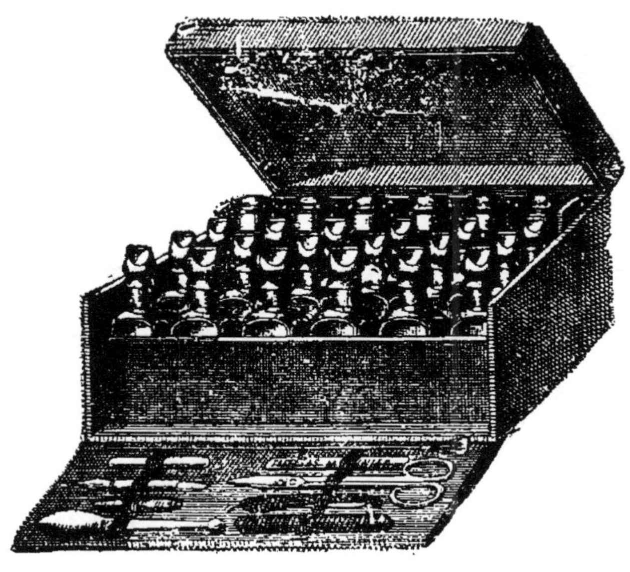

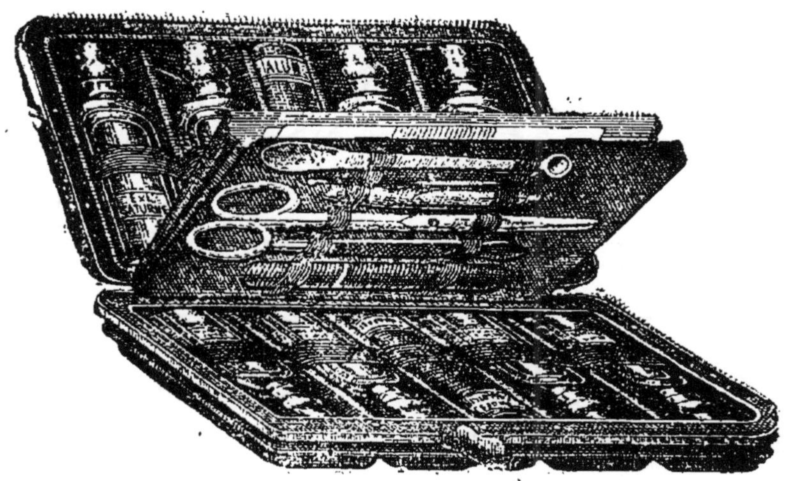

Ces deux dessins représentent deux modèles de pharmacie portative de Le Perdriel. Il en existe cinquante modèles différents, dont le prix varie depuis 5 francs jusqu'à 600 francs, selon qu'ils sont plus ou moins complets. On peut se procurer l'album représentant tous ces modèles, avec les prix et la description de leur contenu, en s'adressant soit aux pharmaciens, soit directement à M. Le Perdriel, rue Milton, n° 9.

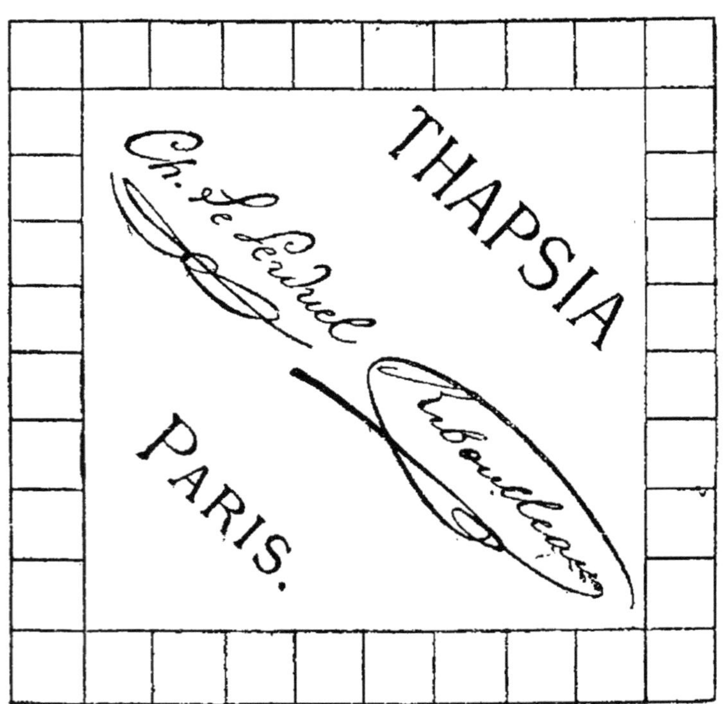

Le dessin représenté ci-dessus montre l'aspect du véritable emplâtre de THAPSIA, sauf qu'il a fallu le faire un peu moins grand que la réalité, pour lui permettre de tenir dans la page.

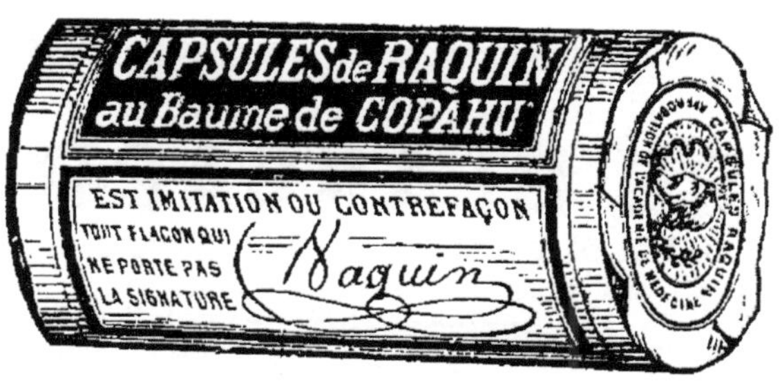

Ce dessin représente, en petit, le flacon de capsules de Raquin tel que les pharmaciens doivent le livrer. Rappelez-vous bien la forme de la signature.

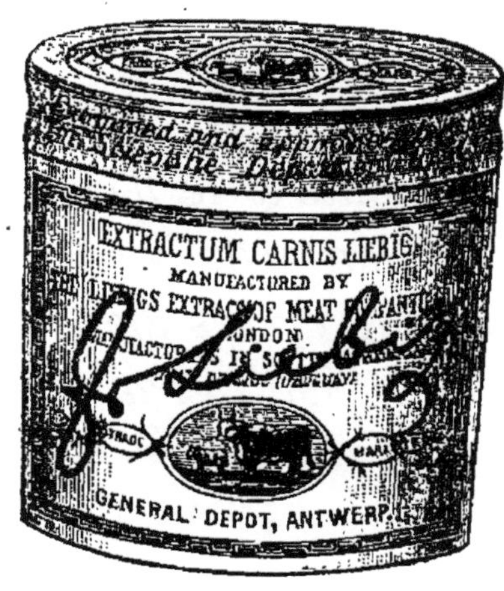

Ce dessin représente le pot dans lequel se vend l'extrait de viande de Liebig. Il faut faire bien attention à la signature J. Liebig, qui doit être imprimée EN ENCRE BLEUE.

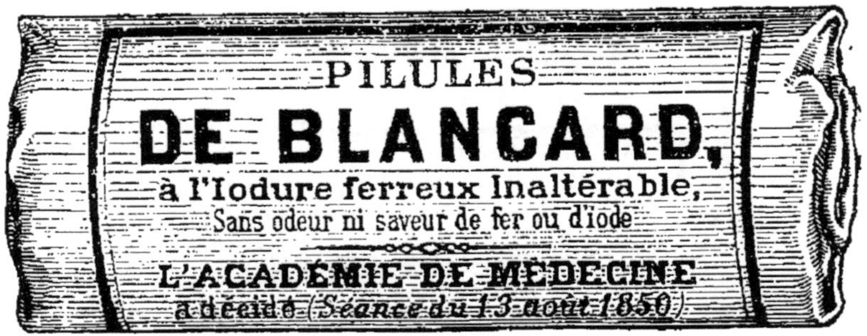

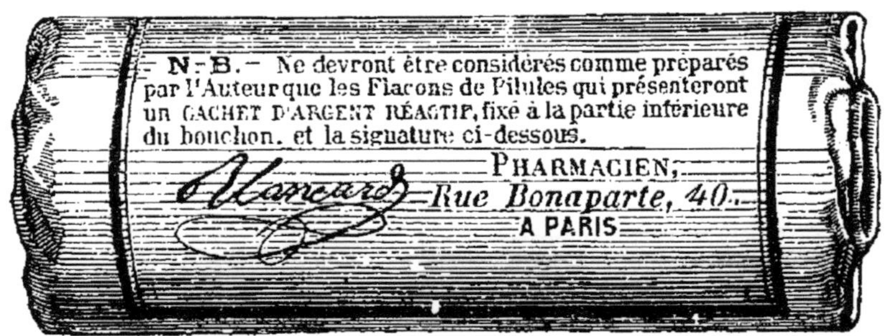

Ces deux dessins représentent le flacon renfermant les pilules Blancard, vu de deux côtés, pour bien montrer les signes auxquels on reconnaît le produit vrai.

ÉLIXIR
D'ANTIPYRINE
A l'Écorce d'Oranges amères

Préparé par **J.-P. LAROZE**, Pharmacien

PARIS, 2, RUE DES LIONS-SAINT-PAUL, 2, PARIS

L'Antipyrine peut être considérée aujourd'hui comme un des plus puissants agents thérapeutiques pour combattre l'élément **Douleur**, quelle que soit son origine : **Migraine, Rhumatisme articulaire, Goutte**, etc.

Dans les affections rhumatismales sans fièvre, elle agit plus énergiquement que le Salicylate, d'une part sur la douleur qu'elle calme, d'autre part sur les phénomènes inflammatoires qu'elle fait disparaître.

L'Antipyrine est également le remède souverain contre la **Migraine**. Prise sous forme d'Elixir à la dose de 2 à 3 cuillerées à bouche de demi-heure en demi-heure, elle supprime complètement l'accès.

L'Antipyrine, par son amertume très prononcée, est d'une administration difficile. Associée aux écorces d'oranges amères dans l'**Élixir d'Antipyrine Laroze**, et débarrassée de son odeur, elle ne présente plus aucune saveur désagréable, et ne provoque jamais ni nausées ni vomissements, ce qui rend son absorption facile aux malades même les plus délicats.

L'Élixir d'Antipyrine renferme exactement 1 gramme d'**Antipyrine** pure par cuillerée à bouche ou 25 centigrammes par cuillerée à café.

Prix du Flacon : 6 fr.

Comme garantie de la pureté et du dosage de l'Antipyrine, exiger sur l'étiquette et le prospectus, la signature de J.-P. LAROZE, ci-contre apposée.

Paris. — Imprimerie Edouard DURUY, 22, rue Dussoubs.

www.ingramcontent.com/pod-product-compliance
Ingram Content Group UK Ltd.
Pitfield, Milton Keynes, MK11 3LW, UK
UKHW021503090726
13657UKWH00001B/7